Abhandlungen

aus der

Seuchengeschichte und Seuchenlehre

von

Georg Sticker

II. Band: Die Cholera

Mit 4 Textbildern

Gießen 1912
Verlag von Alfred Töpelmann (vormals J. Ricker)

Verlag von Alfred Töpelmann (vormals J. Ricker) in Gießen

Abhandlungen aus der Seuchengeschichte und Seuchenlehre

von

Prof. Dr. med. Georg Sticker in Bonn a. Rh.

II. Band: Die Cholera

Einheimische Cholera — Kindercholera — Indische Cholera
Epidemiologie und Klinik

Lexikon-Oktav. IV und 592 Seiten mit 5 Textbildern. 1912. 30 Mark.

Aus dem Vorwort.

Seit dem Einbruch der indischen Wandercholera in unsere Länder wird von den Lehrbüchern die ortsständige Cholera der Erwachsenen und der Kinder, wie wenn sie etwas nebensächliches wäre, nur noch als kleiner Anhang zum großen Kapitel von der Weltseuche behandelt. Da uns indessen die einheimischen Übel näher liegen als das ausländische, das von jenen den Namen gewann, so wurde in unserem Buche ihre Besprechung voraufgestellt. Wol nicht ohne Nutzen für das Verständniß der pandemischen Seuche; denn schon liegen Arbeiten vor, die darauf deuten, daß dieses durch die Kenntniß der endemischen Seuche gewinnt.

Viel wissen wir über die Cholera nostras nicht, nicht viel mehr über die Cholera infantum. Aber überall sind tüchtige Männer an der Arbeit, sie zu erforschen. Hoffen wir, daß es ihrer fortschreitenden Forschung gelingen wird, uns mehr und mehr über jene Landplagen nach ihren Ursachen, Erscheinungen und Wirkungen aufzuklären.

Es werden dann mit der Zeit auch allerlei Märchen, die über die fremde Wanderseuche im Schwange sind und den Kindlein von bösen Ammen im furchtsamen Dunkel erzählt werden, aus den Köpfen der Gebildeten und Ungebildeten verschwinden.

Inhaltsverzeichnis

Die Cholera.

Zweiter Teil: Die Kindercholera.

Dritter Teil: Die indische Cholera.

Erste Abteilung: Die indische Cholera als Seuche.

Buchdruckerei des Waisenhauses in Halle a. d. Saale.

Abhandlungen

aus der

Seuchengeschichte und Seuchenlehre

von

Georg Sticker

II. Band: Die Cholera

Mit 4 Textbildern

Gießen 1912

Verlag von Alfred Töpelmann (vormals J. Ricker)

Buchdruckerei des Waisenhauses in Halle a. d. S.

Vorwort.

ἐχθίστη ὀδύνη ἐστὶ τῶν ἐν ἀνθρώποισιν
αὔτη, πολλὰ φρονέοντα μηδενὸς κρατέειν.
ΗΡΟΔΟΤΟΥ ΚΑΛΛΙΟΠΗ.

Seit dem Einbruch der indischen Wandercholera in unsere Länder wird von den Lehrbüchern die ortsständige Cholera der Erwachsenen und der Kinder, wie wenn sie etwas nebensächliches wäre, nur noch als kleiner Anhang zum großen Kapitel von der Weltseuche behandelt. Da uns indessen die einheimischen Übel näher liegen als das ausländische, das von jenen den Namen gewann, so wurde in unserem Buche ihre Besprechung voraufgestellt. Wol nicht ohne Nutzen für das Verständniß der pandemischen Seuche; denn schon liegen Arbeiten vor, die darauf deuten, daß dieses durch die Kenntniß der endemischen Seuche gewinnt.

Viel wissen wir über die Cholera nostras nicht, nicht viel mehr über die Cholera infantum. Aber überall sind tüchtige Männer an der Arbeit, sie zu erforschen. Hoffen wir, daß es ihrer fortschreitenden Forschung gelingen wird, uns mehr und mehr über jene Landplagen nach ihren Ursachen, Erscheinungen und Wirkungen aufzuklären.

Es werden dann mit der Zeit auch allerlei Märchen, die über die fremde Wanderseuche im Schwange sind und den Kindlein von bösen Ammen im furchtsamen Dunkel erzählt werden, aus den Köpfen der Gebildeten und Ungebildeten verschwinden.

Der Hindu, der seine Cholera seit tausend Jahren kennt, denkt über die Ursachen dieser Seuche ganz anders als der Europäer, der erst seit einem Jahrhundert sich mit ihr abzufinden versucht. Dieser betrachtet sie durch geschliffene und gefärbte Gläser stenopäischer Schulbrillen als ein fremdartiges Untier, das man verjagen oder töten müsse. Der Hindu sieht in ihr ein Erzeugniß seiner Umgebung, das nur dann böse Gewalt gewinnt, wenn Frieden und Fleiß im Lande fehlen und wenn die Menschen sich gegenseitig Unrecht zufügen. Er spricht zu den Fremdlingen, die, unter dem Vorwande die Cholera auszurotten, sein Land in Unordnung bringen: Unhappely the vast proportion of your present practice, both in treatment of symptoms and in your hygienic and disinfectant measures, is like that of men who to put out a fire, cast water on the embers, whilst the fire advancing careers and rejoices over the parched and ready country. Er hat nur einen Wunsch: We ask only the favour that your officers in India do not meddle with our tanks! (GOLAUB SING.)

Wären wir Europäer keine Fremdlinge im eigenen Lande, ehrten wir die natürlichen Gewohnheiten des Bauers auf seinem Acker und Hof und erzögen dagegen in den Städten die Grundwucherer, die Nahrungsmittelverfälscher, die Luftverderber, die Wasservergifter und Bodenbeschmutzer zu besseren Gepflogenheiten, so brauchten wir keine indische Cholera zu fürchten.

Aber wir machen alles verkehrt. Wir sperren die Kinder des Landmannes in Schulen ein, verwüsten ihre Köpfe, lassen sie an Turngeräten Gliederübungen machen und korrigiren Raum und Fenster ihrer Schlafstuben nach großstädtischem Maß. In den Städten betrügen wir uns fortwährend um Luft und Licht und alle Mittel und Freuden des Lebens, um dann mit dem Recht der Erholungsbedürftigkeit auf das Land zu gehen und den Bauer immer noch mehr in seiner menschheiterhaltenden Arbeit zu stören. Damit erziehen wir die einheimischen Bodenseuchen und locken die ausländischen herbei in Stadt und Land.

Bonn, am Johannistage 1912.

Georg Sticker.

Das Inhaltsverzeichnis
befindet sich am Schlusse des Bandes.

Einleitung.

§ 1. Das Wort Cholera ist die hippokratische Bezeichnung für das wolumschriebene Bild eines plötzlichen schweren Brechdurchfalles mit einigen auffallenden Nebenzügen. Im fünften Buche der Epidemien entwirft HIPPOKRATES (460—370 vor Christus) dieses Bild nach dem Leben: Zu Athen wurde ein Mann von der Cholera ergriffen; er erbrach und hatte Durchfälle und Schmerzen und weder das Erbrechen noch der Bauchfluß konnte gestillt werden. Er verlor die Stimme und vermochte nicht mehr, sich vom Bette zu erheben. Es wurde ihm dunkel vor den Augen und diese sanken ein. Er bekam Krämpfe im Magen vom Darm her und Schluchzen. Die Darmausleerungen waren weit reichlicher als das Erbrochene. Er bekam Nieswurz in Linsenbrühe und trank dann noch einen zweiten Linsentrank, soviel als er konnte, und erbrach wieder. Aber dann hörte beides, Erbrechen und Durchfall, auf. Nun wusch man ihn abwärts bis zur Scham mit vielem Wasser, bis die oberen Teile sich wieder erwärmten, und er blieb am Leben. Am folgenden Tage trank er eine Abkochung von geschälter Gerste.

Ein anderer Mann, Eutychides, bekam bei der Cholera Krämpfe in den Schenkeln und gab neben den Durchfällen viel dunkelbraune Galle durch Erbrechen ab, drei Tage und drei Nächte hindurch, und wurde kraftlos und mutlos. Er behielt nichts bei sich, weder Trank noch Speise, und sein Harn stockte.

Im siebenten Buche der Epidemien spricht Hippokrates von der Cholera als von einer landläufigen Erscheinung. Als Ursachen der Krankheit, die besonders zur Sommerszeit mit den Wechselfiebern sich häuft, nennt er Fleischgerichte, besonders zu unreifes Schweinefleisch, die Kichererbsen, das Zechen von altem gewürztem Wein, den Sonnenstich, Tintenfische, Krabben und Krebse, den reichlichen Genuß gewisser Gemüse, besonders Lauch und Zwiebeln, ferner gekochten Gartenlattich, Kohl, rohen Ampfer, Zuckergebäck, Honigkuchen, Sommerfrüchte und ausgereifte Gurken, Wein, Milch, Linsen, junge Gerste.

In den schweren Fällen, die Hippokrates sah, erfolgte der Tod zwischen dem vierten und siebenten Krankheitstage; doch war auch noch das Ende der zweiten Woche zu fürchten. —

Ob das Wort Cholera von χολας kommt und also Darmleiden bedeutet oder von χολη und ῥεω, also Gallenfluß heißt, oder mit dem Worte χολεδρα, die Dachrinne, gleichbedeutend ist, haben die Philologen bis heute nicht herausgebracht. Für die letzte Meinung, die Alexander von Tralles (VII. 14, † 605 nach Chr.) vertreten hat, spricht der onomatopoëtische Klang des Wortes Cholera, der das Ohr an die Dachrinne erinnert, die bei starken Regengüssen das Wasser kollernd in die Gosse hinabführt; dawider aber wol die Tatsache, daß Hippokrates die ὑγρη χολερα und eine ξηρη χολερα unterscheidet: bei der trockenen Cholera ist der Bauch voll Luft und es lärmt darin und die Flanken und Weichen schmerzen und es geht nichts nach unten ab, sondern der Leib ist verstopft (περι διαιτης ὀξεων).

§ 2. Eine fortschreitende Erfahrung bestätigte die Angaben des Hippokrates. Sein Krankheitsbild kehrt im Laufe der Jahrhunderte bei den Nosographen immer wieder, entweder in derselben Form oder um einige Züge vermehrt oder abgeschwächt. Es ist lehrreich, die Bilder der Alten durchzublättern.

Nach Aulus Cornelius Celsus (25 vor Chr. bis 50 nach Chr.) ist die Cholera Durchfall und Erbrechen zugleich. Außerdem ist Luftansammlung dabei. Die Gedärme werden gefoltert; es stürzt Galle nach oben und unten hervor, zuerst dem Wasser gleich, dann als ob frisches Fleisch darin gewaschen wäre, öfters weiß, bisweilen schwarz oder bunt. Daher haben die Griechen die Krankheit Cholera genannt. Zu den erwähnten Zeichen kommen oft Krämpfe in den Waden und Händen, quälender Durst, Ohnmacht. Wenn alles dieses zusammenkommt, dann ist kein Wunder, daß der Ergriffene plötzlich stirbt. (Medicina IV. 11) —

Hier kommen also zum hippokratischen Bilde die Muskelkrämpfe und der Durst, besonders aber die wasserhellen Ausleerungen und alle Abstufungen von der bilis flava zur bilis pallida und weiter zur bilis aeruginosa, rubra, atra, die uns ausführlich Galen beschrieben und gedeutet hat.

Bei Galen (131—200 nach Chr.) ist die Cholera eine rasch verlaufende schwere Krankheit, die mit Erbrechen beginnt und rasch zum Durchfall mit heftigen Bauchschmerzen führt, wozu Wadenkrämpfe und Erkaltung der Glieder und Kleinheit und Unfühlbarkeit des Pulses kommen (ὁροι ἰατρικοι, εἰσαγογη). Die trockene Cholera kommt von derselben Ursache, verläuft aber ohne Erbrechen und Durchfall (εἰσαγογη).

Das ausführlichste Bild der Cholera zeichnet Aretaeus Cappadox (Zeit des Galen): Die Cholera ist ein Rückfluß des Stoffes aus dem ganzen Körper in den Magen und in die Gedärme, ein sehr rasch verlaufendes Leiden; nach oben läuft durch Erbrechen das im Magen sich ansammelnde heraus, nach unten die Flüssigkeit der Eingeweide. Was durch Erbrechen abgeht, sieht wässerig aus, was zuerst beim Stuhlgang abgeht, wie flüssiger übelriechender Koth. Denn die Veranlassung zur Krankheit geben hartnäckige Unverdaulichkeiten; sobald aber diese ausgeleert sind, folgen schleimige und dann gallige Ausleerungen. Der erste Abgang geschieht leicht und schmerzlos, später aber unter Spannung des Magens und Krämpfen des Bauches. Neigt die Krankheit zu üblem Ausgange, so nehmen die Krämpfe zu; es entsteht Ohnmacht, Lösung der Glieder, Angst, Widerwillen gegen Nahrung. Falls der Kranke sich dennoch zum Essen nötigt, so stürzt mit vielem Getöse und Ekel die gelbe Galle unvermischt durch Erbrechen hervor und ebenso nach unten. Es kommt zu Spannungen und Krämpfen in den Muskeln der Waden und Arme; die Finger krümmen sich, es entsteht Verdunkelung der Augen, Schluchzen, die Nägel werden bleifarbig, die Glieder erkalten und endlich wird der ganze Körper starr. Nähert sich die Krankheit ihrem Ende, so zerfließt der Mensch in Schweiß und gibt schwarze Galle nach oben und unten ab; der Harn wird verhalten durch einen Krampf der Blase, aber auch wol weil kein Harn beim Hinströmen der Körpersäfte zu den Gedärmen abgesondert wird. Die Stimme erlischt, der Puls wird ganz klein und sehr häufig wie bei der Ohnmacht; beständiger Reiz zum Erbrechen bleibt erfolglos, ebenso leerer Drang zum Stuhlgang wie beim Afterzwang. Der Tod tritt schmerzhaft und jammervoll unter Krämpfen und Erstickung und leeren Erbrechen ein.

Am häufigsten bringt das Übel die Sommerzeit, sodann der Blätterfall, seltener das Frühjahr und am seltensten der Winter; am meisten ist ihm das Jünglingsalter und das Mannesalter unterworfen, selten das Greisenalter; häufiger als Greise erkranken die Kinder, aber ohne Todesgefahr.

Bei der Cholera ist die Verhaltung der drängenden Massen verderblich; denn sie sind unverdaut. Wir müssen also, was leicht und von selbst abgehen will, gewähren lassen, was aber zurückbleibt, befördern, indem wir laues Wasser reichen und zwar beständig, aber immer wenig, damit nicht der Magen ausgedehnt werde und vergebliche Zusammenziehungen entstehen. Wenn aber Leibschneiden und Kälte der Füße sich einstellt, so soll man den Leib mit warmem Öl, worin Raute und Kümmel gekocht sind, erweichen, um die Winde auszuführen, und Wolle auflegen und die Füße mit Salbe milde reiben, sie dabei aber mehr zart umfassen als drücken, und so soll man bis zu den Knieen hinaufgehen, um die Wärme wieder hervorzurufen. Damit soll man fortfahren bis nach unten der Koth abgeht und nach oben die Galle. Wenn aber die alten Speisereste gelöst sind und die Galle fließt und galliges Erbrechen geschieht und Unbehagen und Not und Kraftlosigkeit besteht, so soll man zwei oder drei Becher kaltes Wasser geben, um den Leib wieder zu stopfen und den Durchfluß zu hemmen und den Brand im Magen zu kühlen. Damit soll immer fortgefahren werden, wenn das Getränke ausgebrochen wird. Das Kalte wird leicht im Bauch erwärmt, aber der Magen bricht es aus mit Ekel vor dem Warmen und Kalten, wobei er beständig nach kaltem Getränke verlangt. Wenn der Puls klein ist und zusammenfällt und andauernd zusammengezogen und beschleunigt bleibt und Schweiß über Gesicht und Brust und die ganze Körperfläche in Tropfen fließt und der Leib sich unaufhörlich ausleert und der Magen mit Anstrengung und unter Ohnmachten erbricht, so soll man dem kalten Wasser ein wenig duftenden zusammenziehenden Wein hinzutröpfeln, damit er durch seinen Geruch das Gefühl wieder erwecke und Stärkung durch seine Kraft gebe und den Körper durch seine Nährkraft wiederherstelle. Denn der Wein steigt rasch in die oberen Körperteile und hemmt den Abfluß der Säfte. Durch seine Flüchtigkeit ergießt er sich leicht in den Körper und stellt sein Wohlbefinden her und so ist er fähig, die hinschwindenden Kräfte zu erhalten. Auch soll man frisches, wohlriechendes Gerstenmehl daraufstreuen. Wenn aber alles heftig drängt, Schweiß und Spannung des Magens wie der Nerven und leeres Schlucken, und die Füße zusammengezogen werden und der Bauch viel ausstößt und es dem Kranken dunkel vor den Augen wird und der Puls unfühlbar ist, dann muß man dem Zusammenbruch zuvorkommen; wenn er bereits eintritt, so soll kaltes Wasser mit Wein in Menge gereicht werden, der Wein aber nicht ungemischt, damit er nicht berausche und die Nerven nicht lähme; dabei Speise und eingebrockte Brotstückchen. Auch andere Speisen soll man geben wie bei den plötzlichen Entkräftungen,- stopfende Früchte wie Sperberbeeren, Mispeln, Quitten, Trauben. Wenn aber der Magen alles erbricht und nichts behält, so muß man wieder zu warmen Getränken und Speisen zurückkehren; denn bei Manchen bewirkt diese Veränderung die Stillung; die warmen Speisen sollen aber sehr warm sein. Nutzt auch dieses nichts, so soll man einen Schröpfkopf zwischen die Schulterblätter setzen und einen unterhalb des Nabels; die Schröpfköpfe aber beständig versetzen, da sie Schmerzen machen, wenn sie länger verweilen, und Gefahr entsteht, daß sie Eiterung bewirken. Bisweilen hilft ein frischer Luftzug, weil er die Atmung belebt und die Zurückhaltung der Nahrung im Leibe bewirkt und dem Kranken Atmung und Puls erleichtert. Wenn aber die Krankheitserscheinungen zunehmen, so soll man auf Bauch und Brust Umschläge machen wie bei schwerer Ohnmacht; Datteln in Wein getaucht, Akazienfrüchte und Hypozist mit Rosenwachs gemischt auf den Bauch legen; auf die Brust aber Mastix, Aloe und Wermuthhaar mit Nardenwachs oder Oenanthwachs zerrieben legen und die ganze Brust damit bedecken. Die zusammengezogenen Füße und Muskeln salbe mit Sikyonion, Gleucinum oder mit alter Salbe und wenig Wachs und streue Castoreum darüber. Bleiben die Füße kalt, so salbe sie mit einer Salbe aus Lemnistis und Euphorbium und hülle sie in Wolle und lasse sie mit Händen streichen. Auch die Wirbelsäule und Sehnen und Kiefermuskeln lasse mit derselben Salbe salben. Bleibt dann der Schweiß aus und beruhigt sich der Darm und hält der Magen die Speisen ohne Erbrechen zurück, werden die Pulse groß und gut gespannt, lassen die Krämpfe nach und kommt Wärme über alle Teile und über die Gliederenden und stellt sich ein erlösender Schlaf ein, so kann der Kranke am zweiten oder dritten Tage nach einem Bade sich seinem Tagewerk zuwenden. Wenn er hingegen alles erbricht und der Schweiß unaufhaltsam fließt und der Mensch kalt und blau wird, die Pulse erlöschen und der Kranke stirbt, so bleibt dem Arzt nichts übrig, als einen schicklichen Vorwand zur Flucht zu finden (lib. II. cap. 5).

§ 3. Im Laufe der Zeiten wurde das hippokratische Bild der Cholerakrankheit und die Vielfältigkeit seiner Ursachen von manchen Ärzten abgeschwächt.

Bei Alexander von Tralles († 605) ist Cholera jeder maaßlose Brechdurchfall, der aus einer Störung des Magens entsteht und von bedeutender Schwäche gefolgt wird, gleichgültig ob ihm ein Übermaaß von Speisen oder verdorbene Speisen und Getränke oder schwerverdauliche Speisen wie Melonen oder ölige oder fette oder süße Dinge zu Grunde liegen.

Dasselbe meint Antonius Musa Brassavolus, der im Jahre 1541 seine eigene Krankheitsgeschichte als Beispiel mitteilt: Als Knabe erlitt ich auf dem Lande nach einem reichlichen Gerichte von Bohnen, Zwiebeln, Trauben und Most einen schweren Choleraanfall; es kollerte in meinem Bauch, ich fing an zu erbrechen und unverdaute und halbverdaute Speisen von mir zu geben. Das währte unter starkem Abgang von Winden eine Stunde. Ich hatte kein Fieber, schlief bald ein und erwachte ohne weitere Störungen. Andere sah ich nach dem bloßen Genuß von Most an Cholera erkranken. Meine innigstgeliebte und sehr fruchtbare Gattin verfiel nach dem Genuß von Schwämmen in eine gefährliche Cholera. Andere bekamen die Krankheit nach dem Verspeisen von Kirschen, Feigen, Maulbeeren, Melonen, Gurken.

Vidus Vidius († 1569) sah in Venedig, in Paris und an anderen Orten das volle Bild der Cholera mit unaufhörlichem Brechdurchfall, unstillbarem Durst, gänzlicher Entkräftung, Pulslosigkeit, Wadenkrämpfen und Zusammenziehungen der Hände und Füße nach allerlei unmäßig genossenen oder verdorbenen oder schwerverdaulichen Speisen entstehen, insbesondere nach Melonen, Aprikosen, Goldquitten und allerlei Süßigkeiten.

Daß von der leichtesten Form des Brechdurchfalles bis zur schwersten Cholera alle Übergänge vorkommen, führt im Jahre 1753 Balthasar

Ludwig Tralles in Warschau aus bei Gelegenheit seiner eigenen Krankheitsgeschichte, die er zu einem Buche von 392 Seiten erweitert.

§ 4. Andere Ärzte übersahen nicht die wichtige schon von Hippokrates angedeutete Tatsache, daß die Cholera, die zu allen Jahreszeiten vereinzelt und zufällig vorkommt, in einer bestimmten Jahreszeit, nämlich im Nachsommer, viele Menschen zugleich befallen kann und dann auch ohne die sonstigen offenbaren äußeren Ursachen und ohne Schädigung der Verdauungsorgane entsteht, aus einem besonderen Genius epidemicus hervorgeht, der sie besonders gefährlich macht: eo magis letalis furit si maligne epidemica (Colle 1617). Im Bild der sporadischen Cholera durchaus gleich, ist diese epidemische Cholera von jener durchaus verschieden: ratione symptomatum non absimilis, tamen alterius subsellii; toto coelo distans.

Neben Joannes Colle hat ganz besonders Thomas Sydenham nach seinen Beobachtungen während der Jahre 1669 und 1676 in London die Gefährlichkeit der epidemischen Cholera gegenüber der sporadischen und endemischen betont und die einfache Cholera als Symptom einer Indigestion oder einer Intoxication, cholera symptoma, von der cholera morbus legitimus epidemius endgültig abgetrennt.

Noch war, so schreibt er, das anhaltende Fieber (febris continua, unser Bauchtyphus), das besonders im Jahre 1668 geherrscht hatte, übrig und war nicht völlig erloschen, als zu Anfang des Augustmonates im Jahre 1669 ein Durchfall ohne äußere Fieberzeichen sich auszubreiten begann, die Cholerakrankheit und auch die Ruhr. Die Cholera hatte die Gewohnheit, sich um die Sonnenwende und im Beginn des Herbstes zu zeigen und breitete sich im Jahre 1669 weiter aus als in irgend einem Jahre zuvor. Die Krankheit wird leicht erkannt. Es kommt zu ungeheurem Erbrechen und zu Darmausleerungen mit größter Beschwerde und Beklemmung; zugleich treten auf heftige Schmerzen im Bauche und in den Gedärmen, Blähungen und Auftreibung, Herzweh, Durst, schneller und häufiger Puls bei innerer Glut und Angst, nicht selten auch kleiner und ungleicher Puls, dazu eine quälende Übelkeit, bisweilen fließender Schweiß, Zusammenziehungen der Beine und der Arme, Ohnmacht, Kälte der äußeren Teile und andere gleichbedeutende Zeichen, welche die Umstehenden in Schrecken versetzen und den Kranken in der Zeitspanne von vierundzwanzig Stunden zu tödten pflegen.

Es gibt noch eine trockene Cholera mit Winden, die ohne Erbrechen und Durchfall nach oben und unten ausfahren. Davon habe ich allerdings in diesem Jahre nur ein Beispiel zu Beginn des Herbstes gesehen, als die gewöhnliche Art des Übels sich häufte. (Observationes med. IV. 2.)

In der Epistola responsoria ad Robert Brady kommt Sydenham auf die Sache zurück: Im August wütete bei ungewöhnlicher Hitze die

Cholera und brachte heftigere und längere Muskelkrämpfe mit sich, als ich zuvor gesehen. Nicht nur war der Bauch wie sonst in diesem Übel sondern alle Muskulatur des Körpers, insbesondere der Arme und der Beine, war von grausamen Spannungen ergriffen, so daß der Kranke vom Lager aufsprang, um die Gewalt der Krämpfe durch allerlei Bewegungen zu überwinden.

Zuerst versuchte Sydenham, den Zunder der Krankheit, die scharfen Säfte im Magendarmkanal, anszutreiben; aber die Wirkung war, als ob er Feuer mit Öl gelöscht hätte. Nun gab er im Anfange verstopfende und beruhigende Mittel und hemmte so die Ausleerungen; hiernach steigerten sich ebenfalls die Störungen. Endlich schlug er den Mittelweg ein, ließ den Ausleerungen ihren Lauf, verdünnte sie aber durch reichliche Getränke und große Klystire.

Wenn nach zehn- bis zwölfstündigem Erbrechen und Bauchfluß bereits allgemeine Erschöpfung und ein Erkalten der Glieder eingetreten war, so erschien ihm als das sicherste Mittel sein Laudanum liquidum. Bei verlängerter Krankheit kam es hier und da zu einem bösartigen Fieber.

Jeder, sagt er, der die Zeichen dieser eigentlichen Cholera, von der wir reden, sorgfältig berücksichtigt, muß gestehen, daß der in allen anderen Jahreszeiten auftretende Brechdurchfall von dem in Rede stehenden himmelweit verschieden ist, derart als ob in der Luft des besonderen Augustmonates etwas Eigentümliches verborgen wäre, was in dem Blute oder in dem Magen eine ganz besondere Veränderung hervorzubringen vermag.

§ 5. Beim genaueren Studium der Choleraepidemien ergab sich weiterhin, daß unter demselben verborgenen Einfluß, welcher den Einen in die schwerste rasch tödtliche Krankheit versetzt, andere Menschen minder schwer, sogar ganz leicht, kaum der Rede wert, erkranken und viele sogar nur flüchtige Verstimmungen, ein wenig Druck im Magen oder ein wenig Kollern im Bauch oder ein flüchtiges ungewohntes Ziehen in den Waden oder ein häufiges Frösteln oder sonst ein kleines schwaches Bruchstück der großen Krankheit erfahren.

Diese oft wiederholte Beobachtung führte dazu, das Wort Cholera über den klinischen Begriff hinaus zu einem epidemiologischen Begriff zu erweitern, so daß es fortan wie der kurze Ausdruck für das hippokratische Krankheitsbild ebenso die Bezeichnung für eine Seuche ist, die zwar durch das gehäufte Auftreten der schweren Brechdurchfälle ausgezeichnet ist, aber zugleich eine mehr oder minder große Zahl von unausgebildeten Choleraerkrankungen, von kleiner Cholera oder Cholerine und von ganz milden Choleraanfängen, einfachen Diarrhöen, einschließt.

Diese Erweiterung des Cholerabegriffes über den ursprünglichen klinischen Begriff hinaus war durch ähnliche Erfahrungen bei anderen seuchenhaft auftretenden Krankheiten, den Pocken, der Pest, der Ruhr, vorbereitet worden und endlich durch die Beobachtungen in den Choleraepidemien zu Alkmar (1548, FOREEST), zu Nîmes (1645, Lazare RIVIÈRE), zu London 1669 und 1676, (SYDENHAM, WILLIS), zu Wien (1786 QUARIN), im Departement Hérault (um 1800 MÉNARD) usw. entschieden gefordert.

Ärzte und Laien unterschieden im siebzehnten Jahrhundert Cholerafälle und Dysenteriefälle, weiße Ruhr und rote Ruhr, für gewöhnlich scharf, und ebenso unterschieden sie die Epidemien der fließenden Brechruhr und Gallenruhr von denen der blutigen Kolik mit Afterzwang. So berichtet WILLIS, daß sich in London zur Herbstzeit alljährlich zwei Arten von Ruhr zeigen, die eine mit blutigem Abgang und erträglicher Kräfteabnahme, die andere mit wässerigen hellen Durchfällen und äußerster Entkräftung. Im Jahre 1670 wurden im August viele von der unblutigen Ruhr befallen, die Krankheit entstand ganz plötzlich mit heftigem Erbrechen, häufigen wasserhellen Durchfällen, führte rasch zu großer Schwäche und zu Ohnmacht, so daß die Kranken in zwölf Stunden dem Tode nahe waren mit schwachem trägem Puls, kaltem Schweiß, kurzem schwerem Atmen. Viele starben plötzlich. Im October nahm die Seuche ab; im November war sie weg. Sie blieb auf London und einen Umkreis von drei Meilen beschränkt.

In manchen Gegenden sah man zeitweilig viele Kinder unter dem Bilde der Cholera sterben, während die Erwachsenen verschont blieben. So entstand neben den bisherigen Unterscheidungen noch die besondere Abtrennung der Kindercholera.

Eine Übersicht über den ganzen Inhalt der Cholerafrage gibt im Jahre 1830, ein Jahr vor dem Auftreten einer ganz neuen Cholera in Westeuropa, August Gottlieb RICHTER, wie so viele andere Kliniker, in seiner speciellen Therapie. Er unterscheidet:

1. die endemische Cholera, die zu Ende des Sommers oder zu Beginn des Herbstes nach heißen Sommermonaten auftritt, wenn noch die Tage heiß, aber die Abende und Nächte schon kühl sind; sie tritt in einzelnen Jahren besonders heftig auf; sie verläuft unter dem so oft gezeichneten Bilde.

2. die Kinderdiarrhöe; auch sie ist eine Herbstkrankheit, hält sich gewöhnlich an die zwei ersten Lebensjahre, verläuft unter remittirendem Fieber, mit heftigen Leibschmerzen. Die Darmausleerungen sind anfänglich gelblich, grünlich, übelriechend, später schleimig, wässerig, sogar blutig; unter rasch fortschreitender Krankheit bekommen die Kinder kühle Gliedmaaßen, einen kleinen raschen Puls, sehr heißen Kopf, großen Durst; das Ende ist gewöhnlich der Tod nach wenigen Tagen.

3. die Cholera nach Magenüberladung, besonders mit Melonen, Gurken, zu denen Bier oder Wasser getrunken wurde; oder nach gewissen giftigen Speisen, besonders nach Fischen; so die Barbencholera.

4. die Cholera nach Mineralgiften und Pflanzengiften: Arsenik, Grünspan, Phosphor, Sublimat, Schwämmen. Anamnese und chemische Untersuchung machen die Diagnose.

5. die Cholera als Malarialarve; der Paroxysmus eines kalten Fiebers ist zuweilen von furchtbarer Cholera begleitet, die bei periodischer Wiederkehr gewöhnlich im zweiten Anfalle tödtet. Die Diagnose beruht insbesondere darauf, daß Schauder, Frost, blaue Nägel dem Brechdurchfall voraufgehen, nicht wie in der wahren Cholera ihm folgen.

§ 6. Im Jahre 1817 kam aus Vorderindien die Kunde, daß sich in Niederbengalen unter den Eingeborenen nicht allein sondern auch unter den englischen Truppen ungeheure und tödtliche „choleraähnliche" Massenerkrankungen zutrügen, wobei die Hälfte der Ergriffenen binnen wenigen Stunden erlag. Das war an sich nichts Neues für den, der wußte, daß in Hindostan schon seit Jahrhunderten eine Cholerakrankheit einheimisch war, die dort wie auch in Europa in ihrem seuchenhaften Verhalten der Malaria ähnlich auftrat, aber wie das Wechselfieber unter den Bedingungen des Tropenklimas die heftigsten Ausbrüche in Europa weit übertraf; so zum Beispiel im Jahre 1780, wo sie von der Armee des Sir Coates im Lande Gandscham binnen vierundzwanzig Stunden die Hälfte, an dreitausend Mann, wegraffte, und im Jahre 1783, wo sie bei den heiligen Festen in Hurdwar an wenigen Tagen über zwanzigtausend Hindus tötete.

Was neu in der Geschichte der indischen Cholera war und was die Gemüter dort wie hier mit Recht erregte, war die weitere Nachricht, daß jene verheerende Seuche nicht mehr örtlich beschränkt blieb und zur gewohnten Jahreszeit an vielen Orten zugleich auftrat, sondern sich in Bewegung setzte, unter einem geheimnisvollen Antriebe zu wandern begann und ohne Rücksicht auf die Jahreszeit, sich an den Menschenverkehr heftend, in verschiedenen Richtungen ausbreitete, überall ungeheure Opfer von Menschenleben fordernd. Noch im selben Jahre einen großen Teil der Halbinsel erobernd kam sie schon im folgenden Jahre über die Grenzen Vorderindiens hinaus, durchzog ostwärts und westwärts die nördlichen Länder Asiens, berührte im Jahre 1823 im Kaukasus und am Wolgafluß die Grenzen Rußlands und bedrohte so Europa.

Diese Ausbreitungskraft der Cholera war etwas Unerhörtes in der Geschichte der Krankheit. Man wußte vor dem Jahre 1817 nichts davon, daß sie als Wanderseuche Länder überziehen und wie die Schweißseuche oder die Pest oder die Pocken völkerverwüstend auftreten könne. Auch heute haben wir keine zweifellose Nachricht von einer Cholerawanderung vor jenem denkwürdigen Jahre. Wo es bis dahin Choleraepidemien außerhalb Indien gegeben hatte, war es bei umschriebenen Ortsausbrüchen geblieben, von denen die Londoner Ausbrüche der Jahre 1669 und 1676 für Europa wol die größten gewesen waren; auch hatten die europäischen Ausbrüche sich wol immer an die bestimmte Jahreszeit, an den Spätsommer gehalten.

Jene bengalische Cholera erschien als eine neue Seuche, schwer und furchtbar wie die indische Pest. Die Sorge, sie könne wie diese zu einer wahren Weltseuche werden, wuchs von Jahr zu Jahr und ließ erst wieder nach, als das Jahr 1824 einen entschiedenen Rückzug oder Stillstand des Übels brachte; nur für kurze Zeit. Im Jahre 1831 eroberte die indische Cholera Europa und in den folgenden Jahren fast alle Erdteile. Zu den bisherigen Krankheiten und Seuchen, die unter dem hippokratischen Bilde der Cholera verliefen, war also eine neue Cholerakrankheit und Choleraseuche, die furchtbarste von allen gekommen, die indische, asiatische, pandemische Cholera; die indische, morgenländische, bösartige weiße Brechruhr.

Sie bekam diese Namen und noch einige andere im Gegensatz zur stehenden Seuche der alten einheimischen Cholera, zur Cholera europaea oder Cholera nostras, die ihre beiden Namen freilich nicht mit Recht trägt, da sie nicht nur in Europa sondern, wie wir sehen werden, in allen fünf oder sechs Erdteilen zu Hause ist und deshalb wol besser den Namen der Cholera endemica oder Cholera indigena trüge im Gegensatz zur Cholera indica pandemica, die nicht überall zu Hause ist, sondern ihre Brutnester nur in wenigen tropischen Ländern Südasiens, vor allem in Hindostan, hat.

§ 7. Wir fassen den Inhalt unserer Einleitung zusammen: **Das** Wort Cholera bezeichnet in der ärztlichen Kunstsprache ursprünglich ein bestimmtes schweres Krankheitsbild, das durch die verschiedensten Ursachen hervorgerufen werden kann, durch Speisen, durch Gifte, durch unsichtbare Schädlichkeiten, die, jenachdem, sporadisch, endemisch, epidemisch und endlich pandemisch wirken können.

Allmählich gewann das Wort Cholera einen weiteren Sinn, indem es für alle Krankheitsfälle gebraucht wurde, die bei einem seuchenhaft auftretenden Brechdurchfall aetiologisch zusammengehören, ob sie nun das schwerste Bild des Anfalles darstellen oder mildere und ganz leichte Anfälle sind.

Noch weiter kam dem Begriff Cholera der klinische Inhalt soweit abhanden, daß die epidemischen Brechdurchfälle und was sporadisch damit zusammenhing allein den Namen Cholera behielten, während man z. B. bei einer Fleischvergiftung oder Arsenikvergiftung höchstens noch von einem choleraähnlichen Anfalle sprach, mochte er im übrigen das klassische Bild der Cholerakrankheit in bester Ausbildung zeigen.

Endlich hat sich die größte und mächtigste aller Choleraseuchen den Namen so ausschließlich angemaaßt, daß, wer heute das Wort Cholera gebraucht, nur noch an die Seuche denkt, deren Keim in Indien zu Hause ist und seit dem Jahre 1817 von Zeit zu Zeit zu pandemischer Wut erstarkt, um erdumkreisende Wanderungen anzutreten, während noch im Jahre 1831 die Ärzte überlegten, ob sie den Namen Cholera überhaupt verdiene und nicht besser Acholera heiße, da von Gallenfluß bei ihr nichts zu gewahren sei (Sinogowitz). Innerhalb dieser neuen Seuche wurden bis zum Jahre 1883 von den Ärzten, die zunächst ja der einzelne Kranke und die Gefahr für den einzelnen Kranken kümmert, nur die schwersten Anfälle als Cholera, die leichteren als Cholerine, die leichtesten als Choleradiarrhöen bezeichnet, während die Männer der Seuchenpolizei, die den leichtesten Anfall als Symptom der großen Seuche und sogar die kaum von dem Seuchenkeim berührten Menschen als Träger und Verschlepper der wandernden Cholera ansehen, auch da schon von Cholera sprachen, wo überhaupt noch kein Kranksein vorlag sondern nur die Gewißheit oder die Vermutung, daß ein Mensch vom verseuchten Orte her den Cholerasamen an sich trüge und diesen vielleicht auf gesunde Orte und Menschen übertragen könne.

Seit dem Jahre 1883, wo der lange vermutete Keim der Cholerakrankheit und Choleraseuche von Robert Koch endlich als Kommabacillus sichtbar gemacht worden ist, sprechen wir von Cholera sogar da, wo der Erreger allein und noch gar nichts von Krankheit und Epidemie vorhanden ist: Cholera in Kulturen, Cholera im Laboratorium usw., und bezeichnen die schwersten tödtlichen Brechdurchfälle, die das hippokratische Bild in allen seinen Zügen zeigen, auch zur Zeit und am Ort der wildesten Choleraherrschaft höchstens als „choleraähnliche Fälle“, wenn wir bei ihnen den Kommabacillus Koch's nicht finden.

Auf die Namen kommt es nicht an sondern auf den Sinn; aber eine so weitgehende Sprachverwirrung wie sie beim Worte Cholera im Lauf der Zeiten herangewachsen ist, deutet stets darauf hin, daß wir in der Freude über Neugefundenes das Alte verloren haben und daß wir den babylonischen Turm der Wissenschaft immer wieder am einen Ende abreißen, wenn wir ihn am anderen aufzubauen uns bemühen.

Dem Lebenden bleibt nichts anderes möglich, als die Sprache seiner Umgebung zu sprechen, auch wenn der Wörtergebrauch widerspruchsvoll geworden ist. Neue Wörter einführen, verzögert die Verständigung noch mehr und bringt neue Verwirrung. Wir lassen also sowol den klinischen wie den epidemiologischen und den bakteriologischen Gebrauch des Wortes Cholera gelten, sprechen aber von Cholera schlechtweg nur da, wo die indische Seuche, die Summe der ihr zugrunde liegenden Ursachen und die Summe ihrer äußeren Erscheinungen gemeint ist, bemühen uns im übrigen durch den Gebrauch der Verbindungen Choleraanfall, Cholerakeim, Choleraträger eine unnötige Verflüchtigung des Begriffs zu vermeiden. Wir behalten auch die Bezeichnungen einheimische Cholera, Cholera nostras und Kindercholera, Cholera infantum bei, nicht mit der Nachgiebigkeit Rossbachs, Liebermeister's und anderer Kliniker, die alle Krankheitsfälle als einheimische Cholera und Kindercholera bezeichnen wollen, die mit den schweren und leichten Anfällen der indischen Cholera äußerlich übereinstimmen, aber nicht durch ihren „specifischen Mikroben" hervorgebracht sind, sondern nur um vorläufig Überschriften für epidemiologische Einheiten zu haben, die sich uns durch eine Reihe von Tatsachen und durch praktische Forderungen aufdrängen, aber noch nicht mit wissenschaftlicher Klarheit fassen lassen.

Das Cholerasyndrom, das sich bei gewissen Darmstörungen, bei Vergiftungen, bei dem Malariaanfall usw. einstellen kann, werden wir bei der Diagnose der Cholera nostras soweit besprechen, als es für den Zweck der Diagnose nötig ist.

Erster Teil.

Die einheimische Cholera.

I. Begriff und Geschichte der einheimischen Cholera.

§ 8. Gewisse Brechdurchfälle, die unter dem Bilde des Choleraanfalles verlaufen, die ohne die Aufnahme bestimmter Mineralgifte, Pflanzengifte oder giftiger Speisen aus dem Pflanzenreiche oder Tierreich zustandegekommen sind, dagegen eine äußere Abhängigkeit von Ort und Jahreszeit zeigen, verraten durch die Beständigkeit und Regelmäßigkeit ihrer jährlichen Entwicklung und dadurch, daß sie gelegentlich in einem Hause, in einem Dorfe, in einer Landschaft, in einer Stadt oder einem Stadtteile gehäuft auftreten und sich unter dem Einflusse bestimmter Witterungsverhältnisse in einzelnen Jahren ganz besonders häufen, ihre aetiologische Zusammengehörigkeit, ihre epidemiologische Einheitlichkeit.

Auch dadurch nehmen sie eine besondere Aufmerksamkeit in Anspruch, daß sie an Häufigkeit über die zufälligen Vergiftungen mit Spießglanz, Arsenik, Quecksilber, Cupfer, Chromsäure, Jalape, Crotonöl, Euphorbium, Scammonium, giftigen Muscheln und Fischen, verdorbenem Obst, Gemüse, Käse, Fleisch usw. so bedeutend an Zahl überwiegen, daß die Brauchbarkeit einer Statistik, die alle tödtlichen Brechdurchfälle umfaßt, durch die Einrechnung jener Vergiftungen im engeren Sinne nicht erheblich verdorben wird, keinesfalls in den Jahren, in denen eine epidemische Häufung der sogenannten einheimischen Cholera, Cholera indigena, endemica, sporadica, aestivalis, Cholera nostras, europaea, anglica (Graves), Cholera biliosa, simplex, der einheimischen, europäischen weißen Brechruhr, dysenterie blanche, choléra simple (Laveran), hot weather diarrhoea (Buchanan) sich bemerklich macht.

Die einheimische Cholera ist eine stehende Seuche, die für gewöhnlich nur sporadische Krankheitsfälle macht, alljährlich und zwar für gewöhnlich zur Zeit des Nachsommers hier und dort im Lande den einen und andern Menschen befällt, wobei der heftigste Anfall meistens in Genesung ausgeht, selten tödtlich endigt.

Die Cholera nostras ist zu allen Zeiten und in allen Teilen der Erde, besonders aber innerhalb der gemäßigten Zonen beobachtet worden. In einzelnen Jahren tritt sie an beschränkten Orten gehäuft auf, und dann pflegen sich neben den schweren Fällen, die unter dem klassischen Bilde des großen Choleraanfalles verlaufen bei mehreren oder vielen Menschen einfachere Magendarmstörungen zu zeigen, die in allen Abstufungen vom schwersten Brechdurchfall bis zum milden Bilde der einfachen Diarrhöe und weiter bis zur einfachen Verstimmung der Verdauungsorgane sich äußern können.

Zur Ergänzung des Bildes, das SYDENHAM nach den Londoner Epidemien der Jahre 1669 und 1676 gegeben hat und das wir im § 4 mitgeteilt haben, seien hier noch ein paar andere Beschreibungen aus anderen Ländern Europas vor der Zeit der indischen Cholera gegeben.

§ 9. Zunächst die Mitteilung des ZACUTUS LUSITANUS über den Colicus dolor pestilens contagiosus letalis. Die Beschreibung könnte den Eindruck einer Vorepidemie der indischen Seuche, die im Jahre 1817 ihre Welteroberung antrat, machen, wenn ihr nur Berichte anderer Zeitgenossen zur Seite stünden; aber die vermag ich vorderhand nicht beizubringen. Im Jahre 1600, schreibt Zacudo, als diese verderbliche Seuche fast ganz Europa befallen hatte, sah ich viele von diesen heftigen Kolikschmerzen unter den Zeichen der Vergiftung ergriffen werden und alle sterben. Keiner von ihnen überlebte den vierten Tag. Die Kranken gaben reichlich eine rohe Masse mit viel wässeriger Flüssigkeit ab und oft in solcher Menge, daß durch die Erschöpfung der Lebensgeister Ohnmacht entstand und Bewußtlosigkeit und Entkräftung, ferner Pulslosigkeit, unstillbarer Durst, allgemeine Krämpfe, Gliederstarre, Nervenspannung, Stimmverlust, Verdunkelung der Augen, Kälte der Glieder, Angst, Beklemmung, hippokratisches Gesicht und Tod. —

In einen bewußten Gegensatz zu dieser Epidemie stellt Zacutus die Cholera Graecorum, die sporadisch auftrete, in Portugal und in Amsterdam wenige, aber im Orient, wo sie Mordexi heiße, die meisten der Ergriffenen in kurzer Zeit töte; in Marokko und Arabien, wo sie sehr häufig die Araber befalle, sei sie fast unbedingt tödtlich. Keine Krankheit sei heftiger als die passio cholerica, bei der es infolge der maaßlosen Ausleerungen durch Stuhlgang und Erbrechen zur Auflösung der Lebensgeister und zum Erlöschen der Kräfte käme. Nichtsdestoweniger habe er, um die Wahrheit zu gestehen, von zahllosen derart Erkrankten, keinen sterben sehen. Ein Beispiel: Ein durch Nachtwachten erschöpfter Wachtmeister hatte viel unreife Früchte und harte Eier gegessen und dazu kalt getrunken. Nachdem er sich zum Schlafen hingelegt hatte, wurde er von Unruhe im Magen und von Schmerzen im Unterbauch aufgeweckt und verfiel in ein so schreckliches Erbrechen und einen so ungeheuren Durchfall mit wässerigen Ausleerungen, daß er in zwei Tagen wol dreihundertmal zu Stuhle gehen und sechshundertmal erbrechen mußte und bei wechselndem unterdrücktem schwachem aussetzendem Pulse, unter Angst und Ohnmacht und Wadenkrämpfen rasch bleich und blutleer, fast pulslos und stimmlos wurde und sein Atem aussetzte. Er genas am dritten Tage. —

Als Trousse-galant wird in der Geschichte Frankreichs unter den Jahre 1531 und 1620 von Mézéray eine Seuche erwähnt, welche, falls der Geschichtschreiber das Bild richtig gezeichnet hat, mit Cholera nichts zu tun hat: Um 1620 zeigte sich in Frankreich eine neue epidemische rasch tödtliche Krankheit, die durch schlechte Nahrung zustande kam; sie war so ansteckend, daß sie unerbittlich jeden ergriff, der sich den Befallenen nahte. Sie verlief unter hohem anhaltendem Fieber und raffte die Kranken in wenigen Stunden dahin. Den wenigen, die ihr entgingen, entriß sie alle Haare und Nägel und machte ihnen eine langwierige Schwäche für sechs Wochen nebst völligem Widerwillen gegen alle Fleischspeisen. — Das ist keine Cholera.

Bei den meisten Ärzten der folgenden Zeit ist aber trousse-galant mit cholera-morbus gleichbedeutend und wird als ein Leiden beschrieben, das unter dem Bilde des hippokratischen Brechdurchfalles verläuft. So bei von der Heiden (1642), bei Alexandre Pougens (1817) und Anderen.

Im Jahre 1786 entwirft Panzani nach seinen Erfahrungen in Istrien das folgende Bild der einheimischen Cholera; wir geben es abgekürzt: Die Cholera überfällt gewöhnlich während oder nach der Sommerhitze den bis dahin gesunden Menschen plötzlich; sie besteht in der unaufhörlichen Ausleerung einer galligen oder gallenähnlichen Materie nach oben und nach unten, wobei Leibschmerzen, Ohnmachten und Muskelkrämpfe auftreten; sie ist die heftigste, gefährlichste und kürzeste Krankheit. Sie tritt ohne Vorboten ein oder nach dem Voraufgehen leichter Beschwerden wie Aufstoßen, Poltern im Bauch, Blähungen während einiger Stunden. Plötzlich streckt dann den sorglosen Menschen eine ihm unerklärliche allgemeine Schwäche aufs Lager; unter Schwindel und Ekel erhebt sich ein rasches Erbrechen und ein heftiger Bauchfluß mit schneidenden Schmerzen im Unterleibe; dieser schwillt an, wird gespannt; es entsteht darin ein Zerren und Reißen. Der Kranke äußert beständig großes Verlangen nach kaltem Wasser. Die Harnabsonderung wird sehr gering oder hört auf. Unter Herzklopfen, Schluchzen, Irrereden verfällt der Kranke rasch, wird bewußtlos, von kaltem Schweiß bedeckt, während sein Puls immer kleiner, schneller und unregelmäßiger wird. Das Erbrochene ist im Anfange grüngelb; die Darmausleerungen zuerst kotig, dann gallig; bald bilden sie nur noch wässerige grünlich gefärbte oder safrangelbe oder auch blutige Massen. Mit fortschreitender Krankheit, die fieberlos verläuft, magert der Kranke schrecklich ab, oft in wenigen Stunden. Das Leiden währt einige Stunden oder wenige Tage, für gewöhnlich vier, selten sieben Tage. Die stärksten Männer und Jünglinge können binnen einer Stunde zur Leiche werden.

Die Krankheit wird von einem ätzenden Gifte erregt. Während aber die gewöhnlichen Gifte im Anfange auf den Magen allein wirken, erst nachher die Eingeweide ergreifen, wirkt das heimliche Gift der Sommerbrechruhr sofort auf Magen und Gedärm zugleich ein, so daß es scheint, als ob der Reiz seinen Sitz im Dünndarm, besonders im Zwölffingerdarm habe.

In leichteren Anfällen genügt kaltes Wasser als Heilmittel; es spült die ätzenden Massen aus, stumpft die Reizbarkeit ab und stärkt die erschlafften Fasern. In schweren Anfällen ist der Mohnsaft heilsam; er sollte aber nie gleich im Anfange gegeben werden, sondern erst nach reichlichem Trinkenlassen von kaltem Wasser; sonst hält er das Krankheitsgift zurück. —

Endlich noch ein Bild der Cholera, trousse-galant, passion cholérique, choléra, das Pougens in Belgien im selben Jahre (1817) entworfen hat, in welchem sich die neue Cholera morbus in Bengalen zu ihrer Wanderung erhob: Die feuchte Cholera wird oft eingeleitet von Schmerzen und Druck im Magen, von brennender Hitze in dem Gedärm, von saurem Aufstoßen, Angst, Schlaflosigkeit, Windabgängen nach oben und nach unten. Zuerst erbricht der Kranke den Überrest der Speisen im Magen, bald aber kommt Galle, grüne oder gelbe mit dem Geschmack von faulen Eiern, zugleich ein Bauchfluß mit scharfen wässerigen Abgängen, die bald gallig und dem Erbrochenen ähnlich werden. Mit dem Fortschritt der Krankheit nehmen die Stuhlgänge zu; man hat die Kranken wol hundertmal in wenigen Stunden zum Nachtstuhl eilen und dabei sichtbar abmagern sehen. Weiterhin kommen heftige Schmerzen und Hitze im Magen und in den Eingeweiden, unersättlicher Durst, Bauchgrimmen, Winde, Auftreibung des Bauches, Muskelkrämpfe in Armen und Waden, häufiger kleiner ungleichmäßiger Puls; beim Fortgange der Krankheit blutige Stuhlgänge, Kälte der Gliedmaaßen, Unterdrückung des Harns, bleifarbiges Gesicht, matte Augen, Schluchzen, beschleunigtes unregelmäßiges Atmen, Ohnmachten, Herzklopfen, allgemeine Krämpfe, Erlöschen des Pulses, gänzliche Entkräftung, Versagen der Stimme, vergebliches Würgen. Endlich macht der Tod dem Leiden ein Ende. Die Krankheit ist sehr gefährlich; sie entscheidet sich oft in vierundzwanzig Stunden; öfter verlängert sie sich auf vier Tage, einige Male auf eine Woche, niemals darüber.

Greiner, der im Jahre 1823 die einheimische Cholera nach Erfahrungen in Berlin mit gleichen Zügen beschreibt, nennt sie eine Epilepsia intestinorum und stellt in Gegensatz zu ihr als Cholera vera die Cholera spuria, die durch scharfe Ingesta, Sublimat, Arsenik, Brechmittel, drastische Abführmittel, Schwämme, Barbenlaich, Hechtlaich usw. entsteht.

§ 10. Zu den Beobachtungen Zacudos, Panzanis und Pougens stimmen genau die heutigen Erfahrungen über die schwersten Anfälle der einheimischen Cholera. Nur haben es die älteren Autoren unterlassen, auch auf die zahlreichen leichten Erkrankungen hinzuweisen, die wol immer die schweren Cholerafälle zu begleiten pflegen.

Im Juli 1884 gab es in Bonn eine kleine Epidemie von Cholera nostras, die durch die bakteriologischen Untersuchungen FINKLER's UND PRIOR's weit bekannt geworden ist. Ich habe damals als Unterarzt an RÜHLE's Poliklinik die ganze Epidemie genau beobachtet und zu den Untersuchungen der erwähnten Forscher das Material geliefert. Es gab binnen einer Woche 29 Kranke und eine Reihe von Unpäßlichen, die den Arzt nicht rufen ließen. Die Epidemie beschränkte sich auf wenige Straßen im nördlichen Teil der Altstadt, wo die armen Leute wohnen. Den schwersten Fall hat Rühle in der Klinik vorgestellt. Er betraf einen jungen Mann, der in der Nacht vom 12. zum 13. Juli mit Kopfschmerzen, Erbrechen und heftigen Durchfällen erkrankte. Der Stuhlgang bestand anfänglich aus Koth, dann kamen große hellgelb gefärbte Flüssigkeitsmassen. Am Morgen war der Kranke so entkräftet und verfallen und von Wadenkrämpfen gefoltert, daß ich ihn in die nahegelegene Klinik bringen ließ. Am anderen Tage, am 14. Juni, begannen seine Hände und Füße bei fortdauernden Durchfällen zu erkalten, die Stimme wurde klanglos; die Haut, von klebrigem Schweiß bedeckt, konnte in Falten aufgestellt werden. Der kleine regelmäßige Puls machte in der Minute 112 Schläge. Die Wärme im Mastdarm betrug um 10 Uhr Vormittags 38 ° 1 C. Die Darmausleerungen waren dünnflüssig und hellgelb wie wässerige Erbsensuppe und enthielten kleine Schleimflocken, die sich mikroskopisch zum Teil als verquollene Darmepitelien darstellten. In diesen Ausleerungen neben kurzen Stäbchen zahlreiche Kommabacillen. — Am Abend des 14. Juni hob sich der Puls, die Mastdarmwärme sank auf 36 ° 1, Leibschmerzen und Durchfälle ließen nach. Der Kranke bekam eine ruhige Nacht und erwachte am andern Morgen in völligem Wohlbefinden, so daß er zwei Tage später wieder zur Maurerarbeit gehen konnte.

Auch die übrigen 28 Kranken genasen rasch. Zu ganz farblosen wässerigen, sogenannten Reiswasserstuhlgängen war es bei keinem von ihnen gekommen, aber bei vielen wurden die Durchfälle und das Erbrochene durchaus dünnflüssig und nur hellgelb gefärbt, nachdem zuerst dunkelgallige Massen abgegangen waren. Die meisten litten unter den Wadenkrämpfen, mehrere erschienen sterbend aber nur für ein paar Stunden, um sich dann rasch zu erholen. —

In den Jahren 1893—1895 traten in Schlesien, vom Juni bis zum September in stärkerer Häufung, aber auch über das ganze Jahr zerstreut

Krankheitsfälle auf, die ganz unter dem klassischen Bilde der Cholera verliefen und während der Sommermonate mit einer Sterblichkeit von 30 bis 43 % einhergingen. Starkes Erbrechen, Durchfälle, oft Reiswasserstuhlgänge, schmerzhafte Wadenkrämpfe, schwerer Kollaps waren die Hauptsymptome. Immer traten die Erkrankungen vereinzelt, ohne nachweisliche Verbindung durch Hausgenossenschaft oder Verkehr, auf. Die Kranken beschuldigten verdorbene Speisen als Ursache. Bei einigen Kranken, deren Abgänge Gotschlich untersuchte, wurden Kommabacillen gefunden, die dem Kochschen Cholerakeim ähnlich aber nicht gleich waren; bei den meisten nur das Bacterium coli. Man möchte wünschen, daß bei den Untersuchungen die Sommerfälle von den übrigen geschieden worden wären. —

Als hot weather diarrhoea beschreibt Buchanan im Jahre 1900 Fälle von einheimischem Brechdurchfall in Indien, die von der indischen Cholera im engeren Sinne sich durch die Abwesenheit des Koch'schen Erregers in den Abgängen und durch ihr vorwiegend sporadisches Auftreten unterscheiden. Sie entstehen gewöhnlich nach Diätfehlern, nur in den heißen Monaten, verlaufen unter gefärbten Ausleerungen mit Harnstockung, Stimmlosigkeit, allgemeiner äußerster Schwäche; Muskelkrämpfe sind selten, tödtlicher Ausgang eine Ausnahme. —

Wir könnten die vorstehenden Beispiele um viele weitere vermehren, um zu zeigen, daß die Cholera, die wir Cholera europaea, Cholera nostras, die Engländer Cholera anglica, die Nordamerikaner Cholera americana nennen, in allen Ländern einheimisch ist und für gewöhnlich nur sporadische Erkrankungen macht, gelegentlich aber zu gehäuften und gefährlichen Ausbrüchen in engerer oder weiterer Ausdehnung sich erhebt. Es genügt, zusammenfassend zu sagen, daß wir sie mit Hippokrates im alten Griechenland, mit Celsus im römischen Italien, mit Aretaeus in Vorderasien gefunden haben, daß Rhazes und Avicenna sie in Arabien und Mesopotamien und Persien beobachtet haben; daß sie während der letzten drei Jahrhunderte in Italien, Tirol, Istrien, Spanien, Portugal, Holland, Frankreich, England, Deutschland den Ärzten wolbekannt ist und von denen, die selbständig beobachtet haben, immer wieder mit denselben Zügen beschrieben worden ist, so von Foreest (1548), Vidus Vidius, Joannes Colle, Zacutus Lusitanus, Rivière, Sydenham, Willis, Panzani, Quarin, Johann Peter Frank, Pougens, Ménard, Faure (1830); daß sie in Algier von Faure, in Senegambien von Vauvray (1866), in New-Orleans und Pennsylvania von Morehead (1861), in Westindien von Zacutus Lusitanus (1634) und von Rufz de Lavison (1837—1856), in Südamerika und Westindien von englischen Schiffsärzten (Friedel 1866), in Ostindien von Morehead und von Buchanan (1900), auf Borneo und weiter im malayischen Archipel von van der Leent (1867—1870), in

Grönland von Lange (1864), in Island von Hjaltelin (1862) gefunden wurde.

Die Autoren stimmen darin überein, daß die Cholera nostras das gemäßigte Clima am meisten liebt, je sumpfiger der Boden um so häufiger und stärker sich entwickelt und in der wärmsten Zeit die heftigsten Ausbrüche macht. Die Beziehungen der Seuche zu stehenden Wässern sind so innig, daß man sie nicht selten für eine larvirte Form der Malaria gehalten hat und dies um so mehr als es wirklich Malarialarven gibt, die unter dem Bilde der schweren Cholera in wenigen Stunden oder Tagen tödtlich werden. Wir werden im § 27 darauf zurückkommen.

Bei uns in Deutschland, besonders in den wasserreichen Gegenden des Weichselgebietes und Odergebietes sowie am Niederrhein, kommen in jedem Jahre zahlreiche Fälle von Sommercholera vor; aber auch Orte und Städte, die jahrelang keine Fälle sahen, stehen in einzelnen heißen Jahren unter dem Zeichen der weißen Brechruhr.

II. Epidemiologie der einheimischen Cholera.

§ 11. Die Zeit der einheimischen Cholera ist der Nachsommer, die Zeit der Herbstwechselfieber (Hippokrates). Die ersten Fälle pflegen sich in Westeuropa und Südengland im Juli zu zeigen; die meisten Fälle bringt der August und einige oder viele Nachzügler je nach der Witterung der September. Die ersten schweren Septemberregen machen der Seuche ein Ende, die aber in trockenen Herbstzeiten sich länger hält. In anderen Breiten verschiebt sich die Zeit mit der Wärme und mit der Pflanzenphaenologie wie die Gewaltherrschaft der Wandercholera um mehrere Wochen vorwärts oder rückwärts.

Heiße trockene Jahrgänge sind der Entwickelung der einheimischen Cholera günstiger als laue regnerische Sommer; ganz trockene und überheiße Sommer wie der des vergangenen Jahres 1911 sind ihr weniger zuträglich und lassen die einheimische Cholera ebensowenig aufkommen wie die asiatische. Der Grundwasserstand, der nach Pettenkofers Untersuchungen einen Index für die örtliche Bereitschaft und zeitliche Entwickelung der asiatischen Cholera gibt, hat auch auf das Gedeihen der europäischen einen zweifellosen Einfluß.

Während also die einheimische Cholera sich für gewöhnlich nur in zerstreuten Einzelfällen oder in kleinen Gruppenerkrankungen äußert und höchstens hier und da, in einem Dorf, in einer Straße, in begrenztem Stadtbezirke zahlreichere, auf wenige Tage zusammengedrängte Anfälle bewirkt, entwickelt sie sich in den ihrer Entwickelung günstigen Jahren, in denjenigen nämlich, wo auf ein nasses Frühjahr große und anhaltende Sommerhitze und dann kurze Niederschläge oder starke Gewittergüsse im Juli und August folgen, zu außergewöhnlicher weiter Herrschaft, wobei sie in wasserreichen Gebieten fast allerorts auftreten kann, um an einzelnen Orten kleine Epidemien mit Anstieg, Gipfel, Abstieg und Nachzüglern zu erregen. Diese Epidemien können bei aller örtlichen Beschränkung so heftig werden, daß immer wieder der Verdacht einheimischer asiatischer Cholera entsteht und nur die gründlichste Berücksichtigung aller epidemiologischen und bakteriologischen Verhältnisse die Diagnose der einheimischen Cholera ermöglicht. Wir werden auf die Schwierigkeiten dieser Diagnose weiter unten (§ 32 ff.) eingehen. Hier sei nur bemerkt, daß sich diese Schwierigkeiten selbstverständlich da besonders häufen, wo die asiatische Cholera in der Nähe oder eine Verschleppung ihres Keimes nicht ohne weiteres von der Hand zu weisen ist. Daß Cholera indigena und Cholera indica gelegentlich zusammenwirken, dafür gibt es zahlreiche Beispiele. Ihr Zusammentreffen ist nicht auffallend für den, der mit PETTENKOFER und LIEBERMEISTER berücksichtigt, daß die gleichen örtlichen Bedingungen, die gleichen Witterungsverhältnisse und Luftwärmegrade und die gleichen alimentären Schädlichkeiten der ausländischen wie der einheimischen Cholera förderlich sind.

Hergehörige Epidemien sind die Londoner der Jahre 1669 und des Jahres 1676 (§ 4); ferner ein Ausbruch im Spreewalde um Kottbus im Jahre 1905 (§ 15); ferner eine Epidemie in Évreux im Herbst 1858. Hier gab es in Stadt und Land zahlreiche heftige Erkrankungen mit galligem Erbrechen, Koliken, wässerigen Ausleerungen, die sich bis zu 30 und 40 am Tage bei einzelnen Kranken häuften, farblos wie Reiswasser mit weißen Flocken wurden und rasch zu höchster Entkräftung, Pulslosigkeit, Harnverhaltung, Erkaltung der Glieder, Cyanose der Haut und Muskelkrämpfen führten. Am 19. Oktober langte nach dreißigtägigem Marsch ein Bataillon der Sechsundzwanziger, 600 Mann stark, von Montélimar in Évreux an. Von den Soldaten erkrankten 126, schwer ergriffen wurden 46, nur einer starb (KELSCH).

Bei der milden alljährlichen Sommercholera pflegen die Anfälle ziemlich gleichmäßig zu sein und dem hippokratischen Bilde zu entsprechen. In den Sommercholerajahren werden neben den ausgebildeten Anfällen bei mehr oder weniger zahlreichen Menschen auch einfachere Darmstörungen und ganz leichte Verstimmungen des Verdauungsapparates beobachtet; zugleich können die Todesfälle, die trotz des schweren Krankheitsbildes bei der einheimischen Brechruhr selten zu sein pflegen, reichlicher und häufen sich sogar gelegentlich in erschreckender Weise. (§ 9, § 35.)

Besonderen Einfluß auf die Vermehrung und Erschwerung der Krankheitsfälle haben plötzliche Wetterveränderungen. Rasche Abkühlung der Luft bei einem Gewitter oder die erste kühle Nacht des Vorherbstes nach der Sommerhitze pflegen zahlreiche Anfälle zur Folge zu haben. So herrschte nach dem Bericht des LEPECQ DE LA CLOTURE im Jahre 1777 während den ersten Septembertagen nach einem raschen Sturz der Luftwärme auf 10 ° R eine weitverbreitete Epidemie von Choleraanfällen auf der ganzen Westküste von Caux, Havre, Bolbec, Fécamp. Nach einer Woche hörten die Erkrankungen wieder auf.

In den tropischen Ländern, in Indien, auf den Sundainseln, auf den Antillen, im Sudan, wird allgemein, von den Eingeborenen wie von den Europäern, die starke Abkühlung der Luft nach Sonnenuntergang und das unvorsichtige Entblößen der schwitzenden Haut und besonders des unbedeckten Bauches als Ursache des Sommerbrechdurchfalles angeschuldigt und nach Möglichkeit vermieden.

Ob es unter besonderen Umständen wahre Winterepidemien der einheimischen Cholera gibt, läßt sich heute nicht entscheiden. Vielleicht gehört eine Epidemie hierher, die zwischen dem 12. und 15. December 1850 im Arsenal zu Lyon herrschte. Von 300 Soldaten erkrankten die meisten unter dem Bilde der schweren Cholera und der Cholerine; 45 bedurften Hospitalpflege. Weder in der Stadt noch in anderen Kasernen Lyons ereignete sich ein Fall (Kelsch). Wenn es keine Speisenvergiftung war (§ 25), mag es Cholera nostras gewesen sein. Lyon ist bekanntlich gegen asiatische Cholera immun. Eine von Levier in Bern beobachtete Epidemie, die im Januar 1864 bei heftiger Kälte begann und bis in den März hinein dauerte, zeigte alle Züge des Choleraanfalles; in den schwereren Fällen kam es zu massenhaften reiswasserähnlichen Ausleerungen. Sie befiel vorzugsweise das weibliche Geschlecht. Der Berichterstatter beschuldigt das Trinkwasser als Quelle der Massenvergiftung. Asiatische Cholera kam damals nirgendwo in Westeuropa vor. Die nächsten Herde waren in Sankt Petersburg und in Kronstadt, den letzten Plätzen, welche von einer schwachen Nachwelle der großen Pandemie von 1840 bis 1864 getroffen wurden und nur in geringer Weise litten. — Der Berner Ausbruch des Jahres 1864 erinnert an die Winterepidemie des Jahres 1892—93 in der Irrenanstalt Nietleben bei Halle, wo der Keim der asiatischen Cholera von Koch gefunden wurde (vgl. § 34) oder auch an den Ausbruch der asiatischen Cholera in Halle während des Winters 1832—33.

Auf die Beziehungen zwischen der europäischen einheimischen Cholera und der indischen Wandercholera werden wir noch zurückkommen (§ 33).

§ 12. Die Anlage zum einheimischen Brechdurchfall hat jedes Lebensalter, sie ist unabhängig von Geschlecht und Stand. Doch werden die ärmeren Bevölkerungsklassen wie von allen Verdauungsstörungen so auch von der Cholera nostras am meisten befallen.

Bestehende Magendarmstörungen, Überladungen des Magens besonders mit schwerverdaulichen und gährungsfähigen Speisen, rohe unreife und überreife Früchte, namentlich Gurken, Melonen, grüne Pflaumen, grüne Bohnen, machen zum Anfall geneigter oder bringen ihn zum Ausbruch.

Kinder erkranken im Allgemeinen nicht häufiger an der Sommercholera als Erwachsene. Sie können in den größeren Ausbrüchen sogar auffallend verschont bleiben, wie ich das im Jahre 1884 in Bonn bemerkte (§ 10). Die Kinder haben zweifellos ihre eigene Sommercholera, die weit verheerender unter ihnen wüthet als die allen Alterstufen gemeinsame. Wir werden sie weiter unten als Kindercholera im engeren Sinne abhandeln.

In den nachstehenden Tabellen, welche eine Übersicht über die Schwankungen der Sterblichkeit an einheimischer Cholera in den verschiedenen Jahrgängen geben sollen, sind Sommercholera im allgemeinen, Kindercholera im besonderen, und andere tödtliche Brechdurchfälle, mit Ausnahme der ersten Übersicht, nicht getrennt; daß die letztgenannten Brechdurchfälle, nach Vergiftungen u. s. w., den Wert der statistischen Tafeln nicht wesentlich verderben, wurde oben bemerkt. Die Übersichten habe ich nach den officiellen Veröffentlichungen über das Sanitätswesen in Preussen zusammengestellt.

In Preußen starben von je 10000 Lebenden

im Jahre	an einheimischem Brechdurchfall	an Kinderdiarrhoe
1895	9,08	7,58
1896	5,74	5,91
1897	8,31	7,29
1898	7,70	7,08
1899	9,33	7,75
1900	10,03	8,91
1901	9,61	8,37
1902	4,52	5,90

(Mit dem Jahre 1903 beginnt in den Jahrbüchern eine neue, unbrauchbare Einteilung.)

In Preußen starben

im Jahre	an Brechdurchfall		im Jahre	an Brechdurchfall	
	insgesamt	auf 10000 Lebende		insgesamt	auf 10000 Lebende
1887	—	4,90	1898	25 132	7,70
1888	—	4,50	1899	30 814	9,33
1889	—	7,11	1900	33 523	10,03
1890	—	5,68	1901	33 173	9,61
1891	—	6,32	1902	15 827	4,52
1892	22 511	7,39	1903	29 292	8,21
1893	22 730	7,37	1904	30 517	8,46
1894	17 434	5,58	1905	37 152	10,10
1895	28 793	9,03	1906	28 775	7,71
1896	18 315	5,74	1907	21 208	5,59
1897	22 825	8,91	1908	26 454	6,88

Es starben an Brechdurchfall in Preußen
auf je 10 000 Lebende der verschiedenen Altersstufen

Alter	1892	1893	1894	1895	1896	1897	1898	1899	1900
0— 1 Jahr	195,17	207,54	153,31	Zahlen fehlen	desgleichen	desgleichen	222,24	259,75	290,88
1— 2 „	25,88	21,45	18,10				24,06	28,74	30,09
2— 3 „	4,83	4,56	2,81				3,54	4,16	4,10
3— 5 „	1,53	1,71	0,95				1,25	1,54	1,61
5—10 „	0,47	0,56	0,33				0,37	0,45	0,47
10—15 „	0,11	0,17	0,08				0,12	0,12	0,17
15—20 „	0,07	0,05	0,05				0,04	0,05	0,04
20—25 „	0,10	0,07	0,05				0,04	0,06	0,06
25—30 „	0,12	0,11	0,03				0,04	0,03	0,05
30—40 „	0,19	0,13	0,10				0,05	0,05	0,09
40—50 „	0,26	0,20	0,09				0,10	0,12	0,14
50—60 „	0,52	0,39	0,23				0,20	0,29	0,28
60—70 „	0,76	0,66	0,41				0,48	0,46	0,45
70—80 „	0,89	0,75	0,52				0,68	0,65	0,51
80 und mehr	1,07	0,82	0,49				0,50	0,64	1,11
in allen Altersklassen	7,40	7,33	5,58	9,08	5,74	8,31	7,70	9,33	10,03

Eine gute Statistik über die Verteilung der Brechdurchfälle auf die Jahreszeiten finde ich nicht. Die mir vorliegenden Übersichten lassen das Gesetz, daß die Zahl der Erkrankungsfälle und Todesfälle an einheimischer Cholera mit der Sommerwärme steigt und im August ihre Höhe erreicht, nicht scharf genug erkennen. Immerhin zeigen sie den Einfluß der warmen Zeit.

In London kamen während der Jahre 1849—53 von 12 092 Todesfällen durch Brechdurchfall auf die

Monate Januar bis März	1160
April bis Juni	1086
Juli bis September	7739
October bis December	2107
	12 092

In Dresden zählte man im Hospital und in der Armenpraxis während der Jahre 1828—37 zusammen 361 Erkrankungen an Brechdurchfall. Davon kamen auf den

Winter (December bis Februar)	71
Frühling (März bis Mai)	71
Sommer (Juni bis August)	114
Herbst (September bis November)	105
	361

(ÖSTERLEN)

Die Verminderung der persönlichen Disposition zum einheimischen Brechdurchfall durch das Überstehen der Krankheit betont schon Zacutus Lusitanus († 1642), der das Übel in Portugal und Amsterdam, in Marokko und Arabien kannte; assueti in choleram minus laeduntur et periclitantur; morbi enim consueti minus periculum inducunt.

III. Die besonderen Ursachen der einheimischen Cholera.

§ 13. Die Ursachen der einheimischen Cholera, die man bisher für zureichend gehalten hat, um die Seuche und die Krankheit hervorzubringen, fallen nach der einen Seite hin zusammen mit den gewöhnlichen Hülfsursachen aller schweren zufälligen Brechdurchfälle, nach der anderen Seite hin mit specifischen Erregern aus der Klasse der Bakterien.

Daß die ersteren, Diätfehler, Genuß gewisser Speisen, rohes Obst, schlechtes Trinkwasser u. s. w., ganz bestimmt unzureichend sind, die Sommercholera zu machen, ob sie nun zur Sommerszeit oder zu anderer Zeit einwirken, bezweifeln heute wenige; daß die letzteren ebenfalls nicht ausreichen, für sich allein die einheimische Cholera zu machen, ebensowenig wie der Vibrio Kochs für sich allein die asiatische Cholera macht, sehen heute kaum Einzelne, wird aber im Verlauf dieses Buches klar werden.

Jedenfalls kommen wir an der Annahme specifischer Erreger für die endemische Cholera nicht vorbei. Schon ältere Autoren haben sie entschieden gefordert. So Bertrand im Jahre 1683. Ihm beruht die Cholera auf krankhaften Vorgängen im Magendarmkanal, die zu einer Verderbniß oder Gährung des Inhaltes führen und zwar vermöge eines besonderen hefeartigen Giftes, das eine scharfe Säure bildet und die Schleimhaut anätzt: ces humeurs sont corrompues par le mélange et l'action de l'acide comme d'un méchant levain. — Auch bei Panzani (1786) haben wir die Vorstellung eines ätzenden besonderen Giftes gefunden (§ 9). Griesinger (1864) begründet gleichfalls die specifische Natur der Cholera nostras.

Das genauere Studium der Aetiologie der einheimischen Cholera beginnt erst, nachdem Robert Koch im Jahre 1883 den Erreger der asiatischen Wandercholera gefunden hatte. Die Frage war: ist die sogenannte Cholera nostras nicht nur in epidemiologischer Hinsicht sondern auch dem Erreger nach von der indischen Seuche verschieden, oder sind die epidemiologischen Unterschiede scheinbar und weist etwa das gleiche Krankheitsbild bei beiden Seuchen auch auf den gleichen Erreger?

Eine kleine Epidemie von Cholera nostras zu Bonn im Juli 1884, die wir oben erwähnt haben (§ 10), gab die Gelegenheit, diesen Fragen näherzutreten. Finkler und Prior fanden damals in den Dejecten mehrerer Kranken einen „Kommabacillus", der dem Koch'schen Kommabacillus so ähnlich sah, daß sie nicht anstanden, ihn einmal für den Erreger der Bonner Krankheitsfälle zu erklären und sodann ihm eine enge Verwandtschaft zum Kochschen Erreger zuzuschreiben.

Der Vibrio Finkler et Prior, von BUCHNER vibrio proteus genannt, weil er auf verschiedenen Nährböden einen merkwürdigen Formenwechsel vom Vibrio zum Spirillum, von Kugelform zur Spindelform, Flaschenform, Monadenform erleidet, sieht also dem Vibrio cholerae asiaticae Koch's durchaus ähnlich. Die geringen Unterschiede in der Größe, im Wachstum der Kulturen auf Gelatine, die damals Koch zwischen seinem Komma und dem Bonner Komma hervorhob, haben sich später auch an den „ächten Kommabacillen“ gezeigt. Alles kommt darauf hinaus, daß sich der Bonner Vibrio als kräftiger Saprophyt und weniger pathogen für den Menschen und für Tiere verhält, also etwa wie ein Stamm von Kochs Vibrio mit abgeschwächter Virulenz; er bewirkt nur schwache oder gar keine Indolbildung, sehr geringe Säurebildung, sehr geringe Schwefelwasserstoffbildung, was alles der Vibrio Koch auch tut, wenn es sich um schwache oder lange auf künstlichen Nährböden fortgezüchtete Stämme handelt. Über feinere „biologische“ Unterschiede werden wir im § 100 und § 112 ff. berichten.

FINKLER UND PRIOR konnten durch die Einspritzung geringer Mengen ihrer Vibrionen in das Duodenum von Meerschweinchen genau wie mit den Kochschen Vibrionen einen heftigen Durchfall hervorrufen und, wie VON ERMENGEM für Kochs Vibrio, so auch für den ihrigen den Übergang aus dem Darm in das Blut und in den Harn der Versuchstiere zeigen.

Die Arbeit FINKLERS UND PRIORS, die mit zu den besten aetiologischen Arbeiten gehört, ist von KOCH (1884) und seiner Schule heftig und hochfahrend angegriffen worden, weil sie den ersten Lehrsatz Koch's, der Kommabacillus kommt nirgendwo anders als im Darm cholerakranker Menschen und in den Teichen Bengalens vor, umstieß. Koch erklärte die Bonner Vibrionen für harmlose Saprophyten, die aus der Luft in die Stuhlgänge der Menschen gekommen wären. Die Bonner Forscher hatten Unrecht insoferne, als sie anfangs meinten, gezeigt zu haben, der Erreger der Cholera nostras und der Cholera indica seien ein und derselbe Vibrio; sie hatten Recht insoferne, als sie ihren Befund für höchst bedeutend hielten, denn er ist in der Tat Veranlassung geworden, das Dogma, wo ein Kommabacillus im Darm dort asiatische Cholera, zu revidiren.

Heute ist der Vibrio Finkler et Prior jedenfalls viel weniger weit vom Vibrio Kochs entfernt, als er damals auf Grund der Unterscheidungsmerkmale, die KOCH aufstellte, allen Bakteriologen zu sein schien.

Die Erwartung, daß der Bonner Vibrio sich zum asiatischen etwa verhalte wie der Erreger einer schwächeren Parallelform der asiatischen Seuche zum Erreger dieser Seuche selbst, hat sich nicht erfüllt. Er ist kein sehr häufiger Befund bei der einheimischen Cholera und teilt sich in die Würde eines Erregers dieser Krankheit jedenfalls mit mehreren oder vielen anderen Bakterien der verschiedensten Gattungen, woferne die Befunde, die wir gleich mitteilen werden, überhaupt eine ätiologische Bedeutung dauernd behalten werden.

§ 14. Die erste Bestätigung des Vibrio Finkler et Prior brachte im Jahre 1887 GRUBER; er fand im Darminhalt eines Mannes, der an acuter Gastroenteritis gestorben war, den Bonner Vibrio.

FRANK, der im hygienischen Institut zu Berlin während der Jahre 1886—88 die Abgänge von 11 Kranken, die angeblich an „Cholera nostras" litten, untersuchte, fand in keinem Falle den Bonner Vibrio, in zweien stellte er eine Arsenikvergiftung fest. Da er nicht angibt, in welcher Jahreszeit seine Fälle sich ereigneten, so ist die Bezeichnung Cholera nostras unrichtig; bisher sind Arsenikvergiftungen nie mit diesem Namen bezeichnet und nur bei der Differentialdiagnose erwähnt worden, um zu sagen, daß die Arsenikvergiftung unter dem Bilde der Cholera verlaufen kann. Auch KARTULIS glaubte im Jahre 1889 zu Alexandrien den Begriff Cholera nostras zerstören zu müssen, um den Bonner Vibrio in Verruf zu bringen; er teilte Fälle von Kupfervergiftung, Wurstvergiftung, Arsenikvergiftung und zwei Fälle von leichter Cholera asiatica unter dem Titel Cholera nostras mit. Er vergaß, daß zum Begriff dieser Krankheit die epidemiologische Einheit der Fälle gehört. Mit demselben Rechte, womit man Metallvergiftungen und Wurstvergiftungen anführt, um zu beweisen, daß es keine einheitliche Cholera nostras gäbe, kann man mit KELSCH (1910) sagen: weil das Krankheitsbild der Cholera nostras und der Cholera asiatica genau dasselbe ist und weil auch das epidemiologische Verhalten beider Seuchen nicht scharf unterschieden ist, deshalb sind sie ein und dieselbe Seuche.

Im Jahre 1893 fand FISCHER in Kiel in den Ausleerungen einer choleraverdächtigen Frau einen Vibrio, der mehr dem Vibrio proteus Finklers als dem Vibrio cholerae Kochs glich und wie die beiden für Meerschweinchen und Mäuse pathogen war. Fischer gab ihm den Namen Vibrio helcogenes, weil er, unter die Haut von Mäusen gebracht, bei einigen dieser Tiere ausgedehnte Geschwüre bewirkte.

Im Frühjahr 1894 herrschte in Lissabon eine ausgedehnte Epidemie von Brechdurchfall, die bei manchen Kranken ganz unter dem Bilde der Cholera verlief, aber nur einen Todesfall bewirkte. In zahlreichen Fällen fanden PESTANA und BETTENCOURT einen dem Bonner Vibrio proteus nahestehenden Vibrio, den sie Vibrio lissabonensis nannten; denselben Pilz fanden sie auch im Leitungswasser der Stadt. Sie beschreiben ihn als einen schwach gekrümmten Kommabacillus mit einer endständigen Geißel, der Gelatine breit verflüssigt, schlecht auf gekochtem Kartoffel, gut auf alkalisch gemachtem Kartoffel wächst, die Nitrosoindolreaktion, sogenannte Cholerarotreaktion, nicht gibt und für Pilze wenig pathogen ist. — Genaueres über die Bedeutung dieser Eigenschaften findet man bei der Besprechung des Vibrio Koch im § 101 ff.

Kolle gewann im Jahre 1896 in einem Falle von „Cholerine" aus den Dejekten einen Vibrio, der sich wie der Vibrio Kochs verhielt, aber die Immunitätreaktion mit „specifischem" Choleraserum (§ 114) nicht gab. Er war für Meerschweinchen so gefährlich, daß von einer ganz verdünnten Aufschwemmung ein Tröpfchen genügte, um von einer Hautwunde aus eine Septichaemie zu machen, der das Tier binnen vier und sechs Stunden erlag. Da er für Tauben ungiftig war, so unterschied ihn Kolle von einem ähnlichen septichaemieerzeugenden Vibrio Metschnikoffs und nannte ihn Vibrio septicus.

Den taubentödtenden Vibrio hatte Metschnikoff als Erreger einer epidemischen Geflügelcholera in Odessa im Jahre 1888 gefunden (vgl. § 105).

So war also die Einheit des Kommabacillus ein Irrtum gewesen und es gab Vibrionenkrankheiten außer der Cholera asiatica, beim Menschen und beim Tier; Finkler und Prior's Vibrio war ebenso berechtigt wie die anderen Vibrionen.

Nachdem einmal der Bann gebrochen war, vermehrten sich die Befunde und Arten der Vibrionen, die vom Erreger der asiatischen Cholera und von dem des bonner Ausbruchs erst später genauer unterschieden wurden, ins Ungeheure. Günther fand 1892 im Wasserleitungswasser von Berlin einen vom Vibrio cholerae nicht auffallend verschiedenen Vibrio aquatilis, der nur anfangs auf Gelatineplatten sich durch sein Wachstum von jenem unterschied, aber je mehr ihm näherte, je älter er auf Gelatine wurde; er gab keine Nitrosoindolreaktion aber entwickelte viel Schwefelwasserstoff (Lehmann). — Ein Jahr darauf entdeckte Heider im Wasser des Wiener Donaukanals seinen Vibrio danubicus, der Gelatine stark verflüssigte, Milch zur Gerinnung brachte, eine starke Indolreaktion gab, für Meerschweinchen stark, für Tauben wenig pathogen war. Zur Zeit dieser „Donaukanalverseuchung" gab es in Wien keine Choleraerkrankungen, aber „später einige Fälle". — Einen ähnlichen Vibrio fand Weisser in Berlin; er verflüssigte Gelatine wenig, gab eine starke Nitrosoindolreaktion und war für Meerschweinchen sehr giftig; Rubner nannte ihn Vibrio berolinensis. — In dem Wasser der Elbe bei Hamburg fand Dunbar im Jahre 1893 neben vielen anderen Vibrionen einen phosphorescierenden, der sich durch keine andere Eigenschaft vom Kochschen Vibrio unterschied; er verflüssigte die Gelatine stark, bildete Häutchen auf Bouillon, gab starke Indolreaktion und verlor auch seine Leuchtkraft, wenn er längere Zeit auf Gelatine gewachsen war. Dieser Vibrio war in der Elbe nur in den Choleramonaten Juli, August und September 1893 zu finden, in früheren Monaten ist er nie gefunden worden. Er soll weder mit der damals, 1892—93, in Hamburg herrschenden Cholera asiatica noch mit der sie angeblich begleitenden Cholera nostras (§ 33) etwas zu tun gehabt haben; bemerkenswert ist aber hierbei, daß der Vibrio Koch, der die Wasserleitung Hamburgs damals verseucht und die Epidemie 1892 vermittels des Trinkwassers erregt haben soll, weder im Leitungswasser noch in der Elbe trotz aller Mühen gefunden worden ist.

Wie Dunbar aus der Elbe so isolierte Kutscher aus der Lahn und anderen Gewässern bei Gießen während der Jahre 1892 bis 1895 zahlreiche Vibrionen; unter 19 verschiedenen Arten war auch der Vibrio proteus und der Vibrio Metschnikoff. — Die Abhängigkeit des Gedeihens unserer einheimischen Wasservibrionen von der Jahreszeit haben dann mit Dunbar auch Neumann und Orth (1896) betont; sie sagen, daß die Jahreszeit, wo unsere Wasservibrionen am reichlichsten und verbreitetsten gefunden werden, mit der Jahreszeit zusammenfalle, die in unseren Gegenden die Ausbreitung der Choleraepidemien begünstige. Noch weiter als diese Feststellung geht das Ergebnis der Vibrionenstudien Kohlbrugges (1902); dieser Forscher fand im Rheinarm bei Utrecht 28 Vibrionenarten, von denen einige nach Form und Bewegung, chemischer Leistung und Pathogenität völlig mit dem Vibrio cholerae Koch übereinstimmten, dabei, wie dieser, einen Wechsel zeigten in Bezug auf die Fähigkeiten, Gelatine zu verflüssigen, ein Häutchen auf Peptonwasser zu bilden und die Cholerarotreaktion zu geben. Die im Winter isolierten gaben die Nitrosoindolreaktion nie. Vom „echten Choleravibrio" unterschieden sie sich nur durch die Immunreaktionen. Da dieses Unterscheidungsmerkmal, wie wir später sehen werden, eine petitio principii ist, und auch bei „echten Choleravibrionen" mitunter vermißt wird, so ist hier die Forschung auf einen todten Punkt geraten, von dem aus man sich vergeblich umschaut nach einer Entscheidung der Fragen: Was unterscheidet denn den Vibrio Koch endgültig von den vielen ihm so ähnlichen Vibrionen? War nicht die Bonner Epidemie des Jahres 1884 doch vielleicht die Wirkung des verschleppten, durch besondere Verhältnisse abgeschwächten Choleravibrio? Bedeuten die in den Cholerajahren 1892 und 1893 im Elbwasser, im Spreewasser, im Lahnwasser, im Donauwasser, in Wasserleitungen und Sümpfen gefundenen „choleraähnlichen Vibrionen" nicht mehr als nur ein Ärgernis für den Bakteriologen?

Als im Sommer 1911 sich überall in Italien die Cholera zeigte und an den meisten Orten in den Ausleerungen der Kranken der Kochsche Kommabacillus gefunden wurde, schieden die Kranken in den Niederungen von Polesine in Oberitalien einen „atypischen" Vibrio aus, der sich genau wie der Vibrio Finkler et Prior verhielt und nur durch die „spezifische Agglutination" (§ 114) als Koch'scher Vibrio entlarvt werden konnte (PUNTONI). Wäre dieser Befund im Jahre 1884 vor Entdeckung der Agglutinationsprobe gemacht worden, so hätte man die Zugehörigkeit jener Fälle in Polesine zur asiatischen Cholera geleugnet.

Sicher ist wol bisher nur dieses, daß der Vibrio Finkler et Prior zwar gelegentlich bei Ausbrüchen der Cholera europaea gefunden wird, aber nicht notwendig der Begleiter oder gar der ausschließliche Erreger des einheimischen Sommerbrechdurchfalles ist.

§ 15. Das choleradrohende Jahr 1905 brachte einen weiteren Beitrag zur Aetiologie des einheimischen Brechdurchfalles und neue Räthsel. Im Stadtkreise und Landkreise Kottbus ereigneten sich während des Juni, Juli und August zahlreiche Erkrankungen unter dem Bilde der Cholera oder der einfachen Diarrhoe, die im Stadtkreise vornehmlich Kinder, im Landkreise aber auch zahlreiche Erwachsene töteten.

Es starben daran im	Juni	Juli	August
im Stadtkreise Kottbus	3	27	21
„ Landkreise „	7	30	49
	10	57	70

Auch in benachbarten Kreisen, im Spremberger, Lübbener, Kalauer Kreise traten Brechdurchfälle zahlreich auf und nicht wenige endigten tödtlich. Nur eine Steigerung vom Juni bis zum August war ersichtlich; kein innerer Zusammenhang dieser durchaus sporadisch, in mehr als hundert Ortschaften auftretenden Erkrankungen.

Sterbefälle nach Altersklassen.

Alter	Stadtkreis Kottbus	Landkreis Kottbus	Kreis Kalau
0—3 Jahre	43	46	183
3—15 „	—	1	3
15—50 „	3	13	7
50 und mehr	5	26	5
zusammen	51	86	198

Als den vermutlichen Erreger der Seuche fand HETSCH den Bacillus paratyphi B.

Seit den Untersuchungen von ACHARD UND BENSAUDE (1897) und denen von SCHOTTMÜLLER UND KURTH (1900) hat sich herausgestellt, daß ein zur Gruppe des Bakterium coli und des Bakterium typhi gehöriger Bacillus, der sogenannte Paratyphus B-bacillus sehr verschiedene Krankheitsbilder erregen kann; zunächst das Bild eines akut oder subakut einsetzenden, mit oder ohne Angina, mit Milztumor und Roseola verlaufenden Abdominaltyphus, einer Allgemeininfektion entsprechend, sodann das Bild der akuten Gastroenteritis, einer örtlichen Schleimhautreizung entsprechend, und drittens das Bild des Choleraanfalles, einer heftigen Vergiftung entsprechend.

Der Verlauf im dritten Falle ist dieser: Nach einer Inkubation von wenigen Stunden bis mehreren Tagen beginnt die Krankheit mit heftigem Erbrechen und fließenden Durchfällen, die rasch geruchlos und farblos, graupensuppenähnlich oder reiswasserähnlich werden, mit Verlust der Stimme, Pulslosigkeit, Erkaltung, Blauwerden der äußeren Teile, Harnverhaltung, Ziehen in den Waden oder Wadenkrämpfen einhergehen, und am zweiten, dritten, vierten Tage wieder nachlassen, wo sich denn gewöhnlich eine rasche Genesung einstellt. Entweder ist sogleich, in den ersten Stunden, ein bedeutender Kollaps da mit Absinken der Körperwärme wie beim Anfalle der asiatischen Cholera (SACHS-MÜKE 1907, LAQUÉPÉE, BELLOT et COMBE 1911) oder es kommt zuerst ein schnell ansteigendes Fieber mit Temperaturen bis zu 40 ° C und darüber und erst am zweiten Tage erfolgt der Kollaps (ROLLY 1907, BRACHT 1908). In der Genesung kann Albuminurie und auch ein Erythem oder ein papulöses Morbilloid mit folgender Abschuppung auftreten, wie bei der asiatischen Cholera. Die Zahl der Todesfälle wechselt im Verhältnis zur Zahl der Erkrankungen; sie ist im Allgemeinen gering.

In den Fällen von LAQUÉPÉE agglutinirte das Serum die Bacillen der Paratyphus B-Gruppe, nicht aber den Bacillus paratyphi A, den Gärtnerbacillus und den Typhusbacillus.

Die Section einiger Fälle von Paratyphusinfektion, die unter dem Bilde des Choleraanfalles verliefen, hat ergeben: starke Schwellung, Faltung und Rötung der Magenschleimhaut, die stellenweise mit gelbgrünlichen schleimigen Auflagerungen bedeckt ist; seröse Durchtränkung der Schleimhaut des Duodenums, sammtartige Schwellung und starke Rötung der Darmschleimhaut im Ileum, Coecum und Colon, ohne Hervortreten der Follikel und Lymphplatten. — Die mikroskopische Untersuchung zeigte das Bild der phlegmonösen Gastritis und Enteritis mit starker Einwanderung von Leucocyten in die Drüsen und in die Submukosa, weitgehende Nekrose des Epithellagers. (ROLLY, BRACHT.)

Die Paratyphusinfektion kommt nun nicht nur, wie in der Epidemie des Sommers 1905 im Spreewalde, in seuchenhafter Ausbreitung vor, abhängig vom Gedeihen ihres Keimes im Boden oder im Wasser oder von seiner Verschleppung in der Luft, etwa durch Fliegen; sie geht auch und zwar, wie es scheint, öfter aus ganz umschriebenen Brutnestern des Keimes hervor, aus Culturen auf Nahrungsmitteln, womit sich der Einzelne inficirt oder auch Massenvergiftungen verursacht werden. Sehr viele Fälle der sogenannten Fischvergiftungen, Muschelvergiftungen, Fleischvergiftungen, Puddingvergiftungen, die unter dem Bilde des Paratyphus oder des Choleraanfalles verliefen, haben sich als Infektionen mit dem Bacterium paratyphi A herausgestellt.

Hierher gehören die Beobachtungen Ulrichs, der im Jahre 1904 zu Zürich 7 Fälle von Vergiftung durch Meerhecht sah; von Abraham und Eckendorff, die 1905 in Frankfurt am Main 28 Personen durch Genuß desselben Fisches erkranken sahen; von Rommeler, der im März 1909 in Neunkirchen 5 Fälle von Seebarschvergiftung sah. In allen Fällen konnte die Fischvergiftung auf Paratyphusbacterien zurückgeführt werden.

Gleiche Aufklärung fanden Massenvergiftungen mit vanillegewürzten Speisen (Curschmann), mit Crêmeschnitten (Walker, Liebetrau), mit verdorbenem Bohnengemüse (Rolly).

Hübener konnte im Jahre 1910 nicht weniger als 65 Einzelvergiftungen und Massenvergiftungen durch Fleisch zusammenstellen, bei denen 36 mal das Bacterium paratyphi B als der schuldige Erreger aufgefunden worden ist.

In den anderen 29 Fällen wurde das ihm verwandte Bacterium enteritidis Gaertner für die Infektion und Intoxikation verantwortlich gemacht.

Über einen durch Streptokokkeninfektion des Darmes bewirkten Choleraanfall hatte schon im Jahre 1892 Beck berichtet: Eine Frau von 44 Jahren, die wegen Choleraverdacht in das Institut für Infektionskrankheiten in Berlin gebracht wurde, starb unter den Zeichen der Cholera; in den Abgängen sowie in der Leiche wurden keine Kommabazillen, kein Arsenik, aber Streptokokken gefunden. — Eine solche Beobachtung beweist in einem Cholerajahre wie 1892 gar nichts, damals gab es viele Cholerafälle, bei denen es nicht gelang, den Kommabazillus Kochs nachzuweisen, hingegen manche „echte“ Cholerafälle, bei denen Streptokokken eine Simultaninfektion oder eine Sekundärinfektion machten; und in allen Fällen war neben anderen Bakterien das Bacterium coli commune vorhanden; in manchen Fällen sogar ganz allein, so daß Lesage und Macaigne sowie Renon ihm die gelegentliche Fähigkeit, tötliche Choleraanfälle zu erregen, zuschreiben möchten (§ 33).

Gleichlautende Beobachtungen haben Gilbert und Girode, Widal und Chantemesse, Ménétrier, Cuffer, Netter gemacht. Sie werden bei zukünftigen Untersuchungen über die Aetiologie sporadischer und gehäufter Choleraanfälle berücksichtigt werden müssen, nachdem Emmerich uns belehrt hat, daß und wie Bakterien im Darm, die für gewöhnlich harmlos sind, auf einmal schlimme Giftbildner werden können.

§ 16. Wir haben oben die Bemerkung Kohlbrugges erwähnt, daß die zur Winterszeit aus dem Rheinwasser isolierten Vibrionen, die mit Kochs Vibrio übereinstimmten, unfähig waren, Indol und Nitrite zu bilden. Auch an vielen Stämmen des Vibrio Koch, die frisch aus den

Dejekten oder aus dem Darm von Cholerakranken gezüchtet worden waren, fand man, daß sie diese Fähigkeit nicht hatten. EMMERICH hat nun gezeigt, daß die giftige Wirkung des Choleraerregers gerade auf der Fähigkeit, Nitrate zu reduziren, beruht, daß die Cholerakrankheit im Wesentlichen eine Vergiftung mit salpetriger Säure ist, welche der Vibrio Koch mit Hülfe von Indol und Milchsäure aus dem Darmkanal bereitet; er hat bewiesen, daß die starke Fähigkeit des Vibrio, Nitrate zu Nitriten zu reduziren, von einer jedesmaligen Auffrischung der vom Kranken abgegebenen Vibrionen durch ein kurzes Zwischenleben im Erdboden abhängt und daß die Masse des gebildeten Giftes von einem genügenden Nitratgehalt der Nahrung abhängt. Beides, die Auffrischung des Vibrio im Erdboden und die reichliche Zufuhr von Salpeter mit den Ingesten, begünstigt die Sommerzeit am meisten.

Weiterhin hat EMMERICH gezeigt, daß sämmtliche Bakterien, welche bisher als Erreger der Cholera nostras und der Cholera infantum angeschuldigt worden sind, die chemischen Fähigkeiten des Vibrio Koch haben, also aus Eiweißkörpern Indol, aus Nitraten Nitrite und aus Zucker Milchsäure zu bilden; das vermag der Vibrio proteus, das Bacterium typhi B, das Bacterium enteritidis Gaertner, der Streptococcus enteritidis, unter besonderen Bedingungen auch das Bacterium coli und seine Verwandten und das gleich zu erwähnende Bacterium proteus.

Endlich hat EMMERICH mit Recht betont, daß der Anfall der Cholera nostras genau wie der der Cholera asiatica unter dem Bilde einer acuten Anätzung der Magendarmschleimhaut verläuft, was, wie wir oben (§ 13) zeigten, auch älteren Autoren wie BERTRAND und PANZANI nicht entgangen war.

Nach alledem wird es wahrscheinlich, daß, wenn die Cholera nostras und — nehmen wir das hier vorweg — die Cholera infantum keinen einheitlichen Erreger haben, ihre aetiologische Einheit auf einer gleichen chemischen Wirkung der verschiedenen Erreger beruht, auf der Reduktion der Nitrate zu Nitriten und insbesondere auf der Bildung von salpetriger Säure. Unter der Gunst örtlicher Bedingungen kann diese Giftbildung zu jeder Jahreszeit erfolgen und so die sporadischen Choleraanfälle bewirken; weitverbreitet und bei vielen Menschen kommt sie nur in der Sommerzeit zustande, wo die Erreger außerhalb des Menschen die Denitrifizirung eingeübt haben und im menschlichen Darm die ihnen zusagende Anhäufung von nitrathaltigem Gemüse, Obst u. s. w. finden. Die epidemiologische Einheit der Cholera nostras läge also, wie das immer die Meinung der Ärzte war, in besonderen Witterungsbedingungen.

Wo den genannten Erregern das Reduktionsvermögen durch längeres Wachstum im Darm abhanden gekommen ist, oder wo ihnen das nitrathaltige Substrat im Darm fehlt, da erregen sie keinen Choleraanfall sondern, je nachdem, das Bild der subacuten allgemeinen Infektion, Bild des Paratyphus, oder der acuten örtlichen Darminfektion, Bild der Gastroenteritis, oder auch eine chronische Krankheit, die unter dem Bilde der allgemeinen Cyanose infolge von Methaemoglobinbildung verläuft (Stokvis).

Die angeführte Epidemie im Spreewalde 1895 stützt diese Auffassung der Choleranostraspathogenese. Das Bacterium paratyphi B, das überall im Ackerboden unter günstigen Bedingungen gedeiht und womit die landwirtschaftlichen Laboratorien, in der Absicht Mäuse und Ratten zu töten, den Boden an vielen Orten künstlich verseuchen, fand in dem choleragünstigen Sommer 1895 auch für sich die Bedingungen der Verbreitung und die Erstarkung zur Nitritbildung; es kam durch Fliegen oder andere Überträger auf die Speisen der Menschen und mit diesen in den Darmkanal des Menschen und erregte je nach der Menge von Nitraten, die es im Darme fand, einfache Brechdurchfälle oder den schweren Choleraanfall; zu anderen Zeiten, die seiner Erziehung zur Nitritbildung weniger günstig waren, hätte es eine Epidemie erregen können, die unter dem Bilde des Paratyphus verlaufen wäre.

Daß diese Vorstellung nicht für das Bacterium paratyphi B allein zutrifft, beweist eine von Dieudonné beschriebene Epidemie durch Infektion mit Bacterium proteus. Auch dieser Keim gewinnt die Fähigkeit, reichlich Nitrite und besonders salpetrige Säure zu bilden, nur unter bestimmten Bedingungen. Diese waren am 23. August 1903 vorhanden im Lager Hammelburg, wo über 150 Mann des 4. bayerischen Infanterieregimentes etwa zwei Stunden nach dem Verzehren von Kartoffelsalat unter dem Bilde des akutesten Choleraanfalles hinfielen. Die Kartoffeln zum Salat waren schon abends vorher durch Kochen und Schälen vorbereitet und bei der großen Sommerhitze in einem Nebenraum der Küche in großen Körben aufbewahrt worden. Der zufällig hineingelangte Proteus konnte sich üppig entwickeln und im salpeterhaltigen Kartoffel seine Nitritbildung beginnen, während unter der sauren Reaktion der Kartoffeln oder des zugefügten Essigs sich aus dem Nitrit weiter salpetrige Säure entwickelte, die sich später noch durch einen stechend säuerlichen Geruch des Salates verriet (Emmerich). In diesem Falle bekamen alle Soldaten wie in einem Experimente fast die gleiche Giftdosis und erkrankten sehr gleichmäßig und rasch nach der Aufnahme des vorbereiteten Giftes, um ebenso gleichmäßig und rasch, nach sieben Stunden zu genesen.

In anderen Fällen, wo die Hauptmasse des Giftes erst im Darme gebildet werden muß, geschieht die Vergiftung je nach der Art und Menge nitrathaltiger Speisen im Verdauungskanal nicht so gleichmäßig. So war es in einer Massenvergiftung durch Eierkrem, die Walker (1908) in der Nähe von Zürich beobachtet und auf den Paratyphus B-bacillus zurückgeführt hat. Das Incubationsstadium schwankte zwischen wenigen Stunden und mehreren Tagen. Die 37 Erkrankten boten die drei Bilder der Paratyphusinfektion, den akuten Choleraanfall, die einfache Gastroenteritis und den lange sich hinziehenden Paratyphusverlauf und alle Übergänge von einer Form zur anderen, außerdem zeigten sich noch ganz kurze influenzaähnliche Erkrankungen.

Außer den genannten Erkrankungsformen können das Bacterium paratyphi B und das Bacterium proteus gelegentlich auch Eiterungen bewirken, wie denn auch der Vibrio Koch und der ihm nahestehende Vibrio Metschnikoff alle Wandelungen vom lebhaften Giftbildner zum trägen Eitererreger durchmachen kann. Auch diese Tatsache unterstützt die Annahme, daß die Einheit der einheimsichen Cholera nicht notwendig bei einem bestimmten Erreger gesucht werden muß sondern ebensowohl bei mehreren verschiedenen Erregern zustande kommen kann, die durch die Summe äußerer Bedingungen, der Luftwärme, des Bodens, des Nährbodens, der Überträger und der Ernährungsweise der Menschen, die sie befallen, zu gleichartiger Tätigkeit gezwungen werden. Es würde sich dann bei der Cholera nostras also um eine epidemiologische Scheineinheit, nicht um eine aetiologische wirkliche Einheit handeln.

Falls die nachher zu besprechenden Beobachtungen Kochs bei der Hamburger Epidemie des Jahres 1892 nicht anders gedeutet werden müssen, als Koch es getan hat, so würde sogar die „Epidemie asiatischer Cholera“ nicht einmal immer eine aetiologische Einheit darstellen, sondern sich gelegentlich mindestens aus asiatischer und einheimischer Cholera zusammensetzen (§ 33).

IV. Das Krankheitsbild der einheimischen Cholera.

§ 17. Das Krankheitsbild der einheimischen Brechruhr ist zwar schon in den bisher gegebenen Berichten der Autoren mehr oder weniger vollständig enthalten. Es erscheint indessen nicht überflüssig, seine Züge nochmals schulgemäß im Zusammenhang darzustellen, wozu aber ausdrücklich betont werden soll, daß das folgende Bild nach den schweren und schwersten Fällen, die zur Beobachtung kommen, gezeichnet ist, während in der Wirklichkeit, besonders an Orten mit starker Herrschaft der einheimischen Cholera, neben den ausgebildeten Formen immer viele und sogar überwiegend viele leichtere und ganz leichte Erkrankungen vorkommen, die sich von einer alltäglichen Magenverstimmung, von einem gewöhnlichen Durchfall in nichts unterscheiden als in ihrer augenscheinlichen Zugehörigkeit zum herrschenden Genius epidemicus.

Vorboten der Erkrankung pflegen um so mehr zu fehlen, je ausgebildeter und plötzlicher das Leiden auftritt. In einigen Fällen empfand der Ergriffene mehrere Tage vorher eine unbestimmte Mattigkeit, Mutlosigkeit, klagte über Kopfweh, heiße Ohren, eingenommenen Kopf, Frösteln, Erkalten der Hände und Füße oder auch Hitze in diesen Teilen, Herzklopfen, Wallungen; dann kam Übelkeit, Kneifen und Kollern im Leibe, weit seltener schon ein kleiner Durchfall, im Gegensatz zur Cholera indica, deren Anfall sehr häufig durch die sogenannte warnende, praemonitorische Diarrhoe angekündigt wird.

Der Anfall geschieht meistens ganz plötzlich, sehr häufig in der Nacht oder am frühen Morgen. Die Ergriffenen erwachen unter großer Beklemmung auf der Brust mit einer außerordentlichen Übelkeit. Sie fangen an zu würgen, bekommen Erbrechen, das entweder zuerst unter starker Anstrengung Speisereste hervorbringt und dann zu gußweisen Ausleerungen führt, oder von vorneherein stürmisch und massenhaft auftritt und sich so rasch wiederholt, daß es die Kräfte des Kranken bald erschöpft. Dieser empfindet oft ein so glühendes Brennen oder Ätzen im Magen und Schlunde, daß er sich für vergiftet hält und die Qual im Magen nicht lebhaft genug schildern kann und unaufhörlich nach kaltem Wasser verlangt, um Brand und Durst zu löschen.

Der Sitz des Brennens ist die Magengrube. Guilleaume le Pois (1658) betont das summum interiorum circa cor incendium als eines der wichtigsten Zeichen bei der einheimischen Cholera in Brasilien, und ebenso bemerkt Johann Peter Frank: maxime supra umbilicum rosionis, mortificationis sensus invadit.

Das Erbrechen bringt, wie gesagt, gewöhnlich zuerst den Mageninhalt, die Speisen vom Abend vorher oder auch von einem ganzen Tage und sogar von zwei Tagen hervor; dann folgen dünnere, schleimige und gallige Massen und zuletzt oder auch gleich mit den Speiseresten eine ganz dünne hellgelbe oder grünliche oder mitunter auch schwach rötlich gefärbte Flüssigkeit mit weißlichen oder grünlichen Flocken. Der Kranke bezeichnet den Geschmack des Hervorstürzenden als sauer, oft als äußerst bitter, auch dann, wenn die Gallenbeimischung gering ist oder ganz fehlt.

Die Zahl der Brechakte kann in den ersten Stunden 40 bis 60 betragen. Oft wird alles, was der Kranke von Getränken zu sich nimmt, sofort wieder erbrochen, wobei das Ausgegebene die Menge des Eingenommenen gewöhnlich auffallend übersteigt. Endlich hören die Ausleerungen nach oben auf und nur noch ein schmerzhaftes Aufstoßen und Schluchzen verräth die Anwesenheit reizender und ätzender Massen im Magen.

Meistens, aber durchaus nicht immer, kamen bald oder einige Zeit nach dem ersten Erbrechen mit oder ohne Leibgrimmen auch Durchfälle, die zuerst knollige, dann weiche stinkende Kotmassen, dann galliggefärbte, suppenartige und nicht so selten endlich auch ganz wässerige, mehr oder weniger ungefärbte, graupensuppenartige Ausleerungen hervorbrachten. Mitunter besteht eine hartnäckige Verstopfung. In anderen

Fällen herrscht der Durchfall vor oder das Erbrechen fehlt gänzlich. In den meisten Fällen besteht ein Brechdurchfall.

In den Darmausleerungen sehen viele Autoren häufig große Massen dunkler gelber oder brauner Galle. Ob das nicht der Worterklärung, Cholera = Gallenfluß, zu Liebe geschieht und auf der irrigen Annahme, Hippokrates und Galen verständen unter Galle dasselbe wie wir, beruht? Jedenfalls ist der Gallenfluß in unserem heutigen Sinne durchaus nicht die Regel bei der Cholera, ebensowenig bei der Cholera nostras wie bei der Cholera indica. Das betont schon PECHLIN (1691); er fand sollicita aegrotantium inspectione, daß bei der Cholera zwar zuerst gallige Ausleerungen kommen, dann aber reines Serum, wie es in den Körpersäften vorhanden ist, abströmt, und daß, wenn auch nicht jeder Choleraanfall *ἀχολος* ist, es manche Fälle gibt, wo nur wasserhelle farblose Flüssigkeit abgeht. Das betont auch VOGEL (1772), nonnullis serum solum idque limpidum dulce et ad frigus congelabile *ἀνω και κατω* prodire, incomitata bile. Er teilt danach die Cholerafälle ein; cholera biliosa, mixta ac serosa sive lymphatica.

Die farblosen Ausleerungen bestehen fast nur aus Wasser mit viel Kochsalz und mehr oder weniger deutlichen Spuren Eiweiß; darin Flocken aus guterhaltenen oder verquollenen und in Auflösung begriffenen Epitelien und Schleimhautfetzen mit schleimigen Ballen.

Die rasch aufeinanderfolgenden Durchfälle pflegen sich in wenigen Stunden auf 10, 20, selten 30 Entleerungen zu häufen; sie sind um so häufiger und reichlicher je weniger massenhaft das Erbrechen geschieht. Sie wiederholen sich oft nach jedem Schluck Getränk, bei jeder Körperbewegung, ätzen mitunter den Mastdarm und die Aftergegend so an, daß ein leichter Tenesmus sich einstellt.

§ 18. Bei anhaltenden Ausleerungen wird der Puls schwach, Hände und Füße erkalten. Der Kranke, der sehr häufig schon beim ersten Brechanfall in der äußersten Schwäche dalag, so daß er an der Stelle, wo ihm das Übel überfiel, liegen blieb, wird nun so kraftlos, daß er nicht einmal mehr den Kopf erhebt, wenn das Erbrechen kommt, und den Durchfall gleichgültig unter sich gehen läßt. Dabei ist er völlig bei Besinnung und hat gewöhnlich keine weiteren Beschwerden als den heftigen brennenden unauslöschlichen Durst. In vielen Fällen kommt nun ein quälendes Spannen in den Muskeln der Glieder und des Bauches hinzu, das sich von Zeit zu Zeit zu heftigen schmerzhaften Wadenkrämpfen, Verdrehungen der Hände und Füße und Spannungen des Halses steigert, wobei einzelne Muskeln oder Muskelgruppen sich zu bretharten Knoten minutenlang unter der Haut erheben.

Oft ist der Anfall nach sieben oder neun Stunden beendigt und der erblaßte kraftlose Kranke fällt unter zunehmender Körperwärme, die in der Achselhöhle bis auf 39 °, 39.° 5 und höher steigen kann, in einen erquickenden Schlaf, worin ein mäßiger behaglicher Schweiß die trockene Haut belebt und die völlige Genesung sich binnen wenigen Stunden vollzieht.

Oder das Erbrechen überdauert einen ganzen Tag, die Durchfälle häufen sich mehr und mehr, die Ausleerungen werden ganz seifenwasserähnlich oder wie Reiswasser, das einige lockere Flocken enthält, seltener wie ein lockerer Reisbrei. Dabei ist der brennende Durst unaufhörlich und der innere Brand qualvoll. Mitunter jammert auch der Kranke über Krämpfe im Bauch, die sich mit jeder Entleerung und besonders beim Erbrechen steigern. Öfter läßt aber die Anstrengung und Beschwerde bei den Abgängen jetzt nach; Erbrechen und Durchfälle werden ganz mühelos und erfolgen mehr passiv bei Verlagerungen des Körpers als durch aktive Beihülfe des Kranken. Der ganze Bauch wird weich, teigig, ist etwas aufgetrieben, gegen Druck etwas empfindlich; nur bei wenigen Kranken schmerzhaft eingezogen und durch die leiseste Berührung gequält, so daß sie keine Bedeckung ertragen, beim Atmen das Zwerchfell schonen und bei jeder leichten Brechbewegung das Gesicht schmerzlich verziehen oder laut jammern.

Unter den fortdauernden Ausleerungen werden auch die Kräfte derjenigen, die bis dahin noch den Gebrauch ihrer Glieder hatten, gänzlich erschöpft; der Kranke vermag sich nicht mehr vom Lager zu erheben und sinkt beim Versuch, den Nachttopf oder das Wasserglas zu erfassen, ohnmächtig hin. Der Körper ist bedeutend geschwunden, die Haut hängt locker um die Glieder, ist leichenhaft kalt und zugleich mehr oder weniger dunkelgrau bis graublau verfärbt, besonders stark an den vorspringenden Teilen, den Lippen, Ohren, Fingern, Zehen und Geschlechtsteilen. Das Gesicht ist verfallen, die Nase spitz, die Augen liegen in tiefen blauschwarzen Höhlen, die halbklaffenden Lippen lassen die festgeschlossenen Zähne bloß (facies cholerica), die Stimme wird matt oder ganz tonlos (vox cholerica). Eine Hautfalte, die man über dem Rumpf oder an den Gliedern aufhebt, bleibt wie aus Ton geknetet stehen und gleicht sich erst sehr langsam oder kaum mehr aus. Der Urin ist bedeutend vermindert oder stockt ganz; im ersteren Falle ist er dicklich, reich an Phosphaten und zeigt fast immer einen starken Indolgehalt, meistens auch Spuren von Eiweiß, regelmäßig einen starken Nukleingehalt.

Der Puls, schon vorher klein und sehr träge, wird nun fadenförmig oder ganz unfühlbar, und verschwindet sogar an den großen Arterien; pulsationes a digito vix amplius distinguendae (Frank); Zustand der Asphyxie.

Ein unwillkürliches Zittern in den Muskeln, spannende Zusammenziehungen in den Gliedern pflegen in diesem „Stadium algidum asphycticum“, falls sie nicht schon früher da waren, regelmäßig aufzutreten, um das Leiden des Kranken zu vermehren und seine beginnende Gleichgültigkeit zu unterbrechen. Sie werden nicht so selten jetzt ausgedehnter und lassen sie in einem Muskelgebiete nach, so ergreifen sie das andere in Form kurzer Krämpfe oder langer äußerst schmerzhafter Zusammenziehungen; nächst den Waden werden besonders die Oberschenkel, die Füße, die Hände, die Oberarme, der Bauch und die Kinnbacken ergriffen. Die Muskelkrämpfe treten in einzelnen Epidemien zurück, um in anderen ganz besonders heftig zu quälen; universi jam corporis musculi, brachiorum crurumque prae aliis, spasmis tentabantur durissimis (Sydenham).

Gewöhnlich tritt nun bei diesen bedrohlichen und quälenden Erscheinungen am Ende des zweiten oder dritten Tages rasch eine Wendung zum Besseren oder eine ganz schnelle Genesung ein. Der vorher noch äußerst matte leichenkalte Körper belebt sich unter der Wiederkehr anfänglich schwacher, dann immer stärker und lebhafter werdender Pulse, die zuerst am Halse und an den Oberarmen, nach und nach auch an den Händen und Füßen fühlbar werden. Ein warmer Schweiß bricht auf der Haut aus, der Kranke schläft für ein paar Stunden ein und hat beim Erwachen wieder ein paar weiche Stuhlgänge und eine reichliche Harnabsonderung.

Bisweilen geschieht der Übergang zur Genesung unter den Zeichen lebhafter und fieberhafter Reaktion; die Herztätigkeit erhebt sich zu stürmischen Bewegungen, der Kopf wird rot und heiß, die Augen glänzen, der Kranke wird unruhig, aufgeregt, redet auch wol ein wenig irre, er will sich vom Bett erheben, sinkt aber matt zurück; das dauert ein paar Stunden, bis ein wohltätiger Schlaf die Genesung bringt; oder das Stadium der Reaktion ist nur der Beginn einer Nachkrankheit, die wir gleich als Choleratyphoid zu besprechen haben.

§ 19. Sehr häufig sind nach mehrtägiger Dauer des Choleraanfalles Exantheme in der Rekonvalescenz, die vom einfachen Erythem bis zur Roseola, von der variolaähnlichen Pustel bis zum Furunkel, kurz in den verschiedensten Formen sich zeigen können. Sie sollen bei der Cholera asiatica ausführlicher besprochen werden.

Von Nachkrankheiten ist besonders das Typhoid zu erwähnen. Es entwickelt sich gleich aus dem Anfall in der dargelegten Weise weiter oder es beginnt erst ein oder zwei Tage nach beendetem Anfall, indem der Kranke, der ganz den Eindruck eines Genesenden machte, nach unruhiger Nacht oder gegen Abend anfängt, teilnamlos zu werden, im Halbschlummer zu murmeln, einen heißen Kopf, heiße Hände, vermehrten Durst bekommt, über Druck im Kopfe oder lebhafte Schmerzen in Stirn und Hinterkopf klagt, Schwindelanfälle oder Ohnmachten bekommt und das Bild eines Bauchtyphuskranken in der Mitte oder am Ende der ersten Woche zeigt. Schon nach ein oder zwei Tagen ist die Zunge trocken; zum Widerwillen gegen Nahrung gesellt sich das Versiegen des Durstes; Verstopfung oder leichte dünne Durchfälle und heller spärlicher Harn bilden die Regel, selten stockt der Harn aufs Neue und es kommt zu häufigen erschöpfenden Darmentleerungen. Die Körperwärme schwankt zwischen 37 und 38 ° C, selten erreicht sie höhere Grade.

Nach drei oder vier Tagen tritt fast immer die Wendung des Zustandes ein und es schließt sich eine langsame Genesung an, die in ein oder zwei Wochen vollendet ist. Doch bleibt Mattigkeit in den Gliedern, Schmerzhaftigkeit der Muskeln und Gelenke und besonders Neigung zu Rückfällen beim geringsten Diätfehler noch für die nächsten Wochen bestehen.

In den seltenen Fällen, wo das Leiden mit dem Tode endigt, so besonders bei kleinen Kindern, bei Greisen und bei den durch Entbehrungen oder Krankheiten Erschöpften, pflegen die Ausleerungen rasch zu versiegen, nachdem der Kranke sie schon eine Zeitlang willenlos unter sich gehen ließ. Unter andauerndem Würgen und Schluchzen verfällt der Kranke, wird leichenblaß oder graublau, marmorkalt, pulslos; die Herztätigkeit ganz schwach; es erfolgen häufige Ohnmachten von jähem Erwachen und Auffahren unterbrochen oder Verwirrtheit und tiefe Benommenheit; zuletzt steht die oberflächlich gewordene Atmung mit einem tiefen Seufzer still und der Kranke hat aufgehört zu leben.

Nur einzelne Ausbrüche von einheimischer Cholera waren durch große Sterblichkeit ausgezeichnet, so daß 20 %, 40 % und mehr der Erkrankten weggerafft wurden. Dann kam es auch zu den schwersten Fällen, wie sie auf der Höhe oder zu Beginn einer Epidemie der asiatischen Cholera sich häufen, zu Anfällen, die unter stürmischen massenhaften farblosen Ausleerungen nach oben und unten, bisweilen auch ohne Erbrechen und Durchfall, unter schnellem Zusammensinken der Weichteile, Erlöschen der Stimme, des Pulses und der Hautwärme, tiefer Cyanose und völligem Stocken des Harnes, in wenigen Stunden tötlich enden (Panzani 1786, Mader 1869, Gotschlich 1893, Carp 1893).

§ 20. Der Leichenbefund bei der Cholera nostras ist je nach dem Stadium der Krankheit und nach der Dauer des Verlaufes verschieden.

In rasch verlaufenden Fällen können erhebliche Veränderungen gänzlich vermißt werden (Andral) oder sich auf geringfügige Schwellung und Injection der Magenschleimhaut oder der Dünndarmschleimhaut beschränken.

In den schleppend verlaufenden Fällen bei schwächlichen Personen gleicht der Befund ganz dem bei der Cholera infantum zu beschreibenden Bilde: auffallende Blässe des Magendarmrohres, Auflockerung oder weitgehende Ablösung des Epithels im Dünndarm, beginnende Nekrosen in der Submucosa des Ileum und Coecum.

In den schwersten Fällen, in denen der Tod auf der Höhe des Anfalles eintrat, unterscheidet sich der Befund in nichts von dem Befund, den ich bei der Darstellung der pathologischen Anatomie der Cholera indica schildern werde und hier nur andeuten will mit einer Beobachtung, die ich Ende August 1892 in Ehrenfeld bei Köln machte, zu einer Zeit, wo es im Stadtkreise und Landkreise Köln mehrere schwere „Cholerinen" gab, während „officielle Cholerafälle" nicht bekannt wurden.

Eine 52jährige Frau, die abends zehn Uhr plötzlich mit heftigem Brechdurchfall erkrankte, unter massenhaften wässerigen farblosen Ausleerungen und qualvollen Wadenkrämpfen und Armkrämpfen schon in sechs Stunden pulslos, blau und leichenkalt war, erholte sich nach einem Versuch, ihren Magen auszuspülen, der wegen der beständigen Verstopfung des Rohres durch Speisemassen mißlang, trotz halbstündiger Infusion von physiologischer Kochsalzlösung nicht mehr, sondern starb, sieben Stunden nach dem Beginne des Anfalles.

Die Leiche zeigte noch zwei Stunden nach dem Tode eine erhöhte Wärme an Kopf und Rumpf. Die Augen waren tief eingesunken, die Nägel bläulich, die Finger zur Faust geballt, die Zehen gestreckt. Drei Stunden später waren die Glieder stark gebeugt, fest zusammen an den Leib gezogen wie bei der Hockerstellung. Diese Haltung war noch in der sechsten Stunde nach dem Tode mit unverminderter Spannkraft vorhanden, so daß die Sektion, die in dieser Zeit gemacht wurde, schwierig war. Dabei war der Rumpf noch warm, die Glieder kalt. Bei der Eröffnung der großen Körperhöhlen war die Trockenheit und Schlaffheit des Unterhautzellgewebes um so auffallender, als die Frau vor der Krankheit einen üppigen saftreichen Körper, wie ihn Rubens malt, gehabt hatte.

Die Lungen waren gegen den Hilus hin zurückgezogen, blutarm bis auf die großen, strotzend gefüllten Arterien; an der Oberfläche wie auf der Schnittfläche trocken; die ganze Pleura sowie das Perikardium von einer Spur zäher klebriger Feuchtigkeit überzogen. Das Herz, besonders das rechte, von dickem maulbeerschwarzem klumpigem Blut strotzend erfüllt; ebenso die Hohlvenen; an der Luft rötete sich das Blut nicht. In der Aorta und in allen angeschnitteten Arterien spärliches Blut, nicht anders gefärbt als das in den Venen.

Am eingesunkenen Bauche liegen nach der Eröffnung schlaffe, schwappende, lebhaft gerötete Dünndarmschlingen vor. Der Magen enthält eine große Masse von schlecht verdauten Resten der Mittagsmahlzeit des vorhergegangenen Tages, Gerste, Rindfleisch, Kartoffelstückchen, Gurkensalat, Brotflocken. Der Dünndarm ist besonders im Bereich des Ileum injicirt, hier die Darmwand auffallend gequollen. Das ganze Rohr von einer dünnen, im Jejunum hellrötlichen, im Ileum ganz farblosen graupensuppenartigen Flüssigkeit erfüllt. Die Schleimhaut des Jejunum ist schwach rötlich, die des Ileum dunkelrot, stellenweise sammtähnlich gequollen, stellenweise gelockert zu einem dicken schleimartigen Überzug oder abgestoßen; die Peyerschen Platten und Einzelfollikel treten stellenweise als weiße gequollene Bete und Körner hervor. Im fest zusammengezogenen Dickdarm wenig weißer flockiger Brei. Leber klein, hellgelb, Gallenblase prall gefüllt mit dunkelgrüner Galle, die sich leicht durch Druck entleeren läßt. Milz klein, schlaff.

Nieren für das bloße Auge unverändert, mit lebhaft gefärbter Rinde, blassen Markkegeln. In den Nierenkelchen und in der zusammengezogenen Harnblase wenig dickliche trübe Feuchtigkeit.

Weder in den Dejekten noch im Dünndarminhalt wurden trotz eifriger Durchmusterung zahlreicher Ausstriche Kommabacillen gefunden.

Ältere Sektionsberichte findet man bei ANDRAL (1829, 1848), bei GIETL, der im Jahre 1855 drei Obduktionen mitteilt, und bei GRIESINGER, der 1864 über zwei Sektionsbefunde verfügt.

Zwei Autopsien, die LAVERAN im Jahre 1871 im Militärhorspital Saint-Martin in Paris machte, seien zur Ergänzung der vorstehenden noch in Kürze mitgeteilt:

1. Die Leiche zeigt völlige Leichenstarre; die Arme sind über der Brust in einer natürlichen Haltung gekreuzt, an den Gliedern blaue Hautverfärbung. Mundschleimhaut lebhaft gerötet, zeigt einige Ekchymosen. Dünndarmschleimhaut stellenweise injicirt; starke psorenterische Veränderung über der Bauhinischen Klappe und weit aufwärts im Ileum; die Peyerschen Platten unverändert. Auf der Schleimhaut des Dickdarmes einige Gefäßbäumchen injicirt. Milz, Leber, Nieren unverändert. Im rechten Herzen weiche Gerinnsel von klebrigem Blut, das wie Johannisbeergele aussieht. Lungen gesund.

2. Magere Leiche. Gesicht und Hände violet. Magen und Därme von Gas ausgedehnt. Schleimhaut des Magens und Dünndarms lebhaft injicirt. Starke und häufige Psorenterie besonders über der Bauhinischen Klappe; Peyersche Haufen unverändert. Dickdarmschleimhaut stellenweise injicirt. Milz, Leber, Nieren, Herz und Lungen unverändert.

Bei den wenigen Fällen von Paratyphusrefection, die unter dem Bilde der Cholera verliefen und nach dem Tode untersucht werden konnten, war der Sektionsbefund ein anderer als in den vorstehend mitgeteilten, insoferne nämlich, als hier die Veränderungen am Magen über die im Dünndarm überwogen.

Nach den Berichten von ROLLY und von BRACHT war die Magenschleimhaut stark geschwollen, gefaltet und gerötet; stellenweise mit gelblich grünlicher schleimiger Auflagerung bedeckt. Die Schleimhaut des Zwölffingerdarmes serös durchtränkt, die des Ileum, Coecum und Kolon gerötet und sammtartig geschwollen, ohne Hervortreten der Follikel und Lymphplatten.

Die mikroskopische Untersuchung ergab das Bild der phlegmonösen Gastritis mit starker Einwanderung von Lymphzellen in die Drüsen und ins submucöse Gewebe.

V. Die Diagnose der einheimischen Cholera.

§ 21. Die klinische Diagnostik der einheimischen Cholera kann man nicht kürzer zusammenfassen, als es LAZARE RIVIÈRE im Jahre 1645 getan hat: Signa diagnostica: humoris biliosi acidi vel aliis modis corrupti per vomitum et secessum frequens et copiosa excretio; ventriculi et intestinorum morsus; inflatio et dolores, sitis cum anxietate; nausea vehemens, quae aqua frigida nonnihil sedatur sed calefacta statim reiicitur; pulsus non raro parvus et inaequalis, sudor interdum diaphoreticus, crurum et brachiorum convulsio, syncope, extremorum frigiditas, aliaque gravissima symptomata.

Das sind die treuen Züge unseres sommerlichen Choleraanfalles und der in allen Erdteilen einheimischen Cholerakrankheit. Sie ist in diesen Zügen unverkennbar. Aber wie unterscheidet sich das Bild vom Bilde des Anfalles der asiatischen Cholera? Gar nicht. Wie von einer Arsenikvergiftung oder von einer Fleischvergiftung, von einer Proteusinfection oder von einer Paratyphusinfection, wenn sie unter dem klassischen Bilde der Cholera verlaufen? Wenig oder gar nicht.

„Es gibt viele Schädlichkeiten und Gifte, welche den Symptomencomplex der Cholera hervorrufen, der aber immer derselbe bleibt, wie auch die Ursache heißen mag — es gibt keine Differentialdiagnosen; nur das Auftauchen mehrerer Fälle in immer kürzeren Zeiträumen läßt die Erkenntniß des specifischen Choleragiftes als Ursache erkennen.“ So schreibt von Gietl im Jahre 1874 mit Rücksicht auf die Erkennung der indischen Cholera im einzelnen Falle.

Auch heute müssen wir sagen, es gibt keine Differentialdiagnose der verschieden verursachten Choleraanfälle aus dem klinischen Bilde, und, fügen wir es gleich hinzu, ebensowenig eine aus den anatomischen Laesionen; wenigstens hat Virchow sich unfähig erklärt, einen ausgebildeten Fall von Cholera asiatica, von Cholera nostras und von Arsenikvergiftung am Leichentisch zu unterscheiden. Es bleibt noch die aetiologische Diagnose oder, falls auch diese versagen sollte, die epidemiologische Diagnose, auf die von Gietl verweist.

Wir besprechen, um uns nicht ins Blaue zu verlieren, die Diagnose der Reihe nach für die Choleraanfälle, die durch Metallgifte, durch Pflanzengifte, durch verdorbene Speisen, durch Malaria, durch acute Reizung des Peritoneums, durch endogene Störungen am Darm bedingt werden, und sehen dann zu, was für die Diagnose der endemischen und epidemischen Cholera übrigbleibt.

§ 22. Eine ganze Reihe von Vergiftungen mit Mineralgiften verläuft unter dem vollen Bilde des Choleraanfalles oder wenigstens unter seinen Hauptmerkmalen. Hierher gehört zunächst

die akute Arsenikvergiftung, wie sie nach der Aufnahme von Arsenik durch den Mund, gelegentlich auch nach Einspritzung von Liquor arsenicalis Fowleri oder Liquor Pearsoni, ausnahmsweise sogar nach Einspritzung von höheren Arsenverbindungen bis zum Atoxyl und Salvarsan hinauf entsteht, nicht so selten auch nach äußerlicher Anwendung von

Arseniksalben und Arsenikpflastern beobachtet wird. Der Vergiftete bekommt gewöhnlich unter sehr heftigen Leibschmerzen, bisweilen unter dem Gefühl eines innerlichen verzehrenden Brandes und einem Hitzegefühl, das bis in den Hals hinaufsteigt, einen heftigen Brechdurchfall, der unter raschen reichlichen Ausleerungen bei quälendem Durst, Würgen und Schluchzen rasch zu einem tiefen Verfall der Kräfte führt. Das Gesicht wird klein und schmal, die Haut kalt und von klebrigem Schweiß bedeckt, die Stimme klanglos, der Puls klein und beschleunigt, bei anfänglich noch starken Herzschlägen, die allmählich ungleichmäßig und schwächer werden. Endlich erfolgt ein Zittern der Glieder, Muskelzuckungen in Beinen und Armen oder allgemeine Krämpfe. Anfälle höchster Angst wechseln mit Ohnmachten und in rasch zunehmender Schwäche des Kreislaufes erlischt das Leben im rasch abgemagerten und verfallenen Körper.

Der Beginn des Leidens mit heftigen Schmerzen im Bauch ist bei der einheimischen und indischen Cholera nicht die Regel; aber er kommt vor und kann sogar so heftig werden, daß die Befallenen sich für vergiftet erklären. Umgekehrt können bei der Arsenikvergiftung die Schmerzen im Beginn und im weiteren Verlauf fehlen oder soweit zurücktreten, daß der Kranke sie nicht ausdrücklich betont; dann wird der Anfall dem Choleraanfalle im engeren Sinne erst recht ähnlich. Anurie kann bei der Arsenikvergiftung vorhanden sein oder durch einen heftigen Blasenkrampf vorgetäuscht werden. Einige besondere Zeichen bei der Arsenikvergiftung wie Schnürgefühl im Schlunde und Rachen, Gelbsucht, Darmblutungen, Priapismus, sind auch in Anfällen der endemischen und epidemischen Cholera verzeichnet worden. Speichelfluß und Blutharnen, bei der akuten Arsenikintoxication nicht selten, kommen bei Cholera nostras und indica wol nicht vor. Roseolen und juckende Papeln, auf der Höhe der Arsenikvergiftung häufig, erscheinen bei den Cholerakranken erst in der Rekonvalescenz.

Die Genesung von der Arsenikvergiftung erfolgt rasch unter mehr oder weniger lebhafter Reaktion wie bei Cholera nostras und indica oder zögernd und schwankend unter Nachkrankheiten, die dem Bilde des Choleratyphoids entsprechen. Auch die nachfolgenden Zeichen der Darmverschwärung, Geschwüre und Nekrosen der Haut, Gliederbrand, langwierige, durch Monate und Jahre sich hinschleppende Lähmungen der Arme und Beine, Ausgang in tiefes chronisches Siechtum kommen hier wie dort vor.

Es gibt sogar eine akute, in wenigen Stunden tödtliche Asphyxia arsenicalis, als Analogon der Cholera asphyctica siderans (Falck).

Der dem Choleratyphoid ähnliche Zustand mit Muskelschwäche, Zittern, Stammeln, Delirien, Flockenlesen, schwerer Betäubung, zunehmender Herzschwäche kann sich der akuten Arsenintoxication sofort anschließen oder auch einige Tage nach Herstellung eines ziemlichen Wohlbefindens noch nachträglich unerwartet ausbrechen und rasch oder langsam tödtlich werden.

Die Sektion eines an Arsenikvergiftung unter reichlichen Durchfällen Verstorbenen ergibt einen Befund, der sehr an den bei Choleraleichen erinnert: Geruchlose Leiche mit zusammengesunkenen Geweben, schlaffer, cyanotischer Haut. Das locker geronnene Blut zeigt eine bedeutende Herabsetzung seiner Alkalescenz oder sogar eine deutlich saure Reaktion (vgl. § 181). Magenschleimhaut stark gerötet, sammtartig verdickt, stellenweise mit blutigem Schleim überzogen, mit dem sich die gelockerte Schleimhaut leicht ablöst. Weiße feine sandige Körnchen von Arsenik oder gelbe von Schwefelarsen, die von dem tastenden Finger gelegentlich in diesem Schleim gefühlt, bei stärkerer Ansammlung auch mit dem Auge wahrgenommen werden, erinnern an den häufigen Calomelbefund im Magen von Choleraleichen. Die Schwellung und Rötung der Schleimhaut kann auch über den Magen hinaus noch im Duodenum und Jejunum gefunden werden. Weiter abwärts, im Ileum, findet man häufig reiswasserähnlichen Inhalt, Petechien und Ekchymosen der Schleimhaut. Die Lymphfollikel und Peyerschen Platten sind oft markig infiltrirt. Der Dickdarm zeigt oft dysenterische Veränderungen; Leber und Nieren die Zeichen der Verfettung.

Daß bei dieser Gleichartigkeit des klinischen und anatomischen Bildes in der Arsenikvergiftung einerseits und in der Cholera nostras und indica andererseits für die erstere der Arseniknachweis allein den Ausschlag geben kann, ist wohl selbstverständlich. Indessen ist der Arseniknachweis keineswegs immer so leicht und die Deutung des Befundes auch nicht immer so einfach, wie man nach den Lehrbüchern meinen sollte. Kein Geringerer als Robert Koch hat sich in der Arsenikvergiftungsdiagnose schwer geirrt. (Fall Speichert 1876; Loewig). In Fällen von Massenvergiftung durch Arsenik hängt es gelegentlich von einem bloßen Zufall ab, ob einer daran denkt, auf Arsenik zu untersuchen. So in der Epidemie zu Hyère und Hâvre im Jahre 1888, wo von Italien aus beständig Cholerafunken nach den französischen Küsten flogen; es handelte sich aber um eine Massenvergiftung von 400 Menschen durch arsenhaltigen Wein. — In einer Londoner Industrieschule zu London kam eine „Choleraepidemie", worin 340 Kinder erkrankten, dadurch zustande, daß die dort verteilte Milch mit arsenikhaltigem Wasser verdünnt worden war. Heute würde man vermutlich irgend einen Bacillus aus der Coli- oder Gärtnergruppe in der Milch finden und die Epidemie ohne weiteres zu den Choleranostrasepidemien zählen. Wie es ja im Jahre 1911 geschehen ist, daß in Berlin eine Massenvergiftung durch Methylalkohol sogar ohne die wissenschaftliche Nachweisung bestimmter Bakterien von hochautoritativer Stelle sofort und hartnäckig für eine Masseninfektion durch Paratyphusbakterien erklärt wurde. — Kobert erwähnt außer der Londoner Epidemie noch eine in Moskau, wo sehr viele Menschen an Arsencholera erkrankten, weil sie Störe gegessen hatten, die von den Händlern auf dem Markt, um sie vor Fäulnis zu bewahren, mit Arsenik in Substanz bestreut worden waren. In einem Ausbruch von Cholera nostras oder Cholera indica wäre diese Massenvergiftung zweifellos auf Rechnung der allgemeinen Seuche gesetzt worden.

Noch schwerer als in Massenvergiftungen ist es im einzelnen Falle, dem Arsenik auf die Spur zu kommen. Nur die Berücksichtigung der Jahreszeit, die genaue Erforschung der Lebensweise in den letzten Tagen und das Ausschließen ähnlicher Erkrankungen in der Umgebung führten im folgenden Falle zur aetiologischen Diagnose eines „Choleraanfalles".

Dr. L. . . . in Bad Neuenahr, 31 Jahre alt, nahm am 8. Februar 1912 in gutem Gesundheitszustande seine einfachen zu Hause bereiteten Mahlzeiten in gewohnter Weise zu sich, beschäftigte sich den Tag über mit chemischen Untersuchungen, bei denen kein heftig wirkendes Gift in Anwendung kam. Zwei Stunden nach dem Abendessen, das aus einer Milchsuppe und Butterbroten mit Schinken, der im Hause angeschnitten und nach wie vor ohne Schaden verzehrt wurde, bestand, fühlte er ein Unbehagen im Magen, eine ballonartige Auftreibung über dem Nabel, dann Kollern im Leibe; es erfolgte heftiges Erbrechen mit Abgang der Speisen, und dann kamen zwölf bis fünfzehn massenhafte wässerige Durchfälle, die ihn so erschöpften, daß er sich ins Bett legte. Nach einer halben Stunde Ruhe begann der Durchfall aufs neue; mit wenigen Ausleerungen wurde der ganze Nachttopf gefüllt; sie waren wässerig, von grauweißer Farbe mit lauchgrünen Flocken. Der Patient brach ohnmächtig vor dem Bette zusammen, erwachte nach längerer Zeit und klingelte der Hausfrau; diese findet ihn, wie sie meinte, erschlagen am Boden mit ganz entstelltem Gesicht, und macht Alarm. Am anderen Tage mißt man beim Kranken eine Achselwärme von 39 ° C, am selbigen Abend von 37 ° 5; am folgenden Morgen seine gewöhnliche Temperatur von 36 ° 6 C, bei völligem Wohlbefinden des rasch Genesenen. Die genauere Anamnese ergab, daß der Mann drei Tage vor dem Anfall eine Arsenikeinlage in den ersten rechten oberen Molarzahn zur Tödtung des Nerven bekommen hatte; diese hatte sich beim Essen am anderen Tage gelöst und war verschluckt worden. Am Tage vor dem Anfalle war eine neue eingelegt worden. — Acute Arsenikvergiftungen durch Zahnplomben sind nicht selten. Ich habe wenigstens vier, wenn auch nie eine so heftige wie im eben erzählten Falle beobachtet. Von einer chemischen Nachweisung des Arseniks in diesem Falle konnte nicht die Rede sein, da die Stuhlgänge nicht aufbewahrt worden waren.

§ 23. Die akute Antimonvergiftung, besonders die mit dem Brechweinstein, tartarus stibiatus, ist der Arsenikcholera durchaus ähnlich und unterscheidet sich von ihr in ganz ausgesprochenen Fällen wol nur durch phlegmonöse und pustulöse Ausschläge an den Lippen und im Munde. Doch können diese örtlichen Reizungen sowie der metallische Geschmack, der Speichelfluß und die Schmerzen im Schlunde, die bei Erwachsenen nach Vergiftung mit großen Gaben wol nie fehlen, bei Kindern, die oft schon nach wenigen Centigrammen von Tartarus stibiatus eine schwere Brechruhr erleiden, völlig fehlen, so daß die Diagnose nur auf der Entdeckung des aufgenommenen Giftes oder der Vergiftungsgelegenheit beruht.

Dasselbe gilt für die akute Vergiftung mit Kupferoxyd und Kupferacetat, wobei indessen zu bemerken ist, daß manche sogenannte Kupfervergiftungen, besonders Massenvergiftungen durch Speisen, die in schlecht verzinnten Kupferkesseln zubereitet worden waren, keineswegs immer als Kupfervergiftungen mit Sicherheit bestimmt worden sind. Die Möglichkeit, daß es sich dabei auch einmal um eine Infektion wie bei der oben erwähnten Kartoffelsalatvergiftung (§ 16) gehandelt habe, ist keinesfalls von der Hand zu weisen. Vor dreißig und vierzig Jahren war die Diagnose Kupfervergiftung alltäglich, besonders zur Bohnen- und Gurkenzeit. Heute ist sie jedenfalls selten und nicht allein deshalb, weil eine Industrie mit schlechtem Küchengerät den kostbaren kupfernen Küchenschatz verdrängt hat.

Die Oxalsäure, die im täglichen Leben als Kleesalz oder Zuckersäure zum Putzen von Metallwerk und zum Austilgen von Flecken in Leinwand benutzt wird, macht gelegentlich heftige Vergiftungen, die ganz unter dem Bilde der Cholera verlaufen, wenn das Salz in genügender Menge und Verdünnung bei Verwechselung mit Bittersalz, magnesia sulfurica, oder beim Selbstmordversuch aufgenommen wurde. Erbrechen und Durchfall, schnell eintretende Cyanose und Muskelschwäche, Collaps mit Pulslosigkeit der Glieder, Anurie, örtliche Muskelkrämpfe oder allgemeiner Tetanus bilden die Hauptsymptome, denen ein tödtliches Koma folgen kann. Wenn die Säure wenig verdünnt genommen wurde, so kommen örtliche Verätzungen in Mund und Schlund hinzu, die auf die Diagnose einer Vergiftung führen; bei längerer Dauer des Leidens auch blutiges Erbrechen und blutige Durchfälle. Auf den Befund der Calciumoxalatkrystalle im Harn, im Erbrochenen und Kot darf man nur Wert legen, wenn sie massenhaft gefunden werden; einzeln findet man sie auch in den Ausscheidungen bei der Cholera nostras und indica. Die Methaemoglobinbildung im Blute, die bei der Oxalsäurevergiftung oft sehr bedeutend ist und auf der Haut die Cyanose bewirkt, dem Blut in den Adern eine auffallende Purpurröte verleiht, ist auch eine wesentliche Teilerscheinung der Cholerakrankheit im engeren Sinne; Methaemoglobinurie und Haematinurie, bei Oxalsäurevergiftung die Regel, kommen indessen bei jener wol nicht vor.

Die Chromsäure und ihre Salze machen für gewöhnlich so deutliche örtliche Ätzwirkungen, wenn sie zu Vergiftungen vom Munde aus führen, daß die Diagnose gleich auf die richtige Bahn kommt, auch wenn im übrigen sich die Züge des Cholerabildes, Brennen im Magen, qualvoller Durst, Erbrechen und Durchfälle, Cyanose, spärlicher Urinabgang, Pulslosigkeit der Glieder, Collaps und Krämpfe entwickeln. Weniger die qualvollen Leibschmerzen als das Erbrechen schleimiger und blutiger Massen, der Abgang von Blutcylindern im spärlichen Harn und die Haemoglobinurie fallen aus dem Rahmen des Cholerabildes, wohingegen die bräunliche Verfärbung des methaemoglobinhaltigen Blutes ganz zu ihm gehört. Der anatomische Befund, schwere Verätzungen in den oberen Verdauungswegen und dysenterische Prozesse in den unteren, parenchymatöse Nephritis und größere Ekchymosen in der Blase, gibt nur dann einen Ausschlag, wenn er sich mit der charakteristischen Gelbfärbung des Mageninhaltes oder des Erbrochenen durch die Chromsäure verbindet. Denn die genannten Veränderungen kann man auch in Choleraleichen finden.

In einem Falle, den ich im Jahre 1895 mitgeteilt habe, entstand das Bild eines heftigen Brechdurchfalles mit Collaps und Cyanose ganz akut bei einer Frau, die am Cervix uteri mit Chromsäure geätzt worden war. Sie selbst ist nie, weder damals noch später, auf den Verdacht gekommen, daß es sich um eine Vergiftung von der Scheide aus handelte. Hätte ich nicht gewußt, daß sie zwei Stunden vorher einer gynaekologischen Untersuchung und Behandlung unterzogen worden wäre, ich hätte wahrscheinlich nicht den Verdacht einer Chromsäurevergiftung geschöpft und hätte die nötige Hülfe der Tamponentfernung und der Scheidenausspülung versäumt.

Daß es auch Arsenikvergiftungen von der Scheide aus gibt, die unter dem Bilde der Cholera verlaufen, haben Binz, Sticker, Justow u. A. gezeigt.

Quecksilbervergiftungen, insbesondere Sublimatvergiftungen von den Verdauungswegen oder von der Haut oder vom Unterhautgewebe oder vom Mastdarm oder von der Scheide aus, verlaufen für gewöhnlich unter dem Bilde der stürmischen Dysenterie, ausnahmsweise aber auch ganz mit den Symptomen der Cholera, wie ich im Jahre 1883 in der Bonner Frauenklinik gesehen habe, wo die neu eingeführte Sublimatdesinfektion Massenvergiftungen unter den mit Ausspülungen bedachten Wöchnerinnen bewirkte. In solchen Fällen treten einige Symptome, die beim Verschlucken des Giftes wohl selten fehlen, herber Metallgeschmack im Munde, Brennen im Schlunde, Würgen von Schleim und Blut, Leibschneiden, Afterzwang ganz zurück; insbesondere fehlen auch Ätzspuren in den oberen Wegen; während das Erbrechen und die Durchfälle, die ganz wässerig werden können, das Stocken der Harnabsonderung, das Verschwinden des Pulses, das rasche Erkalten der Glieder und der schnelle Eintritt des Todes das Krankheitsbild so beherrschen können, daß wenigstens in Cholerazeiten dem, der nicht an die Möglichkeit einer therapeutischen oder kriminellen Vergiftung denkt, schwerlich der Gedanke einer Sublimatintoxikation kommt. Den Anatom werden die tiefen Nekrosen und Verschwärungen im Magenfundus und Ileum oder wenigstens im Kolon, die hier dem Bilde der Dysenterie entsprechen, zusammen mit fettiger Degeneration, Nekrose und Verkalkung der Nieren auf die richtige Spur bringen.

Daß Barytsalzvergiftung eine Epidemie leichter Cholera nostras vortäuschen kann, erfuhr ich im August 1908 im Dorf Erpel am Rhein. Hier waren wenigstens dreißig Menschen, besonders Kinder am 23. und 24. und 25. August unter heftigen Brechdurchfällen erkrankt, die zum Teil mit äußerster Schwäche, heftigem Schwindel und Ziehen in den Waden einhergingen; außerdem klagten viele über Übelkeit, Schwindel, Kollern im Leibe. Man dachte an unreifes Obst, aber die Erwachsenen, die krankten, hatten kein Obst gegessen. Bald machten sich die Leute darauf aufmerksam, daß im Weißbrod, das sie seit einigen Tagen bekamen, grüne Flecken von Hirsekorn- bis Linsengröße waren. Es stellte sich heraus, daß der Bäcker des Ortes sein Mehl aus einer Mühle in H. bezog; ferner daß der Müller „wegen der Schabenplage Schweinfurtergrün gelegt hatte". Zur Rede gestellt versicherte der Müller, er werde es nicht wieder tun und habe das Mehl schon dreimal durchgesiebt. Officiell ist die Sache, soviel ich weiß, trotz mehrerer Anzeigen nicht verfolgt worden. Ich sammelte einige Brotstücke, die die grünen Flecken auf jeder Bruchstelle enthielten, und ließ sie durch zwei Nahrungsmittelchemiker, insbesondere auf Arsenik und Kupfer, untersuchen; die Untersuchung hatte ein negatives Resultat. Ich untersuchte das Brot selbst und fand bedeutende Mengen Baryt darin; die Vergiftung war nicht durch „Schweinfurtergrün" sondern durch kohlensaures oder auch wohl durch salpetersaures Barium, sogenanntes „Kasseler Grün", geschehen. Die Salpetersäure in dem letzteren Salz, $Ba(NO^3)H^2$, konnte von Nitritbildnern im Darm der Vergifteten reduciert worden sein und zur Erkrankung beigetragen haben. Woher die grüne Farbe im Brot, blieb unaufgeklärt.

§ 24. Von den Pflanzengiften, die das Bild der Cholera hervorrufen können, seien genannt das Crotonöl, aus dem Samen des Purgirkrotons, croton tiglium, das Elaterium, Extrakt aus der Springgurke, ecballium officinale, der Stechapfelsamen von datura stramonium, die Nießwurz von helleborus viridis, Rettich, raphanus sativus, Meerzwiebel, scilla maritima, Zaunrübe, bryonia dioica. Die drei letztgenannten werden vom Volke in starken Aufgüssen bei Wassersucht gereicht und können ebensowol durch eine unstillbare Diarrhoe wie durch eine unaufhörliche Harnfluth tödten.

Häufiger als die vorstehenden Giftpflanzen und Pflanzengifte erregen die Giftschwämme das Bild der Cholera; unter ihnen vor allem der Fliegenschwamm, agaricus muscarius, der Knollenblätterpilz, agaricus phalloides, der Pantherschwamm, agaricus pantherinus, der Speiteufel, russula emetica, der Satanspilz, boletus satanas, der falsche Eierschwamm, cantharellus aurantiacus, der Mordschwamm, lactarius turpis, der Giftreizker, lactarius torminosus.

Nach den Untersuchungen von ORFILA, BOUDIER, GOLDMANN, KOBERT u. A. beginnt die Vergiftung gewöhnlich vier bis fünf Stunden nach dem Genusse, seltener erst einen halben oder ganzen Tag später, mit Schwere und Spannung im Magen, Ekel, großer Todesangst; dann kommt es zu heftigen Ausleerungen nach oben und unten. Dabei klagt der Kranke über brennende Hitze im Bauch und unauslöschlichen Durst, Herzklopfen und Schwindel, häufig auch über Lendenschmerzen. Unter andauerndem Erbrechen und Durchfall schwindet der Puls, der Körper wird leichenhaft grau oder graublau, nicht selten deutlich ikterisch; die Glieder erkalten; der Harn stockt ganz oder geht sehr spärlich ab und ist dann für gewöhnlich blutrot oder braun wie Chokolade von aufgelöstem Blutfarbstoff, der sich unter dem Mikroskop auch in Tröpfchenform und in Haemoglobincylindern neben den Schatten der ausgelaugten roten Blutkörperchen zeigt. Ohnmachten, heftige Muskelkrämpfe von örtlichen Spannungen bis zu tetanischer Starre und allgemeinen Schüttelkrämpfen gehen dem tödtlichen Koma voraus. Dieses tritt fast ausnahmlos ein, sobald die Erkrankung die Linie zwischen dem einfachen akuten Brechdurchfall und den ersten Zeichen der Asphyxie überschritten hat.

Der anatomische Befund bei der Pilzvergiftung unterscheidet sich von dem gewöhnlichen Befund in der Cholera asiatica oder den schwersten Befunden in der Cholera nostras im Wesentlichen nur durch die tiefere Blutzerstörung und ihre Folgen, nämlich Haemoglobinaemie mit spodogener Schwellung der Milz und Leber, Haemoglobininfarkten in den Nieren, Haematurie, Gallenüberfluß nicht nur in den Gallenwegen sondern auch in den Gedärmen. Dies alles kommt genau so bei der Arsenwasserstoffvergiftung vor, gelegentlich bei perniciöser Malaria und wenigstens andeutungsweise auch in seltenen Fällen von Cholera asiatica und nostras, was nicht zu verwundern ist, da sowohl einige Stämme des Choleravibrio oder des „Paracholeravibrio“ (KRAUS) wie auch einige Paratyphusstämme eine erhebliche haemolytische Kraft besitzen. Wir erwähnen diese Ausnahmen, um wiederholt zu begründen, daß im Einzelfalle der pathologisch-anatomische Befund allein nie den Ausschlag geben darf in der Differentialdiagnose zwischen einer Mineralvergiftung, einer Schwammvergiftung, einer Cholerainfektion u. s. w.

§ 25. Über die Entstehung eines Choleraanfalles durch verdorbene Speisen haben wir schon im § 16 das Wesentliche angedeutet und waren zu dem Schlusse gekommen, daß zwischen den sogenannten Muschelvergiftungen, Fischvergiftungen, Wurstvergiftungen, Fleischvergiftungen, Käsevergiftungen, Gemüsevergiftungen, Kartoffelsalatvergiftungen, Milchrahmvergiftungen u. s. w. einerseits und der Cholera nostras andererseits keineswegs immer ein strenger aetiologischer Unterschied zu bestehen scheint, vielmehr oft nur ein rein epidemiologischer. Derselbe Erreger, der bei seuchenhafter Verbreitung im Boden oder im Wasser und bei aërodromer Aussaat durch geflügelte Insekten und dergleichen in bestimmter Jahreszeit oder unter der besonderen Gunst örtlicher Bedingungen eine endemische Cholera bewirkt, kann, wenn er zufällig auf ein Nahrungsmittel geräth, das der Einzelne oder eine Gruppe von Hausbewohnern oder Tischgenossen oder viele zerstreut Wohnende beziehen und verzehren, sporadische Fälle, Massenvergiftungen, epidemische Vergiftungen bewirken und zwar ebensowohl außerhalb der alljährlichen Cholerazeit wie während derselben; und diese Massenvergiftungen verlaufen, wie wir gezeigt haben, je nach den Außenbedingungen und nach der Disposition der Befallenen entweder unter dem klassischen Bilde des Choleraanfalles oder unter anderen Bildern und allerlei Übergängen.

Da die genannten Vergiftungen oft erst spät nach der Aufnahme der giftigen Speise, nach ein, zwei, drei, vier Tagen und noch später ausbrechen, da den Speisen, die zur Vergiftung geführt haben, gewöhnlich nichts Besonderes anzumerken war, so ist auf die Ursache der Vergiftung um so weniger leicht zu kommen, je einheitlicher sie das Bild der Cholera darbietet. Auch dann, wenn sich Züge, die vom gewöhnlichen Cholerabilde abweichen, einstellen, ist aus den klinischen Tatsachen nicht immer ein Ausschließen der Cholera nostras oder der Cholera asiatica statthaft; so z. B. wenn neben dem gußweisen Erbrechen, den wässerigen farblosen Darmausleerungen, dem raschen Kollaps und der Cyanose die äußerste Muskelschwäche unter dem Bilde der akuten Bulbärparalyse hervortritt oder dieses Bild sogar allein ohne Brechdurchfälle vorhanden ist; wir werden bei der Symptomatologie der Cholera asiatica sehen, daß es Choleraanfälle gibt, die wie eine blitzartige Bulbärparalyse verlaufen. Anders liegt die Sache und für die Diagnose günstiger, wenn es sich um Massenvergiftungen handelt, in denen neben dem Bilde des Choleraanfalles die verschiedenen Formen der „Fleischvergiftung", also das Bild der akuten Gastroenteritis, das Bild des Abdominaltyphus, das Bild der Polyneuritis, das Bild des infektiösen Icterus und Kombinationen dieser Formen bei den verschiedenen Patienten sich zeigen. In einem solchen Falle wird niemand mehr ernsthaft an Cholera nostras im engeren Sinne oder an Cholera asiatica denken, sondern die Quelle der Vergiftung in verdorbenen Speisen und dergleichen suchen.

Es mag genügen zur Illustrirung, hier die Wurstvergiftung, Allantiasis, Botulismus, kurz zu schildern. Die Krankheit beginnt für gewöhnlich einige Stunden oder einige Tage nach dem Genuß von frischen oder geräucherten Blutwürsten, Leberwürsten, Hirnwürsten und dergleichen; nicht so selten vergehen aber auch zwei bis vier Wochen nach der Einführung der Speise. Je früher sie eintritt, um so häufiger verläuft sie unter dem Bilde des heftigsten Choleraanfalles mit profusen Ausleerungen aus Mund und After. Dem Anfall können vorhergehen Übelkeit, Empfindlichkeit des Magens, große Mattigkeit. Unter rascher Steigerung des Brechdurchfalles kommt es zur Erkaltung und Blaufärbung der Glieder, zur Stimmlosigkeit, zur Harnverhaltung, zu Mukselkrämpfen und endlich zur tödtlichen Asphyxie, falls nicht vorher die Reaktion mit raschem oder langsamem Übergang in Genesung erfolgt. An dieses gastrointestinale Bild schließt sich dann in manchen Fällen ein schweres Ergriffenwerden des Nervensystems an, das in anderen Fällen, besonders in solchen mit langer Inkubationszeit, auch ohne jene Magendarmstörungen plötzlich einsetzen kann. Unter reißenden Gliederschmerzen kommt es zu einer raschen Lähmung oder tiefen Schwäche ganzer Muskelgebiete, besonders in den Beinen und Augen. Der Kranke wird unfähig zu gehen, seine oberen Augenlider sinken hinab, so daß er die Augen nicht offen halten kann, der Augapfel steht stier und bewegungslos, die Pupille ist erweitert und starr, die Zunge wird nur unvollständig vorgestreckt, die Stimme ist klanglos und völlig tonlos, die Sprache lallend stockend stolpernd, das Schlingen erschwert, der Herzschlag zitternd ungleich kaum merklich, die Atmung beschleunigt oberflächlich. Daneben die Zeichen der Blasenlähmung und Mastdarmlähmung. Oft Blindheit oder Doppeltsehen, Ohrensausen oder Taubheit, Verschrumpfung der Haut an Händen und Füßen, besonders im Handteller. Kurz, die Krankheit geht rasch in das Bild der Bulbärparalyse oder Pseudobulbärparalyse mit subacutem oder chronischem Verlauf über.

Im ersten Stadium, worin einzelne oder viele der Kranken rasch erliegen, kann die Unterscheidung von der Cholera nostras noch schwierig sein; so in der von JUSTINUS KERNER beschriebenen Epidemie, in welcher von 76 Kranken 37 starben. Im Fortgang der Epidemie, wo jenes Bild der Polyneuritis oder Bulbärlähmung sich mehr und mehr häuft, kann kaum mehr ein Zweifel bleiben, daß es sich um eine Massenvergiftung handelt, die von der einheimischen Cholera verschieden ist.

Was hier für die Wurstvergiftung ausgeführt worden ist, gilt im

Großen und Ganzen für die Vergiftungen durch andere „verdorbene Speisen". Ihre Diagnose kann im Einzelfalle sehr schwierig sein, ja unmöglich bleiben, besonders in der Jahreszeit der Cholera indigena und beim Herrschen der Cholera indica. Aber bei Massenvergiftungen treten wol immer Krankheitsbilder hervor, die so weit aus dem Rahmen der Cholera nostras und Cholera indica fallen, daß sich sehr bald der Verdacht auf andere Ursachen lenkt, woferne er nicht bereits von der Stimme des Volkes, wie es meistens der Fall ist, ausgesprochen wurde.

§ 26. Es gibt eine Reihe von Fischvergiftungen, Muschelvergiftungen u. s. w., die zu gewissen Zeiten epidemisch auftreten können und unter dem Bilde der Cholera verlaufen, ohne daß sie etwas mit den oben (in § 15) besprochenen Erregern, die mit verdorbenen Speisen eingeführt werden, zu tun haben. Das Volk kennt die Quelle dieser Vergiftungen recht gut und erspart für gewöhnlich dem Arzte das diagnostische Irrlichteliren. So weiß der gemeine Mann in Norddeutschland, daß die trächtige Flußbarbe im März, April und Mai die Barbencholera mit Brechdurchfall, rascher Entkräftung Wadenkrämpfen, Harnverhaltung und schwerem Kollaps hervorruft, und vermeidet in jener Zeit den gefährlichen Fisch. Auch in Italien und in Frankreich ist die laichende Barbe als Giftfisch bekannt. An den europäischen Seeküsten wird allgemein das Verspeisen des Roggens von Fischen aus der Karpfenfamilie vermieden, weil es Cholera machen kann. In vielen Ländern ist der Hecht, der Blei, die Schleie, die Aalraupe im Frühling auf den Fischmärkten gesetzlich verboten. Hippokrates erwähnt schon das Entstehen der Cholerakrankheit durch den Genuß der Eierstöcke des Seeigels und in Italien und Griechenland weiß heute noch jeder Fischer, daß die frutti di mare und Schaltiere zur Laichzeit gefährlich sind.

Im Zusammenhang mit diesen Tatsachen mag erwähnt werden, daß das Fleisch notgeschlachteter trächtiger Kühe sehr oft die Fleischgiftcholera macht. Das scheint darauf zu deuten, daß das Laichgift, Brunstgift, Sexualgift nicht den niederen Tieren allein eigentümlich ist und daß die Eklampsie der schwangeren Frauen auf ganz anderem Boden ihre Erklärung finden kann als in der beliebten Embolie. Es warnt uns jedenfalls sehr entschieden davor, bei der Deutung der in Rede stehenden Vergiftungen dogmatisch zu werden und sofort den vielleicht ganz zufälligen bakteriologischen Befund zur sicheren Aetiologie zu erheben.

So bestimmt wir also dem Bacillus botulinus van Ermengem's, dem Bacterium enteritidis Gaertners, dem Bacterium paratyphi B u. s. w. ihre Bedeutung als Krankheitserreger bei vielen Fleischvergiftungen, Wurstvergiftungen und anderen Speisevergiftungen und ebenso ihre Bedeutung in der Aetiologie der Cholera nostras einräumen wollen, so entschieden müssen wir die Gepflogenheit einzelner Bakteriologen abweisen, ihren neu entdeckten Bacillus sofort unter entscheidendem Namen wie Bacterium bovis morbificans in die Reihe der gewissen Krankheitserreger einzustellen, oder gar eine Austernvergiftung oder Garnelenvergiftung, Hummervergiftung einfach mit dem Machtwort abzutun, es handele sich um nichts weiter als um einen wirklichen Cholerafall, da das Tier aus einem von Choleravibrionen verseuchten Meere oder Hafen oder Wasserbottich herstamme.

Daß bei Vergiftungen durch verdorbene Speisen neben Bakterien und den von ihnen erzeugten Giften auch Zersetzungsprodukte der Nahrungsmittel selbst oder einfache Fäulnisgifte in Frage kommen und die Alkaloide, die man mit den Namen Allantotoxin, Thyrotoxin, Ichthyotoxin bezeichnet hat, nicht ganz bedeutungslos sind, wird durch die neueren Untersuchungen von Richet, Lassablière u. A. wiederum betont; man braucht darum aber nicht gleich soweit zu gehen, mit jenen Autoren den Peptotoxinen und Toxalbuminen gleich die wichtigste oder sogar die einzige Rolle bei den Speisevergiftungen zuzuschreiben.

Ob der Übergang von Pflanzengiften, Alkaloiden und Glycosiden, aus dem Futter in die Kuhmilch bei der Aetiologie der Milch- und Käsevergiftungen, die unter dem Bilde des Choleraanfalles verlaufen, von Bedeutung ist, lassen wir dahingestellt. Es gibt in dieser Hinsicht viele Vermutungen und Behauptungen, aber, so weit wir sehen, nicht einen einzigen beweisenden Fall (vgl. § 42).

§ 27. Wir erwähnten bereits, daß die Intermittens der warmen und heißen Länder gelegentlich eine choleraähnliche Form annimmt. Die hergehörigen Beobachtungen stammen hauptsächlich aus den Malariabezirken der Moldau und Walachei, aus Vorderindien und Hinterindien, von den Sundainseln und großen Antillen. Sie sind unter den Namen der Febris algida choleriformis, der Febris perniciosa choleriformis von Peter Frank, Sennert, Lind, Haspel, Martin, Vondemborne, u. A. mitgeteilt worden. Diese Anfälle pflegen sich im Spätsommer und Herbst, also zur Zeit, die der Cholera nostras und Cholera indica am günstigsten ist, zu häufen.

Die Ergriffenen bekommen einen Frost und verfallen dann rasch in die größte Schwäche; sie klagen über wütende Schmerzen in Kopf und Lenden. Ihr Gesicht wird blaß und fällt ein, der Puls wird klein und äußerst frequent, endlich folgt Hitze und es wird durch Erbrechen und Durchfall reichlich Galle entleert. Der Anfall endet mit einem Schweißausbruch. Aber dabei bleibt es nicht. Am anderen Tage kommt ein stärkerer Anfall, die eigentliche Febris algida mit starkem Kollaps, reichlichem Erbrechen und einigen Durchfällen, wobei die Stimme erlischt, der Puls versiegt, Cyanose und Marmorkälte von den Gliederenden zum Rumpf fortschreitet, bei völlig klarem Bewußtsein. Der Kranke liegt nach wenigen Stunden wie eine Leiche da, nicht ganz so selten im Scheintode, um im Verlauf eines oder mehrerer Tage zu sterben oder durch ein Reaktionsstadium hindurch, wie es dem eigentlichen Choleraanfalle folgt, sich wieder rasch zu beleben. Auch ein typhoides Nachstadium mit schweren Störungen von Seiten des Darmes, des Gehirnes, der Lunge, dem Choleratyphoid ganz ähnlich, kommt vor.

Die Differentialdiagnose, die sehr notwendig werden kann, wenn eine Wechselfieberepidemie mit einer Epidemie von Cholera nostras oder Cholera indica zusammenfällt, muß davon ausgehen, daß dem algiden Anfalle ein wahrer Fieberanfall vorausgeht; sie hat ferner den Mangel eigentlicher Choleraausleerungen zu berücksichtigen und die Parasiten der Malaria sowie Haematinkrystalle in Blut und Harn zu suchen. Allerdings sind diese Merkmale nicht immer zu gewinnen, und es kommt bei jener Perniciosa auch bisweilen zu reiswasserähnlichen Ausleerungen, so daß sie dann den Namen der Perniciosa choleriformis im strengsten Sinne verdient.

Diese Anfälle pflegen folgendermaaßen zu verlaufen: Nach vorausgegangenem kleinem Fieberanfalle am Tage vorher, der schon mit Erbrechen und Durchfall einherging, kommt ein stärkerer Anfall von heftigem Brechdurchfall. Aber jezt wird keine Galle mehr entleert sondern eine weißliche Flüssigkeit wie Kalkwasser oder wie Reiswasser oder eine rötlich gefärbte Flüssigkeit wie ganz dünnes Fleischwasser. Schließlich können die massenhaft werdenden Darmausleerungen auch blutig werden. Mit dem Beginn des Brechdurchfalles kommt es zur Cyanose und Kältestarre der Glieder oder des ganzen Körpers bei innerer brennender Hitze; der Mund wird schwarz, die Zunge lederartig und schwillt an, die Stimme wird tonlos, der Harn bleibt aus. Es stellen sich Wadenkrämpfe ein. Der Anfall geht wieder vorüber, aber am dritten Anfall stirbt der Kranke unter den Zeichen rascher allgemeiner Zersetzung; oder es kommt ausnahmsweise auch zur Genesung, unter Reaktionserscheinungen wie beim Choleraanfall oder mit dem Durchgang durch ein Typhoid.

Wir werden bei der Diagnose der Cholera asiatica auf die Choleralarve des Intermittens zurückkommen.

§ 28. Noch bleiben die Fälle zu besprechen, in denen eine akute peritoneale Reizung oder eine endogene Störung am Darmrohr unter dem Bilde des Choleraanfalles verläuft.

Die acute Bauchfellentzündung, ob sie nun als primäre Peritonitis acutissima septica oder als rasche Folge einer inneren Perforation eintritt, kann in einzelnen Fällen ganz die Larve des Choleraanfalles annehmen.

Sieht man in einem gewöhnlichen Falle dieser Art den regungslos darniederliegenden oder auch in den sonderbarsten Haltungen zusammengekrümmten Kranken mit den durch schweres Leiden entstellten Zügen, mit der spitzen Nase, den eingesunkenen Augen, der Cyanose an Lippen und Händen und Füßen, fühlt man die Kälte seiner Gliedmaaßen, den kühlen klebrigen Schweiß am Rumpfe und die kleinen weichen höchst beschleunigten Pulswellen, bemerkt man seine völlige geistige Klarheit und Gegenwärtigkeit oder auch den beginnenden Sopor; hört man, daß das Leiden mit rasch anschwellenden Schmerzen im Leibe oder auch, wie es bei der Perforation die Regel ist, mit einem furchtbaren Schmerzanfalle begonnen hat, unter Verstopfung aber mit lebhaftem Erbrechen verlief, dann wird man auch in der Cholerazeit noch die unterscheidenden Merkmale herausfinden und feststellen, daß die Regungslosigkeit des Kranken weniger auf einer allgemeinen Schwäche beruht als eine Folge der Schmerzen im Leibe bei der geringsten Bewegung ist, daß die Verkrümmungen der Gliedmaaßen willkürliche Schmerzstellungen sind, nicht auf unwillkürlichen Muskelkrämpfen beruhen, daß der Pulsus abdominalis mit seiner völligen Regelmäßigkeit und Deutlichkeit an der kleinsten Arterie sich von dem erlöschenden hier und da stockenden Pulse des Cholerakranken im asphyktischen Stadium wesentlich unterscheidet und daß ganz besonders die kostale auf die Tätigkeit des Zwerchfells verzichtende und die Baucheingeweide schonende Atmung bei der Peritonitis gar nicht in das Bild der Cholera hineingehört; man wird dann das Fehlen der fließenden Ausleerungen durch Erbrechen und Stuhlgang betonen, man wird den von Gas aufgetriebenen oder auch schmerzhaft und krampfhaft eingezogenen Bauch von dem weichen teigigen oder schwappenden Bauche des Cholerakranken unterscheiden, die bestehende Urinabsonderung feststellen, im Notfalle mit dem Katheter Urin aus der Blase holen, um die Indikanprobe zu machen. Jedenfalls wird eine mehrstündige Beobachtung und vorsichtige Untersuchung gewöhnlich die etwa schwankende Diagnose befestigen. Aber diese kann durchaus unsicher und ohne Sektion sogar unmöglich bleiben in den Fällen von akuter Peritonitis, bei denen ausnahmsweise die Ausleerungen durch Mund und After das Krankheitsbild beherrschen und die Krankheit durch einen rapiden Ablauf in den Tod übergegangen ist, ehe eine abwägende Diagnose zu Ende kam.

Auch wenn die Peritonitis, anstatt wie gewöhnlich mit einem heftigen Schmerzanfall zu beginnen und im ganzen Verlauf den Schmerz als das stärkste Symptom zu zeigen, ausnahmsweise sofort mit Erbrechen beginnt, kann die Diagnose zwischen Cholera nostras und Peritonitis schwanken und unentschieden bleiben.

So erzählt Nothnagel den Fall einer Frau, die in voller Gesundheit bei ihrer Beschäftigung plötzlich von Übelkeiten, Brechreiz, Schwindel, Schwäche und Kollern im Leibe befallen wurde, sich aber noch mit Aufbietung aller Willenskraft aufrechterhielt, eine Stunde später den Mageninhalt, dann schleimige grünlichgelbe Massen ausbrach, bald nach dem Erbrechen über heftige Schmerzen im Bauch klagte. Jetzt erst entwickelte sich das Bild einer mittelschweren Peritonitis weiter, deren Ursprung unklar blieb, deren Ausgang Genesung war.

Ganz besonders häufig gleicht die akute puerperale Peritonitis einem Choleraanfalle, da bei ihr anstatt der hartnäckigen Verstopfung, welche die Peritonitis sonst zu begleiten pflegt, fast regelmäßig eine häufige und reichliche Diarrhöe sich einstellt; es kann zu 10, 12, 15 Entleerungen binnen wenigen Stunden kommen. In Cholerazeiten wird der, dem der sichere ärztliche Blick oder die Treue in der Aufnahme der Anamnese fehlt, in einem solchen Falle gar leicht versucht sein, die Konstruktion Choleraanfall bei einer Wöchnerin oder Choleraanfall mit Abort zu machen, und wer wollte den oft so bedrängten Arzt darob tadeln!

Daß das überwiegende Hervortreten der Schmerzempfindung bei der Peritonitis und bei den gleich zu erwähnenden Fällen von Bauchfellzerreißung, innerer Einklemmung u. s. w. kein entscheidendes Merkmal gegenüber dem Choleraanfall ist, muß ausdrücklich gesagt werden. Abgesehen davon, daß der Choleraergriffene häufig über ein furchtbares Brennen im Magen klagt, das er mitunter auch ohne Weiteres als Schmerz bezeichnet, jammern manche der Cholerakranken im Beginn des Anfalles über heftige Schmerzen im ganzen Bauch; das gilt ebensowohl von der Cholera nostras wie von der Cholera indica, bei welcher wir dieses Symptom noch besonders hervorheben werden.

§ 29. Die akute Bauchfellzerreißung kann, wenn sie ohne Vorboten plötzlich einsetzt, ganz unter einem der akuten Cholerabilder verlaufen. So insbesondere dann, wenn sie beim Durchbruch eines heimlichen Geschwüres im Magen oder im Zwölffingerdarm, einer versteckten Wurmfortsatzentzündung oder eines verborgenen Darmkrebses erfolgt.

Der Beginn ist durch den mehr oder weniger heftigen Zerreißungsschmerz am Pritoneum bezeichnet, dem ein sofortiger allgemeiner Verfall der Kräfte, ein Jagen des schwindenden Pulses bis zur Pulslosigkeit, Kälte und Blauwerden der Glieder folgt. Der Bauch wird kahnförmig eingezogen und brethart oder von Gas aufgetrieben. Der Schmerz kann ganz aufhören, bis die Entzündung des Peritoneums beginnt und den neuen Entzündungsschmerz erregt. Der Tod kann in wenigen Stunden erfolgen, ohne daß auch nur die Anfänge einer Peritonitis hinzugekommen wären, durch sogenannte Schokwirkung.

Kommt der Arzt bei herrschender Cholera zu diesem Zustande hinzu und erfährt er nichts von dem initialen Zerreißungsschmerz, weil der Kranke durch das Leiden bewußtlos oder im Kollaps teilnahmlos geworden ist, so muß er schon ganz besonders kalt und kritisch veranlagt sein, um sofort an etwas anderes zu denken als an eine schwere asphyktische Form des Choleraanfalles. Um so weniger wird er an ein anderes Leiden denken, wenn sich, wie so oft in solchen Fällen, ein stürmisches Erbrechen erhoben hat und das Leben darin endet. Auch dann, wenn der Kranke vorläufig am Leben bleibt und nach sechs bis zwölf Stunden sich die klinischen Zeichen der Peritonitis zu den bisherigen Symptomen hinzugesellen mit andauernder Brechneigung, großer Empfindlichkeit des Bauches, Harndrang ohne Erfolg, wird das Krankheitsbild in Cholerazeiten nicht entschieden zu diagnostischen Überlegungen auffordern; es müßte denn, wie in den meisten Fällen von akuter diffuser Peritonitis eine hartnäckige Verstopfung für Koth und Winde bestehen und nicht sowohl die Darmerlahmung mit Schwappen des Inhaltes als ein ausgeprägter Meteorismus hervortreten. Kommt es aber gar mit der Weiterentwickelung der Peritonitis zu flüssigen Stuhlgängen, so drängt sich die Diagnose Choleraanfall um so entschiedener auf, je weniger die Anamnese auf die latente Ursache, Ulcus ventriculi, Appendicitis u. s.w. hinweist.

Erfahrungsgemäß kommt aber auch das Umgekehrte vor, nämlich daß die Diagnose einer akuten Bauchfellzerreißung oder einer foudroyanten Peritonitis mit Bedacht gestellt wurde und sich bei der Autopsie des Chirurgen oder des Anatomen der Krankheitsfall als ein sporadischer Choleraanfall oder als der erste Fall einer beginnenden Epidemie erweist. Ob das bei der einheimischen Cholera oft geschehen ist, wage ich nicht zu behaupten; die Epidemien der indischen Cholera haben in ihrem Beginn immer und immer wieder diese Überraschung gebracht.

§ 30. Daß die innere Darmeinklemmung ganz unter dem Bilde des Choleraanfalles verlaufen kann, hat wol jeder Arzt erfahren und kann nach den Untersuchungen Brinton's, Fournier's und Ollivier's und Leichtenstern's keinem Zweifel mehr unterliegen.

In dem gewöhnlichen Falle, wo die Incarceration mitten in völliger Gesundheit plötzlich einsetzt oder auch unter einer lebhaften Körperbewegung, bei einem Sturz, bei einem Stoß, beim Heben einer schweren Last entsteht, warnt schon der alle anderen Symptome überwältigende und die Kräfte des Ergriffenen sofort vernichtende Schmerz zur Vorsicht in der Diagnose. Auch wird man bei der weiteren Entwickelung eines choleraähnlichen Bildes nicht so leicht an die Cholera nostras und indica denken, da bei lebhaftestem Erbrechen jeder Abgang von flüssigem oder gasigem Darminhalt nach unten sofort aufzuhören pflegt. Wo aber durch die vorhergegangene Aufnahme eines Abführmittels oder auch ohne sie eine kurze Diarrhoe und einiges Kollern im Leibe voraufging, der Schmerz erträglich blieb oder sogar, was ausnahmsweise vorkommt, ganz fehlte, hingegen die Krankheit mit heftigem Erbrechen einsetzte, da können auch kaum die nunmehr folgenden krampfhaften oder wehenartigen Kolikschmerzen, wie wenig sie in das gewöhnliche Bild des Choleraanfalles hineingehören, vor Verwechselungen und Irrtürmern warnen; denn, wenn sie auch nicht zur Regel gehören, ausnahmsweise kommen sie, wie schon bemerkt, in jeder Form und Stärke bei den Cholerakranken vor, ganz abgesehen davon, daß die Krämpfe in den Bauchmuskeln bei manchen Cholerakranken eine heftige peritoneale Reizung vortäuschen können.

Wer vollends unter dem Eindruck eines Choleraausbruches steht, wird gar zu leicht die Anamnese über Entstehung und Beginn des einzelnen Krankheitsfalles unterschätzen, falls er zu einem Kranken gerufen wird, der etwa das folgende Bild des Ileus auf der Höhe bietet: Dem ersten Schmerzanfall war bald oder binnen wenigen Stunden ein anhaltendes Erbrechen gefolgt, das zuerst den Mageninhalt, dann Galle und endlich eine erbsensuppenartige faeculente oder dem grünen Olivenöl ähnliche Flüssigkeit hervorbringt, von Übelkeit und Schluchzen begleitet wird und bald von einem Kollaps gefolgt ist, worin das Gesicht verfällt und zugleich den Ausdruck stierer Angst annimmt, der Puls fadenförmig wird, die Hautwärme absinkt und der Harn stockt oder nur spärlich abgeht. Es kam beim ersten Schmerzanfall vielleicht zu einem geringen Kotabgang, rasch aber stockte die Darmbewegung nach abwärts gänzlich, trotz wiederholter Kolikanfälle und trotz heftigem Drängen zum Stuhl; weder Koth noch Wind geht ab.

Dieser Darmzwang wird für gewöhnlich bei der Cholera nicht beobachtet, aber es hat ebensowohl Ausbrüche von einheimischer Cholera wie Epidemien von indischer Cholera gegeben, wo er ganz auffallend war und die Differentialdiagnose zwischen Cholera und Dysenterie ausdrücklich von den Ärzten geübt wurde; gar nicht zu reden von der sogenannten Cholera sicca, bei der mit oder ohne Afterzwang die Ausleerungen nach unten wie nach oben ausbleiben.

Der weitere Verlauf der Darmeinklemmung pflegt der zu sein, daß bei raschem Kräfteverfall das Gesicht des Kranken die Züge der Facies cholerica annimmt, die Glieder kühl und cyanotisch werden, die Atmung sich verflacht und die Schlagfolge des Pulses die höchsten Ziffern gewinnt; der Kräfteverfall geht unter mäßiger Auftreibung des Bauches, der nirgendwo bedeutende Druckempfindlichkeit zeigt, schnell voran und das Leben erlischt schon am Ende des ersten Tages oder an einem der beiden nächsten Tage, während das Bewußtsein bis zuletzt erhalten blieb.

Oder es entwickelt sich das volle Bild des Miserere; der aufs Höchste kollabirte Kranke wird von beständigem Schluchzen, häufigem Erbrechen, unersättlichem Durst, immer wiederkehrender Kolik gequält, er liegt da mit kaltem Schweiß bedeckt, die Augen sind tief in dunkle Höhlen eingesunken, die Nase ist spitz, Lippen, Kinn und Wangen sind bläulich; die Gesichtszüge verraten äußerste Schwäche und furchtbare Qual zugleich, die Stimme ist klanglos, das Bewußtsein klar oder schlummert von Zeit zu

Zeit ein, wenn die Schmerzanfälle eine Pause machen, wird aber sofort wieder geweckt, wenn die Koliken sich aufs neue erheben oder bei der Untersuchung ein leiser Druck auf den Bauch geübt wird. Es kann aber auch bei der inneren Darmeinklemmung vorkommen, daß fast sogleich im Anfange die Erkrankung ganz akut unter starker Transudation nach dem Darm hin das ganze Bild des asphyktischen Choleraanfalles entsteht: facies cholerica, vox cholerica, heftiger Durst bei rascher Eintrocknung und Abkühlung der Mundhöhle, kleiner oder leerer Puls, Anurie, Wadenkrämpfe (BRINTON).

Tritt in diesem Stadium der Tod ein, so bleibt die Diagnose gewöhnlich offen; sonst kann sie bei dem weiteren Verlauf durch die hinzutretenden Syndrome des Meteorismus, des Ileus, der Peritonitis geklärt werden. —

Genau wie die innere Darmeinklemmung kann auch die Einklemmung äußerer Darmbrüche einen Choleraanfall vortäuschen, indem neben dem heftigen und reichlichen Erbrechen und schweren Kollaps mit Pulslosigkeit und Erkalten der Glieder profuse Diarrhöen sich einstellen. Diese Fälle hat MALGAIGNE mit Recht als Choléra herniaire bezeichnet.

§ 31. Das Bild der akuten Darmeinschiebung hat nicht nur manche Züge mit dem gewöhnlichen Choleraanfall gemein, sondern entspricht in einzelnen Fällen ihm so völlig, wie es gelegentlich die bisher erörterten Darmstörungen tun, so daß nur die sorgfältigste Aufmerksamkeit auf kleine gewisse Veränderungen vor diagnostischem Irrtum schützt.

Wenn die Störung entweder in vollem Wolbefinden oder auch, wie es mitunter geschieht, nach voraufgegangenen warnenden Diarrhöen oder leichten Koliken bei der Arbeit, auf dem Spaziergang, bei der Mahlzeit, im Schlaf sich plötzlich mit heftigen Schmerzen unter wiederholtem Erbrechen oder unaufhörlicher Brechneigung und einmaligem oder öfterem Stuhlgang einstellt, wenn der Schmerz, der oft ganz furchtbar ist, mit kurzen Nachlässen unter Gurren und Kollern im Darme immer wiederkehrt und mit ihm die Stuhlgänge sich wiederholen, wenn sich auch das Erbrechen, wie es besonders bei Kindern geschieht, in kleineren oder größeren Pausen wiederholt, dann wird nicht jeder Arzt gleich an eine Invagination des Darmes denken, besonders nicht zur Sommerzeit, wo sich ähnliche Anfälle nach ausgesprochenen Diätfehlern, nach einem kalten Trunk oder unter dem Einfluß der einheimischen Cholera häufen. Auch wenn die Ausleerungen nach oben, die anfänglich nur aus Speisemassen bestanden, allmählich gallig und die Ausleerungen nach unten, die zuerst kothig waren, schleimig oder dünnflüssig und sogar blutig werden, ist noch kein Grund, an eine Darmeinschiebung zu denken. Wenn sich hingegen bei andauernden Ausleerungen der Bauch allmählich erhebt, anstatt einzusinken, und wenn sich auch wol an einer bestimmten Stelle eine mehr oder weniger deutliche Resistenz oder eine umschriebene Geschwulst durch die

Bauchdecken fühlen läßt, wenn dabei zwischen oder vor den einzelnen Stuhlgängen ein heftiger Afterzwang quält, so wird sich der Arzt nicht länger täuschen lassen und sogar bei ganz dünnflüssigen hellen sehr reichlichen Ausleerungen, auf die weiteren Zeichen der Intussusception gefaßt sein und sich nicht wundern, wenn auch in den seltenen Fällen, wo anfänglich die Diarrhoe mit zehn bis zwanzig Entleerungen am Tage hervortrat, nun mehr und mehr das Bild des Darmverschlusses deutlich wird. Er unterscheidet den aufs höchste beschleunigten aber ganz regelmäßigen und überall fühlbaren Abdominalpuls vom versiegenden aussetzenden, bald unregelmäßig werdenden und ab und zu stockenden Cholerapuls; er untersucht den Harn auf Indikan und fahndet mit erneuter Sorgfalt nach der Invaginationsgeschwulst, falls diese bis dahin fehlte.

Die Unterscheidung von einem Cholerafalle wird natürlich um so schwerer, je rascher der Verlauf, also in den Fällen, wo die akute Darmeinschiebung schon nach Stunden oder am zweiten Tage unter raschem Absinken der Körperwärme und erlöschender Herzkraft rasch zum Tode führt, ehe die weiteren Erscheinungen des Darmverschlusses eintreten, oder frühestens am dritten Tage zu faeculentem Erbrechen oder zum wirklichen Miserere führt.

Ganz unmöglich kann die Diagnose werden in den sehr seltenen perakuten Fällen (Leichtenstern, Treves, Rafinesque), die innerhalb der ersten Stunden unter schokartigem Kollaps tötlich endigen und an die Fälle von Cholera siderans erinnern. Ein heftiger Schmerz im Bauch leitet den Anfall ein, dem bald ein quälendes Würgen und Erbrechen von Mageninhalt, dann von Galle, endlich von Darminhalt folgt, wobei wenig oder gar kein Stuhlgang durch den After abgeht. Der Bauch wird rasch aufgetrieben, das ängstlich verzogene Gesicht verfällt, die Glieder erkalten, werden bläulich, der Puls klein und äußerst häufig, die Atmung beschleunigt und ganz oberflächlich. Bei unaufhörlichem Brechreiz und Schluchzen besteht ein unstillbarer Durst; dabei stockt der Harn, die welkende erschlaffte kühlwerdende Haut wird von kaltem Schweiß bedeckt; die Augen sinken ein, die Nase wird spitz, die Stimme klanglos, der Puls fadenförmig und der Kranke stirbt.

Fast das Einzige, was in diesem Falle dem gewöhnlichen Bilde des schweren Choleraanfalles zuwidergeht, ist der Beginn mit heftigem Schmerz und die Auftreibung des Bauches; aber beides kommt auch, wie wir schon öfters bemerkten, gelegentlich bei der Cholera vor, und so ist in Cholerazeiten eine Verwechselung möglich und keineswegs immer ein Kunstfehler.

Wenn nun in dem gezeichneten Bilde noch ganz profuse Durchfälle auftreten, wie sie Herrmann in einem Falle in St. Petersburg während des Cholerajahres 1867 sah und wie auch andere sie berichten, dann wird der Diagnostiker so lange irre geführt, bis er die Obduktion zu machen Gelegenheit hat, wobei er aber dann nicht vergessen darf, daß an den Leichen derer, die im Anfall einer Cholera nostras oder Cholera asiatica gestorben sind, postmortale Invaginationen durchaus nicht selten gefunden werden.

Sobald die Darmeinschiebung mit dem Nachlassen der ersten stürmischen Erscheinungen in das subakute oder chronische Stadium eintritt und die endliche Ausstoßung der Intussusception vorbereitet wird, ist natürlich die Diagnose leicht. Bleiben aber die klaren Zeichen der Abstoßung aus, verläuft die Krankheit ohne die Symptome der chronischen Darmenge durch einen typhoiden Zustand hindurch allmählich in einen erschöpfenden Marasmus, so können auch jetzt noch die anfänglichen Zweifel fortbestehen und erst durch die Autopsie aufgelöst werden.

Achsendrehungen und Verknotungen des Darmes, die fast immer ganz plötzlich mit lebhaftem, oft mit überwältigendem Schmerz im Bauch einsetzen, dann meistens zu heftigem und reichlichem Erbrechen und zu baldigem Kollaps führen, können in Cholerazeiten übersehen werden, auch natürlich in den ganz stürmischen Fällen, die fast im ersten Augenblick schokartig ohne Erbrechen unter Erlöschen des Pulses, Stillstehen der Atmung und raschem Erkalten tödten, also wie die Cholera siderans verlaufen. Die scheinbar leichteren Fälle, denen ein kurzer Durchfall voraufgeht, die dann mit Schmerzen und stürmischem Erbrechen, mit oder ohne Drängen zum Stuhl den Patienten hinwerfen, lassen nur vorübergehende Zweifel aufkommen, da die andauernden Koliken, die entschiedene völlige Verstopfung für Koth und Winde oder der höchst geringe Abgang und der rasch, nach wenigen Stunden oder am zweiten Tage eintretende Meteorismus bald die Diagnose auf den richtigen Weg lenken, auch dann, wenn, wie es die Regel ist, der Ileus ausbleibt und der Volvulus ohne Weitläufigkeiten unter raschem Verfall der Kräfte und zunehmender Asphyxie zum Tode führt.

§ 32. Die endemische Cholera tritt nicht so selten in eine enge zeitliche Beziehung zur asiatischen Cholera, insoferne entweder ein gehäuftes Auftreten von einheimischen Brechdurchfällen mit allen Zügen des klassischen Cholerabildes dem Einbruch der indischen Wanderepidemie voraufgeht oder in der choleragünstigen Jahreszeit sich Cholera nostras und Cholera indica zu einer gleichzeitigen epidemischen Herrschaft erheben. Wie unterscheiden wir an Orten, wo also gewissermaaßen ein Übergehen der örtlich bedingten Cholerafälle in die Anfälle der von außen herankommenden Wandercholera stattfindet, und im Nachsommer, wo die einheimische Cholera hier, die asiatische Cholera dort sich geltend machen kann oder beide zugleich auftreten, die Fälle der Cholera nostras und die Fälle der Cholera indica?

Die Unterscheidung durch das klinische Bild ist ganz unmöglich. Zwar verläuft im Allgemeinen die Cholera asiatica unter dem schwereren Bilde des klassischen Anfalles, während die endemische häufiger das abgeschwächte Bild zeigt; aber es gibt doch Einzelfälle von Cholera nostras, die sich in nichts von den schwersten Anfällen der pandemischen Seuche unterscheiden und es gibt, wie wir oben gesehen haben und weiter sehen werden, Ausbrüche von Cholera nostras, die in der Schwere und in der Gefahr der Anfälle keineswegs hinter der indischen Cholera zurückstehen. Die leichteren und leichtesten Formen sind, wie sich bei der Darstellung der Cholera asiatica ergeben wird, ohnehin beiden gemeinsam.

Man hat gesagt: für Cholera nostras spricht der Beginn des Anfalles mit Fieber, mit mäßigen grünlichen dann gelblichen Durchfällen bei leichtem oder deutlichem Drang und Zwang, für Cholera indica der ganz fieberlose Beginn des Anfalles, die große Wässerigkeit und die Farblosigkeit der Ausleerungen ohne Spur von Kothgeruch; ferner: für Cholera nostras sprechen Krämpfe in den Gedärmen, Koliken, geringe Muskelkrämpfe, für Cholera indica die geringen Schmerzempfindungen im Bauche und das Überwiegen der schmerzhaften Gliederkrämpfe; ferner: für Cholera nostras spricht das langsame Schwinden des Turgor vitalis bei längerer Dauer des Anfalles, für Cholera indica das plötzliche sofortige Entstehen des Habitus cholericus; ferner: für Cholera nostras spricht eine Krankheitsdauer von mindestens 24—36 Stunden, Cholera indica hat die kürzere Dauer von 6—8 Stunden, selten eine Ausdehnung des Anfalles über zwei und drei Tage; ferner: für Cholera nostras spricht ein Sedimentum lateritium im Harn, der bei der Reaktion sich einstellt, für Cholera indica die kritische Urina aquosa; ferner: Cholera nostras geht oft in akute Enteritis mit Gangrän über und hat keine Nachkrankheiten, Cholera indica geht nie in Darmgangrän über und hat viele Nachkrankheiten; ferner: die Leiche des an Cholera nostras Verblichenen zeigt mäßige Starre, trübe eingefallene Hornhäute, aufgetriebenen Bauch, blaues Gedärm, Entzündung oder Gangrän an den Gedärmen vom dritten Tage ab, hingegen die der Cholera indica Erlegenen rasch in starke Leichenstarre fallen, gespannte glänzende Hirnhäute, einen kahnförmig eingesunkenen Bauch, rötliches Gedärme und Schwellung der Follikel im Ileum zeigen.

Das alles sind willkürliche Abstraktionen, die nur der macht, der nie einen leichten und einen schweren einheimischen Choleraausbruch gesehen und noch weniger einer großen indischen Cholera mit allen Übergängen von den leichtesten Störungen bis zum großen Anfall und allen Formen von dem fieberhaft einsetzenden erethischen bis zum akuten kalten Kollaps beigewohnt hat.

Noch einmal: das klinische Bild gibt gar nichts für die Unterscheidung zwischen einheimischem Brechdurchfall und asiatischer Cholera.

Der anatomische Befund verhilft ebensowenig zur Differentialdiagnose. Epidemiologische Unterschiede beider Seuchen kommen für die Diagnose des einzelnen Falles unter der Bedingung, daß beide Seuchen überhaupt in Frage stehen, natürlich gar nicht in Betracht.

Nach der ersten Epidemie der Cholera asiatica gab es in Paris 25 Jahre hintereinander, von 1832 bis 1857, jedes Jahr Fälle von Cholera, die im Allgemeinen gutartig verliefen, wenn man von den eigentlichen Epidemiejahren 1832, 1833, 1834, 1835 und 1848 absieht. Der Kliniker GRISOLLE faßte jene Zwischenfälle als asiatische auf und schloß aus ihnen, daß die Seuche in Paris einheimisch geworden wäre. Auch in den Sommern 1858, 1859, 1860 gab es in den Pariser Hospitälern vereinzelte Fälle, die sich dem klinischen Bilde nach genau wie die asiatischen Choleraanfälle verhielten. WOILLEZ wirft die Frage auf: waren es Fälle der alten einheimischen Cholera oder Fälle der einheimisch gewordenen indischen Cholera?

In London und Umgebung gab es nach der ersten Cholerainvasion ein Jahrzehnt lang, von 1833 bis 1843, nach WATSON fast jeden Sommer leichte Ausbrüche der asiatischen Cholera, während wirkliche Epidemien erst wieder die Jahre 1849, 1854 und 1866 brachten. Worum handelte es sich in jenen Fällen?

KELSCH (1910) durchhaut den Knoten, indem er aus der Übereinstimmung der Krankheitsbilder und aus dem zeitlichen Zusammenhang der Einzelfälle mit vorhergegangener Epidemie auf die Identität der Cholera indigena und der Cholera indica schließt.

Die Unmöglichkeit, im Anfange einer Epidemie aus klinischen Gründen zu entscheiden, ob es sich um Cholera indica oder um Cholera indigena handelt, hat sich besonders klar im Jahre 1884 gezeigt, als bei einem Choleraausbruch in Toulon die französischen Sachverständigen von wirklicher Bedeutung darüber stritten, ob es sich um diese oder um jene handelte, und die Kommission unter der Autorität FAUVELS mit der Entscheidung mehrere Tage zögerte, bis der Einbruch der Epidemie in Marseille keinen Zweifel mehr ließ; le choléra est nostras tant qu'il se maintient à Toulon, il devient bengali pur sang dès qu'il se montre à Marseille (KELSCH). FAUVEL schwur noch auf dem Todtenbett, von Cholera asiatica, die er seit zwanzig Jahren genau kenne, könne keine Rede sein, derselbe FAUVEL, der das Jahr zuvor in Hinsicht auf die Epidemie in Aegypten gesagt hatte: La responsabilité revient tout entière à l'autorité anglaise.

Ebenso hat sich die Unmöglichkeit, aus klinischen Gründen Cholera nostras und Cholera asiatica zu unterscheiden, im Jahre 1892 gezeigt, als in Nanterre bei Paris eine heftige Epidemie ausbrach, die erst spät, wie wir sehen werden (§ 33), eine leidliche Erklärung fand.

§ 33. Nach dem Versagen der Klinik und der pathologischen Anatomie bleibt vielleicht noch die aetiologische Differentialdiagnose durch den Nachweis der besonderen Krankheitserreger?

Koch und seine Schüler sagen: Nur die Kranken, bei denen sich der Kochsche Choleravibrio findet, sind an der asiatischen Cholera erkrankt, die anderen, die das Bild oder eines der Bilder des Choleraanfalles darbieten, leiden an der Cholera nostras oder an einer sonstigen choleraähnlichen Krankheit; nur die Leichen, in denen sich der Kochsche Choleravibrio findet, sind echte Choleraleichen, die anderen, mag der Sektionsbefund noch so vollständig mit dem bei der asiatischen Cholera übereinstimmen, haben mit der asiatischen Cholera nichts zu tun.

Zur Probe auf den Wert der bakteriologischen Diagnose gab das Jahr 1892 reiche Gelegenheit. Am 5. April brach in der Bewahranstalt Nanterre bei Paris, wo viertausend Menschen zusammengedrängt schlechte Verpflegung genossen, eine cholerahafte Seuche aus, für deren Ursache und Herkunft es nicht einmal Vermutungen gab. Die nächsten Choleraherde waren in Rußland. Erst spät und nur in einem Teil der Fälle wurde durch Sachverständige wie Netter der Koch'sche Vibrio gefunden und daraufhin der Verdacht eingeschleppter indischer Cholera ausgesprochen. Bald danach zeigten sich Choleraerkrankungen in der Umgebung von Paris und dann auch in der Hauptstadt selbst.

Lesage und Macaigne fanden in den meisten Fällen den Vibrio Koch, aber in 45 von 201 Fällen, die leicht oder schwer und zum Teil tötlich verliefen, vermißten sie ihn vollständig; neben dem Vibrio fanden sie stets das Bacterium coli, außerdem häufig den Staphylococcus albus, den Staphylococcus aureus, einige Streptococcen, den Bacillus pyocyaneus, den Bacillus fluorescens liquefaciens et non liquefaciens. Die Menge der Vibrionen stand in keinem Verhältnisse zur Schwere der Krankheit. Ihren Befund bestätigte Renon durch vier genaue Untersuchungen, er fand bei zwei Cholerakranken den Vibrio Koch, bei zwei anderen nur das Bacterium coli.

Der Vorschlag Lesages und Macaignes, choléra à bacilles virgules, choléra à bacilles coli, choléra polybactérien zu unterscheiden, fand auf Seiten deutscher Bakteriologen nur Widerspruch und Hohn. Die ätiologische Einheit der Cholera dürfe nicht zerstückelt werden; die Franzosen verständen von der Bakteriologie nichts.

Nun kam der Choleraausbruch in Hamburg und sporadische Cholera in Ostpreußen und Westpreußen. In Preußen starben unter dem Bilde der Cholera hier und da Menschen, bei denen der Kommabacillus gefunden wurde, und außerdem viele andere, bei denen er nicht gefunden wurde. Jene gingen als Choleratodesfälle in die officielle Statistik über; die anderen wurden aus der Statistik ausgeschaltet. In Hamburg wurde diese

Unterscheidung, wie KREIDMANN und GLAESER gezeigt haben, noch viel weitgehender und fast willkürlich geübt.

Zunächst bezeichnete man die Todesfälle, welche sich unter dem Bilde der Cholera vor dem officiellen Beginn der officiellen Epidemie ereignet hatten, als Todesfälle an „Brechdurchfall". Ihre Zahl war keineswegs gering und etwa vernachlässigungswürdig.

An „Brechdurchfall" starben in Hamburg im Jahre 1892

vom	18. Juni	bis	24. Juni	35
„	25. „	„	7. Juli	23
„	8. Juli	„	13. „	32
„	14. „	„	20. „	61
„	21. „	„	28. „	52
„	29. „	„	4. August	63
„	5. August	„	12. „	68
			Im Ganzen	334

Am 16. August beginnt die officielle Epidemie mit 2 Erkrankungen und steigt langsam und stetig an. Was war vorhergegangen, Cholera asiatica, Cholera nostras, Cholera infantum, „tötlicher Brechdurchfall"? Wir wissen es nicht.

Weiterhin verzeichnet die Hamburger Krankenstatistik des Jahres 1892 neben den officiellen „Cholerafällen" während der Epidemie viele Erkrankungen und Sterbefälle an „Cholerine" und an „Brechdurchfall", zum Unterschiede von der „Vibrionencholera".

Fälle von Brechdurchfall in Hamburg 1892.

Es erkrankten			starben
in der Woche	Erwachsene	Kinder	insgesammt
vom 14.—20. August	108	80	115
21.—27. „	558	279	362
28.— 3. Sept.	797	359	718
4.—10. „	590	321	469
11.—17. „	353	201	269
18.—24. „	256	111	148
25.— 1. October	102	38	69
	2764	1389	2150

Also, von 4153 Einwohnern Hamburgs, die an „Brechdurchfall" oder „sporadischer Cholera" während der großen asiatischen Epidemie erkrankten, starben 2150, das macht 52 %. An der „Vibrionencholera" aber starben gemäß den officiellen Berichten 45,2 %.

Fügen wir bei, daß am 29. October von der Cholerakommission des Hamburger Senates noch 288 Todesfälle aus der Choleraliste gestrichen wurden, weil in den Leichen die Kommabacillen nicht gefunden worden waren; diese „nichtcholeraächten Cholerinen" müßten als noch zu den 2150 Todesfällen der Nebenepidemie hinzugezählt werden, so daß die Sterblichkeit an Cholera nostras oder „Cholera sporadica" oder „nicht choleraächter Cholerine" während des Nachsommers 1892 in Hamburg auf 54,3 % anwächst, im Gegensatz zur „Cholera vera" mit 45,2 %.

Die tödtlichen „Brechdurchfälle" dauerten bis Ende April 1893 ununterbrochen fort, während die officielle Cholera am 12. November aufgehört hatte, um erst am 8. December wieder mit einer neuen bakteriologisch anerkannten Choleraerkrankung aufzutauchen und sich mit weiteren sechzig und einigen Fällen bis in den Februar hinein fortzusetzen.

Diese unterscheidende Statistik mit Kreidmann in der folgenden Tabelle zu überblicken ist sehr merkwürdig und lehrreich: Sie zeigt, daß fast ein Viertel aller Erkrankungen in der Hamburger Epidemie ohne die Vibrionen Kochs verliefen und deshalb unter einem Mißbrauch des Wortes als „Cholerinen" oder als Diarrhöen bezeichnet wurden, und mehr als ein Viertel aller Todesfälle während der Epidemie durch „Brechdurchfall" ohne Vibrionen zustandekamen.

in der Woche vom	an „Cholera"		an „Cholerine"		an "Brechdurchfall"
			erkrankten		
	erkrankten	starben	Erwachsene	Kinder	starben zusammen
14.—20. August	53	23	108	80	115
21.—27. „	2266	1158	558	279	362
28.— 3. September	6378	3013	797	359	718
4.—10. „	3362	1548	590	321	469
11.—17. „	2393	923	353	201	269
18.—24. „	1327	547	256	111	148
25.— 1. October	472	180	102	38	100
2.— 8. „	170	46	94	25	46
9.—15. „	76	25	50	21	17
16.—21 „	25	7	33	8	10
22.—29. „	2	5	23	6	6
30.— 5. November	1	1	26	8	10
6.—12. „	2	—	15	1	5
13.—19. „	—	—	11	3	9
20.—26. „	—	—	4	1	6
27.—3. December	—	—	8	2	6
4.—10. „	1	1	12	5	15
11.—17. „	4	1	37	15	18
18.—24. „	11	3	67	14	21
25.—31. „	17	6	52	13	36
	16554	7487	3196	1511	2386

Von 600 000 Einwohnern Hamburgs starben also 7487 an „Cholera mit Vibrionen“ = 12 $^{0}/_{00}$, 2386 an „Brechdurchfall ohne Vibrionen“ = 4 $^{0}/_{00}$.

Die Sterblichkeit der „Cholerakranken“ scil. mit Vibrionen beträgt in der ganzen Epidemie 45,2 $^{0}/_{0}$, die Sterblichkeit der „Brechdurchfallkranken“ scil. ohne Vibrionen 51,1 $^{0}/_{0}$ oder nach der obigen Korrektur 54,3 $^{0}/_{0}$.

Das Ergebnis der Hamburger Statistik könnte den Wunsch erregen, wir tauschten die Cholera indica mit 45,2 $^{0}/_{0}$ Mortalität gegen unseren entschieden tötlicheren Brechdurchfall mit 54,3 $^{0}/_{0}$ Mortalität ein.

§ 34. Anders als in Hamburg waren die bakteriologischen Ergebnisse bei der Winterepidemie des Jahres 1893 in der Irrenanstalt Nietleben am linken Saaleufer gegenüber Halle. Dort waren zahlreiche Brechdurchfälle während des August, September und Oktober 1892 aufgetreten, zusammen mindestens 153 Fälle. Im benachbarten Landesgestüt Kreuz gab es während der Zeit 10 heftige Erkrankungen. Vom 3. Oktober zieht sich bis zum 7. Januar 1893 eine stetige Kette von Diarrhöen; am 14. Januar wird der erste Vibrionenfall festgestellt, der am selbigen Tage tödtlich endete. Von nun ab heißt die Seuche, die bis dahin unter dem Namen der Diarrhoe ging, Cholera asiatica. Koch vermutete ihre Herkunft aus Hamburg. Die genauere Untersuchung ergab indessen, daß schon am 25. August 1892 ein Hülfsheizer in der Anstalt, der an Durchfall, Erbrechen und Wadenkrämpfen erkrankt war, unter dem Verdacht der Cholera gestanden hatte. Hier die Übersicht über die

Erkrankungen in Nietleben 1892—93.

Es erkrankten	an „Diarrhoe“	an „Cholera“	
am 3. Oktober	1	14.—20. Januar	64 mit 32 Todesfällen
10. „	66	21.—27. „	50 „ 15 „
26. „	6	28.— 3. Februar	4 „ 2 „
17. November	1	4.—10. „	3 „ 3 „
24. „	2	11.—17. „	1 „ — „
25. „	2		122 mit 52 Todesfällen
26. „	1		
4. Dezember	1		
8. „	1		
11. „	2		
16. „	4		
23. „	3		
26. „	3		
2. Januar	3		
7. „	1		
	97		

(Koch, Fielitz, Hillmann, Fries)

Hier geht also eine Cholera nostras im August und September einer langen Kette von Diarrhoefällen während der drei Monate Oktober, November und December vorauf und an diese schließt sich, noch innerhalb der Inkubationszeit der Cholera, ein plötzlicher Ausbruch von Choleraanfällen an, die bei 42,6 % der Befallenen tödtlich endigen. Da die drei letzten Jahresmonate nicht mehr die gewöhnliche Zeit der einheimischen Cholera sind, so hat man kein Recht, sie mit den Brechdurchfällen im Nachsommer ohne weiteres in Zusammenhang zu bringen. Den inneren Zusammenhang der Herbstkette mit der Choleraepidemie im Januar leugnet KOCH entschieden. Man muß zugeben, daß hier die lange Kette ein Spiel des Zufalles sein kann, wenn auch die Ziffer 97 für 991 Insassen der Anstalt sehr groß und die stetige Folge der Fälle nach der Massenerkrankung am 10. Oktober mindestens merkwürdig ist. Aber wo wissenschaftlich nichts erwiesen ist, behauptet jede Meinung ihr Recht, und so sprechen wir die unsrige aus, daß die Beobachtungen in Nietleben wie die in Hamburg Beweise dafür sind, daß unsere heutigen Hülfsmittel uns noch nicht erlauben, die Grenze zwischen Cholera nostras, Diarrhoe und Cholera asiatica auch nur einigermaaßen befriedigend zu ziehen, ebensowenig mit bakteriologischen Hülfsmitteln wie mit klinischen und anatomischen.

Denn hieran kann doch kein Zweifel sein, die oben wiedergegebene Scheidung der Hamburger Epidemie in officiell mitgeteilte Fälle von Cholera asiatica mit Vibrionenbefund und in officiell verschwiegene Fälle von ebenso tötlichem und noch mehr tötlichem Brechdurchfall ohne Vibrionenbefund darf vom Standpunkte der Cholerakommission aus wissenschaftlich ausgesehen haben, in Wirklichkeit ist sie es nicht, sondern weiter nichts als eine der beliebten „Entscheidungen höheren Ortes", die für politische und Gott weiß was für andere Zwecke unentbehrlich sein mögen, mit der ärztlichen Wissenschaft im engeren Sinne aber keine Berührung haben.

Im Jahre 1892 lag die aetiologische Choleradiagnose so, daß man zur Diagnose des Vibrio cholerae nichts weiter nötig hatte als 1. das mikroskopische Bild der Kommabacillen, 2. die fischzugähnliche Anordnung der Kommata im Ausstrichpräparat, 3. ihr besonderes Wachstum auf Gelatine und anderen Nährböden und 4. etwa noch die Cholerarotreaktion. Wir werden im Dritten Teile dieses Buches sehen, daß von diesen Bedingungen der Diagnose so gut wie gar nichts geblieben ist und daß heute ein Vibrio im Koth und Darm nur dann das Recht auf den Namen Vibrio cholerae hat, wenn er 1. durch $^1/_{1000}$ Choleraserum mit mehr als $^1/_{4000}$ Aktivität agglutiert wird, 2. die sogenannte Pfeiffersche Reaktion gibt (vgl. § 114, 115); wenigstens sprechen das die heutigen Bakteriologen und in ihrem Namen VAN ERMENGEM als Wortführer der internationalen Sanitätskonferenz zu Paris im Jahre 1911 entschieden aus.

Die Bedeutung der Agglutinationsprobe betonten zuerst CHANTEMESSE und NETTER im Jahre 1894, als sie bei einer großen Frühlingsepidemie von akutem Brechdurchfall in Lissabon, bei der es ungefähr 15000 Kranke und nur 1 Todten gab, zwar in 50 untersuchten Fällen 44 mal den Kommabacillus fanden, aber sich bei der Ungefährlichkeit der Erkrankung nicht entschließen konnten, die Epidemie als asiatische Cholera zu bezeichnen. Sie fanden, daß ihr Vibrio dem Vibrio cholerae Koch zwar sehr ähnlich war, aber durch das Blutserum von Cholerarekonvalescenten und von Tieren, die mit dem „echten Vibrio“ geimpft worden waren, nicht agglutiniert wurde. Es war also eine Epidemie wie die bonner Epidemie des Jahres 1884 (§ 10). Derartige „unechte“ Choleraepidemien und Cholerafälle sind seitdem öfter beobachtet worden. So fand KANDIBA während der Jahre 1907 bis 1910 in vier „typischen Cholerastühlen Vibrionen, die dem echten Choleravibrio sehr ähnlich waren aber nicht die specifische Serumprobe gaben“. Er bezeichnet darum seine Fälle als „Cholera nostras“.

Ob das eine Willkür ist oder eine wissenschaftliche Unterscheidung, muß die Zukunft und die weitere Wandelung des Vibrio cholerae verus lehren. Heute vermögen wir nur immer wieder zu sagen, daß für die bakteriologische Diagnose der Cholera nostras gar kein Fundament geschaffen ist und daß die bakteriologische Diagnose der Cholera asiatica den Unbefangenen noch ganz unbefriedigt läßt, wenn er auch, wie wir es tun, an der Bedeutung des Vibrio Koch festhält. Denn, daß dieser nur in einem mehr oder weniger großen Teil der Erkrankungen, die in Ausbrüchen der indischen Cholera klinisch und epidemisch zusammengehören, gefunden wird, hat sich seit der Hamburger Epidemie des Jahres 1892 überall gezeigt, insbesondere während der Petersburger Epidemie des Jahres 1908—1909. In 3089 Untersuchungen konnte der Vibrio Koch nur 933 mal, also in 30 %, in den Dejekten von Cholerakranken nachgewiesen werden, während 2156 mal, also in 70 % der Untersuchungen, der Nachweis mißlang (TSCHURILOW). Bedenkt man nun, daß seit 1892 die bakteriologische Nachweisung des Choleravibrio wesentlich verbessert und sicherer geworden ist, so wird man vorläufig die Behauptung, alle Fälle, wo der Kochsche Vibrio nicht nachgewiesen werden könne, gehörten zur Cholera nostras, abweisen und lieber zugeben, daß die bakteriologische Choleradiagnose noch sehr unvollkommen ist und weit öfter im Stich läßt als die klinische und epidemiologische. Oder man müßte den höchst merkwürdigen Schluß, den wir für die Cholera nostras gezogen haben, daß die Einheit der Epidemie gar nicht im Erreger liege sondern in den äußeren Umständen (§ 16), auch auf die Cholera asiatica ausdehnen wollen. Das tun wir aber mit nichten; mag die Cholera nostras ihre Einheit nur in der Beständigkeit und Regelmäßigkeit ihrer jährlichen Entwickelung und in ihrem Gebundensein an den Ort haben, die Cholera asiatica hat zu oft gezeigt, daß sie sich innerhalb gewisser Grenzen von diesen Bedingungen emanzipiren kann, als daß wir es wagen dürften, sie epidemiologisch mit der Cholera nostras zu vergleichen.

VI. Die Prognose der einheimischen Cholera.

§ 35. Schon Zacutus Lusitanus warnt: ne contemnas hunc affectum! fügt aber bei: ex infinitis propemodum quos cholerica habui affectione correptos nullum, ut verum fatear, vidi ex ea occubuisse.

Es gibt sehr leichte Epidemien der einheimischen Cholera, in denen überhaupt keiner der Ergriffenen trotz des oft so schweren Leidens stirbt oder, wie im Jahre 1894 in Lissabon, von 15 000 Kranken ein einziger erliegt, und es gibt schwere Epidemien von einheimischer Cholera, in denen manche erliegen, wie in der Londoner Epidemie des Jahres 1669 (Sydenham, Willis), in Istrien (Panzani 1786), in Belgien (Pougens 1817), oder sogar sehr viele der Ergriffenen sterben, so viele und noch mehr als von den an der indischen Seuche Erkrankten; so sah Gotschlich in Breslau während der Jahre 1893—95 von 174 Fällen 70 = 40,2 % erliegen und Carp in Wesel verlor im Jahre 1893 von 6 Kranken 5.

Im Allgemeinen sind kleine Kinder, Greise und Geschwächte mehr gefährdet als diejenigen, welche in der zweiten Kindheit, im Jünglingsalter und im Mannesalter stehen und ihre unversehrte Gesundheit haben.

Zu den bedrohlichsten Symptomen gehört das gänzliche Versiegen des Harnes, das Erlöschen des Pulses und der Stimme, das rasche Erkalten bei einer deutlichen Cyanose und die beginnende Betäubung. Hingegen verlaufen die Fälle mit den stürmischsten Ausleerungen, mit den heftigsten Krämpfen und besonders auch die mit fieberhaftem Beginn für gewöhnlich günstig, falls nicht ein übereifriger Therapeut jene Zeichen der Abwehr und lebendigen Kraft mit lähmenden Mitteln, großen Opiumgaben, warmen Bädern, adstringirenden Klystiren und dergleichen, von vorneherein unterdrückt.

Das Typhoid, das sich gelegentlich an die Reaktion anschließt, pflegt kaum noch weitere Gefahr zu bringen und in drei oder vier Tagen überstanden zu sein. Nachkrankheiten stören die gewöhnlich rasche und glatte Rekonvalescenz nicht häufig, falls man den Begriff der Cholera nostras als Epidemie so enge nimmt, wie wir ihn genommen haben, und nicht etwa die Massenvergiftungen durch verdorbene Speisen u. s. w. hinzurechnet; bei diesen letzteren kommen bekanntlich viele und schwere Nachkrankheiten, insbesondere am Nervensystem, vor, die, wenn auch selten das Leben, so doch die völlige Wiederherstellung ernstlich gefährden.

Bei allem Respekt vor der ärztlichen Kunst können wir unmöglich dem Satze mancher Autoren beistimmen, daß die Genesung des von der

Cholera nostras Ergriffenen von der möglichst bald hinzutretenden ärztlichen Hülfe abhängig und fast alle Kranken verloren seien, die ihr nicht teilhaftig würden: funestus est plerumque cholerae sibi ipsi relictae exitus; sub artis vero praesidio sat cito concesso plerique ex illa, quod tanta in alio morbo symptomata vix sperari permitterent, servantur (J. P. Frank).

VII. Die Prophylaxe der einheimischen Cholera.

§ 36. Die Verbesserungen in der Lebensweise, im bewohnten Boden und im Trinkwasser, die in den letzten Jahrzehnten durch Pettenkofers und durch Koch's Bemühungen nach englischen Vorbildern besonders in den Großstädten Europas eine bedeutende Verminderung des Typhus und eine auffallende Herabsetzung der Empfänglichkeit der Bevölkerung für die indische Cholera bewirkt haben, sind wol auch der Grund dafür, daß wir die einheimische Cholera nur noch selten in der Häufigkeit und Heftigkeit gedeihen sehen, wie frühere Zeiten sie sahen, in denen sie ein stehendes Sommerübel bildeten. Falls die Brechdurchfälle ohne Vibrio Koch in der Hamburger Epidemie des Jahres 1892 wirklich der Cholera nostras angehörten, so beweisen sie entschieden, daß die örtliche Disposition für Cholera indigena mit der örtlichen Disposition für Cholera indica Hand in Hand geht; von der zeitlichen Disposition ist das ohnehin klar, wenigstens soweit die vorzügliche Vorliebe der indischen und die fast ausschließliche Vorliebe der einheimischen Cholera für den Nachsommer und besonders trockene Nachsommermonate in Betracht kommt.

Wenn wir die Bedeutung einer guten Wasserversorgung für die Verhütung der Cholera nostras betonen, so geschieht das in dem Sinne, daß schlechtes Wasser für Cholerazeiten ein salpeterhaltiges ist und dieser Salpetergehalt die latente Infektion zum Ausbruch bringt (Emmerich, § 16), aber keineswegs in dem Sinne, daß wir an die angebliche Verseuchung von Wasserleitungen, Brunnen, Flüssen, Häfen, Seeen mit den Erregern der einheimischen und indischen Cholera glauben. In Hamburg sollte ein Schluck und sogar ein verspritztes Tröpfchen aus der „kloakenhaft verschmutzten" Wasserleitung genügt haben, um die Ansteckung zu bewirken, wiewohl trotz aller Mühe und Kunst in dem Leitungswasser kein Choleravibrio gefunden worden ist, während Milliarden dieses Vibrio, in Reinkultur von Gaffky gezüchtet und von Pettenkofer und von Emmerich auf einmal getrunken, keinen Schaden angerichtet haben. So einfach, wie die Kontakt- und Trinkwassertheorie die Ansteckung erklärt, liegt die Sache durchaus nicht, weder für die Cholera asiatica noch auch für die Cholera nostras. Nichtsdestoweniger bleibt die Notwendigkeit eines guten Trinkwassers für jeden, der sich vor der Cholera nostras schützen will, nach jahrhundertealter Erfahrung und nach Emmerichs aufklärender Entdeckung ein klares und zweifelloses Erfordernis.

Da in der „Cholerazeit“, im Juli, August und September, erfahrungsgemäß Überladungen des Magens, besonders mit grünen Gemüsen, Gurken, Melonen, Pflaumen und anderen Obstsorten den Choleraanfall vermitteln, zum Ausbruch bringen oder erschweren können (§ 13), so ist eine besondere Vorsicht bei der Nahrungsaufnahme in jener Zeit notwendig. Auch eiskalte Getränke und Fruchteis oder Eisrahm sind als Gelegenheitsursachen wol am besten zu vermeiden. Ebenso plötzliche Abkühlungen des schwitzenden Körpers und besonders des Bauches (§ 11). Manche Ärzte empfehlen empfindlichen Patienten das Tragen von wollenen Leibbinden oder Flanelljacken zum Schutze gegen einen Anfall von Sommercholera; in den Tropen ist der Gebrauch dieses Schutzmittels bei den Europäern fast allgemein.

VIII. Die Therapie des einheimischen Choleraanfalles.

§ 37. Zur Behandlung der einheimischen Cholerakrankheit kommt der Arzt für gewöhnlich erst, wenn der Anfall seine Höhe erreicht hat, wenn Erbrechen und Durchfälle schon so heftig geworden sind und zu so reichlichen Ausleerungen geführt haben, oft auch schon von so schwerer Erschöpfung der Kräfte und des Säftebestandes im Körper gefolgt worden, daß der Unerfahrene leicht denkt, hier sei nicht weiter mehr auszuleeren, hier müsse das überflüssige und ermattende Würgen und Erbrechen und Zustuhleeilen endlich gestillt werden. Nichts kann verhängnisvoller werden als diese Meinung. Zunächst ist der Kollaps im Choleraanfall durchaus nicht Folge der Anstrengungen beim Brechdurchfalle und ebensowenig Folge des massenhaften Wasserverlustes sondern Wirkung einer akuten Vergiftung, wie wir das schon im § 16 angedeutet haben und bei der Pathogenese der asiatischen Cholera weiter ausführen werden (§ 207). Sodann lehrt die Erfahrung, daß gerade in den schwersten, tötlichen Fällen, die mit ungeheuren Ausleerungen verliefen, der Magen nach dem Tode oft noch angefüllt gefunden wird mit großen Massen unverdauter oder verdorbener Speisen.

Wir brauchen die so tausendfach gemachten Versuche, mit heftig wirkenden Abführmitteln wie Calomel jenen Zunder der Krankheit und die scharfen Säfte aus dem Magendarmkanal auszutreiben, nicht zu wiederholen, um auf Neue zu erfahren, daß die Wirkung davon keine andere ist, als wie wenn man Feuer mit Öl löschen will; ebensowenig wie wir von vorneherein beruhigende und verstopfende Mittel wie das Opium zur Hemmung der Ausleerungen anwenden werden, um damit weiter nichts zu erreichen als eine Steigerung aller Störungen oder die tötliche Lähmung. Wir werden mit SYDENHAM den Mittelweg einschlagen, anfangs den Entleerungen ihren Lauf zu lassen, sie aber durch reichliches Trinken zu verdünnen und damit zugleich ihre Herausbeförderung zu erleichtern.

Wir werden das um so lieber tun, als wir zugleich damit dem Hauptverlangen des Kranken nachkommen, seinen unersättlichen Durst zu löschen. Was es heißt, bei brennendem Durst vom Arzte zu hören: Sie dürfen kein Wasser trinken, und so drei Tage zu schmachten, habe ich selbst erfahren, als ich in der Einzelhaft des Pestlazaretes unter Indiens dörrender Sonne der Bakteriosophie und Willkür eines jungen Aeskulaps anvertraut war und auf meine Vorstellung, ich sei selbst Arzt, immer nur die Worte hörte: You are my patient! Or Brandy or Whisky!

Selbstverständlich ist die Wahl des Getränkes durchaus nicht gleichgültig; es darf nur gutes Trinkwasser, Quellwasser, geprüftes Leitungswasser sein, kein verdächtiges Brunnenwasser oder Flußwasser, — freilich im Nothfalle sogar Hamburger „Kloakenwasser"; denn es ist besser mit gelöschtem Durst zu sterben als in den Qualen der Verdurstung. Wo es an einwandfreiem Trinkwasser fehlt, werde es durch ein natürliches Mineralwasser, das ja heute überall zu haben ist, ersetzt oder durch abgekochtes und mit Citronensaft oder Citronensäure schwach angesäuertes Wasser oder durch einen ganz dünnen Theeaufguß von Chamillen, Melissen, Lindenblüten, Orangenblüten u. s. w., wodurch freilich ein bakteriologisches Gewissen befriedigt, aber ein schädlicher Salpetergehalt nicht beseitigt und der Wunsch des Kranken, der meistens nach frischem kaltem Wasser geht, auch nicht erfüllt wird.

Dem alten Aberglauben vieler Ärzte, man dürfe dem Cholerakranken nur warme Getränke reichen, widerspricht der Instinkt des Kranken und die Erfahrung (Fiedler, Meinert). Ein gutes Wasser, kalt und schluckweise, nicht gußweise aber unaufhörlich getrunken, so lange Durst und Ausleerungen anhalten, erquickt und belebt den Kranken mehr als irgend ein Mittel aus der Küche oder aus der Apotheke. Ein schlechtes, salpeterhaltiges, Wasser ist warm wie kalt schädlich oder wenigstens nicht mehr zuträglich.

Wo anhaltendes Erbrechen den Verdacht erregt, daß im Magen des Kranken noch Speisereste sind, soll unverzüglich eine gründliche Auswaschung des Magens mit Schlauch und Trichter versucht werden; sie wirkt in dem Choleraanfall wie beim Ileus größere und wahrhaftigere Wunder als der Zauber des Opiums, der zwar den Patienten und damit seine Umgebung beruhigt aber vielleicht auch, wenn es nämlich nicht wieder erbrochen wird, dazu beiträgt, die Ruhe des Todes herbeizuführen. Hier ist selbstverständlich von großen Opiumgaben die Rede, denn kleine wirken ohnehin nicht. Daß die Ausspülung des Magens nicht immer gelingt, weil die hochgradige Anfüllung und die Erschlaffung seiner Wände dem Abfließen des Inhaltes und des Spülwassers im Wege steht, dafür haben wir im § 20 ein Beispiel beigebracht.

Mit der Reinigung des Magens ist gewöhnlich das Wichtigste geschehen; ob ein Wasserklysma zur Entleerung des Dickdarmes außerdem nötig ist, wird die Besichtigung der Stuhlgänge zeigen und eine vorsichtige Betastung des Leibes. Sicher ist, daß ein Klysma nichts schadet und, falls es mit frischem kaltem Wasser gemacht wird, mehr hilft als eine Eingießung von lauer oder warmer Flüssigkeit, die jedenfalls um so weniger zweckmäßig ist, je mehr bereits die Kräfte des Kranken gesunken und seine Gewebe, insbesondere die Gedärme erschlafft sind.

Daß in manchen Fällen an die Stelle von Magen- und Darmspülung auch einmal das Ricinusöl oder eine mittlere Calomelgabe, 0,3 g zwei oder dreimal nach viertelstündigen Pausen, treten darf, wollen wir nicht bestreiten.

§ 38. Ist der Indikation, den Krankheitszunder herauszuschaffen, durch die natürlichen Anstrengungen des Körpers oder durch die hinzutretende Kunsthülfe fürs erste genügt, so mag man daran denken, den Kranken „wieder in den gesellig anständigsten Zustand zu versetzen“, ihn also waschen und reinlich betten zu lassen. Kalte Waschungen tragen auch bei schon erkaltetem Körper mehr dazu bei, die natürliche Wärme wieder hervorzurufen als warme; womit nichts gegen eine gute Bedeckung, falls die Krankheit und der Kranke sie zulassen, gesagt sein soll und auch nichts gegen die Anwendung von Wärmflaschen an die kalten Glieder.

Bei fortschreitender Erholung ziehen viele Patienten weiterhin dem kalten ein warmes Getränk vor, sie verlangen nach Kaffee oder Thee oder Haferschleim oder vermischtem Wein, und es ist kein Grund, ihnen das Gewünschte vorzuenthalten. Klagen sie jetzt noch über Brennen im Magen oder Bauchgrimmen oder stellt sich die quälende Muskelunruhe bis zu lebhaften Muskelkrämpfen ein, so wird das Laudanum liquidum Sydenhami (tinctura opii crocata, halbstündlich 10—20 Tropfen in Wasser) oder die sogenannten russischen Choleratropfen (Rp. tinct. opii simplicis 1,0, vini ipecacuanhae 3,0, tinct. valerianae aethereae 20,0, olei menthae piperitae gtt. III MDS alle viertel bis halben Stunden 20 Tropfen zu geben) oder eine kleine Gabe des Dowerschen Pulvers (pulv. ipecacuanhae opiat. 0,2, alle halben Stunden 1 Pulver mit Chamillenthee) nicht schaden; auch eine kleine Gabe von Morphium (0,003 bis 0,005) subkutan verabreicht, ist nunmehr erlaubt; nicht selten genügen aber auch ein paar Tropfen der Tinctura valeriana aetherea oder des Spiritus aethereus zur Linderung der Beschwerden. Sanfte Einreibungen der gekrampften Muskeln mit Opodeldoc (linimentum saponato-camphoratum) oder Campfersalbe oder Linimentum volatile u. s. w. tuen den Kranken für gewöhnlich sehr wol; es kommt dabei aber mindestens so sehr auf die milde geübte Hand wie auf die Salbe an.

Im Stadium algidum und asphycticum Campferinjectionen, Aetherinjectionen und weitere Gewaltmittel zur Verscheuchung des herannahenden Todes anzuwenden, überlassen wir denen, die an eine derartige Hülfe glauben. Sicher ist, daß vom schwersten Choleraanfall, sogar nach stundenlanger Asphyxie, sich manche Kranke noch wider jegliches Erwarten erholen und dann um so rascher und glatter erholen, je weniger man ihnen mit allerlei „Lebensweckern" zugesetzt hat.

Die Mittel zur raschen Ergänzung des Blutwassers und damit zur Wiederherstellung des Kreislaufes bei Asphyxie, die rektalen, subkutanen und intravenösen Flüssigkeitseingießungen, werden wir bei der Therapie der indischen Cholera ausführlich besprechen. Bei der einheimischen kommen sie nicht allzuoft in Frage und sind dann für gewöhnlich nicht bei der Hand, während sie in Choleraepidemien wie die Krankheit selbst rasch epidemisch werden.

Das Stadium der Reaktion braucht von der Kunsthülfe nicht anders unterstützt zu werden als durch gleichmäßige warme, aber keineswegs schweißtreibende Bedeckung und durch die Sorge dafür, daß der Kranke ungestört von einer vielgeschäftigen Umgebung dem ruhigen Schlafe überlassen wird.

Viele unserer Kranken erwachen nach dem Schlafe so gesund und neu gekräftigt, als ob die schweren Krankheitsstunden oder Tage nicht gewesen wären. Der Arzt hat dann seine Mühe, den Heißhungerigen die Notwendigkeit einiger Vorsicht im Essen und Trinken für eine Woche klar zu machen.

Andere bestehen das kleine Typhoid von mehrtägiger Dauer oder behalten eine mehrtägige Magendarmschwäche zurück. In diesen Zuständen sind Bettruhe, regelmäßige Waschungen der zur Furunkulose geneigten Haut, eine perfekte Schleimsuppenköchin und das wachsame Auge des Arztes die wichtigsten Erfordernisse für die völlige Wiederherstellung.

Zweiter Teil.

Kindercholera.

IX. Geschichte und Epidemiologie der Kindercholera.

§ 39. Das Bild des Choleraanfalles kann bei kleinen Kindern durch alle die Ursachen entstehen, welche es beim Erwachsenen hervorrufen. Es entsteht bei Kindern aller Jahrgänge während der Herrschaft der einheimischen wie der indischen Cholera; es entsteht als Folge der Vergiftungen mit den oben besprochenen Mineralgiften, Pflanzengiften oder verdorbenen Speisen (§§ 21—26, § 43); es entsteht als Larve der Febris algida in Malariagegenden (§ 22); es entsteht bei den schweren Reizungen des Magendarmrohres, wie sie die akute Peritonitis, äußere und innere Brucheinklemmungen, Einschiebungen und Verknotungen des Gedärmes (§§ 28—31) begleiten, genau so bei kleinen Kindern wie bei größeren Kindern und Erwachsenen, wobei sich allerdings dem zarten Organismus des Kindes entsprechend einige Abänderungen in der Symptomatologie zu zeigen pflegen, die im Gange dieses Abschnittes zur Sprache kommen werden. Hier schicken wir nur vorauf, daß eine bloße Magenüberladung oder eine geringe Speisenverderbnis, die beim Erwachsenen das einfache Bild der Indigestion oder des alltäglichen Brechdurchfalles bewirkt, in der ersten Kindheit und besonders im Säuglingsalter schon alle Symptome des schweren Choleraanfalles auszulösen vermag. Man kann ohne Übertreibung sagen, fast jeder Brechdurchfall des Säuglings zeigt wenigstens Andeutungen oder Teilzüge des Cholerabildes.

Als Kindercholera, cholera infantum (Rush 1789), im engeren Sinne wird eine weitverbreitete Seuche des Säuglingsalters und der ersten Kindheit bezeichnet, die in ungleichmäßiger Heftigkeit auf der ganzen Erde da einheimisch ist, wo gewisse Verirrungen der abendländischen Kultur von der Natur verabscheut und gerächt werden; sie ist ein Übel der Großstädte und Fabrikstädte, pflegt sich zur Sommerszeit zu häufen und zwar ganz unabhängig von der Sommercholera der Erwachsenen, insoferne sie alljährlich auch dort auftritt, wo die Cholera nostras nicht ist; wo sie sich äußert, bedingt sie die größte Sterblichkeit des Säuglingsalters.

Die Kindercholera wird an den Orten, wo sie einheimisch ist, zwar zu allen Jahreszeiten in Einzelfällen beobachtet; aber eine Häufung der

Anfälle beginnt erst in der warmen Jahreszeit mit den ersten heißen Tagen; in trockenen Jahren bei großer Hitze des Nachsommers steigern sich die Krankheitsziffern und Sterbeziffern ins Ungeheure.

Das Bild der Kindercholera ist in den schweren Fällen dieses, daß ein heftiger Brechdurchfall zu raschem Schwinden des Körperbestandes mit Erlöschen der Herztätigkeit und Erkalten des Körpers unter allgemeinen Zuckungen und Krämpfen rasch, oft schon binnen 24 und 36 Stunden, tötlich endet.

Die meisten Opfer bringt der Cholera infantum die Kinderwelt übervölkerter Quartiere mit engen Wohnungen, vernachlässigter Pflege und Reinlichkeit, künstlicher und schlechter Ernährung.

§ 40. Daß die Krankheit in der Tat eine Ausgeburt und Folge dieser Lebensverhältnisse ist, beweist die Tatsache, daß sie mit ihrer erschreckenden Wut erst zu Ende des achtzehnten Jahrhunderts aufgetreten ist und zwar zuerst in jenen rasch gewachsenen Riesenstädten Englands und Nordamerikas, in denen die Plutokratie zuerst eine schamlose Ausbeutung, Vernachlässigung und Hinabdrückung des Proletariats übte, wobei auch die Mutter und ihr Säugling um die einfachsten Lebensbedingungen betrogen wurden, und dann auch selbst von den natürlichen Grundlagen des Lebens abwich, indem die moderne Amerikanerin sich von der Säugepflicht und Kinderpflege lossagte.

So entstand jene Seuche, die den Namen der pestis infantum americana nicht mit Unrecht erhalten hat und trägt, wenn sie auch heute in allen Ländern, in denen sich die solidere europäische Cultur vom Amerikanismus hat verdrängen lassen, nicht geringer, stellenweise sogar stärker wütet als in den Vereinigten Staaten, wo seit etlichen Jahrzehnten die Gesundheitspflege mit der Rückkehr zu einer natürlicheren Lebensweise einen erfreulichen Aufschwung genommen hat.

Es zeigt sich hier dasselbe, was sich schon ein Jahrhundert zuvor in London gezeigt hatte, wo die Kindercholera nach Creightons Untersuchungen zweifellos schon im siebzehnten Jahrhundert ihre jährliche Sommerernte hielt, ohne daß die Ärzte davon viel Aufhebens machten, und wo die großen Verbesserungen in der Anlage der Riesenstadt und in der Lebensweise ihrer Bewohner während des neunzehnten Jahrhunderts bewirkt haben, daß London mit neun Millionen Einwohnern heute nicht nur die gesundeste Großstadt der Erde im allgemeinen ist, sondern auch eine so bedeutende Verminderung der Kindersterblichkeit erreicht hat, daß die verhältnismäßigen Zahlen, die früher in den beiden schlimmsten Sommerwochen allein gesammelt wurden, jetzt im ganzen Sommer erst zusammenkommen.

Die ersten Andeutungen über die große Kinderkrankheit findet man bei Sydenham, der in seinem Bericht über den Gesundheitszustand Londons während der Jahre 1667—69 die Bemerkung macht, daß bei der Diarrhoea infantum die vielen Tausende von Todesfällen unter den Säuglingen durch die Unvernunft der weisen Weiber zustande kommen, die den Durchfall mit Gewalt stopfen; das sei aber ebenso gefährlich wie das Hemmen des Speichelflusses beim Erwachsenen. Hierzu kommt die Bemerkung von HARRIS (1689) über die epidemische Diarrhoe der Kinder als eine Krankheit, die von Mitte Juli bis Mitte September in London so gemein und so gefährlich sei, daß an ihr mehr Kinder in einem Sommermonat sterben als in drei oder vier Monaten des übrigen Jahres.

Aus derselben Zeit haben wir auch die ersten zahlenmäßigen Berichte über die Kindercholera in London, wo die Krankheit in den Sterbelisten der Stadt und besonders der Vorstädte Cripplegate, Shoreditch, Spitalfields, Whitechapel, St. Olave, Southwark, Newington und Lambeth unter dem Namen des griping in the guts mit großen Todesziffern auftritt und die Zahl der Pockentodesfälle entschieden übertrifft. Neben dem griping in the guts spielen die convulsions eine Rolle, die, wie CREIGHTON nachweist, der Hauptsache nach nur ein anderer Name für die Kindercholera sind; auch vertreten sich im Laufe der Zeit Kinderdiarrhoe, Convulsionen, griping in the guts gegenwärtig in den Sterbelisten Londons, wie bei uns, und dürfen also im wesentlichen als Ausdruck für die Sterblichkeit an einheimischer Cholera gelten. Wenn auch die Choleratodesfälle der Erwachsenen, Ruhrtodesfälle und einiges Andere eingerechnet sind, so verändert sich hierdurch das Bild der Statistik so unwesentlich, daß die folgenden Zahlen wenigstens eine leidlich genaue Übersicht über die Mortalität der Kindercholera in London während der Jahre 1667 bis 1720 geben. Nur einige Jahre wie 1669, 1670, 1676 u. s. w. enthalten, gemäß den Nachrichten bei SYDENHAM, WILLIS u. A., auch größere Zahlen von Sterbefällen durch Cholera nostras bei Erwachsenen. Daß sie im Verhältnis zu den Ziffern der Kindersterblichkeit wenig ausmachen, wird sich weiter unten zeigen.

Es erlagen in London der Kindercholera
(neben einigen anderen Krankheiten):

im Jahre	griping in the guts	convulsions	im Jahre	griping in the guts	convulsions
1667	2108	1210	**1675**	3231	1961
1668	2415	1417	**1676**	2083	2363
1669	4385	1730	**1677**	2602	2357
1670	3690	1695	**1678**	3150	2525
1671	2537	1650	**1679**	2996	2837
1672	2645	1965	**1680**	3271	3055
1673	2624	1761	**1681**	2827	3270
1674	1777	2256	**1682**	2631	3404

im Jahre	griping in the guts	convulsions	im Jahre	griping in the guts	convulsions
1683	2438	3235	**1702**	1189	5639
1684	2981	3772	**1703**	985	5493
1685	2203	3420	**1704**	1134	5987
1686	2605	3731	**1705**	1021	6248
1687	2542	3967	**1706**	948	5961
1688	2393	4438	**1707**	883	5948
1689	2804	4452	**1708**	768	5902
1690	2269	3830	**1709**	812	5892
1691	2511	4132	**1710**	707	6046
1692	1756	3942	**1711**	614	5516
1693	1871	4218	**1712**	575	6156
1694	1443	5024	**1713**	581	5779
1695	1115	4496	**1714**	670	7161
1696	1187	4480	**1715**	589	6818
1697	1136	4944	**1716**	709	7114
1698	1165	4480	**1717**	653	7147
1699	1225	4513	**1718**	801	8055
1700	1004	4631	**1719**	826	7690
1701	1136	5532	**1720**	731	6787

Wie sich die Jahresziffern in heißen Jahrgängen auf die einzelnen Monate insbesondere auf die Sommermonate verteilten, davon einige Beispiele:

Sterblichkeit an Kindercholera etc. in London während der Jahre

1669				**1670**			
Woche	alle Todesfälle	Convulsions	griping in the guts	Woche	alle Todesfälle	Convulsions	griping in the guts
23. — 29. Juni	283	30	42	29. — 5. Juli	318	37	41
30. — 6. Juli	365	49	74	6. — 12. „	320	40	51
7. — 13. „	391	48	105	13. — 19. „	351	43	76
14. — 20. „	389	53	119	20. — 26. „	372	40	77
21. — 27. „	368	36	122	27. — 2. August	470	49	113
28. — 3. August	340	28	96	3. — 9. „	485	38	160
4. — 10. „	437	22	129	10. — 16. „	555	44	189
11. — 17. „	510	43	173	17. — 23. „	629	47	222
18. — 24. „	482	31	182	24. — 30. „	629	42	250
25. — 31. „	665	42	269	31. — 6. September	617	31	253
1. — 7. September	707	45	318	7. — 13. „	586	24	239
8. — 14. „	619	34	277	14. — 20. „	575	38	225
15. — 21. „	524	33	231	21. — 27. „	474	27	150
22. — 28 „	570	29	232	28. — 4. October	401	16	130
29. — 5. October	553	38	185	5. — 11. „	376	13	104
6. — 12. „	518	30	172	12. — 18. „	325	17	78
13. — 19. „	473	25	156	19. — 25. „	336	15	75
20. — 26. „	421	16	146	26. — 1. November	283	19	46
27. — 7. November	372	14	89				

Sterblichkeit an Kindercholera etc. in London während des Jahres 1684:

Woche	alle Todesfälle	griping in the guts	convulsions
24.— 1. Juli	454	56	98
2.— 8. „	404	71	92
9.—15. „	364	65	79
16.—22. „	420	74	89
23.—29. „	503	116	84
30.— 5. August	720	154	180
6.—12. „	—	—	—
13.—19. „	609	186	100
20.—26. „	—	—	—
27.— 2. September	585	171	95
3.— 9. „	564	144	82
10.—16. „	471	103	58
17.—23. „	464	91	59

während des Jahres 1734:

Woche	alle Todesfälle	Kinder unter 2 Jahren	convulsions
7.—13. August	558	240	218
14.—20. „	547	284	217
21.—27. „	573	297	240
28.— 3. September	638	331	260
4.—10. „	593	283	226
11.—17. „	528	253	209
18.—24. „	515	225	169
25.— 1. October	510	224	158
2.— 8. „	558	236	190
9.—15. „	464	172	136

(nach Creighton)

Am stärksten herrschte die Kindercholera in London während der ersten Hälfte des achtzehnten Jahrhunderts, besonders seit dem Jahre 1720, wo Elend, Trunksucht, Zuchtlosigkeit und Verbrechen in der Hauptstadt Englands eine unglaubliche Höhe erreichten. Heute übersteigen die Todesziffern an Kindercholera in der Weltstadt nur wenig die mittleren Ziffern für England und Wales.

Dafür haben die Manufakturstädte in Lancashire und Yorkshire mit dem Beginn des neunzehnten Jahrhunderts für England die höchsten Zahlen in der Kindersterblichkeit durch Diarrhoe erreicht und zeigen eine fortwährende Zunahme darin.

Es starben in den Schifferstädten Yarmouth, Hull, Goole und Hartlepool während der Jahre 1871—80 an Diarrhoe 4530 Menschen; davon standen im Alter von

0—1 Jahr . . . 70 %
1—5 Jahren . . 19 %
5 und mehr Jahren 11 % (meistens Greise).

Es starben in den Manufakturstädten Leicester, Worcester, Northampton und Coventry während der Jahre 1871—80 an Diarrhoe 5001 Menschen; davon standen im Alter von

0—1 Jahr . . . 74 %
1—5 Jahren . . 17 %
5 und mehr Jahren 9 % (meistens Greise).

Dabei ist wichtig, daß Liverpool und Hull mit so bedeutenden Ziffern der Cholera infantum zugleich die Lieblingsorte der indischen Cholera sind, während Leicester und Birmingham, die jenen an Kindercholera nichts nachgeben, nie eine Epidemie der indischen Cholera gesehen haben und Preston und die Wollweberstädte in Lancashire, die ebenfalls große Kindercholeraziffern haben, nur geringe Ausbrüche der indischen Cholera erlitten; ein Beweis, daß die Bedingungen für die Herrschaft der indischen Cholera und der Kindercholera ganz verschieden sind.

Dieselbe Erfahrung machen wir in Deutschland. So ist zum Beispiel Stuttgart durchaus immun gegen die Cholera asiatica; aber die Sterblichkeit an Kindercholera ist in dieser Stadt außerordentlich groß; sie betrug in den Jahren 1873—78 mit 1417 Todesfällen 2,4 ‰ (Stuttgart), also nicht viel weniger als in dem der asiatischen Cholera so oft und schwer unterworfenen Berlin; hier starben in den Jahren 1877—82 an der Kindercholera 17 641, was einer Jahressterblichkeit von 2,6 ‰ entspricht.

Die höchsten Sterbeziffern an Kindercholera haben in England die Städte:

	Es starben von 1000 Kindern unter 5 Jahren		unter 1 Jahre		Es starben von 1000 Kindern unter 5 Jahren		unter 1 Jahre
	insgesamt	an Diarrhoe			insgesamt	an Diarrhoe	
Liverpool . .	119,3	18,8	217	Stoke-on-Trent	86,8	10,0	189
Manchester .	103,5	11,2	190	Birmingham .	86,1	11,8	179
Preston . . .	97,8	15,6	212	Stockport . .	80,3	9,0	182
Salford . . .	96,0	12,4	184	Nottingham .	79,3	9,9	184
London, Whitechapel . .	95,8	9,2	181	Bolton . . .	78,5	9,1	167
				Yarmouth . .	75,4	14,4	199
Halbeck . .	94,0	11,0	196	Hartlepool . .	75,3	9,4	166
London, St.Giles	92,7	9,4	176	Hull	78,0	11,0	178
Leicester . .	92,5	17,8	214	Sculcoates . .	71,5	11,6	170
Sheffield . .	91,2	11,0	183	Norwich . .	72,3	9,8	188
Blackburn . .	90,3	9,0	191	Northampton .	71,4	10,8	173
Hunslet . .	88,3	10,7	192	Worcester . .	68,2	11,1	176
Leeds . . .	87,5	12,0	188	Coventry . .	68,1	10,1	164
Wigan . . .	87,3	11,1	172	Goole . . .	64,6	9,2	166

§ 41. Unter denselben Bedingungen also, die in der ersten europäischen Großstadt, in London, sich im siebzehnten Jahrhundert entwickelt und dann allmählich verbessert hatten, dann im zweiten Viertel des achtzehnten Jahrhunderts auch mit den rasch zunehmenden Fabrikstädten Edinburgh, Glasgow, Manchester, New-Castle bei Bevölkerungsziffern unter 40 000 und 30 000 heranwuchsen, trat um die Mitte des achtzehnten Jahrhunderts in den schnell sich verdichtenden Bevölkerungscentren Nordamerikas die große Plage der Kinderwelt auf. Das Volk führte sie unter verschiedenen Namen, in den Nordstaaten als the disease of the season, in Philadelphia als the vomiting of children oder als the summer complaint, in Charleston als the april-and-may disease, längst im Munde, als Benjamin Rush in Philadelphia, ein Freund Franklins, im Jahre 1773 zum ersten Male die Aufmerksamkeit der Ärzte auf das verheerende Übel und auf die wahren Bedingungen seiner Entwickelung lenkte.

Auf die Mitteilung von Rush folgte rasch eine große Anzahl weiterer Schriften über die Krankheit, die Caldwell im Jahre 1802 als die Americana pestis infantum bezeichnete; so die Mitteilungen von Mann (1805), Meigs (1820), Condie (1825), Cartwright (1826) und viele andere, die man bei Hirsch aufgezählt findet. Cartwright und Parsons betonen ausdrücklich, daß das Übel unter den ersten europäischen Ansiedlern im Lande der Freiheit noch sehr selten war, daß es zuerst in den Küstenstädten am Atlantischen Meer auftrat und erst später mit der von Osten nach Westen fortschreitenden Kultur ins Innere drang und so seine Herrschaft in allen Großstädten Nordamerikas befestigte. Frick hebt hervor, daß die Sterblichkeit an Cholera infantum in Baltimore bei der weißen Rasse doppelt so groß ist als bei den Kindern der Farbigen (bei Hirsch).

Im Jahre 1873 machten die jährlichen Todesfälle an Kindercholera in Massachusetts und Michigan 15 % der Gesamtsterblichkeit aus, in Boston allein 22,2 %. Im Jahre 1872 starben in Philadelphia 2,6 ‰ aller Lebenden an der Kindercholera (Hirsch).

Genau dieselbe Ziffer 2,6 ‰ wird für die Jahre 1877—1882 in Berlin angegeben; in Stuttgart war sie in den Jahren 1873—78 mit 2,4 ‰ etwas geringer; in Hamburg betrug sie in der Zeit von 1874—1884 noch weniger, 1,9 ‰ (Hirsch).

Für Preußen betrug die Sterblichkeitsziffer an Kindercholera während der Jahre 1895—1902 durchschnittlich 0,73 ‰ (vgl. § 12).

Wie in Nordamerika und in Europa so ist auch in den anderen Erdteilen die Kindercholera wenigstens in den großen Städten überall einheimisch; das Hergehörige hat Hirsch bis zum Jahre 1886 mit seiner gewohnten Gründlichkeit zusammengestellt. Im Allgemeinen erscheinen die Culturländer der gemäßigten Zonen ganz vorzüglich die Stätten der Seuche, während die „unzivilisierte" Bevölkerung der kalten und der heißen Länder ihr weit geringere Opfer liefert und in einzelnen Gegenden wie Brasilien sogar auffallend verschont bleibt. Zu bestimmten Angaben über die geographische Verbreitung und Herrschaft der Kindercholera reichen die vorliegenden Mitteilungen nicht aus.

Doch kann man zusammenfassend folgendes sagen: In Europa wie in Nordamerika sind die nördlichst gelegenen Länder wie die südlichsten fast ganz frei von der Sommerplage der Kinder; die Staaten mit großen Industriezentren weisen die größten Ziffern der Seuche auf, sobald sie ein stark wechselndes Klima haben. England, Frankreich, Belgien, Holland, Deutschland, Österreich, Ungarn, Mittelrußland und Südrußland haben in Europa, die westlichen und mittleren Staaten haben in Nordamerika die größte Sommersterblichkeit der Säuglinge. Diese ist im Allgemeinen in den Städten größer als auf dem Lande. Doch gibt es einige ländliche Bezirke in England, in Deutschland und anderen Ländern, in denen sich das Verhältnis zu Ungunsten der Landkinder verkehrt hat; so in Hessen, Thüringen, Sachsen, Bayern, Württemberg, Österreich (SCHLOSSMANN).

Aus der folgenden Tabelle über die Sterblichkeit der Säuglinge in Paris geht hervor, wie weit man die Sommersterblichkeit mit der allgemeinen Sterblichkeit der Säuglinge gleichsetzen darf.

Säuglingssterblichkeit in Paris 1898.

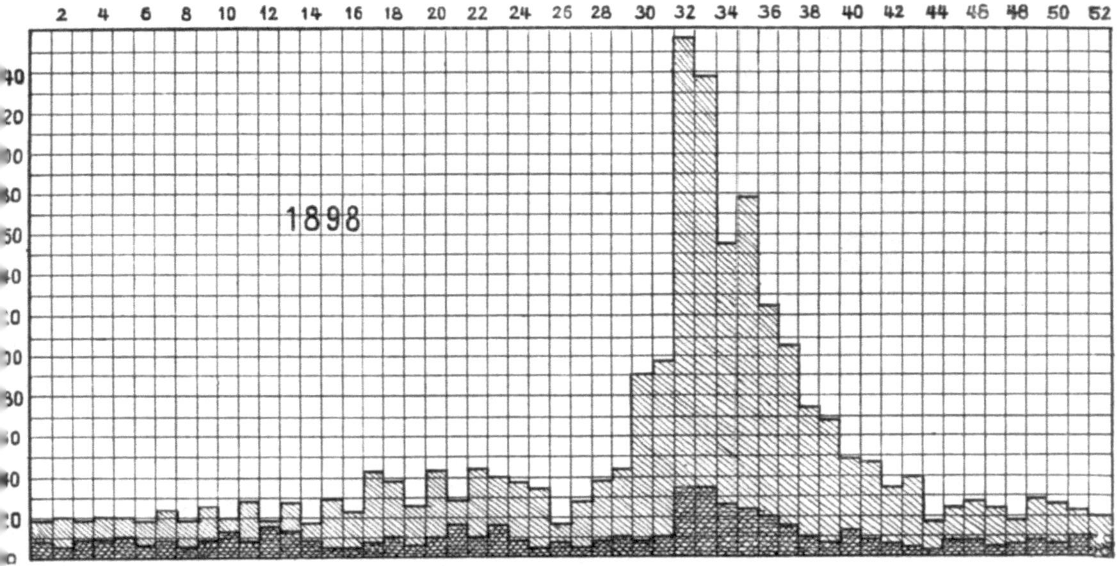

Tafel I (nach BUDIN)

Säuglingssterblichkeit in Paris 1899.

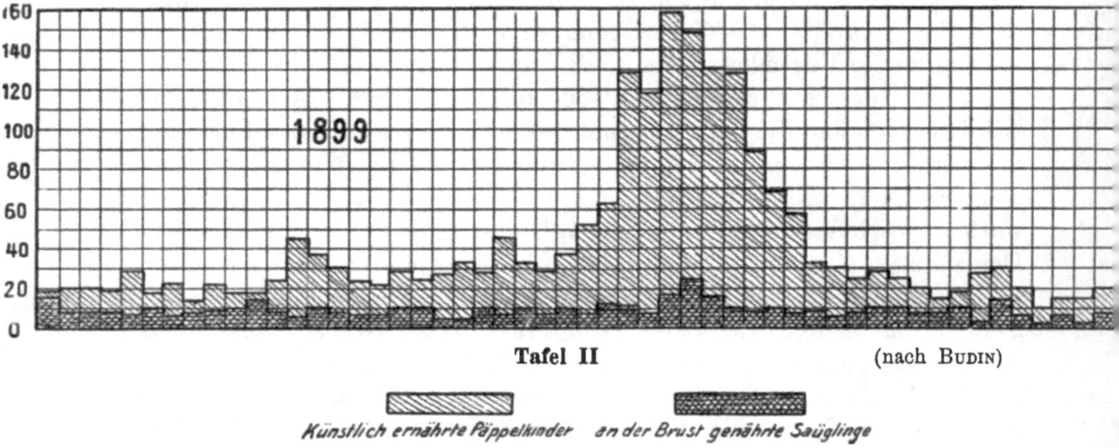

Tafel II (nach BUDIN)

Hiernach mag die Größe der Sommersterblichkeit aus der Gesamtsterblichkeit der Säuglinge in den folgenden Städten und Bezirken ungefähr abgeschätzt werden:

Auf 100 Lebendgeborene starben im ersten Jahr

in Chemnitz	38	in Meißen	25
Stadt Chemnitz	36	Oschatz	25
Glauchau	35	Rom	25
München	35	Petersburg	24
Zittau	33	Wien	24
Dresden-Altstadt	33	Grimma	24
Straßburg	32	Großenheim	24
Rochlitz	32	Dippoldiswalde	23
Zwickau	31	Bautzen	23
Flöha	31	Dresden Stadt	23
Berlin	31	Auerbach	22
Budapest	29	Hamburg	21
Schwarzenberg	29	Leipzig Stadt	21
Borna	28	Kamenz	20
Dresden-Neustadt	28	Prag	20
Köln	27	Manchester	20
Leipzig	27	Ölsnitz	18
Pirna	26	London	16
Marienberg	26	Paris	16
Löbau	26	Christiania	15
Döbeln	26	Frankfurt a. M.	15
Plauen	25	Lyon	13
Freiberg	25		

(nach SCHLOSSMANN 1907)

Auffallend könnte in dieser Liste erscheinen, daß die beiden Städte, in welchen die geringste Säuglingssterblichkeit gefunden wird, zugleich Städte mit unbedingter Immunität gegen die indische Cholera sind, Lyon und Frankfurt am Main, beides Großstädte in jedem Sinne des Wortes. Doch vergleiche man im § 40 Liverpools und Hulls Verhalten gegenüber Leicester und Birmingham.

X. Die Ursachen der Kindercholera.

§ 42. Im Allgemeinen ist die Kindercholera eine Krankheit der armen und der trägen Bevölkerung. WILLIM findet in Breslau die Ziffern der Säuglingssterblichkeit im Sommer folgendermaßen auf vier Klassen verteilt. Von 963 Säuglingen starben im Sommer 1904 aus der

	insgesamt	auf 100 lebende Säuglinge der Klasse
I. Klasse (Reiche)	0	0 ‰
II. Klasse (Wohlhabende)	5	5 ‰
III. Klasse (Mittelstand)	69	72 ‰
IV. Klasse (Proletariat)	889	923 ‰

Die Wohnung hat insoferne einen Anteil an der Kindercholera, als überhitzte, schlechtgelüftete, enge Wohnungen das Elend zweifellos steigern. Aber die Höhe des Stockwerks übt keinen deutlichen Einfluß auf die Erkrankungsziffer. Insbesondere sind nicht etwa, wie BAGINSKY gemeint hat, die Kellerwohnungen die Brutstätten der Krankheit; es gibt darin kleine wie große Ziffern, ohne daß man den Grund dafür in jedem Falle durchschaut. Das hat HOFFMANN für Würzburg, JURASCHEK für Wien, WILLIM für Breslau, RIETSCHEL für Dresden dargetan.

Die Sommerwärme ist in den Ländern mittlerer Breite zweifellos die wichtigste Hülfsursache für die Herrschaft der Kindercholera. Doch ist auch die künstliche Überhitzung der Wohnungen im Winter wol eine entschiedene Hülfsursache für das Zustandekommen sporadischer Fälle und gehäufter Fälle während der sonst cholerafreien Zeit. Mir scheint, als ob mit der Verbreitung der Centralheizung in den Häusern Wohlhabender sich die Choleraanfälle in der kalten Jahreszeit gehäuft hätten; wenigstens sehe ich manche Fälle da, wo unvernünftige Mütter und Wärterinnen Tag und Nacht in den Kinderstuben die Heizung offen, die Fenster aber, „um die gute Wärme nicht entweichen zu lassen", geschlossen halten. Einen Massenausbruch von Kindercholera hatte ich im städtischen Clemenshospital in Münster zu Anfang meiner dortigen Tätigkeit im Novembermonate; das Erkranken und Sterben unter den Säuglingen hörte auf, als ich eine bessere Lüftung der Säle und eine leichtere Bedeckung der bis dahin mit Wollsäcken und Federsäcken fest vermauerten Kinder einführte, außerdem natürlich die Ernährung der Kleinen ordnete.

Überall sind die Sommermonate die Zeiten der epidemischen Steigerung für die Kindercholera; und zwar sind es die eigentlichen Sommermonate bei uns, der Juni und der Juli, nicht die Nachsommermonate August und September, welche die Cholera nostras und ebenso die Cholera indica am stärksten begünstigen.

Schon mit den ersten warmen Tagen im Mai treten die Erkrankungen vereinzelt auf, um sich dann von Woche zu Woche rasch zu vermehren, im August die Höhe zu erreichen und schon in diesem Monate oder sonst im September rasch abzunehmen; im Oktober gibt es gewöhnlich nur noch einzelne Nachzügler.

Starke Abkühlungen der Luft durch Gewitter im Sommer oder durch die ersten kühlen Septembernächte bewirken oft einen plötzlichen Nachlaß der währenden Epidemie und eine schnelle Erholung oder deutliche Besserung der kleinen Patienten.

Wärmegrade unter 15 ° C sind der Ausbildung und Ausbreitung der Seuche entschieden ungünstig.

In New-York fielen in den Jahren 1816—1826 von 1245 Todesfällen an Kindercholera 1215 auf die Monate Juni bis Oktober; in Baltimore im Jahre 1850 von 347 Fällen 328 auf die Zeit vom Juli bis September.

Im Jahre 1895 starben von den Säuglingen in

bei einer Luftwärme von	Berlin			München		
	mittl. Maximum	tägl. Minimum	†	mittl. Maximum	tägl. Minimum	†
19.—25. Mai	20,6 ° C	8,5 ° C	166	16,4 ° C	7,1 ° C	71
26.— 1. Juni	24,1	11,7	195	20,4	9,2	64
2.— 8. „	22,7	13,0	209	21,3	12,8	58
9.—15. „	21,7	12,0	202	18,4	10,6	63
16.—22. „	25,1	12,1	235	20,0	9,3	83
23.—29. „	23,3	11,9	249	22,2	10,6	66
30.— 6. Juli	24,2	14,0	379	23,7	13,6	85
7.—13. „	23,2	12,9	384	22,5	11,5	79
14.—20. „	23,0	12,9	399	25,3	13,3	94
21.—22. „	25,9	15,9	450	25,4	13,9	107
28.— 3. August	25,3	16,0	555	24,5	14,5	126
4.—10. „	22,9	13,2	486	21,2	11,2	133
11.—17. „	22,6	13,9	486	20,6	11,5	137
18.—24. „	30,3	15,7	436	25,2	12,5	144
25.—31. „	22,1	13,3	360	23,1	12,4	137
1.— 7. September	28,4	15,4	406	27,2	13,9	142
8.—14. „	20,6	12,2	359	21,4	11,4	162
15.—21. „	16,8	10,8	277	18,8	8,3	177
22.—28. „	22,1	7,9	214	22,8	8,2	130
29.— 5. October	19,5	9,7	210	20,3	8,7	118

(nach Rietschel)

Deutlicher als in den im § 40 gegebenen Übersichten tritt der Einfluß der Jahreszeit auf die Kindercholera in der folgenden Tabelle hervor:

Es starben an Kindercholera

im Monat	im Staate Massachusetts 1871—1880	in Nürnberg 1861—1863	in Berlin 1877—1882
Januar	2	11	161
Februar	3	10	135
März	4	15	217
April	8	16	283
Mai	15	28	713
Juni	95	9	4418
Juli	720	52	6226
August	770	152	2889
September	370	93	1612
October	95	28	634
November	14	15	200
December	10	12	153
	2118	441	17641

(nach Hirsch)

Je wärmer das Jahr im Durchschnitt ist und je heißer der Sommer wird, um so größer ist die Sterblichkeit an der Kindercholera. Kühle Sommer vermindern ihre Wuth. Am heftigsten wird sie, wenn rasch auf feuchte und kalte Witterung heiße und trockene folgt. —

Wir bemerkten oben, daß die Jahreszeit der Kindercholera und die Jahreszeit der Cholera nostras im engeren Sinne sich durchaus nicht decken. Auch die örtliche Disposition ist für beide eine andere. Leicester ist ein auffallendes Beispiel dafür, daß die einheimische Cholera der Erwachsenen in bedeutendem Maaße über die Kinderdiarrhoe überwiegen kann.

In Leicester erkrankten an einheimischer Cholera:

im Alter	von 0—1 Jahr	1—5 Jahren	5 Jahren und mehr
in der Zeit von 1881—87	2284 5,2%	8956 20%	33438 74,8%

In ganz England starben an Diarrhoe:

im Alter	von 0—1 Jahr	1—5 Jahren	5 Jahren und mehr
im Jahre 1881	9408	2476	2852 = 19,3%
1882	10680	3555	3050 = 17,6%
1883	9962	2843	3128 = 19,6%
1884	17854	4794	3764 = 14,2%
1885	8821	2023	2524 = 17,9%
1886	16514	4936	3298 = 13,3%
1887	14101	2936	3205 = 15,8%
			im Mittel 16,8%

(nach Creighton)

Selbstverständlich kann man nicht die Morbidität an Brechdurchfall in Leicester ohne weiteres mit der Mortalität daran in England vergleichen, weil an der Krankheit selten ein Erwachsener stirbt, wenigstens in gewöhnlichen Zeiten; das ändert nichts daran, daß in Leicester die Zahl der Säuglinge und der Kinder bis zu fünf Jahren, die an Brechdurchfall erkranken, mit 5,2 % und 20 % auffallend klein ist, im Verhältniß zur Ziffer der jenseits des fünften Jahres Erkrankten, 74,8 %, während in ganz England die Sterbeziffern der verschiedenen Altersstufen für die Diarrhoe das Verhältniß wie in allen Ländern zeigen. Jedenfalls ist Leicester ein Beispiel dafür, daß die Bedingungen für die Entwickelung der Kindercholera unabhängig sind von denen für die Cholera nostras im Allgemeinen. Dieselbe Unabhängigkeit der Cholera infantum von den örtlichen Bedingungen, welche der Cholera indica günstig sind, haben wir im § 40 festgestellt.

§ 43. In jüngster Zeit hat man versucht, die Bedeutung der Magendarmstörung für die Sterblichkeit der kleinen Kinder im Sommer abzuschwächen und den Brechdurchfall mehr als ein Symptom denn als die Grundkrankheit bei der Pestis infantum darzustellen. So versuchen Meinert in Dresden (1887) und jüngst Rietschel (1911) in Dresden und Liefmann und Lindemann (1911) in Berlin, alle in sehr gründlichen Arbeiten, nachzuweisen, daß es die hohe Lufttemperatur an sich und insbesondere die Stauungswärme in den engen Stadtwohnungen sei, welche die kleinen Kinder mit oder ohne die Begleiterscheinung des Brechdurchfalles töte; es handele sich um einen mehr oder weniger plötzlichen Hitzschlag, um ein Wärmestauungsfieber mit oder ohne Nachhülfe von primären oder sekundären Verdauungsstörungen.

Wir wollen hier nicht ausführen, daß die Vorstellung von der Siriasis der Kinder als der Ursache der Sommersterblichkeit sehr alt ist und bei den Ärzten zu denselben Streitigkeiten geführt hat wie bei den Laien die Frage: stirbt das Kind am Brechdurchfall oder an den Krämpfen, muß die Krankheit griping in the guts oder convulsions heißen? Wir wollen gar nicht entscheiden, ob Siriasis oder Cholera infantum der richtige Ausdruck sei, oder ob beide Diagnosen nebeneinander Berechtigung haben. Es scheint uns aber, als ob bei dem Streit nicht genügend berücksichtigt werde, daß der Sommertod der Säuglinge doch nicht unbedingt auf eine einzige Ursache zurückgeführt werden muß. Man kann an sehr verschiedenen Krankheiten sterben, warum nicht die kleinen Kinder zur Sommerzeit ebensowohl am Hitzschlag wie an der Cholerakrankheit? Sie sterben an beiden Krankheiten sogar gelegentlich im Winter. Das ist eine sehr triviale Bemerkung, aber sie gehört hieher.

Übrigens haben die Paediatriker sie selbst wol schon gemacht, indem wenigstens Meinert und Rietschel versuchen, beim „Sommertod der

Säuglinge“ mindestens drei „Typen“ zu unterscheiden: 1. die reine Überhitzung des Kindes, wobei der Tod unter Fieber und Krämpfen eintritt; echter Hitzschlag gesunder und kranker Kinder; 2. die mit Fieber und Krämpfen verbundene Brechruhr der gesunden und kranken Kinder; 3. die eigentliche Sommerdiarrhoe ohne Fieberhitze. (Die „wissenschaftlichen“ Ausdrücke für jene Typen, „rein hyperthermisch konvulsivische Form“, „hyperthermisch diarrhoische konvulsivische Form“, „diarrhoische Form ohne eigentliche Hyperthermie bei alimentär gestörten Kindern“ sind mir zu gelehrt, als daß ich sie gebrauchen möchte; man entschuldige also die Übertragung ins Deutsche.)

Es ist durchaus nicht ohne Weiteres zu entscheiden, ob ein Kind am wahren Hitzschlag oder an einer ganz akuten Form der Sommercholera ohne Brechdurchfall, also an der Cholera sicca, gestorben ist; das ergibt sich erst bei der genauen Besichtigung und mikroskopischen Untersuchung des Darmes und durch bakteriologische Untersuchung, und vielleicht auch dann nicht einmal in jedem Falle, da die beiden Krankheiten ja zusammen wirken konnten. Aber soviel bleibt doch sicher, daß principiell Hitzschlag und Brechdurchfall, Sommerhitzetod und epidemische Sommercholera, unterschieden bleiben müssen, solange man eine aetiologische und nicht eine symptomatologische oder ganz willkürliche Krankheitseinteilung sucht.

Zur Sache sei noch auf eine Beobachtung Kaupe's hingewiesen. Kaupe verlor im bonner Säuglingsasyl während des langen überheißen Sommers 1911, worin die Lufttemperatur in Bonn selten unter 28° C sank, von 30—35 Säuglingen keinen einzigen an Hitzschlag oder Diarrhoe, wiewohl die Räume, worin die Kleinen gepflegt wurden, nicht allen Anforderungen an Größe und Luftwechsel genügten; er führt die Erhaltung der Pfleglinge darauf zurück, daß er ihnen, soweit es eben durchführbar war, die Mutterbrust zukommen ließ und da, wo gemischte Ernährung unumgänglich wurde, die nebenher gereichte Kuhmilch in der sorgfältigsten Weise pasteurisieren und auf Eis aufbewahren ließ.

Vorläufig sehen wir also in der Sommerhitze nur eine wichtige Hülfsursache nicht die eigentliche zureichende Ursache der Kindercholera.

Auch P f l a n z e n g i f t e, welche bei der Verfütterung von giftigen Wiesenkräutern in die Milch der Kühe und der Ziegen übergehen, sind als Ursache der Kindercholera angeschuldigt worden, besonders von Sonnenburger, dem Braungart, Seifert, Praussnitz u. A. zugestimmt haben. Vor allen Kräutern werden die Gifte der Herbstzeitlose und einer Reihe von Hahnenfußarten und Dotterblumen als galactophane Gifte genannt: Herbstzeitlose, colchicum autumnale, scharfer Hahnenfuß, ranunculus acer, Ackerhahnenfuß, ranunculus arvensis, Knollenhahnenfuß, ranunculus bulbosus, brennender Hahnenfuß, ranunculus flammula, giftiger Hahnenfuß, ranunculus sceleratus; Waldrebe, clematis alba, Wiesenraute, thalictrum galioides, th. flavum, Windröschen, anemone nemorosa, Küchenschelle, anemone pulsatilla, Teufelsauge, adonis vernalis, a. aestivalis, stinkende Nieswurz, helleborus foetidus, Eisenhut, aconitum napellus; ferner Sumpfdotterblume, caltha palustris, Trollblume, trollius europaeus, Klatschrose, papaver rhoeas; Wasserschierling, cicuta virosa, Fleckschierling, conium maculatum, und noch viele andere, die Block sorgfältig zusammengestellt hat.

Wir wollen einer pflanzengifthaltigen Milch keineswegs ihre schädliche Wirkung auf den Darmkanal und auf den ganzen Organismus des Säuglings und größerer Kinder absprechen, sind vielmehr überzeugt, daß in der Auswahl des Futters für milchgebende Tiere noch sehr viel zu ändern und zu bessern ist; aber bisher haben wir uns nicht davon überzeugen können, daß sich irgend ein bestimmtes Verhältniß zwischen der Kindercholera und giftigem Viehfutter, sei es von Wiesen oder von Rainen oder aus der Scheune oder aus Fabrikabfällen, aufzeigen ließe.

Daß die am meisten beschuldigte Futterpflanze, die Herbstzeitlose, keinen wesentlichen Anteil an der Kindercholera haben kann, geht schon daraus hervor, daß die Zeit der Kindercholera, Juni, Juli, August, ihrem Ende bereits entgegengeht, wenn die Blüte der Herbtzeitlose, August und September, beginnt.

Was die Beobachtung von Braungart und Hauser angeht, daß auf Kalkboden, der viel Colchicum trägt, die Kindercholera und Kindersterblichkeit weitaus größer ist als auf Gneis, Granit und Buntsandstein, der kein Colchicum trägt, so können hier, wie bei der Cholera asiatica gezeigt werden wird, weit durchschlagendere Gründe als eine Giftpflanze in Frage kommen.

Bei alledem wird zugegeben, daß sich wie bei Erwachsenen so auch bei Kindern gelegentlich eine von Pflanzengiften verschlechterte Milch als die wirkliche Ursache einer umschriebenen Brechdurchfallepidemie geltend macht. —

Daß die künstliche Fütterung der Säuglinge einen der wichtigsten Faktoren in der Sommerdiarrhoe bedeutet, zeigt die Pariser Tabelle im § 42. Für Berlin hat Boeckh in einer gründlichen Statistik gezeigt, daß im Verhältniß zu den mit Brustmilch ernährten Säuglingen 7mal mehr von den mit Tiermilch gefütterten sterben und daß im Sommer sich diese Zahl noch um das Doppelte oder höher vermehren kann; die Fütterung mit Milchsurrogaten steigert die Sterbeziffer noch weiter.

Es starben in Berlin durchschnittlich täglich

im Jahre	während der Sommermonate Juli, August, September		während der übrigen Monate des Jahres	
	Brustkinder	Flaschenkinder	Brustkinder	Flaschenkinder
1889	5,28	45,67	4,36	18,18
1890	4,38	34,60	4,24	17,60
1891	4,27	36,41	3,85	19,26
1892	3,88	32,51	3,96	17,56
1893	4,31	36,22	3,45	17,32
1894	3,10	33,50	3,05	13,50
1895	3,41	39,80	2,79	13,50
1896	2,90	28,30	2,40	12,60
1897	2,60	33,40	2,50	13,90
1898	3,15	29,40	2,38	13,10
1899	2,50	31,20	2,30	13,70
1900	2,90	34,90	2,10	14,90
1901	2,30	32,30	2,20	14,60

(nach Boeckh)

§ 44. Einige Autoren behaupten, die Cholera infantum sei dasselbe wie die Cholera nostras adultorum (Meinert 1891). Gewiß sterben an der Cholera nostras viele Kinder wie auch an der Cholera indica, aber daß es außerdem eine besondere Cholera infantum gibt, glauben wir genügend klar gezeigt zu haben (§ 39, § 42), und daß die Cholera infantum weitaus mehr Kinder wegrafft als die Cholera nostras und Cholera indica zusammen, braucht wol auch nicht ausführlicher dargelegt zu werden. Es wird eine Aufgabe der Zukunft sein, immer schärfer die drei großen Seuchen, die unter dem Bilde der Cholera verlaufen, zu trennen.

Dabei wird sich denn auch herausstellen, ob und welche von den angeschuldigten „Erregern“ der Kindercholera in Frage kommen.

Unter ihnen befinden sich zunächst die Bakterien, welche bei den Kindern regelmäßige Darmbewohner sind, also der Bacillus aerogenes lactis und das Bacterium coli commune; ferner werden genannt das Bacterium proteus vulgare und der Bacillus pyocyaneus, also alle die Bakterien, die auch als Erreger der Cholera nostras (§ 15) beschuldigt werden. Einige Autoren meinen, den beiden erstgenannten Darmepiphyten komme höchstens ein Nebenanteil am Prozeß zu; als eigentlicher Erreger sei der Proteus vulgaris anzusehen, der bei gesunden Säuglingen nie vorkomme (Brudzinski 1889), aber in der Mehrzahl der Fälle von Sommerdiarrhoe nachgewiesen werden könne. Jedenfalls fand ihn Escherich sehr oft dabei, Brudzinski in 8 Fällen 7 mal, Booker in 18 Fällen 15 mal. Man müsse ihn aber vorsichtig suchen, da er durch die anderen Bakterien leicht verdeckt werde; sehr oft würden nur einzelne Colonien davon in großen Plattenaussaaten gefunden.

Falls Proteus vulgaris in Frage kommt, wird man sich die Pathogenese der Kindercholera ebenso wie die der Cholera nostras und der Cholera indica vorzustellen haben, nämlich nach der Entdeckung Emmerichs als Nitritvergiftung. Proteus vulgaris bildet nach Emmerichs Untersuchungen ebenso bedeutende Nitritmengen wie der Vibrio cholerae Koch, in zweiundvierzig Stunden mehr als 0,01 %, während das Bacterium coli unter gewöhnlichen Verhältnissen in derselben Zeit weniger als 0,00004 % bildete (§ 16). Mir will es scheinen, als ob die Kindercholera nicht denselben Erreger haben könne als die Cholera nostras bei Kindern, einmal aus dem Grunde, weil Cholera infantum und Cholera nostras weder zeitlich noch überhaupt epidemiologisch zusammenfallen, sodann weil das Krankheitsbild der Kindercholera im engeren Sinne doch in wesentlichen Zügen von dem Krankheitsbild der Cholera nostras bei Kindern abweicht, wie der § 45 im Gegensatz zum § 17 zeigen wird.

Einen neuen Bacillus als Erreger der Kindercholera zugleich aber auch als Erreger der einheimischen Cholera hat Klein gefunden. Sein Bacillus enteritidis sporogenes, dessen Sporen weit verbreitet auf Dünger und Koth, auf Fleischwaaren und auch im Dickdarm des Menschen vorkommen, ist ein obligater Anaerobier; er soll in allen Fällen des Brechdurchfalles der kleinen Kinder zu reichlicher Entwickelung im Darm gelangen (Klein, Houston).

Die Bedeutung dieses Bazillus wie der anderen bleibt abzuwarten. Daß nicht unbedingt ein neuer Bazillus in den Darm eingeführt werden müsse, damit das Bild der Cholera oder sonst eine vom Darm ausgehende Krankheit erregt werde, hat Liebermeister wiederholt betont. Er zeigt, daß unter besonderen Außenbedingungen, etwa unter gesteigerter Außenwärme, oder unter besonderen Innenbedingungen, etwa bei veränderter Kost, ein bis dahin harmloser Darmschmarotzer zum verderblichen Krankheitserreger werden könne, daß also irgend eine Störung in der Funktion des Darmes oder eine Veränderung seines Inhaltes Veranlassung geben könne zu einer ungewöhnten Vermehrung des einen oder des anderen im Darm vorhandenen Mikroben.

Daß diese Vorstellung nicht in der Luft hängt, beweist der Umschlag der Bakterienflora im Darme des Säuglings mit der Einführung der Brustnahrung und der weitere Umschlag mit der Einführung gemischter Kost. Während das Mekonium des Neugeborenen keimfrei ist oder allerlei Keime, die von außen her durch Mund und After in den Verdauungsschlauch gelangen, enthält, wuchert mit Einführung der Milchkost vorwiegend oder ausschließlich das Bacterium lactis aerogenes Escherich's, dem sich dann das Bacterium coli als Beiwohner hinzugesellt, aber nur in zweiter

Linie, solange die Milchkost währt. Nach dem Einsetzen der gemischten Kost überwiegt dann bald das Bacterium coli.

Wie nun beim Vorhandensein reichlicher Salpetermengen in der Nahrung ein sonst harmloser Parasit wie das Bacterium proteus und sogar das Bacterium coli commune zum furchtbaren Giftbildner und Krankheitserreger wird, hat EMMERICH gezeigt (§ 16); und wie es überhaupt nur von besonderen Außenbedingungen und Innenbedingungen abhängt, ob das Bacterium coli eine pathogene Wirkung äußert oder nicht, führt GIBSON aus. Er zeigt in der Analyse eines genau beobachteten Falles, daß das Bacterium coli von chronischen Darmlaesionen aus schwere Störungen unterhält, die drei Stadien durchlaufen. Bei einfacher Enteritis erregt es tiefere Verschwärungen mit Durchfällen, Kopfschmerzen, Entkräftung und endlichem Marasmus; gründliche Darmantisepsis, Kolonirrigationen, chirurgische Eingriffe am Blinddarm u. s.w. können den Prozeß unterbrechen. In einem zweiten Stadium kommt es zur Bildung von Nitriten im Darm, die zur Resorption gelangen und dabei tiefe Blutstörungen, Methaemoglobin- und Sulphaemoglobinbildung und des Weiteren das Bild der enterogenen Cyanose, das STOKVIS gezeichnet hat, verursachen; hierbei können parenchymatöse Nephritis, Kolbenfingerbildung und weitere tiefe Veränderungen sich zeigen. Das dritte Stadium entspricht dem Übergang der Kolibakterien in das Blut, der allgemeinen Kolisepsis.

Daß derartige oder ähnliche Vorgänge der Sommercholera der Kinder zu Grunde liegen, soll nicht ohne weiteres behauptet werden; nur darauf sollte hingewiesen werden, daß wir uns die Bedingungen, unter denen eine Krankheit und eine Seuche entsteht, nicht immer ganz einfach vorstellen und mit dem einfachen Wert eines specifischen Bacterium ausdrücken dürfen. Das wird sich bei der Pathogenese der Cholera asiatica ganz deutlich zeigen.

XI. Das Krankheitsbild der Kindercholera.

§ 45. Das Bild der Kindercholera weicht von dem des einfachen akuten Brechdurchfalles der Säuglinge nicht deutlich ab. Es handelt sich um alle Grade der Magendarmstörung vom einfachen Erbrechen oder Abweichen bis zur schwersten Form der Brechruhr und um alle Grade des Verlaufes von den ganz plötzlichen Anfällen, die in der ersten Nacht tötlich werden, bis zu den unter langen Vorboten und öfteren Diarrhöen sich allmählich entwickelnden und durch Wochen sich hinziehenden Fällen mit choleraähnlichen Zwischenscenen.

Im eigentlichen akuten Anfalle entleert das Kind bei anfänglichem Wohlbefinden ein paar schlechtgeformte braungelbe mit grünlichen Streifen und Schleimzügen vermischte kleine Abgänge. Dann folgen reichlichere gährende Ausleerungen ohne Schmerz aber unter sichtbarer Abnahme der Kräfte, unter zunehmendem Durst und Abwehr der gewohnten Kost. Alles kann bei Bettruhe und Trinken von dünnen Schleimabkochungen oder von reinem Wasser in ein oder zwei Tagen vorüber sein, wenn die spontanen Entleerungen den Darm von den verdorbenen Massen befreiten oder eine kleine Gabe Calomel oder Magnesia nachhalf.

In anderen Fällen beginnt das Leiden von vorneherein stürmischer, mit Fieberzeichen. Die Kinder bekommen einen heißen Kopf, werden schläfrig, fangen gegen Abend an irre zu reden, zu weinen und zu schreien; sie ziehen die Kniee an den Leib, strampeln wild mit den Füßen, schlagen auch wol um sich und wollen die Mutter oder Pflegerin beißen. Sie klagen über Durst und wollen beständig trinken. Der Durst wird unersättlich sobald die ersten Ausleerungen geschehen, die nach dem raschen Abgang des Magendarminhaltes durch Erbrechen und Abführen schnell aufeinander folgen als große wässerige graue oder rötliche Massen. Dabei kann entweder das Erbrechen überwiegen oder der Durchfall. Ersteres geschieht gußweise bei jeder Lageveränderung der Kinder oder nach der Aufnahme von Flüssigkeit, letzterer sprudelt wie ein ununterbrochener Quell hervor, besonders auch bei der Betastung des weichen schwappenden Bauches. Je häufiger und reichlicher die Ausleerungen erfolgen, um so heller werden sie. Bei manchen Patienten sind schon die ersten Ausleerungen wässerig und ganz farblos.

Je jünger das Kind, um so rascher verfallen bei diesen Ausleerungen seine Kräfte. Es wird nach einer kurzen Unruhe oder heftigem Hinundherwerfen matt, stumpfsinnig, teilnamlos; sein Gesicht verfällt greisenhaft und zeigt ein sardonisches Lächeln, die Augen erlöschen, Nase und Wangen, Hände und Füße werden kalt. Der Puls wird schleichend, aussetzend; die Atmung entweder beschleunigt oder sie geht in großen und tiefen Zügen ohne Pause wie die eines gehetzten und im Lauf ermattenden Menschen. Allmählich wird die Haut welk, weich wie Waschleder, Zunge und Mundhöhle werden trocken und kalt; der Leib sinkt ein oder bläht sich auf, zieht sich auch wol bei Schmerzanfällen krampfhaft ein. Bei unlöschbarem Durst hört der Urin auf zu fließen; bisweilen aber sind die Durchfälle so wässerig und farblos, daß sie für Harn gehalten werden.

Im Anfange der Krankheit kann die Körperwärme erhöht sein, sogar bedeutend, auf 40—42 ° C steigen (Demme, Epstein) oder auch schnell absinken; seltener bleibt sie fast unverändert. Bei jener fieberhaften erethistischen Form kommt es häufig unter starker Rötung des Gesichtes zu eklamptischen Anfällen, die so stark das Krankheitsbild beherrschen können, daß die besorgte Mutter nur von den Krämpfen, nichts von der Darmstörung erzählt und bei tötlichem Ausgange des Leidens auch die ärztliche Epikrise lautet, das Kind sei an Krämpfen, oder am Hitzschlag, gestorben. Hingegen herrscht in der torpiden Form das Bild des Hydrocephaloids vor mit zunehmender Gleichgültigkeit des Kindes gegen äußere und innere Vorgänge; es liegt da mit halboffenen Augen, die Fontanellen sinken ein, die Glieder erkalten, Kreislauf und Atmung werden matt und erlöschen allmählich. Kam es zu einzelnen Zuckungen im Gesicht, zu kurzen Spannungen in den Gliedern, so sagt der Volksmund nach dem fast ausnahmslos erfolgenden tötlichen Ausgange wol auch, das Kind sei an der „inneren Begabung", an inneren Krämpfen gestorben, an Krämpfen, die nicht zum Durchbruch gekommen waren.

Gewöhnlich zieht sich das Krankheitsbild länger als einen Tag hin; nach einer traurigen Nacht, in der das Erlöschen des jungen Lebens jeden Augenblick drohte, lassen gegen Morgen die Ausleerungen und damit auch die Zeichen der äußersten Schwäche nach; das Kind verfällt in einen mehr oder weniger ruhigen Schlaf, aus dem es gegen Mittag erwacht, um Nahrung zu begehren. Man schöpft Hoffnung. Aber gegen Abend vermehrt sich die Unruhe des Kindes stark, der Durst wird wieder heftig, es bekommt Muskelzuckungen oder verfällt in Streckkrämpfe. Ältere Kinder reden auch wol irre. Erbrechen und Durchfälle beginnen aufs Neue. Die Ausleerungen sind, falls sie am Tage vorher noch gebunden und farbig waren, nunmehr wässerig und werden bald farblos oder weißlich wie Molken; sie enthalten kleine oder große weiße Flocken, die aus abgestoßenem Darmepitel bestehen, das oft noch in ganzen Lagern mit leicht erkennbaren Zottenabzügen erhalten ist; außerdem Haufen von Bakterien und auch wol Phosphatkrystalle.

Auf der Höhe des neuen Anfalles liegt das Kind in völliger Erschöpfung da, in leichenhafter Blässe und Kälte, mit blauer Verfärbung der vorspringenden Teile, Nase, Lippen, Kinn, Fingernägel, Ellbogen, Knie, Fersen und Zehen. Selten ist der ganze Körper tief cyanotisch wie bei der Cholera nostras und Cholera asiatica. Aus dem Munde weht nur ein schwacher kühler Atem; die am Mittag wieder gehobenen Fontanellen sinken völlig ein und bei Säuglingen, deren Kopfnähte noch nicht geschlossen sind, werden Stirnbein und Hinterhauptbein unter die Scheitelbeine geschoben. An den tiefliegenden Augen erscheint die Hornhaut, soweit die halboffenen Lider sie unbedeckt lassen, glanzlos, die Konjunctiva im Bereich der Lidspalte büschelförmig injicirt; vor der Kornea und im klaffenden Lidsack liegen kleine Schleimfetzen. Mitunter ist das Kind so teilnahmlos, daß es Fliegen auf den offenen Augen duldet.

Unter raschem Nachlassen oder plötzlichem Stillstehen der Ausleerungen oder unter dem Abgang blutiggefärbter Schleimmassen oder schwarzer stinkender Fetzen vermindern sich die letzten Lebenszeichen an Puls und Atmung und der Lebensfunken erlischt am Ende des zweiten, seltener des dritten Tages. Ausnahmsweise zieht sich das Leiden unter mehrfachem Wechsel zwischen Besserung und Verschlimmerung durch zwei oder drei Wochen hin.

Nur in einem kleinen Teil der Fälle kommt es nach völliger Ausbildung der Krankheit noch zur Genesung. Diese vollzieht sich entweder unter langsamem Nachlassen des Brechdurchfalles bei wiederkehrendem Pulse und zunehmender Körperwärme, Zeichen, die, wie schon bemerkt, vielversprechend auftreten und dennoch wieder verschwinden können; oder sie entsteht unter einer lebhaften Reaktion mit Fieberbewegungen, Unruhe, starker Harnflut, worauf dann ein Genesungsschlaf mit leichtem warmem Schweißausbruch sich einstellt; oder sie geht aus einem typhoiden Nachstadium hervor, in welchem sich Fieber, Trockenheit und Schwärzung der Lippen und Zunge, Albuminurie, Furunkelbildung zu einem mehrtägigen Sopor mit eklamptischen Anfällen gesellen. Das Typhoid geht dann seinerseits rasch oder langsam in die Genesung über oder endet nach wiederholten Steigerungen und Nachlässen des Fiebers am fünften oder siebenten Tage mit dem Tode.

Unter den Nachkrankheiten ist außer langwieriger Verdauungsschwäche, Furunkulose, Bronchopneumonie das seltene Sklerem zu erwähnen. Der Körper wird gedunsen, bekommt eine teigige Steifigkeit in allen Teilen, die allmählich in beträchtliche Härte der Weichteile und zunehmende Starrheit der Glieder übergeht; dabei geht die Körperwärme mehr und mehr zurück, Puls und Atmung werden träger, das Kind wird teilnahmlos, unbeweglich, starr, nimmt kaum mehr Nahrung; Harn und Stuhlgang stocken. Auf der Höhe der Krankheit fühlt sich der ganze Körper oder der größte Teil desselben wie knetbares Wachs oder Schmalz an, die Mastdarmwärme ist auf 30 ° C und weniger gesunken und nach zwei, drei, vier Wochen seltener noch später erlischt das Leben.

Die Prognose der Kindercholera ist um so schlechter je jünger das Leben und je weniger kräftig das Kind; aber auch ganz kräftige gesunde Kinder erliegen der Krankheit oft schon nach wenigen Stunden. Von 332 Säuglingen, die während der Jahre 1881 und 1882 in Leicester dem Brechdurchfall unterlagen, waren 141 = 42,5 % vorher gesund, 191 = 57,5 % bereits schwächlich (Creighton, Ballard).

§ 46. An der Leiche des dem Sommercholeraanfall erlegenen Kindes fällt zunächst fast ausnahmslos die hochgradige Abzehrung, Blässe und Starre des kleinen Körpers auf. Die schlaffe, locker um Rumpf und Glieder gehängte Haut entbehrt des weichen füllenden Unterhautpolsters. Die Hornhaut ist im Bereich der klaffenden Lidspalte mit Schleimfetzen bedeckt oder ausgetrocknet oder in Verschwärung übergegangen. Lippen und Zahnfleisch und Zunge vertrocknet; die Halsvenen und oft sogar die Gesichtsvenen deutlich blutgefüllt. An Gesicht und Händen und Füßen zeigen sich greisenhafte Falten und Runzeln. Der Bauch ist kahnförmig eingesunken.

Die Eingeweide der Brust pflegen bis auf eine Überfüllung der großen Venen mit dunkelrotem fast schwarzem seltener kirschrotem Blut keine auffallenden Veränderungen zu zeigen.

Am ganzen Magendarmkanal bis zum Coecum fällt die hochgradige Blässe des ganzen Rohres insbesondere aber der Schleimhaut auf, die sich überall aufgelockert, erweicht und nur stellenweise mit Blut stärker injicirt zeigt. Bisweilen findet man die Follikel und Platten leichtgeschwellt, dann in ihrer Nähe eine deutliche Wulstung und verstärkte Rötung der Falten. Bei mikroskopischer Untersuchung ergibt sich, daß das ganze Epithel vom Magen bis zum Coecum sich im Zustande der Nekrose und Auflösung und Abstoßung, stellenweise, besonders im Magen, im Zustande der Verschleimung befindet, an anderen Stellen, besonders im Ileum gänzlich in Verlust geraten ist. Alle diese schweren Veränderungen, die auf eine toxische Ursache, auf eine starke Ätzwirkung, hinweisen, können dem bloßen Auge entgehen, während es bei einiger Übung in schwereren Fällen schon ohne Mikroskop die Zeichen der tiefen follikulären Enteritis mit partieller Nekrose der Mukosa am Grunde der Lieberkühnschen Schläuche erfaßt.

Die stärksten Veränderungen findet man wol regelmäßig im Ileum und im Colon. Colon transversum und Colon descendens können tief dunkelrot sein, eine stärkere Schwellung der Follikel und nekrotische Herde zeigen, die bis in die Submukosa hineinreichen und bei mikroskopischer Untersuchung eine starke Rundzellenanhäufung in der Umgebung aufweisen; an der Schleimhautoberfläche und überall da, wo das Epithel der Nekrose anheimgefallen ist oder sonstige Gewebsveränderungen vorliegen, gewahrt man Bakterienansammlungen, die ihre Züge bis in das interstitielle Grundgewebe hineinsenden.

Nicht selten zeigt die Dickdarmschleimhaut stärkere Haemorrhagien und Sugillationen, entsprechend blutigeiterigen Ausleerungen während der letzten Lebensstunden. Aber auch in den leichter erscheinenden Fällen gewahrt man im Colon bei genauerem Zusehen wenigstens stellenweise in den tieferen Haustren eine mehr oder weniger deutliche rosenrote bis paeonienrote Injektion der Darmwand und eine auffallende Rauhigkeit der Schleimhaut mit kleinen und kleinsten Petechien.

Die Milz pflegt klein und schlaff zu sein, die Leber welk bei starker Füllung der Gallenblase mit gelber oder hellbrauner Galle.

An den Nieren finden Baginsky, Ballard u. A. alle Grade der einfachen toxischen Nephritis, von der oberflächlichen Nekrose der Epithelien bis zu den selteneren haemorrhagischen Ergüssen in die Glomerulikapseln und sogar bis zur Zerstörung der Gefäßschlingen der Glomeruli; daneben mehr oder weniger erhebliche interstitielle Kernwucherungen und Zellansammlungen. Die Nierenveränderung war in einigen Fällen beträchtlicher als die Darmläsion.

Überfüllung der Venen der Hirnhäute und des Gehirns, kleine Thromben in den Blutleitern des Schädels sind wol die einzigen regelmäßigen Befunde in der Schädelhöhle.

XII. Prophylaxe und Therapie der Kindercholera.

§ 47. Sommerhitze, Ernährungsfehler und eine unbekannte epidemische Schädlichkeit wirken zusammen als zweifellose Ursachen der Kindercholera. Unsauberkeit, schlechte stockende Luft, Vernachlässigung der Körperpflege sind ihre Hülfsursachen. Alles trifft mutterlose oder ammenlose Säuglinge, die künstlich aufgefüttert werden, mit verstärkter Gewalt. Entwöhnung eines Säuglings zur Sommerzeit ist eines der sichersten Mittel, ihm den tötlichen Brechdurchfall zuzuziehen. Die sorgfältigste Reinhaltung, Zubereitung und Aufbewahrung der Milch und der anderen Speisen für kleine Kinder ist das sicherste Mittel, die Sommercholera zu verhüten. Unter Reinhaltung ist nicht allein das gründliche Spülen oder Auskochen der Geschirre und Geräte, worin die Speisen verwahrt werden, gemeint, sondern auch der Schutz vor Staub und ganz besonders vor Fliegen, Mäusen und anderem Tierbesuch. Die Aufbewahrung der Milch an kühlem dunklem Ort ist unbedingt notwendig; ein sauberer Keller unter allen Umständen einem schlecht gelüfteten Eisschrank vorzuziehen; Keller und Eis das Beste.

Die peinliche Sauberkeit am Körper des Kindes, an Bett und Zimmer, die gründliche regelmäßige Lüftung der Stube, im Notfalle künstliche Kühlung des Wohnraumes oder Schlafzimmers durch häufiges Waschen des Bodens oder durch Aufhängen wasserziehender Tücher ins offene Fenster sind weitere Schutzmittel gegen die Kinderpest.

Schon Rush betont, daß eines der wichtigsten Verhütungsmittel des summer complaint dieses ist, die Kinder in der heißen Jahreszeit aufs Land zu bringen. Von Hunderten, die er aus Philadelphia hinausschickte, starben nur zwei, während in der Stadt das Übel die Kleinen dezimirte. Er erprobte die Entführung aus der Stadt sogar als Heilmittel bei ausgebrochener Krankheit. Jedenfalls sollen die Mütter in der Stadt ihre Kinder in den heißen Tagen soviel wie möglich auf die Plätze bringen oder vor die Häuserhaufen, damit sie sich in der freien Luft von der stockenden Hausatmosphäre erholen. Was Mutterliebe hierbei leisten kann, sieht man in Saint-Louis, wo in den schwülen Hochsommernächten Hunderte von Müttern ihre Kleinen in Kinderwagen auf die Riesenbrücke des Mississippi schieben, um ihnen die entsetzlichen Nächte in den engen Stadtwohnungen zu ersparen. Freilich ist es sehr fraglich, ob in unserem

Lande, wo die Straßenordnung vor der Gesundheit und vor dem Leben geht, eine Mutter es wagen darf, nachts ihr Kind auszufahren, ohne auf die Polizeiwache gebracht zu werden. —

Wenn die Krankheit ausgebrochen ist, soll die erste Hülfe eine gründliche Entleerung des Magendarmkanals sein. Diese geschieht schonender und zuverlässiger durch die Ausheberung und Auswaschung des Magens als durch den allzubaldigen Gebrauch des Calomels oder Ricinusöles. Als Spülwasser dient eine gekochte und wieder abgekühlte Kochsalzlösung, die einen starken Theelöffel Kochsalz auf ein Liter Wasser enthält oder eine gleiche Lösung von doppeltkohlensaurem Natron oder Karlsbader Salz. Calomel, Ricinusöl, Rhabarberwein und dergleichen werden nur dann nötig, wenn der Magenauswaschung nicht sofortige Erleichterung folgte und auch eine nachfolgende hohe Darmausspülung erfolglos blieb.

Die zweite Hülfe besteht in der Darreichung von gutem frischem Wasser, das in kleinen Schlucken, theelöffelweise, aber beständig und wenigstens so oft als das Kind zu trinken begehrt, den ganzen Tag über gereicht wird. Wo es an gutem Trinkwasser fehlt, kommt Mineralwasser, dünner eisgekühlter Fenchelthee, Melissenthee und dergleichen in Betracht. Nicht früher als nach vierundzwanzig Stunden kann dann dünnes Reiswasser, das gut gekocht worden ist, kühl oder lauwarm gereicht werden, oder auch Eiweißwasser, das durch Einrühren von Eiweißschaum in einprozentige Kochsalzlösung oder zweiprozentige Zuckerlösung hergestellt wird. Auch die zartesten und schwächsten Kinder vertragen ein zwei- oder dreitägiges Fasten recht gut, wenn sie nur genügend Flüssigkeit erhalten, und nichts ist falscher als, in der Furcht das Kind möge verhungern, vor dem dritten oder vierten Tage wieder mit der Ernährung zu beginnen. Im schlimmsten Falle kann man guten Champagnerwein oder vielfach verdünnten weißen Bordeaux oder Rheinwein oder auch frisch ausgepreßten Fleischsaft theelöffelweise reichen.

Kann das geschwächte Kindchen nicht mehr schlucken, sinkt unter der Flut der Ausleerungen der Wassergehalt des Körpers stark und unaufhörlich oder stellen sich die ersten Zeichen der Asphyxie mit Erlöschen des Pulses und Erkalten der Gliedmaaßen ein, so mache man alle zwei oder drei Stunden in die seitlichen Bauchgegenden subkutane Infusionen von 100—200 ccm einer gutsterilisirten physiologischen Kochsalzlösung unter strenger Asepsis. Auch öftere kalte Wasserklystire wirken woltätig, während warme nur die Entkräftung vermehren.

Während sich der Arzt so um den kleinen Kranken selbst bemüht, wird er nach dem, was über die Bedeutung der erhöhten Luftwärme als einer wesentlichen Hülfsursache der Krankheit gesagt worden ist, es nicht unterlassen, von vorneherein für eine gründliche Lüftung des Zimmers, sogar für Zugwind zu sorgen, wobei nur der kleine Patient nicht im

Luftstrom liegen darf; er wird, wo es möglich ist, die Krankenstube wechseln, die geräumigste luftigste hellste Stube der Wohnung dazu auswählen und alle überflüssigen Luftbeschränker, Vorhänge, große Möbeln und unnütze Menschen, aus dem Raume entfernen. Daß er, wie GOETZ will, das Kind in den Keller bringen solle, um es kühl halten zu können, scheint mir für gewöhnlich weder der Vorteil des Kindes noch der Familie zu verlangen. Häufige kühle Waschungen, vorsichtiges Baden in lauem Wasser von 26, 25, 24 ^{0} C sind jedenfalls den meisten Müttern und Kindern angenehmer als die Dunkelheit und Schauerkälte und Grabesluft der meisten Keller.

Nach Überwindung des Anfalles ist die vorsichtige Rückkehr zur Ernährung in der Art durchzuführen, daß man dem entwöhnten Säugling oder dem Päppelkinde unter allen Umständen eine Amme sucht oder, woferne diese nicht zu bekommen ist, das Kind einige Tage mit Fleischsaft und dünnem Haferschleim oder Gerstenschleim füttert.

Der Fleischsaft, den man theelöffelweise alle ein oder zwei Stunden reicht, darf nur in kleinen Mengen jedesmal zubereitet und muß auf Eis aufbewahrt werden. Von Tag zu Tag können die Schleimsuppen bei kleinen Kindern wieder durch Milch verdrängt oder bei größeren Kindern durch Breie aus Grieß, Reis, Sago u. s. w. ersetzt werden.

Über die sorgliche Bettung des Kindes, den gründlichen Wechsel der Wäsche, die Reinhaltung der Umgebung während der Krankheit ist hier kein Wort zu verlieren, in der Praxis um so mehr darüber zu wachen. Vor der zu frühen Anwendung der gebräuchlichen Wärmflaschen, heißen Bäder und heißen Einflößungen im Stadium algidum der Krankheit möchte ich warnen; im Allgemeinen führen kalte Waschungen und darauffolgende leichte Bedeckung besser zum Ziele und können immer noch, falls es notwendig erscheint, durch fliegende Senfteige oder milde Einreibungen der Glieder mit Kampferwein, Mixtura oleoso-balsamica, Kölnischem Wasser u. s. w. unterstützt und ergänzt werden.

Kampfereinspritzungen, Aethereinspritzungen, Adrenalineinspritzungen im Kindercholeraanfall halte ich für ebenso unnütze Quälereien wie die früher bei der asiatischen Cholera angewendeten Moxen und Kauterien, vom brennenden Siegelack bis zum Glüheisen, die gelegentlich von tatenfrohen Ärzten auch bei Säuglingen mit Sommercholera versucht worden sind. Der Arzt, der das wahre Vertrauen der Leute besitzt, hat es nicht nötig, die Eltern durch derartige Künste zu überzeugen, daß nichts unterlassen und alles geschehen sei, um das fliehende Leben des lieben Kindes aufzuhalten.

Dritter Teil.

Die indische Cholera.

Erste Abteilung: Die indische Cholera als Seuche.

XIII. Das Wesen der indischen Cholera.

§ 48. Als Cholera schlechtweg, als indische, asiatische, orientalische Cholera bezeichnen wir eine Wanderseuche, die ihre alte Heimat in Hindostan hat, aber auch in anderen Ländern sich für Jahre und Jahrzehnte ansiedeln kann, um von diesen Dauerherden aus in langsamen stetigen oder oft unterbrochenen und plötzlich stillstehenden Eroberungszügen Menschenansiedlung um Menschenansiedlung zu ergreifen, hier und da auch sprungweise ein einzelnes Gebiet zu überfallen und unter dem Bilde der weißen Brechruhr wenige oder viele Menschen wegzuraffen.

Ihre schwersten Krankheitsanfälle verlaufen unter dem wiederholt gezeichneten Bilde einer rasch, oft stürmisch einsetzenden Vergiftung mit großen wässerigen Ausleerungen, schneller Wasserverarmung des Körpers, äußerster Entkräftung, Pulslosigkeit, Cyanose, Erkaltung. Auf der Höhe ihrer Ausbreitung, deren Zeit gewöhnlich der Nachsommer ist, aber auch jede andere Jahreszeit sein kann, wirft sie eine große Zahl von Menschen binnen wenigen Wochen nieder, um die Hälfte der Ergriffenen am ersten oder zweiten oder dritten Tage zu töten.

Ihre Wanderung geschieht gewöhnlich sehr langsam von Ort zu Ort, von Land zu Land, in Jahresschüben, so daß es immer mehrere Jahre dauert, bis sie einen großen Erdteil erobert hat. Dabei macht sie regelmäßig im Winter eine Pause. Ihre Anwesenheit am einzelnen Ort kann lange Zeit verborgen bleiben; sie äußert sich nach der Winterpause meistens zuerst in Einzelerkrankungen, die sich allmählich ansammeln können oder erst im Nachsommer plötzlich zu gewaltigen Massenerkrankungen steigern. Doch können die seltenen Winterausbrüche ebenso verheerend sein wie die Herbstepidemien.

Die eigentlichen Choleraepidemien erheben sich in bevölkerten Menschenansiedlungen schnell und heftig, derart daß die Seuche ihre Gewaltherrschaft für gewöhnlich schon in der dritten Woche erreicht, um dann rasch nachzulassen; nur in ganz großen Städten überdauert sie sechs und mehr Wochen.

Die Lieblingsherde der Cholera in Europa sind große Hafenstädte an Flußmündungen und Seehäfen und große Städte überhaupt, die in Niederungen liegen. In solchen Herden kann sie einheimisch werden und Jahr um Jahr neue Ausbrüche und Auswanderungen machen, bis sie früher oder später wieder ausstirbt. Städte mit guter Bodenentwässerung, mit guter Abfuhr der Faekalien und Abfälle und mit guter Trink- und Nutzwasserversorgung sind für die Ansiedlung und Entwicklung der Cholera dauernd ungünstig, während Orte, wo die entgegengesetzten Bedingungen vorhanden sind, einen zeitlichen Wechsel in der Empfänglichkeit zeigen.

Die Verbreitung der Cholera wird durch den Menschenverkehr vermittelt. Mit Flüchtlingen oder Auswanderern geht die Seuche zu bisher verschonten Orten; Kriegsheere, Karawanen, Pilgerzüge verschleppen sie über weite Landstrecken, wobei die Menschenmasse in Bewegung für gewöhnlich gar nicht oder sehr wenig von der Cholera leidet und erst dann zahlreiche Erkrankungen erfährt und unter den Ansässigen erregt, wenn sie an einem Orte einige Ruhetage gehabt hat und nun, durchseucht, sich auf die Weiterwanderung oder auf die Flucht begibt. So werden Quarantänen, Kriegslager, Jahrmärkte, Wallfahrtsorte zu Brutstätten der Seuche, ohne daß man einen bestimmten Verschlepper ihres Keimes ausfindig machen kann. Schiffe, die aus angesteckten Häfen kommen oder Menschen aus verseuchten Orten aufgenommen haben, verführen das Übel, ohne daß auf dem Fahrzeug kranke Menschen sein müssen, übers Meer in noch unberührte Hafenstädte und bringen sie stromaufwärts ins Binnenland. Auch ganz ohne Schiffsverkehr und ohne Menschenverkehr findet eine Ausbreitung der Cholera entlang den Wasserläufen statt, an fließenden Wässern ebensowohl stromaufwärts wie stromabwärts, wobei nicht das Wasser selbst der Träger des Keimes ist sondern höchstwahrscheinlich uferbewohnende Fliegenschwärme und andere geflügelte Insektenherden als Verbreiter wirken, während stehende Wasserschichten am Ufer und der Uferboden selbst dem Choleraerreger die Vermehrung und den Daueraufenthalt gestatten, ohne daß für den Menschen zunächst eine Gefahr daraus entsteht, solange die Gunst des Ortes und der Zeit fehlt.

Die Ausbrüche der Cholera hängen, wie besonders PETTENKOFER gezeigt hat, von der Gunst des Ortes und der Zeit so entschieden ab, daß manche Landstrecken und Menschenansiedlungen ihnen bisher nie anheimgefallen sind und sogar die empfänglichsten Orte nicht in allen Epidemien, nicht alljährlich und nicht in jeder Jahreszeit ihrer Herrschaft unterliegen, wie oft und wie massenhaft auch die Einschleppung des Keimes geschehen möge.

Der Keim der Seuche ist der vibrio cholerae asiaticae ROBERT

Kochs. Er lebt zur Cholerazeit im Dünndarm sehr vieler Menschen, der Gesunden wie der Kranken; er kann von den gesunden und kranken Keimträgern verschleppt werden, wird aber ziemlich selten unmittelbar und dann gewöhnlich mit nur geringer Giftigkeit und Gefahr auf unverseuchte Menschen übertragen.

Zur epidemischen Vervielfältigung und zur wirksamen Erstarkung muß der Cholerakeim mit den Ausleerungen seiner Träger in die trockene Oberschicht eines stark gedüngten luftführenden Erdbodens bei mittlerem Grundwasserstande gelangen, im Boden sich vermehren und dabei die Fähigkeit erlernen, salpetersaure Salze zu reduzieren und Eiweißkörper unter Indolbildung zu zerlegen; er muß weiterhin von Fliegen oder von anderen Überträgern auf die Speisen der Menschen gebracht und mit diesen in den Darmkanal der Menschen aufgenommen werden, er muß endlich in den Verdauungsorganen des Menschen die zu seiner Ansiedlung erforderlichen toten Punkte in unverdaulichen Nahrungsmassen oder an kranken Darmstellen finden. Bei alledem bleibt er im Menschendarm ein harmloser oder wenig schädlicher Einwohner des unteren Dünndarms, der in zwei oder drei Wochen wieder von der gewöhnlichen Darmflora verdrängt wird, so lange der Speisebrei keinen wesentlichen Gehalt an Salpeter hat. Erst bei der Anwesenheit dieses Salzes beginnt er unter Bildung von salpetriger Säure und Nitriten seine krankmachende Wirkung, die im wesentlichen eine akute Verätzung der Verdauungsschleimhaut durch salpetrige Säure und eine Allgemeinvergiftung mit Nitriten, Nitrosoindol und Stickoxyd ist (Emmerich).

Beim Durchgang durch den Darm büßt der Kochsche Vibrio Lebenskraft und Giftbereitungskraft zum Teil oder ganz ein, so daß die Ansteckung von Mensch zu Mensch durch einfache Übertragung des Keimes mit den Abgängen der Kranken nur ausnahmsweise geschieht und selten tötlich wird, und die Vervielfältigung der Keime zur epidemischen Verbreitung und ihre Erstarkung zur tötlichen Gifterzeugung wieder in erneutem Kreislaufe durch die Erdbodenoberfläche, die übertragenden Insekten und die Speisen des Menschen geschehen muß.

Das ist der Hauptsache nach das, was heute über die Cholera naturwissenschaftlich begründet ist. Es gibt Meinungen, welche die Sache vereinfachen wollen, indem sie mit einfacher Zerstreuung der vibrionenhaltigen Exkremente von gesunden und kranken Keimträgern in die menschliche Umgebung, mit Transport durch fließende Wässer, versendete Waaren und Kleider und mit Vermehrung des Vibrio im Trinkwasser rechnen, wie die heute herrschende Exkremential - Kontakt - Trinkwasserhypothese; und indem sie das Gift des Choleravibrio an ihm selbst finden wollen, wie die heute ebenfalls herrschende Endotoxin- und Toxinhypothese. Diese und ähnliche Lehren haben sich bei genauerer Untersuchung immer wieder als unzulänglich und irrig erwiesen; sie beruhen auf Vermutungen und Voraussetzungen, nicht auf wirklichen Tatsachen und wolbegründeten Beweisen; sie sind schon in den ersten Jahren der ersten Cholerapandemie als Erklärungen aufgestellt, geprüft und wieder verlassen worden; aber sie mußten immer wieder auftauchen, weil sie bequem, der Macht der Seuchenpolizei freundlich und gewissen Industrieen unentbehrlich sind.

Es ist nötig in der Choleralehre wie in naturwissenschaftlichen Dingen überhaupt, unerbittlich an den Tatsachen festzuhalten und unbewiesene Voraussetzungen und Entstellungen der Wahrheit abzulehnen. Sonst möchte wol wieder einmal die Zeit kommen, wo die Philosophen die Erklärungen des Naturgeschehens übernehmen und etwa mit Hegels Jünger Theodor Mundt die Cholera im Rückblick auf das Jahr 1831 als den „physischen Ausbruch eines allgemeinen Zeitleidens“ folgendermaaßen formulieren: „Der Organismus fängt aus der Mitte seines eigenen Lebens heraus einen Krieg mit sich selbst an. Die Ganglien oder das System aller Reizbarkeit und Erregbarkeit des lebendigen Daseins werden aus äußerstem Drang nach Tätigkeit zu Furien und beginnen einen bacchantischen Tanz. In dieser rätselhaften Empörung spannt das Gangliensystem alle seine labyrinthischen Netzgeflechte zu ebensovielen Todesschlingen aus. Das Leben hat sich aus Angst und Unruhe in seine eigenen Eingeweide gegriffen und büßt die Leidenschaft, sich selbst zu erkennen und sich selbst zu begreifen, zuletzt mit dem äußersten Akt der Selbstreflexion, nämlich sich selbst auszuspeien. So wirkte die Cholera in jener Zeit nicht wie eine gewöhnliche Krankheit, sondern mehr dämonisch, durch Furcht und Schrecken, im wahren Sinne eines Zeitteufels, dessen Plagen man zugleich in einem unerklärlichen Bangigkeitsgefühl wie Bußen hinnimmt.“

XIV. Die Geschichte der indischen Cholera.

§ 49. So bestimmt sich die Geschichte der Pocken, der Pest und des Aussatzes in die ersten schriftlichen Überlieferungen des Menschengeschlechtes zurückverfolgen läßt, so zweifelhaft und spät erscheinen die ersten Nachrichten von der Wanderseuche, die wir heute als indische Cholera bezeichnen.

Nach Sanderson soll in Zizzianuggur in der Provinz Gudscherat vor einem alten Tempel ein Monolith aus der Zeit vor Alexander stehen, worauf das Gebet eines Buddahschülers eingegraben sei, das in die heiligen Bücher aufgenommen worden und heute noch zur Versöhnung Schiwas gesungen werde: Die Lippen blau, das Gesicht eingefallen, die Augen hohl, der Bauch eingesunken, die Glieder zusammengezogen und wie im Feuer geschrumpft, das sind die Zeichen der großen Krankheit, die durch einen bösen Fluch der Priester herabkommt, um die Tapferen zu vernichten. Der dicke Hauch haftet am Gesicht des Kriegers, seine Finger sind verdreht und zusammengezogen; er stirbt in Krämpfen, ein Opfer des zornigen Schiwa.

Tholozan, der das Vorhandensein dieses Denkmals bestätigt, bemerkt, daß die Kenntniß und Beschreibung der Krankheit in einem Lande und zu einer Zeit, wo nach Alexanders Tode, unter Asoka, eine allgemeine ärztliche Hilfe für Menschen und Tiere eingeführt worden war, nicht Wunder nehmen dürfe.

Weitere Stellen haben Scoutetten (1832) und Wise (1845) aus dem Sanskritwerk des Tscharaka und aus dem Ayurveda des Susruta beigebracht; auf die Autorität jener Männer sind sie von Tholozan (1868) und Haeser (1879) weiterverbreitet und durch deren Abschreiber immer wieder angeführt worden. Sie beweisen indessen keineswegs mit Bestimmtheit das, was sie beweisen sollen. Sie sind unter dem Eindruck des ersten und zweiten Choleraeinbruches in Europa gesucht und gefunden und unwillkürlich zu ihrem Zweck gefärbt worden. Wer die Beschreibung, die Tscharaka vor dem vierten Jahrhundert unserer Zeitrechnung von der Krankheit Visutschika entworfen hat, liest, wird freilich eine große Ähnlichkeit mit dem Krankheitsbilde der heutigen indischen Cholera nicht verkennen.

Visutschika, heißt es bei Tscharaka, ergreift besonders ängstliche und unmäßige Menschen. Mit Leibkrämpfen kommen Teilnahmlosigkeit, Durchfälle, Erbrechen, starker Durst, zunehmende Schmerzen im Leibe, dazu Entkräftung, Schwindel, Gliederwerfen, Afterzwang, Schluchzen, Krämpfe in den Beinen. Die Haut wird dunkel, die Glieder erkalten und der Schmerz dehnt sich auf Brust und Kopf aus. Der Leib sinkt ein, der Kranke wird stimmlos und geräth in größte Unruhe. Die Winde steigen nach oben. Bleiben aber Darminhalt und Luft im Bauch eingeschlossen, so wird der Kranke matt, bewegungslos, bekommt Schluchzen und Aufstoßen. Es kommt vor, daß die verdorbenen Speisen und der Schleim weder nach oben noch nach unten abgehen können. Wenn die Lippen, das Zahnfleisch, die Nägel schwarzblau werden, Erbrechen und Ohnmachten überhand nehmen, das Bewußtsein vergeht, die Augen einsinken, die Stimme erlischt, die Glieder sich lösen, kraftlos und unempfindlich werden, dann ist es die höchste Zeit, zu den Vorschriften der heiligen Lehre seine Zuflucht zu nehmen.

Das ist zweifellos das Bild eines Choleraanfalles. Aber weßhalb soll es die heutige indische Cholera sein? Mit demselben Recht könnte man aus Hippokrates und Aretaeus die indische Cholera herauslesen.

In der tamulischen Übersetzung des Ayurveda von Susruta, der wahrscheinlich zwischen dem sechsten und achten Jahrhundert nach Christus schrieb und der alten indischen Heilkunde ihren theoretischen Abschluß gab, findet sich eine abgeblaßte Symptomatologie der Darmkrankheiten, unter denen auch die Visutschika genannt, aber keineswegs genauer beschrieben wird. Aus dem tamulischen Kommentar hebt WISE die folgende Stelle hervor: Der Kranke hat zuerst im Bauch die Empfindung einer Verdauungsstörung, dann Durchfälle und häufiges Erbrechen, großen Durst, heftige Leibschmerzen, Ohnmachten, Schwindel, Gähnen, Wadenkrämpfe. Er bekommt Schauder über den Körper, Brustschmerzen und Kopfschmerzen. Wenn die Krankheit gefährlich wird, so werden Lippen und Zähne und Nägel schwarz; es entsteht Gefühllosigkeit und häufiges Erbrechen; die Augen sinken ein, die Stimme wird schwach, die Gelenke erschlaffen und es kommt große Schwäche. Bei diesem Zustande kann man den Kranken zum Scheiterhaufen tragen, denn er genest nicht mehr. Am schlimmsten ist, wenn Schlaflosigkeit, Unruhe, Schauder und Gefühllosigkeit eintreten und der Urin versiegt.

Auch das ist das Bild der Cholera, aber nichts spricht dafür, daß es sich um die große epidemische Cholera handelt.

Eine wichtigere Stelle hat SCHMIDT beigebracht aus einem Sanskritwerk, das unter dem König Thisrong-de-dsan in Tibet zwischen 802 und 845 niedergeschrieben wurde: Wenn die Kraft der Tugenden und Verdienste auf Erden abnimmt, so erscheinen unter den lebenden Wesen und zwar zuerst unter den Bewohnern der großen Flußufer verschiedene Krankheiten, die keine Frist zu irgend einer Behandlung lassen, sondern unmittelbar nach dem Anfalle tötlich werden. Die Nja rafft in manchen Zeiten den vierten Teil des Dschambudwips hin, sie zerstört die Lebenskraft plötzlich, verwandelt die Wärme in Kälte, jedoch geht diese auch bisweilen in Hitze über. Die verschiedenen Adern sondern Wasser ab, das der Körper ausleert. Die Krankheit pflanzt sich durch Berührung und Ansteckung fort. Die Nja tötet unfehlbar. Ihre ersten Zeichen sind Schwindel, dumpfes Gefühl im Kopf, dann sehr häufiger Durchfall mit Erbrechen.

Falls die Übersetzung der wissenschaftlichen Kritik standhält, so hätten wir also um das Jahr 800 nach Christus den ersten deutlichen Bericht von einer Volksseuche, die den Flüssen entlang zieht, viele Menschen ergreift und unter Brechdurchfall rasch tötet. Das ist die indische Cholera.

§ 50. Die von Zacudo erwähnte Krankheit Mordexi im Orient (§ 9) ist schon ein Jahrhundert vor Zacudo von CHRISTOBAL D'ACOSTA in den Lendas da India beschrieben worden: Man beobachtete in Indien bei Morshy häufig eine schreckliche und giftige Krankheit, die Araber nennen sie Hachaisa. Im Jahre 1543 gab es zu Goa eine Epidemie, die zugleich unter den Menschen und Stalltieren und Hühnern wütete, man nannte sie Moryxy; die Ergriffenen bekamen Krämpfe, ihre Nägel an Händen und Füßen wurden schwarz. Die Kranken überlebten höchstens einen Tag oder einen Tag und eine Nacht. Von hundert Kranken genasen kaum zehn. (GASKAIN 1817, SEMMELINK 1885.)

Einen ausführlicheren Bericht über die Krankheit bringt im Jahre 1563 GARCIA DEL HUERTO, der sie ebenfalls in Goa an der Malabarküste beobachtete. Man gibt gewöhnlich Garcia's Bericht nach der zusammengezogenen lateinischen Übersetzung seines Werkes aus dem Jahre 1593 wieder. Aber man muß ihn mit SEMMELINK im portugiesischen Original lesen, wo er in Form eines Zwiegespräches steht. Daraus geht hervor, daß Mordexi eine Krankheit mit schnellem Verlauf ist, von der sehr wenige genesen. Das indische Wort morxi bedeutet Überladung des Magens. Das Leiden, das der cholerica passio in Europa entspricht, ist aber in Indien heftiger als in unserem Lande, es herrscht besonders im Juni und Juli und verläuft gewöhnlich in vierundzwanzig Stunden tötlich. Garcia sah einen, bei dem es nicht länger als zehn Stunden dauerte; selten zog es sich durch vier Tage hin. Der Kranke wird unter heftiger Übelkeit von Erbrechen und Durchfall befallen; was er erbricht, ist Wasser ohne besonderen Geschmack. Der Puls sinkt rasch, man kann ihn nur noch selten fühlen; es stellt sich große Kälte und kalter Schweiß ein, dabei klagt der Kranke über starken Brand und unauslöschlichen Durst; seine Augen sind tief eingesunken; er findet keinen Schlaf sondern wird von Erbrechen und Durchfall gequält, bis endlich die Entkräftung so groß ist, daß keine Ausleerungen mehr möglich sind; er bekommt Krämpfe in den Beinen, nachher hört das Atemholen auf und der Mensch stirbt.

Daß dieses morxi in Hindostan und auch in anderen Teilen Südasiens epidemisch auftrat und seit Garcia's Mitteilung in Indien nicht wieder erloschen ist, dafür haben wir eine fast ununterbrochene Kette von Mitteilungen durch europäische Ärzte. MACPHERSON, SEMMELINK und Andere haben sie gesammelt. Es geht aus den Berichten hervor, daß allerdings unter dem Worte morxi, von den Portugiesen mordechi geschrieben, von den Franzosen in mort de chien verdorben, eigentlich eine epidemische Cholera gemeint ist, daß es aber gelegentlich ebenso zur Bezeichnung der fieberhaften weniger gefährlichen roten Ruhr mißbraucht wird, wie zur Bezeichnung der fieberlosen tötlichen weißen Brechruhr dient (LIND 1768). Dennoch kann es als Leitfaden in der Vorgeschichte der Cholera da dienen, wo es von einer deutlichen Beschreibung der Krankheit, die mit ihm bezeichnet wird, begleitet ist, und so zeigt MACPHERSON mit Recht, daß mindestens seit der Mitte des sechszehnten Jahrhunderts die große Cholera in Indien einheimisch ist, bald hier, bald dort Epidemieen erregt und auch gelegentlich über das Meer nach entfernten Inseln gelangt.

Im Jahre 1584 wird sie von Jan Huygen VAN LINSCHOTEN in Goa beobachtet und beschrieben; 1585 berichtet VINCENT LE BLANC über ihr Auftreten in Goa; 1661 ist sie in Mewar, 1681 in Marwar und weiter in

Vorderindien (THEVENOT), 1695 in Damaon bei Bombay, 1702 tief im Südosten in der Nähe von Trichinopoli (PARAVICINI), 1756 in Arcot; 1765—1776 wütet sie unter den Eingeborenen von Palikonda im Amburtale, zu Arcot, zu Madras; 1768 und 1769 in der Umgegend von Ponditscherri und an der ganzen Coromandelküste, wo mindestens 60 000 Menschen ihr zum Opfer fielen (SONNERAT). Im Jahre 1772 bricht sie in Trinkomalli auf Ceylon aus; 1774 wieder in Madras, 1775 reist sie über den indischen Ocean nach der Insel Mauritius (MACPHERSON). Im folgenden Jahr herrscht sie an der Coromandelküste, 1779 in Bunderkand, 1780 in Tranquebar, in Ponditscherri, in und um Arcot. Im selben Jahre werden von dem sechstausend Mann starken bengalischen Armeekorps des Sir Coates beim Marsche durch das Land Gandscham binnen achtundvierzig Stunden mehr als dreitausend weggerafft. Im Jahre 1781 herrscht die Cholera in Bengalen um Kalkutta sowie unten im Süden der Halbinsel (CURTIS 1807).

Damit kein Zweifel bleibe, daß es sich bei jenen Ausbrüchen wirklich um die Cholera handelte, schalten wir hier eine Beschreibung der Krankheit ein, die KÖNIG am 16. October 1782 mit seiner eigenen Krankheitsgeschichte aus Tranquebar an der Coromandelküste dem Professor Retzius in Leipzig gibt:

Neulich war ich dem Tode wieder einmal ganz nahe; denn die furchtbare Krankheit, die man dysenteria apoplectica nennen möchte, hatte mich ergriffen und schon wurde in der Stadt das Gerücht verbreitet, ich sei ihr erlegen; aber der allgütige Gott hat mir die Gesundheit wiedergegeben, wenn auch ein ganzer Monat vergangen ist, ehe ich wieder völlig hergestellt war. Der Verlauf der Krankheit ist dieser: Den Kranken befällt ein Durchfall mit teigigen Kotentleerungen, dann folgen Abgänge, die nur aus wasserklaren Flüssigkeit bestehen. Bald erkalten Hände und Füße. Die Muskeln ziehen sich zusammen und Hände wie Gesicht schwitzen einen gelblichen zähen Schleim. Die Lungen werden beklommen und die rauhe Stimme für die Umstehenden kaum vernehmlich. Einige der Kranken werden von Angst geschüttelt, andere erscheinen teilnahmlos. Der Puls fehlt an allen Gliedmaaßen und wird nur noch in der Carotis wahrgenommen, dabei unregelmäßig. Einige haben Erbrechen. Die Nägel werden blau und grausame Krämpfe ergreifen Arme und Waden unter Geschrei der Kranken. Dann kommt der Tod ohne auffallenden Kampf. Diesen Verlauf macht die Krankheit bisweilen in sechs bis acht Stunden durch; oft ist sie in einer halben Stunde beendigt. Wenn der Kranke durch geeignete Mittel unterstüzt wird, kann die Krankheit dann wol auf einen Tag verlängert werden. Wenige, die man sich selbst überläßt, genesen. Diese höchst gefährliche Krankheit also habe ich besiegt und sie als Geretteter gerne beschrieben.

Semmelink möchte in der vorstehenden Beschreibung die febris intermittens algida (§ 27) sehen, doch ‚in geen geval cholera asiatica'. Wir können ihm nicht beistimmen. Das Bild ist zu klar und sicher gezeichnet, als daß man etwas anderes darin sehen dürfte als einen ächten Choleraanfall. Daß es sich nicht um die Cholera indigena sondern um die Cholera indica handelt, das beweist sein Zusammenhang mit den Epidemien, deren Folge wir weiter berichten.

Im Jahre 1782 herrschte das Morxi an der ganzen Ostküste Indiens, besonders in Madras, wo es zugleich unter den Eingeborenen und auf der englischen Flotte wütete (Curtis), ferner in Travankur; ebenfalls in Ceylon. Im anderen Jahre starben beim großen Pilgerfest zu Hurdwar am Durchbruch des Ganges durch die Vorberge des Himalaya in wenigen Tagen 20 000 der dort zusammengeströmten Hindus. Auch das Mahrattenheer in Bengalen wurde dezimirt. So zeigt also schon vor ihrer pandemischen Wanderung die indische Cholera zwei ihrer großen Gesetze, daß sie bei großen Volksanhäufungen und unter wandernden Menschenmassen am schlimmsten wütet. Im Jahre 1785 herrscht sie wieder an der ganzen Ostküste Hindostans; 1787 ist sie nördlich von Madras zu Nellur und außerdem in Arcot. Girdleston, der von ihren Verheerungen berichtet, nennt sie spasmodic cholera und the cramp. Im Jahre 1790 ist sie in den nördlichen Circars, 1792 in Travankur; 1804 in der Nähe von Trinkomalli auf Ceylon; 1807 herrscht die spasmodic cholera in Bengalen (Curtis). Im Jahre 1813 nennt James Johnson sie unter den febres endemicae Benguelae; er betont Lind's Beschreibung: vomitus et dejectiones plerumque albi coloris erant, calcis aquae commissae vel lactis illius quod lactentes evomunt; und er sagt, daß sie epidemische Verwüstungen unter den Eingeborenen mache. Im Jahre 1814 wird ein großer Ausbruch zu Dschaulneh beobachtet (Cruikshank bei Scot).

§ 51. Das ist die Vorgeschichte der indischen Cholera. Die Mitteilungen, aus denen sie zusammengestellt ist, sind im Einzelnen für sich genommen keineswegs alle so klar und bestimmt, daß sie an sich immer genügen; aber im Zusammenhang mit manchen deutlichen und zweifellosen Berichten lassen sie keinen Zweifel, daß die Seuche, die wir heute als Cholera schlechtweg bezeichnen, in Indien schon Jahrhunderte lang einheimisch war und dort ihre Umzüge hielt, bevor sie über Asien zog und nach Europa und in die anderen Erdteile kam.

Ehe wir nun die erste pandemische Wanderung der Cholera indica erwähnen, müssen wir das landläufige Märchen über die Entstehung dieser Weltseuche in Indien einschalten, weil es heute noch von manchen ernsten Männern für ernst genommen und weiter gelehrt wird. Es lautet dahin, daß Bengalen, insbesondere das Gangesdelta und die Sümpfe der Sundarbans zwischen den Ausflüssen des Hugli und des Brahmaputra (§ 62), die einzigen Brutstätten der Cholera sind. Dieses Märchen weiß ganz genau, daß der 19. August 1817 der Geburtstag und Zilla-Dschissur, vierzig Meilen nordöstlich von Kalkutta, die Wiege der Cholera ist. Die daran glauben, erzählen den Anfang der Cholera folgendermaaßen: Am 19. August 1817 wurde der Doctor Robert Tytler in Jessora von einem indischen Arzte zu einem Kranken gerufen, der in der Nacht von heftigem Erbrechen und Abweichen befallen worden war. Der Kranke lag im Sterben. Tytler dachte an eine Vergiftung und wollte einen Bericht über den Fall an die Regierung machen, als er erfuhr, daß noch 17 andere Eingeborene zu gleicher Zeit befallen worden und rasch gestorben waren. Nun vermutete Tytler eine Massenvergiftung durch verdorbenen Reis und benannte deshalb die Krankheit als morbus oryzeus. So schnell breitete sich aber das Übel weiterhin aus, daß in den nächsten zwei Monaten mehr als 10 000 Eingeborene zu Dschissur und in der Umgegend erlagen. Dieses war der Anfang jener fürchterlichen Seuche, welche seit dem Jahre 1817 in wiederholten mörderischen Zügen fast über alle Länder der Erde Bestürzung und Trauer verbreitet.

So beginnen neue Seuchen in Büchern. In Wirklichkeit liegt die Sache ganz anders. Aber die Legende war bequem für die, welche mit Bouchardat (1883) folgendermaaßen raisonnirten: Da die Cholera epidemica migrans einen ganz bestimmten Ausgangspunkt hat und erst im Lauf der neuesten Zeit ganz plötzlich entstanden ist, so brauchen wir sie nur wieder auf ihren Ausgangspunkt zurückzudrängen und ihren Brutort zu bewachen oder zu desinfiziren, um die ganze Seuche mit der Wurzel auszurotten. Sogar Robert Koch (1885) schloß sich dieser Meinung an. Da vor 1817 echte Cholera in keinem Teile Indiens und überhaupt auf der ganzen Welt nicht vorhanden gewesen, so hoffte er mit einer energischen Prophylaxe in den Häfen von Madras, Kalkutta und Bombay die Cholera auf Britisch-Indien zu beschränken und sodann dort auszurotten.

Weder die Verbreitungsweise der Cholera, die ebenso zu Lande wie durch den Schiffsverkehr nach Europa kommt, ist solchen Plänen günstig, noch die Geschichte ihrer Entstehung, die weder das Geburtsjahr 1817 noch die Wiege in Dschissur anerkennt.

§ 52. Die erste Cholerapandemie, 1817—1838. Das Jahr 1815 brachte für Indien gewaltige Regenmassen zu ungewohnter Jahreszeit, große Überschwemmungen und eine allgemeine Mißernte des Reises. Das folgende Jahr war ungewöhnlich heiß und trocken, aber zu Anfang des Jahres 1817 gingen neue große Wasserfluten nieder. Während der Regenzeit, im Mai, trat die Cholera, die schon seit Jahrhunderten in Indien örtliche Ausbrüche und weite Wanderungen gemacht hatte, dabei aber für gewöhnlich nur unter den Parias herrschte und nicht immer viele zu töten pflegte, nur ausnahmsweise auch die anderen Kasten und die Europäer mit heftiger Wut ergriff, nun wiederum einmal als furchtbare tödliche Seuche in allen Volksschichten und auch unter den Europäern auf; zuerst in den nördlichen Provinzen Bengalens, in Behar und in Dakka, zwischen Ganges und Brahmaputra; bald herrschte sie in Silbeth und Mongio am unteren Lauf des Brahmaputra und auch im Gangesdelta. Im Juli reichte sie nördlich schon bis Patna am oberen Gangeslauf. Am 9. August wütete sie am Nordwestwinkel des Golfes von Bengalen in Kalkutta, wo wöchentlich an 2000 Menschen auf jede Million Einwohner starben, und in den Nachbardörfern, worunter Dschessur. Auffallend war, daß das Übel nicht wie in den Jahren zuvor in den verschiedenen Bezirken zu gleicher Zeit auftrat, sondern eine Wanderung von Dorf zu Dorf begann und sich dabei zweifellos ebensosehr am Menschenverkehr hielt, wie sonst am Ort und Boden. Die Leute begannen von einer Ansteckungskraft oder Übertragbarkeit der Cholera zu reden, aber sie flohen nicht sowol die Kranken als die neu angesteckten Plätze, indem sie aus alter Erfahrung sagten, das Übel werde aus dem Boden geboren und durch die Luft übertragen. Auch die englischen Ärzte nahmen die Übertragbarkeit in einem sehr eingeschränkten Sinne: If by contagion is meant the communication of the disorder from person to person, by means of contact or close conversation, then in this strict sense of the word cholera is certainly not contagious (ANDERSON 1819, JULES, BOMBAY REPORT).

Die Cholera wanderte langsam, Schritt vor Schritt, von Ort zu Ort, nordwärts und südwärts und westwärts, in den unmittelbaren Fußstapfen des menschlichen Verkehrs (BOMBAY REPORT 1819, GOOD 1829).

Sie zog über die Nordwestprovinzen der Halbinsel und kam in das krankheitsschwangere Sumpfland des Tarai am südöstlichen Fuße des Himalaya; ferner nach Nepal, wo sie in gesunden Alpentälern, die 4000 Fuß hoch über dem Meere liegen, in gleicher Heftigkeit wie in der Ebene wütete.

Während sie östlich von Bengalen Burma eroberte, drang sie westwärts über das Hochland von Dekkan gegen die Malabarküste vor. Auf diesem Wege gelangte sie zur großen englischen Armee, ergriff weitere Abteilungen davon in Dschabalpur und Sagar, wo der General Hastings von 18 000 Mann seines Hauptquartiers in zehn Tagen 9000 verlor. Im Mittel betrug die Sterblichkeit der englischen Truppen in Indien damals 20—40 %.

Weiterhin verheerte die Cholera Hossingabad und setzte ihren Weg an den Ufern des Narbadaflusses fort, um südwärts nach Thana zu kommen, ferner die Städte Aurungabad und Ahmednagar, dann Puna zu erreichen und von hier aus der Küste entlang über Salsette nach Bombay zu gehen, wo sie um den 6. August 1818 ankam und in der zweiten Woche des September ausbrach, ein Jahr nach ihrem Ausgang aus Bengalen. Sie hatte in diesem ersten Jahrgange gegen 600 000 Opfer gefordert. Die Bevölkerung des Bombayer Bezirkes, die zwischen 200 000 und 220 000 Menschen betrug, wurde um 15 945 gezählte vermindert, also um 7,9 % (O'Gilvy, Bombay reports).

Während so ganz Vorderindien von der Cholera erobert wurde, um fürderhin alle Jahre mehr oder weniger große, örtliche oder weit verbreitete Verheerungen zu erleiden, begannen auch die östlichen Nachbarländer der Halbinsel und südwärts die großen Inseln unter dem Aequator ihre entfesselte Wut zu erfahren. Nachdem die ganze Coromandelküste Schritt vor Schritt überzogen war, nachdem im Oktober Tschikakole und Nellur gelitten hatte, Ende Oktober Madras und weiterhin Ponditscherri, am 6. November westwärts Seringapatam im Staate Maisur erreicht worden war, setzte das Übel über die Meerenge der Palkstraße und zeigte sich im December 1818 in der Stadt Trinquemale auf Ceylon, wo die Seuche mit noch größerer Heftigkeit ausbrach als auf dem Festlande, indem die Ergriffenen sehr oft schon in zwölf oder fünfzehn Stunden tot waren (Davy bei Good).

Anfangs 1819 wurden Birma, Siam, Cochinchina, die Küsten von Malakka südwärts bis Singapur, im Mai desselben Jahres der indische Archipel, besonders die großen Sundainseln Sumatra, Java und Borneo und einige kleine für drei Jahre erobert. Während dieser Zeit verlor Java über 100 000 Menschen, Batavia allein brachte mehr als 17 000 Opfer.

Im selben Jahre 1819 gelangte die Seuche von Bombay aus, wo sie im Sommer einen neuen Ausbruch machte, durch englische Schiffe nach Maskat im Golf von Oman, am Südostwinkel Arabiens, und weiterhin durch den Handelsverkehr in das persische Meer, nach Bassora und Bagdad, von wo aus sie drei Jahre später ihren Weg durch Mesopotamien fand. Sie gelangte zu Schiff nach Mauritius, nach Réunion und auf die Ostküste Afrikas nach Zanzibar u. s. w.

Überall war der Zug der Cholera unabhängig von Jahreszeit und Witterung. Aber ihre Herrschaft erlangte sie für gewöhnlich nur im Sommer. Auch wo sie einheimisch blieb wie in Kalkutta, machte sie in der kalten Jahreszeit regelmäßig eine Pause. Winterausbrüche geschahen selten. Sie verbreitete sich bei unaufhörlichen Regengüssen ebenso wie bei völliger Dürre, ebenso mit dem Winde wie entgegen den stärksten Passatstürmen. Dennoch hatten plötzliche Wetterveränderungen einen deutlichen Einfluß auf die Vermehrung und auf die Abnahme der Epidemie, indem, wie die einsetzende Regenzeit ihr ein Ende machte, so auch heftige Gewitter einen Nachlaß bewirkten.

Viele Erfahrungen wiesen darauf hin, daß die Seuche ähnlich wie die Malaria sich gerne an bestimmte Gegenden und feste Örter band. Namentlich waren es die Flußufer, denen sie aufwärts wie abwärts folgte. Wenn in der Ebene ein schwerer Ausbruch herrschte, konnten die umliegenden Hügel von der Seuche verschont bleiben. Angesteckte Truppenteile wurden bald befreit, wenn sie ihr Lager im Tale aufgaben und nach höher gelegenen Plätzen zogen. Dabei war es keineswegs die Höhe des Ortes, die den Schutz gab; denn die Cholera verschonte durchaus nicht die Gebirgsdörfer und überschritt hohe Gebirgspässe mit Leichtigkeit. Die Schädlichkeit mußte am Boden haften; es konnte ein bestimmter Platz dem Verweilenden unfehlbares Erkranken bedeuten, während eine Wegstunde weiter jede Gefahr aufhörte.

Die Übertragung geschah nach der Meinung des Volkes durch die Luft: the theory of cholera being an airborne pestilence has always been a popular one in India (MACPHERSON).

Bei ihrer Wanderung zeigte die Cholera große Launen; sie verschonte manchen Ort, der ihr am Wege lag und sie durch seine ungesunde Lage und Beschaffenheit einzuladen schien. Am meisten hielt sie sich an die Ufer der großen Ströme, indem sie aufwärts und abwärts zog. Die Uferorte litten immer weit mehr als die landeinwärts gelegenen Ansiedlungen. Schiffe, die auf den Strömen gingen, aber die Verbindung mit dem Lande vermieden, ließ sie unberührt. In niedrig gelegenen feuchten dichtbevölkerten Landstrichen gedieh das Übel mehr als auf felsigen hochgelegenen Orten. Diese wurden oft auffallend verschont.

Ihre größten Verheerungen richtete die Cholera an in volksreichen Städten, in übervölkerten und schlecht gelüfteten Bazaren und Kasernen, und auch da, wo ein großes Zusammenströmen von Menschen stattfand wie an Wallfahrtsorten (KELLIE).

An einzelnen Orten schien die Pflege der Kranken gefährlich zu sein und Gelegenheit zur Ansteckung zu geben, indem von den europäischen Offizieren, deren Truppen erkrankten, nur der Medicalofficer und auch manche Krankenwärter zum Opfer fielen. An anderen Orten blieben die Krankenwärter auffallend verschont und der innigste Verkehr mit Kranken und Leichen erwies sich als durchaus gefahrlos (BLANE 1820, KENNEDY 1827).

Die Verschleppung des Übels schien ebensowol an gesunde wie an kranke Ankömmlinge aus verseuchten Bezirken gebunden; wenn cholerafreie Gegenden ergriffen wurden, geschah es fast immer nach der Ankunft oder nach der Erkrankung von Personen, welche Verbindung mit Kranken eines angesteckten Bezirks gehabt hatten (ALLISON, KENNEDY).

Mit der Ankunft von Pilgerzügen an heilige Orte wie Dschaggernaut an der Ostküste bei Puri wurde die vorher cholerafreie Einwohnerschaft verseucht. Die wirksamste Vermittelung der Seuche geschah aber durch Truppenbewegungen; die Ausdehnung und Steigerung der Cholera seit dem Jahre 1817 entsprach genau der jährlichen Aushebung der Eingeborenen von einem Ende Indiens zum anderen.

Nicht alle Menschen, die dem Einfluß der Krankheit durch Verkehr mit den Ergriffenen oder durch Verweilen am verseuchten Orte ausgesetzt waren, unterlagen ihr. Sehr viele blieben verschont; überall erkrankte und starb nur ein kleinerer oder größerer Bruchteil der Bevölkerung. Auch waren nicht alle Ausbrüche gleich tötlich. Neben den mörderischen Epidemien, worin zwei Drittel der Befallenen ihr Leben ließen, gab es andere mit so geringer Sterblichkeit, wie sie später, besonders in Europa, nicht gar oft und nur an beschränkten Orten beobachtet worden sind. So starben im Jahre 1817 in den Vorstädten von Kalkutta von 21 876 Ergriffenen, die ärztliche Hülfe in Anspruch nahmen, 1378, also 6,2 %; auch in der Stadt selbst war das Verhältnis nicht bedeutender. In Bombay starben von mehr als 14 000 Kranken etwas mehr als 1000, nahezu 7,5 % (Jameson).

Die Sterblichkeit war um so größer, je weniger das Übel vorher bekannt war an den Orten, wohin es gelangte. So bedeckte die Cholera ihren Weg am Ganges aufwärts und den Dschamnafluß entlang mit vielen Tausenden von Leichen und tötete in Benares allein binnen acht Wochen über 15 000 Einwohner. Ebenso wütete sie in Allahabad, Gorkapur, Laknau, Kaunpur, Dehli, Agra, Muttra, Mirat, Bareli und in zahllosen Zwischenorten. Am Sindflusse, einem Nebenfluß der Dschamna, verlor die englische Armee 8000 Sipoys und 164 englische Soldaten.

In jedem Orte herrschte die Seuche nur mehrere Tage heftig, um so schnell wieder zu erlöschen als sie entstanden war; in kleineren Dörfern dauerte der ganze Ausbruch nur wenige Tage, in größeren Städten selten länger als zwei oder vier Wochen.

Die englischen Ärzte wendeten gegen die Krankheit meistens starke Blutentziehungen, große Gaben von Calomel und Opium, warme Bäder, flüchtige Reizmittel und scharfe Einreibungen an und lobten ihr Werk, indem sie die geringe Sterblichkeit an einigen Orten wie Kalkutta und Bombay für den Erfolg ihrer Therapie hielten. In einem Reiterkorps des Oberst Skinna wurden die Cholerakranken mit Salzwassereinläufen behandelt und dabei ist kein einziger gestorben.

§ 53. Es würde die Grenze dieses Buches weit überschreiten, wollte ich die Geschichte der ersten und der folgenden Cholerapandemieen im Einzelnen weiter verfolgen. Indem ich für die Geschichte der ersten auf die Arbeiten von Tholozan, Isensee, Wierrer, Haeser, Hirsch, Fr. Schneider verweise, beschränke ich mich hier darauf, noch ganz kurz den ersten Einbruch der Cholera in Europa zu schildern. Die Hauptgesetze der Choleraepidemiologie findet der, welcher sehen kann und sehen will, in ihren ersten Zügen so gut und so scharf wieder wie in den jüngsten.

Im Frühling 1823 beherrschte die Cholera östlich von Indien China und Oceanien, die Philippinen, die Molukken, die Sundainseln, westlich war sie auf Mauritius, in Arabien, in Persien, in Syrien und Palaestina. Sie stieg von Täbris über das armenische Hochland nach Eriwan, Kars, Erzerum, kam weiter über Kur zum Kaukasus und über Tiflis an die Westküste des Kaspischen Meeres nach Baku. Sie überfiel im September Astrachan und ging den Uralfluß hinauf bis Orenburg, um so Rußland an seiner europäischen Ostgrenze zu bedrohen. Im Herbst 1823 hielt sie also das russische Transkaukasien und die Handelsstraßen nach dem Kaspischen Meere bis Astrachan besetzt sowie die Straße nach dem Mittelländischen Meere bis Antiochia. Nichts schien sie zu hindern, in die europäischen Länder einzubrechen und dort dieselben Verheerungen zu machen, die ihr im Osten gelungen waren und deren Opfer sich auf viele Millionen von Menschenleben bezifferten.

Indessen erlosch sie während des strengen Winters 1823—24 vollständig in allen vorderasiatischen Ländern und kam im Jahre 1824 nicht wieder sondern erst sieben Jahre später.

Als Rußland im Jahre 1823 in Transkaukasien und Astrachan die ersten kurzen Einbrüche der Cholera erlitt, wurden von der damals in St. Petersburg eingesetzten russischen Choleracomität sofort bei der ersten Choleranachricht Sperrbefehle und Ärzte nach Astrachan entsendet. Diese trafen jedoch erst nach dem völligen Erlöschen der Epidemie ein. Die Astrachaner Ärzte hatten von einer Ansteckungskraft der Cholerakranken gar nichts gesehen; aber die Astrachaner Grenzbehörden einigen antikontagionistischen Apparat ins Werk gesetzt, nach dem Vorbilde der Pestcordons und Pestdesinfektion, und dann das Aufhören der Cholera und damit die Rettung Rußlands und des ganzen Europa ihren Maaßnahmen zugeschrieben, während in der Hauptstadt St. Petersburg „die vorausschauende Weisheit der russischen Medizinalbehörde“ gebührend gefeiert worden war. In Transkaukasien war nichts gegen die Choleragefahr geschehen und trotzdem auch dort die Choleraebbe für ganze sechs Jahre eingetreten.

Im Jahre 1829 erreichte eine neue Flutwelle der indischen Seuche russisches Gebiet, keineswegs unerwartet; der Medicinalrat des russischen Ministeriums des Innern hatte mit den Mitteln, die ihm zweckmäßig und unentbehrlich schienen, die bedrohten Grenzen befestigt. Es handelte sich um nichts Geringeres als um doppelte Truppenlinien an der ganzen Grenze, Quarantäneanstalten auf allen großen Straßen, Beaufsichtigung, Auswaschung, Durchlüftung und Räucherung aller Herkünfte aus den angesteckten Ländern, Quarantäne aller Schiffe bis zu vierzig Tagen, Anzeigepflicht jedes verdächtigen Falles u. s. w.

Dennoch war im August die Cholera in Orenburg, und Niemand

wußte, ob sie von Bochara oder von der Kirgisensteppe her eingedrungen war. Sie wütete in der Folge den ganzen Sommer und Herbst über im Gouvernement Orenburg, überdauerte hier eine Winterkälte von 18 bis 30 ° R und herrschte im Uralflußgebiet auch während des folgenden Jahres bis in den Winter hinein, obwohl von Anfang an die Regierung mit rücksichtsloser Tatkraft und Gewalttätigkeit alle Künste der Sperre, der verlängerten Quarantäne und der energischen Desinfektion an Menschen, Vieh und Waaren durchführte.

Mit alledem wurde nicht verhindert, daß die Seuche von Orenburg aus über einen großen Teil des asiatischen und europäischen Rußlands sich ausbreitete, daß sie schon im Frühjahr 1830 bis Wjätka und Perm gelangte, nordwestlich das Wolgagebiet bis Nowgorod und Jaroslaw und Twer eroberte und im südlichen Rußland die Ukraine, Podolien und Volhynien überzog. Ebensowenig wurde verhindert, daß die Cholera im Juni 1830 wieder in Astrachan erschien, sich der Wolga entlang nach Saratof und Kasan verbreitete und an der Westküste des Kaspischen Meeres fortschreitend bis zum Delta des Uralflusses und stromaufwärts bis Uralsk gelangte, daß sie im Oktober 1830 in Odessa ausbrach und die Krim verheerte.

Die russische Regierung wollte wenigstens das Prinzip ihrer Anstrengungen rechtfertigen und die Wirksamkeit der antikontagionistischen Maaßnahmen an der bedrohten Hauptstadt Moskau erweisen. Sie tat das Äußerste und ließ, als im August in Großrußland neue Cholerafälle gemeldet wurden, Moskau durch einen dreifachen Militärkordon gegen alle Herkünfte, gegen Menschen und Tiere und Waaren, hermetisch verschließen und die einzelnen Gouvernements, wo Cholerafälle vorkamen, umzingeln.

Aber die Cholera ging stetig ihres Weges, wie sie das auf der ganzen Strecke vom Gangesdelta über die asiatischen Reiche getan hatte, unbekümmert darum, ob man sie gewähren ließ wie in Afghanistan und in Turkestan, oder ob man ihr mit russischen Sperren entgegentrat. Als ob gar nichts wider sie ins Werk gesetzt worden wäre, erschien sie zur gewohnten Jahreszeit ihrer epidemischen Steigerung, in der Mitte des September in Moskau und ergriff von 250 000 Einwohnern binnen zwei Monaten über 7000, um mehr als die Hälfte der Ergriffenen zu töten; wobei nur die schweren Choleraanfälle gezählt sind, nicht die große Überzahl der sogenannten Cholerinen und Diarrhöen.

Die Seuche überwinterte in Moskau, wie sie das in sehr großen Städten gerne tat, und zwar allen Desinfektionen zum Trotz. Sie erlosch im März des folgenden Jahres, was ebenfalls ihrer Gepflogenheit entspricht.

Während die Seuche in Moskau am heftigsten wütete, war sie von Großrußland aus nach den westlichen und südlichen Teilen des Reiches, nach Kaluga und Tula, nach Pultawa und Kiew und weiter bis nach Podolien, Bessarabien und Bulgarien vorgedrungen und hatte die Stromgebiete des Dniepr, des Bog, des Dniestr besetzt; sie dauerte im Gouvernement Nikolajew, in Charkow, in Taurien und unter den Kosaken am Schwarzen Meere fort. Von St. Petersburg war sie noch vierundzwanzig Meilen entfernt, nachdem sie Tiohwin verseucht hatte. Im März 1831 überflutete sie unwiderstehlich die russischen Ostseeprovinzen und im Mai machte sie eine große Epidemie in Riga. Für diese neue Eroberung der Cholera fehlte der Regierung jede Erklärung. Sie versuchte nun, wenigstens noch die Residenzstadt zu retten.

St. Petersburg war schon im Herbst zuvor während der Moskauer Epidemie mit einem doppelten Militärkordon umzogen und derartig durch Quarantänen geschützt worden, daß wer von außen in die Stadt gelangen wollte, volle 51 Tage zum Passiren der Sperrlinie gebrauchte. Dieser Sperre schrieb man es zu, daß die Stadt im Herbst 1830 von der Cholera verschont geblieben war. Als nun im Frühjahr 1831 die Kunde vom Ausbruch in Livland kam, wurden sofort die Sperren um St. Petersburg verdoppelt. Die Straße über Dorpat und Narwa erhielt sogar eine dreifache Kette. Zu jener Zeit gehörten infolgedessen 60 Tage dazu, um von Riga nach der Residenzstadt zu gelangen; dazu kam die 51 tägige Quarantäne vor der Bannlinie.

Im Juni brach die Cholera wieder in Großrußland, auch in Moskau aus und in denselben Tagen, am 14. Juni, in dem wohlverwahrten St. Petersburg. Binnen zehn Tagen war die ganze Stadt verseucht und drei Wochen später ein Herd stürmischer Unruhen, da das arme Volk mit Lebensmitteln unversorgt und gesperrt zur Selbsthülfe schreiten mußte.

Was in St. Petersburg geschah, geschah damals in vielen anderen Gegenden Rußlands, die von der Cholera und von der rücksichtslosen Gewalt der officiellen Seuchenbekämpfer heimgesucht wurden. Waffengewalt mußte überall die Ruhe wiederherstellen.

Die Regierungen in den westlichen Nachbarstaaten Rußlands hatten sich bei den ersten Nachrichten vom Choleraeinbruch in Orenburg wider die Gefahr gerüstet. In zahlreichen Beratungen hatten sie für die Kontagiosität der Cholera entschieden und die Maaßregeln in Rußland gutgeheißen. Der Mißerfolg Rußlands hielt sie nicht ab, das Beschlossene durchzuführen, falls nötig mit überrussischer Strenge. Sie benutzten die alte österreichische und preußische Pestschutzlinie, um der Cholera die officielle Grenze zu bezeichnen. Diese Linie enthielt in Abständen von etwa dreitausend Schritt hochliegende Wachthäuser mit bewaffneter Macht; die Lücken zwischen den einzelnen Posten waren durch Einzelpatrouillen ausgefüllt. Die Wachen hatten scharfgeladene Gewehre; ihre Offiziere waren beritten. Die Wachen hatten Tag und Nacht dafür zu sorgen, daß weder Menschen noch Vieh noch Sachen den Kordon durchbrachen. Alles, was über die Grenze wollte, mußte bestimmte Quarantänestationen mit Wartezeit und Reinigung passiren.

Nachdem aus Rußland Nachrichten gekommen waren, daß die dort errichteten Kordons ihren Zweck keineswegs erfüllten, beeilten Österreich und Preußen sich, an der ganzen Grenze den Militärkordon zu verdoppeln und den Verkehr an den Quarantänestationen durch eine dreifache Schutzwache mit vierzigtägigem Gewahrsam so stark wie möglich zu hemmen. Auf die Durchbrechung der Sperre wurden je nach der Größe des Frevels zehn Jahre Festung oder Todesstrafe gesetzt.

Die Verdoppelung des Kordons geschah im Winter 1830, als man erfuhr, daß die Cholera in Moskau mit dem Herbst nicht erloschen war. Die Antwort der Cholera auf die verstärkte Maaßregel war, daß sie schon im Januar 1831 von Podolien aus den österreichischen Kordon überschritt und sofort die östlichen Kreise Galiziens eroberte. Zur weiteren Ausbreitung in Österreich gelangte sie dann im Sommer.

Bald nach dem Einbruch in Österreich überschritt die Cholera auch den preußischen nunmehr verdreifachten Kordon und zwar an drei Stellen. Ende Mai erschien sie in mehreren preußischen Grenzdörfern in der Gegend von Memel; Ende Mai in der Umgebung von Danzig und bald in der Stadt selbst; Mitte Juni brach sie in die Regierungsbezirke Posen und Bromberg ein. Überall machte sie rasche Fortschritte.

Trotz der fortgesetzten Umzingelung aller neu befallenen Bezirke durch neue Militärketten, trotz zahlloser Orts- und Häuser- und Wohnungssperren, trotz vierwöchiger Quarantänen und ununterbrochener Desinfektion gelang es an keiner Stelle, ihren Gang auch nur im mindesten zu verzögern.

Im Juli war die weitere Umgebung Danzigs verseucht; am 11. Juli brach die Epidemie in Elbing und Cöslin aus und in den folgenden drei Wochen befiel sie der Reihe nach Graudenz, Pillau, Königsberg, Thorn, Bromberg. In Königsberg kam es infolge von Ausschreitungen übereifriger Sanitätsbehörden und durch böswillige Verhetzungen zu blutigen Aufständen, die schwer ausgeglichen wurden. Dasselbe ereignete sich an anderen Orten.

Am 10. August war die Cholera in Küstrin, am 15. in Marienburg, am 25. in Stettin. Um die Provinz Brandenburg zu retten, wurde jetzt der Sperrkordon, der an der Oder aufgestellt war, bis hinter die Randow und die Ucker zurückgezogen. Die Cholera ging von Küstrin oderaufwärts nach Frankfurt und verbreitete sich stetig bis nach Rügen und Stargard, nachdem sie inzwischen am 29. August auch in Berlin eingefallen war, um hier eine milde Epidemie zu erregen, wiewohl zum ersten Male die Stadtsperre unterblieb und die Häusersperren und Krankenabsonderungen mit Mäßigung geschahen.

Im Oktober milderte sich die Wut der Cholera in Osteuropa allenthalben und machte mit zwei letzten Ausbrüchen, in Magdeburg am 3. Oktober und in Hamburg am 7. Oktober, an der Elbe Halt. Westlich von der Elbe wurde nur noch Lüneburg ergriffen.

Im Frühjahr 1832 setzte sie ihren Weg fort, um sich über Europa, England, Nordamerika und Mittelamerika auszubreiten, ob man ihr Sperren entgegenstellte oder nicht. Dabei blieben aber große Teile Mitteleuropas, Sachsen, die Gebirgsgegenden von Kärnthen, Steiermark, Tirol, der ganze Südwesten Deutschlands, Italien, Südfrankreich noch von der Seuche verschont.

Südwestdeutschland blieb beim stärksten Verkehr mit den benachbarten Choleraherden auch noch im Jahre 1833 frei, als bei fortwährender Ausdehnung des Übels Großbritannien, Norwegen, Nordfrankreich, Belgien, Kanada erobert wurden und Portugal und Spanien unterlagen. Es blieb noch frei in den folgenden Jahren 1834 und 1835, als Algier, Südfrankreich und Norditalien verseucht wurden. Erst im Oktober 1836 kam die Epidemie endlich nach München und wiewol man hier auf jegliche antikontagionistische Maaßregel verzichtete und sich absichtlich damit beschied, die Not der Krankheit und das Sterben zu lindern, verlief der Ausbruch leichter als an vielen Orten, wo man die Seuchenbekämpfung mit aller Gewalt durchgeführt hatte, und fand sein natürliches Ende, ohne daß es zu der von den Kontagionisten prophezeiten Verseuchung Bayerns kam (§§ 127 und 128).

Die erste Flut der ersten Pandemie hatte sechs Jahre, von 1817 bis 1823, gedauert; sie war über Asien und Oceanien gegangen und hatte Ostafrika berührt. Die zweite Flut dauerte von 1826 bis 1838, also dreizehn Jahre. Sie überzog in dieser Zeit die Hälfte des Erdkreises, ergriff fast alle Länder und Völker zwischen dem 41° südlicher und dem 65° nördlicher Breite, herrschte in jedem Klima, trat bei kalter wie bei heißer Jahreszeit auf, wenn auch vorzugsweise und mit stärkster Gewalt überall im Nachsommer. Manche Länder und Orte befiel sie wiederholt, andere nur einmal; viele verschonte sie völlig, wie oft und zahlreich auch gesunde und kranke Flüchtlinge aus der verseuchten Nachbarschaft hinkamen. Endlich ließ sie überall nach, ob man sie mit Sperren und Desinfektionen bekämpfte oder nicht. Im Jahre 1838 erloschen die letzten schwachen Herde mit Einzelfällen in Europa und in Amerika. In Aegypten, Tripolis, Tunis, Algier, Abessynien, Nubien, Sennaar, im Sudan und in Ostafrika machte sie noch einmal starke Verheerungen; aber auch hier hörte sie vor dem Ende des Jahres 1838 rasch und völlig auf, und räumte damit die letzten Länder eines 3450 Meilen langen und 1440 Meilen breiten Gebietes, das sie in dreizehn Jahren erobert hatte. Europa, Afrika und Amerika hatten nun volle zehn Jahre Ruhe vor ihr.

§ 54. Wie die erste Pandemie von 1817 bis 1838 so gingen auch die folgenden Choleraepidemien immer wieder von Indien aus.

Die zweite Pandemie (1840—1864) erhob sich schon im Jahre 1840 und dehnte sich in den nächsten vierundzwanzig Jahren noch weiter aus als die erste. Nach Europa kam sie 1847 und dauerte hier bis 1858, volle zwölf Jahre, wenn man von den sporadischen Ausbrüchen, die sich bis in das Jahr 1864 hinzogen, absehen will. Im Jahre 1864 erlosch sie in allen Erdteilen vollständig, Südasien ausgenommen, wo sich bereits

die dritte Pandemie (1863—1875) vorbereitete. Sie erhub sich zu einer ersten Flut im Jahre 1863, kam nach Europa im Jahre 1865, und übte schon im Jahre 1866 pandemische Herrschaft. Auf dem ersten Zuge hatte die Cholera zwölf Jahre gebraucht, um von Indien nach Moskau und weiter nach Europa zu gelangen; auf dem zweiten hatte sie wiederum die gewöhnlichen Handelswege zu Lande nach Rußland und zu Wasser nach Arabien benutzt, aber diesesmal den Weg von Indien über Persien nach Syrien und Arabien und über Bochara nach Orenburg und Moskau in einem Jahre gemacht. In der dritten Pandemie blieb der Landweg über Afghanistan, Persien und Rußland frei; die Cholera gelangte auf Schiffen nach Suez und Aegypten und benutzte dann den Schiffsverkehr des Nildeltas mit Europa, um alsbald zahlreiche Häfen des Mittelmeeres zu erobern und weiter Europa, Afrika, Amerika zu überziehen.

Mit dem Herbst 1869 erlahmte ihre Herrschaft auf der ganzen Erde. Nur einzelne Herde zeigten noch eine entschiedene Expansionskraft für die nächsten Jahre, so daß sich mit dem Jahre 1871 eine zweite Flut ergoß, die Rußland, Österreich, Deutschland stark, die nördlichen Länder Europas nur sehr unbedeutend ergriff, und in Europa wie in Afrika, Amerika und Vorderasien im Jahre 1874 wieder versiegte, um mit einem kleinen letzten Herde in der syrischen Stadt Hama im Sommer 1875 ganz zu verschwinden.

Die Eröffnung des Suezkanals am 16. November 1869 hatte den Verkehr zwischen Ostasien und Europa so bedeutend abgekürzt und zugleich gesteigert, daß den Kontagionisten nunmehr die Choleragefahr für Europa eine ständige geworden schien. Der Weg von Bombay nach Triest war um 63 %, von Bombay nach Marseille um 59 %, nach London um 44 %, nach Hamburg um 43 % verkürzt. Im Jahre 1870 fuhren 486 Schiffe von 436 607 Tonnen Brutto mit 26 758 Passagieren, im Jahre 1872 bereits 1082 Schiffe durch den Suezkanal und es war vorauszusehen, daß sich diese Zahl von Jahr zu Jahr steigern würde; wie es denn auch geschehen ist. Im Jahre 1877 zählte die Compagnie universelle du canal maritime de

Suez 1663 Schiffe, im Jahre 1886 bereits 3100; im Jahre 1890 zählte sie 3389 und im Jahre 1905 schon 4115 Schiffe von 18 308 498 Tonnen mit 252 694 Reisenden.

Aber die prophezeite Cholerasteigerung geschah nicht im mindesten. In den nächsten acht Jahren nach dem Erlöschen der dritten Epidemie wurde weder in Aegypten noch in Europa ein Cholerafall gesehen. Kaum hatten aber die europäischen Mächte im Jahre 1881 die internationale Cholerabarrière zwischen Asien und Europa geplant, die im Jahre 1885 in Suez errichtet worden ist, da erhub sich die Seuche in Indien aufs neue zur vierten Pandemie, um auf diesem Zuge den Kontagionisten wiederum eine besondere Enttäuschung zu bereiten. Denn keineswegs heftig trat sie auf und am wenigsten heftig in Europa.

Die vierte Pandemie, die vom Jahre 1881 bis 1896 währte, zeigt im Gegensatz zu den früheren eine entschiedene Kraftlosigkeit; sie kommt nicht flutartig mit stetiger Gewalt heran, sondern tritt überall, in Asien, in Afrika, in Europa, versuchsweise auf, um nur in einzelnen Ländern und großen Hafenstädten bedeutendere Verheerungen zu machen. In den Jahren 1881 und 1882 war sie, vielleicht durch Pilger von Indien her eingetragen, in Mekka erschienen. Im Sommer 1883 trat sie in Aegypten auf, und tötete über 28 000 Menschen. Am 26. April 1884 kam sie nach Toulon, anfangs so milde, daß sie verkannt wurde, später im September heftig ausbrechend. Woher sie kam, wußte Niemand. Man einigte sich dahin, daß ein Schiff aus Cochinchina sie eingeschleppt habe. Es gab dann im Sommer kleine Epidemien in Marseille, Aix, Grenoble, Anteuil, Arles, Paris. Im ganzen wurden in Frankreich bis Ende September 280 Ortschaften in 15 südlichen Departements von ihr besucht mit etwa 10 000 Erkrankungen und 5000 Todesfällen. Wiewol ein starker Strom von Flüchtlingen über Lyon nach Paris sich unaufhaltsam ergoß blieb der Norden Frankreichs und Europas überhaupt fast ganz verschont.

Hingegen wurde Italien trotz der strengsten Quarantäne verseucht. Aber nirgendwo kam es zu eigentlichen Epidemien, Neapel ausgenommen. Hier gab es von Ende August bis zum 26. September, in 54 Tagen, 10 486 Erkrankungen mit 5548 Todesfällen. In zahlreichen anderen Städten und Dörfern gab es einzelne Fälle und kleine Herde, die bald erloschen.

Ebenso verhielt sich die Cholera in der Schweiz, wo nur einzelne Fälle in Genf und Umgebung gesehen wurden. Die Gesamtzahl der offiziellen Choleratodesfälle in Europa während des Jahres 1884 betrug 21 219, davon 10 940 in Italien, 9687 in Frankreich, 592 in Spanien. In Spanien brach die Seuche im folgenden Sommer aufs neue und diesmal heftig aus, besonders in den Provinzen Valencia und Murcia. In ganz Spanien erkrankten vom Mai bis September über 160 000 Menschen und starben über 57 000 an der Cholera.

In den Jahren 1886 und 1887 war sie an vielen Orten Italiens, ohne Kraft zu gewinnen. In Deutschland gab es im Jahre 1886 einen ganz kleinen Ausbruch in Gonsenheim und Finthen bei Mainz, dessen Ursprung nicht entdeckt wurde. Er blieb trotz mangelhafter Desinfektion bei reichlichem Verkehr völlig beschränkt.

Schon der Winter 1885—86 hatte in allen europäischen Ländern der Cholera ein Ende gemacht, so daß nur die italienischen Provinzen Rovigo, Treviso und Venedig und das französische Departement Finistère noch einzelne Fälle sahen.

Während es im Jahre 1888 eine bedeutende Epidemie in Argentinien und Chile und 1890 einen neuen Ausbruch in Spanien gab, blieb Europa bis zum Jahre 1892 ganz frei. In diesem Jahre steigerte sich in Afghanistan und Persien, wo die Seuche während des letzten Jahrzehntes nie ganz geruht hatte, die Cholera zu neuen heftigen Epidemien. Sie kam im Juni nach Baku, im Juli nach Moskau und nach St. Petersburg und dehnte sich mit schwachen Ausläufen über Westrußland aus. Im Frühling war sie in der Umgebung von Paris und in Paris selbst aufgetreten, ohne daß man wußte woher sie kam. Ebenso unerwartet und ohne Zusammenhang brach sie im August in Hamburg aus, wo man bis Mitte November 16 956 Erkrankungen und 8605 Todesfälle zählte (§ 33). In 264 deutschen Ortschaften, wo sich einzelne eingeschleppte oder auch örtlich entstandene Cholerafälle zutrugen, konnte das Übel keinen Boden gewinnen; man zählte dort insgesamt 1048 Erkrankungen und 607 Todesfälle.

Auch im Jahre 1893 blieb die Cholera schwach. In ganz Deutschland gab es 915 Fälle mit 396 Leichen. Im Jahre 1894 gab es in den östlichen Teilen Deutschlands in 157 Ortschaften insgesamt 1004 Erkrankungen und 490 Leichen.

Genau wie in Deutschland, wo man sich das Verdienst an der Ohnmacht der Cholera zuschrieb, verhielt sich das Übel in Afrika, wo es nur kleine Ausbrüche oder Einzelfälle in Aegypten, in Marokko und im französischen Westafrika gab. Ebenso fand die Cholera in den La Platastaaten Südamerikas und in Brasilien keinen rechten Boden; es blieb überall bei kraftlosen Anfängen, die rasch von selbst erloschen.

In Rußland gab es im Jahre 1894 bedeutendere Ausbrüche in Podolien und besonders in Volhyinen; 1895 noch vereinzelte Fälle hier und da. Die übrigen europäischen Länder haben im Jahre 1895 keine Cholera mehr gesehen.

England und Nordamerika sind in der vierten Epidemie, ohne daß sie eine besondere Gegenwehr ins Werk setzten, völlig verschont geblieben.

§ 55. Noch schwächer als diese vierte zeigt sich, bisher wenigstens die fünfte Pandemie, die mit dem Jahre 1899 anhebt und seitdem bis heute nicht recht leben und sterben kann, wenn man Rußland ausnimmt. Die Zeitungen sind freilich voll von ihr, indem jeder Funke, den sie in die Nähe oder Ferne entsendet und der von selbst ohnmächtig erlischt, gleich als ungeheure Choleragefahr besprochen und mit großem Aufgebot von Geld und Beamten und Zwangsmaaßregeln bekämpft wird. Früher sprach man von der indischen Cholera erst da, wo sie zu einer wirklichen Epidemie gediehen war und Tausende oder wenigstens Hunderte starben. Heute wird mit wirklichem oder künstlichem Choleraverdacht ein ungeheurer Lärm gemacht und es gelingt nur noch „der strengsten Überwachung und unermüdlichen Sorgfalt der Behörden, durch die Verfolgung der Bazillen bis in ihre entferntesten Schlupfwinkel, überall den furchtbaren Funken zu ersticken und damit die Kulturländer Europas vor der Wut des Cholerabrandes zu schützen“. Das gilt für Europa. In anderen Ländern verlöschen die ohnmächtigen Funken von selbst, wenigstens so lange als ihnen weder Zeit noch Boden günstig ist.

Die fünfte Epidemie bereitete sich Ende des Jahres 1899 mit einer neuen Erstarkung der Seuche in Indien vor. Mitte 1900 brachen heftige Epidemien in Kalkutta und in Bombay aus. Von Kalkutta aus zog sich die verwüstende Seuche an der Coromandelküste bis zur Südspitze der Halbinsel hin. Vom Oktober 1900 bis zum Juli 1904 gab es große Ausbrüche in Bengalen, in der Präsidentschaft Madras und an der Malabarküste. Im Juni 1901 wurde Birma, im November Singapur ergriffen; Mitte 1902 entstanden zahlreiche Ausbrüche in Birma, in Cochinchina, in China, auf den Philippinen, auf Formosa, in Japan, in Korea. Schon vorher wütete die Cholera in der Mandschurei und in zahlreichen Orten der russischen Grenze gegen China hin.

Im Jahre 1900 war die Cholera von Bombay westwärts nach Afghanistan vorgedrungen und am persischen Golf erschienen. Im Jahre 1902 ging sie, wie man vermutet, mit Pilgerzügen von Madras nach dem Hafen von Dscheddah, von da nach Mekka und Medina. Man darf aber nicht vergessen, daß, als sie im Jahre 1896 Europa und Amerika und Aegypten freigegeben hatte, in Westasien nicht ganz erloschen war. Sie hatte im Herbst 1899 Ausbrüche in den persischen Häfen Buschir und Bassora und an anderen Stapelplätzen des persischen Golfs zur Zeit der Dattelernte gemacht, wo Tausende von Menschen an jenen Orten zusammenströmen. Sie hatte im Hedschas unter den Pilgern sich gezeigt und an manchen Orten Aegyptens versucht, sich niederzulassen. Ob diese schwachen Andeutungen einer Choleraausbreitung Zeichen von zurückgebliebenen endemischen Herden an jenen Orten waren oder frische Aussaaten aus dem indischen Urherd und somit die Vorboten der neuen Wanderung, bleibe dahingestellt. Jedenfalls beginnt diese für Europa mit dem Erscheinen der Cholera in Dscheddah und Mekka während des großen Islamfestes am 20. Februar 1902.

Wiewol die ersten Fälle im Hedschas von dem umsichtigen und tätigen internationalen Gesundheitsrat in Aegypten entdeckt worden waren und sogleich den europäischen Mächten gemeldet wurden und wiewol die Küsten des Roten Meeres und der Verkehr im Suezkanal „mit dem ganzen Rüstzeug der bakteriologischen Forschung" (PFEIFFER) bewacht wurden, gelang es nicht, den Verkehr pilzdicht zu halten; in Mekka starben während der Opferwoche über 4000 Pilger und noch im selben Jahre trat die Seuche in Aegypten auf und forderte, wiewol ihre Träger hier mit allen Mitteln der Desinfektion und Kontumaz verfolgt wurden, binnen drei Monaten mehr als 40 000 Opfer. Zuerst war sie in Assiut nördlich von Luxor erschienen und hatte 8000 der Erkrankten weggerafft, ohne daß die Behörden, die „mit besonders scharfem Auge" (KOLLE) versehen waren, nach der eifrigsten Nachforschung sagen konnten, woher und wie sie sich hier eingeschlichen hatte.

Im folgenden Jahre kam die Cholera nach der Halbinsel Sinai, nach Jaffa, nach Damaskus und beherrschte bald ganz Syrien, ohne indessen heftige Ausbrüche zu machen. In Syrien überwinterte sie, trat im Frühjahr sehr leicht auf, verbreitete sich hier und in Palaestina langsam, machte dann im Juli eine Epidemie, bei der in Syrien 6750 Opfer gezählt wurden, zeigte sich ferner in Mesopotamien, im Januar in Bagdad, im März in Bassora; zugleich in Kleinasien und am Schwarzen Meer und kam im April nach Persien, wo sie überwinterte.

Im Frühjahr 1904 kam die Cholera mit Handelskarawanen aus Persien über Samarkand nach Baku, wo im September eine Epidemie erfolgte. Da keine andere Wassergelegenheit oder Kontagion erfunden werden konnte, wurden die mohammedanischen Badestuben als ihre Vervielfältiger beschuldigt. Weiterhin zog die Seuche über das Kaspische Meer in das Wolgadelta, nach Astrachan, nach Westsibirien. Von hier aus verbreitete sie sich im Laufe des Herbstes 1904 über einzelne Bezirke von Südrußland insbesondere über Transkaukasien und im Kaukasus und den Lauf der Wolga entlang, vom Delta bis Saratof und Samara, um nach gewohnter Winterpause wieder im Frühjahr zu erstarken. Aber im nassen Sommer 1905 ließ sie überall in Rußland nach, dehnte sich indessen im folgenden Jahre wieder weiter aus, um in den Jahren 1908 und 1909 fast das ganze russische Reich zu erobern.

In der asiatischen Türkei gab es im Jahre 1905 hier und da warnende Ausbrüche; in Asien nur auf russischen Gebieten und auf dem Schauplatz des russisch-japanischen Krieges; im westlichen Europa nur vereinzelte oder vorübergehend gehäufte Fälle.

So zählte man zwischen dem 16. August und 15. Oktober in Deutschland 212 zerstreute Erkrankungen mit 85 Todesfällen; unter diesen 3 in Hamburg mit 2 Todesfällen, 2 in Dömitz in Mecklenburg-Schwerin mit 1 Todesfall, 1 in Straßburg im Elsaß. Die Fälle hatten keinen Zusammenhang sondern waren wie ein Funkenregen über weite Striche verbreitet, ohne irgendwo einen größeren Ansteckungsherd zu entfachen. Die Witterung und insbesondere das Regenwetter waren ungünstig. Die Übersicht über die Fälle im Königreich Preußen ist lehrreich. Bis zum 25. August gab es täglich nur etwa 1 Fall, dann eine rasche Häufung, so daß am 6. September 12 Fälle gezählt wurden; dann eine langsame Abnahme bis zum 26. September und in der ersten Oktoberhälfte nochmals eine leichte Vermehrung. Überall im Lande einzelne Kranke, nirgendwo eine Epidemie.

Cholerafälle des Jahres 1905 in Preußen.

16. August	1	5. September	3 (5) [1]	25. September	— (1) [3]
17.	(1)	6.	12 (7)	26.	1 — [3]
18.	1	7.	11 (7)	27.	— —
19.	1	8.	8 (5)	28.	— — [4]
20.	1	9.	9 (3) [1]	29.	—
21.	—	10.	5 (1) [1]	30.	—
22.	1	11.	5 (5)	1. Oktober	—
23.	(1)	12.	4 (3) [1]	2.	—
24.	1	13.	3 (1)	3.	—
25.	1 (1) [1]	14.	2 (1)	4.	1
26.	6	15.	3 (3) [3]	5.	2 (1)
27.	3 (1)	16.	2 (3) [1]	6.	2
28.	9 (2)	17.	4 (1) [3]	7.	1
29.	7 (3)	18.	3 (5)	8.	—
30.	6 (5)	19.	— — [6]	9.	3
31.	10 (3)	20.	— — [1]	10.	—
1. September	7 (1)	21.	2 — [1]	11.	3
2.	10 (5) [2]	22.	1 (2)	12.	—
3.	4 (4)	23.	4 (1)	13.	— — [6]
4.	9 (2)	24.	— (1)	14.	—
				15.	1

1 = erkrankt (1) = gestorben [1] = gesunder Vibrionenträger

(KIRCHNER)

Auch in Österreich, Galizien, Italien, Holland erloschen zahlreiche derartige Funken, ohne daß es irgendwo zu einem größeren Ausbruch gekommen wäre.

Im Jahre 1906 zeigte sich die Cholera in Deli auf der Sundainsel Timor, um hier bis in das dritte Jahr hinein zu herrschen (KUENEN). Während sie seit dem Januar 1906 weiterhin auf den Philippinen, besonders in Manila, ferner in Kalkutta und an einzelnen Orten Rußlands, in Lomza, Kolno, Ostrow, sich ausdehnte, blieb Europa in diesem Jahre ganz cholerafrei.

Aus Persien kamen Nachrichten von großen Ausbrüchen (ALI KHAN).

Im Jahre 1907 war die Cholera im Wolgatal epidemisch; im Juli 1908 zog sie nordwärts und südwärts die Ufer und Nebenflüsse entlang.

Im September wurde St. Petersburg von einer Epidemie heimgesucht, der mehr als 8000 Menschen zum Opfer fielen; von St. Petersburg aus gab es kleine Aussaaten nach mehreren baltischen Häfen, Kronstadt, Viborg, Narwa, Reval, Riga. Südlich wurden mehrere Hafenorte des Schwarzen Meeres verseucht, Kertsch, Kieff, Cherson, Odessa, Theodosia, Taganrog, Batum; ostwärts die Gebiete bis zum Kaspischen Meer, weiterhin Transkaspien, Turkestan, Sibirien. Im Ganzen zählte das europäische Rußland 28 000 Fälle und mehr.

Falsche Nachrichten von Choleraverschleppung kamen aus Paris, Berlin, Brüssel, Budapest und Ostrowo in Österreich.

Trotz eines ununterbrochenen Schiffsverkehrs der baltischen Häfen und der Häfen des Schwarzen Meeres mit England gab es hier ebensowenig einen Cholerafall wie im westlichen Europa.

Ende 1907 waren im türkischen Lazaret zu Sinope Choleraerkrankungen unter Pilgern vorgekommen, die von Odessa über Dscheddah und Yambo nach Mekka zogen. Am 13. December, vier Wochen vor dem großen Opferfeste, zeigte sich der Anfang einer Epidemie in Mekka, die während der Festtage 4739 Pilger hinraffte (Izzedine), im ganzen Hedschas vom Januar bis März 1908 über 25 000 Menschen tötete; besonders litten die Einwohner der heiligen Stätten Mekka und Medina.

§ 56. Während des Jahres 1908 starben in Indien gegen 400 000 Menschen an der Cholera; Siam und die Straits Settlements litten schon im Frühjahr; auf den Philippinen starben mehr als 12 000 Cholerakranke; in China, besonders in Hankau, Wutschang und Hangang wütete die Seuche heftig; in Tale des Yantsekiang starben mehr als 30 000 der Ergriffenen. Umschriebene Ausbrüche gab es in der Mandschurei zu Dalny, Port Arthur, Antung und Niutschwang; zu Seoul in Korea; zu Modschi in Japan, auf Formosa.

In Rußland zählte man im Jahre 1908 gegen 30 000 Erkrankungen mit 14 000 Todesfällen. Gegen Ende des Jahres kam die Cholera vom Kaspischen Meer nach Persien, um mäßige Ausdehnung und Stärke zu gewinnen.

Nach der Winterpause erhob sich im Frühjahr 1909 die Cholera nicht wieder; erst im August gab es einzelne Fälle in Saratof, Samara, Rostow am Don, in Baku, Tula und Nowgorod. In Stockholm kamen Cholerakranke aus Rußland an, ohne Schaden zu stiften. Am 20. August begann in Rotterdam eine kleine Epidemie vom Hafen aus, die sich zuerst an vier Kindern von Hafenarbeitern zeigte, dann nach und nach 26 Kranke und 6 Tote machte. In weiteren 18 holländischen Städten kamen verzettelte Fälle vor (Hymans van den Bergh). Ebenfalls im August und im September trat die Seuche in Belgien, in Apulien, in Neapel und in Ungarn auf mit unerheblichen Wirkungen.

Im Regierungsbezirk Gumbinnen wurden 26 kranke und 7 gesunde Vibrionenträger gezählt (Janssen); vereinzelte Fälle gab es in Königsberg und einigen anderen Orten.

Während des Jahres 1910 wurden in Britisch Indien, in Holländisch Indien, auf den Philippinen kaum die gewöhnlichen Zahlen des Cholerasterbens erreicht; nur Pangasinan bei Manila hatte einen größeren Ausbruch. In Südchina, in Singapur trat die Seuche milde auf; heftiger in Siam und Bangkok.

In Odessa gab es vereinzelte Fälle, während viele Bezirke des südlichen Rußlands schwere Sommerepidemien bestanden, besonders Jekaterinoslaw, der Donbezirk, Charkow, Cherson, Kiew, die Kubandörfer. Die Ausbrüche an den einzelnen Hauptstätten wurden in der nachstehenden Reihenfolge beobachtet:

Beginn des Ausbruches	Bezirk	Kranke	Tote
10. Januar	Jekaterinoslaw	18894	8704
3. Mai	Kiew	4077	1563
3. Juni	Perm	745	274
4. Juni	Baku	1300	541
7. Juni	St. Petersburg	4591	1662
4. Juli	Orenburg	3355	1635
7. Juli	Podolien	1289	586
		34251	14965
	in ganz Rußland	216081	100953

Während der ersten Augusttage trat die Cholera in Konstantinopel und weiterhin in der Türkei, in Rumänien und Bulgarien auf, überall ohne Heftigkeit. Angeblich von russischen Zigeunern nach Brindisi gebracht, gewann sie in Apulien, wo es schon im Jahre vorher an mehreren Orten Cholerafälle gegeben hatte, und weiter in Süditalien große Ausbreitung und tötete hier in fünf Sommerwochen 1400 der Ergriffenen. An vielen Orten wurden die behördlichen „Vorbeugungsmaaßnahmen“ die Veranlassung schwerer Unruhen und Aufstände; so vernichtete die Gesundheitspolizei in Barletta in der Provinz Bari die Früchte und Gemüse auf den Märkten, die einzigen Nahrungsmittel der Bevölkerung, und bot ihr dafür Schutzimpfungen an unter militärischer Nachhülfe, die vom empörten Volk heimgeschickt wurde; in Tarent geschah die polizeiliche Verfolgung der Kranken und Verdächtigen mit einer solchen Energie, daß es am 31. December zu Volksaufläufen kam, die erst zerstreut werden konnten, nachdem zahlreiche Bürger durch die Revolverschüsse der Polizei verwundet und drei getötet worden waren.

Auch in Ungarn gab es einige Ausbrüche, die fast alle im September erloschen. Über Österreich zerstreuten sich die ungarischen Flüchtlinge, ohne daß sich ein Seuchenherd entwickelte; insgesammt wurden 16 Cholerafälle für das ganze Land gezählt, 9 in Wien, die übrigen in Triest, Graz,

Galizien, Mähren, Krain und Steier, einzeln verstreut. — Marseille, New York, Boston nahmen Cholerakranke ohne Gefahr auf.

In Berlin entstand leerer Lärm wegen einiger Brechdurchfälle. Man setzte das Volk in Furcht, wie man Kinder fürchten lehrt, indem man ihnen sagt: Du brauchst dich nicht zu fürchten; die Gespenster, die ich dir hier vormale, sind keine wirklichen. So brachte das Wolffsche Bureau „von zuständiger amtlicher Stelle“ zuerst die Nachricht von Choleraverdacht hier und Choleraverdacht da und einige Zeit nachher den Trost: „Bei dem Charlottenburger Fall scheint, wie mit ziemlicher Sicherheit angenommen werden kann, keine Choleraerkrankung vorzuliegen. Im übrigen wird jeder Meldung von einer choleraähnlichen Erkrankung sofort und aufs peinlichste nachgegangen, so daß zu einer Beunruhigung nicht der geringste Anlaß vorliegt.“ Eine ähnliche Beruhigung für Deutschland brachte das Institut für Infektionskrankheiten durch Lentz in die Zeitungen, daß „die Maaßnahmen, die in den Epidemien von 1892 bis 1894 ihre Feuerprobe bestanden (vgl. § 33 und § 125) und sich in den Jahren 1905 und 1909 so glänzend bewährt haben, auch jetzt wieder von den deutschen Behörden, wenn auch ohne viel Aufhebens so doch mit aller Energie durchgeführt werden.“

Im Winter 1910 auf 1911 gab es eine heftige Epidemie auf Madeira; sie forderte über 3000 Opfer. Nach Goldschmidt war die Unwissenheit der Bevölkerung schuld, daß die Vorschriften der Gesundheitsbehörde machtlos blieben. Das gewaltsame Verschleppen der Kranken und Verdächtigen in überfüllte Hospitäler, die Durchführung von Zwangsimpfungen, die Sperre, die in mehreren Orten zur schweren Hungersnot führte, erbitterte das unwissende Volk; doch wurden die Aufstände zu seinem Heile überall mit Truppenaufgebot und Füsilladen rechtzeitig unterdrückt.

Im Sommer 1911 wurde ganz Italien von der Cholera verseucht; sie herrschte in Sicilien, in Unteritalien, trat in Rom und in zahlreichen Orten Oberitaliens auf; nur in wenigen mit Heftigkeit. Im Genuesischen flohen die Behörden aus mehreren ergriffenen Orten und überließen die Sorge für die Kranken dem Erzbischof von Genua und der Geistlichkeit, die nach Beendigung der Ausbrüche eine ministerielle Belobigung erfuhr. In Verbicaro bei Cosenza sperrte die Gesundheitspolizei die Brunnen, erregte dadurch beim Volk den Verdacht der Brunnenvergiftung und wunderte sich, als das Rathaus angezündet, die Straßen verbarrikardirt und die Telegraphenleitung zerstört wurde. In Livorno wurde durch Agenten unter dem Volke Stimmung für die Berufung bestimmter Professoren zur Rettung der cholerabedrohten Stadt gemacht; die Suggestion gelang so gut, daß es zum Aufstande kam, der aber durch die Berufung und einiges Gemetzel glücklich beendet wurde. — Anfangs September waren in Italien mindestens 800 Orte von der Cholera ergriffen; aber auch die stärksten

Ausbrüche waren verhältnismäßig gering und die schwache Seuche erlosch im ganzen Lande mit dem Eintritt des Winters. Der Winter 1911 auf 1912 brachte in ganz Asien und Europa die Cholera zur Ruhe. Im Frühling 1912 zeigten sich an den endemischen Stätten Asiens und Rußlands einzelne Fälle; aber bis zur Sommersonnenwende hat sich nirgendwo eine Choleraepidemie entwickelt.

XV. Die geographische Verbreitung der Cholera.

§ 57. Daß die Heimat der Cholera Hindostan ist, daß sie dort schon mindestens einige Jahrhunderte als ortständige Seuche bestand und zeitweise weitere Umzüge hielt, ehe sie mit dem Jahre 1817 ihre großen erdumkreisenden Wanderungen antrat und daß diese Wanderungen immer wieder von Indien ausgegangen sind, daran kann kein begründeter Zweifel sein.

Das Dogma, sie habe in einem beschränkten Raume Indiens, in Bengalen, insbesondere in dem ungeheuren Schlammgebiete zwischen den Mündungen des Mahamadi und Brahmaputra oder gar bei dem berüchtigten Dorfe Dschissur (§ 51) ihren ersten Ursprung in historischer Zeit genommen, wird durch die Geschichte nicht befürwortet. Diese sah sie weit früher und weit öfter an der Malabarküste um Goa und an der Koromandelküste bis zur Balkstraße hinab auftreten als am Delta des Ganges.

Daß heute, soviel wir sehen, Kalkutta und seine Umgebung das stärkste Brutnest und Dauernest der Cholera ist, muß dennoch zugegeben werden. Während zum Beispiel Bombay an der Westküste, wo die Cholera seit 1818 wol nie ausgegangen ist, jährlich nur einige Dutzende oder Hunderte von Cholerafällen zwischen den Epidemiejahren zählt (Bryden, Snow), hat Kalkutta alljährlich weit größere Ziffern. Es zählte

im Jahre	Choleraleichen		im Jahre	Choleraleichen	
	Zahl	auf 1000 Lebende		Zahl	auf 1000 Lebende
1866	6826	15,7	1881	1693	3,9
1867	2270	5,2	1882	2240	5,1
1868	4186	9,6	1883	2037	4,7
1869	3582	8,2	1884	2272	5,2
1870	1558	3,5	1885	1603	3,7
1871	796	1,8	1886	1741	—
1872	1102	2,5	1887	1198	—
1873	1105	2,5	1888	1734	—
1874	1245	2,8	1889	2315	—
1875	1674	3,8	1890	1879	—
1876	1851	4,2	1891	2955	—
1877	1418	3,2	1892	2019	—
1878	1338	3,0	1893	869	—
1879	1186	2,7	1894	1695	—
1880	805	1,8			

(Nach Calcutta report 1887 und Simpson.)

Die Hauptstadt hat mehr Cholerafälle als ihre Vorstädte mit größerer Bevölkerung.

In Kalkutta starben an der Cholera

	1889	1890	1891	1892	1893	1894
in der Stadt	1079	963	1553	1257	596	1118
in den Vorstädten	1236	916	1402	762	273	577
zusammen	2315	1879	2955	2019	869	1695

(Simpson)

Danach könnte es scheinen, als ob die Seuche etwa an der Bevölkerung hafte, nicht am Ort, nicht an den früher angeschuldigten Sümpfen. Schon die ersten Beobachter betonen, daß in Kalkutta stets die Armenviertel, wo die Farbigen in engen Straßen dem Hougly entlang wohnen, der Herd der Seuche sind, während die wohlhabende Bevölkerung in den gesunden Bezirken nur bei epidemischen Ausbrüchen mitergriffen wird. Die Frage nach dem Aufenthalt des Cholerakeimes innerhalb seiner Brutstätten wird weiter unten genauer erörtert werden (§ 66). Hier muß betont werden, daß es heute außer Kalkutta noch eine ganze Reihe von Orten und Gebieten in Indien gibt, wo die Cholera jahraus jahrein endemisch herrscht. Außer den bereits genannten Marschgegenden der Sandarbans in Niederbengalen gehören hieher die Festlandküste bei Bombay, die Gegend von Madras, die Stadt Berar. Gegenwärtig ist ganz Britisch Indien verseucht bis auf den Sindh und das Pendschab; darum treten die endemischen Herde weniger scharf hervor. Sobald sich die Cholera wieder auf wenige Stätten zurückgezogen hat, tritt deutlich das Gesetz hervor, daß das Gebirgsskelett der Halbinsel mit seinen Hochplateaus von endemischer Cholera frei ist und nur die von Alluvium bedeckten und durch alljährliche Überschwemmungen mit Schlamm gesättigten Tiefebenen, wo neben üppigster Vegetation Fäulniß und Zersetzung herrscht, die Dauerherde der Seuche sind.

So war es schon in den ersten Jahren nach dem Ausbruch von 1817. Die Hügellandschaften, welche die Hauptbecken der Stromgebiete trennen, die Randgebirge an den Küsten, die Berge von Nepal, Malwar und Maisur, schon die militärischen Forts auf kleinen Bodenerhebungen gaben in gewöhnlichen Zeiten zur Jahreszeit der Ausbrüche unbedingten Schutz, während die Wanderepidemie vorübergehend auch die höchsten Teile Indiens besuchte und verheerte (Jameson, Orton). Alle die Städte und Bezirke, die vor der Pandemie des Jahres 1817 unter der Cholera am häufigsten litten, Tschittagong, Travankur, Malwa in Bengalen, Arcot bei Madras, Palikonda, Allahabad, Caunpur auf der Koromandelküste, Goa und andere Orte in der Präsidentschaft Madras sind niedrig gelegene feuchte Orte mit dichten Bevölkerungen.

§ 58. Wie Vorderindien hat auch Hinterindien zweifellos heute viele endemische Choleradauerherde, besonders in Bangkok, Cambodscha, Annam, Cochinchina. In Tongking werden jährliche Ausbrüche verzeichnet und ebenso in den Straits Settlements.

Man sagt, daß dorthin immer neue Einschleppungen von China her durch die Kulis geschähen. Jedenfalls ist Schang-hai ein Dauerherd, der in jedem Spätsommer Ausbrüche macht. Auch in Tsching-kiang, Hanko und Itschang, in Pakhoi und Lung-tschu sowie am Yang-tze-kiang gibt es alljährliche Choleraausbrüche.

Ob die Cholera außerhalb Indien und Südchina in anderen Tropenländern einheimisch war und einheimisch ist, läßt sich wol kaum entscheiden. Wie wir oben sagten, herrschte sie schon im Jahre 1775 auf Mauritius (Burke); seit 1817 gibt es jährliche Choleranachrichten aus Mauritius. Mailloux will diese Tatsache mit einem beständigen Import von Indien her erklären. Aber dieser Import geschieht auch beständig nach Arabien und Aegypten und anderen Ländern und dennoch gibt es dort viel mehr cholerafreie Jahre als Cholerajahre. Schon im Jahre 1782 war die Seuche auf Ceylon (Johnson); ebenso in den Jahren 1790, 1804 u. s. w.; seit 1890 hat sie dort kein einziges Jahr gefehlt. Sind das jedesmal Einsaaten von Bengalen aus gewesen oder ortständige Ausbrüche?

Außerhalb der Dauerherde gibt es an den oft oder auch jährlich von der Cholera heimgesuchten Orten starke und schwache Cholerajahre, wie wir sie ja selbst am schlimmsten Dauerherd Kalkutta schon hervortreten sahen (§ 57). So hat Südchina nur alle zwanzig oder dreißig Jahre große Choleraverheerungen. In Itschang waren die Jahre 1850, 1864, 1893, 1892 große Cholerajahre; am Yang-tze-kiang besonders das Jahr 1892. Für einen großen Teil des chinesischen Reiches bedeutet das Jahr 1895 ein sehr großes Cholerajahr; in Peking allein starben über 50 000 Einwohner an der Seuche.

In Japan sahen, um nur die letzten Jahrzehnte zu erwähnen, die Jahre 1877, 1882, 1886, 1890 starke Choleraepidemien; aber inzwischen ist dort die Seuche nie erloschen, sondern trat alljährlich wenigstens in Einzelfällen und kleinen Ausbrüchen auf.

Auf den großen Sundainseln, insbesondere auf Java, geht die Cholera seit Jahrzehnten nicht ganz aus; aber das Jahr 1901 brachte die letzte starke Epidemie.

Nach Deutsch Neuguinea wurde die Cholera 1893 eingeführt und ist seitdem dort geblieben, ohne sich zu bedeutenden Verheerungen zu erheben. Ebenso ist sie seit 1896 im Bismarckarchipel und in New Britannia einheimisch.

Afghanistan und Persien wurden nicht nur wiederholt von den pandemischen Fluten ergriffen sondern auch in den Zwischenzeiten durch kleinere Wellen aus Indien überspült und standen dann mitunter längere Zeit unter endemischer Choleragefahr; so Persien in den Jahrgängen 1852—1861, 1865—1872, 1900—1904.

Arabien hat an den heiligen Stätten der Mohamedaner in den meisten Jahren einzelne Cholerafälle, die nicht immer auf neue Einschleppungen durch die indischen Pilger zurückgeführt werden konnten; aber große Cholerajahre sind dort so selten wie in Europa (Izzedine). Vom Hedschas aus ist Aegypten beständig bedroht und Europa sieht seit der Eröffnung des Suezkanales mindestens alle fünf bis zehn Jahre kleine Einbrüche der Cholera, bald hier bald dort; aber sie bleiben örtlich beschränkt bis auf die seltenen großen Cholerazeiten.

Das Gleiche gilt für die übrigen Erdteile, die im Allgemeinen, soweit sie auf der nördlichen Halbkugel diesseits des sechzigsten Breitegrades liegen, alle die volle Gewalt der Cholera erlebt haben, aber nur in den großen Pandemien. Außerhalb dieser gab es zahllose Einbrüche ohne bedeutende Wirkung.

Den Aequator überschritt die Cholera im Jahre 1819 und in den Jahren 1854—62, indem sie viermal Mauritius heimsuchte; 1820, 1837, 1867 war sie in Zanzibar, 1855 und 1868 in Brasilien, Paraguay, Uruguay, Argentinien, Bolivia, Peru; seit 1893 ist sie in Neu-Guinea und weiter südlich.

§ 59. Ganz verschont von der Cholera blieben bisher in Asien Nordsibirien jenseits der sechzigsten Breitegrades sowie Kamtschatka; in Europa Island, die Färörinseln, die Hebriden, Schetland, die Orkneyinseln, Lappland und Finland; Norwegen jenseits von Bergen; das europäische Rußland jenseits des vierundsechzigsten Breitegrades sah die Cholera nur ganz milde, wenn sie sich dort ausnahmsweise einmal zeigte. In Nordamerika bildete bisher der fünfzigste Breitegrad die Grenze der Cholera; Grönland, Neufundland und Nordkanada blieben in allen Epidemien frei. In Mittelamerika sahen die Bermudainseln und einige kleine Inseln des westindischen Meeres die Cholera noch nicht. In Südamerika blieben Venezuela, Chile, Patagonien, Feuerland und die Falklandsinseln verschont. In Afrika konnte die Cholera trotz wiederholter Einschleppungen weder am Kap noch an der Ostküste südlich von der Delagoabai Fuß fassen; Centralafrika scheint bis zum Sudan bisher cholerafrei geblieben zu sein; ebenso die Westküste südwärts vom Riogrande. St. Helena und Ascension kennen die Seuche nicht. Auch Australien war ihr bisher unzugänglich; dazu Neuseeland. Merkwürdigerweise sind auch bisher die Andamanen im Süden des bengalischen Golfes trotz der Nähe der indischen Herde freigeblieben (Cuningham).

Manche glaubten, viele dieser Schonplätze, wenn nicht alle, einfach mit dem Worte, sie lägen außerhalb des Weltverkehrs, erledigen zu können.

So einfach ist die Sache nicht. Wie es innerhalb der Tropen und besonders in Indien choleragünstigere und choleraungünstigere Orte gibt, so gibt es auf der ganzen Erde Länder und Plätze, die die größte Empfänglichkeit für die Seuche zeigen und ihr wenigstens für Jahre und Jahrzehnte Heimatsrecht geben, wie Persien, Mesopotamien, Aegypten in den subtropischen Breiten und Rußland in der gemäßigten Zone, und andere Länder und Plätze, die sie nur zeitweise oder auch nie zulassen, wie oft sie auch eingeschleppt werden mag.

So sind in Europa cholerafrei geblieben in allen Epidemien die Schweiz, Baden, Württemberg, der Südosten Frankreichs, große Teile von Griechenland, von Schottland u. s.w. In Frankreich blieben in allen Pandemien 1832, 1849, 1853 ff. verschont die folgenden Departements: La Creuse, La Haute-Vienne, La Corrèze, Le Cantal, Le Lot, La Lozère, Le Gers, mit anderen Worten das große Steingerippe zwischen den Alluvien Frankreichs. Innerhalb stark verseuchter Gegenden gab es immer Orte, die vorübergehend in der einen Epidemie oder auch in allen Epidemien ausnahmslos von der Cholera freigeblieben sind, wie stark auch der Verkehr mit der Umgegend war. In England ist die Millionenstadt Birmingham cholerafest; ferner Bath, Chaltenham, Leicester. Die Immunität einiger Londoner Stadtteile hat sich im Laufe der Zeit geändert (Creighton). In Frankreich gehören zu den immunen Orten, die in Choleragefahr stets von zahlreichen Flüchtlingen aufgesucht werden, Lyon, die zweitgrößte Stadt des Reiches, ferner Versailles trotz der Nähe von Paris (Decaisne, Pettenkofer). In Deutschland sind immune Städte Frankfurt am Main, Darmstadt, Würzburg, Stuttgart, Salzburg, Innsbruck, Karlsbad, Freiberg in Sachsen, Altona bei Hamburg, Elberfeld und Barmen. Genaueres für Deutschland bei Pettenkofer, Emmerich, Wolter, für Sachsen bei Günther, für Frankreich bei Burggraeve, Kelsch u. s. w.

Auf die Ursachen der örtlichen Disposition oder Immunität für Cholera werden wir im § 66 und § 74 eingehen.

XVI. Die Epidemiologie der indischen Cholera.

§ 60. Die Ursache, welche die indische Cholera im Jahre 1817 zur erdumkreisenden Wanderung angetrieben hat, ist uns völlig unbekannt. Daß die Kriegsläufe, welche die Bevölkerung Indiens ganz besonders in den Jahren 1798 bis 1818 unaufhörlich in Unruhe und Bewegung erhielten, daß die damit zusammenhängenden Soldatenaushebungen durch die Engländer im ganzen Lande, daß endlich die weiteren Folgen der Fremdherrschaft, die Zerrüttung des brahmanischen Kastenwesens, die Vermischung der Parias mit den Kasten und der ausländischen Söldner mit den Eingeborenen, die Verwahrlosung der Bodenpflege und der Wasserversorgung, kurz die tiefe Unterwühlung der alten einheimischen völkererhaltenden Kultur dem Gedeihen und der Verbreitung der dort bisher gebändigten Seuche günstig gewesen sind, läßt sich wol nicht verkennen und wir finden eine Analogie dazu in der Geschichte des europäischen Bauchtyphus, wie sie sich unter dem Einflusse der Napoleonischen Heerzüge entwickelt hat.

Aber, was der Cholera im Jahre 1817 den Expansionstrieb über die Grenzen Hindostans hinaus nach Ost und West und Süd und Nord verlieh, das wissen wir nicht.

Bei der Pest erkennen wir deutlich als den epidemischen Untergrund ihrer Fluten und Ebben die saekularen Schwankungen im Gedeihen der unterirdischen Nagetiere und ihrer blutsaugenden Schmarotzer; bei der Malaria und beim Gelbfieber die Anschwellungen und Abschwellungen der Moskitoverbreitung; bei den Pocken glaubt man in der wechselnden Entseuchung und Durchseuchung der Völker die Ursache für das Ansteigen und Abnehmen ihrer Epidemien zu sehen; bei der Influenza, wo von erworbener Immunität nicht die Rede sein kann, denkt man an Überwindung des fremden Eindringlings durch die einheimische Bakterienflora. Für die Cholera haben wir bisher nicht einmal eine wahrscheinliche Vermutung darüber, was ihr vor dem Jahr 1817 an den Grenzen Indiens Schranken gesetzt hat und was mit dem Jahre 1817 die Schranken weggenommen hat. In den Verkehrsbeziehungen der Bevölkerung Hindostans zu den anderen Völkern und der Außenvölker zueinander sind um jene Zeit keine so durchgreifenden Veränderungen eingetreten, daß damit die Sache erklärt werden könnte. Dampfschiffahrt, Eisenbahnen, Suezkanal haben in der Folgezeit die Aussaaten der Cholera von Land zu Land und von Ort zu Ort beschleunigt, aber sie haben nichts beigetragen zum Haften und zum Aufgehen der Saat, die nach wie vor durch Fußgänger immer noch am sichersten und nachhaltigsten ausgesät wird. Die Cholera ist seit der Entwickelung des Weltverkehrs durch den Dampf milder und schwächer aufgetreten als in der ersten und zweiten Pandemie (§ 56).

Ob Naegelis Vorstellung (1877), die Cholera beruhe auf dem Zusammenwirken zweier Pilze, eines wandernden specifischen Pilzes und einer ihm günstigen autochthonen Bodenflora, zukünftig den Schlüssel geben wird, ob Pettenkofers Bodenlehre und Emmerichs Nachweis, daß es cholerapilzfreundliche und cholerapilzfeindliche Erdböden gibt, die Lösung unserer Frage vorbereiten, ob Metschnikoff Recht hat, daß nur, wenn der wandernde Cholerapilz und eine bestimmte einheimische Darmflora zusammenwirken, die Cholera entsteht, ob vielleicht sogar alle drei Bedingungen, Cholerapilz, Bodenart, Darmflora zusammentreffen müssen, damit Cholera als Krankheit und als Seuche sich entwickele, wagen wir nicht einmal vermutungsweise auszusprechen. Gestehen wir, daß wir einem Rätsel gegenüberstehen, dem unsere bisherigen Kenntnisse von der

Cholera nicht gewachsen sind und dessen Lösung doch so wichtig wäre mit Rücksicht auf die Frage, wie werden neue Völkerseuchen geboren?

·Sein Nichtwissen einzugestehen, ist heutzutage verderblich. Das Beispiel Pettenkofers hat das gezeigt. Pettenkofer hatte den Mut, in seiner Choleralehre weniger das zu betonen, was er festgestellt hatte und wußte, als das hervorzuheben, was er nicht wußte, was ihm unklar blieb, was er nicht greifen konnte. Er sprach immer wieder von den unbekannten Größen x, y und z in der Choleraepidemiologie, weil er unfähig war, sich selbst zu belügen, und es für unrecht hielt, Andere mit den Wörtern Contagium, Miasma, Ansteckung, Übertragung, Verseuchung, Bekämpfung einzuschläfern. Er hatte die Wahrheitsliebe, nachdem das uralte x in der Cholerafrage, das zu lösen er unfähig war, endlich von einem anderen Meister, von Robert Koch gefunden und durch Andere bestätigt schien, zu gestehen: der Kommabazillus ist eigentlich das einzig Sichere in der ganzen Cholerafrage; aber er hatte auch die Seelenstärke, sich lieber von so bedeutenden Ärzten und Gelehrten wie Liebermeister einen „spitzfindigen und zuweilen auch witzigen Dialektiker" nennen zu lassen und lieber sogar seine Jünger und Schüler abtrünnig werden zu sehen, als in den Ruf der Kurzsichtigen einzustimmen, daß mit dem Choleravibrio das ganze Cholerageheimniß gelöst und daß man nach seiner Entdeckung verpflichtet sei, mit erneuter Zuversichtlichkeit dieselbe staatliche Abwehr und Ausrottung der Cholera ins Werk zu setzen, die sich seit einem halben Jahrhundert in allen Formen und Versuchen als völlig machtlos erwiesen hatte und sich in ihrer Machtlosigkeit in keiner Weise damit änderte, daß man ihr neue Namen und neue Theorien unterlegte. Er hatte die seltene Überzeugungstreue, auf seine Erkenntniß die Kreuzesprobe zu machen und den Choleravibrio in einer Masse zu sich zu nehmen, die nach der Voraussetzung und Überzeugung seines Entdeckers genügen mußte, viele hundert Menschen cholerakrank zu machen und zu tödten.

§ 61. Pettenkofer sagte sich: Haben in Hamburg nach Koch's Erklärung schon Schlucke Wasser oder auch blos verspritzte Tröpfchen aus der verseuchten Wasserleitung, worin trotz aller Mühe und Kunst kein einziger Choleravibrio gefunden worden ist, genügt, um Tausende anzustecken, und ist nach der Meinung desselben Forschers eine mit Kommabazillen beschmutzte Windel oder Hose aus dem Osten für sich imstande gewesen, einen Welthafen und sofort durch diesen eine Millionenstadt binnen wenigen Tagen mit Cholera zu verseuchen, und ist wiederum nach Koch's Meinung schon der einfache Verkehr mit den Kranken und ihren Abgängen in Hamburg durchaus lebensgefährlich, dann müssen Millionen von Cholerakeimen, die frisch aus dem Darme einer Choleraleiche von einem sachverständigen Gehülfen Kochs gezüchtet worden sind, doch mindestens imstande sein, einen einzelnen Menschen zu töten; vorausgesetzt daß wirklich das ganze Cholerarätsel mit dem Choleravibrio, meinem x, gelöst ist und alle Hülfsgrößen, die ich y und z nenne, auf Einbildung beruhen.

Pettenkofer und sein Jünger Emmerich tranken den Giftbecher mit rund einer halben Billion Kommabacillen; diese vermehrten sich weiter im Gedärm beider Männer, wurden tagelang ausgeschieden, kamen in die Münchener Latrinen und taten weder den Versuchsmenschen noch ihrer Umgebung etwas zu Leide, trotz der Drohung einer Stimme aus dem Norden, diese Unvorsichtigkeit werde München und Bayern mit einer Epidemie zu büßen haben.

Ein anderer als Pettenkofer würde nach diesem Ausgange seines Experiments vielleicht den Schluß gezogen haben, Koch's Vibrio sei nicht der Erreger der Cholera. Pettenkofer blieb sachlich und gestand weiter: Das Einzige was in der Epidemiologie der Cholera greifbar erscheint, ist der Kommabacillus; aber zum Erreger muß, wie ich immer gesagt habe, etwas weiteres kommen, damit er wirksam werde, besondere günstige Bedingungen der Zeit und des Ortes. Worin die Gunst der Zeit und des Ortes besteht, weiß ich immer noch nicht, darum nenne ich dies Unbekannte y, und wer das y in einen greifbaren Wert umsetzt, hat ein zweites Drittel des Cholerarätsels gelöst. Den Rest des Cholerarätsels nannte Pettenkofer z als Ausdruck für die Forderung der epidemiologischen Tatsache, daß der durch y gehegte und gestärkte Cholerakeim im Darme des Menschen noch besondere Verhältnisse vorfinden muß, um den Befallenen krank machen und töten zu können.

Durch die rastlosen Forschungen seines treuesten Jüngers Rudolf Emmerich ist endlich der größte Teil des y und das z vielleicht ganz in greifbare Werte umgesetzt und damit die Seuchenformel und Krankheitsformel der Cholera klargestellt worden bis auf den oben dargelegten Punkt. Heute gewahren wir, daß das y nicht, wie Pettenkofer zunächst einmal angenommen hatte, eine einfache Summe aus zwei unbekannten Bedingungen ist sondern eine längere Reihe von Werten enthält, die klarzustellen sind. Nicholas (1873) und Mac Kaig haben mit dem Hinweis auf die cholerakeimübertagenden Fliegen in unzweideutigen Beobachtungen ein neues Glied dieser Kette klargemacht (§ 79). Andere Glieder sind noch zu finden. Wenn wir also auch noch nicht sagen dürfen, die Seuchenformel der Cholera sei bereits so vollständig entdeckt und aufgestellt, wie wir sie für das Gelbfieber (Finlay 1886), für die Malaria (Ross 1896), für die Pest (Sticker 1898), für die Schlafkrankheit (Bruce 1903) kennen, so sehen wir sie doch schon dank den Arbeiten Kochs und Emmerichs so weit gelichtet, daß wir die Hoffnung auf eine endliche ganz befriedigende Lösung der Cholerafrage nicht aufzugeben brauchen, falls wir die Bescheidenheit des wahren Forschers üben, der Vermutungen Vermutungen nennt, Voraussetzungen und Beugungen und Verschweigungen für unerlaubt hält, nichts für gewiß erklärt, was nicht wirklich gewiß ist und die Autorität und das Dogma nicht bei einzelnen Personen sondern in den schlichten Dingen selbst sucht.

Der Arzt und die Gesundheitsbehörde, zum Eingreifen in das Unerkannte berufen, können nicht warten, bis die Wissenschaft alles klargestellt hat; sie müssen mitunter auch Hypothesen und Experimente machen, wie das der Forscher selbst tut, wenn er die Wahrheit finden will; aber sie haben damit kein Recht, sich über feste Tatsachen hinwegzusetzen und sich von Behauptungen beeinflussen zu lassen, die längst als Irrtümer historisch widerlegt sind. Sie haben die Pflicht, Versuche des Choleraschutzes, die von so zweifellosem Erfolge gekrönt worden sind wie die Pettenkofersche Bodenpflege, zu kennen und weiter zu üben; sie haben die Pflicht, eine Art von Seuchenlinderung, wie sie in München im Jahre 1836 mit Erfolg geübt worden ist, vorzuziehen der unmenschlichen und grausamen Krankenverfolgung, die so oft und besonders im Jahre 1892 in Hamburg das neunzehnte Jahrhundert geschändet hat (§ 125).

Nichts anderes wollte Pettenkofer sagen, als er im Jahre 1887 schrieb: Es ist für das allgemeine Beste sehr zu wünschen, daß in der Cholerafrage künftig Ärzte und Behörden sich bei der Wahl ihrer Maaßregeln mehr durch epidemiologische Tatsachen als durch Theorieen bestimmen lassen.

Die äußeren Tatsachen der Choleraepidemiologie sollen in den nächsten Abschnitten ohne Hypothesen gesammelt werden. Wir geben sie, dem Rahmen dieses Buches entsprechend, in Form kurzer Lehrsätze und verweisen wegen ihrer ausführlichen Belegung mit den erforderlichen Daten auf ein zukünftiges Werk.

§ 62. Die Heimat der Wandercholera ist nach den Zeugnissen der Geschichte und nach allen Beobachtungen der jüngsten Zeit Hindostan. Innerhalb dieses Landes gibt es Gegenden, in denen die Cholera nie ausgeht, andere, in denen sie nie Fuß gefaßt hat. Die ersteren zeichnen sich dadurch aus, daß sie dem sumpfigen Alluvium angehören; die anderen sind Gebirgsgrate oder Sandwüsten. Zu jenen gehört vor allen Niederbengalen, zu diesen das Pendschab.

In Niederbengalen kamen in den beiden letzten Jahrzehnten auf 100 Todesfälle 80 Choleratodesfälle, im Westdistrikt des Pendschab 2, in den übrigen sechs Bezirken überhaupt kein Todesfall durch Cholera.

Der endemische Cholerabezirk in Bengalen ist eine Gegend ewiger Feuchtigkeit. Das Grundwasser steht immer nur einige Fuß oder Zoll unter der Oberfläche und es bedarf nur des jährlichen Regens in den Quellgebieten der Flüsse Bengalens, um jenen Bezirk unter Wasser zu setzen und so lange unter Wasser untergetaucht zu halten, bis mit dem Aufhören der Regenzeit die Flüsse wieder fallen. Mit der Überschwemmung schwindet die Cholera, mit dem Absinken des Wassers erscheint sie unter den Anwohnern der Sümpfe und Kanäle. Diese bilden im Gangesdelta einen 180 Meilen langen und 50 Meilen breiten Gürtel zwischen dem Hogly und dem Migna und umfassen einen von Wäldern und Unterholz und Schilf bedeckten Marschbezirk, die sogenannten Sundarbans, deren trübes Wasser vom Westufer her aus den Zuflüssen des Kalksteingebirges zwischen Hurdwar und Benares mit Kalk geschwängert wird, von der Ostseite her aus den Ebenen von Audh, Feisabad und Gazipur eine starke Auflösung von Salpeter erhält.

Nach dem Trinken des Wassers, das zwischen dem Gumty und dem Ganges die versteinerten Tierreste auslaugt, erfolgen häufig Darmstörungen durch das Laugensalz, das die Eingeborenen Seidschi nennen.

Die Sümpfe von Sasseram sind immer mit Fäulnißresten erfüllt, aus denen die Novembersonne unter Wasserverdunstung furchtbare Dünste entwickelt.

Einen ganz entgegengesetzten Charakter als Niederbengalen hat das Pendschab im Nordwesten Vorderindiens. Der Boden ist steinig, trocken, wenig angeschwemmt; die Vegetation spärlich, der Regenfall mäßig, kaum 500 mm im Jahre an den Ufern des Satledsch. Die Entfernung vom Meere bedingt trotz des weiten Abstandes vom Aequator eine stockende Hitze, die bei den vorherrschenden Südwinden trocken und sengend bleibt und auch in den Regenmonaten durch den Südwestmonsun kaum erfrischt wird.

Zwischen der Nordwestküste und dem Meer liegt wieder ein Streifen, wo beständige Feuchtigkeit und ungeheure Niederschläge mit Überschwemmungen während der Regenzeit der Cholera einen günstigen Dauerherd bereiten; hier, in der Präsidentschaft Bombay, herrscht wie in Bengalen die Seuche jedes Jahr.

In den endemischen Bezirken fällt die Höhe der Choleraherrschaft in die heiße trockene Zeit, das ist in Bengalen der März, April und Mai, an der Bombayküste der Juni, Juli, August; die Choleraebbe in die heiße nasse Zeit. In Madras an der Coromandelküste gibt es bei der mittleren Lage und dem mittleren Klima eine dopelte Cholerazeit, ein Maximum im Frühjahr, während des Februar, ein zweites Maximum während des September beim Herbstmonsun.

In den endemischen Heimatbezirken der Cholera äußert sich die Seuche nur in der Zeit, wo die Sümpfe anfangen auszutrocknen oder das Grundwasser absinkt. Die alljährlichen Überschwemmungen oder auch außergewöhnliche Überschwemmungen machen der Cholera ein Ende.

Wo immer die Cholera sich auf ihren Wanderungen an secundären Herden oft und für längere Zeit niedergelassen hat, da hat sich ausnahmslos gezeigt, daß der Boden ihrer Niederlassungen sich an Wasserreichtum und Verschmutzung ähnlich dem Boden ihrer indischen Herde verhielt. Ausführlich hat das PISTOR für den Regierungsbezirk Oppeln in Preußen gezeigt, WOLTER für Hamburg, PETTENKOFER für zahlreiche andere Orte.

In St. Petersburg wo der sechste Teil des Gebietes Wasser ist, nistet sich seit dem Jahre 1831 die Cholera auf jeder ihrer Wanderungen durch Rußland ein und verharrt dort jahrelang bis zum völligen Ablaufen der pandemischen Fluth. In den 81 Jahren von 1831 bis 1912 hat St. Petersburg neun oder zehn große Epidemiejahre gehabt, 1831, 1848, 1853, 1866, 1871, 1892, 1894, 1906, 1910, aber von den 81 Jahren sind nur 46 cholerafrei geblieben.

In Odessa war in den Cholerajahren 1872, 1892 und 1908 die Epidemie hauptsächlich auf den engbegrenzten Stadtteil Peresip beschränkt, der am Meer liegt und dort eine Mulde ohne Kanalisation und Wasserleitung bildet, wohin die Schmutzwässer der höher gelegenen Stadtteile abfließen und im Boden versickern.

Im Jahre 1892 gab es in Paris einen Choleraausbruch (§ 33), bei welchem NETTER, CHANTEMESSE und ROUX den Vibrio Koch nachwiesen. Ein Beweis für den Zusammenhang mit der bis St. Petersburg vorgerückten Cholera oder mit einem anderen Herde in der Ferne und Weite war ebenso wenig zu erbringen wie bald darauf in Hamburg. Die französischen Gelehrten meinen, es handele sich um einen späten Ausbruch der vom Jahre 1884 zurückgebliebenen Keime und die so unerklärliche Epidemie des Jahres 1884 sei nur ein später Ableger der Epidemie von 1873, die von Havre aus eingeschleppt worden, gewesen. Sie behaupten, die Seinehalbinsel Gennevilliers, deren Boden von der Pariser Abfuhr gesättigt werde, sei eine Dauerbrutstätte des Cholerakeimes. Das ist eine Hypothese; aber sie verdient Beachtung mit Rücksicht auf die im § 32 mitgeteilten Erfahrungen GRISOLLES in Paris und WATSONS in London und auf so viele andere gleichlautende, die PETTENKOFER, BRIQUET, LAVERAN, THOLOZAN aus Deutschland, Frankreich, England, Schweden, Rußland mitgeteilt haben.

§ 63. Jedes Land kann den Cholerakeim eine Zeitlang beherbergen, ohne daß sich die Seuche vor der ihr günstigen Zeit, dem Nachsommer, überhaupt äußert oder anders äußert als in ganz vereinzelten Krankheitsfällen. Dabei sind es immer bestimmte Orte von der im § 62 angegebenen Beschaffenheit, an denen die Ansiedlung stattfindet. Zahllose Beispiele hiefür bieten die Zeiten, in denen ein Überwintern der Cholera in weit von Indien entfernten Landen geschah; so die Jahre 1831—1837 für Deutschland; die Jahre 1832—1836 für Paris und England; 1833—1837 für Südfrankreich, Italien, Spanien; 1847—1861 für ganz Europa; 1853—1861 für Rußland; 1853—1860 für Schweden; 1906—1912 für Rußland. Die Überwinterung war die Bedingung für das Fortschreiten der Cholera von Land zu Land im Laufe derjenigen Zeiten, wo der Verkehr zwischen den Ländern nicht so rasch wie heutzutage durch Eisenbahnen und Dampfschiffe geschah. Für gewöhnlich geschieht das Überwintern in der Art, daß mit dem Ende des Jahres die Seuche mit ihren Nachzüglern völlig erlischt und scheinbar ganz vergangen ist, um sich erst im nächsten Sommer wieder durch mehr oder weniger schnell sich häufende Erkrankungen zu äußern. In anderen Fällen kommt es zu kleinen Nachepidemien im Winter selbst oder im Frühling, wie in der Hamburger Epidemie des Jahres 1892—93 (§ 33); oder zu Winterepidemien allein, wie zu Nietleben 1893 (§ 34), zu Halle 1831, zu München 1873—74 u. s. w.

An manchen Orten ist der erste Ausbruch klein, nur die Vorepidemie zur Hauptepidemie, die erst im anderen Jahre ausbricht. So hat die Cholera in Sachsen stets ein Jahr gebraucht, um sich zu entwickeln und anzusiedeln, ehe sie größere Gewalt gewann.

An Cholera starben in Sachsen

im Jahre	**1849**	488	Menschen	**1850**	1551	Menschen
„ „	**1865**	358	„	**1866**	6731	„
„ „	**1872**	4	„	**1873**	356	„

Man sollte also nicht die Einschleppung der Cholera, wie es so oft geschieht, immer erst während des Cholerajahres selbst nachzuweisen versuchen; sie ist oft schon im Jahre vorher, wenn nicht länger vorher, geschehen. Die Choleraursache kann längst über eine ganze Stadt, über ein ganzes Land verstreut sein, wenn sie sich erst in vereinzelten Fällen äußert. Das geht schon daraus hervor, daß die ersten Fälle an einem Orte, falls er nicht sehr klein ist, ganz zerstreut und zusammenhanglos aufzutreten pflegen und eine Kontagionskette sich mit dem besten Willen nicht herstellen läßt. So zeigt Pettenkofer für Toulon im Jahre 1884, daß die ersten fünf Cholerakranken sich binnen vierundzwanzig Stunden an weit voneinander entfernten Punkten der Stadt zeigten, und zwar waren es Menschen von verschiedenem Alter und Beruf, die keinen Verkehr miteinander hatten. Auch die weiteren zehn Fälle ließen jeden Verkehr der Leute untereinander ausschließen.

Im Jahre 1908 wurden in Rußland die drei ersten Choleraerkrankungen am 21. Juli im Wolgagebiet festgestellt, davon der eine im Gouvernement Astrachan, der andere im Gouvernement Saratof, der dritte in Samara. Die weitere Entwickelung der Epidemie in Rußland sieht für den, der die Zeitfolge und Ortsfolge allein berücksichtigt, wie eine Cholerawanderung über das Land aus. In Wirklichkeit handelt es sich um weiter nichts als um das Vorrücken der Cholerajahreszeit von Süden nach Norden und von Tal zu Berge, was sich in der folgenden Tabelle zeigt:

Cholera in Rußland
vom 21. Juli bis zum 24. October 1908.

Am 21. Juli	Unterlauf und Mittellauf der Wolga				
	Gouv. Astrachan . .	1718	Erkrankungen	839	Todesfälle
	„ Saratof . . .	1527	„	862	„
	„ Samara . . .	1369	„	637	„
1. August	Rostower Gebiet am Don	1174	„	531	„
4. „	Dongebiet.	2744	„	1301	„
6. „	Obere Wolga, Gouv. Nischni-Nowgorod	750	„	328	„
8. „	Kubangebiet	1372	„	772	„
16. „	Unteres Dnjeprgebiet, Gouv. Jekaterinoslaw . . .	994	„	495	„
19. „	Obere Wolga, Gouv. Jaroslaw	333	„	162	„
23. „	Uralgebiet	646	„	356	„
24. „	Mittleres Dnjeprgebiet, Gouv. Kiew	734	„	236	„
6. September	St. Petersburg und Vorstädte	7574	„	3121	„
9. „	Gouv. St. Petersburg . .	340	„	138	„
12. „	Kuragebiet, Gouv. Jelisawetpol	429	„	259	„

Genau so wie in der vorstehenden Übersicht das Auftreten der Cholera verhält sich die Reifezeit der Gräser- und Wiesensamen. Die Cholera folgt mit anderen Worten durchaus den Gesetzen der Pflanzenphaenologie, soweit wenigstens ihre eigentlichen Epidemien in Frage kommen und von den Winterepidemien abgesehen wird; diese letzteren kommen nur in größeren Städten oder geschlossenen Anstalten vor und dürfen als Treibhauserzeugnisse aufgefaßt werden.

Wenn in einem südlich gelegenen Orte die Cholera ausbricht, so gibt es allemale Flüchtlinge, die nach einem nördlicheren Ort gehen und zeigt sich ein paar Tage später auch hier die Seuche, so konstruirt der Kontagionist den Zusammenhang derart, daß er sagt, der Flüchtling habe den Cholerakeim eingeschleppt. Daß dieses Einschleppen geschieht, soll nicht geleugnet werden, wie wir weiter unten dartun werden; aber daß es so offen auf der Hand liege, wie der Kontagionist meint, das ist ein großer Irrtum. In Wirklichkeit hat man für die Erstlingsepidemien in größeren Orten nur äußerst selten einen bestimmten Einschlepper des Cholerakeimes von außen namhaft machen können; die Forderung nach der Entdeckung der ersten Fälle ist stets ein frommer vergeblicher Wunsch geblieben. Man weiß nicht wie und durch wen die Cholera im Jahre 1877 nach Mekka gebracht worden ist (Koch-Gaffky); man weiß nicht, wie und durch wen die Cholera im Jahre 1883 in Damiette oder in Bulak oder in Alexandrien eingeschleppt worden ist; man weiß nicht, wie sie 1884 nach Toulon, nicht wie sie 1892 nach Paris, nach Hamburg kam. Die Kontagionisten haben allerdings den Zusammenhang Tonking-Toulon (MAHÉ), St. Petersburg-Nanterre-Paris (NETTER) St. Petersburg-Hamburg (KOCH) konstruirt. Wie grundlos und zugleich wie haltlos solche Konstruktionen sind, hat im Jahre 1902 eine Erfahrung in Aegypten gezeigt. Damals gab es in Aegypten selbst und in seiner Nähe zu Beginn des Jahres keine Cholera. Die ersten Fälle wurden im Februar bei den großen Festen des Islam in Dscheddah, Mekka und Medina beobachtet. Die Quarantänestation für Aegypten bei El-Tor funktionirte nach dem Ausdruck des Quarantänehülfsarztes PANAYOTATU mit einer geradezu vollkommenen Organisation; die Direktoren übten alle erdenklichen Vorsichtsmaaßregeln; die ärztlichen Untersuchungen der Pilger, ihre Beaufsichtigung, ihre Desinfektion wurde mit der größten Strenge geübt; die Nahrungsvorräte der Hadschis, ihre unsauberen Kleider und Sachen wurden im Feuer vernichtet; die Quarantänezeit aufs Äußerste verlängert. Es gelang, die Cholera im Lazaret zu El-Tor zu ersticken, da sich weder auf der Weiterreise der Pilger, noch auf den weiteren Haltestationen in Quarantänen und Mittelmeerhäfen auch nur ein einziger verdächtiger Fall zutrug. Aber vierzig Tage nach der Rückkehr der aegyptischen Pilger, fünfzig Tage nach ihrer Abreise von El-Tor, begann in einem Dorfe Muscha, wohin einige gesunde Pilger gekommen waren, die Cholera sich zu zeigen, herrschte bald darauf in ganz Unteraegypten an vielen hundert Orten und forderte binnen drei Monaten über 40 000 Opfer. Der Praesident des internationalen Gesundheitsrates in Alexandrien, Armand RUFFER sprach ehrlich aus, daß er nicht wisse, woher die Epidemie gekommen und wie sie sich ausgebreitet habe; die Annahme gesunder Vibrionenträger erscheine ihm als eine vorläufige Hypothese erlaubt.

§ 64. Die asiatische Cholera ist noch nie an einem Orte aufgetreten, der nicht mit anderen Orten, wo Cholera zuvor herrschte, Verkehr gehabt hätte. Dieser Satz gilt trotz alledem. Die ganze Geschichte der Cholera zeigt, daß ihre Pandemien stets von Indien ausgegangen sind. Sie wurden eingeleitet von ungewöhnlich heftigen Cholerajahren in Indien und gingen dann strahlenweise in den Richtungen des Menschenverkehrs nach allen Himmelsrichtungen, sowol über die Wasserstraßen wie über die Landstraßen. Nach Europa reiste die Cholera im Jahre 1829 über Kabul, Bochara, Khiwa, Orenburg, Ural, Rußland; im Jahre 1830 von Indien über Afghanistan, Persien, russisch Centralasien, Kaspien, Kaukasien, Astrachan; im Jahre 1841 ging ihr Weg von Indien über China, Tibet, Kasgar, Kohkand, Yarkand, Bochara nach Rußland und von hier nach Europa; im Jahre 1864 kam sie von Indien zu Schiff ins rote Meer, nach Arabien, Aegypten, Syrien, Palaestina, Kleinasien, Konstantinopel, Europa; im Jahre 1892 ging sie denselben Weg wie im Jahre 1830.

Wie im Großen so läßt sich auch im Kleinen immer der Zusammenhang eines Choleraausbruches an einem bestimmten Orte mit anderen vorher verseuchten Orten nachweisen. Nie ist die Cholera auf einer Insel erschienen, ohne daß einige Zeit vorher ein Schiff aus choleraverseuchtem Orte landete; nie in einem Dorf oder Landstädtchen die Cholera aufgetreten, wenn kein Verkehr mit der vorher verseuchten Hauptstadt oder einem anderen Choleraherd stattgefunden hatte. So sicher wie diese Tatsache ist, so sicher ist die andere, daß fast immer sofort die Kette des Zusammenhanges zerreißt, wenn man den Tag der Einschleppung bestimmen oder die Person oder Sache feststellen will, welche das Übel eingeschleppt hat.

Zu den wenigen Beispielen, wo die ganze Kette aufgedeckt werden konnte, gehört der von PETTENKOFER berichtete Ausbruch zu Altenburg in Sachsen. Am 24. August 1865 kam hier eine Frau mit ihrem diarrhoekranken Kinde aus Odessa an, von wo sie am 16. August abgereist war und wo eben die Cholera ausbrach. Die Frau erkrankt am 27. August in der Wohnung ihrer Schwägerin in der Kunststraße, wo sie abgestiegen war, und stirbt am 29. August an Cholera. Am nämlichen Tage abends erkrankt die Schwägerin und stirbt am 30. August an der Cholera. Nun nahm die Schwester der aus Odessa heimgekehrten Frau das zwei Jahre alte kranke Kind zu sich. Diese Schwester wohnte in einem anderen Stadtteil. Das Kind stirbt noch am nächsten Tage an Schwäche. Die Tante bleibt gesund und auch in dem Stadtteile, wo sie wohnte, erkrankte Niemand. Aber in der Kunststraße pflanzte sich die Cholera fort und weiterhin kam sie nach Werdau im Pleißetal; die Epidemie endete mit einem Verluste von 468 Menschenleben. Sonst blieb das ganze Land verschont.

So weite Sprünge wie von Odessa nach Altenburg macht die Cholera nicht selten, besonders seit der Beschleunigung des internationalen Verkehrs. Bekannt geworden ist besonders der kleine Ausbruch während des Herbstes 1886 in den Dörfern Finthen und Gonsenheim nahe bei Mainz (GAFFKY, PFEIFFER); damals waren die nächsten Choleraherde in Ungarn und Italien. Man hätte wol nie gewagt, ihn für asiatische Cholera zu erklären, wenn nicht Koch's Vibrio gefunden worden wäre. Damals blieb der Verkehr der Orte mit dem volksreichen Rheingau und den weiten Landen vollständig unbeschränkt, solange sich der Ausbruch entwickelte; dennoch kam es zu keiner Weiterverbreitung. Den nachträglichen, gemäß dem „heutigen Stande der Wissenschaft“ durchaus ungenügenden, Desinfektionen und Sperrmaaßregeln wird Niemand Bedeutung für die Beschränkung des Herdes beimessen.

§ 65. Bei ihrer pandemischen Ausbreitung pflegt der Fortgang der Cholera in ganz kleinen Sprüngen zu geschehen, so daß der Eindruck des stetigen Fortschreitens entsteht; die Cholera geht von Dorf zu Dorf, von Stadt zu Stadt, besonders in dichtbevölkerten Gegenden und zwar unabhängig von den großen Verkehrswegen, vielmehr auf den kleinen Verbindungswegen. So geschah es im Jahre 1817 in Indien; so 1831 im Odergebiet (KALTENBRUNNER); so 1836 und in den folgenden Jahren in Sachsen (REINHARD UND GÜNTHER); so 1854 in Bayern. Hier verbreitete sie sich durchaus nicht mit Vorliebe entlang den Eisenbahnen, den Hauptadern des Verkehrs, ebensowenig entlang den Landstraßen, abgesehen von solchen Fällen, wo die Landstraße quer durch ein Flußtal, das schon verseucht war, ging. Ebensowenig waren die für den Personen- und Warentransport verwendeten Wasserstraßen auch nur annähernd die Verbindungslinien der ergriffenen Orte, sondern es waren gewisse Strecken einzelner Flußtäler, die ganz unabhängig davon, ob sie zu Verkehrswegen dienten oder nicht dienten, die Verbindungen herstellten (PETTENKOFER).

Diese Abhängigkeit der pandemischen Cholera von Wasserwegen wurde schon im Jahre 1832 von einem Braunschweiger ANONYMUS in übersichtlichen Tabulae hydrodromicam pestis gangeticae dissipationem explicantes als eines der wichtigsten Gesetze in der Choleraepidemiologie nachgewiesen. Heute hat sie unbedingte Anerkennung in Osteuropa durch die Überwachung der großen Flußläufe in cholerагefährdeten Bezirken. Sie geht sogar so weit, daß man die Menschen auf den Flüssen allein berücksichtigt, die anderen Wanderer, denen man die Verschleppung der Cholera von Ort zu Ort zutraut, unbeaufsichtigt läßt, allerdings aus dem einfachen Grunde, weil man sie nicht beaufsichtigen kann. KOLLE weist (1905) ausdrücklich auf die 20 000 Flößer, welche alljährlich die russisch-preußische Grenze bei Schillno passieren, und zugleich auf die zahlreichen russischen Feldarbeiter, die im Februar und März sowie im August und September zur Rübenfeldbesorgung in die östlichen preußischen Provinzen kommen, und gesteht, daß, während die preußischen Behörden jene Flößer strenge beaufsichtigen, die Rübenarbeiter unbeaufsichtigt blieben. Wenn auch, fährt er fort, die russichen Arbeiter, soweit sie im Lande vagabundiren, eine Belästigung und Gefahr bezüglich der Choleraeinschleppung bedeuten, so dürfe diese Gefahr doch keineswegs überschätzt werden, sie sei sogar auf Grund der Beobachtungen während der Jahre 1892—94 als die Cholera in Russisch Polen so stark epidemisch verbreitet war, als eine sehr geringe zu bezeichnen. Es seien damals so wenig Einschleppungen nach Preußen auf dem Landwege vorgekommen, daß man sagen müsse, die Bedeutung der ausländischen Arbeiter für die Choleraeinschleppung sei heute eine noch viel geringere als während der letzten Epidemie.

Das sind Behauptungen und Versuche, aus der Not eine Tugend zu machen. In Wirklichkeit wird in Preußen jeder auch nur verdächtige Mensch aus Choleragegenden für fähig gehalten, das ganze Land zu verseuchen; man läßt sich keinen entgehen, den man fassen kann, und stellt sich einer als gesunder „Vibrionenträger" heraus, so wird er unter Berufung auf das Reichsseuchengesetz für 210 Tage und länger im Institut für Infektionskrankheiten in Berlin eingeschlossen gehalten, bis ihm die Vibrionen abgetrieben sind oder die mutlos gewordenen Abtreiber versichern, nunmehr sei er ungefährlich.

Wir kommen auf die Bedeutung der Menschen als Verschlepper der Cholera zurück (§ 73). Hier soll nur betont werden, daß die pandemische Cholera nicht die Schnelligkeit des Menschenverkehrs hat; sie reist weit langsamer als ein Fußgänger.

Während ihrer ersten Ausbreitung in Indien im Jahre 1817 brauchte sie ein Jahr, um vom Gangesdelta südwärts nach Ceylon und westwärts nach Bombay zu kommen, und sie brauchte zwanzig Jahre, um die Erde zu umwandern; bei der zweiten Ausbreitung zog sie vierundzwanzig Jahre ihren Weg; bei der dritten erreichte sie auf der ersten Wanderschaft schon in fünf Jahren Europa, aber es dauerte zwölf Jahre bis die weiteren Erdteile verseucht waren, und so verhalten sich auch die folgenden Pandemien, unbeschadet einzelner Vorläufer und Nachzügler, die die Cholera zu allen Zeiten in der Nähe und Ferne gehabt hat. Die Cholera verhält sich also ganz anders als die Influenza, die nur ein Jahr gebraucht, um die Erde zu umkreisen, oder als der englische Schweiß, der sich im Jahre 1486 ohne Dampfboote und Eisenbahnen so schnell verbreitet hat wie es heute die Influenza tut.

Wenn es hier und da so aussieht, als ob die Cholera rascher ginge als ein Fußwanderer, so entspricht das mehr einem successiven sommerlichen Erwachen der Cholera von Süden nach Norden in vorher besähten Gegenden als einem raschen Weitergetragenwerden in unverseuchte Gebiete. Man braucht nur die einzelnen Ausbrüche der Cholera im Lande nicht, wie es gewöhnlich geschieht, nach der Richtung, die sie scheinbar einschlugen, sondern genau in zeitlicher Folge zu ordnen, so sieht man, wie sie entweder gleichzeitig über ungeheure Landstrecken aufgehen, oder dem Fortschreiten der Jahreszeit folgen. Das haben wir für das Jahr 1908 in Rußland gezeigt (§ 63); das läßt sich 1859 in Spanien, Marokko und Oran zeigen (Kelsch); das beweist die europäische Epidemie des Jahres 1854. Wenn der Weg des Menschenverkehrs, dem die Cholera folgt, über unfruchtbaren Boden wie das weite Meer oder die Sandwüste länger als zwanzig Tage dauert, so stirbt die Cholera auf dem Wege ab. Sie reist überall nur unter der Bedingung weiter, daß sie von Zeit zu Zeit sich auf Haltestationen gewissermaaßen ausruhen oder verjüngen kann und mit dem Nachlassen der Sommerwärme eine Stätte für den Winterschlaf findet.

Das längste Inkubationsstadium, das man für die Cholera auf Schiffen bisher beobachtet hat, betrug 21 Tage. So viele Ostindienfahrer schon angesteckt den bengalischen Meerbusen seit 1817 verlassen haben, noch nie hat London trotz seines großartigen Verkehres mit Indien von ihnen die Cholera empfangen, sondern immer nur auf dem Landwege über Europa. Wenn auf den Kulischiffen und Auswandererschiffen, welche Choleraherde verließen, die Cholera sich zeigte, so hat sie stets nur ein paar Wochen unter stetiger Verminderung angehalten; nie hat sie auf Schiffen eine Steigerung gezeigt.

Südamerika blieb in den dreißiger und vierziger Jahren des neunzehnten Jahrhunderts immer cholerafrei, so oft Europa und Nordamerika auch litten; erst 1854 kam die Seuche nach Brasilien, als die Schnellfahrt der Klipperschiffe zwischen Philadelphia und Rio de Janeiro eingeführt worden war.

Niemals haben die vielen Pilgerkarawanen, die cholerabehaftet Mekka verließen, die Seuche nach Damaskus verschleppt; jedesmal erlosch die Krankheit nach ein- oder zweiwöchiger Wanderung durch die Wüste. Auch die Karawanen, die von Mekka über Suez nach Aegypten zurückkehrten, haben niemals die Seuche nach Aegypten gebracht. Als 1831 heimkehrende Mekkapilger die Cholera nach Aegypten brachten, waren es die auf dem kürzeren Seewege zurückgekommenen Pilger, die sie trugen, nicht die Landkarawane, die erst nach dem Ausbruch der Epidemie eintraf.

Als im Jahre 1823 und später im Jahre 1847 die von Persien ausgehende Seuche nach dem Norden Syriens vordrang, nahm sie ihren Weg längs des Tigris und Euphrat über Diarbekr, Orfa, Biredschik, nicht aber von Bagdad nach Damaskus durch die Wüste.

Auch in den Jahren 1850 und 1855 kam die Cholera in der Sahara nie weiter als bis zur zweiten oder dritten Haltestation (Dickson). Gleiche Beobachtungen machte Byrne in den Vereinigten Staaten.

§ 66. Bei ihrem sprungweisen Fortschreiten zeigt sich die Cholera wählerisch. Sie sucht bestimmte Orte mit Vorliebe heim und meidet andere ganz. In dem einen Jahre kann sie Orte bevorzugen, die sie im anderen vernachlässigt. Viele aber sucht sie fast regelmäßig bei der Wiederkehr heim und andere besucht sie nie.

Wenn sie Rußland durchwanderte, ergriff sie früher Moskau heftig, dann nur milde, zuletzt, im Jahre 1908, gar nicht. St. Petersburg ist von ihr regelmäßig und immer schwer und für lange heimgesucht worden. Wenn sie in Marseille auftrat, kam sie regelmäßig nach Paris und umgekehrt von Paris regelmäßig nach Marseille; aber immer übersprang sie Lyon, wie viele Cholerflüchtige auch von der einen oder anderen Seite in dieser Riesenstadt sich ansammelten.

Daß Menschen, die aus Choleraorten kommen, die Krankheit nach cholerafreien Orten bringen können, haben wir in Altenburg im Jahre

1865 gesehen (§ 64). Daß nicht jeder Cholerakranke, der in ein unverseuchtes Land kommt, Gefahr bringt, daß viele hunderte Choleraträger sich an gewissen Orten oder zu gewissen Zeiten ansammeln können, ohne die Krankheit auszubreiten, das lehrt außer dem Beispiel Marseilles und St. Petersburgs vor allen England. Hier war im Jahre 1866 die letzte Epidemie. Die zahllosen Reisenden, die aus Choleraorten seitdem den englischen Boden gesund oder krank betreten haben, sind stets ungefährlich geblieben, wie geringen Wert auch die englischen Behörden darauf legten, jeden Verdächtigen aufzufangen und abzusondern oder überhaupt den Verkehr zu erschweren.

Einzelfälle, in denen Cholerakranke nach kleinen oder großen Orten kamen, dort ein oder zwei Ansteckungen verursachten, ohne daß sich die Seuche weiter ausbreitete, wie wenig man auch tat, die Ausbreitung zu verhindern, haben Kaltenbrunner (1831), von Gietl, Pettenkofer, Proust und Andere in großer Zahl mitgeteilt.

Die Disposition Berlins und St. Petersburgs, wohin zweifellos nicht so viele Choleraträger kommen wie nach Mekka oder nach Aegypten oder Malta, die in engem und andauerndem Verkehr mit Indien stehen, ist dennoch weit größer für Cholera als einer der genannten östlichen Orte. St. Petersburg hat im neunzehnten Jahrhundert nicht weniger als 26 Cholerajahre mit 10 großen Epidemien durchgemacht (§ 62). Berlin hatte Epidemien in den Jahren 1831, 1837, 1848, 1849, 1855, 1866, 1873; Mekka 1831, 1847, 1865, 1878, 1881, 1882, 1883, 1890, 1891, 1902, 1907 und 1908, worunter mehr kleine als große Cholerajahre; Aegypten 1831, 1848, 1850, 1855, 1865, 1883; Malta 1837, 1850, 1865, 1882.

Dabei hat Mekka fast alle Jahre einzelne oder mehrere Cholerafälle zur Pilgerzeit, ohne daß sich das Übel ausbreitet, und größere Epidemien hat es immer nur dann gehabt, wenn im selben Jahre die endemische Kraft der Cholera in Bombay sich steigerte (Izzedine).

Die örtlichen Bedingungen, welche der Cholerahaftung und Choleraausbreitung günstig sind, haben Pettenkofer und Emmerich dargelegt. Choleraepidemien entstehen nur da, wo ein alluvialer poröser Sandboden oder Kiesboden mit starkem Wassergehalt und starker Verschmutzung durch menschliche und tierische oder pflanzliche Abgänge und Abfälle den Grund der Menschenansiedlungen bildet; sie sind unmöglich auf Felsboden, auf Lehmboden und auf solchen Alluvien, die durch regelmäßige Entwässerung und durch Reinhaltung von Faekalien und Abfällen einer Bodenverseuchung entzogen werden. Die im § 59 genannten immunen Orte sind dadurch immun, daß der Boden, auf dem sie erbaut sind, den eingesäheten Cholerakeim nicht auswachsen läßt oder abtötet. Das hat Emmerich in zahllosen Versuchen so bestimmt dargetan, daß förderhin nicht mehr an der Bedeutung des Bodens für die Entstehung der Choleraseuchen gezweifelt werden kann. Ohnehin sind die dawider vorgebrachten Gründe nie von Bedeutung gewesen. Wenn z. B. Koch gegen Pettenkofers Lehre von dem Schutz, den ein undurchlässiger Felsenuntergrund gegen Cholera gewährt, die Epidemien in Bombay und in Genua geltend macht, so ist dieser Einwand ganz unbegreiflich. Die Stadt Bombay liegt allerdings auf dem undurchlässigen Grunde einer großen Basaltinsel; aber vom Basalt trennt sie eine tiefe Sandschicht, die seit Jahrhunderten von Menschenmillionen und Thiermillionen verunreinigt worden ist und in ihrem Basaltbecken alle die Eigenschaften, die Pettenkofer von einem choleragünstigen Boden fordert, nach jeder Regenzeit entwickelt; dazu kommt daß mehr als die Stadt Bombay auf der Insel der Bombayer Küstensaum auf dem Festlande als endemischer Choleraboden gilt und mit Recht gilt. Wie sich in Genua der Boden der tieferen Stadtteile verhält, konnte man in den achtziger Jahren bei der Kanalisation der Gegend zwischen dem Hafen und der Via Garibaldi sehen; auch dort leben die Menschen auf einer wahren Schlammgrube, die erst im Laufe der letzten Jahre infolge der Kanalleitung und geregelten Abfuhr sich zu reinigen beginnt.

Wie innerhalb der choleraempfänglichen Gegenden sich die Seuche an die Täler, Ebenen und Becken der Wasserläufe hält, wie sie nur die Orte um die Wasserscheiden zu verschonen pflegt, das zeigt eine Karte der Choleraepidemie des Jahres 1854 in Bayern, die Pettenkofer angelegt hat, bis in das Einzelne. Wie innerhalb der großen Städte die an Flüssen oder Häfen oder Stauwasser tiefgelegenen Teile vor den hochgelegenen von der Cholera bevorzugt werden, wie die Höhe der Menschenwohnungen in der Cholerausbreitung eine wesentliche Rolle spielt, wie es bestimmte Cholerastraßen, Cholerahäuser, Cholerazimmer (§ 75) gibt, kurz wie die Cholera bei ihrem epidemischen Auftreten und Walten an einem bestimmten Ort immer wieder wählerisch ist und hier zunächst gar nicht vom Verkehr der Menschen oder von ihren Speisen und Getränken abhängt, das haben Männer wie Pruner, Farr, Cuningham, Griesinger, Pettenkofer, Pistor, Lent, Kelsch, Gamaleia und vor allen Wolter mit einer so erdrückenden Fülle von Beobachtungen gezeigt, daß der Kampf der Kontagionisten gegen diese Tatsache sich wie das Leugnen der Sonne ausnimmt.

§ 67. Wie vom Boden, so ist die Entwickelung der Cholera zur Epidemie abhängig von der Zeit.

Nicht jedes Jahr ist ein Cholerajahr, weder in der Heimat der Cholera noch an ihren sekundären Herden noch an den Orten der unausgesetzten Einsaat. Wie die Jahresziffer der Cholera in Kalkutta schwankt, haben wir im § 62 gezeigt. Daß Mekka fast alljährlich einige Cholerafälle im

Hochsommer hat, aber größere Epidemien nur in den Jahren 1831, 1847, 1865, 1877, 1881, 1890, 1891, 1907 sah, wurde im § 66 erwähnt.

Wie in Hamburg Cholerajahre und choleraschwache Jahre und cholerafreie Jahre einander folgen, zeigt die folgende Übersicht nach Reincke:

Cholerafälle in Hamburg.

Jahr	Erkrankungen	Todesfälle	Jahr	Erkrankungen	Todesfälle
1831	940	498	1856	121	78
1832	3349	1652	1857	765	491
1833	?	48	1858	7	?
1834	?	155	1859	2586	1285
1835	?	8	....	0	0
1836	?	16	1866	2254	1158
1837	?	209	1867	?	15
....	0	0	1868	0	0
1848	3687	1765	1869	0	0
1849	1191	593	1870	0	0
1850	749	440	1871	175	141
1851	0	0	1872	0	0
1852	0	0	1873	1729	1005
1853	558	301	....	....	....
1854	478	311	1892	16850	8576
1855	353	204	1893	202	60

Bis zum Jahre 1892 gab es in Hamburg Cholerapausen von sieben, neun, elf Jahren ohne Aushebung der Kranken, Absonderung der Verdächtigen, Desinfektion der Häuser und Geräthe und Menschen und Tiere. Vom Jahre 1893 ab ist Hamburg cholerafrei „dank den unermüdlichen Bestrebungen der Behörden, welche die Bazillen bis in ihre heimlichsten Schlupfwinkel verfolgen“.

Im Allgemeinen sind trockene Jahre Cholerajahre, nasse Jahre frei von Cholera, wie ja in Niederbengalen mit der trockenen Zeit die Cholera auflebt, mit der Regenzeit niedergeht. Wolter hat an dem Beispiele Hamburgs ausgeführt, wie dort die Choleraperioden 1831—37, 1848—50, 1853—59, 1866—67, 1871, 1873 zwischen nasse Zeiten in die trockenen Jahre einfallen und wie auch der letzte Choleraausbruch 1892 bis 1893 auf die nassen Jahre 1888—91 in einer trockenen Zeit sich entwickelte und abgeschlossen wurde durch die nasse Periode 1894—98; dem sehr trockenen Jahr 1892 folgte das regenreichere 1893 und dieses brachte das Erlöschen der Seuche.

Auch die Jahreszeit hat für die Entwickelung der Choleraepidemie die größte Bedeutung. Für gewöhnlich ist es die trockene Zeit des Nachsommers, in welcher sich die großen Ausbrüche erheben. Natürlich wechselt diese Zeit mit der geographischen Breite. In Kalkutta sind die Choleramonate der März, April, Mai und Juni, die Regenmonate der Juli und August; in Madras sind die Choleramonate der Januar und Februar, der August und September, die Regenmonate der October und November; in Lahore sind die Choleramonate der August, September und October, die Regenmonate der Mai, Juni, Juli; in Bombay herrscht die Cholera in steigender Kraft vom December bis Juni, die mit dem Juni eintretende Regenzeit bringt die Epidemie rasch zum Fallen.

In Nordeuropa entwickelt sich die Choleraepidemie mit Sommerbeginn im Juni oder später, erreicht ihre Höhe im September, seltener schon früher im August oder Juli, noch seltener später im October und erlischt mit dem Winter.

Über das Verhältnis der Jahreszeit zur Entwickelung der Cholera belehrt die folgende Übersicht, worin die Choleraerkrankungen für die einzelnen Monate zusammengezählt sind.

Monatliche Choleraerkrankungen

	in Preußen (1848—1859)	in Hamburg (1831—1873)	in Preußen (auf 1 im April)	in Hamburg (auf 1 im April)
April . . .	181	18	1	1
Mai	842	227	4	13
Juni	8713	1591	46	88
Juli	16972	2766	94	154
August . . .	63628	5068	351	283
September . .	102810	5801	568	322
October . . .	65777	3215	368	179
November . .	32836	607	181	34
December . .	13765	69	76	4
Januar . . .	4576	31	25	2
Februar . .	1596	1	9	0
März . . .	340	0	2	0

(nach Pettenkofer und Wolter)

So scharf wie hier die Abhängigkeit der Cholera von der Jahreszeit, äußert sich im Allgemeinen nicht einmal die Abhängigkeit der Malaria von der Jahreszeit.

§ 68. Jede Choleraepidemie hat ihren Anfang, ihre Höhe und ihr Ende, ob man künstlich in ihren Verlauf eingreift oder sie gewähren läßt. Das hat sich zu allen Zeiten und an allen Orten gezeigt.

Jahr Einwohnerzahl	St. Petersburg 1831 446895		Moskau 1831 246645		Berlin 1831 236803		Hamburg 1831 125000		Wien 1831 276584		Prag 1831 117000		Lübeck 1832 25000		Rostock 1832 19024	
	Kranke	Tote	Kranke	Tote	Kranke	Tote	Kranke	Tote	Kranke	Tote	Kranke	Tote	Kranke	Tote	Kranke	Tote
1. Woche	201	96	225	97	64	36	34	19	765	303	9	6	2	2	24	13
2. „	1979	838	}1056	508	163	107	178	88	442	135	25	9	2	1	8	7
3. „	3492	1772			336	162	269	138	391	200	69	31	10	6	34	21
4. „	1655	884	1395	677	217	153	152	91	509	274	379	144	61	41	128	73
5. „	659	426	1069	617	249	175	108	49	434	226	461	244	311	180	200	97
6. „	302	217	650	394	251	195	52	32	339	228	272	142	224	138	119	75
7. „	165	91	594	304	271	164	55	25	326	185	340	126	130	64	65	57
8. „	80	52	430	203	239	148	26	13	281	126	367	158	172	89	36	20
9. „	99	40	213	95	135	104	15	8	—	—	338	149	225	108	36	21
10. „	84	36	144	61	141	84	7	7	—	—	445	134	—	—	17	10
11. „	41	29	107	75	64	49	5	2	—	—	249	106	—	—	13	2
12. „	30	10	90	59	36	25	12	4	—	—	234	67	—	—	—	—
13. „	18	9	88	57	22	11	12	4	—	—	112	42	—	—	—	—
14. „	—	—	101	65	—	—	6	7	—	—	86	33	—	—	—	—
15. „	—	—	89	63	—	—	7	3	—	—	—	—	—	—	—	—

(nach Most)

Vorstehende Übersicht über die Zahl der Cholerakranken und Choleratoten nach Wochen in verschiedenen Städten während der ersten europäischen Epidemie läßt dieses Gesetz scharf hervortreten.

Genau so verliefen die Epidemien in Kairo und Alexandrien im Jahre 1848 (Pruner), in St. Petersburg im Jahre 1908 (Wolter) u. s. w. Dabei war es ganz gleichgültig, in welcher Jahreszeit die Epidemie zur Entwickelung kam, ob sie, wie in St. Petersburg 1831, am 14. Juni ausbrach und am 12. September endete oder, wie in St. Petersburg 1908, am 6. September begann und am 3. April des folgenden Jahres abschloß; oder in Rostock vom 21. Juli bis Mitte September, in Kairo vom 28. Juli bis 2. October, in Wien vom 14. September bis 8. November währte.

Über die Dauer der Epidemie nach Tagen läßt sich nichts Bestimmtes angeben, da es ganz darauf ankommt, ob einer die Nachzügler, die monatelang der Epidemie nachfolgen können, mitzählt oder wegläßt.

So haben die folgenden Ziffern nur ganz beschränkten Wert:

Die Dauer der Cholera betrug im Jahre 1831—32

in Edinburgh	323	Tage	in Wien .	140	Tage	in Moskau .	100	Tage
Paris .	283	„	Gent . .	140	„	Haag .	80	„
Glasgow	277	„	Königsberg	133	„	Rotterdam	72	„
Dublin .	250	„	Danzig .	132	„	Amsterdam	65	„
London .	250	„	Stettin .	130	„	Prag . .	55	„
Warschau	230	„	Archangel	110	„	Reval .	50	„
Wilna .	227	„	Hamburg	107	„	Magdeburg	41	„
Hull . .	200	„	Brüssel .	102	„	Memel .	40	„
Berlin .	164	„	Sheffield	100	„	Lübeck .	35	„
Abo . .	150	„						

Die Dauer der Cholera betrug im Jahre 1848

in Konstantinopel	420 Tage	Berlin	120 Tage
Brüssel	300 „	Warschau	60 „
Paris	256 „	St. Petersburg	35 „
New York	245 „	Amsterdam	27 „
Moskau	150 „		

Wenn man auf die Nachzügler keine Rücksicht nimmt, so ist der Choleraausbruch in großen Städten gewöhnlich mit zwölf Wochen beendigt, während sich die ganze Cholerazeit auf sechs Monate und mit Einschluß der Winterpausen auf mehrere Jahre erstrecken kann. In Gemeinden mit 500 Einwohnern und weniger pflegt sich der Ausbruch in vier Wochen abzuspielen. Im einzelnen Hause dauert die Seuche selten länger als 15 Tage (Griesinger); in München 1854 im Mittel 12 Tage, höchstens 21 Tage, mindestens 2 Tage (Pettenkofer); in Zwickau 1866 selten über 14 Tage (Günther); in Barmen 1872 selten über 21 Tage (Sander); in Köln 1867 selten über 21 Tage (Lent). Auf Schiffen ist ein Ausbruch gewöhnlich in 5 bis 6 Tagen beendet (Briquet).

Jede Dorfepidemie setzt sich aus kleinen Häuserepidemien zusammen, von denen jede ihren Anstieg und Abfall hat; jede Stadtepidemie aus kleinen Häuser-, Häuserblock-, Straßenepidemien, die sich auf einmal oder nach und nach entwickeln; jede Länderepidemie aus den aufeinanderfolgenden Stadt-, Dorf- und Weilerepidemien.

Die Länderepidemien waren je nach der geographischen Breite und nach der Größe des Landes von verschiedener Dauer. In Aegypten, Belgien, Holland haben sie ungefähr 6 Monate gewährt; in Österreich 10 bis 12 Monate; in den Vereinigten Staaten 13—14 Monate; in Frankreich und Preußen 12—15 Monate; in Spanien, Portugal, England mehr als 2 Jahre; in Rußland 2, 4, 6 Jahre; in Italien 4, 6 Jahre u. s. w.

Nach Briquet hat die Erhebung des Ortes über dem Meere einen Einfluß auf die Dauer der Epidemie; in verschiedenen Orten Frankreichs betrug sie im Jahre 1849 auf Erhebungen bis zu 80 Meter 90—73 Tage; auf Erhebungen von 80—160 Meter 60—40 Tage; auf Erhebungen von 380—600 Meter 40—24 Tage.

Auch die Zeit der ganzen Epidemie hat einen Einfluß auf die Dauer der umschriebenen Ortsausbrüche. In den Departements von Frankreich, die während der ersten fünf Monate der Pandemie des Jahres 1849 ergriffen wurden, währte die Verseuchung 12—15 Monate, in den später ergriffenen 3—4 Monate.

Auf Alluvien und Kreide dauerten die Ausbrüche immer länger als auf anderen Böden (Briquet).

Das Vorstehende gilt für Europa. In Indien währten im Jahre 1817 und auch später die großen Ausbrüche mit ungeheuren Erkrankungs- und

Todesziffern oft nicht länger als 3—8 Tage, selten länger als 14 Tage. In geschlossenen Garnisonen verliefen die Epidemien vom ersten bis zum letzten Falle fast immer innerhalb 2—3 Wochen, selten erstreckten sie sich über Monate.

§ 69. Die gewöhnliche Form der Choleraepidemie ist die, wie sie sich in den bisher gebrachten Beispielen aus Hamburg (§ 33), St. Petersburg, Moskau, Berlin u. s. w. (§ 68), Preußen (§ 67) ohne Weiteres ergibt. Die Epidemie steigt ziemlich rasch aber immerhin bedächtig an, erreicht in etwa drei Wochen ihre Höhe und läßt dann langsamer nach. Neben dieser Form gibt es ganz rasche Ausbrüche, die in wenigen Stunden oder Tagen ihre Höhe erreichen; solche Epidemien werden in Indien häufig beobachtet, wenn eine wandernde Menschenherde, eine Pilgerschaar, eine Soldatentruppe, die Besucher eines großen Marktes an einen Choleraort kommen und nun ziemlich gleichzeitig massenhaft von dem Übel ergriffen werden. Hierbei macht sich dann die merkwürdige Erfahrung geltend, daß das schnelle Verlassen des Ortes, das Verlegen des Lagers an eine Stelle, die wenige Meilen weiter liegt, ja das einfache Ersteigen der nächsten Höhe sofort den Ausbruch in der ergriffenen Herde zum Erlöschen bringt und zwar auch dann, wenn die Gesunden ihre Kranken mitnehmen.

Derartige explosionsartige Ausbrüche sind in Europa wol kaum beobachtet worden. Wo man von Choleraexplosionen, der später zu besprechenden Wassertheorie zu Liebe, gesprochen hat, da haben sie sich jedesmal als Irrtum erwiesen. Das Bild der plötzlich und rasch ansteigenden Epidemie verliert sich sofort, wenn man die üblichen Wochensummen in die einzelnen Epidemietage auflöst.

Die „explosive“ Epidemie des Jahres 1892 in Hamburg verlief genau wie die im § 68 mitgeteilte vom Jahre 1831 und wie die gleichzeitigen Epidemien in den anderen Städten; sie verlief genau wie die Epidemie des Jahres 1909 in St. Petersburg und hat mit der Verseuchung der centralen Wasserleitung in Hamburg ebensowenig zu tun gehabt wie mit einer Verseuchung der in den übrigen Städten nicht vorhandenen Centralleitungen.

Choleraepidemie in

	Hamburg 1892		St. Petersburg 1909	
	Kranke	Tote	Kranke	Tote
1. Woche . . .	477	121	197	53
2. „ . . .	5092	2023	1456	439
3. „ . . .	5587	3176	2568	1113
4. „ . . .	2568	1566	1535	703
5. „ . . .	1908	972	794	381
6. „ . . .	927	516	418	193

	Hamburg 1892		St. Petersburg 1909	
	Kranke	Tote	Kranke	Tote
7. Woche . . .	303	158	257	111
8. „ . . .	69	39	126	71
9. „ . . .	39	21	103	44
10. „ . . .	8	8	105	34
11. „ . . .	1	3	70	29
12. „ . . .	2	2	—	—

Beginn der Choleraepidemie in

Hamburg 1892		St. Petersburg 1831	
16. August	2 Kranke	14. Juni	2 Kranke
17. „	4 „	15. „	— „
18. „	12 „	16. „	9 „
19. „	31 „	17. „	2 „
20. „	66 „	18. „	21 „
21. „	113 „	19. „	68 „
22. „	249 „	20. „	99 „
23. „	338 „	21. „	152 „
24. „	358 „	22. „	223 „
25. „	608 „	23. „	240 „

St. Petersburg hatte im Jahre 1831 rund 450 000 Einwohner; Hamburg im Jahre 1892 rund 640 000.

Es gibt Epidemien, die sich langsamer, fast ohne Anstieg, entwickeln, so daß es an kleinen Orten aussieht, als ob sich die einzelnen Erkrankungen kettenförmig aneinanderreihten und durch Ansteckung von Person zu Person entstünden. So in der Epidemie des Dorfes Walldürn in Baden im Jahre 1866:

	Fälle		Fälle		Fälle
14. August	1	30. August	6	15. September	26
15. „	—	31. „	2	16. „	39
16. „	—	1. September	9	17. „	37
17. „	1	2. „	10	18. „	25
18. „	—	3. „	4	19. „	38
19. „	—	4. „	5	20. „	28
20. „	3	5. „	7	21. „	37
21. „	1	6. „	13	22. „	34
22. „	—	7. „	14	23. „	24
23. „	—	8. „	18	24. „	26
24. „	—	9. „	28	25. „	28
25. „	—	10. „	37	26. „	14
26. „	5	11. „	24	27. „	6
27. „	5	12. „	40	28. „	7
28. „	—	13. „	27	29. „	13
29. „	10	14. „	31	30. „	23

usw. (Volz)

Aber genau so, nur mit größeren Ziffern, verlief die Epidemie der Millionenstadt New York im Jahre 1832.

	Kranke	Tote		Kranke	Tote
10. Juli	109	44	28. Juli	145	68
11. „	129	50	29. „	122	39
12. „	119	151	30. „	103	39
13. „	101	49	31. „	121	48
14. „	115	66	1. August	92	41
15. „	133	84	2. „	81	34
16. „	163	94	3. „	87	24
17. „	145	60	4. „	88	30
18. „	138	72	5. „	96	29
19. „	202	82	6. „	101	37
20. „	226	100	7. „	89	32
21. „	311	104	8. „	82	21
22. „	239	90	9. „	73	28
23. „	?	?	10. „	97	26
24. „	296	96	11. „	76	33
25. „	157	61	12. „	67	23
26. „	141	55	13. „	105	15
27. „	122	46	14. „	42	16

usw. (Radius)

New York zählte im Jahre 1830 schon 1 818 608 Einwohner. In derselben Zeit wie New York hatte Philadelphia eine Choleraepidemie nach dem Typus der Hamburger des Jahres 1892. Wie die New Yorker entwickelte sich die Epidemie des Jahres 1836 in München (Kopp), die Epidemie des Jahres 1857 in Kopenhagen (Holst) u. s. w. Es sind das Epidemien, die einen schlechten Boden fanden. Die New Yorker Epidemie sieht in den ersten Tagen wie eine Explosion aus; aber sie ist es nicht.

§ 70. Die New Yorker Epidemie des Jahres 1832 ist das Beispiel einer langen aber verhältnißmäßig leichten Epidemie, die nicht recht zur Entwickelung kommt; die Hamburger Epidemie des Jahres 1892 ist das Beispiel einer langen und sehr schweren Epidemie. In jener geschah nichts um das Übel zu beschränken oder auszurotten; in dieser wurde mit einer beispiellosen Energie die Verfolgung und Vernichtung von Cholerakeimen und Cholerakranken geübt; der Erfolg war, wie der Verlauf gelehrt hat.

Ein weiteres Beispiel einer sehr leichten Epidemie ist die Leipziger Cholera im Jahre 1850. Es starben in den fünf Tagen vom

2.— 7. Juli	3	12.—16. August	17	21. September	5
8.—12. „	3	17.—21. „	28	26. „	2
13.—17. „	5	22.—26. „	49	1. Oktober	4
18.—22. „	10	27. „	30	6. „	3
23.—27. „	7	1. September	21	11. „	2
28.— 1. August	39	6. „	14	16. „	—
2.— 6. „	32	11. „	6		
7.—11. „	36	16. „	4		

Seit dem Jahre 1873 verlaufen in Westeuropa alle Ausbrüche auf dem Lande und in den Städten weit leichter als zuvor.

Ausgewählte Beispiele dafür sind die folgenden.

Im Regierungsbezirk Marienwerder gab es

im Jahre	Cholerakranke	Choleraleichen
1855	6974	4057
1866	11006	5177
1873	9294	5394
1892—94	103	55
1905	60	24

Im Regierungsbezirk Frankfurt a. d. Oder gab es

im Jahre	Cholerakranke	Choleraleichen
1855	?	1752
1866	?	6668
1873	?	252
1892—94	?	24
1905	?	5

KIRCHNER hat diese Bespiele ausgewählt, um zu beweisen, daß mit den von Koch vorgeschlagenen Bekämpfungsmaaßregeln die „Ausrottung“ der Cholera beginnt. Alles was vor 1892 von Choleranot bestand, hört im Jahre 1892 mit einem Zauberschlage auf. KIRCHNER vergißt zu sagen, daß in anderen Ländern, wo das preußische Ausrottungssystem nicht waltete, genau derselbe Choleranachlaß zu bemerken ist (§ 56); daß es neben den von ihm ausgewählten Regierungsbezirken in Preußen andere gibt, wo die Wirkung des Systems nicht sichtbar ist; daß im Regierungsbezirk Frankfurt a. d. Oder die Choleranot schon im Jahre 1873 verschwindet; daß das Jahr 1892 ein Beispiel gebracht hat, wo sich nicht nur die Ohnmacht sondern auch die Verderblichkeit des kontagionistischen Ausrottungssystems in der traurigsten Weise gezeigt hat (§ 125).

Er vergißt, zu sagen, daß die Cholera seit dem Jahre 1873 nicht nur in Europa, sondern auch in anderen Erdteilen die alte expansive Kraft vermissen läßt, daß sie sich mehr und mehr mit kleinen und großen örtlich beschränkten Ausbrüchen begnügt und auf die früheren großen Heerzüge verzichtet; daß sie sich in weit zerstreuten kleinen Einzelherden, die sich wie rasch erlöschende Funken verhalten, immer wieder erschöpft.

Die Cholera macht hierin keine Ausnahme. Genau wie sie hat die Ruhr zu besonderen Zeiten mörderische Verheerungen in weiter Ausdehnung gemacht, um sich dann zu milder endemischer Herrschaft und endlich zu sporadischen Einzelfällen zu vermindern; genau so verhalten sich in verschiedenen Zeiten die Cerebrospinalmeningitis, die Diphtherie, die Pocken, die Masern, die Influenza, die Pest, das Schweißfieber u. s. w.

Wer dieses Gesetz der großen Völkerseuchen nicht kennt, der bildet sich gar leicht ein, mit seuchenabwehrenden und seuchentilgenden Maaßnahmen Epidemien ferngehalten oder ausgerottet oder wenigstens beschränkt zu haben.

Im Jahre 1867 schrieb REICH: Nie hat man in Breslau mehr desinfizirt als im Jahre 1866 und nie hat Breslau eine verderblichere Epidemie gehabt.

Choleraepidemien in Hamburg.

Jahr	Einwohner	erkrankt	gestorben	Kranke ‰	Tote ‰
1831	173 943	940	498	5,1	2,9
1832	175 220	3 349	1652	19,1	9,4
1848	210 024	3 687	1765	17,6	7,4
1849	208 959	1 191	593	5,7	2,8
1850	210 710	794	440	3,8	2,1
1853	225 102	558	301	2,5	1,3
1854	228 952	478	311	2,1	1,4
1855	231 604	353	204	1,5	0,9
1856	233 886	121	78	0,5	0,3
1857	237 043	765	491	3,2	2,1
1858	241 967	7	?	—	—
1859	245 095	2 586	1285	10,5	6,2
1866	273 484	2 254	1158	8,2	4,2
1867	285 057	?	15	—	0,3
1871	324 161	175	141	0,5	0,4
1873	348 127	1 792	1005	5,0	2,9
1892	637 686	16 850	8576	26,3	13,4
1893	647 479	202	60	0,3	0,1

(nach REINCKE.)

Heute würde er schreiben: Nie hat man in Hamburg mit so furchtbarer Konsequenz und Energie die Cholerasperre und Choleraverfolgung geübt als im Jahre 1892 und nie hat Hamburg eine verderblichere Epidemie gesehen.

In den früheren Epidemien sind nicht einmal die Abzüge von Kranken und Toten gemacht worden, die man im Jahre 1892 für gut befunden hat (§ 33). Die Cholerakämpfer in Hamburg haben behauptet, das Übel wäre noch größer geworden und würde weiter um sich gegriffen haben, wenn man es in Ruhe gelassen hätte. Die umgekehrte Behauptung, es wäre alles leichter hergegangen, ließe sich ebenso leicht und vielleicht besser begründen. Wir werden bei der Prophylaxe der Cholera darauf zurückkommen. —

Die Schwere einer Choleraepidemie äußert sich darin, daß sie 1. die allgemeine Sterblichkeit vermehrt, 2. große Ziffern von Erkrankungen und 3. große Ziffern von Todesfällen im Verhältniß zu den Erkrankungen macht.

1. Seit dem Überhandnehmen der Cholera in Hindostan hat sich die allgemeine Mortalität der indischen Truppen um mehr als das Doppelte in Epidemiezeiten erhöht. Vor dem Jahre 1817 betrug die Mortalität der Truppen nicht über 23 % der Krankheitsfälle; im Cholerajahre 1868 betrug sie für die Hindusoldaten 51 %, für die englischen Söldner 66 %.

2. Die Erkrankungsziffern in Choleraepidemien werden sehr verschieden angegeben, je nachdem man nur die ausgebildeten Cholerafälle zählt, wie es früher besonders in der ersten und zweiten Pandemie geschah, oder die sogenannten Cholerinen und Diarrhöen mitzählt, wie es später eingeführt wurde, oder nur die Fälle zählt, bei denen Kochs Vibrionen in den Ausleerungen gefunden werden, wie es im Jahre 1892 in Hamburg, aber seitdem außerhalb Preußen nicht wieder geschah.

In der folgenden Übersicht sind nur die schweren Cholerafälle gezählt.

In der ersten europäischen Choleraepidemie 1830—31 erkrankten in

Rußland	je 1	auf	20	Einwohner
Österreich	1	„	30	„
Polen	1	„	32	„
Preußen	1	„	100	„
Belgien	1	„	120	„
England	1	„	131	„
Holland	1	„	144	„
Deutschland	1	„	700	„

In den Jahren 1830—31 erkrankten an Cholera gravis in

Danzig	auf	1000	Lebende	10	Lemberg	auf	1000	Lebende	79
Elbing	„	1000	„	12	Riga	„	1000	„	108
Moskau	„	1000	„	14	Brody	„	1000	„	193

(nach Radius)

Im Jahre 1831 erkrankten und starben an Cholera

	Einwohner	erkrankt	1:	gestorben	1:
in Galizien	4 551 092	259 969	17	97 739	46
Ungarn	10 010 739	425 377	22	196 652	51
Walachei, Moldau, Serbien	1 817 162	33 560	54	20 218	90
Ost- und Westpreußen .	2 029 084	20 563	99	12 231	165
Posen	1 070 334	10 542	101	6 037	177
Schlesien	2 442 666	2 045	1184	1 191	2051
Brandenburg	1 571 715	4 663	337	2 827	556
Pommern	750 189	1 393	539	847	886
Sachsen	559 551	606	923	360	1554

(nach Kleinert)

Man sieht, die Epidemie wurde um so kraftloser, je mehr sie nach Westen vorschritt; die Elbe bildete damals ihre Grenze.

Das zeigt sich auch in der folgenden Übersicht.

Im Jahre 1873 starben an der Cholera

im	Regierungsbezirk	Bromberg	von	1000	Lebenden	8,0
„	„	Marienwerder	„	1000	„	6,4
„	„	Königsberg	„	1000	„	5,5
„	„	Magdeburg	„	1000	„	5,4
„	„	Danzig	„	1000	„	3,7
„	Staate	Hamburg	„	1000	„	2,9
in		Oberbayern	„	1000	„	2,4

3. Die Mortalität der an der Cholera Erkrankten beträgt für gewöhnlich überall etwa 50 %; immer unter der Voraussetzung, daß nur die ausgebildeten Cholerafälle (§ 132) gezählt werden, wie es in den offiziellen Listen der ersten und zweiten und dritten Pandemie wol ausnahmlos geschehen ist. Um die Mitte des neunzehnten Jahrhunderts werden die Listen komplizirter oder vermischen leichte Fälle, Diarrhoen, Cholerinen, mit den großen Choleraanfällen nach Willkür.

Während der Choleraepidemie in Berlin

des Jahres	1831	gab	es	2246	Kranke	mit	1417	Toten	=	63,1 %
	1832	„	„	613	„	„	412	„	=	67,2 %
	1837	„	„	3580	„	„	2356	„	=	65,9 %
	1848	„	„	2407	„	„	1595	„	=	66,2 %
	1849	„	„	5361	„	„	3552	„	=	66,2 %

Während der Choleraepidemie in Wien

des Jahres	1831	gab	es	4362	Kranke	mit	2188	Toten	=	50,0 %
	1832	„	„	3446	„	„	1970	„	=	57,2 %
	1849	„	„	2261	„	„	1117	„	=	41,3 %
	1850	„	„	1980	„	„	900	„	=	45,4 %

Die Schwere der Epidemie ist verschieden in ihren Stadien. Im Jahre 1831 gab es fast überall zuerst einige leichte zweifelhafte Diarrhoen, dann rasch schwere in Asphyxie tötliche Fälle, die sich bis zum 18. oder 21. Tage an Zahl steigerten; auf der Höhe der Epidemie gab es fast nur kurze schwere Fälle mit seltenen Nachkrankheiten; von der vierten Woche ab, mit dem Nachlassen der Epidemie, wurde der Krankheitsverlauf in den einzelnen Fällen schleppender und milder, es zeigten sich öfter einleitende Durchfälle und Nachkrankheiten (Gietl). Dasselbe hat sich auch in späteren Epidemien immer wieder gezeigt, wenn man darauf achtete.

Wie mit steigender Epidemie die Cholerasterblichkeit sich vermindert, die Prognose der Krankheit sich bessert, zeigt die folgende Übersicht über die

Magdeburger Choleraepidemie
vom 3. October 1831 bis zum 23. Januar 1832:

	es erkrankten	starben	genasen
in der 1. Woche	20	17	—
2. „	98	59	17
3. „	152	96	17
4. „	132	74	53
5. „	79	46	65
6. „	23	22	29
7. „	35	21	22
8. „	16	10	14
9. „	4	3	9
10. „	3	1	5
11. „	17	7	2
12. „	10	7	10
13. „	14	8	1
14. „	5	3	5
15. „	2	—	7
16. „	1	1	—
	631	375	256

(Niemeyer)

In jeder Epidemie gibt es neben den ausgebildeten Cholerafällen zahlreiche leichtere Erkrankungen, die gewöhnlich über die schweren Fälle an Zahl bedeutend überwiegen. So hatten im Jahre 1849—50 von rund 50 000 Einwohnern Elberfelds mindestens ein Drittel, vielleicht die Hälfte Cholerinen und Diarrhoen, keine 2000 die ausgebildete Cholera. Pagenstecher behandelte damals

in Elberfeld	an Cholerine		an Cholera	
	krank	gestorben	krank	gestorben
im August	10	—	—	—
September	23	—	1	1
October	121	—	30	8
November	137	—	66	13
December	45	—	32	9
Januar	24	—	13	3
Februar	28	—	16	2
März	26	—	10	1
April	2	—	3	1
	416	—	171	38

In München gab es in der Epidemie des Jahres 1836—37 mindestens 12 455 „Diarhoekranke“ neben den 2018 Cholerakranken, von denen 918 starben (Kopp).

§ 71. Manche Sommer- oder Herbstausbrüche der Cholera werden im Winter von kleineren oder größeren Nachepidemien gefolgt; so die Magdeburger Epidemie 1831—32 (§ 70). Hamburg sah die Nachepidemie sehr oft; nach den Ausbrüchen 1831, 1832, 1848, 1849, 1850, 1892.

Merkwürdiger Weise hat diese Stadt, ebensowenig wie Berlin in 27 Cholerajahren, nie eine eigentliche Winterepidemie gesehen. München hingegen zählt unter drei Choleraepidemien zwei Winterepidemien.

Winterepidemien verlaufen wie die weit häufigeren Sommerepidemien mit Anstieg, Gipfel und Abfall, wobei indessen der Anstieg weit langsamer und der Abfall weit schneller zu erfolgen scheint, oder sie haben den ganz trägen ausgedehnten Zug.

Eine Winterepidemie in Berditschef
in Wolhynien „mit einigen tausend Einwohnern" im Jahre 1830.

	Kranke	genesen	gestorben		Kranke	genesen	gestorben
7. December	9	—	3	20. December	58	7	48
8. „	8	—	1	21. „	75	6	71
9. „	1	—	3	22. „	66	6	63
10. „	9	—	4	23. „	80	7	66
11. „	7	—	4	24. „	62	6	59
12. „	10	—	6	25. „	72	9	60
13. „	4	—	7	26. „	94	7	75
14. „	13	—	5	27. „	47	—	50
15. „	12	—	7	28. „	29	10	27
16. „	5	—	6	29. „	34	9	32
17. „	9	—	7	30. „	16	2	16
18. „	58	—	38	31. „	14	—	11
19. „	56	—	37	1.—8. Januar	58	—	67
					900	99	778

(nach LICHTENSTÄDT)

Eine Winterepidemie in Prag
vom 28. November 1831 bis zum 12. März 1832:

	erkrankt	gestorben		erkrankt	gestorben
1. Woche	9	6	8. Woche	367	158
2. „	25	9	9. „	338	149
3. „	69	31	10. „	445	134
4. „	379	144	11. „	292	106
5. „	461	244	12. „	234	76
6. „	272	142	13. „	112	42
7. „	340	126	14. „	86	33
				3429	1400

Eine Winterepidemie in Halle
vom 6. Januar bis 30. Juni 1832:

	erkrankt	gestorben		erkrankt	gestorben
1. Woche	21	13	11. Woche	28	10
2. "	111	47	12. "	28	16
3. "	88	46	13. "	30	16
4. "	69	31	14. "	65	37
5. "	29	28	15. "	38	17
6. "	41	21	16. "	36	21
7. "	13	9	17. "	16	11
8. "	21	7	18. "	19	14
9. "	7	6	19. "	17	11
10. "	16	10	20.—25. Woche	163	118
				856	489

(bei KLEINERT)

Die münchener Epidemie des Winters 1874 (PETTENKOFER) verlief mit raschem Anstieg, einem kurzen Nachlaß, neuem Anstieg und langsamem Nachlassen, wie eine gewöhnliche Sommerepidemie; ihr war eine solche im August und September voraufgegangen. Hingegen verlief die münchener Cholera des Winters 1836—37 (KOPP) träge, langgestreckt nach dem Typus der prager und der hallischen vom Jahre 1832; ebenso verlief die in Nietleben an der Saale im Winter 1892—93 (§ 34).

§ 72. Je dichter die Bevölkerung in kleinen Orten und Dörfern, um so heftiger und kürzer pflegt der Choleraausbruch zu sein; je undichter, desto länger seine Dauer. Das erstere sieht man besonders in den indischen Dörfern und Militärstationen (CUNINGHAM, BRYDEN; das letztere in Dörfern Südrußlands (AMSTERDAMSKY).

Dabei ist die Zahl der Kranken und Toten in weitem Maaße von der Dichte der Bevölkerung unabhängig.

Während der Choleraepidemie des Jahres 1848 in England hatten die Bezirke, in denen auf 10 Acker Land

1— 50	Menschen	kamen,	66	Todesfälle	auf	1000	Lebende
50—100	"	",	52	"	"	"	"
100—150	"	",	104	"	"	"	"
150—200	"	",	87	"	"	"	"
200—250	"	",	42	"	"	"	"
250—280	"	",	40	"	"	"	"

In locker bewohnten Gegenden faßt die Cholera schlechter Fuß als in dichten. Während der Epidemien 1832—1849 in Frankreich wurden die Departements, die 147 Einwohner auf das Hektar zählten, dreimal befallen; die mit 73 Einwohnern auf das Hektar zweimal; die mit 53 Einwohnern auf das Hektar einmal; die Departements, die nur 47 Einwohner auf dem Hektar hatten, blieben ganz verschont (BRIQUET).

Menschen und Menschenmassen, die in einen Choleraort in der Epidemiezeit einwandern, werden stärker als die Einheimischen mitgenommen. Die Cholera verhält sich in dieser Beziehung wie das Gelbfieber und die Malaria.

Das hat sich gezeigt bei den Ausbrüchen an indischen Wallfahrtsorten (BRYDEN, PETTENKOFER), bei den großen Opferfesten in Mekka (IZZEDINE), besonders häufig aber bei großen Märkten und in Kriegszügen.

Am 9. November 1817 kam die englische Armee, die aus 10 000 Europäern und 80 000 Hindus bestand, an das rechte Ufer des Betoahflusses und wurde hier von der Cholera ergriffen; in sechs Tagen fielen 20 000 Menschen; die erschreckte Armee begrub in der Eile ihre Toten und ging über den Fluß an das linke cholerafreie Ufer; sofort hörte die Seuche auf (ANNESLEY).

Eine Abteilung des sechsundzwanzigsten Eingeborenenregiments, 90 Köpfe stark, war auf dem Marsche zum Lager von Saugar nordwestlich von Kalkutta und machte auf halbem Wege Halt bei einem See, der von angenehm bebuschten Hügeln umsäumt war. Um Mitternacht erkrankte einer an Cholera und starb eine halbe Stunde darnach. Vor Sonnenaufgang lagen 24 Mann krank, man trug sie sechs Meilen weiter; 5 von ihnen starben vor der Ankunft in das Lager; die anderen langten sterbend an. Die gesunden gesellten sich nach einer Woche zum großen Heere, ohne diesem die Krankheit mitzuteilen (ANNESLEY).

Die Ersatztruppen, die beim Krimkriege 1854—56 aus Frankreich zur Krim geschickt wurden, erlagen dem epidemischen Einfluß sofort, während die alten Soldaten daselbst frei blieben (CUIGNET, VINCENT). Dasselbe geschah im Jahre 1859 im Lager Ras-Monilhah und Kiss in Oran, als eine Division aus Algier einrückte.

In Nordamerika betrafen 88 % aller Todesfälle an Cholera fremde Ankömmlinge, die in die verseuchten Orte einwanderten (SMITH).

Menschenherden, die auf der Durchwanderung eines Choleraortes von der Epidemie ergriffen werden und den Ort sogleich verlassen, tragen die Cholera nicht weiter, mag diese auch noch so heftig wüten; auch dann nicht, wenn die Herde ihre Kranken mit sich nimmt. Hierfür gibt es außerhalb Indien (ANNESLEY) zahlreiche Beispiele.

Am 21. Juli 1854 zog von Franka aus die erste französische Division in der Stärke von 10 590 Mann durch die 180 Kilometer breite Sumpfebene der Dobrutscha und zwar bei gutem Gesundheitszustande; am 27. Juli brach unter der Truppe die Cholera aus.

Vom 27. bis 29. Juli	gab es	107 Kranke,	35 Tote
„ 30. Juli bis 6. August	„ „	1608 „	, 688 „
„ 7. August bis 10. August	„ „	274 „	, 102 „
		1989 Kranke,	825 Tote

Am 9. August war die Kolonne auf die Höhe von Baldschick gelangt; nun fielen die Ziffern schnell weiter ab; am 9. August waren es 64 Fälle, am 10. 15, am 11. 3, am 12. 3, am 13. 3, am 14. 2, am 15. 1 Fall, damit war die Epidemie zu Ende. Die Truppe, die also in zwölf Tagen 1989 Kranke und 825 Tote gezählt hatte, schloß sich der Hauptarmee an, ohne ihr die Krankheit mitzuteilen (Cazalas bei Kelsch).

Im Oktober 1859 waren 20 000 Soldaten unter dem General de Martimprey in der von zahlreichen Wasserläufen durchzogenen Ebene von Trifah am Fuße der Hügel der Beni- Snassan in Marokko zusammengezogen. Unter den Vorbereitungen zur Schlacht mit den feindlichen Stämmen brach die Cholera aus, die vom 14. bis 26. Oktober in der ersten Division 346 Todesfälle und außerdem unter den benachbarten Ambulanzen noch 697 Anfälle, fast alle mit tötlichem Ausgange, bewirkte. Am 27. Oktober erstürmte die Armee die feindlichen Stellungen in den Höhen und lagerte auf der Hochebene von Tafonghail, 600 Meter über dem Tal von Trifah. Fast sofort hörte die Cholera auf. Vom 30. Oktober ab gab es keinen Fall mehr. Am 5. November mußte das Heer wegen Wassermangels auf der Höhe in die Ebene von Angades hinabsteigen. Sofort gab es wieder Cholerafälle, die am 9. November nachließen, als das Heer aufs Neue die Höhe aufsuchte und behielt (Pauly bei Kelsch).

Die Zerstreuung von Choleraflüchtigen kann für die Bevölkerung, die sie aufnimmt, gefahrlos bleiben.

Während der großen Epidemie des Jahres 1848 in Unteraegypten, die über das ganze Land verbreitet war, entließ man die Arbeiter in den Fabriken und an öffentlichen Bauten in ihre Heimat, weil man beobachtet hatte, daß, wenn in einem Hause ein Kranker war, oft viele, bis zu zehn und zwanzig Menschen befallen wurden. Die Epidemie hatte um den 20. Juni in Esne unter dem 27° n. Br., in Cairo und in Alexandrien unter dem 31° n. Br. überall fast gleichzeitig begonnen und erlosch im ganzen Lande um den 16. September, wie sie damals in allen vier Weltteilen, die verseucht waren, überall erlosch. Als im Monate November zum Pilgerfeste in Mekka die ungeheuren Karawanen, die aus dem verseuchten Indien und Afghanistan und Persien und weiterher durch die verseuchten Länder gezogen waren, anlangten, ereigneten sich an den heiligen Stätten nur noch ganz vereinzelte Fälle.

Auch im Jahre 1849 sahen Arabien und Aegypten keine Cholera. Anfangs Juli 1850 kam aus Tunis, wo sich die Cholera gezeigt hatte, ein verseuchtes Pilgerschiff nach Alexandrien. Hier starben im Quarantänelazaret vom 7. bis zum 25. Juli 16 jener Ankömmlinge an Cholera. Am 28. begann die Cholera sich in Cairo zu zeigen und weiterhin an verschiedenen Orten Aegyptens. Während nun in Cairo 1965 Menschen starben, in Alexandrien über 1000 Leichen gezählt wurden, blieben andere Städte des Nildeltas, wohin zahlreiche Pilger gingen, Damiette, Mahalla, Mansura, Schibin, und die meisten Dörfer ganz oder fast ganz verschont. Die sehr vereinzelten Fälle in Mahalla, Mansura, Schibin betrafen Arbeiter, die bei Cairo an den Staatsbauten zu Hassua beschäftigt waren und, wie die Fabrikarbeiter im Jahre 1848, beim Ausbruch der Epidemie in die Heimat entlassen wurden. Die Zerstreuung führte ebensowenig wie im Jahre 1848 zur Verbreitung der Seuche. Wo diese sich zeigte, in Cairo, Alexandrien u. s. w., erlosch sie in der achten oder zehnten Woche nach ihrer alten Gewohnheit.

Einen Monat später, Anfangs November, brach aber in Mekka, wo inzwischen die mohamedanischen Pilger aus drei Weltteilen zusammengekommen waren, die Cholera so heftig aus, daß ihr ein Drittel der Versammelten zum Opfer fielen. Aber am wenigsten litt die aegyptische Karawane, am meisten litten die Kleinasiaten, die Mohrabiner und die Indier. Die aegyptischen Hadschis kehrten im Januar 1851 nach Aegypten zurück, ohne daß man auf ihren Wegen auch nur Spuren von Cholera beobachtete. Ebensowenig trugen die anderen dreifach dezimirten Karawanen auf ihrer Rückreise die Cholera aus Mekka heraus (Pruner).

Während der großen indischen Empörung in den Jahren 1857—1859 hatte die Cholera in Bengalen und im Pendschab eine sehr geringe Verbreitung, eine weit geringere als in dem Jahre zuvor, wo fast ganz Indien verseucht war, und in den mit dem Jahre 1860 beginnenden Ruhejahren. Die von Bryden gezeichneten und von Pettenkofer wiedergegebenen Karten zeigen das aufs deutlichste.

Ebenso stellten im Jahre 1866 Reinhard und Günther für Sachsen, Pettenkofer für Bayern fest, daß Kriegsbewegung und Choleraverbreitung nichts mit einander zu tun haben. Wo beide zusammentreffen, handelt es sich um einen Zufall oder vielmehr um neue Hülfsursachen (§§ 64 und 74).

Die großen Rückzüge der Mekkapilger von den verseuchten heiligen Stätten im Hedschas sind stets nur für sie selbst, nicht oder unerheblich für die von ihnen durchwanderten Dörfer und Länder gefährlich geworden. So in den Jahren 1890, 1891, 1893, 1895, 1902, 1907.

Nicht anders war es mit der Choleragefahr durch Flüchtlinge im Jahre 1892 und 1893 in Europa, wo die kleinen Choleraherde in Nanterre und Paris und der furchtbare Ausbruch in Hamburg das Entsetzen der Kontagionisten erregten, weil ihre Phantasie ihnen schon ganz Europa von der Cholera verwüstet vorspiegelte. In Hamburg erkrankten binnen drei Monaten 18 000 Menschen an der Cholera und starben 7611. Aber die Seuche blieb auf Hamburg beschränkt. Schon der große Vorort Hamburgs, Altona, hatte nur 533 Erkrankungen, und längs der Wasserstraßen, die mit Hamburg in Verbindung stehen, an der Elbe, Havel, Spree, Oder, Weichsel, gab es nur einzelne Fälle, wie sie zu allen Zeiten in der Umgebung von Choleraherden aufzutreten pflegen, aber keinen einzigen größeren Ausbruch. Noch weniger zeigte sich die Cholera auf den Wegen der vielen tausend Flüchtlinge, die die Eisenbahnen benutzten. In ganz Preußen gab es außer Altona nur drei Kreise, Stormern, Pinneberg und Lauenburg, in denen sich kleine Herde bildeten:

Cholerafälle in Preußen im Jahre 1892

Kreis	August	September	October	November	December	Summe der Kranken	Summe der Leichen
Altona . .	169 (91)	303 (186)	44 (39)	1 (1)	6 (5)	523	322
Stormern . .	39 (18)	70 (46)	7 (6)	— —	1 (1)	117	71
Pinneberg .	25 (13)	27 (15)	5 (4)	— —	2 (1)	59	33
Lauenburg .	34 (18)	14 (10)	— —	— —	— —	48	28
						747	454

(PREUSSENS SANITÄTSWESEN)

Im Winter folgten dann noch die kleinen begrenzten Epidemien in Hamburg selbst, in Altona, in Nietleben. Das übrige Deutschland wurde verschont, „dank dem Rüstzeug der Bakteriologen und der rastlosen Sorgfalt der preußischen Behörden, welche den Staat Hamburg umzingelt hielten und die etwa ausbrechenden Kommabacillen bis in ihre entferntesten Schlupfwinkel verfolgten“. In den Jahren 1848—1851 geschah dergleichen allerdings in Aegypten nicht. In Frankreich, wo das Jahr 1893 in etwa dreißig Departements zahlreiche vereinzelte und schwach gehäufte Choleraerkrankungen, im ganzen 6304 Erkrankungen mit 3411, also mit halb so vielen Todesfällen als während drei Monaten in Hamburg, brachte und wo die zahlreichen kleinen Aussaaten immer wieder erloschen, zog man den Schluß, daß die Cholera diesesmal keinen günstigen Boden in Europa gefunden hatte.

§ 73. Tausende von Menschen, gesunde und kranke, können von Choleraherden aus sich über die Länder und Städte verbreiten, ohne daß es zur Entwickelung einer Epidemie kommt. Und dennoch ist gelegentlich ein einzelner Ankömmling aus verseuchter Gegend der Bringer der Cholera für einen unverseuchten Ort, wenn der Samen zu günstiger Zeit auf geeigneten Boden fällt (§ 64).

Die Cholerawanderung haftet am Menschenverkehr. Nicht anders als durch Schiffe, die aus verseuchten Häfen ausgingen, ist die

Cholera im Jahre 1831 zum ersten Male und seitdem wiederholt nach Amerika und in andere durch das Meer vom alten Kontinent geschiedenen Erdteile gekommen. So oft die Cholera auf einer Insel wie England oder in Amerika auftrat, begann sie stets in den Hafenplätzen, nie im Innern des Landes.

Im Jahre 1886 reiste der Fischer Daniel Bernard vom choleraverseuchten Küstenorte Les Sables in seine Heimat auf der Insel d'Yeu. Während der Überfahrt zur Insel überraschte ihn die Krankheit. Er kam zu Hause an, um am anderen Tage zu sterben. Bei seiner Pflege hatten zwei Nachbarinnen geholfen, die nach ihm erkrankten; ferner erkrankten seine Frau, seine Mutter, die Tochter der einen Nachbarin und ihre Pflegerin, die Tochter der anderen Nachbarin. Damit erlosch die Seuche (Proust).

Hier wie in dem Beispiel von Altenburg (§ 64) ist der Mensch, der die Cholera mit sich nahm, bekannt; während aber in Altenburg eine Epidemie ausbrach, kam es auf Les Sables nur zu einer kleinen schnell erlöschenden Vermehrung der Krankheit in der Umgebung des Kranken. Das letztere Beispiel entspricht der Regel. Wo der Choleraträger bekannt wird, erlischt das von ihm gebrachte Übel mit oder ohne Zutun der Umgebung fast ausnahmslos mit dem ersten Falle oder mit wenigen ihm nachfolgenden. Wo eine wahre Epidemie von kleineren oder größerem Umfange sich ausbildete, ist zwar der menschliche Verkehr als Träger des Keimes gewiß oder wenigstens wahrscheinlich, aber der bestimmte Einschlepper wird weder vorher, wie in Aegypten im Jahre 1902 (§ 63), noch nachher, wie in Hamburg 1892, in Finthen und Gonsenheim 1886 (§ 64), in Toulon 1884 (§ 62) u. s. w. entdeckt.

Um das Rätsel zu lösen, wie der Mensch den Cholerakeim verschleppen und die Epidemie bewirken könne, ohne daß man ihn als Choleraträger zu erkennen vermöge, hat man sich schon bei der ersten Epidemie, nach Analogie der Erfahrungen mit den Pocken, den Masern, dem Keuchhusten, nachzuweisen bemüht, daß nicht sowol Kranke, die ja auch selten zu weiteren Reisen fähig sind, die Verbreiter sein dürften als vielmehr gesunde Personen, denen der Ansteckungskeim mehr äußerlich anhaftet oder die von der Seuche nur so schwach berührt sind, daß sie blos ein wenig Diarrhoe bekommen. So hat im Jahre 1836 Arnoldi ausführlich die Bedeutung der Diarrhoekranken als Choleraverbreiter dargelegt und von Gietl faßte die Erfahrungen eines halben Jahrhunderts im Jahre 1874 dahin zusammen, es sei eine durch massenhafte Tatsachen erhärtete Wahrheit, daß die Choleradiarrhoekranken die Verschlepper und Zerstreuer des Giftes seien; die asphyktischen Fälle kämen erst vor, wenn schon lange vorher durch Diarrhoekranke das Gift in Städten und Ortschaften verbreitet worden; man könne das in Hospitälern, Kasernen und stark bevölkerten Häusern sehen, wo lange vorher Diarrhöen den schweren Cholerafällen vorausgingen.

Im Garnisonlazaret München gab es vom
8. August 1873 bis zum 31. März 1874

		epidemische Diarrhoe	Cholera
1873	August	119	20
	September	19	9
	Oktober	19	1
	November	48	12
	Dezember	135	29
1874	Januar	202	40
	Februar	99	10
	März	45	5
		686 Fälle	126 Fälle

Auch diese Epidemie stellt nebst der zu Nietleben im Jahre 1893 (§ 34) einen Typus dar, den der Hausepidemie; aber er läßt sich nicht ohne weiteres auf die Stadt- und Landepidemien übertragen; diese setzen keineswegs immer mit Diarrhöen ein; sie tun es häufig, aber wol ebensooft brechen sie gleich mit den schwersten Erkrankungen aus, und die Diarrhöen häufen sich erst am Ende der Epidemie (§ 70).

Wie Gesunde gelegentlich als Choleraträger und Choleraverbreiter wirksam werden, wenn sie aus verseuchten Orten kommen, das haben die englischen Ärzte seit dem Jahre 1830 ausführlich am Beispiel der Choleraverschleppung durch Schiffe, auf denen kein Kranker war, dargetan; sie mußten es für gewöhnlich unentschieden lassen, ob im einzelnen Falle der Keim an den Personen oder an den Sachen, an beschmutzter Wäsche und dergleichen, gebunden gewesen war (Bryson 1851, Friedel 1866, Pettenkofer 1868).

Heute spielt der gesunde Cholerakeimträger bei den Bakteriologen eine große Rolle, seitdem es gelungen ist, in zahlreichen Fällen bei Gesunden am choleraverseuchten Ort oder auch bei gesunden Herkömmlingen aus Choleraorten den Vibrio Koch in den Ausleerungen nachzuweisen; oft wochenlang, bisweilen monatelang nachzuweisen. Hierzu muß aber betont werden, daß dieser Nachweis nicht so leicht ist wegen der ungeheuren Überzahl anderer Bakterien in der Faeces und daß es einer sehr feinen Technik bedarf, um den Keimträger zu entlarven (§ 99). Wie nun von Millionen anderen Keimen im gesundhaften Stuhlgang ein einziger Cholerakeim als Seuchenerreger wirksam werden soll, nachdem eine halbe Milliarde davon bei Pettenkofer und anderen Versuchsmenschen unwirksam geblieben ist (§ 61), das haben die Bakteriologen mit kontagionistischer Tendenz uns nicht verraten, sondern schlechtweg das Dogma ausgesprochen: „Von den gesunden Bazillenträgern kommt die größte Choleragefahr.“

Indessen hat sich VAN ERMENGEM als Wortführer der Conférence sanitaire internationale de Paris im Jahre 1911 vorsichtiger geäußert: Die Bedeutung der Cholerakeimträger ist heute schwer zu bestimmen; wahrscheinlich spielen sie eine wichtige Rolle für die Entwickelung örtlicher Epidemien; sicher ist, daß sie die Vibrionen in weite Entfernung verschleppen können. Ein entscheidendes Beispiel für die Verschleppung fehlt aber annoch und die Tatsachen, daß die Vibrionen nur kurze Zeit mit den Dejekten nach außen kommen und nur in geringer Zahl, dabei eingehüllt in festen Kot, warnen davor, den Einfluß der Keimträger auf die Entwickelung ferner Herde zu überschätzen. Bei der unterbrochenen Ausscheidung der Vibrionen ist überdies die Feststellung der Keimträger durchaus unsicher.

Er betätigt also nach zehn Jahren das, was der Conseil quarantenaire in Alexandrien in seinem Bericht über die aegyptische Epidemie der Jahre 1902—1903 ausgesprochen hat: Die wissenschaftliche Verkettung, der feinere und wirkliche Mechanismus der Infektion des Dorfes Muscha, wo zuerst die Cholera sich zeigte, ist unbekannt geblieben. Es gibt Zusammentreffen und Wahrscheinlichkeiten aber keine Gewißheit. Allen Hypothesen bleibt die Türe offen; so ist es auch möglich, daß eine Person lebende latente Cholerakeime in saprophytischem Zustande in ihren Gedärmen verschleppt hat (vgl. § 63).

Trotzdem hat KIRCHNER im Jahre 1908 die folgenden Sätze erlassen: „Die Choleraepidemie von 1892 bis 1904, welche zuerst und mit solchem Erfolg (vgl. § 70) nach den Ratschlägen von Robert Koch bekämpft worden ist, hat uns zuerst zum Bewußtsein gebracht, daß für die Verbreitung der Krankheit außer den Kranken selbst solche Personen von Bedeutung sind, welche, ohne merkliche Krankheitserscheinungen zu zeigen, Cholerabakterien bei sich tragen und mit ihren Ausleerungen ausscheiden. Auch bei der Choleraeinschleppung des Jahres 1905 trat die Bedeutung dieser Personen, welche man als Bazillenträger bezeichnet, handgreiflich zutage.“ Außer einem „augenscheinlich“ und „zweifellos“ und „handgreiflich“ hat KIRCHNER zur Begründung seiner Meinung nichts beigebracht. Daß das von R. PFEIFFER ihm übergebene Referat über die Verbreitung der Cholera durch sogenannte Bazillenträger zu einem non liquet kommt, hat KIRCHNER nicht abgehalten, den preußischen Kultusminister von der Bedeutung der Bazillenträger zu überreden, das Deutsche Reichsseuchengesetz wider sie auszulegen und den beamteten Ärzten den Befehl zu geben, keine Gelegenheit vorübergehen zu lassen, um ihre nicht beamteten Kollegen auf die Bedeutung der Bazillenträger nachdrücklich hinzuweisen.

Das alles wäre gleichgültig, wenn nicht auf Grund der unbewiesenen Hypothese tatsächlich seit 1892 in Preußen und seit 1907 auch in anderen deutschen Staaten eine seuchenpolizeiliche Menschenverfolgung betrieben würde, die GLAESER bei Gelegenheit der Hamburger Epidemie treffend gezeichnet hat: „Solche verdächtigen Vibrionenträger dürfen nur unter Aufsicht eines staatlich angestellten Arztes umhergehen, essen, trinken, schlafen und sich nur unter seiner Aufsicht die Hosen abknüpfen.“ Wie weit diese gesetzliche Freiheitsberaubung im einzelnen Falle getrieben werden kann, hat das Jahr 1911 gelehrt. Im Königlichen Institut für Infektionskrankheiten in Berlin ist ein Choleravibrionenträger im Namen der bakteriologischen Kontrole für mindestens 250 Tage inhaftiert worden (SPARMBERG). Das geschah entweder ohne seine Zustimmung, dann war es eine gesetzliche aber keine rechtliche Vergewaltigung; oder es geschah mit seiner Zustimmung, dann war es die beste Methode, einen Menschen seinem Tagewerk und redlichen Verdienst zu entwöhnen.

Wie recht hat KOLLE, wenn er im Jahre 1911 schreibt: „Die Bekämpfung der einzelnen Choleraausbrüche wird nur durch Sachverständige ausgeführt werden können, die über die epidemiologischen Erfahrungen bezüglich der Verbreitungsweise der Seuche genau unterrichtet sind“ — und nicht über die Erfahrung hinausgehen! hätte er hinzusetzen können.

§ 74. So sicher die Cholera dem Menschenverkehr folgt, so sicher ist es ebenfalls, daß sie nicht alle Wege des Menschenverkehrs betritt und daß zeitweise gewisse Wege mit dem lebhaftesten Menschenverkehr ihre Verbreitung nicht übernehmen. WOLTER bezeichnet diese Tatsache mit Recht als den schärfsten Beweis gegen den Kontagionismus und verweist auf GRIESINGERS gleichbedeutenden Satz vom Jahre 1864: „Dieses, die ungleichartige, die nach manchen Richtungen und zu manchen Zeiten trotz des lebendigsten Verkehrs, trotz aller Umstände, welche ihr Weiterschreiten sonst zu fördern scheinen, gar nicht erfolgende Verbreitung ist der dunkle Punkt und das eigentliche Geheimniß in der Aetiologie der Cholera.“

PETTENKOFER und EMMERICH haben das Geheimniß entschleiert.

Zuerst hat Pettenkofer gezeigt, daß die Cholerawanderung zwar am Menschenverkehr haftet, aber daß ihre epidemische Vervielfältigung und Ausbreitung ebenso sicher davon unabhängig ist; daß die Übertragung der Cholera von Mensch zu Mensch entweder gar keine Rolle oder nur eine geringfügige bei dem Zustandekommen der Epidemien spielt. Sodann hat Emmerich dargetan, daß sich die sogenannten Kontagionsketten ganz wesentlich von den epidemischen Ausbrüchen im engeren Sinne unterscheiden; er hat das Choleraübertragungsgesetz dahin formulirt, daß zwar der Cholerakeim vom Kranken mittels der Dejekte auf Gesunde übertragbar sei, aber nur nach einmaliger Darmpassage vielleicht noch tötliche, meistens nur mittelschwere Infektionen machen kann, nach wiederholtem Durchgang durch Magen und Darm hingegen entweder überhaupt keine Erkrankung oder nur Choleradiarrhoe und keine tötliche Cholera sowie keine Epidemieen zu erzeugen vermag. Damit die mit den Choleradejektionen besonders nach wiederholter Magendarmpassage ausgeschiedenen stark geschädigten Cholerakeime wieder schwere tötliche Infektionen und Epidemien erzeugen können, müssen sie, entsprechend der Pettenkoferschen Lehre, in einen günstigen Erdboden gelangen und einen Tag oder mehrere darin verweilen.

Emmerich bringt für sein Gesetz Erfahrungstatsachen und experimentelle Beweise. Die letzteren werden später von uns besprochen werden. Die ersteren gehören an diese Stelle. Sie lauten:

1. Direkte Infektionen, wie sie bei Wäschern, die die beschmutzte Wäsche von Cholerakranken reinigen, vorkommen, verlaufen meistens nicht tödlich.

2. Ansteckungen von Ärzten, Krankenwärtern, Leichenbesorgern, welche zuverlässig durch den Verkehr mit den Kranken und Leichen und Dejekten entstanden sind aber nicht durch das Verweilen am verseuchten Ort, verlaufen meistens leicht und selten tötlich.

3. Die reinen Kontakte auf Schiffen, Flußschiffen, Flößen, Seeschiffen, haben durchweg leichten Verlauf.

4. An choleraimmunen Orten, das heißt an solchen Orten, wo der Erdboden den etwa mit den Dejekten von Cholerakranken ausgesähten Cholerakeim abtötet, kommt es höchstens zu ein paar Infektionen durch den Verkehr mit dem Kranken aber nicht zur epidemischen Weiterverbreitung.

5. An anderen Orten, die auf Lehmboden liegen, kann es zu größeren Diarrhoeepidemien kommen, wenn der Cholerakeim eingeschleppt worden ist, aber nicht zu den schweren und tötlichen Erkrankungen, die unter dem Bilde der klassischen Cholera verlaufen.

Eine Illustrirung dieser einzelnen Sätze durch zahlreiche Beispiele würde zu viel Raum einnehmen; wir verweisen auf Pettenkofers großes Buch vom Jahre 1887 und auf Emmerichs Werk vom Jahre 1910. Nur zum fünften Satz ein paar Fälle.

In Weißenburg in Bayern erkrankten im Jahre 1854 von 4815 Einwohnern zwischen dem 25. Juli und 11. Oktober 174 Personen an Cholerine und Choleradiarrhoe, nachdem ein Cholerakranker in den Ort gekommen und dort gestorben war. Außer den Erkrankten nahmen viele Einwohner, ohne gerade krank zu sein, an der Epidemie in der Weise teil, daß sie sich über Störungen des Geschmacks, Druck und Völle im Magen, Aufstoßen, Kollern in den Gedärmen, Unregelmäßigkeit des Stuhlganges

u. s. w. beschwerten. Weißenburg liegt auf einem Sandboden, der eine starke Schicht von gelbem Lehm und plastischen Ton als oberste Lage hat.

In Deuzingen bei Günzburg kam es im September 1854 zu einer Epidemie von ungefährlichen serösen Durchfällen, woran fast alle Bewohner litten, während in der Nachbarstadt vom 17. August bis zum 7. Oktober von 3300 Bewohnern 41 an Cholera erkrankten und 19 starben. In Deuzingen wurde nur ein einziger typischer Cholerafall beobachtet. Deuzingen's Boden verhält sich genau wie der von Weißenburg (Bayern, Hauptbericht 1854, Emmerich).

Die Entdeckung Emmerichs, die im fünften Satz ausgedrückt ist, gibt wol den Schlüssel zu dem im § 70 betonten Unterschiede in der Zusammensetzung der Choleraepidemien und wird künftighin bei solchen Epidemien berücksichtigt werden müssen, die mit zahlreichen Fällen von einfachen Diarrhöen und schwachen Cholerinen einhergehen, im Gegensatz zu den schwersten Epidemien, in denen fast alle Erkrankten das große Bild des Choleraanfalles darbieten.

§ 75. Wie wenig die sogenannten Kontaktfälle in Choleraepidemien ausmachen, beweist unter anderem die Verteilung der einzelnen Erkrankungen auf die Wohnungen und Häuser in verseuchten Städten.

In Berlin gab es im Cholerajahr 1831
354 verseuchte Häuser.

Auf	185	Häuser	je	2	Kranke	=	370	Kranke	
„	69	„	„	3	„	=	207	„	
„	43	„	„	4	„	=	172	„	
„	20	„	„	5	„	=	100	„	
„	11	„	„	6	„	=	66	„	
„	5	„	„	7	„	=	35	„	
„	5	„	„	8	„	=	40	„	
„	4	„	„	9	„	=	36	„	
„	3	„	„	10	„	=	30	„	
„	2	„	„	11	„	=	22	„	
„	1	„	„	13	„	=	13	„	
„	1	„	„	16	„	=	16	„	
„	1	„	„	38	„	=	38	„	
„	1	„	„	54	„	=	54	„	
„	1	„	„	69	„	=	69	„	
„	1	„	„	70	„	=	70	„	
„	1	„	„	100	„	=	100	„	
Auf	354	Häuser					1438	Kranke	(nach Horn)

Die am stärksten verseuchten fünf Häuser waren der Komplex Nr. 5—7 der Alexanderstraße, das Krankenhaus Charité, das Neue Hospital, das Arbeitshaus und die Miethkaserne Gartenstraße Nr. 92.

Von 2449 Cholerakranken kamen auf ein und dieselbe Familie

2	Kranke	in	142	Fällen
3	„	„	43	„
4	„	„	17	„
5	„	„	2	„
6	„	„	1	Falle

(Horn)

Im Jahre 1831 brach die Cholera in Königsberg zuerst in einem Bretterhause an der Pregel aus, es gab im

unteren Stockwerk	unter	15	Einwohnern	2	Kranke	= 13,3 %
mittleren Stockwerk	„	13	„	6	„	= 46,1 %
unter dem Dache	„	7	„	3	„	= 42,8 %
		35	Einwohner	11	Kranke	= 31,5 %.

(Königsberg)

Im Jahre 1866 zählte man in Leipzig von 1400 Cholerakranken 20 im Unterhaus, 243 im Erdgeschoß, 356 im ersten, 327 im zweiten, 281 im dritten, 158 im vierten, 15 im fünften Stockwerk (Reinhard und Günther).

Im selben Jahre waren in Berlin Hofgebäude und Vordergebäude von der Cholera gleichmäßig betroffen, aber die Stockwerke sehr verschieden; am ungünstigsten verhielten sich Kellerwohnungen und Erdgeschosse; dann kamen der Reihe nach abnehmend die zweite, dritte und vierte Etage.

In Köln gab es im Cholerajahr 1849
1326 verseuchte Häuser.

Auf	679	Häuser	je	1	Fall	= 679
„	334	„	„	2	Fälle	= 668
„	119	„	„	3	„	= 357
„	63	„	„	4	„	= 252
„	40	„	„	5	„	= 200
„	31	„	„	6	„	= 186
„	19	„	„	7	„	= 133
„	9	„	„	8	„	= 72
„	11	„	„	9	„	= 99
„	7	„	„	10	„	= 70
„	4	„	„	11	„	= 44
„	1	„	„	13	„	= 13
„	2	„	„	14	„	= 28
„	2	„	„	15	„	= 30
„	1	„	„	16	„	= 16
„	1	„	„	17	„	= 17
„	1	„	„	18	„	= 18
„	1	„	„	22	„	= 22
„	1	„	„	57	„	= 57
	1326					2961

Die vier letzten Häuser mit 17, 18, 22 und 57 Kranken waren sogenannte Cholerahäuser, am Entenpfuhl Nr. 50, in der Löhrgasse Nr. 23, das Bürgerhospital und der Krahnenbäumerhof, Häuser, in denen sich der Cholerakeim mit besonderer Hartnäckigkeit erhielt und gefährlich äußerte (Lent).

In Breslau gab es im Cholerajahr 1851 auf 4992 Häuser 198 verseuchte. Es kamen

auf	160	Häuser	je	1	Fall	=	160	Fälle
„	21	„	„	2	Fälle	=	42	„
„	8	„	„	3	„	=	24	„
„	4	„	„	4	„	=	16	„
„	1	„	„	6	„	=	6	„
„	2	„	„	6	„	=	12	„
„	1	„	„	8	„	=	8	„
„	1	„	„	11	„	=	11	„
							279	Fälle

Von den 279 Fällen waren 116 sofort in das Spital abgeführt und damit die „Gefahr der Ansteckung“ um die Hälfte vermindert worden. Nur in 20 Fällen von 54, denen genauer nachgeforscht wurde, konnte der Verkehr mit Cholerakranken wahrscheinlich gemacht werden (Brefeld).

Wie wenig die sogenannten Kontaktfälle in der Choleraverbreitung bedeuten, beweist ferner die Seltenheit der Choleraausbrüche auf Schiffen. Die Cholera verhält sich auf Schiffen genau wie das Wechselfieber und wie das Gelbfieber. Wie diese Seuchen hört auch sie, falls sie etwa in einem verseuchten Hafenort ein Schiff befallen hat, sofort auf sich weiter auszubreiten, wenn das Schiff auf die hohe See geht. Die innerhalb der ersten zwanzig Tage sich noch ereignenden Fälle fallen innerhalb der Inkubationszeit der Krankheit und lassen sich auf Ansteckung am Lande zurückführen; die späteren sehr seltenen Fälle verhalten sich wie die leichten nicht tödlichen Kontakte, die im vorigen § erwähnt worden sind. Es ist äußert selten, daß auf einem Seeschiff noch vierzig Tage nach der Abfahrt sich ein neuer Cholerafall ereignet (Pettenkofer).

Zwischen 1843 und 1869 haben von den zahlreichen Schiffen, die mit Auswanderern von Madras absegeln, nur 9 Choleraausbrüche an Bord gehabt. Die größte Zahl der Fälle betrug 26 auf einem Schiffe mit 338 Passagieren. In fünf dieser Schiffe betrug die Zahl nur 1 bis 6 Fälle.

Von Kalkutta fuhren in den Jahren 1850—1868 auf 431 Schiffen 138 036 Auswanderer nach Port Louis auf Mauritius. Auf 75 dieser Schiffe = 17 % zeigte sich die Cholera und zwar auf 57 mit höchstens 10 Fällen, nur auf 3 Schiffen mit mehr als 20 Fällen und zwar betrugen die Zahlen 21, 23, 33.

Von Kalkutta fuhren in den Jahren 1861—1869 auf 126 Fahrzeugen 50 604 Hindus nach Westindien. Auf 20 dieser Schiffe = 16 % zeigte sich die Cholera, aber nur auf zweien wurden mehr als 5 Menschen cholerakrank. Die Durchschnittszahl der Passagiere auf dem einzelnen Schiffe betrug 400 und die Reise dauerte für gewöhnlich drei Monate (Cuningham).

Im Jahre 1873 fuhren aus den verseuchten Häfen Europas nach New York auf etwa 400 Auswanderer- und Passagierschiffen 152 135 Menschen. Nur 4 dieser Schiffe zeigten auf der Fahrt Cholera mit insgesamt 16 Krankheitsfällen und 8 Todesfällen (Washington report).

Bryden spricht nach seinen großen Erfahrungen in Indien allgemein den Satz aus, daß eine Schiffsbesatzung, wenn sie von verschiedenen Orten herstammt und unmittelbar vor der Abfahrt eingeschifft wurde, beim Ausbrechen der Cholera auf dem Schiff nicht unterschiedlos an der Krankheit teilnimmt, sondern daß die Erkrankungen sich auf die Gruppe oder Gruppen beschränken, die aus verseuchtem Quartir eingeschifft sind.

Während die Cholera auf den Schiffen gewöhnlich gebunden schlummert, kann sie unter der gelandeten Besatzung wieder erwachen und durch diese neue Ansiedlungen gründen.

Die internationale Sanitätskonferenz zu Konstantinopel im Jahre 1865 hat unter ihren Schlußsätzen diesen: Die Gefahr der Choleraeinschleppung durch Schiffe und die Gefahr der Entstehung einer schweren Epidemie steht in keinem Verhältniß zur Schwere der Cholerafälle auf der Überfahrt, ja sie ist nicht einmal an das Auftreten von Cholerafällen an Bord gebunden. — Dieser Satz ist im Lauf der Zeit immer wieder bestätigt worden. —

Im Jahre 1864 kamen für die Theepflanzungen in Assam jeden Monat über 600 indische Kulis aus Kalkutta nach Dibrugar; fast jedes Schiff hatte Cholera an Bord; trotz der sofortigen Verteilung der Kulis an die verschiedenen Faktoreien, wobei auch Cholerakranke verteilt wurden, geschah keine Ansteckung; und so sah White in Assam innerhalb elf Jahren nur einmal eine Einschleppung derart, daß die ansässigen Arbeiter in den Theegärten ergriffen wurden (Indian report VI).

Nach den Bulletins quaranténaires d'Egypte aus den Jahren 1900 bis 1903, also aus einer Zeit, wo in Indien und in Hinterasien die Cholera herrschte, hat Chantemesse die folgenden Fälle gesammelt:

Auf dem Schiffe Suchkeith, das mit 26 Mann Besatzung am 7. Oktober 1900 von Kalkutta abfuhr und am 8. November in Suez ankam, erkrankte am 21. Oktober ein Heizer und starb am 22. an Cholera, also 14 Tage nach der Abfahrt des Schiffes.

Auf dem Schiffe Suchmoor, das mit 25 Mann Besatzung am 19. August

1901 von Probolingo auf Java, wo die Cholera herrschte, abfuhr und am 2. September in Colombo, am 21. November in Suez ankam, ereignete sich am 17. September ein Cholerafall, der in Genesung ausging, 25 Tage nach der Abfahrt.

Auf dem Schiffe Garbieh, das mit 36 Mann Besatzung am 14. Januar 1903 von Hoddeidah abfuhr, am 18. nach Aden, am 22. nach Yambo, am 25. nach Massauah, am 28. nach Dscheddah und am 4. Februar nach Suez kam, erkrankte ein Reisender der von Hoddeidah kam, 20 Tage nach der Abfahrt kurz vor der Landung in Suez und starb hier. Das war die einzige infizirte Landung in Suez während der Jahre 1900—1903. —

Die ganze Cholerageschichte lehrt, daß wie in Indien und Aegypten sich auch die Choleraeinschleppung auf Schiffen in Europa verhält; sie geschieht nicht allzuoft und ist für gewöhnlich völlig wirkungslos, gleichgültig ob man Sperre und Desinfektion und Krankenverfolgung übt oder nicht.

Gewisse Orte machen eine Ausnahme. Auf der Quarantäneinsel Camaran, die alle von Bombay nach Mekka fahrenden Pilger vor der Landung zum Hedschas in Quarantäne nimmt, kamen in den neunziger Jahren wiederholt kleine Choleraausbrüche unter den Gelandeten vor, ohne daß sich auf der Fahrt, die etwa vierzehn Tage dauert, etwas verdächtiges ereignet hätte, einen Fall ausgenommen, wo auf der Fahrt eine zweifellose Choleraerkrankung ausbrach. Gewöhnlich war es nun so, daß rasch nach der Ankunft auf Camaran mehrere schwere Fälle zugleich geschahen. Crendiropulo, der über die Fälle berichtet, meint, es habe sich um gesunde Vibrionenträger gehandelt, die mit dem Trinkwasser auf Camaran andere Bakterien aufnahmen und daß diese vermuteten Bakterien die Virulenz der Vibrionen geweckt hätten. Er schließt sich damit einer Theorie Nägelis und Metschnikoffs an, die zum Zustandekommen des Choleraanfalles zwei Bakterien fordert (§ 60). Es wäre aber wol auch nachzusehen, ob das Trinkwasser in der Quarantäne Camaran stark nitrathaltig ist (vgl. § 16).

§ 76. Wie wenig die sogenannten Kontaktfälle für die Choleraausbreitung bedeuten, beweist außer dem eben dargelegten Verhalten der Cholera in Häusern und auf Schiffen die Seltenheit der Choleraansteckung in Quarantänelazareten.

Im Jahre 1865 waren zur Cholerazeit die meisten der ottomanischen Lazarete durch die Masse von Flüchtlingen aus verseuchten Gegenden überfüllt. Damals haben in elf Lazareten binnen weniger als sechs Wochen, in der Zeit vom 29. Juni bis zum Anfang des August, 25 819 Personen Quarantäne gehalten, im Dardanellenlazaret einmal 900 Personen zugleich.

Lazarete	Zahl der Gesperrten	Zahl der aufgenommenen Cholerakranken	Zahl der nachträglich Erkrankten	Krankheitsfälle	Todesfälle
Dardanellen . . .	2268	16	6	22	15
Smyrna	1701	—	14	14	9
Salonichi	4257	?	?	256	122
Volo	2265	5	57	62	23
Beirut	3200	?	?	30	15
Cypern	1199	19	3	22	7
Candia	778	3	11	14	10
Bengasi	812	—	1	1	1
Trapezunt . . .	5073	1	20	21	19
Samsun	3170	18	6	24	22
Burgas	1096	5	—	5	5
	25 819	67	118	480	238

(nach Bartoletti)

Unter 25 819 Quarantänehaltenden sind also an neun Stellen 67 primäre und höchstens 118 sekundäre Choleraanfälle vorgekommen; auf allen elf Stellen zusammen 480 Erkrankungen mit 238 Todesfällen; das entspricht einer Morbidität von 18,6 ‰ und einer Mortalität von 9,0 ‰ der ganzen Masse, also einer mittelschweren Verseuchung, wie sie etwa dem Jahre 1848 in Hamburg entspricht (§ 70).

Wie wenig die sogenannten Kontaktfälle für die Choleraausbreitung bedeuten, lehrt weiterhin das Verhalten der Cholera an Pilgerorten.

In dem Pilgerhospital zu Puri bei den Heiligtümern von Dschaggernaut zwischen Kalkutta und Madras an der Coromandelküste war in den fünfundzwanzig Jahren 1842—1866 die Zahl der aufgenommenen Cholerakranken die folgende:

1842	106	**1851**	70	**1860**	132
1843	234	**1852**	123	**1861**	50
1844	206	**1853**	51	**1862**	128
1845	69	**1854**	210	**1863**	99
1846	99	**1855**	167	**1864**	23
1847	51	**1856**	10	**1865**	95
1848	61	**1857**	135	**1866**	52
1849	114	**1858**	17		2431
1850	58	**1859**	71		

Diese 2431 verteilen sich folgendermaaßen auf die einzelnen Monate

	Januar	Februar	März	April	Mai	Juni	Juli	August	September	Oktober	November	Dezember	Summe
1842—1866	56	127	313	28	15	1255	538	13	5	15	53	13	2431
Jahresmittel	2,2	5,1	12,5	1,1	0,6	50,2	21,2	0,5	0,2	0,6	2,1	0,5	

Das Hauptfest, zu dem die meisten Pilger kommen, ist in der Mitte des Märzmonats, in den übrigen Monaten, besonders im Juni und Juli, gibt es verhältnißmäßig wenige Ankömmlinge (CORNISH).

Hiernach verhält sich also die Cholera der ankommenden bewegten Pilgermasse fast genau wie die der seßhaften Bevölkerung. Es ist so, als ob die Pilger selbst in Puri seßhaft wären, wie besonders eine Vergleichung mit der ortständigen Cholera in Madras zeigt.

Monat	I	II	III	IV	V	VI	VII	VIII	IX	X	XI	XII
Madras 10 Jahre	2226	2541	1580	884	880	712	1774	1802	1986	1675	1220	1183
Puri 25 Jahre	56	127	313	28	15	1255	538	13	5	15	53	13
Madras im Jahresdurchschnitt	223	254	158	88	88	71	177	180	199	167	122	118
Puri im Jahresdurchschnitt .	2	5	12	1	0,6	50	21	0,5	0,2	0,6	2	0,5

(nach PETTENKOFER)

Das heißt also: nicht die Einwanderung der Pilger bestimmt die Cholera sondern die Jahreszeit.

Wie wenig die sogenannten Kontaktfälle für die Choleraausbreitung bedeuten, lehrt endlich das Verhalten der Eingeborenen in Indien gegenüber der Seuche. Diese kennen die Cholera seit Jahrhunderten und haben dabei eine sociale und hygienische Kultur hinter sich, wogegen unsere gerühmte europäische Kultur ein kindliches Tasten ist. Die Indier fliehen nie die Cholerakranken sondern nur die Choleraorte; sie nehmen bei ihrer Flucht vor der ausbrechenden Cholera ihre Kranken und Sterbenden aus den Cholerastätten mit, ohne Furcht angesteckt zu werden. Die indische Militärverwaltung hat diese Maaßregel von den Hindus gelernt und als ersten Schutz in Cholerazeiten eingeführt. Wenn Truppen an einem Ort befallen werden, wird das Lager zu einem erfahrungsgemäß cholerasicheren Ort weiterbewegt und die Kranken werden bei diesem movement immer ohne Schaden mitgenommen.

Mit welchem Erfolge die französische Militärverwaltung diese Maaßregel in Nordafrika befolgt, lehren die Beispiele im § 72.

Auch ROBERT KOCH betont in seinem ersten Berichte über den Choleraerreger (1884), wie die tägliche Beobachtung lehre, daß bei dem unmittelbaren Verkehr mit den Cholerakranken und deren Abgängen so selten eine Infektion erfolgt.

Es ist ein tragischer Zug in dem Entwickelungsgang dieses seltenen Geistes, daß er von Jahr zu Jahr mehr und mehr sich durch vorgefaßte Meinungen von der Bahn der Erfahrung hat abdrängen lassen und einmal ausgesprochenen Dogmen zu liebe die Wahrheit geleugnet hat, die der kindliche Verstand des Volkes wie die gereifte Erfahrung der Ärzte nie verkannt und in Europa schon beim ersten Cholerazuge allen Behauptungen der Theoretiker und der cholerabekämpfenden Regierungen entgegen einmütig und nachdrücklich folgendermaaßen ausgesprochen hat:

Ein Mensch, der an einem Choleraort die Anlage zur Krankheit empfangen hat, wird bei seinem Übergang an einen anderen Ort davon befallen und kann dem Luftkreise seines neuen Aufenthaltortes eine krankmachende Beschaffenheit mitteilen. Hier wächst sie, nährt sich und ergreift, sich ausbreitend, weitere Menschen. Dabei ist aber weder die Annäherung von Cholerakranken noch das Gehen zu ihnen, weder ihr Schweiß noch ihr Blut noch ihre Abgänge, auch nicht der Verkauf eines vom Kranken gebrauchten Gegenstandes anderen nachteilig geworden. Es gibt Beispiele, daß an Orten, wo die Cholera herrschte, Leute von ihr ergriffen wurden, die nicht die geringste Verbindung mit verseuchten Wohnungen und Menschen hatten. Nach Astrachan kam die Seuche im Jahre 1830 trotz der strengsten Sperre und Quarantäne; sie zeigte sich in Astrachan nicht zuerst an einem Menschen aus der Quarantäne sondern an einem entfernten Bewohner der Stadt; sie trat in verschiedenen Stadtgegenden ohne nachweislichen Zusammenhang der Fälle auf; die Seuche erreichte in Astrachan ihre Höhe und nahm von selbst wieder ab, ohne daß in der Stadt eine Quarantäne stattgefunden hätte; die Ärzte wurden nicht von der Seuche ergriffen, wiewohl sie die Kranken, ihre Kleider, ihr Blut und ihre Ausleerungen sehr häufig berührten. Auch das Dienstpersonal blieb trotz zahlreicher Berührungen gesund; bei der im Volke herrschenden Überzeugung der Nichtansteckung leistete man Kranken, Sterbenden und Toten Dienste, ohne in die Krankheit zu verfallen. Die jetzt wie im Jahre 1823, wo wir ebenfalls die Nichtansteckung behaupteten, ohne alle Vorsicht unternommenen Leicheneröffnungen haben keinem der Teilnehmer an den Sektionen geschadet. Die Epidemie hörte in Astrachan und an anderen Orten in einem Zeitraume von drei oder vier Wochen von selbst auf. Als die Cholera in Astrachan schon aufgehört hatte, wurden aus Saratof und Nischnijnowgorod, wo das Übel eben herrschte, Waren nach Astrachan gebracht, die zum Teil sogar von Choleraleichen herrührten, dennoch brach die Krankheit nicht wieder aus. Im Jahre 1823 fanden bei der Herrschaft der Cholera in Astrachan keine Vorsichtsmaaßregeln statt und dennoch verbreitete sich das Übel nicht weiter nach Rußland. In den Hospitälern ging die Wäsche der Cholerakranken ungeräuchert und die Oberkleider derselben sogar ungewaschen auf Menschen mit anderen Krankheiten über, ohne daß ein Nachteil daraus entstand. Viele Mütter und Ammen stillten während und nach der Cholerakrankheit ununterbrochen ihre Kinder, ohne daß diese Nachteil erfuhren. Die Einwohner Astrachans behielten nach der Epidemie ihre Sachen und Kleider, die sie während der Epidemie in Gebrauch hatten, ohne daß sie Nachteil erfuhren. Die Quarantänen waren ohne jeden Nutzen.

So lautete das Gutachten der Ärzte Astrachans an den Moskauischen Generalgouverneur am 11. Februar 1831 (Lichtenstaedt). Die Erfahrungen haben daran inzwischen nichts Wesentliches geändert. Aber der Streit zwischen den Leuten von Erfahrung und den Herren am grünen Tische oder am Mikroskop dauert an und wird andauern solange in Sachen der Erfahrung und des täglichen Lebens sich Volk und Regierung von Theoretikern und Projektemachern bevormunden lassen.

§ 77. Die Choleraausbreitung am Ort ist also vom Menschenverkehr fast völlig unabhängig. Die Choleravermittelung von Ort zu Ort geschieht durch den Menschenverkehr. Daß die Keimträger dabei die Menschen selbst sind, wurde im § 64 und § 73 als wahrscheinlich gezeigt.

Gelegentlich sollen auch Wäschestücke und Kleider den Cholerakeim über weite Strecken tragen und in fernen Gegenden eine Epidemie bewirken. Man erzählt zum Beweise die sonderbarsten Geschichten.

Der erste Choleraanfall im Dorfe Moor-Monkton, sechs Meilen von der Stadt York in England, ereignete sich am 28. December 1832. Zu dieser Zeit war im Umkreise von dreißig Meilen noch kein Cholerafall bekannt geworden. Der Kranke, ein Feldarbeiter namens John Barnes, litt seit zwei Tagen an Brechdurchfall, zeigte am 28. December alle Zeichen der asiatischen Brechruhr und starb am 29. Auch die Frau des Verstorbenen und zwei Männer, die ihn besucht hatten, wurden von der Krankheit befallen, genasen aber wieder; ferner bekamen drei weitere Personen, die mit diesen Kranken in Verkehr gewesen waren, heftige Brechdurchfälle, genasen aber ebenfalls. Nun erfuhren die Ärzte von dem Sohne des John Barnes, der Schusterlehrling in Leeds bei seinem Oheim war, daß die Tante dort, eine Schwester seines Vaters, vor vierzehn Tagen an der Cholera gestorben sei und daß man ihre Sachen ungewaschen in eine Kiste verpackt und nach Moor-Monkton geschickt habe. John Barnes hatte die Kiste abends geöffnet und war des anderen Tages erkrankt (Simpson).

In York starb im August 1832 eine sechsundsiebzigjährige Frau an der Cholera. Zehn Monate später, zu Pfingsten, kamen zwei Nichten zu dem Wittwer auf Besuch. Dieser öffnete zum ersten Male eine Schublade, die außer einigen Schmucksachen, die er seinen Nichten anbot, auch eine Haube enthielt, welche seine Frau auf dem Sterbebette getragen hatte. Noch am selben Abende wurde der Mann von der Cholera befallen und starb des anderen Tages (Simpson).

Ein Mann in Lugano bediente sich im Jahre 1854 nach dem völligen Erlöschen der Cholera der Kleider eines Mannes, der zwei Monate zuvor an der Cholera gestorben war; er starb nun ebenfalls daran (Lebert).

Im Jahre 1864 ereigneten sich in Lustheim bei München die ersten Cholerafälle in einer Taglöhnerfamilie, die von der in München bediensteten Tochter Sachen von Choleraleichen zugetragen bekommen hatte (Pettenkofer).

Am 20. August 1865 kam von Marseille ein Dienstmädchen Marie auf der Eisenbahn nach Chambéry und ging von hier aus nach dem entlegenen Dorfe Puisgros zu ihrer Pflegemutter Jeanne Dounat. Am 6. September starb diese an Cholera. Marie hatte in Marseille die Cholera überstanden und ihrer Pflegemutter Taschentücher und Kleider geschenkt und bei ihr geschlafen. Im Dorfe brach die Cholera aus und machte von 100 Menschen 13 krank und raffte 7 weg (GIRETTE).

Derartige Erzählungen, die auch anders als im Sinne ihrer Autoren gedeutet werden können, sind vor dem Jahre 1883 als Hypothesen zu weiteren Forschungen erträglich. Nach der Entdeckung des Choleravibrio sind sie völlig sinnlos, falls der Nachweis des Erregers an den beschuldigten Sachen fehlt.

Mit Geschichten wie der folgenden ohne Angabe des Ortes, der Namen u. s. w. ist wissenschaftlich gar nichts anzufangen.

Im Sommer 1885 kam ein französisches Kriegsschiff aus Tongking nach Japan und lief Nagasaki an. Einige Stunden nach dem Fallen des Ankers starb an Bord ein Offizier an Cholera. Die Wäsche desselben wurde einem japanischen Wäscher übergeben, der zwei oder drei Tage darauf an Cholera erkrankte und am 25. Juli starb. Seine Frau wurde fast gleichzeitig mit ihm von derselben Krankheit dahingerafft. An diesen Fall schlossen sich sofort andere Choleraerkrankungen an und in wenigen Wochen stand die Epidemie in voller Blüte. Sie dauerte bis Anfang September, also etwa sechs Wochen und war eine der mörderischsten, die Nagasaki heimgesucht hat. Selbstverständlich (!) blieb sie nicht auf den Ort beschränkt sondern verbreitete sich schnell längs der Küsten, indem sie zuerst die benachbarten Hafenplätze befiel, wie Fukuoka, Schimonoseki, Kobe, Osaka u. s. w. Auch jetzt, im Sommer 1886 ist sie noch nicht erloschen (DÖNITZ 1886).

Gleichwertig mit dieser Erzählung, die weder den Namen des Schiffes noch den Namen des verstorbenen Offiziers noch den Gewährsmann nennt, aber dazu dienen soll, Pettenkofers „Bodentheorie" zu widerlegen, ist die folgende Geschichte aus dem Jahre 1866, die auf „einem Gutshof" in der Uckermark in der Nähe von Prenzlau passirt sein soll: Dort sei anfangs September die Cholera durch „einen Tagelöhner" eingeschleppt worden, der zum Leichenbegängnisse von Verwandten nach der Stadt gegangen war und von hier sich den Sonntagsrock des an der Cholera Verstorbenen mitgebracht hatte. Diesen Sonntagsrock habe der Verstorbene gerade getragen als er erkrankte. Der Taglöhner sei einige Tage nach der Heimkehr mit dem Sonntagsrock gestorben; in den drei folgenden Wochen habe es im Gutshof 16 weitere Choleraerkrankungen mit 9 Todesfällen gegeben. Die Epidemie hörte auf, weil sich die einzelnen Häuser „nach Möglichkeit" (sonst heißt das offizielle Wort „tunlichst") voneinander abschlossen. Ebenso soll im Jahre 1877 die Absperrung von Tokio „gute Dienste geleistet haben“ (Dönitz).

Wie es im Jahre 1866 ein Sonntagsrock war, der die Cholera in „einem Gutshof“ der Uckermark zum Ausbruch brachte, so waren es im Jahre 1910 alte Kleider von Russen oder Italiänern, welche die Cholera nach Madeira brachten und dort eine furchtbare Epidemie bewirkten. Die Russen oder Italiäner, die nach Südamerika wollten, waren auf der Fahrt an Cholera erkrankt, kamen in Madeira ans Land und tauschten, da sie kein Geld hatten, ihre alten Kleider gegen Obst ein. Die Kleider wurden gewaschen und dann von der Braut des Obsthändlers getragen. Wenige Tage später erkrankte das junge Mädchen und starb an einem Brechdurchfall. Die Krankheit wurde von den Behörden verhehlt und nun brach die Seuche mit verheerender Schnelligkeit aus. Soweit die Tagesblätter in ganz Preußen unter Berufung auf „einen englischen Korrespondenten“. Goldschmidt sagt, die Unwissenheit der Bevölkerung sei schuld gewesen, daß sie die Vorschriften der Gesundheitsbehörden nicht befolgten und sich den Zwangsimpfungen trotz Truppenaufgebot nicht unterziehen wollten; darum habe die Epidemie über 3000 Opfer gefordert.

Noch merkwürdiger ist „ein neuer Cholerafall in Spandau“, von dem am 2. September 1910 die Tagesblätter berichten. Bei einer Waschfrau Sarnow in Spandau, die Durchfall und Erbrechen hat, werden Choleravibrionen gefunden. Sie, ihr Mann und ihre vier Kinder werden im Spandauer Krankenhaus abgesondert, die Wohnung polizeilich gesperrt und desinficirt. Unter Choleraverdacht wurde auch der Baggermeister Kreuzinger im Großschiffahrtskanal Berlin-Stettin ins Krankenhaus eingeliefert. Anfangs „war man allgemein der Ansicht“, daß die „Cholera“ durch russische Auswanderer entstanden sei. Da aber keine Berührung zwischen der Familie Sarnow und jenen Russen stattgefunden hatte, forschte die Cholerakommission nach, ob sich Sarnow vielleicht bei seiner Revisorentätigkeit in den Königlichen Munitionswerkstätten zu Spandau angesteckt und die Ansteckung seiner Frau mitgebracht habe. Die Kommission begab sich unter Führung des Kreisarztes Dr. Jaenicke nach den Werkstätten. Hier erregten Kisten, in denen Munition und Patronentaschen verpackt waren, ihre Aufmerksamkeit. Die Kisten waren mit einer dichten Schicht von Schmutz und Schimmel bedeckt und aus den Büchern konnte nachgewiesen werden, daß mehrere dieser Kisten die russische Grenze passirt hatten. Die Ärzte sprachen die Ansicht aus, daß im Schimmel der Cholerakeim enthalten sei. Die Kisten wurden beschlagnahmt, der Schimmel bakteriologisch auf Cholera untersucht; mit welchem Erfolge, erfuhr man nicht. Zu gleicher Zeit wurden in der Munitions- und Waffenfabrik zu Reinickendorf bei Berlin choleraverdächtige Fälle entdeckt. Die Ärzte konnten dem Verdacht der Bakteriologen nicht beitreten; aber die officiösen Zeitungen brachten nach wenigen Tagen die erfreuliche Kunde: „Dank den energischen Maßregeln der Berliner und Spandauer Sanitätsbehörden ist es jetzt allem Anschein nach gelungen, die Cholera im Keime zu ersticken und ihre Weiterverbreitung auf Berliner Gebiet zu verhindern. Ein abschließendes Urteil wird sich jedoch erst geben lassen, wenn die bakteriologischen Arbeiten beendet sind.“

Die internationale Sanitätskonferenz des Jahres 1892 zu Venedig hat den Satz, daß sich der Cholerakeim in den Dejekten und in der Wäsche bisweilen länger als ein Jahr lebensfähig erhalten könne, in ihre Beschlüsse aufgenommen (Brouardel). Bewiesen hat sie ihn ebensowenig, wie es die eben mitgeteilten Erfahrungen tun.

§ 78. Die internationale Sanitätskonferenz des Jahres 1866 zu Konstantinopel stellt fest, daß keine Tatsache bekannt sei, die mit Sicherheit für die Einschleppung der Cholera durch lebende Tiere spräche. De Greck in Berlin hat das schon 1832, Heidler in Wien im Jahre 1848 versichert und auch heute noch muß man den Satz unterschreiben.

Es ist sogar heute noch ungewiß, ob Tiere überhaupt, mit Ausnahme der Fliegen (§ 79), an der Choleraseuche teilnehmen. Denn die beigebrachten Beobachtungen reichen in keiner Weise aus, wenngleich sie zu gründlichen Untersuchungen dringend auffordern.

In Kalkutta soll mit dem Ausbruch der Epidemie im Jahre 1817 das Hausgeflügel in Massen gestorben sein; auch seien in Madras die Rinder, in den Radschputanastaaten Kamele und Ziegen an heftiger Diarrhoe zahlreich gefallen (Ranken). Wie in Kalkutta soll in Bombay und in Madras ein großes Geflügelsterben der Cholera unter den Menschen voraufgegangen sein; Hühner, Puten und andere Vögel bekamen unter heftigem Zittern, Schlagen mit den Füßen und allgemeinen Krämpfen Durchfälle mit Ausfluß speichelartiger Flüssigkeit aus dem Schnabel und starben (Chalmers, Searle). In Madras und Umgebung soll das Sterben unter dem Hornvieh sogar heftiger gewesen sein als unter den Menschen (Chalmers). In Dschepur und Nagpur fielen die Kamele zahlreich, in Delhi Hunde und Pferde (Jameson); ebenfalls war ein Pferdesterben in Bengalen (Orton).

Ähnliche Nachrichten kamen im Jahre 1830 aus Rußland. In St. Petersburg seien Rinder, Katzen, Hunde, Hausgeflügel, Kanarienvögel, Fasanen der Seuche erlegen; in Taganrog seien Hühner, Truthühner, ein Kranich und mehrere Hunde unter Erbrechen, Durchfall und Krämpfen gestorben (Radius).

In Polen litten die Hühnerarten; so erkrankten in Kortschewa Enten und Gänse unter auffallenden Zeichen. Die Krankheit gab sich kund durch schnelles Schwimmen mit vorgestrecktem Kopfe, den sie niedrig über dem Wasser hielten und beständig nach links und rechts bogen; am Lande fielen sie während des Gehens bald auf die linke, bald auf die rechte Seite, so daß es das Ansehen hatte, als wären sie schwindelig. Dabei hatten sie Würgen und Erbrechen, erbrachen zuletzt klares Wasser und laxirten weiß. Am Kropfe fand sich nichts; die Gedärme aber und vorzüglich das Ende vor dem After enthielt eine schmandähnliche Flüssigkeit (Radius).

Das Medizinalkollegium zu Posen berichtet, daß im Mai, August und September 1830 Hühner, Kalkuttahühner, Enten, Gänse, Tauben und wilde Enten massenhaft an Brechdurchfall eingegangen seien (Posen).

In Ungarn gab es zur Cholerazeit 1831 in mehreren Komitaten eine choleraähnliche Seuche unter den Hühnern, Fasanen, Enten, Schweinen, Ochsen. In Prag wie in ganz Böhmen zur selben Zeit ein Sterben unter den Hühnern und Gänsen. Die Sektionen ergaben, daß es sich um eine Durchfallkrankheit handelte, die fast alljährlich in jenen Gegenden erschienen war (Prinz, Radius).

Im Olmützer Kreise krochen im August 1831 zwanzig Tage vor dem Ausbruch der Cholera die Krebse massenhaft aus dem Wasser. An der Nordküste von Rußland, im Odergebiet, in der Elbe starben die Fische massenhaft. Bei Einsbüttel und am Billwärder Deich an der Elbe lag das Ufer voll davon. Auch in mehreren Seen des Regierungsbezirkes Marienwerder starben fast alle Fische ab. Auf dem Zempelburger See waren bis Ende August bereits vierzig Tonnen toter Fische gefangen und von Polizei wegen vergraben worden. Am 25. Oktober wimmelte das Wasser am Billwärder Deich von kleinen weißgrauen Würmchen (Kleinert).

Ehrenberg fand an diesen Erscheinungen nichts Bemerkenswertes; sie seien sehr gewöhnlich auch außerhalb der Cholerazeiten, nur achte man jetzt mehr darauf. Das Absterben der Fische im Zempelburger See könne von grünen und roten Algen herrühren. Im Jahre 1825 habe die Oscillatoria rubescens Decandolles den Murtensee rot gefärbt und viele Fische getötet und in Leipzig habe die Palmella ichthyophthora Kunzes in einem Fischteich Verheerungen angerichtet.

Im November 1831 kam aus Braunschweig die Nachricht, daß dort die Hühner stürben und die Zugvögel ausblieben; aus Altona die Kunde, daß in der Umgegend die Hasen stürben; aus Wien, daß im Augarten die Hirsche krepirten (Kleinert). In Berlin starben im September 1832 in zwei Häusern plötzlich Hühner und Truthühner und Enten unter Krämpfen (Sachs).

In Leipzig, wo es 1831 gar keine Cholera gab, fand der Tierarzt Boehme allerlei bedenkliche Durchfälle bei Hunden, Katzen, Kaninchen und Federvieh. In Salzburg, wo es keine Cholera gab, bekamen Katzen Durchfälle, Hunde starkes Erbrechen. In Ofen starben sogar im Schloß des Erzherzogs Palatin zwei Tage nach Ausbruch der Cholera drei Paar

Wassersalamander, die seit anderthalb Jahren in einem großen Glase gehalten worden waren (Radius).

Aus späteren Epidemien kommen ähnliche Nachrichten. Im Jahre 1848 entfernten sich Sperlinge, Schwalben und Krähen in der Cholerazeit aus St. Petersburg und kehrten erst nach der Epidemie wieder (Müller); dasselbe wurde in Riga beobachtet (Bärensprung).

In der bayerischen Epidemie des Jahres 1854 ist vielfach das Wegziehen oder Fehlen der Schwalben, Sperlinge und Dohlen beobachtet worden. Unter den Haustieren starben hier und da ein paar Katzen, Hunde oder Schweine (Bayern Hauptbericht). In Westfalen, Deutschland, Frankreich und Italien machte man ähnliche Beobachtungen während der Epidemien 1854—55 (Laveran, Mulder).

Auch zufällige Tierexperimente wurden in den verschiedenen Choleraepidemien beobachtet. In St. Petersburg starben 1831 Katzen, Hunde und Hühner, die sich an Choleradejekten von Menschen gesättigt hatten (von Hildebrand).

Cholera bei einem Hunde, der seinem Herrn ins Lazaret gefolgt war und bei dem Sterbenden im Bett gelegen und das Erbrochene aus dem Nachttopf gefressen hatte, sah Otto im Jahre 1831. Das Tier erkrankte am zweiten Tage und starb unter Erbrechen, Durchfall und Krämpfen. Die Leiche war nach sechsunddreißig Stunden ungewöhnlich steif und verzerrt, der Schwanz niedergebogen, die Augen vorstehend, klar, gerötet; alle Muskeln verkürzt, hart, rot, blutleer wie Schinken. Herzbeutel, Brustfell, Bauchfell, harte Hirnhaut trocken, undurchsichtig; alle Adern von dunkelem Blut erfüllt; der Dünndarm voll reiswasserähnlicher Flüssigkeit, der Dickdarm zusammengezogen; in der stark verengten Harnblase etwas gelber klarer Harn.

In Mascara starben im Jahre 1859 viele Schweine, welche die Abgänge von cholerakranken Soldaten gefressen hatten, unter den Zeichen der Cholera.

Wolffhügel bemühte sich in der Epidemie des Jahres 1873—74 vergeblich, verdächtige Erkrankungen unter den Haustieren Münchens festzustellen. Auch die Cholerakommission des Deutschen Reiches fand in der Zeit von 1873—1879 keine Cholerafälle unter Tieren, und die Cholerakonferenz vom Jahre 1884 lehnte demgemäß die Beteiligung der Tierwelt an der Choleraseuche ab.

Dennoch ist die Sache keineswegs entschieden. Sie muß von neuem untersucht werden. Simpson und Haffkine fanden im Jahre 1894 die Kochschen Kommabazillen bei Rindern in Kalkutta, die an Cholera litten, und zwar sowol in den Durchfällen der kranken Tiere wie im Darm der gefallenen; ebenso konnten sie Vibrionen und zwar von höchst virulenter

Art aus Marktfischen in Dschissor während einer Choleraepidemie unter den Menschen züchten. Auch HAAN (1905) fand bei Kühen, die während einer Choleraepidemie unter den Menschen an Durchfällen erkrankten, die Choleravibrionen.

Über das Verhältniß zwischen dem Vibrio Metschnikoff, der Geflügelcholeraseuchen verursacht (§ 14), zum Vibrio Koch ist auch noch zu wenig Sicheres bekannt, als daß die Zusammengehörigkeit beider Vibrionen und damit die Möglichkeit des Zusammenhanges zwischen Geflügelcholera und Menschencholera ohne weiteres abgelehnt werden dürfte, wie es die tun, welche auf die bakteriologische Menschenverfolgung allein Gewicht legen.

§ 79. Es ist ein gewöhnlicher fast allgemeiner Fehler, der bei der Erforschung des Anteiles, den etwa die Tierwelt an einer Seuche hat, begangen wird, daß man nur nach typischen Erkrankungen unter der Tierwelt in der Umgebung des Menschen fahndet und dabei fast ausschließlich die großen Säugetiere, weniger die anderen berücksichtigt. Es gibt viele Seuchen, in denen Tiere, große und kleine, als gefährliche Verbreiter und Überträger des Seuchenkeimes wirken, ohne selbst auffallend zu leiden oder überhaupt zu erkranken. Ich erinnere an die Pest, worin Hunde und Katzen mit ihren Flöhen von Haus zu Haus als Ansteckungsträger gehen, an die Gelbfieberseuche, worin Mücken und Ameisen als Zwischenwirte den Keim vermitteln, ohne daß unter ihnen ein auffallendes Massensterben entstünde, an die Typhusepidemien, die durch Fliegen ausgestreut werden u. s. w.

Im Volksmunde hat die Cholerafliege zu allen Zeiten hier und da eine Rolle gespielt. Das Volk sah die Choleraausbrüche oft von auffallenden Insektenschwärmen begleitet, wie es bei der Pest die Rattenplage und Flohplage merkte, ehe die Wissenschaft von einem Zusammenhang zwischen Rattenpest und Menschenpest etwas ahnte.

Vor dem Ausbruche der Cholera in Delhi im Jahre 1817 wurde eine große Fliegenplage berichtet (JAMESON). In Moskau bedeckte sich im September 1830 vor der großen Epidemie der Himmel mit ungeheuren Schwärmen kleiner grüner Fliegen, deren Art unbestimmt blieb (KERAUDREN). Man berichtete damals, daß dieselbe Erscheinung den Zug der Cholera durch Asien begleitet habe und daß die Tataren aus den Fliegen den Choleraausbruch vorhersagten (NEALE). In Ankona und bei Gerzano verfinsterten im Jahre 1831 ungeheure Schwärme von unbekannten schwarzen Fliegen mit roten Köpfen die Sonne bei der Ausbreitung der Cholera (KLEINERT). In Danzig herrschte 1831 während der Choleraepidemie eine große Fliegenplage und ein großes Fliegensterben. Dasselbe wurde an anderen Orten beobachtet (RADIUS).

Die Cholera des Jahres 1834 begleitete in Belgien das massenhafte Auftreten von Blattläusen, aphis persica. Man hatte im September die

Kanäle von Gand gereinigt. Der Schlamm lag lange auf den Straßen und Kaien. Es erschienen die Pfirsichschildläuse in Legionen. Sie traten am 28. September ebenso massenhaft zwischen Bruges und Gand auf. Am 29. bedeckten schwarze Wolken davon von 7 Uhr Morgens bis zum Abend alle Mauern und Felder. Am 5. Oktober traten wenige in Antwerpen auf, aber die ganze Straße von Gand bis Antwerpen war schwarz davon. Ferner zeigten sich ungeheure Schwärme in Encloo; die Leute mußten Brillen tragen und Tücher vor die Nase halten, um sich vor dem Eindringen der Tierchen in Augen und Nase zu schützen. Am 9. Oktober waren die Schwärme in Alost; am 12. bedeckten sie Brüssel und Mons; am 13. schwärmten sie bis Tournay und Löwen (Morreu). Im Oktober 1834 wurden Cheshire, Derbyshire, Southlancashire und Yorkshire von Schwärmen kleiner Aphiden belästigt (Holland). Im Januar 1835 gab es in Schandau bei Dresden Milliarden kleiner schwarzer Insekten, den Erdflöhen gleich, die auf Fußwegen und Fahrwegen in dichten Haufen erschienen und auf den Bächen schwammen (Petrenz). Überall war die Cholera.

Im Jahre 1849, schreibt Nicolas, war ich in Malta. Als ich die Krankensäle des Hospitals betrat, drängte sich mir der Gedanke auf, die Fliegen könnten bei der Verbreitung der Cholera eine Rolle spielen. Es gab dort viele Cholerakranke und ich sah die Fliegen sich begierig auf ihre Abgänge und ebenso auf Speisen und Eßgeschirre und Trinkgeräte setzen. — Im Jahre 1850 befand sich das Schiff Superb ungefähr sechs Monate mit dem Reste des Mittelmeergeschwaders auf hoher See. Es hatte bei der Ausfahrt Cholera an Bord gegeben; während das Schiff in See stach, hatte man auf ihm zahlreiche Fliegen gesehen, aber diese verminderten sich allmählich und mit ihnen die Choleraerkrankungen. Als das Schiff in den Hafen von Malta zurückkehrte, ohne mit der Stadt in Verkehr zu treten, erschienen die Fliegen wieder in großen Massen und mit ihnen die Cholera. Einige Tage Kreuzung auf hoher See hatte wieder das Verschwinden der Fliegen und eine Abnahme der Cholera an Bord zur Folge. — Die Jahre 1845 und 1866, die Zeiten des Auftretens und Verschwindens der Cholera in England, fielen zusammen mit dem Erscheinen und Vergehen der Fliegen (Nicolas 1873).

Das Voraufgehen der Fliegenschwärme vor den Ausbrüchen der Cholera während des Jahres 1853 in England war so regelmäßig, daß die Leute sich damals fragten, ob es nicht eine besondere Fliegenart, cholera fly, gäbe, welche die Cholera bringe (Knox).

Im Juni 1896 brach im Gefängnisse zu Burdwan in Vorderindien eine Choleraepidemie aus, die von den Gefangenen nur diejenigen ergriff, welche zunächst den draußen liegenden Cholerabaracken wohnten. Buchanan beobachtete, daß von einem starken Winde große Fliegenschwärme aus den Baracken zum Gefängniß geführt worden und sich hier auf die Speisen der Gefangenen niedergelassen hatten.

Mac Kaig beobachtete in Indien in einem Lager, das während der Hungersnot des Jahres 1901 für 13 000 bis 14 000 Menschen errichtet worden war, eine heftige Choleraepidemie, die vom April bis zum September dauerte. Da weder der Menschenverkehr noch die Wasserversorgung für die Verbreitung des Keimes angeschuldigt werden konnte, so führte er die Ansteckung auf die zahllosen Fliegen zurück, die unaufhörlich die Speisen und die Abgänge der Menschen besuchten.

Montel sah nie so zahlreiche Fliegen wie beim Herrschen einer Choleraepidemie in Kampol und Schodok in Indochina während der Jahre 1902 und 1903. Sie setzten sich in Schwärmen auf die Kranken und auf ihre Abgänge, die sie gierig aufsaugten. Dann ließen sie sich auf die Reisgerichte nieder, welche die Angehörigen der Kranken in der Nähe des Krankenlagers einnahmen. Ähnliche Beobachtungen machten Rac im Jahre 1908 in British Indien, Ganon 1908 in Niederländisch Indien. Auf Java brennen die Eingeborenen in Cholerazeiten große Holzfeuer zur Abwehr der Seuche.

Die Fliegenfrage, die weiterer epidemiologischen Untersuchungen bedarf, ist von vielen Autoren experimentell geprüft und, soweit das Laboratorium Auskunft geben kann, als ein wichtiger Faktor der Choleraverbreitung bestätigt worden. Wir kommen im § 89 darauf zurück.

§ 80. Nichts ist sicherer in der Choleraepidemiologie als die Tatsache, daß die Cholera auf ihren Wegen die Nähe des Wassers liebt und sich besonders an Seeküsten und Flußufern, in Hafenstädten und sumpfigen Niederungen rasch ausbreitet und einnistet (§ 65). Diese Erfahrung wurde bereits im Jahre 1817 in Indien betont und 1830 überall in Europa wiederholt und in weitgehendem Maaße zur Erklärung der Choleraausbreitung herangezogen. Ein Braunschweiger Anonymus führte im Jahre 1831 die ganze Choleragefahr auf das Trinkwasser zurück: virus secundum flumina tantum dissipari, und zog die Folgerungen für die Choleraabwehr: omnibus longe anteponenda tactae fluviatilis aquae devitatio; fluviatilis aquae usus est interdicendus.

Zur selben Zeit betonte der Oekonom Franz Graf von Szápáry in Ungarn das verseuchte Brunnenwasser als die wichtigste Ursache der Cholera. Die Stuhlgänge gerieten in die Flüsse und, da das Brunnenwasser aus dem Grundwasser der Flüsse herrühre, so würden die Brunnen durch die Flüsse verschmutzt; denn werde das Wasser auch durch die Erde filtrirt, so könne es dabei doch nicht vollständig von allen Unreinigkeiten befreit werden. Deshalb dürfe man in Cholerazeiten nur gekochtes Wasser oder gar keines trinken. Der Professor Radius nennt den Grafen einen jungen Sonderling, der, was man auf gewöhnlichem Wege, in Schulen u. s. w. erlernen könne, verachte und aus eigenem Nachdenken sich seine Überzeugung bilde. Im Jahre 1873 setzte der Professor FÖRSTER auseinander, daß in Cholerazeiten die undichten Trinkbrunnen gefährlich seien, weil sie Cholerakeime aus den Abtritten bezögen; er verwahrt sich entschieden dagegen, daß er „wieder die alte Trinkwassertheorie" vorbringe.

Die alte Trinkwassertheorie hatte seit dem Jahre 1848 neue Bahnen eingeschlagen. Die Stadt Exeter hatte im Jahre 1832 ihr Wasser in einem von Kloaken verunreinigten Teil des Exflusses geschöpft und in der damaligen Cholera gegen 1000 Einwohner erkranken, 347 sterben sehen. Sie fing nun an, das Wasser zwei Meilen oberhalb der Stadt zu schöpfen und zählte bei der Epidemie des Jahres 1848—49 nur 44 Cholerafälle. — Die Stadt Nottingham hatte im Jahre 1832 während der Cholera 289 Todesfälle; sie dachte an ihr schlechtes Wasser, veränderte es und zählte im Jahre 1849 nur 13 Fälle. Dumfries, Hull, Oxford und andere Städte Englands machten dieselben Erfahrungen (FAUVEL).

In der Londoner Epidemie des Jahres 1848—49 litten die Bewohner der inneren Stadt, soweit sie von der Wassergesellschaft Lambeth durch eine Leitung mit Themsewasser aus dem Stadtbereich versorgt wurden, weitaus am schlimmsten; es starben 12,5 ‰ der Wasserverbraucher. Im Jahre 1854 hatte dieselbe Bevölkerung eine Sterblichkeit von 13 ‰, während die anderen Bewohner Londons, die ihr Wasser stromaufwärts aus der Themse schöpften, nur um 3,7 ‰ vermindert wurden (SNOW, SIMON).

Diese Tatsachen, sagt PETTENKOFER, schneiden jede Diskussion ab; das Londoner Wasser hat entschieden Einfluß geübt. — Daß das Trinkwasser nicht immer und überall von Einfluß auf die Epidemie war, wußte er sehr genau. Er wie VON GIETL hatten in München in den Cholerajahren 1836 bis 1874 keinen Anhaltspunkt dafür gefunden, daß das Wasser die Ansteckung verursacht und verbreitet.

Im Jahre 1884 sprach sich KOCH für die Verbreitung der Cholera durch das Wasser aus, weil er in einem Weiher bei Kalkutta, woraus die Anwohner ihr Trink- und Nutzwasser schöpften und worin sie auch badeten und ihre Kleider wuschen, einen Kommabazillus gefunden, der seinem Cholerabazillus ähnlich sei. Auch fand er „in ganz Indien" die Meinung verbreitet, die Cholera werde durch schlechtes Trinkwasser verursacht. Wir müssen hier bemerken, daß diese Meinung nur bei den englischen Ärzten in Indien war, welche ihren Unterricht in England empfangen und die Erfahrungen aus Exeter, Nottingham, London in einseitiger Erklärung überkommen hatten. Das Volk in Indien und ganz besonders der Hindu glaubt nicht im entferntesten, daß die Cholera aus dem Wasser käme, sondern hält sie für eine bodenständige Seuche, die an Ort und Stelle gebunden durch die Luft auf den Menschen übergehe.

Wir Hindus, sagt Golaub Sing in seiner Londoner Vorlesung vom Jahre 1871, wir Hindus trinken von den Tagen der Kindheit bis ins höchste Alter Teichwasser; dabei sehen unsere Väter ihre Enkel und Urenkel um sich heranwachsen. Die Cholera hat mit unseren Teichen nichts zu tun. Hundert Millionen Menschen trinken lebenslang Wasser daraus und das tun sie seit Jahrtausenden. Zu dieser Gewohnheit hat die Cholera wenig Beziehung. Die Cholera hat ihren bestimmten Gang, den wir noch nicht völlig übersehen; aber es ist sehr kindlich, ihn mit dem Wassertrinken in einen Hauptzusammenhang zu bringen. Ein solcher Versuch heißt seeking the greater in the lesser worlds. Wir bitten die Engländer um nichts weiter als um die Gefälligkeit, daß ihre Offiziere in Indien unsere Teiche nicht trüben möchten. Ich habe gesehen, wie eifrige Theoretiker unsere Teiche verdarben, indem sie sie reinigen ließen, das heißt, die Pflanzen, die in ihnen wachsen, entfernen ließen. Seit Tausenden von Jahren gehen die Weiber unserer uralten Dörfer und Städte zu den Teichen, schieben die grüne Pflanzendecke ein wenig beiseite und schöpfen das Wasser. Das ist das einzige Wasser, was sie zum Trunk haben; sie trinken es, wie es ist; wir sind ein Volk von Wassertrinkern. Dabei bleiben jene Städte und Dörfer oft für lange Zeiten cholerafrei. Die Ursache der Cholera liegt tiefer, in Fehlern des menschlichen Körpers und der menschlichen Gesellschaft.

Daß diese Worte Golaub Sings die Meinung des ganzen Hinduvolkes wiedergeben, davon habe ich mich in Bombay und Nasik überzeugt; die Eingeborenen lächeln über uns, wenn wir in Indien den einzig erfrischenden Trank, das Wasser der Lotosblumenteiche, verschmähen. Sie haben recht; leider spät lernte ich von ihnen, den ermattenden Durst, der die Arbeit im Pesthospital zu Parel bei Bombay erschwerte, im benachbarten Teiche zu löschen, nachdem ich mich vorher mit lauem Sodawasser und geschmacklosen Melonen wochenlang begnügt hatte. Neben der herrlichen aber sehr teuren Mangofrucht ist das Wasser der grünen indischen Teiche die köstlichste Labung in Tropenglut. —

Ferner legte Koch im Jahre 1884 Wert darauf, daß das Fort William in Kalkutta, das früher stark unter der Cholera gelitten hatte, seit dem Jahre 1873 nach Versorgung mit gutfiltrirtem Gangeswasser cholerafrei geworden war. Pettenkofer zeigt aber, daß man ihm in Kalkutta nicht alles gesagt hatte, daß die Cholera auf Fort William schon seit 1863, wo die Wasserversorgung noch aus Wiesenteichen geschah, auffallend abgenommen hatte und zwar mit der Entwässerung des Bodens durch ein vollständiges System von Abzugsgräben, das über das ganze Gebiet der Festung angelegt worden war.

Auch haben die Ärzte in Indien, die sich dort gründlich mit der Choleraverbreitung vertraut gemacht haben, die in England vorgefaßte

Meinung rasch abgelegt; so BRYDEN, der als Vorsteher des statistischen Büros die Berichte aus ganz Bengalen zu bearbeiten hatte; ferner JAMES CUNINGHAM, der als Sanitary Commissioner zwanzig Jahre in Indien gewirkt hat; JOHN MACPHERSON, der Generalinspektor sämmtlicher Hospitäler der bengalischen Armee; DOUGLAS CUNNINGHAM, der zwölf Jahre lang die Choleraausbrüche in verschiedenen Teilen Indiens beobachtet und untersucht hat.

Die Wassertheorie wurde im Jahre 1892 von KOCH wieder aufgenommen, als es nicht gelang, die „explosionsartige“ Epidemie in Hamburg auf Contakte zurückzuführen. Hamburg, Stadt und Vorstädte, mit 579 904 Einwohnern zählte damals 19 891 Cholerakranke = 30,8 ‰ mit 7582 Toten = 13,0 ‰; die Nachbarstadt Altona mit 143 249 Einwohnern hatte 572 Kranke = 3,9‰ und 328 Tote = 2,3 ‰; die andere Nachbarstadt Wandsbeck mit 20 571 Einwohnern hatte 64 Kranke = 3,1 ‰ und 43 Tote = 2,0 ‰. Ein durchgreifender Unterschied für die drei Städte lag, abgesehen von der Bodenbeschaffenheit und Lage, in der Wasserversorgung. Die Hamburger Staatswasserkunst entnahm ihr Wasser unfiltrirt der Elbe an einem Ort, wo zur Zeit der Flut die Abwässer und Fäkalien des Hauptsammelkanals und vieler kleinen Siele stromaufwärts zurückgestaut werden; in jedem Hause mußte das fäkalienreiche Zapfwasser in einem Klärkasten ausgechlämmt und etwa noch durch Hausfilter gereinigt werden. Die Hamburger hatten also schon zu gewöhnlichen Zeiten beim Trinken des Leitungswassers „den vollen Genuß ihres eigenen Unrates“. Dazu kam, daß im August 1892 das Wasser im Hafen, in der Leitung und in den Hausbehältern eine Wärme und eine Concentration an Nährstoffen durch Salze und zersetzte Lebewesen annahm, die ihm die Bedeutung einer Nährlösung für Bakterien und besonders für Cholerabakterien gaben; am 11. August enthielt das Liter Süßwasser in Hamburg 0,81 gm Kochsalz; am 26. August noch 0,57, später wieder mehr (HUEPPE).

Aber einem ganzen Stabe von Bakteriologen, KOCH an ihrer Spitze, ist es nicht gelungen, den Vibrio cholerae auch nur ein einziges Mal im Hamburger Wasser nachzuweisen. Einige behaupten, der Versuch dazu sei gar nicht gemacht worden. Auch später ist es, wie wir das im § 90—92 ausführlich darlegen werden, nie möglich gewesen, die Verseuchung eines Wasserlaufes mit Kommabazillen als Ursache einer Epidemie wissenschaftlich festzustellen, wie sehr auch mit den Wörtern „Flußverseuchung“, „Brunnenverseuchung“, „Wasserleitungsverseuchung“ im Interesse einer gewissen Industrie und einer gewissen Staatskunst Spektakel gemacht worden ist. Im Jahre 1892 wurden die großen Flußläufe, Weichsel, Oder, Elbe und sogar ganz kleine reißende Gebirgsbäche wie die Nette, ein Nebenwässerchen des Rheines, für verseucht erklärt, weil dies nötig war. Im Jahre 1905 konnte nur durch die rastlose Überwachung der verseuchten

Riesenströme, die aus Rußland zu uns kommen, die Choleragefahr von Preußen und dem weiteren Westen abgewehrt werden (vgl. § 65).

§ 81. Daß die Versorgung mit schlechtem Wasser in Cholerazeiten einen erheblichen Einfluß auf die Ausbreitung und Schwere der Epidemie hat, kann nicht geleugnet werden. Daß die Gefahr nicht auf einer „Verseuchung der Flüsse“ mit Cholerakeimen beruht, geht schon einfach daraus hervor, daß die Cholera sich mindestens ebenso oft stromaufwärts wie stromabwärts verbreitet und daß es in Flußgebieten, deren Anwohner unter der Cholera leiden, ganze Strecken zwischen verseuchten Orten gibt, an denen die wasserschöpfenden Anwohner von der Cholera verschont bleiben.

Im Jahre 1831 begann die Cholera nach zwei großen Sommerüberschwemmungen der Oder im Laufe des August, zuerst am Ausfluß der Oder in Stettin und ein paar Meilen aufwärts sich auszubreiten. Im September kam eine dritte Überschwemmung und nun wuchs die Epidemie an, breitete sich flußaufwärts bis in die obersten schlesischen Teile des Stromgebietes, wo sie heftig wütete. Dabei aber war, wie KALTENBRUNNER ausdrücklich hervorhob, bemerkenswert, daß die mittlere Strecke des Stromgebietes, von Frankfurt an der Oder bis in Schlesische fast gänzlich von der Seuche verschont blieb.

Seit 1836 kam die Cholera bis 1884 in elf verschiedenen Jahren nach Sachsen; sie hielt sich an die Flußläufe, ganz unabhängig davon, ob diese Läufe schiffbare Verkehrswege waren oder nicht; aber stets wurden nur gewisse Strecken des Muldetales und Pleißetales heimgesucht und nie richtete sich ihre Ausbreitung nach der jeweiligen Entwickelung des Eisenbahnnetzes (REINHARD UND GÜNTHER).

Im Jahre 1854 zeigte sich in Bayern, daß die von der Epidemie ergriffenen Orte sich in bestimmten Strecken einzelner Flußtäler befanden, wenn diese auch nicht im geringsten Verkehrswege waren (PETTENKOFER).

Weitere Einzelheiten für andere Teile Europas, für Indien, Amerika u. s. w. bei ALEXANDER VON HUMBOLDT, BRIQUET, CUNINGHAM, PETTENKOFER, FR. SCHNEIDER, KELSCH u. s. w. Aus allem geht hervor, daß sich die Cholera in Flußgebieten weder mit dem Menschenverkehr noch mit dem Wasserstrom ausbreitet; man muß an uferbewohnende Fliegenschwärme denken, die den Keim von einer Bodenstation zur anderen vermitteln, oder an andere Ufer- und Wasserbewohner.

Daß die Choleragefahr nicht von Brunnen und Wasserleitungen abhängt, beweisen die zahlreichen Fälle, in denen Choleraausbrüche zustande kamen, ohne daß weder Brunnen noch Wasserleitungen beschuldigt werden konnten. Lyon hatte bis zum Jahre 1858 das denkbar schlechteste Trinkwasser und ist weder vorher noch nachher trotz der zahllosen Choleraflüchtlinge, die sich in so vielen Epidemien auf seinen Boden flüchteten, von der Cholera verseucht worden.

Überall kommt die Cholera in der heißen und trockenen Zeit am stärksten, in der nassen Zeit am wenigsten zum Ausbruch. Einige Trinkwassertheoretiker haben das damit erklärt, daß das sinkende Grundwasser eingedickt und damit zu einem besseren Nährboden für die Choleravibrionen in Brunnen und Leitungssauggebieten werde. In Wirklichkeit verhält sich die Sache, wie WAGNER, PORT, FRANZ HOFFMANN u. A. gezeigt haben, durchaus nicht so; je tiefer das Grundwasser steht, desto reiner ist es. PORT freute sich für seine Münchener Kasernen jedesmal, wenn das Wasser anfing unrein zu werden, dann wußte er, daß der Typhus nachließ; und wie mit dem Typhus ist es mit der Cholera.

Wenn wir somit die Entstehung von Choleraepidemien durch infizirtes Trinkwasser und insbesondere durch Wasserleitungen leugnen und zugleich zugestehen, daß schlechtes Trinkwasser in Cholerazeiten für die Ausbreitung und Schwere der Epidemie sehr wichtig sei, wie wollen wir diesen Widerspruch lösen?

Er ist gelöst in dem Satze von REICH: Die Cholerasterblichkeit wächst mit dem Salpetersäuregehalt des Brunnenwassers.

REICH hat während der Epidemie des Jahres 1866 die Unterschiede der Cholerasterblichkeit in den verschiedenen Berliner Bezirken verglichen mit dem durchschnittlichen Gehalt von 470 Brunnen an Salpetersäure in den einzelnen Bezirken.

Cholerasterblichkeit	Mittel der Analysen von je 117 Brunnen
1— 5 ‰ der Lebenden	0,073 Salpetersäure im Liter
6—12 ‰ „ „	0,121 „ „ „
13—20 ‰ „ „	0,166 „ „ „
20 ‰ und mehr „	0,203 „ „ „

Dem Gehalt des Brunnens an Nitraten entsprach natürlich auch die Verunreinigung und der Nitratreichtum des Bodens, worin der Cholerakeim gedeiht. — Die Städte in Schlesien und Posen, die im Jahre 1866 von der Choleraepidemie verschont blieben, Lissa, Lauban, Pleß, Neumarkt, Glogau erfreuten sich eines einwandfreien Trinkwassers (REICH), das heißt, ihr Wasser enthielt weit weniger als 0,004 Salpetersäure im Liter, ein Gehalt, den die Wiener Wasserversorgungskommission schon für bedenklich erklärt hat.

Was REICH für Berlin, zeigte FODOR im Jahre 1872—73 für Budapest. Von der auf Brunnenwasser angewiesenen Bevölkerung mit 226 088 Köpfen starben an Cholera insgesamt 1146 und zwar:

	von 10000 Lebenden	Salpetersäure im Liter Brunnenwasser
in der Inneren Stadt	12,8	337 mgm
Leopoldstadt	14,6	252 „
Theresienstadt	39,6	432 „
Josephstadt	67,0	606 „
Franzstadt	92,0	722 „
im Mittel	50,7	469 mgm

Von der mit Leitungswasser versorgten Bevölkerung mit 78 883 Köpfen starben an Cholera insgesamt 198 und zwar:

	von 10000 Lebenden	Salpetersäure im Liter Leitungswasser
in der Inneren Stadt	11,8	0—10 mgm
Leopoldstadt	9,6	0—10 „
Theresienstadt	31,0	0—10 „
Josephstadt	31,0	0—10 „
Franzstadt	28,6	0—10 „
im Mittel	25,0	0—10 mgm

Es starben also von der auf Brunnenwasser auf durchschnittlich 470 mgm Salpetersäure im Liter angewiesenen Bevölkerung doppelt so viele Menschen als von der mit Leitungswasser versorgten.

Auch in München zeigten in der Epidemie des Jahres 1873—74 die Stadtbezirke, deren Brunnenwasser den größten Salpetersäuregehalt hatten, die größte Choleramortalität, während die Bezirke, deren Brunnen den niedrigsten Salpetersäuregehalt hatten, sich durch die geringste Choleramortalität auszeichneten. In den Häusern mit Pumpbrunnen forderte die Cholera dreimal so viel Opfer als in den von der Thalkirchener Leitung versorgten Wohnungen (Emmerich).

Welche Bedeutung die Salpetersäure im Boden der menschlichen Ansiedelungen und im Magen der unter der Choleraherrschaft stehenden Bevölkerung hat, das hat Emmerich so überzeugend dargetan (§ 207 ff), daß die vorstehenden Untersuchungen zu den wahren Grundsteinen jeder Choleralehre gehören. Sie sind ebensoviele Beweise dafür, daß die Schwere einer Choleraepidemie in weitem Maße von der Wasserversorgung wie vom Boden abhängig sein kann, aber auch ebensoviele Gegenbeweise wider den Lehrsatz, daß die Ausbreitung der Epidemie von der Wasserversorgung abhängig sei. Gewiß hat es Epidemien gegeben, in denen sich Wasserversorgungsgebiet und Seuchenfeld einigermaaßen deckten; das erklärt sich aus den Feststellungen Reichs. Aber es gibt kein einziges Beispiel dafür, daß eine Choleraepidemie durch Wasserinfektion zustande gekommen sei. Die gründlichste Widerlegung der Irrlehre von den Trinkwasserepidemien findet man in dem Werke WOLTER's. Er und EMMERICH haben die Trinkwasserhypothese endgültig beseitigt.

§ 82. Daß die Nahrung zur Cholera in einer gewissen Beziehung steht, ist die allverbreitete Meinung des Volkes und der Ärzte. Aber es ist nie gelungen, bestimmte Speisen und Getränke für die seuchenhafte Entwickelung und Ausbreitung der Cholera verantwortlich zu machen. Ein Hinduspruch sagt: Die Cholera tritt bösartig auf, wenn die Melonen billig sind (HANKIN), und man hat mit der indischen Cholera dieselbe Erfahrung gemacht wie in anderen Ländern mit der einheimischen Cholera (§ 3), daß Melonen, Gurken, Aprikosen, Pflaumen u. s. w. den Choleraanfall auslösen können.

Daß aber das Obst allein nicht die Schuld trägt, geht schon daraus hervor, daß Säuglinge an der Muterbrust ebensowol an der Cholera erkranken können wie Kinder und Erwachsene, die Obst essen. Es gibt gewiß Epidemien von Cholera, wo die Säuglinge beinahe oder ganz verschont bleiben. So verschonte die Cholera in Moskau 1830 fast alle Kinder unter sieben Jahren und im Findelhaus erkrankte von 1209 Säuglingen kein einziger, während 38 Ammen befallen wurden (MARCUS). Aber in anderen Epidemien gaben die Säuglinge sogar die bedeutendste Sterbeziffer unter allen Altersklassen. So waren ein Drittel aller Verstorbenen in der Wiener Epidemie des Jahres 1866 Säuglinge. In Berlin wurden im selben Jahre die beiden ersten Lebensjahre von der Cholera am stärksten betroffen; in Zwickau gaben die drei ersten Lebensjahre 10 %, die sieben folgenden 14 % der Gesamtzahl der Erkrankungen; in Halle und Stettin war das erste Decennium mit 25 % der Fälle vertreten und darunter zahlreiche Säuglinge.

Die Cholera gedeiht unter den fleischessenden Engländern in Indien wie unter den reisessenden Hindus und Chinesen; sie ergreift die Bauern Europas, die von Brot und Käse oder von Kartoffeln leben, wie die Städter, die gemischte Kost genießen. Sie wütet zwar vorzugsweise zur Zeit der frischen Baumfrüchte und Gemüse, aber sie kann auch zur Winterszeit heftige Ausbrüche machen. Sie ist zwar gewöhnlich eine Seuche der ärmeren Klassen, die von schlechten und sogar von verdorbenen Nahrungsmitteln leben, aber sie befällt gelegentlich auch zuerst und vorzugsweise die Wohlhabenden wie in der Wiener Epidemie des Jahres 1831.

Es gibt eine Reihe von Beobachtungen, in denen ein bestimmtes Stück Brot, eine Wurst, eine Milch oder dgl. den Choleraanfall bewirkt oder die Cholera in unverseuchte Orte übertragen haben mögen. Derartige Fälle können eine zwiefache Bedeutung haben; entweder trug die Speise den Cholerakeim oder sie brachte die schon geschehene Infektion zum Ausbruch. Die Kontagionisten geben immer die erstere Erklärung.

Obst, Gemüse, Milch, Brod u. s. w. sind ihnen die Vibrionenträger (KOCH, KITASATO, KNÜPPEL u. s.w.). Innerhalb der Epidemie am verseuchten Ort werden sie wol unbedingt Recht haben. Denn so wenig es bisher gelang, den Choleravibrio mit dem Trinkwasser in Beziehung zu bringen, so zweifellos ist sein Gedeihen auf Speisen und der Zusammenhang zwischen Nahrung und Infektion.

Wenn allerdings Geschichten erzählt werden, daß Choleraflüchtlinge während der Hamburger Epidemie 1892 durch mitgenommene Butterbrode die Cholera an entfernten Orten ausgeteilt haben (KOSSEL, STEYERTHAL), so verlangt man unbedingt den bakteriologischen Beweis, den die Autoren schuldig geblieben sind, oder man hat das Recht, ihre Erzählungen mit denen vom choleratragenden Sonntagsrock oder Werkeltagskleide (§ 77) zu den Ammenmärchen zu zählen.

Wir werden im § 88 sehen, daß die Speisen Choleraüberträger werden können und es wohl in der Regel sind. Aber die durch Speisen vermittelte Infektion haftet nicht im Menschendarm oder kommt nicht zur gefährlichen Entwickelung ohne das Hinzutreten anderer Schädlichkeiten. Daß Diätfehler im weiteren Sinne als Hülfsursachen wirken, ist wol keine Frage. PRUNER schätzt den Einfluß eines geordneten Verhaltens in Speise und Trank auf die Erkrankungsziffern nach seinen Beobachtungen bei den mittleren Klassen der aegyptischen Bevölkerung im Jahre 1848 so groß, daß 80 vom Hundert erkranken dann, wenn keine Hygiene in Speise und Trank geübt wird, und nur 5 vom Hundert, wenn Schädlichkeiten und Unregelmäßigkeiten gewohnheitsmäßig vermieden werden. Diese Zahlen stimmen zu der Aufstellung von ADAMS in Glasgow, der zeigte, daß von den Choleratoten in der Glasgower Epidemie des Jahres 1848 91 °/₀ während des Lebens Säufer, 19 °/₀ Enthaltsame gewesen waren (vgl. § 219). Indessen dürfen wir solche Beobachtungen nicht zu sehr verallgemeinern. Es gibt in allen Cholerazeiten Leute, die von der Seuche verschont bleiben, wiewohl sie jeder Diaetetik Hohn sprechen.

Dennoch hat der Anfall etwas mit den Speisen und Mahlzeiten zu tun. Der Befund eines überfüllten Magens gehört zu den häufigsten Erhebungen bei den Sektionen von Choleraleichen (§ 201) und die Häufung der Choleraanfälle an den ersten Wochentagen und anderen Tagen, die auf Feiertage und Volksfeste fallen, weist auf Beziehungen zwischen Cholerakrankheit und Überladung der Verdauungswege entschieden hin.

In Berlin lieferte der Dienstag und der Mittwoch während der Epidemie des Jahres 1831 die meisten Erkrankungen; man brachte das in Beziehung zu den Ausschweifungen, Diätfehlern, Völlereien und Erkältungen am Sonntag und am blauen Montag; eine weitere Steigerung sah man in der Nacht von Samstag auf Sonntag nach Auszahlung der

Löhne. Während desselben Cholerajahres erkrankten in Königsberg binnen den ersten sechs Wochen der Epidemie

an den	Sonntagen	156	Personen
„	Montagen	174	„
„	Dienstagen	261	„
„	Mittwochen	165	„
„	Donnerstagen	142	„
„	Freitagen	161	„
„	Samstagen	168	„

Die Volkserfahrung hat zu allen Zeiten an Choleraorten bestimmte Speisen verpönt, Melonen, Gurken, Rüben, Rettiche, Kohlgemüse, kurz fast alle Gemüse und Früchte, die auf und unter der Erde wachsen, außerdem gepökelte und geräucherte Fleischspeisen. Emmerich hat nun gezeigt, daß diese in Cholerazeiten gefährlichen Nahrungsmittel durch einen großen Salpetergehalt ausgezeichnet sind und ihre Schädlichkeit wie die des schlechten Trinkwassers darin liegt, daß sie dem Vibrio cholerae das Material zur Bildung der giftigen Nitrite, insbesondere der Nitritsalze und der verderblichen freien salpetrigen Säure liefern.

Daß außer dem Salpetergehalt auch die Masse der Pflanzenspeisen eine Bedeutung für das Zustandekommen des Choleraanfalles hat, ist sehr wahrscheinlich. Wir werden sehen, wie schwer es gelingt, empfängliche Tiere vom Munde aus zu infiziren, wiewohl es ganz sicher ist, daß die Cholerainfektion von den Verdauungswegen ausgeht (§ 106). Unverdauliche Speisemassen scheinen dem Cholerakeim den Weg zum Darm dadurch zu erleichtern, daß sie ihn vor der desinfizirenden Salzsäure des Magens schützen (§ 96).

§ 83. Für die frühere Meinung einiger Ärzte, daß die Abtrittgruben die Herde der Cholera seien, gibt es keine Beweise. Vieles spricht dagegen. Bryden schreibt im Jahre 1869, daß nicht einer von den Militärärzten in Indien an der Meinung festhalte, sobald er Erfahrung habe, und im Berichte Cuninghams über die Cholera des Jahres 1869 in Indien wird gezeigt, daß in 23 Garnisonen bei den verschiedenen Eingeborenenregimentern sich nicht der geringste Einfluß der Abtritte habe erweisen lassen; die Ziffern waren ganz unabhängig davon, ob die betreffenden Abteilungen Abtritte hatten oder nicht.

Port wies in seinem Bericht über den Verlauf der Cholera des Jahres 1873 in Bayern nach, daß die Choleraausbreitung unter den verschiedenen Truppenteilen der Garnison München wol von der Lage aber nicht von den Ausleerungen der Cholerakranken abhing, indem gerade dort, wo aus den sieben Kasernen alle Cholerakranken zusammengehäuft wurden, im Militärkrankenhause Oberwiesenfeld, keine Infektion erfolgte, wiewol die Krankenwärter dort mit Choleraabgängen förmlich übergossen wurden.

Pettenkofer betont, daß in der Gefangenenanstalt Laufen, wo die Cholera im Winter 1873—74 heftig gewütet hatte, bei der Entleerung der Abtrittsgruben, wozu fünfundsiebzig zweispännige Fuhren nötig waren, von 19 Menschen, die während zweinächtiger Arbeit mit dem Grubeninhalte in die innigste Berührung kamen, nicht ein einziger an Durchfall oder sonst einem Darmleiden, geschweige an Cholera, erkrankte. Auch in der Nähe der Abladeplätze, wohin über 1500 Centner Abtrittinhalt abgelagert wurden, oder sonst in der Umgebung von Laufen erfolgte keine Weiterverbreitung der Cholera.

Nichtsdestoweniger ist der Krankheitskeim der Cholera an die Dejekte der Kranken gebunden. Dafür sprachen schon vor der Entdeckung des Vibrio cholerae die Erfahrungen, welche man über die Ansteckungskraft der Krankenwäsche gemacht hatte.

In Königsberg wurden in der Epidemie des Jahres 1831 mehrere Personen, welche die Wäsche von Cholerakranken besorgt hatten, von der Krankheit ergriffen; so erkrankten in den Hufen, einer Häuseranlage unmittelbar vor den Thoren der Stadt, zuerst einige Wäscherinnen, die Cholerawäsche aus der Stadt erhalten hatten; nach ihnen mehrere Personen, die mit ihnen in näherem Verkehr gestanden hatten (Königsberg).

In Danzig erkrankten, nachdem seit dem 2. Oktober 1831 kein Cholerafall mehr zur amtlichen Kenntnis gekommen war, vom 17. bis 18. Oktober nach und nach noch sechs Bewohner eines Hauses, von denen die zuerst ergriffene Person eine Wäscherin war; deren Mann war aber schon am 15. Oktober an der Cholera gestorben, sein Tod von der Frau verheimlicht worden (Wagner).

Eine Waschfrau in Aachen hatte während der Epidemie 1832 im Hospital Wäsche von Choleraleichen entwendet und unter das Bett ihrer drei Söhne, die im Alter von 13, 15 und 17 Jahren standen, versteckt; alle drei erkrankten am folgenden Tage an der Cholera und starben in der nächsten Nacht (Pagenstecher).

Vom 12. bis 14. November 1850 hatte ein Taglöhner aus dem Dorfe Üllendahl bei Elberfeld ein von der Cholera ergriffenes Ehepaar in Elberfeld als Wärter gepflegt; die Leute waren gestorben; dem Wärter hatte man das Bettzeug geschenkt. Dieser hatte es ungewaschen und ungelüftet in Gebrauch genommen. Am 22. lag er in Choleraasphyxie, genas aber wieder (Pagenstecher).

Die vorstehenden Beispiele beweisen keineswegs unbedingt, was sie beweisen sollen. Einwandfrei sind die folgenden.

Im Jahre 1854 kamen zwei Choleraflüchtlinge aus Marseille nach Lyon und stiegen im Mailänder Hof ab; beide starben bald nach ihrer Ankunft, am 17. Juli, an der Cholera. Mehrere Tage darnach kam ein Wäscher aus dem Dorfe Craponne, das zwölf Kilometer weit von Lyon entfernt liegt, um die Wäsche des Hotels abzuholen. Man übergab ihm die Kleider und Leinwand der Verstorbenen in einem besonderen Bündel. Der Mann sonderte sie in seinem Wagen ab und übergab sie zu Hause einer Wäscherin, die er beschäftigte. Diese starb an einem blitzähnlichen Choleraanfall, ebenso ihre Tochter. Im selben Dorfe Craponne, das etwa 1600 Einwohner zählte, kamen damals noch 15 Erkrankungen und 10 Todesfälle vor, fast ausschließlich bei Wäscherleuten und ihren Kindern (Gensoul, Garin, Pettenkofer).

Im selben Jahre 1854 kam aus dem verseuchten München ein diarrhoekranker Stuttgarter nach seiner choleraimmunen Vaterstadt und starb dort an einem schweren Choleraanfall. Wenige Tage darnach starb seine Pflegerin, die Stuttgart nie verlassen hatte; wieder einige Tage darnach eine Wäscherin, die die Wäsche des Kranken nach seiner Ankunft aus München gewaschen hatte; der Mann dieser Wäscherin erkrankte an Cholerine. Weitere Fälle ereigneten sich nicht (Pettenkofer).

Warum, fragt Pettenkofer, warum wurden die Pfleger und Wäscher der in Stuttgart und in Craponne Angesteckten nicht auch wieder angesteckt? Warum leiteten sich von ihnen keine weiteren Fälle ab? Wenn ein Fall aus München in Stuttgart drei machte, so sollten doch die drei Stuttgarter Fälle neun machen?

Diese Frage hat Emmerich gelöst. Er hat gezeigt, daß die Dejektionskeime in den meisten Fällen unfähig sind, bei der Übertragung auf Gesunde diese krank zu machen, weil sie bei dem Durchgang durch den Magendarmkanal ihres ersten Wirtes zerstört oder so abgeschwächt worden sind, daß sie ihre Bedeutung als pathogene Keime für viele Generationen verloren haben. Um wieder wirksam zu werden, müssen sie im Erdboden eine Auffrischung erfahren haben (§ 74).

Es werden in der Literatur eine große Anzahl von Fällen mitgeteilt, daß Choleradejekte von Gesunden irrtümlich oder absichtlich getrunken worden sind. In allen gab es nur ganz leichte Erkrankungen oder überhaupt keine Störungen (Drasche).

Ein achtjähriger Knabe in der Münchener Vorstadt Haidhausen trank 1873 den Reiswasserstuhl seines Vaters aus einem Maaßkrug; er hatte drei Tage lang Durchfall ohne sich krank zu fühlen.

In der Hamburger Epidemie des Jahres 1831 trank ein Kind die von seinem Vater entleerten Abgänge, weil es sie für eine leckere Suppe hielt. Der Trank blieb ohne Folge (Radius).

Es gibt bisher mindestens vierzig Fälle, in denen Choleravibrionenkulturen zufällig oder absichtlich verschluckt worden sind. Emmerich hat die meisten gesammelt. Sie verliefen alle entweder so leicht wie der Selbstversuch Pettenkofers und Emmerichs (§ 61, § 106) und wie die

Laboratoriumsinfektion in St. Petersburg (§ 93), oder es kam überhaupt zu keiner Störung.

Ferran hat im Jahre 1886 vielen Menschen, die er mit subkutanen Injektionen von Choleravibrionen geimpft hatte, Bouillonkulturen der Vibrionen zu trinken gegeben, um zu zeigen, daß seine Impfung Schutz gegen die Infektion gewähre (§ 129). Die meisten seiner Patienten bekamen eine leichte Diarrhoe, aber keiner erkrankte schwer und keiner starb. Gegen die epidemische Cholera waren Ferrans Versuchsmenschen nicht gefeit, wie die Folgezeit gelehrt hat. Die Versuche beweisen also nur, daß das Verspeisen von Cholerakulturen ungefährlich ist, weil sie die Abkömmlinge geschwächter Dejektionsvibrionen sind.

Die im Magendarmkanal des Menschen abgeschwächten Choleravibrionen sind unfähig, tödliche Erkrankungen und Epidemien zu machen, bevor sie mit den Choleradejekten in einen lockeren verunreinigten Erdboden geraten sind und hier während eines Tages oder mehrerer neue Wachstumskraft und neue Giftbildungskraft gewonnen haben. Diesen Satz hat Pettenkofer aus seinen epidemiologischen Erfahrungen abgeleitet. Hueppe hat ihn 1892 gestützt, indem er zeigte, daß der Vibrio cholerae, den er aus dem Erdboden züchtete, weit widerständiger ist als der, welcher den kranken Körper verläßt; er widersteht dem Austrocknen, der Fäulniß, dem Kampf mit anderen Bakterien, der sauren Beschaffenheit der Nährböden besser als der aus den Dejekten gezüchtete, der schlecht aufwächst und fast unschädlich im Tierversuch bleibt. Emmerich hat dieses Grundgesetz der Choleraepidemiologie in zahlreichen und gründlichen Versuchen so befestigt, daß der Kontagionismus in der Choleralehre fortan ein bloßes Gespenst bleibt, zugleich aber auch der Choleravibrio in der Choleraseuchenformel endlich seine unbestreitbare Bedeutung und seinen unverrückbaren Platz eingenommen hat. Koch hat den Choleravibrio entdeckt; Emmerich hat die berechtigten Zweifel an seiner spezifischen Bedeutung beseitigt.

XVII. Die Bakteriologie der indischen Cholera.

§ 84. Der Erreger der indischen Cholera ist seit dem Jahre 1817 von zahlreichen Forschern geglaubt und gesucht oder auch geleugnet (Annesley, Moreau de Jonnès) aber erst im Jahre 1854 von Hassall am St. Thomashospital in London sicher gesehen und im Jahre 1883 von Robert Koch wissenschaftlich festgestellt worden.

Im Jahre 1831 schrieb der Warschauer Professor Mila: Der Cholerastoff besteht aus einer großen Menge kleiner organischer lebender Wesen, welche in noch nicht völlig ausgebildetem Zustande in die Luft verbreitet werden, sich bald hier bald da auf die Erde niederlassen und sich, wo sie einen zusagenden Nährboden finden wie den menschlichen Organismus, in diesen einnisten, um dort ihre vollständige Entwickelung durchzumachen, dann von neuem eine unvollkommen entwickelte Generation abgeben, die erst in der Luft eine Veränderung erleiden oder reif werden muß, ehe sie in einem praedisponirten Organismus die Krankheit hervorzurufen vermag. NEALE, HAHNEMANN, PITSCHAFT, WIEDEMANN, HUFELAND, HEIDER und viele Andere sprachen sich ähnlich aus.

Im Jahre 1838 fand BÖHM in den milchigten, flockigten oder hafergrützartigen Dejekten sphärische organische Teilchen, die wie die Glieder einer Kaktuspflanze zu Ketten und Bäumchen aneinandergereiht erschienen und den von Theodor Schwann als Erreger der Weingährung entdeckten Hefepilzen ähnlich sahen. SWAYNE, BRITTAN und BUDD vermuteten den Cholerapilz in kleinen ringförmigen Körperchen, den sie in den Dejekten und in der Luft der Krankensäle zu Bristol während der Epidemie des Jahres 1849 fanden. POUCHET sah im selben Jahre in Paris in vier Fällen in den Reiswasserstühlen aber nicht im Erbrochenen kleine Tierchen von 7—8 μ Länge, die sich bisweilen geschwinde bewegten; er hielt sie für die von Müller und Schrank beschriebene Vibrio rugula.

PACINI in Florenz untersuchte während des Choleraausbruches im Jahre 1854—55 die Veränderungen der Darmschleimhaut an Choleraleichen und gewahrte dabei Millionen von Bakterien, die dem Bacterium thermo Dujardin's ganz ähnlich sahen. Er erklärte sie für die Erreger der Cholera, die aus Indien nach Europa verschleppt worden seien; da sie in Europa nicht die Bedingungen zu einem dauernden Aufenthalte fänden, so gingen sie nach zwei oder drei Jahren zugrunde und dann erlösche die Epidemie. Er gibt an, daß sein microbio colerigeno etwa $^1/_{1000}$ mm groß sei; er zerstöre das Darmepitel und dringe auch in die darunter gelegene Schleimhautschicht ein, aber nicht tiefer, verhalte sich also wie die Krätzmilbe zur Oberhaut und infizire das Blut nicht. In den warmen Dejekten bewege er sich sehr lebhaft, viel schneller als die Brown'schen Körperchen, müsse also wol ein contagio animale sein.

Während Pacini in Florenz nach dem Cholerapilz suchte, forschte HASSALL danach im St. Thomashospital in London: myriads of vibriones were detected in every drop of every sample of rice-water discharge; of these vibriones many formed threads more or less twisted while others were aggregated into masses which under the microscope presented a dotted appearance. Die Vibrionen waren nur in den Reiswasserstuhlgängen enthalten, nicht im Blut, nicht im Urin. Hassall bildet sie bei 350 facher linearer Vergrößerung klar und deutlich ab.

Auch LEYDEN hat im Jahre 1866 diese Vibrionen in Königsberg zweifellos gesehen. Sein Schüler WIEWIOROWSKI beschreibt sie in seiner Dissertation. Er fand in den Reiswasserstuhlgängen der Cholerakranken unter dem Mikroskop Haufen von Pilzsporen und Vibrionen, die unmöglich, wie er sagt, ein unwesentlicher oder zufälliger Bestandteil sein konnten, da sie die Hauptmasse der festen Bestandteile ausmachten, die nur 1—2 Prozent der Flüssigkeit betrugen. Diese Pilze waren in lebhafter Bewegung, oft so, daß sie das Bild eines lebenden Mückenschwarmes gaben. Stuhlgänge von anderen Kranken boten ein entschieden anderes Bild dar. Nie wurden darin diese eigentümlichen Gebilde, wie wir sie in den Abgängen der Cholerakranken sahen, gefunden.

Ebenso sah Bruberger im Jahre 1866 in Berlin in den frischen sauren Magenausleerungen sowie in den frischen Reiswasserstuhlgängen der Cholerakranken lebhaft sich bewegende Vibrionen, die nach kurzem Stehen der Dejekte Schimmelpilzen Platz machten.

Nach Hassall und Leyden wurden von Hallier, Klob, Thomé, Nedswetzky und vielen Anderen Cholerapilze gesehen und beschrieben, die mit dem wirklichen Choleraerreger nichts zu tun haben.

Als im Sommer 1883 in Aegypten die große Choleraepidemie ausgebrochen war, sendeten Frankreich und Deutschland Kommissionen zur Erforschung der Choleraursache dorthin. Die deutsche Kommission führte Robert Koch, der sich im Jahre zuvor als Entdecker des Tuberkelbazillus einen dauernden Ruhm erworben hatte. Ihm gelang es, mit Hülfe seiner zielbewußten und zweckmäßigen Methodik sofort den Erreger der Cholera zu finden, zu isolieren und in Reinkulturen zu gewinnen. Er wollte sich aber mit dem Nachweis und der Züchtung seines Kommabazillus in Alexandrien, wo ohnehin die Seuche schon zu Ende ging, nicht begnügen, sondern auch bei Cholerakranken in Indien seine Entdeckung prüfen, und so verfolgte er den Cholerakeim bis in seine Heimat Bengalen. Von jetzt ab beginnt die Geschichte des Choleraerregers, die viel verwickelter und lehrreicher ist als seine Vorgeschichte.

Der Erreger der Cholera ist der von Koch im Jahre 1883 in den Darmausleerungen der Cholerakranken und im Darm der Choleraleichen gefundene Kommabazillus, der von Buchner den systematischen Namen vibrio cholerae asiaticae erhalten hat. In einer seiner ersten Veröffentlichungen hatte Koch die Meinung ausgesprochen, den Cholerabacillen gleichende oder kommaähnliche Bacillen kämen anderswo nicht vor als in den Dejekten der Cholerakranken; auch andere Gelehrte, mit denen er gesprochen, hätten eine solche Bakterienart noch nie gesehen (1884). Diese Meinung gab die Veranlassung zu dem heftigen Ausfalle wider Finkler und Prior, die zu dieser Zeit bei Kranken mit Cholera nostras ebenfalls einen Kommabacillus fanden (§ 13).

Von der neuen Entdeckung faszinirt fanden einige Nachuntersucher den Choleravibrio bald in jedem Cholerafalle, so daß sich die Meinung bildete, die Choleradiagnose sei abhängig von dem Nachweise des Kommabacillus. Nüchterne Forscher wie Emmerich (1884), Babes, Schottelius

(1885) vermißten ihn bei zweifellosen Cholerafällen so oft, daß sie berechtigte Zweifel erhoben, ob wirklich Kochs Vibrio der Erreger der Krankheit sei und ob nicht andere Bakterien, die sie viel regelmäßiger sahen, den Anspruch auf diesen Namen hätten, etwa Emmerichs Neapeler Bacillus, der zur Gruppe der Colibakterien gehört, oder ob nicht vielleicht der wirkliche indische Keim als ein unentbehrliches Supplement zum Kochschen oder Emmerichschen Bacillus noch gefunden werden müsse (BUCHNER 1885).

Im Laufe der Zeit stellte sich denn heraus, daß der Nachweis des Vibrio cholerae in der Tat nur in einem Teil der Fälle gelingt; von einem „konstanten Vorkommen" kann gar nicht die Rede sein. Selbst heute, nachdem die Methoden zu seinem Nachweis bedeutend vervollkommnet worden sind, bleibt ein Viertel der Fälle, wie in Hamburg 1892 (§ 33), oder, wie in St. Petersburg 1908, sogar ein Drittel und mehr der Fälle übrig, in denen der Nachweis keineswegs glückt. HUEPPE hat schon 1892 den Grund dafür aufgedeckt, indem er nachwies, daß im Dickdarme stets ein massenhaftes Absterben der im Dünndarm reichlich vorhandenen Kommabazillen stattfindet und daß darum die Aufzucht aus den Dejekten schwer und sogar unmöglich werden kann. EMMERICH zeigte, daß die Vibrionen an der von ihnen gebildeten salpetrigen Säure zu Grunde gehen. Der Choleravibrio macht hier keine Ausnahme. Genau dasselbe gilt für den Pestbacillus, für den Influenzabacillus, für den Malariakeim und andere hinfällige Mikroben; sie können vom menschlichen Organismus längst vernichtet oder von ihren eigenen Stoffwechselprodukten getötet und von anderen Bakterien überwuchert sein, wenn der Arzt und der Anatom hinzukommt, um ihre Nachwirkungen zu sehen. Die Unmöglichkeit, sie in jedem Falle nachzuweisen, ist also kein Grund, ihnen ihre Bedeutung als die specifischen Erreger abzusprechen. Und so hat auch der Vibrio cholerae seinen Namen mit Recht behalten und es ist vorderhand keine ausreichende Veranlassung dazu da, mit LESAGE UND MACAIGNE (1893) von einer Choléra polybactérien zu reden oder von der Choleraliste in Hamburg 1892 einige Tausende abzustreichen, weil der Kommabacillus nicht nachgewiesen werden konnte (§ 33).

§ 85. Am ehesten wird der Choleravibrio in den Reiswasserstuhlgängen und besonders in den darin enthaltenen kleinen Schleimflocken gefunden, oft auch schon in den prodromalen Diarrhöen, bisweilen im Erbrochenen, äußerst selten im Blute.

In den Reiswasserstuhlgängen der Cholerakranken und im Dünndarminhalt der Choleraleichen stellt er sich als ein krummes Stäbchen dar, dessen Form an ein plumpes Komma erinnert und dessen Größe ungefähr dem fünften Teile des Durchmessers eines roten Blutkörperchens vom Menschen entspricht. Als mittlere Maaße werden 1,5 μ Länge und 0,4 μ

Breite angegeben; aber es gibt ganze Generationen weit größerer oder weit kleinerer Choleravibrionen. Im frischen Präparat, etwa im Ausstrich vom Cholerastuhlgang oder im hängenden Tropfen einer Entleerung, bewegen sich die Kommabazillen rasch und lebhaft in schraubenförmigen Bahnen und tanzen in dünner Flüssigkeit wie ein Mückenschwarm durcheinander. In zähem Schleim ausgestrichen erscheinen sie wie ein dichtgedrängter Fischzug angeordnet.

Im fixirten und gefärbten Präparat einer ganz frischen Ausleerung erkennt man hier und da aus dem Zusammenhängen zweier oder mehrerer Kommen, daß sie das einzelne Bruchstück einer Schraube sind, der Mikrobe also zu der Formenklasse der Vibrionen gehört, deren Wachstum in der Richtung einer mehr oder weniger lang und eng gewundenen Schraube erfolgt.

Die einzelnen Vibrionen können entsprechend ihrer Entstehung durch Teilung in der Länge noch in kurzen Schraubenstücken zusammenhängen oder auch zufällig wieder zu Schrauben sich zusammenlagern. Häufiger liegen zwei Kommen derart zusammen, daß sie einen Halbkreis ◡ oder ein lateinisches S oder ∫ bilden. Die meisten aber liegen getrennt in Zügen und Haufen beieinander.

Die Bewegung des Choleravibrio wird durch einen langen endständigen Geißelfaden bewirkt, der sich durch die gebräuchlichen Geißelfärbemittel (Löffler, van Ermengem, Zettnow) leicht sichtbar machen läßt. Seine mittlere Länge entspricht der doppelten des Vibrio. Selten hat der Choleravibrio zwei Geißeln. Vibrionen mit mehreren Geißeln gehören nicht zu seiner Gattung.

Während die überwiegende Mehrzahl der Choleravibrionen im Darm und in den Entleerungen der Kranken für gewöhnlich die mittlere Größe und Dicke und Krümmung hat, kommen in der Leiche und ganz besonders beim Wachstum des Choleravibrio im Boden, auf Nahrungsmitteln, auf Laboratoriumsnährböden, im Wasser zahlreiche Abweichungen vor, die so bedeutend werden können, daß der Vibrio auch für den Geübtesten völlig unkenntlich wird. Das zeigte zuerst Cunningham (1891), der aus den Dejekten und Leichen von Cholerakranken sehr verschiedene Varietäten züchtete, die alle Übergänge zum geraden Faden und zum runden Kokkus zeigten (§ 100). Es verhält sich also Koch's Vibrio wie der von Finkler und Prior, dem Buchner den unterscheidenden Namen Vibrio proteus gegeben hat (§ 13). Cunningham's Angaben haben viele Forscher, Friedrich (1893), Massaglia und Tirelli, Horowitz (1910), Zlatogoroff (1911) bestätigt.

Bei höheren Wärmegraden in reichlicher dünnflüssiger Nährlösung vermehrt sich der Vibrio in der regelmäßigen und gleichförmigen Kommagestalt. Je langsamer die Entwickelung der Kolonien, desto längere Fäden entstehen. Bei niederen Temperaturen und auf Nährböden, die einen Zusatz von Gift wie Alkohol enthalten, ist das Wachstum verzögert und es bilden sich fast nur Fäden (Babes).

Es gibt auch künstlich fortgezüchtete Cholerastämme, worin das einzelne Bakterium eine plumpe bohnenförmige oder mohnkornförmige Gestalt hat und eine kurze Geißel, welche die Länge des Körpers wenig übertrifft. Bei stärkerem Salzgehalt der Nährböden wächst der Choleravibrio wie der Pestbacillus zu ganz abenteuerlichen Formen aus, die man Degenerationsformen genannt hat, mit demselben Recht Anpassungsformen nennen dürfte.

Nach längerer Fortzüchtung auf künstlichen Nährböden bestehen die Kolonien des Choleravibrio am Ende häufig aus kurzen dicken oder langen geraden Stäbchen, die wenig oder gar keine Eigenbewegung mehr haben und sogar bei Tierpassagen ihre Kommaform nur einigermaaßen wiedererlangen, aber die biologischen Eigenschaften der Kommabacillen (§ 101 ff.) bewahrt haben. In Bouillonkulturen, die älter als drei Tage sind, wachsen die Vibrionen zu langen Schrauben oder wenig gewundenen Fäden aus oder quellen blasenförmig auf und ähneln dann wol den Sporen der Rauschbrandbazillen oder den Bazillen des malignen Ödems.

§ 86. Das Auftreten wirklicher Sporen am Choleravibrio wird von der Koch'schen Schule geleugnet. Sicher ist, daß er keine Endosporen bildet. Entgegenstehende Behauptungen von Carillon (1884), Ferran (1885) u. A. sind durch van Ermengem widerlegt worden.

Anders steht es mit den sogenannten Arthrosporen im Sinne de Bary's. Finkler und Prior haben sie an Vibrionen im Jahre 1885 zuerst beschrieben, sowol am Vibrio Koch wie an ihrem Vibrio. Sie nennen sie Polkörner. Diese Körner werden durch Zerfallen des Vibrio frei und bilden einen körnigen Bodensatz älterer Kulturen, der auch nach mehrmonatiger Eintrocknung neue Generationen von Kommabazillen geben kann, also eine Dauerform darstellt. Auch Hueppe hat diese Dauerform gesehen. Er beschreibt lange Fäden, die bei der Erschöpfung des Nährbodens aus Cholerakulturen herauswachsen und in ihrem Verlauf einzelne stark glänzende Kügelchen tragen, die an Dicke den Faden etwas übertreffen. Aus diesen Kügelchen, die sich nach und nach vermehren und allmählich eine Zoogloeamasse bilden, wachsen nach der Einsaat in frische Nährböden wieder Kommabazillen.

Ich habe Hueppe's Angaben an Cholerakulturen aus Agra in Indien, die ich Hankin verdanke, bestätigen können, nachdem ich sie über drei Jahre in zugeschmolzenen Glasröhrchen verwahrt hatte. Einige der Kulturen hatten sich in einen feinen, fast molekularen Staub verwandelt, an dem mikroskopisch mit oder ohne Färbung nichts Besonderes zu erkennen war;

auch sie wuchsen auf den üblichen alkalireichen Nährböden zuerst langsam, nach und nach lebhafter wieder zu Kommabazillen aus.

Bliesener (1901) fand, daß in filtrirtem sterilisirtem Bachwasser, worein er Choleravibrionen einsäte, vom 376 sten Tag ab ein flockiger hellrötlicher Niederschlag entstand, der keine Vibrionen, aber zahlreiche ovale glänzende, sporenähnliche Gebilde enthielt, welche nicht die gewöhnliche Anilinfärbung annahmen wol aber die Sporenfärbung. Sie wuchsen auf Gelatineplatten stets zu Reinkulturen von Vibrionen aus; erst nach völliger Eintrocknung, vom 878. Tage ab, blieben sie leblos. Hatte vorher eine Verunreinigung der Kulturen mit Kokken oder Bazillen stattgefunden, so hinderte das nicht, daß die „Sporen" noch innerhalb der ersten dreihundert Tage entwickelungskräftig blieben. Der Übergang der „Sporen" in Vibrionen wurde auch unter dem Mikroskop am hängenden Tropfen beobachtet. Ruata (1905), der ebenfalls die Umwandlung von Choleravibrionen in Körnchen an alten Kulturen beobachtete, zeigte, daß die Granulabildung von dem Gehalt des Nährbodens an Ammoniak und Ammoniaksalzen abhängig ist.

Ob und wieweit der Choleravibrio bei seinem natürlichen Parasitentum als Krankheitserreger variirt, ob es nur eine einheitliche Art von ihm oder mehrere Arten mit verschiedenen Formabweichungen und biologischen Eigentümlichkeiten gibt, ist noch eine offene Frage, die durch neuere Beobachtungen wieder angeregt wird. Wir kommen bei der Diagnose des Vibrio cholerae darauf zurück, bemerken hier nur, daß es ganz bestimmt neben dem Vibrio cholerae ähnliche Vibrionen gibt, die sehr leicht mit ihm verwechselt werden können, oft mit ihm verwechselt worden sind und dem Diagnostiker weit größere Schwierigkeiten bereiten, als der Entdecker des Kommabazillus und seine ersten Gehülfen ahnten.

§ 87. Koch hielt den Kommabazillus anfänglich für einen wasserbewohnenden Saprophyten, der gelegentlich auf den Menschen übergeht; nach 1892 erklärte er ihn für einen obligaten Parasiten, der nirgendswo anders vorkommen könne als im Menschen, nur durch ihn reproduzirt und überallhin zerstreut werde, sich in der Außenwelt nicht lange halten, noch weniger vermehren könne, im Gegenteil sehr bald wieder verschwinde.

Sicher ist, daß der Cholerakeim es weder im Menschen lange aushält noch in anderen Medien; er ist auf einen Wirthswechsel angelegt, wie sich mehr und mehr herausgestellt hat. Die günstigsten Lebensverhältnisse bietet ihm der Wechsel zwischen Erdboden und Mensch. Das lehrt die Epidemiologie der Cholera. Die fortschreitende Bakteriologie hat es bestätigt.

Der Choleravibrio gedeiht außer im Darme des Menschen unter bestimmten Temperatur- und Feuchtigkeits- und Ernährungsbedingungen an der Oberfläche des Erdbodens, auf vegetabilischen und tierischen Substanzen, wohin er zufällig mit den Darmausleerungen der Cholerakranken gelangt oder absichtlich gebracht wird. Koch beobachtete (1884), als er Darminhalt oder Choleraabgänge, also Gemische von Kommabazillen mit Darmsäften und Nährstoffen und verschiedenen Mikroben, auf feuchte Erde oder auf feuchte Leinwand brachte, eine ungeheure Vermehrung der Vibrionen binnen vierundzwanzig Stunden; diese überwucherten die anderen Bakterien im Substrat und bildeten fast Reinkulturen. Nach zwei bis drei Tagen aber begann der Vibrio abzusterben und wurde von den anderen Bakterien überwuchert. Die Choleravibrionen wachsen auf feuchter Erde und in feuchter Wäsche so gut, daß Koch sich dieser Eigenschaft anfänglich bediente, um in vibrionenarmen Ausleerungen die Vibrionen anzureichern. Er bewahrte die Dejekte 24 bis 36 Stunden lang auf Erde oder feuchter Leinwand zwischen zwei Tellern oder unter einer Glasglocke bei Blutwärme auf.

Länger als Koch sahen Nikati und Rietsch (1884) die Kommabazillen auf feuchter Erde und feuchter Leinwand, die mit Choleradejekten bespritzt war, gedeihen; sie konnten noch nach 14 und 16 Tagen, aber nicht länger, Kulturen davon erzielen. Uffelmann (1889) sah sie in Gartenerde bei 6 ° C bis zu 12 Tagen, bei 1 °—0 ° C bis zu 16 Tagen ausdauern. Giaxa desgleichen.

Daß es nicht gleichgültig ist, welchen Erdboden man nimmt, daß und wieweit Bodenwärme, Verunreinigung, Salzgehalt, Wassergehalt, Keimgehalt des Bodens das Wachstum der Kommabazillen aus Dejekten begünstigen oder hemmen oder vernichten, kurz was örtliche und zeitliche Disposition des Bodens für den Cholerakeim bedeutet, das hat Emmerich (1910) mit einer Umsicht und Gründlichkeit untersucht, daß fortan Pettenkofers Bodenlehre durch Kochs Choleravibrio und umgekehrt Kochs Choleravibrio durch sein Verhalten im Boden die entschiedenste Bestätigung hat.

§ 88. Das Wechselleben des Choleravibrio zwischen Boden und Mensch setzt Keimvermittler voraus. Die Epidemiologie verweist in erster Linie auf die Nahrungsmittel des Menschen und fordert lebende Überträger, die in epidemischer Weise die Speisen der Menschen infiziren.

Zahlreiche Untersucher von Koch bis Emmerich haben festgestellt, daß der Kommabazillus sich mindestens 48 Stunden lang lebensfähig auf frischem Gemüse, auf rohen Kartoffeln, auf Käse, auf zuckerhaltigen Getränken, Kaffee, Chokolade, Milch u. s. w. erhält, daß er auf sauren Früchten, sauren Gemüsen, Zwiebel, Knoblauch, Bier, Wein sich mindestens einige Stunden erhält, allerdings gewöhnlich binnen 24 Stunden abstirbt, daß er sich auf frischem Fleisch, gekochten Eiern, Mohrrüben, Kohl, angefeuchtetem Brod und Hülsenfrüchten wenigstens 36 Stunden lang vermehrt, bisweilen noch viel länger. So gedieh er auf frischem Brode bis zu einer Woche, auf Bratenfleisch ebensolange, auf Butter mehrere

Wochen, auf dem Fleisch von Gurken, Birnen, Kirschen gleichfalls. (Babes 1884, Heim 1889, Hesse 1889—1894, Laser 1891, Weyl, Kossel 1892, Uffelmann, Friedrichs, Pick, Voges 1893 u. s. w.)

In frischer ungekochter Milch wächst der Kommabazillus bei 22 bis 36 ° C sehr rasch, um später, nach Tagen, bei zunehmender Säure zugrunde zu gehen; aber selbst in ganz sauer gewordener und geronnener Milch bleiben noch entwickelungskräftige Keime für viele Tage lebendig (Kitasato 1888, Heim 1889, Knüppel 1890, Cunningham 1891—1898, Hesse, Weigmann 1894, Basenau, Schoffer 1895, Buroff 1910 u. s. w.).

Auf Kartoffeln sind die Bedingungen seines Wachstums genauer geprüft worden. Er wächst, wie zu erwarten war, je nach der Außenwärme und nach der Beschaffenheit der Kartoffeln auf diesen sehr verschieden. Die meisten Kartoffeln haben auf der frischen Schnittfläche eine saure Reaktion, die dem Wachstum des Kommabazillus nicht förderlich ist und es erst bei Brutwärme in höherem Grade zuläßt. Bei der gewöhnlichen Luftwärme wird der Kartoffel erst, nachdem, wie es bei manchen Arten geschieht, die saure Reaktion in die alkalische umgeschlagen ist, ein guter Nährboden. Durch Baden in halbprozentiger Sodalösung kann die saure Reaktion rasch beseitigt und damit das Wachstum des Vibrio auf der Kartoffel gefördert werden; auch das Aufgießen einer zwei- oder dreiprozentigen Kochsalzlösung steigert die Nährkraft des Kartoffels für den Kommabazillus, wiewohl seine Reaktion danach sauer bleibt.

Die Kolonien des Cholerakeimes stellen sich auf gekochten wie auf frischen Kartoffeln als schmutzig weiße bis gelbe mehr oder weniger saftige Auflagerungen dar, die mit der Zeit den ganzen Kartoffel überziehen und allmählich eine gelbbraune bis braunrote Farbe annehmen. Ihr erstes Wachstum auf unseren Kartoffelgerichten, Salzkartoffeln, Kartoffelbrei, Rahmkartoffeln u. s. w. verrät sich dem bloßen Auge gar nicht (Koch).

Auf Reisbrei und anderen Mehlgerichten wächst der Choleravibrio so üppig wie auf Kartoffeln und Milch (Král, Soyka).

Das sind Laboratoriumsversuche, denen leider noch sehr wenige epidemiologische Beobachtungen zur Seite stehen. Wenn Steyerthal und Kossel berichten, daß Choleraflüchtlinge aus Hamburg im Jahre 1892 auf ihrer Fahrt mit den Butterbroten, die sie als Wegzehrung mitgenommen hatten, an cholerafreien Orten ihre Angehörigen und Freunde beschenkten und daß diese danach an der Cholera erkrankten und zum Teil starben, so ist ihre Deutung vielleicht zutreffend, aber unbewiesen; sie hätten als Bakteriologen die Pflicht gehabt, auf den angeschuldigten Butterbroten den Kommabazillus nachzuweisen, ehe sie die Berichte als Beweise vorbrachten.

Beweisende Beispiele finde ich nur bei Hankin (1896). Er fand auf Gurken, deren Genuß von Choleraanfällen gefolgt worden war, den

Choleravibrio und zeigte, daß die Gurken auf großen Mistbeeten gezogen waren, die die Hindus gewohnheitsmäßig mit ihren Fäkalien düngten.

§ 89. Wie zur Entstehung einer Pestepidemie das springende Ungeziefer, besonders Rattenflöhe und Menschenflöhe, unentbehrlich sind, weil der an Menschenkörper und Tierkörper gebundene und in den Exkreten fast unschädliche Pestkeim eines Vervielfältigers und Überimpfers bedarf; wie zur Entstehung einer Wechselfieberepidemie die Mückenschwärme gehören, weil der Wechselfieberkeim im Mückenleibe einer Umwandlung und in vielen Mücken einer Zerstreuung bedarf; so gehört zur Entstehung einer Choleraepidemie ein Vervielfältiger und Überträger der trägen Choleraaussaaten vom Boden auf die Nahrungsmittel des Menschen; das ist nach allem, was wir wissen, die Fliege. Der Vibrio cholerae macht die Krankheit; Fliegenschwärme, welche den Verkehr zwischen Choleradejekten und Boden, Boden und Nahrungsmitteln tausendfach herstellen, machen die Epidemie.

Daß Abkürzungen in der Übertragung von Cholerakranken zu Gesunden nicht ausgeschlossen sind, aber im allgemeinen zu milderen Erkrankungen führen und unter fortschreitender Abschwächung des Erregers bald wirkungslos bleiben, wurde im § 74 gezeigt. Epidemiologische Beweise für die Bedeutung der Fliege bei der Ausbreitung der Choleraseuche wurden im § 79 gegeben. Hier bakteriologische Bestätigungen.

Schon im Jahre 1884 hatte Marpmann die Verbreitung von Spaltpilzen durch Fliegen experimentell geprüft. Im Jahre 1885 haben Tizzoni und Cantani in Bologna Fliegen aus den dortigen Choleralazaretsälen gesammelt und aus ihnen Kommabazillen gezüchtet. Im selben Jahre machte Maddox Versuche mit Fliegen, Wespen, Bienen und Käfern in der Art, daß er diese Insekten an Zuckerlösungen naschen ließ, welchen reine und unreine Cholerakulturen zugesetzt waren, und ihre Abgänge auf Choleravibrionen untersuchte; er fand die Kommabazillen so regelmäßig in den Abgängen, daß er die Bedeutung der Insekten für die Choleraausbreitung für unzweifelhaft erklärte. Donovan (1886) trat seiner Auffassung bei auf Grund eigener Versuche.

Auch Sawtschenko (1892) konnte in den Faeces von Fliegen, die er mit Bouillonkulturen des Choleravibrio gefüttert hatte, nach zwei Stunden stets die Vibrionen nachweisen. Wurde diese Fütterung längere Zeit fortgesetzt, so enthielten die Abgänge Reinkulturen der Kommabazillen und es schien ihm, als ob eine Vermehrung derselben im Fliegendarm stattgefunden habe. Auch im Gedärm der Fliegen wies er die Vibrionen nach, nachdem er die Tiere an der Oberfläche durch Alkohol und fünfprozentige Karbolsäure desinfizirt, getrocknet und dann eröffnet hatte. Er zeigte ferner, daß der dem Choleravibrio engverwandte Vibrio Metschnikoff (§ 14) seine Virulenz bei der Passage durch den Fliegendarm behält.

Weiterhin machte SIMMONDS in Hamburg Versuche. Er konnte aus dem Eingeweide einer Fliege, die im Obduktionsraum des Choleraspitals gefangen worden, den Choleravibrio leicht züchten; die Fliege war nach dem Auflecken der Leichenflüssigkeiten mindestens anderthalb Stunden am Leben geblieben. Zahlreiche Fliegen, denen er Choleradejekte, Kulturen von Kommabazillen, Darminhalt von Choleraleichen zu fressen gab, schieden ebenso nach fünf bis fünfundvierzig Minuten die Vibrionen aus und, wenn sie nach etwa anderthalb Stunden gestorben waren, so ließen sich aus ihrem Gedärm leicht zahllose Vibrionenkolonien auf Plattenkulturen gewinnen. Er zog den Schluß, daß es wichtig sei, die Choleraabgänge und Leichen einerseits und die Nahrungsmittel andererseits vor dem Besuch der Fliegen zu schützen.

In Plattenkulturen, die UFFELMANN aus dem Darm von zwei Fliegen, denen er Gelatinekulturen von Cholerabazillen verfüttert hatte, gewann, wurden das einemal 10 500 das anderemal 25 Vibrionenkulturen gezählt. Eine dritte Fliege, die an der Gelatinekultur genascht hatte, wurde auf ein Glas mit sterilisirter Milch gesetzt, dann, nachdem sie einpaarmal davon genippt hatte, weggenommen, die Milch geschüttelt, sechzehn Stunden bei 20—21 ° C Luftwärme gehalten und ein Tropfen davon in Agarplatten ausgegossen; es wuchsen 100 Vibrionenkolonien. Eine vierte cholerainfizirte Fliege wurde auf Fleisch gesetzt; der Erfolg war derselbe.

Unter der Leitung von Haffkine und Simpson machte MACRAE im Gefängniß zu Gaya in Indien während der Epidemie des Jahres 1894 die Beobachtung, daß Milch, die auf der Frauenabteilung in offenen Gefäßen aufgestellt war, frei von Cholerainfektion blieb, auf der Männerabteilung dagegen mit Choleravibrionen infizirt wurde; ebenso geschah die Infektion im Kuhstalle und auf dem Kuhdüngerhaufen. Der Versuch war dadurch veranlaßt worden, daß auf der Männerabteilung die Cholera ausgebrochen, die Frauenabteilung dagegen, welche von jener durch eine hohe Mauer getrennt war, verschont geblieben war. Der Verdacht war auf die Fliegen gefallen, weil diese trotz der reichlichen Desinfektion in großen Schwärmen sich auf die Choleradejekte setzten und abwechselnd die Reisspeisen und Milchtöpfe besuchten. Macrae betont daß die Fliegen should be considered as one of the most important agencies in the diffusion of the disease.

GANON zeigte 1908 in zahlreichen Experimenten, daß Fliegen den Choleravibrio aus Dejekten und Culturen aufnehmen, lebendig und vermehrungsfähig auf Wasser, Pisang, Reis übertragen, selbst nach zwei bis vier Tagen zugrunde gehen.

In PASSEKS Versuchen (1911) ergab sich, daß die Choleravibrionen im Fliegendarm am reichlichsten zwölf bis vierundzwanzig Stunden nach der Fütterung vorhanden sind und zwar neben dem Bacterium proteus vulgaris. Die Vibrionen, welche durch den Darm von Musca domestica und Musca vomitoria hindurchgegangen waren, erwiesen sich für Meerschweinchen virulenter als vorher.

Daß die Fliegen den Cholerakeim nicht mit dem Rüssel aufzusaugen brauchen, sondern ihn auch einfach mit ihren Füßen, die über die Dejekte wandern, weiterschleppen und aussäen können, haben CHANTEMESSE und EMMERICH in besonderen Versuchen gezeigt.

Auch brauchen es nicht Fliegen allein zu sein, die die Verbreitung des Choleravibrio auf dem Erdboden und weiterhin besorgen; Ameisen und allerlei Käfer, Larven und Regenwürmer mögen wol in zweiter Linie in Betracht kommen (NUTTALL, CHANTEMESSE UND BOREL, EMMERICH, TREMBUR, STICKER).

§ 90. Wie wenig oder gar nicht das Trinkwasser für die Vervielfältigung und Ausbreitung des Cholerakeimes in Frage kommt, hat der § 80 gezeigt. Die epidemiologischen Erfahrungen werden durch die bakteriologischen bestätigt, insoferne wenigstens als es bisher in keinem einzigen Falle einwandfrei gelungen ist, die Verseuchung eines Wassers zu beweisen, das eine Epidemie verursacht haben soll.

Das Einsäen von Choleravibrionen in Wasser, das in Gläsern und Aquarien gehalten wurde, hat folgendes ergeben: Im Wasser lebt der Vibrio nur kurze Zeit; je reiner es von anderen Bakterien ist und je reicher zugleich an zusagenden Nährstoffen, um so länger hält er sich darin, je mehr es andere Bakterien enthält oder je nährstoffärmer es ist, um so eher stirbt er darin ab. Das stimmt zu den epidemiologischen Erfahrungen der Hindus (§ 80).

In destillirtem Wasser lebt der Vibrio nach BABES (1886) keine vierundzwanzig Stunden; andere Autoren sahen ihn länger darin leben, so FINKLER UND PRIOR 8 bis 14 Tage, NICATI UND RIETSCH 20 Tage; in gewöhnlichem Trinkwasser aus Filteranlagen, Flußleitungen und reinen Brunnen lebt er einige Tage bis zu einem Monat (KOCH 1884), in der Winterszeit auch länger (NICATI UND RIETSCH 1886), aber ohne sich zu vermehren (WOLFFHÜGEL UND RIEDEL 1886, STUTZER UND BURI 1893).

Setzt man den Choleravibrio in Aquarien mit Wasser aus Flüssen, Flußhäfen, süßen Seen, Meeren, das viel Nährmaterial enthält, so lebt er darin wochenlang und kann sich sogar bei einer Temperatur über 19 ° C in den ersten 10 bis 20 Stunden etwas darin vermehren (KOCH, NICATI UND RIETSCH, RINGELING, UFFELMANN, HOEBER).

WOLFFHÜGEL UND RIEDEL verglichen das Berliner Leitungswasser mit wenig verunreinigtem Spreewasser und stark verunreinigtem Pankewasser. In die sterilisirten Wasserproben wurden Choleravibrionen ohne Nährmaterial eingesät und eine jede dann sofort, weiterhin täglich und später in größeren Zwischenzeiten mittels der Plattenkultur auf den Gehalt und die Zahl der Keime geprüft. Anfangs zeigte sich eine rasche Verminderung der Keime, besonders in dem reinen Wasser, dann nach drei oder vier Tagen eine bedeutende Vermehrung, die nach acht Tagen ihr Maximum erreichte, weiterhin eine geringe Abnahme; doch bestand noch nach neun Monaten und einem Jahr ein Vielfaches der Einsaat in Reinkultur oder in Mischflora.

In nicht sterilisirten Wasserproben wurde in der Regel der Choleravibrio nach wenigen Tagen von den im Wasser befindlichen Mikroben überwuchert und völlig oder fast völlig verdrängt. Die Virulenz (§ 110) der im Wasser aufgezüchteten Vibrionen ist nicht geprüft worden.

Wernicke (1895) sah in Aquarien, deren Wasser eine Temperatur zwischen 12 und 24 ° C hatte, den Choleravibrio sich drei Monate lang und länger halten; sie waren besonders im Schlamm vorhanden, aber immer nur durch Anreicherung mit Peptonwasser (§ 99) nachweisbar. Hierzu stimmt die Beobachtung Hankins (1896), der im Schlamme an der Innenfläche der indischen Wasserschläuche, Mussaks, einige Male Vibrionen fand, aber selbst warnt, die Bedeutung seiner Beobachtung zu übertreiben, da in Indien nur die Mohamedaner, nie die Hindus aus Schläuchen ihr Trinkwasser nehmen; diese trinken nur reines Quellwasser und Flußwasser aus den heiligen Flüssen oder das Wasser der pflanzenbewachsenen Teiche, in denen der Cholerakeim nicht gedeiht. Auch Brau's Beobachtung (1905) gehört hierher; er fand auf dem französischen Kreuzer D'Assar in drei Wassertonnen Vibrionen, die genau mit dem Vibrio übereinstimmten, den einige Cholerakranke auf dem Schiffe ausschieden. Er zieht den Schluß, die Kranken seien durch das Wasser infizirt worden; die Möglichkeit, daß die Kranken und ihre von Menschen oder Tieren verschleppten Ausleerungen die Wassertonnen infizirt haben, liegt mindestens ebenso nahe.

Je niedriger die Wassertemperatur, um so länger erhält sich der Vibrio im Wasser, aber ohne sich zu vermehren. —

Die mitgeteilten Laboratoriumsexperimente und Beobachtungen beweisen zunächst gar nichts. Sie ließen sich höchstens für die Erklärung einer Verseuchung stehender Wasserschichten oder schwach bewegter Wässer verwerthen, also für die Verseuchung des Kielwassers von Schiffen (Nicati und Rietsch, Ringeling), kleiner Wasserbecken in Hof und Straße und Land, der stehenden Randwässer an Flüssen und Seen und Häfen.

In fließenden stets sich verjüngenden und sich reinigenden Bächen und Flüssen, in großen bewegten Wasserbehältern, Teichen und Seen hält sich der Cholerakeim ebensowenig wie der Typhuskeim, der Dysenteriekeim u. s. w. Hankin hat gezeigt, daß in Indien die heiligen Flüsse, deren Ufer kein Hindu besudelt, worein aber die Choleraleichen bestattet werden, der große Ganges und sein Nebenfluß Yumna, ein Wasser führen, das den Choleravibrio sehr rasch abtötet, und zwar, wie es scheint, durch flüchtige saure Substanzen. Yumnawasser, worein Choleravibrionen bis zu 2000 Keime auf 100 ccm gesät wurden, war nach zwei Stunden steril; dasselbe Wasser gekocht dient den Vibrionen wie verunreinigtes Brunnenwasser als Nährboden. Von einer Verseuchung der heiligen indischen Ströme durch die Choleraleichen, die ihnen fast alljährlich zu Tausenden anvertraut werden, redet nur der bakterienfürchtige Europäer. Eine Beschmutzung der Ströme durch Stuhlgänge wird von jedem Hindu für eine schwere Sünde gehalten. Niemals sind auf jenen Flüssen Choleraerkrankungen durch Trinken des Flußwassers beobachtet worden, während das Verweilen am Ufer in kurzer Zeit die Cholerakrankheit bewirken kann.

Auch für Europa ist das Wort von der Flüsseverseuchung ein leeres Schreckwort, ein Vorwand, um russische Flößer mit „primitiven" Gewohnheiten zu „erziehen" und die Tätigkeit der Stromwachen zu begründen.

Brunnen und stille Wässer, die viele Algen enthalten, Tümpel und Teiche, in denen Fäulniß und Verwesung stattfindet, Wasserleitungen mit reichlichen Zapfhähnen können Choleradejektionen und Reinkulturen in ungeheuren Massen binnen wenigen Stunden unschädlich machen und so weit vernichten, daß man keine Spur mehr davon findet. Am 16. Juni 1909 wurden mit 600 ccm Wasser aus dem Brunnen des hygienischen Instituts in München so viele Cholerabazillenagarkulturen verrieben, daß eine milchige Trübung des Wassers entstand. Eine Öse voll von dieser Wasserprobe, auf eine Agarplatte ausgestrichen, entwickelte sich in vierundzwanzig Stunden zu einem zusammenhängenden Vibrionenbelag. Nach dieser Zeit wurden aus demselben Wasser zwei Tropfen auf Agar ausgestrichen, es entwickelten sich zehn Bakterienkolonien, aber keine einzige Vibrionenkolonie (Emmerich).

§ 91. Die im Jahre 1854 von Snow und Simon in London zum ersten Male scheinbar an klaren Beispielen begründete, seitdem in ganz England vorübergehend gelehrte und in Deutschland durch die Autorität Robert Kochs zu fast allgemeiner Anerkennung gebrachte Meinung von Choleraexplosionen durch verseuchtes Trinkwasser, entbehrt bis heute gänzlich jedes bakteriologischen Beweises. Sie ist vielmehr epidemiologisch längst widerlegt und zwar durch den Nachweis, daß die ihr zugrunde liegende Voraussetzung, Seuchenfeld und Wasserversorgungsfeld hätten in den Londoner Epidemien von 1854 und 1865, in der Hamburger Epidemie 1892 u. s. w. sich völlig gedeckt, irrtümlich war. Die Übereinstimmung zwischen einem bestimmten Wasserversorgungsfelde und der Ausdehnung der Choleraepidemie war bisher in keinem einzigen Falle vollständig, in den allermeisten Fällen sogar nicht einmal annähernd vorhanden, wie Pettenkofer und ganz besonders Wolter für alle sogenannten Trinkwasserepidemien gezeigt haben.

EMMERICH hat dann noch den Beweis für die Unmöglichkeit der Entstehung von Choleraepidemien durch Trinkwasser dadurch geführt, daß er zeigte, daß Wasser, welches mit frischen Choleraexkrementen infizirt wurde, wol leichte Cholerinen aber keine tödtlichen Choleraanfälle bewirken kann, wie aus den zahlreichen Laboratoriumsinfektionen, aus den Erfahrungen über die Cholera auf Schiffen, auf Flößen und in Überschwemmungsgebieten bei hohem Wasserstand unzweideutig hervorgeht.

Fragt man aber die Trinkwassertheoretiker nach bestimmten Fällen, wo der Choleravibrio im Trinkwasser nachzuweisen war, so erhält man die Antwort: „Es gelang im Trinkwasser die Choleravibrionen in zahllosen Fällen nachzuweisen“ (KOLLE 1911). Wir würden mit einigen wenigen zufrieden sein, finden aber keinen einzigen, der die wissenschaftliche Kritik aushielte.

Als erstes und Hauptbeispiel wird immer beigebracht, daß es KOCH im Jahre 1884 in Indien gelang, in dem Wasser eines Tank, das heißt auf deutsch eines Teiches, „durch dessen Genuß nachweislich eine große Anzahl Menschen an Cholera erkrankt waren“, seinen Kommabazillus zu finden. Schon gleich damals, als der indische Bericht erschienen war, wies PETTENKOFER darauf hin, daß die Bazillen wol ebenso von den kranken Menschen in den Teich wie aus dem Teich in den Menschen gelangt sein konnten. **Daß aber ein Nachweis von Kommabazillen im Wasser für die Cholera überhaupt gar nichts bedeutet, auch dann nicht, wenn er in allen Formverhältnissen und Wachstumseigenschaften mit dem Choleravibrio übereinstimmt, weil viele Wässer Vibrionen und zwar allerlei Vibrionen enthalten, die dem Choleravibrio durchaus gleichen, aber gar nichts mit ihm zu tun haben,** weiß heute jeder Fachmann, und so sollte die Geschichte von dem Tank endlich aus der Reihe der „Beweise für die Richtigkeit der Kochschen Trinkwassertheorien (!)“ verschwinden.

Außer dem indischen Fall führt KOLLE noch zwei andere Fälle an, die „direkt der Prüfstein“ für die Trinkwasserlehre seien, die Epidemie in Hamburg vom Jahre 1892 und die Epidemie in der Irrenanstalt Nietleben an der Saale vom Jahre 1893. Es wurde schon oben erwähnt, daß trotz der eifrigsten Bemühungen KOCH und seine Gehülfen weder im Hamburger Leitungswasser noch im Elbewasser während der Epidemie 1892 Choleravibrionen gefunden haben. Auch die Saale bei Nietleben wurde während des Ausbruches stets vibrionenfrei gefunden bis auf eine einzige Probe, die einige hundert Schritte unterhalb des Ausflusses der Anstaltsabwässer geschöpft wurde. Falls es sich hier nicht um gemeine Wasservibrionen gehandelt hat, wie sie von KUTSCHER, RUMPEL, DUNBAR und Anderen in der Lahn, in der Elbe, in der Havel, in der Spree u. s. w. gefunden worden sind (§ 14) und im Frühjahr fast jeden Flußwassersaum bevölkern, so deutet der Befund jedenfalls mehr darauf hin, daß sie aus der Anstalt flußabwärts mit dem Spülwasser gekommen, als daß sie aus dem Fluß in die Anstalt aufgenommen worden waren.

„Choleravibrionen", das heißt dem Kommabazillus oder Vibrio cholerae asiaticae ähnliche Vibrionen, sind im Wasser von Teichen, Flüssen, Brunnen, Wasserleitungen, Häfen, im Kielwasser und Bilgewasser von Schiffen, so viel ich sehe, von den folgenden Autoren gefunden worden: Koch 1884 und 1893, Ringeling 1886, von Esmarch 1888, Löffler 1892, Fischer 1892, Lubarsch 1892, Biernacki 1892, Fränkel 1892 und 1896, Bonhoff 1893, Spronck 1893, Wernicke 1894, Kübler 1895, Pfeiffer 1895, Dönitz 1895, Voges und Lickfett 1895, Dunbar 1896, Nicolle 1896, Kohlstock 1896, Hankin 1896. Das sind bis auf einige gleich zu erwähnenden die „zahllosen Fälle" Kolles. Es würde zu weit führen, sie hier einzeln durchzugehen und, was leicht wäre, viele von ihnen, wenn nicht die meisten, ohne weiteres ad absurdum zu führen. Die Bakteriologen selbst können sie nicht anerkennen, wenn sie konsequent sind. Sie geben heute auf die Kochschen Erkennungsmittel des Choleravibrio vom Jahre 1884 und 1892 gar nichts mehr, sondern fragen seit dem Jahre 1903 wenigstens in Deutschland jeden, der einen angeblichen Choleravibrio vorzeigt? Haben Sie die spezifischen Immunitäts- und Identitätsreaktionen gemacht? Was das ist, werden wir später sehen. Hier genügt es festzustellen, daß bis zum Jahre 1908 in keinem einzigen Falle von angeblichem Cholerabazillenfund im Wasser diese Reaktionen angestellt worden sind, sondern die Diagnose entweder auf Grund der heute verworfenen Gelatineplattenkultur gemacht wurde oder seit 1892 mit der Peptonwasserlösung (§ 99), die nach dem Eingeständniß der Sachverständigen alle Wasservibrionen so gut zur Entwickelung bringt wie den eigentlichen Choleravibrio. Zur weiteren Prüfung jener „Cholerakeime" aus dem Wasser hat man dann noch die Cholerarotreaktion (§ 101) und die intraperitoneale Impfung des Meerschweinchens (§ 110) verlangt, die auch beide heute nicht mehr als entscheidend gelten, seitdem man weiß, daß viele Wasservibrionen, die dem Choleravibrio durchaus ähnlich sehen aber nichts mit ihm zu tun haben, jene Reaktionen geben können.

Das Suchen des Choleravibrio im Wasser seit der Hamburger Epidemie hat das Gute gehabt, daß uns die Schwierigkeit der Bestimmung des Choleravibrio zum ersten Male klar wurde. Während man nämlich in Hamburg den Cholerakeim im Wasser nicht fand, fand man ihn an vielen anderen Orten, wo keine Cholera war. So züchtete Sanarelli in den Jahren 1892 und 1893 aus der Seine und Marne zahlreiche dem Kochschen Vibrio ähnliche Vibrionen; desgleichen Wernicke aus der Elbe und Havel, darunter mehrere, die die Cholerarotreaktion gaben. Fokker fand einen dem Choleravibrio ähnlichen Kommabazillus im Hafenwasser zu Groningen. Dunbar konnte aus der Elbe und Spree und Havel und Oder mehr als 100 Vibrionenarten isolieren; sie häuften sich besonders in den heißen Monaten Juli, August und September. HEIDER fand 1893 im Donauwasser seinen Vibrio danubicus; RUBNER und NEISSER einen Vibrio berolinensis im Leitungswasser Berlins, der mit dem Choleravibrio alle biologischen Eigenschaften gemein hatte. Aus dem Schnylkillfluß in Nordamerika, wo seit dem Jahre 1866 keine Cholera gewesen war, haben ABBOT und BERGEY im Jahre 1898 nicht weniger als 110 Vibrionenstämme gewonnen, die sich dem Vibrio cholerae und dem Vibrio Metschnikoff durchaus ähnlich verhalten, auch in den Immunitätsreaktionen. Diese haben inzwischen auch die Elbvibrionen und andere gegeben, und bei manchen konnten erst durch „sorgfältige Austitrirung" beim Agglutinationsversuche Unterschiede gegenüber dem Choleravibrio festgestellt werden (DUNBAR, KOLLE). Wir werden auf diese Mystik zurückkommen (§ 114).

HANKIN hat im Jahre 1896 gefunden, daß die „Choleravibrionen", die während der Epidemie häufig in den Brunnen Indiens gefunden werden, sonst äußerst selten und höchstens zwei oder drei Monate nach Ablauf der Epidemie nachgewiesen werden können, sich sehr verschieden verhalten während der Epidemie und außer ihr. Zur Zeit der Epidemie besitzen sie ganz allgemein die Fähigkeit die Indolreaktion zu geben und sind für Meerschweinchen hochvirulent. Nach dem Erlöschen der Epidemie zeigen sie stark herabgesetzte Virulenz für Meerschweinchen, wachsen schlecht auf Agar und sterben auf den künstlichen Nährböden bald ab. Da sich bei der Verwahrlosung Indiens eine Verschmutzung der Brunnen durch Cholerakranke nicht ausschließen läßt, so beweisen auch diese an sich so merkwürdigen Befunde für die Trinkwassertheorie gar nichts.

§ 92. Als im Jahre 1905 in Ostpreußen eine Reihe von Cholerafällen vorkamen, hat man sich alle Mühe gegeben, den Vibrio in den angeblich verseuchten Flußläufen nachzuweisen. Im Berliner Institut für Infektionskrankheiten allein wurden 56 Wasserproben untersucht, von denen 17 Proben von Weichselwasser oder von stagnirenden Wassertümpeln auf einem verseuchten Weichselfloß waren, 6 Netzewasser, 3 Warthewasser, 4 Havelwasser, 2 Wasser aus dem Finowkanal, 5 Wasser aus dem Beetzsee bei Brandenburg an der Havel, 12 Wasser aus dem St. Urbanhafen in Berlin nahe bei einem cholerainfizirten Kahn; ferner wurde je eine Probe von Quellwasser, von Bachwasser und von Brunnenwasser aus Tuchel geprüft, eine Probe aus dem Brunnen eines verseuchten Schnitterhauses in Stolpe und eine Probe aus einem dortigen Wassertümpel. In keiner einzigen dieser 56 Wasserproben gelang der Nachweis eines verdächtigen Vibrio. Dabei war ein Teil der Flußwasserproben in der Weise genommen worden, daß die Flasche nicht auf einmal und nicht von einer Stelle sondern nach und nach mit kleinen von verschiedenen Stellen geschöpften Wasserproben gefüllt wurde. Auch in diesen kein verdächtiger Keim (GAFFKY).

Aus demselben Jahre 1895 stammen Berichte von Kolle, Seemann und Wernicke, die versichern, daß es weder ihnen noch sonst Jemandem in Preußen damals gelang, den Choleravibrio im Wasser nachzuweisen. Dennoch versichert Kirchner in seinem Bericht an den Kultusminister, bei der Verbreitung der Seuche im Inlande habe wie in früheren Jahren das Wasser die größte Rolle gespielt, und er dekretirt weiter, soweit nicht das Wasser eine Rolle spielte, ist die Ansteckung durch Kontaktinfektion erfolgt.

Wo Beweise fehlen, ist das kühne Wort oft ausreichend. In dem Berichte von Jasters über die Cholera im Weichselgebiet liest man folgendes: In welcher Weise die Überführung der Cholerakeime durch den unteren Teil der Brahe und den Bromberger Kanal in die Netze stattgefunden und sich in letzterer weiterverbreitet hat, ist zwar nicht klar erwiesen; es ist aber anzunehmen, daß durch verseuchte Flöße und durch Besatzungsleute, die nicht nachweisbar krank, aber als Bazillenträger anzusehen waren, der Flußlauf mit Cholerakeimen durch Stuhlentleerungen verunreinigt worden ist. Immerhin bleibt es auffällig, daß von allen Flößern und Schiffsleuten, die in der Zeit vom 19.—31. August die Wasserstraßen von der Weichsel bis zur neunten Schleuse passirt und sich auf derselben tagelang aufgehalten haben, nachweislich kein einziger an asiatischer Cholera erkrankt ist. Hierfür gibt es nur die Erklärung, daß dieser Wasserverkehr von einheimischen Leuten besorgt wird, die mit den Trinkwasserverhältnissen vertraut sind und schon vor der staatlichen Anordnung von benutzbaren Wasserbezugsquellen nur solche ausgewählt haben, welche ihnen seit Jahren als gut und einwandfrei bekannt waren.

Wie gerne verzichten wir auf Erklärungen, wenn wir nur Beweise erhielten, bakteriologische Beweise!

Den Trinkwassertheoretikern war das Geständnis von der Vergeblichkeit ihrer Fahndungen nach dem Choleravibrio im Wasser während des Sommers und Herbstes 1895 sehr unbequem; darum versichert Kolle, daß die Zahl der bakteriologischen Untersuchungen von Weichselwasser im Jahre 1895 keine große gewesen sei, indem „der Herr Staatskommissar die leitenden Ärzte der Überwachungsstationen angewiesen hatte, Wasserproben nur dann zu entnehmen, wenn die Untersuchung einige Aussicht auf Erfolg böte, das heiße also nur in den Fällen, wo die Verunreinigung des Flusses mit Choleravibrionen eine starke wäre und wo die Strömung des Wassers ganz oder fast ganz fehlte“.

Kolle fügt hinzu, daß in den Jahren 1892—94 bei der Untersuchung „vieler“ Wasserproben in „einigen“ Fällen Proben aus der Elbe, Weichsel und Oder positiv ausgefallen seien. Was diese einige Fälle angeht, so ist es damit nicht anders als mit den „zahllosen“; der bakteriologische Beweis mangelt ebenso wie der epidemiologische.

Als im August 1909 in Rotterdam einige Hafenanwohner an Cholera erkrankten, mußte natürlich das „verseuchte Flußwasser“ die Infektion bewirkt haben (HIJMANS VAN DEN BERGH), aber der Beweis wurde nicht erbracht.

In der jüngsten Zeit sind noch einige Mitteilungen über Vibrionenbefunde zur Cholerazeit im Wasser gemacht worden. CARAPELLE fand im Leitungswasser der Stadt Palermo im Sommer 1910 zwei Vibrionenstämme, welche die Agglutinationsprobe und die bakteriolytische Reaktion in vitro zuerst sehr schwach gaben, aber nach einigen Passagen durch das Meerschweinchenperitoneum deutlich; er schließt mit Recht daraus, daß der Choleravibrio im Wasser zum harmlosen Saprophyten wird. STRÖSSNER fand im Herbste 1910 im Wasser bei einem verankerten Frachtschiffe in einem Seitenarm der Donau unweit Budapest einmal vorübergehend Choleravibrionen, welche die Agglutinationsprobe und die bakteriolytische Reaktion gaben, später suchte er sie wiederholt vergeblich. Auf dem Schiffe befand sich zur Zeit der ersten Untersuchung ein Cholerakranker. Wir schließen daraus, daß der Kranke das Kielwasser verunreinigt hat, nicht daß das Flußwasser den Mann infizirt hat.

Nichts anders beweisen die einzelnen Befunde von Choleravibrionen während der Cholerajahre 1907 und 1908 in 17 Newawasserpoben aus dem Bereich von St. Petersburg (ZABOLOTNY). Es gab damals in St. Petersburg vom November 1907 bis zum März 1908 wenigstens 10 311 Erkrankungen und 4006 Todesfälle an Cholera. Wo so viele Anwohner der Newakanäle erkrankten, werden wol auch ein paar Vibrionen in die Wasserläufe gelangt sein, zumal da in der Umgebung der Kranken gegen 2—3 % gesunde Vibrionenträger waren, die zwei Wochen lang, ausnahmsweise auch bis zu 57 Tagen, die Vibrionen in den Stuhlgängen abgaben. ZABOLOTNY legt selbst wenig oder wol gar keinen Wert auf jene Befunde; denn in seinem Bericht über die Cholera in Rußland während der Jahre 1908 bis 1909 läßt er die Choleraansteckung nur auf zwei Wegen erfolgen: durch unmittelbare Berührung von Mensch zu Mensch und durch kalte Speisen und Getränke, besonders Milch. Eine Vermehrung der Cholerabazillen im Wasser der Newa geschehe nur in Ausnahmefällen (JAKIMOW, ZABOLOTNY u. s. w.).

§ 93. Wenn wir im Allgemeinen leugnen, daß das Trinkwasser ein wichtiger Choleraverbreiter sei, so geben wir Ausnahmefälle mit EMMERICH zu. Wir erwähnten ja schon die Laboratoriumsinfektion in St. Petersburg im Jahre 1909. In ZLATOGOROFFS Laboratorium hatte am 15. Juni eine Studentin aus der Newa in einem Aquarium Choleravibrionen gezüchtet und eine starke Emulsion davon mit der Pipette angesaugt, wobei sie einen Schluck in den Magen aufnahm. 58 Stunden später, am 17. Juni, bekam sie Übelkeit und Durchfälle, zwölf bis fünfzehn am Tage; dabei

Herzschwäche, Kälte und Cyanose der Glieder und große Mattigkeit. Am 18. Juni enthielten ihre Ausleerungen fast Reinkulturen des Choleravibrio. Am 19. hörten die Durchfälle auf und die Patientin genas wie alle die Menschen, die zufällig oder absichtlich Kulturen des Kommabazillus verschluckt haben.

Noch ist eine Beobachtung von Gamaleia in Odessa zu erwähnen. Er fand im September 1908 in einer Pfütze bei Odessa Choleravibrionen und führte darauf einen kleinen Choleraausbruch von 19 Fällen in benachbarten Häusern zurück, indem er annahm, die Vibrionen seien in der Pfütze als Saprophyten gewuchert und erstarkt und von Fliegen auf Nahrungsmittel übertragen worden. Das scheint doch mindestens ebenso sicher eine Bodencholera im Sinne Pettenkofers wie eine Wassercholera gewesen zu sein. Denn wenn sich Vibrionen in einer Pfütze finden, sind sie wol auch am Ufer der Pfütze im Boden vorhanden und werden hier von den Fliegen, die sich nicht ins Wasser wagen, eher aufgenommen als dort. Daß der Ausbruch mit der Desinfektion der Pfütze erlosch, beweist nichts für die Wassertheorie; denn Epidemien erlöschen immer wieder auch ohne Desinfektion. —

Wir stehen nach alledem mit dem „sicheren“ Nachweise des Choleravibrio im Trinkwasser verseuchter Orte und mit der Bedeutung des Trinkwassers für Choleraepidemien heute noch genau auf dem Punkte, den Hueppe bei der Besprechung der Hamburger Epidemie bezeichnet, wenn er schreibt, daß, soweit der Nachweis der Wasserinfektion zu führen war, uns die Bakteriologie im Jahre 1892 nicht weiter gebracht habe; das müsse klar und unzweideutig eingestanden werden, da sonst die Gefahr einer bakteriologischen Mystik entstehe, die nicht geeignet sei, die Unklarheiten der Epidemiologie zu beseitigen.

Seien wir also zwanzig Jahre später nicht weniger wahrheitsliebend. Koch ist uns mit gutem Beispiele vorausgegangen. Er hatte im Jahre 1901 bei Gelegenheit der Gelsenkirchener Typhusepidemie seine Trinkwasserlehre zum letzten Male betont, heftig und Andere kränkend betont; wenige Monate darauf, im Jahre 1902 gab er sie endgültig dran, allerdings um nunmehr die ebenso irrige Kontakthypothese als die alleinzutreffende zu vertreten: „Die Cholerabakterien können nirgendwo anders vorkommen als wie im Menschen. Sie können sich nicht in der Außenwelt lange halten oder gar vermehren. Sie verschwinden im Gegenteil sehr bald und werden immer nur durch den Menschen produziert und überall hin verstreut.“ Der Cholerakeim sei ein obligater Parasit wie der Malariakeim; die ganze Formel der Choleraseuche sei mit der Kontaktinfektion von Mensch zu Mensch ausgesprochen.

Die alte Kontakthypothese beruht, wie wir gesehen haben (§ 74), ebensowenig auf der Erfahrung wie die Trinkwasserhypothese; beide werden durch die Epidemiologie widerlegt und sind nunmehr endgültig abgetan bis auf die wiederholt besprochenen Ausnahmen.

§ 94. Daß die Choleraausleerungen am Krankenbett, in der Leibwäsche und Bettwäsche, in Abtritten und Jauchegruben nur vereinzelte und leichte Infektionen bewirken, daß ihre Verschleppung für die Choleraeinsaat an geeigneten Orten zwar wichtig sei, aber für die Choleraaussaat über die Bevölkerung eines Ortes und Landes so gut wie gar nicht in Frage komme, lehrt die Epidemiologie unzweideutig. Dementsprechend fanden Koch, Nicati und Rietsch und Andere in den Dejekten und in der Grubenjauche den Kommabazillus oft schon am ersten Tage zugrunde gehen; seine längste Lebensdauer, die sie hierbei beobachteten, war eine Woche. Sobald die aufbewahrte Masse anfing, in Fäulniß überzugehen und zu stinken, nahmen die vorher zahlreich oder massenhaft vorhandenen Kommabazillen so rasch ab, daß sie 24 Stunden später nicht mehr zu finden waren. Drei bis vier Tage war die gewöhnliche Zeit, die die Entseuchung der Fäkalien in geschlossenen Gefäßen und in Wärmekammern in Anspruch nahm.

In der freien Luft hielt sich der Vibrio an der Oberfläche von Dejekten in Jauchegruben und in Wassertümpeln bei besonderer Gunst der Bodenwärme, des Nährstoffgehaltes und der Sauerstoffzufuhr ausnahmsweise wochenlang und monatelang bis zu 120 Tagen, vermehrte sich sogar ein wenig.

Auch Fürbringer und Strietzel (1908) haben gefunden, daß in Spülgräben mit oder ohne Regenwasserzuleitung die Choleravibrionen wie die Typhusbazillen wochenlang, die ersteren sogar bis zu 106 Tagen nachweisbar sind; sie halten deßhalb die Abwässer dieser Gruben für infektiös. Das ist eine Meinung, keine Tatsache.

Weiteres über die Lebensdauer des Choleravibrio in Fäkalien bei Uffelmann 1888, Kitasato 1889, Kaupe 1890, Schiller 1890, Abel und Claussen 1895, Montefusco 1911.

In beschmutzten Wäschestücken, Kleidern, Teppichen kann sich der Choleravibrio, wenn die Austrocknung verhütet wird, tagelang und wochenlang erhalten. In feuchter Leinwand vermehrt er sich, wie Koch zeigte, reichlich. Auch Karlinski (1890, 1895) beschmierte Leinwand, Baumwolle und Watte mit Choleradejekten und bewahrte sie feucht in Pergamentpapier auf; er fand noch bis zum 217. Tage lebende Kommabazillen darin. Wurden die genannten Präparate zuerst getrocknet und dann in Holzbüchsen verwahrt, so lebte der Vibrio nur noch höchstens 36 Tage.

Die Regel ist, daß der Cholerabazillus in den mit Dejekten besudelten Wäschestücken und Kleidern binnen wenigen Tagen infolge der Eintrocknung abstirbt.

Bringt man die Dejekte auf die Oberfläche eines mit tierischen und pflanzlichen Abfällen verunreinigten, luftführenden und mit tiefem oder schwankendem Grundwasser versehenen Erdbodens, welcher aus der Tiefe mit dem aufsteigenden Bodenstrom Nährlösungen aufsteigen läßt, die aus jenen zersetzten tierischen und pflanzlichen Stoffen herrühren, dann hat der Choleravibrio sein eigentliches Behagen, er vermehrt sich rasch und reichlich und wird ein starker Giftbildner. Das hat EMMERICH mit einem erdrückenden experimentellen Material gezeigt. Das entspricht dem Satze PETTENKOFERS, daß der Cholerakeim mit den Dejekten in den Boden gelangen muß, um zu erstarken; das entspricht dem Schlusse, den GAMALEIA aus seinen Erfahrungen im Kaukasus, in den Wolgagegenden und in Odessa gezogen hat und mit den Worten ausdrückt: Die Cholera verbreitet sich nur durch Bildung von saprophytischen Herden, in denen sich Choleravibrionen entwickeln.

§ 95. Die Ansprüche, die der Choleravibrio an die Umgebung, worin er gedeihen soll, macht, sind 1. bestimmte Nährstoffe, 2. genügende Feuchtigkeit, 3. alkalische Reaktion der Nährflüssigkeit, 4. Sauerstoffzufuhr, 5. bestimmte Wärmegrade, 6. Licht.

1. Zu den unentbehrlichen Nährmitteln des Choleravibrio gehören zunächst Eiweißstoffe, und zwar vermag er ebenso die aus dem organischen Zusammenhang gerissenen nativen oder genuinen Eiweißkörper anzugreifen, wie die zusammengesetzten Eiweißstoffe der Proteïde vom Nuklein bis zum Haemoglobin abzubauen, wie auch die einfachen Albumine und Globuline im Ei, im Blut, im Muskel, in der Milch, im Pflanzengewebe zu benutzen. Auch mit den Glycoproteïden, Mucin, Hyalin u. s. w. wird er fertig. Mit den albuminoiden Substanzen, dem Glutin, Gelatine, und dem Kollagen ist er zur Not zufrieden. Am liebsten sind ihm die denaturirten Eiweißkörper, das Tierfibrin und das Pflanzenfibrin, die Albumosen, Propeptone und Peptone. Findet er diese nebst den anderen Lebensbedingungen in der Höhle eines Organismus wie dem menschlichen Darm, so ist er bald imstande, auch die höheren Eiweißstoffe und selbst das lebendige Gewebe zu überwinden und so den befallenen Organismus krank zu machen und zu töten; zu dem Zwecke bereitet er ein furchtbares Gift, die salpetrige Säure, wie die Säugetiere im Magen Salzsäure und die Tonnenschnecke, dolium galea, in der Speicheldrüse Schwefelsäure zu den Lebenszwecken ihres Organismus bereiten.

Ein zweites unentbehrliches Nährmittel ist dem Choleravibrio das Kochsalz. Ein drittes der Salpeter, wenigstens unter der Bedingung, daß er jenes eiweißangreifende Gift, die salpetrige Säure, bilden soll; er kommt auch ohne Salpeter aus, wo ihm genügend Sauerstoff und die denaturirten Eiweißstoffe zur Verfügung stehen. Zur Bildung der salpetrigen Säure aus den reducirten Nitraten muß er von anderen Säuren unterstützt werden, die er entweder in den Nährflüssigkeiten vorfindet oder durch Reduktion von Kohlehydraten selbst macht.

Die Concentration der genannten Nährstoffe kann verschieden sein, je nachdem die Nährflüssigkeit durch stetige Diffusion wechselt und von den Stoffwechselgiften des Vibrio, die diesen schließlich selbst vernichten, immer wieder gereinigt wird, wie das im lockeren Erdboden geschieht, oder fertig gegeben und abgeschlossen stockt, wie in der Laboratoriumsflasche, oder ein mittleres Verhalten hat, wie im menschlichen Darm.

Als einfachsten und zweckmäßigsten Nährboden für die Aufzucht des Choleravibrio wendet man im Laboratorium eine wässerige Lösung von 0,5—1,0 % Pepton und 0,25—0,8 % Kochsalz an. Verdünnt man diese Lösung oder die gewöhnliche Nährbouillon um das fünffache oder zehnfache, so hört sie auf, dem Choleravibrio zu genügen; das Wachstum steht still, um erst wieder in Gang zu kommen, wenn ihm eine bessere Nahrung angeboten wird. Wird die Nährflüssigkeit stark eingeengt, wächst insonderheit der Kochsalzgehalt, so nimmt der Vibrio neue Wachstumsformen an, die als „Degenerationsformen" bezeichnet werden; sehr bald treten diese bei einem Kochsalzgehalt von 1—2 % auf (Hammerl 1907); in dieser Beziehung verhält sich der Choleravibrio wie der Pestbazillus, der Diphtheriebazillus und viele andere Spaltpilze. Bei fortschreitender Eindickung oder Austrocknung des Nährbodens steht ebenfalls das Wachstum still; es entstehen die im § 86 besprochenen Ruheformen. Während Saprophyten wie der Bacillus mesentericus noch bis zu 12 % Kochsalzgehalt und die Bazillen der Typhus- und Paratyphusgruppe noch zwischen 5—7 % Cl Na vertragen, stirbt der Cholerapilz schon bei einem Kochsalzgehalt über 4 % rasch ab (Karaffa und Korbut 1911).

Natriumsalze sind dem Vibrio cholerae im Allgemeinen lieber als Kaliumsalze. Kartoffeln, auf denen er nicht wachsen will, können durch Übergießen mit 3 %iger Chlornatriumlösung zur Kultur geeignet gemacht werden.

Daß der Kochsalzgehalt des Dünndarminhaltes mit 0,29—0,44 % und der der Reiswasserausleerungen mit 0,29 % (Hueppe) dem Choleravibrio günstig ist und ebenso der Gehalt jener Flüssigkeiten an Peptonen und Propeptonen, bedarf keiner Ausführung. Im Darme von Versuchsmenschen wie Pettenkofer wuchs der aus dem Darminhalt eines Cholerakranken isolierte Vibrio üppig, war aber unfähig, die Darmschleimhaut tiefer anzugreifen, weil seine nitratreduzirende Kraft gering und der Nitratgehalt in dem Darminhalt wol ebenfalls ungenügend war.

2. Im Allgemeinen liebt der Choleravibrio das Wasser nicht (§ 90 ff.); schon die fünffache Verdünnung der üblichen Nährflüssigkeiten genügt, um ihn rasch am Weiterwachsen zu hindern. Ein gewisser Feuch-

tigkeitsgehalt ist erforderlich, um die Verdünnung und Abschwemmung der ihm feindlichen eigenen Stoffwechselprodukte zu gewährleisten. Sein Absterben bei behinderter Abfuhr der Abbauprodukte haben Gotschlich und Weigang direkt gezeigt. Eine Kultur, die nach zwölfstündigem Wachstum 40 Milliarden entwickelungskräftige Keime enthielt, gab 24 Stunden später, also 36 Stunden nach der Aussaat der Mutterkeime, nur noch eine halbe Milliarde lebensfähiger Individuen. Im menschlichen Darm geschieht dasselbe Absterben; der Dickdarm enthält immer viel weniger lebende Cholerakeime als der Dünndarm (Hueppe) und in den Dejekten können sie völlig fehlen. Auch in der Choleraleiche ist sehr häufig schon jede Spur des Choleravibrio verschwunden; mitunter gelingt es noch, ihn aus der Galle zu züchten, wenn der ganze Dünndarm bereits steril ist.

Der raschen völligen Austrocknung widersteht die Lebenskraft des Choleravibrio kaum eine Stunde, insbesondere wenn die Austrocknung im hellen Sonnenlicht geschieht (Berckholtz 1888, Kitasato 1889, Ficker, Guyon 1892). Bei der langsamen Austrocknung im Dunkeln bilden sich die genannten Ruheformen. Die Meinung Uffelmann's und Hesse's, daß Luftströme den Vibrio mit trockenem Staube verbreiten können, ist schwer zu bestreiten; aber eine einzige Erfahrung, daß diese Verbreitungsart für den Menschen gefährlich werden könne, liegt nicht vor. Für sein nachträgliches Auskeimen aus dem Staube findet er jedenfalls selten die günstigen Bedingungen am Menschen.

§ 96. Neben dem genügenden Gehalt an Nährstoffen und der Entgiftung fordert der Choleravibrio von seinem Nährboden

3. eine deutliche alkalische Reaktion. Der Alkaligrad, den er liebt, ist außerordentlich groß; im Mittel mag er in unbewegten abgeschlossenen Nährböden 0,1 % betragen. Frische Kulturen aus Choleradejekten wachsen am besten bei einem Gehalt von 0,2—0,3 % Gehalt an Natriumcarbonat, für ältere Kulturen wirkt ein Gehalt von 0,3 % schon stark entwickelungshemmend; sie ziehen geringere Grade vor (Hesse, Dahmen, Stutzer und Burri 1893).

Praktisch setzt man auf 100 ccm eines für den Choleravibrio bestimmten Nährbodens nach Herstellung des Neutralpunktes für Lacmus 3 ccm einer 10 procentigen Lösung von kristallisirtem kohlensaurem Natrium zu.

Gegen Säuren ist der Vibrio höchst empfindlich. Zehntausendfach verdünnte Schwefelsäure oder Salzsäure, tausendfach verdünnte Phosphorsäure töten ihn in wenigen Sekunden (Stutzer und Burri). Im Trinkwasser genügt die schwache Ansäuerung mit Acidum tartaricum oder Acidum citricum oder der Zusatz von wenigen Tropfen Zitronensaft auf ein Wasserglas, um die darin ausgesäten Vibrionen zu töten. Dies für die Wasserfürchtigen.

Bei alledem produzirt er selbst Milchsäure bis zur sauren Reaktion des Nährbodens, wenn er in schwachalkalischer Bouillon, die Laktose enthält, ausgesät wird; sobald freilich die saure Reaktion da ist, stirbt er ab (FERRAN 1892); auch in Traubenzuckerbouillon bildet er eine linksdrehende Milchsäure (KUPRIANOFF 1893, GOSIO 1894). Daß weiterhin mit Hülfe dieser Säuren aus den vom Choleravibrio reduzirten Nitraten salpetrige Säure gebildet werden kann und dieses Gift schon in höchster Verdünnung nicht nur die Darmschleimhaut des Menschen sondern den Giftbildner selbst tötet, wurde schon gesagt.

Alles spricht dafür, daß der Choleravibrio den Magen passiren muß, um seinen eigentlichen Nährboden im Dünndarm zu erreichen. Man hat gesagt, die Salzsäure im Magen würde ihn auf diesem Wege rasch zerstören, wenn nicht erstens eine bedeutende Flüssigkeitsmenge mit ihm zugleich in den Magen käme und die Magensäure verdünne, zweitens eine rasche Entleerung des Magens geschähe, wie sie in der Tat bei flüssiger eiweißarmer Kost schon gleich nach der Einführung beginnt, oder drittens das Vorhandensein größerer Schleimmassen, wie beim Magenkatarrh, dem Vibrio zum Schutze diene, oder viertens die Salzsäurebildung durch pathologische Prozesse im Magen vermindert oder ganz aufgehoben sei, oder fünftens eine künstliche Abstumpfung der Säure durch Alkali geschähe.

In der Tat konnte KOCH bei jungen Kaninchen und Meerschweinchen die Überführung wirksamer Cholerakeime durch den Magen in den Darm nicht eher erreichen, als bis er die Salzsäure ihres Magens durch Sodalösung gebunden und dazu noch die lebhafte Darmperistaltik durch intraperitoneale Injektion von Opium gelähmt hatte. PETTENKOFER und EMMERICH machten bei ihrem Selbstversuch die Nutzanwendung hiervon.

Bei der natürlichen Infektion bleiben dem Choleravibrio auch ohne jene Umstände Schlupfwege genug, um die schädliche Wirkung der Magensäure zu umgehen. Hierher gehört zunächst eine Überladung des Magens mit Speisen, die das Anwachsen des Säuregehaltes auf den normalen Grad von 0,15—0,2 % H Cl über die gewöhnliche Zeit von $1^1/_2$ bis 2 Stunden bedeutend verzögert. Sodann vermag der Choleravibrio im Mageninhalt mit einem Säuregrad von 0,2—0,27 % vierzig bis sechzig Minuten lang zu leben, da ihm der Schleim der Mundflüssigkeit, die Eiweißkörper und Peptone der Speisen Schutz gegen die Säure geben.

Während in reinem Wasser schon 0,05 % H Cl genügen, um den Vibrio in sechs Minuten zu töten, und schon 0,02 % H Cl mit Pepsin ihn in derselben Zeit vernichten, stirbt er bei einem Gehalt an Eiweiß und Pepton mit 0,09—0,22 % H Cl erst in einer vollen Stunde ab, in schleimigem Mageninhalt erst in zwei Stunden; umgekehrt im übersauren Mageninhalt schon nach zehn Minuten (SCHULTZ-SCHULTZENSTEIN 1902, STERN 1908).

4. Außerhalb des menschlichen Darmes verlangt der Choleravibrio eine ausreichende Sauerstoffzufuhr bei seinem Wachstum; er gedeiht auf künstlichen Nährböden am besten an offener Luft und sucht in Nährflüssigkeiten die Oberfläche auf. Es genügt, wie KOCH zeigte, eine frischbesäte Gelatineplatte an einer Stelle mit einem Deckgläschen vom Verkehr mit der frischen Luft abzusperren, um hier die Entwickelung der Kolonien ganz erheblich zu verzögern. Bei völligem Sauerstoffabschluß steht die Entwickelung der Kulturen ganz still, um aber bei geringster Luftzufuhr wieder in Gang zu kommen (LIBORIUS 1886, HESSE 1892, HELLIN 1894, WESBROCK 1896).

Dennoch lebt und vermehrt sich der Cholerakeim im Dünndarm des Menschen in einem sauerstoffarmen Medium. Die Laboratoriumsversuche finden also nur auf seinen Lebensgang im Boden und auf den Speisen, nicht auf seine Schicksale im Darm Anwendung. HUEPPE hat 1888 gezeigt, daß sich der Choleravibrio bei Sauerstoffhunger, wenn er z. B. in das sterile Hühnerei eingeimpft wurde, ganz anders verhält, als beim Sauerstoffüberfluß in Oberflächenkulturen. Unter der letztgenannten Bedingung ist seine Wachstumsenergie und seine Widerstandskraft gegen äußere Schädlichkeiten größer; bei Sauerstoffmangel entwickelt er größere Giftwirkung, geht aber auch rascher zugrunde. Wenn ZENTHÖFER, DÖNITZ, ABEL UND DRÄER (1895) in sorgfältigen Versuchen festgestellt haben, daß in Hueppes Experimenten wahrscheinlich noch ein Minimum Sauerstoff vorhanden war, so ändert das an der Sache gar nichts, und wenn sie sagen, daß in Hueppes Experimenten die Anwesenheit von anaeroben Bakterien den Choleravibrio in seiner chemischen Tätigkeit unterstützte, so muß man hinzufügen, um so mehr entsprachen die Versuche dem Verhalten des Mikroben im Dünndarm, wo er, um seinem Sauerstoffbedürfniß zu genügen, sogar die etwa vorhandenen Nitrate reduzirt. Keinesfalls gehört der Choleravibrio zu den obligaten Aerobiern mit maximalem Sauerstoffbedürfniß. Er paßt sich dem Sauerstoffüberfluß wie dem Sauerstoffmangel je nach dem Nährboden an.

5. Der Wärmegrad, der dem Wachstum des Choleravibrio am zuträglichsten ist, liegt zwischen 34 und 36 ° C, wenigstens im Laboratoriumsversuch; bei Temperaturen über 38 ° C beginnt schon ein massenhaftes Absterben. Einstündiges Erwärmen auf 56 ° C oder fünfminutenlanges Erwärmen auf 80 ° C genügt, um eine Kultur abzutöten; Siedhitze zerstört sie sofort.

Bei Temperaturen unter 34 ° C verzögert sich mehr und mehr die Vermehrungstätigkeit des Cholerapilzes; bei 18 ° C hört sein Wachstum auf, aber nicht sein Leben. Die Gefriertemperatur vermag ihn erst nach sehr langer Einwirkung zu töten. In Eis halten sich die Vibrionen tagelang entwickelungskräftig.

Renk gibt als längste Dauer für die Erhaltung des Choleravibrio unter 0° bis —7° C fünf Tage an. Zwischen —10° und —15° sah Montefusco (1893) ihn schon in einer halben Stunde zugrunde gehen. Hingegen fand Wnukow (1893), daß er die Temperaturgrade bis —32° C abwärts verträgt und sogar durch häufigen Wechsel der Temperatur um den Gefrier- und Taupunkt nicht unbedingt zerstört wird. Auch Weiss (1894) und Kasansky (1895) fanden, daß er mehrfaches Einfrieren und Auftauen verträgt und in dem russischen Klima vier Monate im Wasser oder Eis überwinterte, wenngleich die Kälte bis zu —31,8° C zunahm. Christian (1908) verwahrte ihn im Eis bei weniger als 0° C über vier Monate lebendig, und Jordansky meint, er könne bei —5,0° C etwa 46 Tage, bei —13° C etwa 18 Tage und unter —25° C mehrere Tage leben.

6. Zerstreutes Licht ist dem Choleravibrio durchaus nicht feindlich. Er strebt mit Begier zur Oberfläche von Flüssigkeiten der Luft wegen, aber auch zur hellen Seite des Aquariums des Lichtes wegen. Ich sah seine Vermehrung in Peptonlösungen bei der gemäßigten Helle des Zimmers und im Schatten der Bäume ebenso rasch wenn nicht rascher vor sich gehen wie unter sonst gleichen Verhältnissen beim Dunkel des Brutschrankes. Sonnenstrahlen töten ihn in einem Aquarium binnen wenigen Stunden, falls er dort keinen Schutz im Schatten findet. Palermo sah Choleravibrionen, die in Bouillon dem Sonnenlicht ausgesetzt waren, nach drei bis vier Stunden ihre Virulenz aber nicht ihre Vermehrungsfähigkeit verlieren, nach sechs bis sieben Stunden unbeweglich werden. — Sonne und Austrocknung zugleich vernichten den Cholerakeim sicher (Koch, Hankin).

§ 97. Das Verhalten des Choleravibrio gegen die gebräuchlichen Desinfektionsmittel ist hundertfach unter den verschiedensten künstlichen Verhältnissen untersucht worden; viel mehr ist dabei nicht herausgekommen als die Erfahrung, daß er gegen chemische Gifte wenig Widerstandskraft hat, wenn diese an ihn herangelangen können.

Nach Forster wird der Cholerakeim rasch vernichtet in einer Lösung von 1 Sublimat: 3 000 000 Wasser und zwar binnen fünf und zehn Minuten, in Karbolsäurelösung von 1:100 in fünf Minuten. Das gilt für das reine Experimentum in vitro, wo keinerlei weitere Stoffe das Desinficiens in Anspruch nehmen, binden oder zersetzen.

Kulturen in starker Hühnerbouillon fand van Ermengem nach einer halben Stunde vernichtet, wenn er hinzusetzte:

Sublimat 1 : 60000	gesättigte Borsäurelösung 1 : 300
conc. Salzsäure 1 : 2000	„ Salicylsäurelösung 1 : 300
conc. Schwefelsäure 1 : 1500	Zinksulfat 1 : 300
Kupfersulfat 1 : 600	Eisessig 1 : 200
Karbolsäure 1 : 600	Citronensäure 1 : 100
Chlorzink 1 : 500	Eisensulfat 1 : 40
gesättigte Thymollösung 1 : 400	absoluten Alkohol 1 : 10

u. s. w.

Nach Cornil und Babes ist Gelatine für den Choleravibrio tödlich, wenn sie enthält:

Sublimat 1 : 20000	Salicylsäure 1 : 800
Thymol 1 : 10000	Chininsulfat 1 : 800
Kupfersulfat 1 : 3000	Brom 1 : 600
Essigsäure 1 : 2000	Jod 1 : 600
Karbolsäure 1 : 1000	Alkohol 1 : 15

Koch gibt zu praktischen Zwecken der Karbolsäure in halbprozentiger Lösung den Vorzug vor dem metallischen Sublimat, Eisenvitriol, Kupfervitriol, die von den zu desinfizirenden organischen Gemischen teilweise gebunden und damit unwirksam gemacht werden.

Die praktische Desinfektion der verseuchten Orte und Geräte und Menschen wird heute durch Ausführungsbestimmungen der Landesgesetze für das Seuchenwesen überall so genau vorgeschrieben, daß der gehorsame Bürger ruhig sein und sogar auf die Selbsterziehung zur Reinlichkeit verzichten kann; denn wo er eben gewaschen, geputzt und gelüftet hat, kommen die Seuchenknechte mit schmutzigen Stiefeln, schließen Fenster und Türen und desinfiziren.

§ 98. Für diagnostische und experimentelle Zwecke ist es wichtig, das Wachstum des Choleravibrio auf künstlichen Nährböden zu kennen.

Auf den üblichen festen Nährböden wächst er entsprechend seiner Sauerstoffliebe nur oder wesentlich an der Oberfläche. In der Tiefe von Stichkulturen entwickelt er sich erst, wenn er eine fortschreitende Verflüssigung des Nährbodens von obenher bewirkt hat.

1. Auf der Gelatineplatte (Fleischwasserpeptongelatine) erscheint nach 15- bis 20 stündiger Bebrütung bei 22—23 ° C die nicht allzudicht besäte Platte dem bloßen Auge fein mattirt, wie wenn viele kleinste Nadelstiche hineinpunktirt wären; ein paar Stunden weiter erkennt das bloße Auge die ersten Kolonien als leuchtende Pünktchen, die nach etwa vierundzwanzig Stunden bei sechzigfacher Vergrößerung, also unter einer starken Lupe oder bei Anwendung schwacher Mikroskopobjektive mit engster Blende, eine granulirte Oberfläche mit starker Lichtbrechung zeigen; die Kolonie sieht so aus, als ob sie aus ganz kleinen Glassplitter-

chen bestünde, die das Licht reflektiren. Jede Kolonie hat einen feinen hellen leichtgezähnelten Saum, der bei fortschreitendem Wachstum breiter und heller wird, entsprechend der fortschreitenden Verflüssigung der Gelatine. Senkt man den Tubus des Mikroskops unter die richtige Einstellungsebene, so leuchten die Kolonien sternartig auf, sie werden dunkel bei zu hoher Einstellung, verhalten sich also wie Konkavlinsen, die zwischen Spiegel und Objektiv eingeschoben sind. Kolonien anderer Bakterien, die nicht verflüssigen, wirken umgekehrt wie Konvexlinsen, sehen bei tiefer Einstellung dunkel, beim Heben des Tubus heller aus. Dieses optische Verhalten erleichtert das Aufsuchen der Cholerakolonien in Mischkulturen.

Wird die Kultur älter, so nehmen die runden scheibenförmigen Kolonien eine hellgelbe Färbung an; es bildet sich oft auf ihnen ein feines trockenes Häutchen oder mehrere Lamellen wie beim Knollenblätterpilz; ihr Rand wird unregelmäßig gebuchtet und die fortschreitende Verflüssigung der Gelatine, die durch ein peptonisirendes Ferment des Vibrio (Bitter 1887) zustande kommt und nach spätestens 48 Stunden deutlich geworden ist, bewirkt ein lochförmiges später schalenförmiges Einsinken der Kolonien.

Die Verflüssigungszone nimmt, besonders, wenn es sich um frische Kulturen aus Choleradejekten handelt, an Größe rasch zu; bei alten Laboratoriumskulturen tritt sie zurück. Anfangs klar wird sie später durch das reichliche Wachstum der Vibrionen trübe, wobei die Trübung oft in scharfen konzentrischen Ringen nach außen fortschreitet. Die granulirten Kolonien schwimmen dann als feste Scheiben in der Flüssigkeit, werden dunkelgelb bis bräunlich, oder häufiger lösen sie sich allmählich in einzelne Bröckel oder Schuppen auf.

Bei längerer Fortzüchtung auf Gelatine bildet der Choleravibrio bräunliche Kolonien, die lange Fadenschlingen nach den Seiten aussenden und deren Einzelglieder als Stäbchen oder Fäden erscheinen, die sich von der Kommagestalt so weit entfernen, daß ihre Erkennung unmöglich wird; zugleich verliert die Kolonie die Fähigkeit, die Gelatine zu verflüssigen, und die pathogenen Eigenschaften für die sonst empfänglichen Versuchstiere.

In Gelatinestichkulturen erscheint die Kolonie als weißlicher Faden dem Impfstich entlang. Nach 24 bis 36 Stunden bildet sich unter Verflüssigung der Gelatine eine scheidentrichterförmige Einsenkung, die wie eine Luftblase aussieht, sich immer weiter ausdehnt, indem die Verflüssigung der Gelatine von der Oberfläche nach der Tiefe zu fortschreitet. Anfangs bleibt der Trichterinhalt klar; später wird er trübe, und alte weitverflüssigte Kulturen nehmen eine dunkelgelbe selten eine rosige Färbung und bröckelige krümelige Beschaffenheit an. —

Zur Herstellung der Nährgelatine bereitet man zunächst eine Fleischwasserpeptonbrühe aus 500 gm fettlosem Rindfleisch, das in kleine Würfel zerschnitten, zerhackt, mit 1 Liter Wasser angesetzt, 24 Stunden im Eisschrank oder eine Stunde bei 37 ° C stehen gelassen und dann durch ein Seihtuch abgepreßt wird; zum Fleischwasser werden 10 Gramm trockenes Pepton und 5 Gramm Kochsalz hinzugestzt, die Masse eine halbe Stunde lang gekocht, mit Sodalösung, aus krystallisirtem kohlensaurem Natron, alkalisch gemacht, nochmals dreiviertel Stunden lang gekocht und dann filtrirt.

Auf ein Liter Fleischwasserpeptonbrühe werden 100 Gramm Gelatine bei gelinder Wärme gelöst, dann soviel Sodalösung zugesetzt, bis die Lösung für Lakmuspapier neutral ist; dann werden weitere 30 ccm einer 10 prozentigen Sodalösung zum Liter Flüssigkeit hinzugefügt, diese dreiviertel Stunden lang im strömenden Dampf erhitzt, filtrirt und auf Gläser abgefüllt.

Die Kulturen gedeihen sicher auf Gelatine nur dann, wenn der Nährboden, wie Dahmen (1892) zeigte, verhältnißmäßig stark alkalisch ist und etwa zwischen 0,5—1,5 % Soda enthält. Die Dahmensche Forderung, von Fränkel, Stutzer und Burri (1893) und Anderen bestätigt, wird heute allgemein berücksichtigt.

Sehr häufig entstehen bei der Aussaat von Choleradejekten oder vom Darminhalt der Choleraleiche zweierlei Kolonien auf der Gelatineplatte, erstens die durchsichtigen stark lichtbrechenden, zweitens dunklere grobgranulirte mit gelbem Widerschein. Überträgt man die letzteren auf neue Gelatineplatten, so entstehen wiederum beide Formen. Auch können beide Formen sich in einer Kolonie derart vereinigen, daß die dunklere als breiter Buckel dem hellen Schilde der durchsichtigen aufsitzt oder auch den letzteren als gelben Rand umgibt (Gotschlich und Kolle, Baerthlein; vgl. § 100).

2. Auf der Agarplatte (alkalischen Agargelatine) wächst die Aussaat des Vibrio etwa bei 37 ° C binnen achtzehn Stunden zu blassen flachen scharfrandigen scheibenförmigen Kolonien von hellgelblicher bis gelblich weißer Farbe aus; diese opalesziren bei durchfallendem Lichte stark und können dadurch leicht von den etwa mitgewachsenen weißen undurchscheinenden Kolikulturen unterschieden werden, nicht aber von anderen Vibrionenarten, da auch diese den Opalglanz haben können.

Tiefliegende Kolonien erscheinen als unregelmäßige rundliche oder ovale glattrandige blaßgelbe Herde, die später besonders in der Mitte dunkler werden und eine graue oder grünliche Zone annehmen.

In Agarkulturen hält sich der Kommabazillus Monate und Jahre lang, besonders wenn die Gefäße zugeschmolzen, dunkel und kalt aufbewahrt werden. Warum er das eine Mal die oben (im § 86) beschriebene Körnchenform annimmt, das andere Mal nicht, muß noch genauer untersucht werden.

Die Herstellung der Agarplatte geschieht so, daß die unter 1. beschriebene Fleischwasserpeptonbrühe mit 30 Gramm pulverisirtem Agar versetzt, mit Sodalösung neutral gemacht, dann mit 30 ccm 10 prozentiger Sodalösung gemischt und dreiviertel Stunden lang in strömendem Dampf erhitzt und filtrirt wird.

Um das Wachstum anderer Bakterien, insbesondere des Bacterium coli, neben dem des Choleravibrio zu unterdrücken, hat DIEUDONNÉ einen stark alkalischen Blutagar zur Bereitung von Nährplatten hergestellt und damit in der Tat erreicht, daß aus choleravibrionenhaltigem Bakteriengemisch, wie es der Cholerastuhlgang für gewöhnlich bildet, nur die Cholerakeime wachsen, während allerdings der Nährboden die Trennung des Choleravibrio von den ihm ähnlichen Vibrionen nicht fördert (MAC LAUGHLIN UND WHITMORE 1911).

Die Herstellung von Dieudonnés Blutalkaliagar geschieht so, daß man defibrinirtes Rinderblut und Normalkalilauge zu gleichen Teilen mischt, die lackfarbige Flüssigkeit im Dampftopf sterilisirt und 30 Teile davon mit 70 Teilen gewöhnlichem Nähragar vermischt; die Mischung wird zu Platten ausgegossen. Die Platten müssen 24 Stunden stehen, ehe sie gebraucht werden können. Das beruht darauf, daß sie freies Ammoniak aushauchen, ferner wie PILON zeigte, daß die Kalilauge erst durch die Kohlensäure der Luft in kohlensaures Kalium umgewandelt werden muß, ehe der Vibrio mit Erfolg ausgesät wird.

PILON schlägt vor, die Platten mehrere Stunden in eine Kohlensäureatmosphäre zu bringen oder besser noch nach folgendem Recept sofort mit Soda zu bereiten: Defibrinirtes Blut vom Schwein, Rind, Ziege oder Kaninchen wird mit 12 prozentiger Sodalösung zu gleichen Teilen gemischt, diese Mischung sterilisirt und im Verhältniß von 3 : 7 mit heißem neutralem Nähragar versetzt, zu Platten ausgegossen, gekühlt und getrocknet. — ESCH empfiehlt statt Blut Haemoglobin; FRIEDRICHS stimmt bei.

GLASER UND HACHLA machen darauf aufmerksam, daß die Blutalkaliagarplatte außer den Choleravibrionen auch den Bacillus faecalis alcaligenes und das Bacterium fluorescens gedeihen läßt.

§ 99. Als weiterer Nährboden zur Aufzucht des Choleravibrio dient eine stark alkalische Fleischbrühe.

3. In dieser Nährbouillon wächst der Keim sehr lebhaft, besonders an der Oberfläche, wo er nach vierundzwanzig Stunden eine feine brüchige Kahmhaut bildet, die mehr und mehr an Dicke gewinnt und, wenn das Gefäß erschüttert wird, zu Boden sinkt. Mitunter wird die Haut auffallend stark und bildet Falten; sie kann aber auch ausbleiben. Je geringer die alkalische Reaktion, um so eher wird die Häutchenbildung vermißt. Da der Vibrio proteus Finkler's und Prior's sie angeblich nie bildet, so kann das Merkmal mit Vorsicht zur Unterscheidung beider Vibrionen benutzt werden.

Wird der Vibrio cholerae in kleinen Mengen alkalischer Fleischbrühe in großen Kolben aufbewahrt und durch einen lockeren Wattepfropf hindurch mit stetiger Lufterneuerung versorgt, so kann er drei Jahre und länger lebendig erhalten werden (FERRAN 1892).

Die Herstellung der Nährbouillon geschieht so, daß der unter 1. (§ 98) beschriebenen Fleischwasserpeptonbrühe nach vorsichtigem Neutralisiren mit Sodalösung unter Anwendung von blauem Lakmuspapier weitere 30 ccm einer 10 prozentigen Sodalösung auf je 1 Liter Flüssigkeit hinzugefügt werden. Nach Kochen im Dampfstrom während einer halben Stunde wird die Bouillon auf Kolben gefüllt und an zwei oder drei aufeinanderfolgenden Tagen nochmals je eine viertel Stunde durch Kochen im Dampfstrom sterilisirt.

Die Tatsache, daß der Cholerakeim die Oberfläche sucht, um sich mit Sauerstoff zu sättigen, ist von SCHOTTELIUS (1885) verwertet worden, um aus vibrionenarmen im Übrigen aber bakterienreichen Dejekten den Cholerakeim zu gewinnen und zur rascheren Vermehrung zu zwingen. Er mischte größere Mengen, etwa 100—200 ccm der Dejekte mit 250—500 ccm alkalischer Fleischbrühe, rührte und schüttelte die Mischung gut durch und bewahrte sie in einem hohen Zylinderglas an warmem Orte auf. Nach zehn bis zwölf Stunden schöpfte er den Vibrio von der Oberfläche zu weiterer mikroskopischer und bakteriologischer Prüfung.

DUNHAM hat im Jahre 1887 und nach ihm DUNBAR auf Veranlassung von KOCH diese Methode unter Anwendung der oben erwähnten alkalischen einprozentigen Peptonlösung weiter ausgebildet.

4. Die alkalische Peptonlösung ist heute als allgemeinster Nährboden zur ersten Aussaat und Anreicherung choleravibrionenhaltiger oder verdächtiger Proben in Gebrauch. In ihr geschieht ein sehr schnelles Wachstum aller Vibrionen, die durch Sauerstoffhunger an die Oberfläche gelockt sich hier ansiedeln und indem sie sich dabei schneller als andere Bakterien vermehren, eine Reinkultur in Schwärmen oder in Häutchen bilden, während in der Tiefe oft die anderen Bakterien überwiegen. Da nun der Choleravibrio noch rascher zu wachsen pflegt als einige ihm ähnliche andere Vibrionen, so gelingt es durch Abimpfung von der Oberfläche aus auf Platten nach einigen Stunden jenen zu isolieren oder wenigstens mit anderen Vibrionen in engere Wahl zu bringen.

Die Herstellung der Peptonlösung geschieht folgendermaaßen: 100 Gramm Peptonum siccum werden mit 50—100 Gramm Chlornatrium, 1 Gramm Kaliumnitrat und 2 Gramm Natrium carbonicum crystallisatum auf 1 Liter destillirtes Wasser in der Wärme gelöst, filtrirt, in Kölbchen zu je 100 ccm verteilt und sterilisirt. Zum Gebrauch wird die Lösung zehnfach mit Wasser verdünnt und wiederholt sterilisirt.

Diese Lösung also dient heute nach Dunham's Vorschlag statt der von Schottelius empfohlenen Bouillon zur Anreicherung von choleravibrionenarmen Proben: Verdächtige Teilchen von Koth, Erbrochenem, Wasser, Erde u. s. w. werden in weite Gläser mit Peptonlösung eingesät und im

Brutschrank bei 36° C bebrütet; von Stunde zu Stunde wird die Oberfläche der Flüssigkeit auf das Vorhandensein von Vibrionen untersucht. Enthielt die Einsaat Choleravibrionen, so steigen diese an die Oberfläche und bilden hier ihre Schwärme oder Rasen, gewöhnlich ehe die anderen Bakterien Zeit haben, ihnen zuvorzukommen. Koch konnte in der Hamburger Epidemie des Jahres 1892 bisweilen schon nach sechs, sonst nach zwölf Stunden oder später, die mit den anderen Hülfsmitteln vergeblich gesuchten Kommabazillen gewinnen, wenn er 1 ccm des verdächtigen Stuhlganges auf 100 ccm Peptonlösung im Erlenmeyerschen Kölbchen gemischt hatte.

Diese Anreicherungsmethode bildet heute ein unentbehrliches Glied in der Methodik, den Choleravibrio, wo er in Spuren auftritt, nachzuweisen. Sie hat aber auch weiter gelehrt, wie schwierig es ist, den Choleravibrio von zahllosen anderen Vibrionen, die ihm gleichen, zu unterscheiden. Es gibt im menschlichen Darm nicht gar selten Vibrionen, die sich auch in der Peptonlösung nach oben begeben und in allen Dingen dem Choleravibrio ähnlich sind mit der Ausnahme, daß sie den Menschen nicht krank machen und außerhalb der Choleraorte und Cholerazeiten gefunden werden. Die Frage, ob es sich um wirkliche ohnmächtige, zu Saprophyten abgeschwächte Choleravibrionen handelt oder um artfremde „choleraähnliche“ Vibrionen, ist wissenschaftlich bis heute nicht entschieden, aber vorläufig durch die Machtworte verbündeter Bakteriologen abgeschnitten worden; sie dekretiren, daß es sich wahrscheinlich oder sicher um Wasservibrionen handele, die mit dem Choleravibrio gar nichts zu tun haben, und aus Flüssen, Teichen oder Kanälen gelegentlich in unsere Verdauungswege geraten und hier von den Peptonen des Dünndarminhaltes so lange leben, bis die angestammte Darmflora sie wieder verdrängt; die biologischen Reaktionen unterschieden sie mit Sicherheit von den wahren Kommabazillen. Wir werden sehen (§ 112 ff.).

Sicher ist, daß es Vibrionen im Wasser und im Darm vieler Menschen gibt, die ihnen nichts zu leide tun und dem Choleravibrio so ähnlich ja so gleich sind, daß sogar Koch sie bis zum Jahre 1892 und länger mit seinem Kommabazillus verwechselt oder für wesensgleich erachtet hat. Mancher Schiffer und Flößer auf den östlichen Strömen in Preußen ist ihretwegen als Choleraträger inhaftirt worden.

Vielleicht dient zukünftig zur Unterscheidung des wahren Choleravibrio von den falschen eine von Buchner (1885) vorgeschlagene Methode. Er fand, daß, wo es sich um die Isolierung spärlicher Kommabazillen handelt, eine Nährflüsigkeit, die mit den Zersetzungsprodukten des Bazillus geschwängert ist, „elektiv“ wirkt. Er empfahl eine achttägige Reinkultur von Choleravibrionen in Fleischwasserpeptonlösung durch Kochen zu sterilisieren, sie dann mit dem Fünffachen oder Zehnfachen von physiologischer Kochsalzlösung zu verdünnen und in diese Lösung Spuren der verdächtigen Proben einzusäen; nach 18 Stunden nimmt man von der Oberfläche das Häutchen zu Plattenkulturen. GRUBER bestätigte (1887) die Anwendbarkeit dieser Methode, die sich, wie man leicht erkennt, von der durch Schottelius vorgeschlagenen eben durch die specifischen Stoffwechselprodukte des Kommabazillus in der Nährflüssigkeit unterscheidet. Es müßte aber untersucht werden, ob diese das Wachstum anderer Vibrionen verhindern.

Seitdem DIEUDONNÉ seinen „Elektivnährboden" zur Aufzucht des Choleravibrio empfohlen hat, sind eine ganze Reihe von „Modifikationen" empfohlen worden, die Vorzüge vor ihm haben sollen. Sicher ist, daß keiner vor der Verwechselung des Choleravibrio mit „choleraähnlichen Vibrionen" schützt. Das tun auch die folgenden Nährböden nicht, die aber erwähnt werden müssen, weil sie uns weitere Kenntnisse zur Bionomie des Kommabazillus vermittelt haben.

5. Erstarrtes Blutserum wird durch die Choleravibrionen rasch verflüssigt unter der Bildung großer Kolonien; das proteolytische Ferment vergeht bei langer Fortzüchtung des Vibrio (BUROFF).

6. In steriler Milch gedeiht der Choleravibrio gut, ohne diese zunächst für gewöhnlich durch Gerinnung oder andere auffallende Zeichen zu verändern. Doch wechselt das; in Hamburg 1892 gewann FRÄNKEL Kulturen, die rasche Milchgerinnung bewirkten; gleiche Beobachtungen machten damals NETTER und Andere in Paris. Nach vierundzwanzig Stunden zeigt sich fast immer unter Säurebildung die Milch geronnen; spätestens ist die Koagulation bei 37 ° C am 2. Tage, bei Zimmertemperatur am 10. bis 12. Tage nachweisbar. In nicht steriler Milch gedeiht der Choleravibrio je nach der äußeren Luftwärme, nach Reinheit und Säuregehalt.

Die Milchgerinnung durch den Choleravibrio beruht auf einem von ihm abgesonderten Ferment, das abfiltrirt werden kann; es widersteht einer Hitze von 60 ° C bis zu zwanzig Minuten und wird erst durch Sieden bei 100 ° vernichtet. Der Vibrio verliert dieses Ferment, wenn er ein Jahr und mehr auf künstlichen Nährböden fortgezüchtet wird (BUROFF 1911).

7. In Zuckerlösungen und auf Stärkeböden gedeiht der Choleravibrio vortrefflich. Er spaltet durch ein diastatisches Ferment die Stärke und reduzirt den Zucker bis zur Bildung von Milchsäure. Das Ferment bildet er auch nach jahrelanger Kultivirung im Laboratorium.

Über sein Wachstum auf Brod, Kartoffeln und anderen stärkehaltigen Nahrungsmitteln siehe § 88.

§ 100. Auf künstlichen Nährböden längere Zeit fortgezüchtet verliert der Choleravibrio seine ursprüngliche Gestalt und Lebenstätigkeit bis zur Unkenntlichkeit. Diese Tatsache ist von FINKLER UND PRIOR, HUEPPE,

Emmerich, Finklenburg u. A. schon bald nach der Entdeckung des Vibrio bis in Einzelheiten nachgewiesen, aber in Deutschland von den Dogmatikern im Interesse der „Specifität des Kommabazillus“ bestritten oder sekretirt und ignorirt worden, wiewohl die merkwürdigsten Befunde vorlagen, die auf Mutationen und Variationen des Choleravibrio und die epidemiologische Bedeutung dieser Abweichungen hinwiesen.

Celli und Santori fanden bei einer kleinen Choleraepidemie in Rom, die während des Herbstes 1893 binnen vier Monaten 107 Erkrankungen machte, unter 44 Cholerafällen 12, bei denen der Vibrio sich auf der Gelatineplatte vor 36—48 Stunden überhaupt nicht zeigte, weder in Bouillon noch auf Agar bei 37 ° C weitergezüchtet werden konnte, keine Cholerarotreaktion gab und für Meerschweinchen ganz unschädlich war. Erst nach achtmonatiger Fortzüchtung gedieh der Vibrio romanus bei 37 ° C, gab die Cholerarotreaktion, aber tötete kein Meerschweinchen.

Claussen züchtete 1894 aus einem Choleradejekt Vibrionen, die auf der Gelatineplatte durchaus unregelmäßig wuchsen, zerrissene Ränder und zerfallende Kolonien zeigten und ebenso unregelmäßig und langsam in Stichkulturen gediehen; sie gaben keine Cholerarotreaktion; Bouillonkulturen konnte man in der Menge von 1 ccm den Meerschweinchen ins Bauchfell spritzen, ohne daß sie starben. Erst nachdem sie nochmals in frischer Bouillon gewachsen waren, töteten sie dieses Versuchstier unter Erregung von Peritonitis und Septikaemie und gaben die Cholerarotreaktion.

Ebenso gewannen Bordoni-Uffreduzzi und Abba im Jahre 1894 aus dem Stuhlgang eines Cholerakranken einen atypischen Vibrio von kurzer Gestalt, der Gelatine überrasch verflüssigte, auf Kartoffeln gelbe Überzüge bildete und erst nach neunmonatiger Fortzüchtung sich dem Typus Kochs annäherte.

Die russische Epidemie der letzten Jahre hat reichliche Gelegenheit gegeben, die Variationen und Mutationen des Choleravibrio zu studiren. Insbesondere haben Horowitz, Tschurilow, sowie Jakimow, Zabolotny, Zlatogoroff und Kulescha festgestellt, daß es zwischen typischen und atypischen Vibrionen zahlreiche Übergänge in morphologischer und biochemischer Hinsicht gibt, daß auf der einen Seite diese Varietäten durch die „specifische“ Agglutination (§ 114) zusammengehalten werden, aber auf der anderen Seite es auch wieder in den Ausleerungen Cholerakranker, gesunder Vibrionenträger und Cholerarekonvaleszenten Vibrionen gibt, die durch „das Choleraserum“ kaum merklich oder überhaupt nicht agglutinirt werden. Diese letzteren können hier und da ihrerseits in Versuchstieren das Blutserum so beeinflussen, daß es wie das echte Choleraserum Choleravibrionen agglutinirt; andere ihrer Art aber entbehren diese Eigenschaft und besonders sind es Vibrionen von Cholerarekonvaleszenten, die sie erst nach wiederholten Umzüchtungen und Tierpassagen gewinnen. Horowitz schließt daraus, daß während einer Choleraepidemie, vornehmlich aber zu Beginn und Ende derselben, alle Vibrionen als verdächtig und auf ihre Mutabilität zu untersuchen seien.

Genau dieselben Erfahrungen wie in Rußland hat man im Jahre 1910 in Italien gemacht. Ravenna, Lumbroso und Gerini, Bezzola, Markowitsch fanden alle morphologischen und biologischen Eigenschaften der von den Cholerakranken gewonnenen Vibrionen, insbesondere auch ihr Verhalten zur Agglutinationsprobe und im bakteriolytischen Versuch durchaus labil und variabel.

Aus seinen Erfahrungen in Marseille im Sommer 1911 zieht Orticoni den Schluß, daß man neben dem Vibrio cholerae einen oder mehrere Vibriones paracholerae zulassen müsse.

Während Baerthlein und Kolle in Bern (1911) die morphologische Mutation des Choleravibrio auf Gelatine und Agar bestätigen, konnte Wankel im Berliner Institut für Infektionskrankheiten sich von der biologischen Mutation, wie sie Horowitz festgestellt hat, „unerklärlicher Weise“ nicht überzeugen.

Woferne nicht eine rechtzeitige Erneuerung des Nährbodens durch Weiterimpfung der Kultur geschieht, pflegen die Kolonien der Choleravibrionen rasch abzusterben. Je jünger eine Kolonie, um so mehr entwickelungskräftige Keime enthält sie. Auf einem Agarboden nimmt die Zahl der Keime schon nach zwölf bis sechzehn Stunden ab und vermindert sich fortschreitend. Gotschlich und Weigang (1895) fanden in einer zweitägigen Agarkultur, die bei 37 ° C gewachsen war, nur noch den zehnten Teil der Kolonie entwickelungsfähig. In Kulturen, die drei Monate, vor dem Eintrocknen geschützt, aufbewahrt wurden, findet man fast immer noch lebende und entwickelungstüchtige Vibrionen; nach sechs Monaten ist das schon selten, nach einem Jahre zeigt die ganze Kultur entweder die sogenannten Involutionsformen, worunter die Arthrosporen Hueppes, oder sie ist tot (vgl. § 95).

Nährböden aus lebendem Protoplasma und nativem Eiweiß scheinen am besten die Wachstumskraft und normale Gestalt und Funktion der geschwächten und variirten Choleravibrionen herzustellen. Schon im Jahre 1886 empfahlen Nicati und Rietsch als Kulturböden frische Stücke aus den oberen Dünndarmschlingen vom Hammel, Kalb oder Meerschweinchen, der Länge nach aufgeschnitten und mit sterilem Wasser gründlich gewaschen. Sie beimpften die Stücke mittels der Platinnadel mit Spuren von Choleradejekten, brachten das Praeparat in die feuchte Kammer bei 30—35 ° C und fanden nach 48 Stunden das ganze Epithel in einen von Choleravibrionen wimmelnden Brei verwandelt.

Gruber und Wiener (1892) sahen beim Wachstum auf nativem Eiweiß, Paltauf (1903) auf verdünntem Choleraimmunserum die geschwächten Vibrionen rasch erstarken. Daß im Hühnerei der Choleravibrio vortrefflich wächst und dabei reichlich Schwefelwasserstoff bildet, haben Hueppe und Fajans (1894) gezeigt; die Sache ist, wie alles, was Hueppe gefunden, von der Kochschen Schule heftig bestritten worden, hat sich aber, wie so vieles, was Hueppe vor allen voraus gefunden hat, als wahr erwiesen und ist auch inzwischen von Abel und Dräer bestätigt worden mit der Einschränkung, daß die Schwefelwasserstoffbildung und ihre Stärke mit den verschiedenen Stämmen wechselt.

§ 101. Die chemischen Leistungen des Choleravibrio sind im Wesentlichen schon im Vorhergehenden erwähnt worden. Wir fassen zusammen, daß der Choleraerreger alle Eiweißkörper zu lösen vermag, den Blutfarbstoff zerlegt, die Milch zur Gerinnung bringt, die Stärke in Zucker wandelt, Kohlehydrate wie Traubenzucker, Rohrzucker, Milchzucker zu Milchsäure reduzirt; daß sein proteolytisches und haemolytisches und labartiges Ferment bei längerem Wachstum auf Laboratoriumsnährböden abnimmt und nach einigen Monaten verloren geht, während seine reduzirende Kraft erst langsamer schwindet und seine diastatische Kraft jahrelang unverändert bleibt (Buroff).

1. Bei der Eiweißzersetzung, ob sie nun im lebenden Ei oder in Peptonfleischwasser geschieht, bildet der Choleravibrio Schwefelwasserstoff. Es ist bemerkenswert, daß Most im Jahre 1831 aus der Erfahrung an sich selbt die ganze Cholera als eine Schwefelwasserstoffvergiftung auffaßt, weil sich dieses Gas in großer Menge in seinem Darm zu Beginn der Krankheit bildete. Wenn er auch dabei im Großen irrt, als kleines Nebenerzeugniß müßte der Schwefelwasserstoff am Krankenbett in Cholerafällen einmal systematisch berücksichtigt werden.

Bei der Eiweißzersetzung bildet der Choleravibrio ferner Indol, sehr rasch und in reichlicher Menge; es ist in einer Peptonkochsalzlösung oft schon nach drei oder sechs Stunden nachweisbar. Der Nachweis geschieht durch die Nitrosoindolreaktion und zwar vermittels eines Zusatzes reiner Schwefelsäure oder Salzsäure zum Filtrat, welches eine rote Farbe annimmt. Die Reaktion kommt dadurch zustande, daß der Choleravibrio in seinen Nährböden aus den im Kochsalz und im Pepton vorhandenen Salpeterspuren Nitrite bildet, aus denen die Mineralsäure salpetrige Säure abspaltet, die ihrerseits mit Indol die burgunderrote Farbe gibt.

Die Nitrosoindolreaktion ist zuerst von Kopp im Jahre 1836 als Cholerarot bei Zusatz von kleinen Mengen reiner Salpetersäure in den Choleraausleerungen sowie in ihren Destillaten beobachtet, dann von Güterbock (1853), von Buhl (1854), von Griesinger (1856) mit anderen Säuren, Schwefelsäure und Salzsäure, systematisch durchgeprüft worden.

In den Cholerakulturen haben sie dann Poehl (1886), Bujwid (1887) wiedergefunden. Brieger (1887) und Salkowski (1888) haben sie chemisch erklärt, während zahlreiche andere Autoren, Dunham (1887), Ali Cohen (1887), Schuchardt (1888), Jadassohn (1888), Bleisch (1893), Wölfel (1912) u. s. w. untersucht haben, wie weit sie dem Choleravibrio zukommt und auch bei anderen Bakterien gefunden wird.

In den Cholerakulturen muß die Reaktion in den ersten Stunden nach der Bebrütung angestellt werden; nach einem Tage oder mehr ist der Nitratgehalt im Nährboden aufgebraucht und dann gelingt die Probe erst wieder, wenn neue Spuren von Nitrat zugesetzt und die Nitritbildung wieder abgewartet worden ist oder wenn der Kultur das Nitrit in Lösung direkt zugefügt wird. Der Nitritzusatz darf nur in Spuren geschehen; größere Mengen bewirken Gelbfärbung und stören die Nitrosoindolbildung. Bleisch rät, 40 Tropfen einer 0,08 prozentigen Salpeterlösung auf 100 ccm Nährlösung zuzusetzen, falls wegen der Reinheit des Kochsalzes und Peptons der Salpeter im Nährboden von vornherein fehlte und darum die Reaktion ausblieb.

In ganz frischen Kulturen, die aus den Choleradejekten gezüchtet waren, wird die Cholerarotreaktion gar nicht selten auch dann vermißt, wenn der Salpetergehalt im Nährboden nicht fehlt (Fraenkel 1892, Claussen 1895). In älteren Kulturen kam die Reaktion erst bei stärkerem Nitratgehalt zustande; Wölfel empfiehlt dann den Zusatz von 2 ‰ Nitrat, um die Reaktion zu erzielen.

Die Indolbildung geschieht nicht nur im Reagenzglas sondern auch im Choleradarm, wie aus der Kopp'schen Probe hervorgeht. Hoppe-Seyler hat (1892) gezeigt, daß das Indol sich bei Cholerakranken im Darm anhäuft, weil es nicht mehr wie im gesunden Körper durch Oxydation zerstört wird. Auch im Harn, der im Stadium algidum der Krankheit oder danach gelassen wurde, fand er einen auffallend großen Gehalt von Indikan und Indoxylschwefelsäure zum Zeichen der gesteigerten Indolbildung.

2. Die Zuckerzersetzung und Säurebildung durch den Choleravibrio wird bei Anaerobiose begünstigt, wie folgender Versuch zeigt: Wenn man in neutrale Lakmusmolke den Choleravibrio einsät, so bildet er an der Oberfläche ein blaues Häutchen, dann kommt eine rote Schicht und in der Tiefe tritt durch Reduktion völlige Entfärbung ein. Bei Luftabschluß wird die ganze Lakmusmolke rot gefärbt.

Aber auch unter reichlichem Luftzutritt wird bei längerem Stehen der Kultur reichlich Säure gebildet; so gewann Hellin (1869) in fünf Tagen bei 37 ° C 7—8 ‰ Milchsäure.

Die gebildete Säure ist Gärungsmilchsäure (Bitter 1887) oder Linksmilchsäure (Kuprianoff 1893, Gosio 1894). Der Choleravibrio bereitet davon weit größere Mengen als die ihm nahestehenden anderen Vibrionen.

In einer Nährlösung mit 1 % Pepton, 5 % Glucose und 2,5 % Calciumcarbonat, die mit Soda alkalisch gemacht war, zersetzte der Choleravibrio in drei Wochen 57,9 Milligramm Zucker und bildete 5,15 mgm Milchsäure, während der Vibrio proteus 26,4 mgm Zucker zerlegte und 2,00 mgm Milchsäure bildete, der Vibrio Metschnikoff 28,2 mgm Zucker zerlegte und 1,10 mgm Milchsäure bildete, der Vibrio Deneke die Ziffern 20,1 und 0,71, die Vibrio aquatilis 30,6 und 1,75 ergab (Kupkianoff, Gordon 1906).

Daß im Darm unter Sauerstoffabschluß die Milchsäurebildung durch den Choleravibrio nicht geringer sein wird, läßt sich wol annehmen, bedarf aber der direkten Untersuchung.

3. Eine der merkwürdigsten Fähigkeiten des Choleravibrio ist die, aus Nitraten Nitrite zu bilden. Er teilt diese Eigenschaft mit anderen Bakterien, besitzt sie selbst aber in ganz hervorragendem Maaße.

In einer Lösung von 1 Teil Pepton, 0,5 Kochsalz und 0,01 Kalisalpeter auf 100 Teile Wasser, die mit Soda schwach alkalisch gemacht worden, bildete in 42 stündiger Bebrütung der

vibrio cholerae Koch	mehr als	0,01 %	Nitrit	
vibrio proteus Finkler und Prior		0,0004 %	„	
bacterium coli	weniger als	0,00004 %	„	
proteus mirabilis		0,01 %	„	(Petri)

Also nur Proteus mirabilis und ebenso Proteus vulgaris kommen dem Kommabazillus in der Reduktion der Nitrate gleich; Bacterium coli kommt im Darm als Nitritbildner nicht in Betracht, weil es rasch alles Nitrit weiter zu Ammoniak reduzirt.

Bei der Passage durch den Darm verliert der Vibrio cholerae wie seine Lebenskraft so auch seine Fähigkeit, Nitrate zu reduziren, meistens in hohem Grade. Sie wechselt auch noch Ort und Zeit. Sirena und Scaglioni fanden sie bei Vibrionen in Rom und in Neapel im Jahre 1893 stark und schon in den ersten Kulturen ausgeprägt, bei Vibrionen aus Palermo geringer und erst nach wiederholten Züchtungen auf neuen Nährböden zunehmen, bei Vibrionen aus Kalkutta kaum angedeutet.

Die Bedeutung der denitrifizirenden Kraft des Choleravibrio für die Pathogenese der Cholerakrankheit hat zuerst Emmerich erkannt und in der Folge auf die Nitrite sowie auf die mittels der Milchsäure aus den Nitriten abgespaltene salpetrige Säure das ganze Bild des Choleraanfalles und die Biologie des Erregers zurückführen können. Diese Entdeckung stellt ihn dem Begründer der Bodenlehre und dem Begründer der Cholerabakteriologie ebenbürtig zur Seite. Daß sie von der künstlich gezüchteten Tagesmeinung noch nicht anerkannt wird, ist selbstverständlich.

§ 102. Wie so viele andere Bakterien, die außer den denaturirten Eiweißkörpern auch die genuinen angreifen, so ist auch der Vibrio cholerae unter besonderen Bedingungen imstande, den Blutfarbstoff zu zersetzen.

Koch beobachtete, daß sein Vibrio auf bluthaltiger Nährgelatine die roten Blutkörperchen auflöste. Kraus in Wien (1900) fand diese Wirkung nur bei „choleraähnlichen" Vibrionen, nicht beim echten Choleravibrio und führte sie bei jenen auf ein echtes Haemotoxin oder Haemolysin zurück, das als Antigen im Tierkörper ein Antihaemotoxin erzeugt und bei höheren Wärmegraden, über 65 ° C, zugrunde geht. Er meinte, daß in dieser Haemotoxinbildung ein Merkmal gegeben sei, um den Vibrio cholerae von den ihm ähnlichen sicher zu unterscheiden, und wollte die Vibrionen, welche auf der Hammelblutplatte die haemolytische Wirkung nicht zeigen und bei ihrem Wachstum keine filtrirbaren Haemotoxine liefern, als echte Choleravibrionen benannt wissen im Gegensatz zu den anderen, die das Haemolysin in starkem Maaße bilden. Das Ausbleiben der Haemolyse sei für den Choleravibrio so bezeichnend wie die specifische Agglutination und Bakteriolyse, müsse also in die offizielle Diagnostik des Vibrio cholerae aufgenommen werden.

Darüber entspann sich nun ein Streit unter den Gelehrten, der bis heute fortdauert und eine Unmasse von Arbeitskräften in Anspruch nimmt. Ruffer und Gotschlich in Alexandrien, sowie Schumacher in Hamburg (1906) entschieden für Kraus; Pfeiffer, Meinicke (1904), Kolle, Berger, Mühlens und von Raven (1906) und Andere bestritten seine Angaben. Van Loghem (1911) findet spektroskopische Unterschiede in den haemolytischen Zonen der verschiedenen Vibrionenkulturen. Das Ergebniß der Untersuchungen und Reden für und wider ist dieses, daß beide Parteien Recht und Unrecht haben. Die haemolytische Wirkung kommt wie so vielen anderen Vibrionen und Bakterien auch dem Choleravibrio, aber in wechselnder Weise und in wechselndem Maaße zu; sie kann in den ersten Kulturen ganz fehlen (Schumacher) oder sofort in ausgesprochener Weise vorhanden sein (Buroff 1911). Sie hängt ab vom Nährboden, insbesondere von der verwendeten Blutart und vom Alkalescenzgrade, geht auf den Laboratoriumsnährböden im Lauf der Monate verloren. Sie unterliegt wie die übrigen biochemischen Eigenschaften des Choleravibrio der „Mutation".

Wie über die haemolytische Kraft des Choleravibrio wird über seine Phosphorescenz hin und wieder gestritten. Während der Hamburger Epidemie des Jahres 1892 züchtete Rumpel zwei Choleravibrionenstämme, deren Kulturen auf Agar und auf Gelatine im Dunklen leuchteten. Weleminsky hat dann (1895) in Hueppe's Institut zwei Stämme, die zuvor nicht geleuchtet hatten, nach einer Passage durch den Taubenkörper leuchtend werden sehen.

Es ist also wol nicht richtig, leuchtenden Vibrionenkulturen ihre Zugehörigkeit zum Vibrio cholerae von vorneherein abzusprechen, wie es Dunbar getan hat, der im Sommer 1893 aus der Elbe, der Havel, dem

Rhein und der Spree mehrere Vibriones phosphorescentes gezüchtet hat, oder wie PFEIFFER, der die Echtheit der Rumpel'schen Stämme leugnete, weil sie die „specifischen Immunitätsreaktionen" nicht gaben. Wir werden sehen, daß die Immunitätsreaktionen ebensosehr und noch viel mehr der „Mutation" unterliegen wie alle anderen Eigenschaften der Choleravibrionen.

MARPMANN führt das Leuchten der Choleravibrionen auf Phosphorwasserstoffbildung zurück. — Um die Phosphorescenz zu sehen, muß man frische Kulturen auf Agar oder Gelatine nach längerem Ausruhen des Auges in der Dunkelkammer betrachten; sie leuchten in ruhigem bläulichgrünen Lichte. Die Bauchhöhle des an Cholerainfektion verendeten Meerschweinchens bot für KUTSCHER ein besonders fesselndes Bild der Phosphorescenz.

§ 103. Die Sichtbarkeit und Unterscheidbarkeit des Choleravibrio in Choleradejekten, in der Leiche, in Ansiedlungen und Kulturen außerhalb des menschlichen Körpers wird durch die üblichen Färbungen erleichtert.

Alle basischen Anilinfarben sind zur Färbung geeignet. Die Farblösungen, die KOCH zuerst anwendete, sind auch heute noch im Gebrauch. 1. Fuchsinlösung: 2 Teile Fuchsin in 15 Teilen Alkohol gelöst und mit 85 Teilen destillirtem Wasser versetzt. — 2. Methylenblaulösung: 2—4 Teile Methylenblau in 15 Teilen Alkohol gelöst und mit 85 Teilen destillirtem Wasser gemischt. — 3. Gentianavioletlösung: 2 Teile Gentianaviolet in 100 Teilen Wasser gelöst, sorgfältig filtrirt.

Leichte Beizen erhöhen die Färbbarkeit. So ist die zehnfach verdünnte Karbolfuchsinlösung eines der besten und heute gebräuchlichsten Färbungsmittel für den Kommabazillus. Wiewol sie die Vibrionen und die Eiweißsubstanzen der Faeces, der Gewebe, der Nährböden fast gleichmäßig tingirt, gibt sie doch so übersichtliche und scharfe Bilder, wie man sie nur wünschen kann. Wer indessen eine Kontrastfärbung des Grundes gegen den Vibrio wünscht, kann sich der Technik BÖHME's (1905) bedienen, das Präparat nach der Fixirung in der Flamme kurz mit einprozentiger Jodtinktur zu bespülen und dann mit Karbolfuchsinlösung zu färben. Die Eiweißsubstanzen bleiben dann ungefärbt oder nehmen nur einen zarten Rosaton an und die Kommabazillen heben sich dunkelrot vom zarten Grunde ab.

Besonders ist dieses Verfahren bei der Färbung von Organabdrücken (STICKER) und von Organschnitten zu empfehlen.

Die Vibrionen erweisen sich im selben Präparat und in Präparaten verschiedener Dejekte verschieden färbbar; manche färben sich intensiv, andere nur schwach und blaß. Durchschnittlich werden die schlanken und dünnen Formen am stärksten und gleichmäßigsten gefärbt, während die dickeren und plumpen Formen blasser erscheinen (Finkler und Prior).

Untersucht man die Vibrionen lebend in einer mit Methylviolet schwach gefärbten Nährlösung, so unterscheidet man leicht eine gefärbte Hülle vom farblosen Inhalt und an den Enden eine stärker gefärbte Masse, die sich vor der Teilung des Vibrio in der Mitte des verlängerten Komma ansammelt und dann bei der Teilung durch eine helle Scheidewand getrennt wird (Babes).

Die Geißelfärbung nach Loeffler, van Ermengem, Zettnow gelingt leicht; sie läßt den Vibrio bedeutend plumper und kompakter erscheinen als die anderen Färbungen, weil sie die Ektoplasmasubstanz mitfärbt.

Die Gram'sche Färbung lehnt der Kommabazillus ab.

In Gewebabdrücken und Gewebschnitten lassen sich die Vibrionen wie die Pestbazillen, Typhusbazillen und andere zarte Bakterien oft nur schlecht oder auch gar nicht färben. Sie sind offenbar durch die Reaktion der lebenden Gewebe oder durch die eigenen Produkte des Vibrio so weit verändert, daß sie wie die auf Nährböden degenerirten Bakterien sich verhalten. Verhältnißmäßig gutgefärbte Bilder gewinnt man durch Färbung mit alkalischer Methylenblaulösung und vorsichtiges Auswaschen in Wasser, dem eine Spur Essigsäure zugesetzt ist. Sodann, wie eben erwähnt mit Böhme's Verfahren. Auch die Pfeiffer'sche „Universalschnittfärbungsmethode“ ist bisweilen brauchbar.

Man muß wissen, daß der Choleravibrio in den Geweben meistens seine eigentümliche Form verliert und die spindelartige Gestalt des Rotzbazillus annimmt.

§ 104. An der pathogenen Bedeutung des Choleravibrio kann nach dem Bisherigen kein Zweifel sein. Als Beweise für seine aetiologische Bedeutung in der epidemischen Cholera werden gewöhnlich die folgenden angeführt: 1. sein regelmäßiges Vorkommen im Darminhalt und in den Ausleerungen der Cholerakranken und Choleraleichen in allen bisher seit dem Jahre 1884 beobachteten Epidemien; 2. sein Vorherrschen über die andere Darmflora in den schwersten Fällen; 3. sein Fehlen im Darm des Menschen außerhalb der verseuchten Länder und Zeiten; 4. die Wirkung seiner Reinkulturen im Menschen nach zufälliger oder absichtlicher Einführung in die Verdauungswege; 5. seine Wirkung im Tierversuch.

Alle fünf Beweise sind unwahr. 1. Er kommt keineswegs regelmäßig bei Cholerakranken und bei Choleraleichen vor; es gibt zahlreiche Fälle, in denen man ihn trotz aller Mühe nicht findet (§ 84). — 2. Er herrscht keineswegs in den schwersten Fällen der Cholerakrankheit vor. Gerade in sehr schweren tödlichen Fällen von Cholera kann er gänzlich vermißt werden und in den harmlosen Diarrhöen, wie sie nach der Aufnahme von

Reinkulturen entstehen, wird er gewöhnlich massenhaft und fast ausschließlich in den Ausleerungen tagelang und wochenlang ausgeschieden (Pettenkofer, Emmerich, Pfeiffer, Zlatogoroff). Auch gibt es in jeder Choleraepidemie sogenannte „gesunde Vibrionenträger“, die, ohne auch nur eine Spur von Unwohlsein zu empfinden und ohne jede Gefahr für die Zukunft den Vibrio cholerae im Darm, in der Gallenblase oder sonstwo beherbergen und beständig oder ab und zu mit dem Kot nach außen abgeben. — 3. Er fehlt auch außerhalb der Cholerazeiten durchaus nicht immer in den Ausleerungen und im Darm der Menschen. Jene „gesunden Vibrionenträger“ kommen, wie zuerst Ruffer und Gotschlich gezeigt haben, auch an unverseuchten Orten und ohne daß ein Cholerafall sich in ihrer Nähe und in den nächsten Monaten zutrüge, durchaus nicht ganz selten vor. Wir werden bei Besprechung der berühmt gewordenen El Tor-Vibrionen darauf zurückkommen (§ 117); bemerken hier nur, daß es rein willkürlich ist, den El Tor-Vibrionen und ähnlichen ihren Charakter als „echter Choleravibrionen“ abzusprechen, ebenso willkürlich wie es war, als man in Hamburg 1892 Tausende von Cholerakranken und Choleraleichen als unecht bezeichnete und aus der Seuchenliste entfernte, weil der Choleravibrio bei ihnen vermißt wurde (§ 33). — 4. Die Wirkung von Reinkulturen des Choleravibrio auf den Menschen als Beweis für seine Natur als Choleraerreger anzuführen, ihr „eine ganz besondere Beweiskraft für die aetiologische Bedeutung der Kommabazillen“ mit Kolle (1911) zuzuschreiben, nachdem die zahlreichen absichtlichen und unabsichtlichen Vibrioneninfektionen entweder ganz leicht oder nur mittelschwer verlaufen sind, entspricht nicht ganz dem wissenschaftlichen Gebrauch. Zu behaupten, es sei eine zu kleine Versuchsreihe gewesen (Kolle), sieht fast wie eine Verlegenheitsphrase aus. Wenn ein Mensch, wie in Pettenkofer's Selbstversuch, viele Millionen des Choleraerregers schluckt und nicht stirbt, weßhalb stirbt denn ein anderer, dem ein Tröpfchen der verseuchten Hamburger Leitung, die keinen einzigen Vibrio enthielt, angespritzt wird, an diesem Choleraerreger? — 5. Was endlich den Tierversuch angeht, so ist es eine reine Willkür, die bisherigen Infektionserfolge mit Choleravibrionen am Tier in eine Linie mit der Cholerakrankheit des Menschen zu stellen (§ 111), auch wenn man, wie Kolle rät, im Auge behält, daß die Cholera unter natürlichen Verhältnissen bei keiner Tierart als epizootische Krankheit vorkommt.

Mit der Verwerfung der „Beweise“ für die aetiologische Bedeutung des Choleravibrio wollen wir diese Bedeutung nun keineswegs leugnen, sondern einfach sagen, daß der Kommabazillus trotz der unwahren Beweise der Erreger der Cholera ist. Den wahren Beweis hat Emmerich erbracht, indem er zeigte, daß der Choleravibrio, für gewöhnlich ein harmloser Epiphyt, unter ganz bestimmten Bedingungen so weit verändert wird oder, wie man heute sagt, mutirt, daß er zum furchtbarsten Krankheitskeim abartet.

Betrachten wir den Choleravibrio zunächst als Epiphyten oder Saprophyten.

Pettenkofer nahm am 7. Oktober 1892 im Alter von 74 Jahren, worin fast jeder Choleraanfall tödlich ausgeht (§ 155), bei fast leerem Magen in 100 ccm Wasser mit einem Gramm doppeltkohlensaurem Natron 1 ccm einer frischen ihm tagsvorher von Gaffky zugesendeten und als höchst virulent bezeichneten Kommabazillenkultur. Er bekam 31 Stunden später ohne Störung des Allgemeinbefindens Gurren und Rollen im Bauch und Durchfälle, die sich in den nächsten Tagen bei gewohnter Lebensweise und Kost zu wässerigen Ausleerungen steigerten und am siebenten Tage aufhörten. Alle Stuhlgänge enthielten reichliche Kommabazillen. Sein Schüler Emmerich, der nur 0,1 ccm der Kultur nahm und absichtlich eine Reihe von Diätfehlern beging, bekam nach siebzehn Stunden breiige Entleerungen mit Leibschmerzen; die Durchfälle wurden sehr stark und dauerten sechs Tage mit Schwäche und Wadenkrämpfen an. Auch seine Stuhlgänge enthielten die Kommabazillen in Menge, oft in Reinkultur.

Das sind also geringere oder schwerere Diarrhöen mit Andeutungen weiterer Zeichen des Hippokratischen Cholerabildes.

Metschnikoff machte dann an acht Personen weitere 12 Infektionsversuche; 7 Versuche blieben gänzlich erfolglos; in 5 kam es zu Reiswasserausleerungen, in 1 Falle außerdem zu Erbrechen, Wadenkrämpfen, Kollaps und Harnverhaltung; also 1 Cholerafall im Hippokratischen Sinne. Stricker machte 8 Versuche, 5 ohne Erfolg, 3 mit Erfolg, nur einer dieser drei Patienten wurde wirklich krank.

Derartige Versuche gibt es heute mindestens 40. Ein Doktor Oergel, dem während der Hamburger Epidemie bei einem Tierversuch etwas von dem Bauchhöhleninhalt des mit Vibrionen infizirten Tieres in den Mund spritzte, starb neun Tage später an schwerer Cholera. Er hatte schon mehrere Tage vor dem Experiment Durchfälle, er lebte am verseuchten Ort, die Inkubation der Reinkulturen im Darm war in den anderen bisher beobachteten Fällen von Kommabazilleninfektion viel kürzer als neun Tage, sie betrug wenige Stunden bis drei Tage; Gründe genug, den Fall Oergel nicht, wie es immer noch geschieht, unter der Zahl der Laboratoriumsinfektionen weiterzuführen.

Zum Zustandekommen der schweren und tödlichen Cholerakrankheit gehört mehr als der Vibrio cholerae. —

Die Zeit, welche der Vibrio cholerae im Darm des Cholerarekonvaleszenten noch lebendig und vermehrungstüchtig angesiedelt bleiben kann, beträgt für gewöhnlich nicht mehr als 9 oder 10 Tage; selten dauert sie drei Wochen oder noch länger. So konnte Rumpel in der Hamburger

Epidemie 1892—93 bei 117 Cholerarekonvaleszenten den Kommabazillus nie nach dem 24. Tage der Genesung auffinden. Ausnahmen bildeten Fälle von Rommelaere, Dönitz, Frosch, Kolle, in denen sieben Wochen lang der Kommabazillus im Stuhlgang der Genesenen blieb. Aber mit der Verbesserung der Technik scheinen sich die Ausnahmen zu vermehren. Als längste Zeit fand von Stühlern (1909) in St. Petersburg 90 Tage, Jakowleff (1909) ebenda 57 Tage, Bürgers (1910) in Ostpreußen 69 Tage. Montefusco (1910) in Apulien zählte bei 46 % seiner Rekonvaleszenten 10—15 Tage, bei 21 % 15—20, bei 10 % 20—25, bei 10 % 1—10, bei den übrigen 35—78 Tage als Dauer der Vibrionenausscheidung. Tanda (1910) in Molfetta in Apulien in fünf Fälen 10—20 Tage, in sechs Fällen 20—30 Tage, in vier Fällen 31—50 Tage; die Ausscheidung setzte mitunter einen oder zwei Tage aus, konnte aber durch Abführmittel wie Magnesiasulfat wieder in Gang gebracht werden. Zirolia (1911) fand in Genua als kürzeste Zeit für die Vibrionenausscheidung bei Cholerarekonvaleszenten 6, als die längste 40 Tage; Zlatogoroff in St. Petersburg als längste Zeit 55 Tage. Aber Kulescha (1910) beobachtete die Ausscheidung bis zu einem ganzen Jahre.

Der Satz Richard Pfeiffer's (1908), daß man Dauerausscheider wie bei Typhusgenesenen bei Choleragenesenen nicht habe finden können, trifft also wol nicht mehr zu; immerhin sind die Typhusbazillendauerausscheider nach allem, was wir wissen, weit häufiger als die Choleravibrionendauerausscheider.

Wie weit diese Vibrionenträger für die Verbreitung des Cholerakeimes und seine epidemischen Aussaaten in Frage kommen, wissen wir bis heute ebensowenig sicher wie Arnoldi im Jahre 1836. Aber es ist wahrscheinlich, daß sie von Bedeutung sind.

Sicher ist, daß jene Vibrionenausscheider sich ganz wol fühlen können und, falls überhaupt, dann selten, jedenfalls in den bisher beobachteten Fällen nie Rückfälle der Krankheit bekamen.

Zum Zustandekommen der Cholerakrankheit gehört also mehr als der Vibrio cholerae. —

Viel häufiger noch als Cholerarekonvaleszenten mit langwährender Vibrionenflora im Darm sind gesunde Choleravibrionenträger, Menschen, die innerhalb einer Choleraepidemie die Kommabazillen massenhaft im Darme beherbergen und von sich geben, ohne je vorher oder nachher cholerakrank zu werden.

Friedheim fand im Jahre 1893 unter 297 Individuen, die Kommabazillen im Stuhlgang hatten, 246 Cholerakranke oder Cholerarekonvaleszenten und 51 völlig Gesunde mit ungestörter Verdauungstätigkeit, geformten Stuhlgängen, ohne Beschwerden. Frosch fand 1894 neben

26 Cholerakranken 14 gesunde Vibrionenträger, darunter 12 Kinder. PFEIFFER zählte 1905 in der Umgebung von 174 Cholerakranken nicht weniger als 38 gesunde Vibrionenträger; einige unter ihnen, die ein wenig Abweichen hatten, schieden „ungeheure Mengen“ von Kommabazillen aus.

Auch an unverseuchten Orten kommen jene gesunden Vibrionenträger vor, sei es als Überbleibsel aus früheren Cholerazeiten oder als Vorboten kommender Cholerazeiten oder als Symptome der Verseuchung eines Ortes mit oder ohne Einwirkung auf die Bevölkerung. An der russischen Grenze hat Preußen im Jahre 1910 unter 5200 gesunden Untersuchten in fünf Monaten 3 Vibrionenträger gezählt. In Holland gab es zur selben Zeit unter 7338 Untersuchten auf dreißig Schiffen, die aus verdächtigen baltischen Häfen kamen, 7 Kommabazillenträger, 3 in Rotterdam, 4 in Amsterdam. In Neapel waren unter 2000 Auswanderern, die sich nach Amerika einschiffen wollten, 12 Vibrionenträger. In Lissabon unter 755 Ankömmlingen aus dem verseuchten Madeira 6, unter 641 Ankömmlingen aus dem verseuchten Italien und aus dem verdächtigen Syrien kein Vibrionenträger. In Aegypten zählte man unter 15 000 Reisenden, die aus verseuchten oder verdächtigen Orten wie El Tor, Suakim u. s. w. kamen, 22 Vibrionenträger.

Zur selbigen Zeit war in infizirten Ländern die Zahl der Vibrionenträger größer; so zählte man in St. Petersburg unter 9737 Gesunden 377 = 6 %; in Wien, Triest, Graz unter der Umgebung von einzelnen oder mehreren Kranken 50 %; in Rumänien neben 117 Kranken 137 = 117 %; in Bulgarien neben 22 Kranken 13 = 59 %. In Italien fand man während der Jahre 1909 und 1910 in der Umgebung von Cholerakranken im ganzen mindestens 5000 gesunde Vibrionenträger; an unverseuchten Orten keinen einzigen, wobei allerdings die Angabe vermißt wird, wie viele Menschen an solchen Orten untersucht worden sind (VAN ERMENGEM).

Was die Dauer der Tracht bei gesunden Vibrionenträgern angeht, so fand man in Italien von 4346 Trägern nach zwei Wochen nur noch die Hälfte, in St. Petersburg nach drei Wochen von 577 Trägern nur noch 24 also den vierundzwanzigsten Teil mit Vibrionen behaftet. Auf den Philippinen gab es in der Cholerazeit 1910 6—7 % Vibrionenträger; keiner schied den Keim länger als 20 Tage aus (MAC LAUGHLIN). Im Sommer 1911 wurden in der Quarantäne von New York 14 Cholerakranke unter den italiänischen Einwanderern gezählt, während auf der fünfzehntägigen Überfahrt keine Erkrankung an Bord ausgebrochen war. Die Vibrionentracht und die Inkubationszeit der Cholerakrankheit kommen sich also hier annähernd gleich.

Daß die erstere über die Zeit von zwei und drei Wochen ausnahmsweise weit hinausgehen kann, beweisen die Beobachtungen an Vibrionenträgern im Institut für Infektionskrankheiten zu Berlin und in Gumbinnen, die ein halbes Jahr und mehr als ein ganzes Jahr währten (GAFFKY, JANSSEN, SPARMBERG).

Aus dem Nachweise der gesunden Vibrionenträger sind weitgehende Schlüsse gezogen worden. KOCH spricht von einem Überwintern der Cholera im Menschendarm. KOLLE meint, ein Mensch der den Cholerakeim in Indien aufgenommen habe, könne nach Europa kommen und hier Ausbreiter der Seuche werden. KIRCHNER (1908) versichert, den Sachverständigen der preußischen Regierung habe „erst die Choleraepidemie 1892—94 zum Bewußtsein gebracht, daß für die Verbreitung der Krankheit außer den Kranken selbst solche Personen von Bedeutung sind, welche ohne merkliche Krankheitserscheinungen zu zeigen, Cholerabakterien bei sich tragen und mit ihren Ausleerungen ausscheiden". Das wird richtig sein. Aber anderswo hegte man die Vermutung längst und hat bessere Beweise für ihre Wahrscheinlichkeit beigebracht als das letzte Jahrzehnt; so ELSAESSER in Württemberg 1832, ARNOLDI zu Altenkirchen bei Köln 1836, BRIQUET in Paris 1850, WACHSMUTH in Gieboldehausen in Hannover 1851, PETTENKOFER in München 1856, ACKERMANN in Mecklenburg 1859.

Was aber auch immer die epidemiologische Bedeutung der gesunden Vibrionenträger sein mag, eines beweisen sie unzweifelhaft: Zum Zustandekommen der Cholerakrankheit gehört mehr als der Vibrio cholerae.

§ 105. Der Ansiedlungsort des Choleravibrio im menschlichen Körper ist der Dünndarm; hier findet er die ihm zusagenden Lebensbedingungen, Peptone in alkalischer Lösung mit den nötigen Salzen, Brutwärme, Sauerstoffspuren. In dem menschlichen Magen mit seiner starken Säure vermag er sich zunächst nicht anzusiedeln (§ 96); in der Mundhöhle, in den Atmungswegen hat man ihn nicht gefunden; im Dickdarm nimmt er schon an Menge und Wirkung ab, wenn er im Dünndarm kräftig wirkt. Von der Haut und vom Unterhautzellgewebe aus vermag er über den menschlichen Organismus nichts. FERRAN (1884), HAFFKINE (1892) und viele Andere haben ihren zahllosen Versuchsmenschen abgetötete und lebendige Reinkulturen des Choleravibrio unter die Haut gespritzt, ohne ihnen damit deutlich zu schaden und ohne mehr als eine örtliche Reaktion und höchstens eine flüchtige Allgemeinstörung hervorzurufen.

KOCH hat in seinen ersten Untersuchungen von Choleraleichen den Kommabazillus nur im unteren Dünndarm gefunden, im Darmlumen und in den Zwischenräumen zwischen den Epithelzellen; in die Lieberkühnschen Drüsen und in die Submukosa sah er ihn erst dann vordringen, wenn das Epithel verletzt und die weiteren Gewebe abgetötet waren. Das ist auch heute noch die Regel.

Aber gelegentlich vermehrt sich der Vibrio cholerae auch in den höheren Dünndarmabschnitten und betritt sogar Nebenwege des Darmes. So fanden schon NICATI UND RIETSCH (1884) ihn in den Gallenwegen.

Im Blut und in tieferen Organen wurde der Vibrio bis vor kurzem nur ganz ausnahmsweise gefunden. Vielleicht hatte das Dogma, er könne nur im Dünndarm gedeihen, weitere Untersuchungen gehemmt. Aber nachdem sich einige Befunde des Choleravibrio in anderen Körperteilen angesammelt hatten, als BABES (1886), TIZZONI UND CATTANI (1888), HUEPPE (1889) ihn im Blut, frei oder in Leukozyten eingeschlossen, in der Leber, in den Nieren, im Gehirn gefunden hatten, wurden ähnliche Fälle immer zahlreicher. REKOWSKI konnte ihn an 14 Choleraleichen im Herzblut, in der Leber, in der Milz, in der Cerebrospinalflüssigkeit, im Urin, einmal auch im Pektoralmuskel nachweisen. THOMAS (1893) und DIATROPTOFF (1894) fanden ihn in mehreren stürmisch verlaufenen Fällen in vielen inneren Organen und einmal im Blut; SEWASTIANOFF (1910) bei 18 Sektionen 14 mal im Blut und in inneren Organen, Gekrösdrüsen, Leber, Milz, Nieren u. s. w., am häufigsten in der Gallenblase; bei 31 Cholerakranken 6 mal im Harn. TANDA (1911) fand ihn in der Galle, in den Nieren, in Leber, Milz, Blut u. s. w. KULESCHA (1911) in den Nieren, in der Plazenta und im Foetus.

Nach den Untersuchungen KULESCHA's an 430 Choleraleichen kommt der Choleravibrio in etwa 10 % der Fälle in der Gallenblase und oft massenweise vor; seine Anwesenheit wird von entzündlichen Veränderungen der Gallenwege begleitet, die sich als einfacher Katarrh oder schwerere Veränderungen bis zur haemorrhagischen Cholecystitis und eitrigen Cholangitis darstellen und von biliärer Hepatitis begleitet sein können.

Mit dem Eindringen des Choleravibrio in die Blutbahn und in die tieferen Organe ist das anatomische Bild der Choleraseptichaemie gegeben, das klinisch noch der Untersuchung bedarf. Es hat wichtige Analogien in der Influenzasepsis, Keuchhustensepsis und anderen Verallgemeinerungen von Infekten, die gewöhnlich an der Oberfläche des Körpers lokalisiert bleiben.

Als Sepsiserreger würde sich der Choleravibrio der Vibrionenart nähern, die heute als Vibrio avicidus Metschnikowii (§ 14) auf Grund bestimmter Eigenschaften vom Kommabazillus unterschieden wird. Dieser Vibrio, im Jahre 1887 in Südrußland als häufiger Erreger einer Geflügelseuche von Gamaleia entdeckt, unterscheidet sich vom Vibrio Koch weder morphologisch noch in seinen Kolonien; er hat nur eine Geißel, er verflüssigt Gelatine, er bildet bräunliche Kolonien, wie der Kommabazillus gelegentlich es tut, er zersetzt den Blutfarbstoff, er bildet aus Eiweiß Indol, aus Nitraten Nitrite, aus Zucker Linksmilchsäure, freilich alles in geringerem Maaße als der Kommabazillus; er gibt wie dieser die Cholerarotreaktion.

Was ihn zunächst vom Kommabazillus unterscheidet, ist seine Wirkung auf Geflügel; er erregt bei Tauben und jungen Hühnern in der kleinsten Gabe, von einer Hautwunde aus oder in die Muskulatur eingespritzt, eine rasch tödliche Septichaemie, die der sogenannten Geflügelcholera ähnlich aber entschieden der Menschencholera ähnlicher verläuft.

Nun machen einige Taubenpassagen auch den Kommabazillus zum Erreger einer Taubenseptichaemie, wie Gamaleia (1888), Salus (1893), Weibel (1894) gezeigt haben. Man sieht, was die „Mutation" vermag.

Daß der Vibrio Metschnikoff in Spuren dem Meerschweinchen verderblich ist, indem $^1/_{100}$ Oese genügt, bei diesem eine rasch tödliche Septichaemie von der Haut oder eine Peritonitis vom Peritoneum aus zu erregen, während der Vibrio cholerae für gewöhnlich erst in der Menge von $^1/_{10}$ Oese und nur durch örtliche Peritonitis nicht durch Sepsis das Meerschweinchen tötet, hat Pfeiffer als weiteres Unterscheidungsmerkmal für beide Vibrionen betont. In diesem Satze ist aber das „gewöhnlich" zu betonen. Es gelingt bei Tieren durchaus nicht so selten, Blut und Organe mit dem Choleravibrio zu überschwemmen; so hat schon im Jahre 1885 von Ermengem den Übergang des Kommabazillus in das Blut und in den Harn seiner Versuchstiere beobachtet und dasselbe haben Finkler und Prior (1885) sowie Thomas (1893) festgestellt.

Es bleibt also abzuwarten, wie weit eine „Mutation" noch Annäherungen zwischen dem Vogelvibrio und dem Menschenvibrio herbeiführt, ob die im § 78 berichteten epidemiologischen Beobachtungen von Geflügelcholera zur Zeit der Menschencholera nur Zufälligkeiten oder innere Zusammenhänge bedeuten. Sicher ist, daß der dritte Grund, beide Erreger zu unterscheiden, nämlich das Fehlen der wechselweisen Immunitätsreaktionen, hinfällig geworden ist, nachdem Gamaleia es fertig gebracht hat, durch den Vibrio cholerae wider den Vibrio avicidus zu immunisiren und umgekehrt.

Beide Vibrionen können im Wasser leben; jener nur kurz ohne seine pathogenen Eigenschaften zu verlieren, dieser recht lange; Kutscher hat ihn aus der Lahn bei Gießen, Pfeiffer aus dem Nordhafen bei Berlin isolirt.

Alles Angeführte nimmt dem Befund einer Choleraseptichaemie an der Leiche das Befremdliche und warnt vor Dogmenbildung über die Grenzen der Anpassungsfähigkeit und Pathogenität eines Spaltpilzes, der überdies gelegentlich auch als Eitererreger wirken kann.

§ 106. Wir nehmen an, daß der Weg des Choleravibrio zum Dünndarm der Weg der Speisen, also Mund und Magen ist. Schon die klinischen und anatomischen Tatsachen ließen kaum einen Zweifel daran;

die Experimente am Menschen, in denen Reinkulturen, durch den Mund aufgenommen, unendlich vervielfältigt mit den Darmausleerungen abgingen, haben den letzten Zweifel behoben.

Daß es ausnahmsweise dem Choleravibrio gelingen mag, auf Umwegen den Dünndarm zu erreichen, zeigte THOMAS. Er spritzte Kaninchen Choleravibrionen in die Ohrvene; die Thiere gingen nach 24—36 Stunden im Kollaps zugrunde, und in ihrem Dünndarm wurden die Zeichen der Cholerakeiminvasion gefunden, Lähmung der Muskularis, starke Rötung der Schleimhaut, reichliche Abstoßung der Epithelien, starke Exsudation farbloser Flüssigkeit und diese wimmelnd von Vibrionen.

Je jünger das Kaninchen, um so sicherer gelang das Experiment; bei ganz jungen genügen schon wenige Tropfen einer millionenfach verdünnten Vibrionenkultur, um den Tod mit den erwähnten Befunden binnen vierundzwanzig Stunden herbeizuführen (KOLLE UND ISSAEFF).

Von dem Unterhautzellgewebe aus können weder Kaninchen noch Meerschweinchen mit dem Choleravibrio infizirt werden; auch der Mensch nicht, wie die zahlreichen Impfversuche mit abgeschwächten und virulenten Kulturen zum Zwecke der „Immunisirung“ gelehrt haben.

Wie lange Zeit der Choleravibrio braucht, um sich im Menschendarm so bedeutend zu vermehren, daß er in den Abgängen reichlich und leicht auffindbar erscheint, geht ebenfalls aus den zufälligen und absichtlichen Experimenten am Menschen hervor; es handelt sich um wenige Stunden bis zu drei Tagen. Diese Zeit hat natürlich mit der Inkubationszeit der Cholerakrankheit zunächst gar nichts zu tun; sie wurde auch bei denen festgestellt, die sich bei der Vermehrung und Ausscheidung der Vibrionen ganz wol fühlten. Auch in den prodromalen Diarrhöen der schweren echten Cholerafälle kann der Vibrio schon gefunden werden (GUTTMANN 1892).

Bei seinem Durchgang durch den Darm stirbt der Choleravibrio in ungeheuren Mengen ab (HUEPPE, EMMERICH). An verhältnißmäßig vielen Fällen mißlingt der Nachweis des Vibrio in jeder Weise während des ganzen Krankheitsverlaufes und schließlich auch noch an der Leiche; so vermißten ihn RUMPF und RUMPEL in 63 Fällen 6 mal, also in beinahe 10 %. Daß die Vibrionen in den Dejekten und im Darm um so reichlicher gefunden würden, je akuter der Verlauf, je früher der Tod, haben WEISSER UND FRANK (1886) behauptet; aber sie irrten. Auch darin, daß die Vibrionen besonders dann fehlen, wenn die Krankheit in das typhoide Stadium eingetreten ist, haben sie sich geirrt. RUMPF zeigte im Jahre 1892 an vielen Fällen, daß das Choleratyphoid mit einem längeren Verweilen und einer Wiedererholung der Vibrionen im Darm einhergehen kann.

Aus manchen Dejektionen, die in Ausstrichpräparaten große Mengen des Vibrio zeigen, gewinnt man auf den gebräuchlichen Kulturplatten keine oder sehr vereinzelte Kolonien; und Aussaaten in Peptonwasser führen oft erst dann zum Ziele, wenn man sehr große Massen der Dejekte, 10—20 ccm, in 200 ccm der Nährflüssigkeit einträgt (Esmarch, Wernicke).

Von Wachstumsstörungen, die der Vibrio im Darm erleidet, ist zunächst die Beeinträchtigung seiner Fähigkeit, eine Kahmhaut an der Oberfläche zu bilden, auffallend; sodann die Unfähigkeit, anaerobiotisch in der Tiefe eines Impfstiches zu wachsen; endlich die Verminderung seiner Fähigkeit, Indol oder Nitrite oder beides zu bilden.

Cunningham fand die Nitrosoindolreaktion in 8 Fällen nur 3 mal an frischen Kulturen aus Choleradejekten stark ausgeprägt; in den anderen sah er sie erst nach mehrtägigem Wachstum und wiederholter Umzüchtung auf frischen Nährböden deutlich und endlich kräftig werden. Das beste Mittel, dem geschwächten Vibrio Wachstumskraft, Sauerstoffbescheidenheit und die Energie zur Indolbildung und Nitritbildung wiederzugeben, ist, wie Hueppe, Emmerich und von Esmarch gezeigt haben, seine Aussaat auf einen günstigen Erdboden.

Von dem Absterben der Vibrionen im Darm hängt in keiner Weise die Genesung des Patienten ab; er kann schon längst gesund sein, wenn die Choleravibrionen noch in seinem Darm wimmeln. Die gewöhnliche Lebensdauer des Choleravibrio im menschlichen Darm beträgt eine Woche, wenn sie ihn krank machen; zwei bis drei Wochen, wenn sie ihm nichts tun (§ 104). Selten werden die Gedärme und Dejekte schon am vierten Tage bei den Cholerakranken vibrionenfrei; ausnahmsweise findet man bei ihnen noch nach dem zehnten Tage den Vibrio (Nicati und Rietsch, Guttmann, Canon).

In den Choleradejekten hören die Vibrionen auch bei genügender Feuchtigkeit und Wärme gewöhnlich binnen zwanzig Tagen auf zu leben; nach dreißig Tagen wurden nur noch ausnahmsweise lebende Keime gefunden (Kitasato 1889, Kaupe 1890, Abel und Claussen 1895); doch sah Zlatogoroff (1911) noch nach 7 und 9 Monaten entwicklungskräftige Vibrionen in feuchtgehaltenen Dejekten.

Choleraleichen vom zwölften Krankheitstage oder später haben den Vibrio nur noch ausnahmsweise im Darm (Simmonds). Es gibt auch Fälle, in denen während der ganzen Krankheitsdauer die Vibrionen massenhaft in den Ausleerungen nachgewiesn wurden und bei der Sektion, die wenige Stunden nach dem Tode erfolgte, kein lebender Keim mehr im Darm gefunden wird (Hueppe).

§ 107. Worauf beruht die krankmachende Wirkung der Choleravibrionen im Darm des Menschen? Handelt es sich um eine örtliche Einwirkung auf die Darmschleimhaut, infolge deren das Syndrom des Choleraanfalles entsteht, oder um eine allgemeine Vergiftung? Die Antwort hierauf ist schon seit dem Jahre 1817, lange vor der Entdeckung des Erregers im einen wie im anderen Sinne versucht worden. Die einen meinten, eine heftige örtliche Darmreizung bewirkte alle Symptome der Krankheit, die anderen wiesen darauf hin, daß sie wie eine schwere Vergiftung aussähe; TYTLER (1817) dachte an eine Vergiftung mit verdorbenem Reis und nannte darum die Krankheit morbus oryzeus; MOST (1831) hielt sie für eine Schwefelwasserstoffvergiftung; andere für eine Blausäurevergiftung.

KOCH zeigte (1884) die örtliche Einwirkung seines Kommabazillus auf die Darmschleimhaut, sprach aber die Vermutung aus, daß eine allgemeine Intoxikation infolge von Stoffwechselprodukten des Bazillus hinzukomme.

Das vermutete Gift wurde zuerst in den Kulturen und im Körper des Kranken von NICATI UND RIETSCH sowie von POUCHET (1884) gesucht. Diese Autoren haben aus Reinkulturen des Kommabazillus, die acht Tage und älter waren, und auch aus dem Blut und der Leber von Cholerakranken, die im Stadium algidum plötzlich verstorben waren, ein flüssiges „Ptomain" in Form kleiner gelber Tröpfchen gewonnen, das bei 100 ° C flüchtig war, eine saure Reaktion gab und sich leicht in Wasser löste. Es tötete Mäuse rasch und machte Hunde, denen es in die Venen eingespritzt wurde, krank. Das bakterienfreie Filtrat junger Kulturen war hingegen ganz wirkungslos, sowol vom Magen wie vom Blut wie vom Unterhautzellgewebe aus.

Auch VAN ERMENGEM fand 1884 in Kulturflüssigkeiten nach Abtötung der Choleravibrionen durch Erhitzen eine „sehr toxische Substanz". Er mußte aber mindestens 4 ccm der Flüssigkeit einem Meerschweinchen in das Duodenum einspritzen, um es zu töten. Das Versuchstier starb dann im Kollaps, den der Autor Stadium algidum nennt. Dasselbe geschah, wenn er eine keimfreie Lösung durch Filtration von flüssigen Kulturen mit dem Tonfilter gewann. Dasselbe geschieht aber auch dann, wenn man 4 ccm irgend einer Faulflüssigkeit oder einer Aufschwemmung von beliebigen abgetöteten Bakterien einspritzt.

Gegen VAN ERMENGM's Versuche wendete CANTANI schon 1886 ein, daß die Giftigkeit der keimfrei gemachten Kulturflüssigkeit durch die Auflösung von abgestorbenen Bazillen zu erklären sei; das Choleragift sei wie das Gift der gefährlichen Schwämme an die Leibessubstanz des Pilzes gebunden und die Giftigkeit der Kulturen beruhe nicht etwa auf einem durch die vegetative Wirkung der Bazillen gelieferten Exkret.

Während GAMALEIA (1891) ebenfalls ein Exkret der Choleravibrionen suchte, zeigte HUEPPE 1892, daß der Kommabazillus aus genuinen Eiweißkörpern im Darm bei Luftabschluß ein toxisches Pepton abspaltet, das sich bei Luftabschluß erhält, aber durch die weitere Lebenstätigkeit des Pilzes zerfällt, wenn Luft hinzutritt. Bei Meerschweinchen, die es unter die Haut eingespritzt bekommen, bemerkt man zuerst, ein oder zwei Stunden lang, nichts; dann fangen sie an, traurig und schwach zu werden; die Körperwärme sinkt ab; es stellen sich Krämpfe und zuletzt völlige Lähmung ein, während die Erkaltung von 38,8 ° bis auf etwa 30 ° C fortschreitet. Nach Einspritzung des Giftes in die Bauchhöhle erfolgt der Tod in vier bis zwölf oder höchstens achtzehn Stunden. Ebenso erliegen ihm Kaninchen und Hunde. Das Gift wird vom Darm aus resorbirt und reizt die Nieren. In Kulturen verliern die Vibrionen allmählich die Fähigkeit, dieses Gift zu bilden (Hueppe), oft schon in wenigen Tagen (Gruber).

Ein Toxalbumin aus dem Erbrochenen von Cholerakranken gewann Alt durch Ausfällung mittels Alkohol; es wirkte ähnlich wie Hueppe's Pepton auf Versuchstiere. Schon früher hatte Bouchard (1887) im Harn von Cholerakranken ein durch Alkohol fällbares und ein durch Alkohol lösliches Gift gefunden; das erstere nannte er nach seiner Wirkung poison cholérique: je ne puis le dénommer ni le définir chimiquement; je ne le connais que par ses propriétés physiologiques; je ne sais s'il est fabriqué par l'organisme malade ou par des microbes. Versuche, das Gift aus Kulturen des Kommabazillus zu gewinnen, mißlangen ihm.

Die Frage nach dem Choleragift wurde neu belebt, als es Roux und Yersin im Jahre 1889 gelungen war, das lösliche Diphtherietoxin zu gewinnen, und Behring und von Niessen die Wirkung ihrer Schutzimpfungen mit dem Metschnikoffvibrio an Tieren auf bestimmte Blutserumveränderungen zurückgeführt hatten. Lazarus (1892) teilte alsbald mit, er habe 0,0001 ccm vom Blut eines Cholerarekonvalescenten in das Peritoneum von Meerschweinchen gespritzt und damit die Tiere gegen die Cholerainfektion vom Peritoneum aus geschützt. Metschnikoff konnte diesen Schutz nur ausnahmsweise finden; Issaeff bestätigte die Sache unter Pfeiffers Leitung, zeigte aber, daß es sich um eine bakterizide, nicht um eine antitoxische Wirkung handelt. Behring und Ransom versuchten dann (1896) auch, aus dem Choleravibrio ein Toxin zu isoliren; sie bekamen aber nur aus alten Kulturen ein Mischgift und mit diesem bereiteten sie ein Antitoxin, das sich indessen nicht als ein spezifisches Antitoxin bewährt hat wie das im Jahre 1892 von Behring entdeckte Diphtherieantitoxin.

Die Existenz eines löslichen Choleratoxins versuchten Metschnikoff, Roux und Taurelli-Salimbeni im Jahre 1895 dadurch zu beweisen, daß sie flüssige Cholerakulturen in Säckchen aus Kollodium oder Schilfhaut, die zwar die Flüssigkeitsosmose gestatten aber kein Bakterium durchlassen, einschlossen und diese Säckchen in die Bauchhöhle von Meerschweinchen einführten. Die Tiere erlagen einer akuten Vergiftung; die Autoren glaubten hieraus auf die Diffusion löslicher Gifte aus den Säckchen in den Tierleib schließen zu sollen. Choleravibrionen, die mehrmals auf neue Kollodiumsäckchen und auf neue Versuchstiere übertragen worden waren, gewannen allmählich die Fähigkeit, auch außerhalb des Tierkörpers in flüssigen Nährmedien Toxine zu bilden, die ihrerseits im Tierkörper als Antigene wirkten und so ein antitoxisches Serum gewinnen ließen. Gegen die Deutung der Versuche kann man einwenden, daß es sich um löslich gewordene intrazelluläre Gifte, Endotoxine, nicht um echte toxische Exkrete handelte, zumal das Antitoxin, von Meerschweinchen, Kaninchen, Ziegen und Pferden gewonnen, nicht nur gegen Vergiftung mit keimfreiem Filtrat sondern auch gegen die intraperitoneale Infektion mit voll virulenten Vibrionen schützte.

Im Jahre 1904 rührten Macfadyen und Rowland und 1905 Kraus die den Endotoxinen zuliebe verlassene Toxinfrage wieder auf. Kraus hatte aus achttägigen Bouillonkulturen durch Filtration ein lösliches „Toxin“ gewonnen, das Meerschweinchen von 180—200 Gramm Gewicht von der Bauchhöhle oder Halsvene aus binnen 6 und 24 Stunden tötete, wenn das Filtrat in Gaben von 0,5—1,0 ccm injizirt wurde; Kaninchen, Mäuse, Tauben und Hühner blieben auch nach intravenöser Einverleibung des Giftes meistens am Leben. Durch das Toxin gewann er ein Antitoxin, das das Ekto- wie Endotoxin der Cholera binden und im Tierkörper schützende wie heilende Kraft äußern sollte. Pfeiffer und Friedberger konnten im Kraus'schen Serum nur bakteriolytische Stoffe, keine antitoxischen finden.

Auch Brau und Denier (1906) erzielten in einer Nährflüssigkeit, die aus 90 Teilen Pferdeserum und 10 Teilen defibrinirtem Blut bestand, durch Choleravibrionen ein lösliches Gift, das Meerschweinchen von 250 Gramm Gewicht von der Vene aus in der Gabe von 0,5 Gramm tötete; um aber ein Meerschweinchen von der Bauchhöhle aus zu töten, mußten sie 15 bis 20 ccm des Filtrates einspritzen und dann trat der Tod erst am dritten oder vierten Tage ein. Kaninchen, denen 20 ccm in das Duodenum gebracht wurden, gingen erst an Sekundärinfektionen zugrunde, während Pferde von 300—400 Kilogramm Gewicht durch 30 ccm des Filtrates, die in die Halsvene gespritzt wurden, rasch unter Starrfrost, Atemnot und Kolik getötet wurden.

Inzwischen hatten auch Kraus und Russ (1907) ein „echtes Toxin“ gewonnen durch Züchtung des Vibrio in Bouillon, die über den Lakmusneutralpunkt hinaus noch 10 ccm Normalnatronlösung auf das Liter enthielt. Sie töteten damit Meerschweinchen vom Peritoneum aus, in fünf Stunden, wenn sie 2—3 ccm anwendeten, in vierundzwanzig Stunden mit

0,5—1,0 ccm. Ein Antitoxin, das mit dem Toxin bei Pferden und Ziegen erregt worden war, konnte kein Meerschweinchen schützen aber Mäuse.

SALIMBENI (1908) entnahm dann aus siebentägigen Peptongelatinekulturen durch Filtrirung ein Toxin, wovon 1 ccm als dosis letalis minima ein Meerschweinchen von 250 Gramm Gewicht binnen 12 und 18 Stunden tötete.

Die Giftlösungen, die KRAUS, BRAU UND DENIER und SALIMBENI gewonnen haben, wurden nicht von allen Choleravibrionenstämmen geliefert sondern nur von einzelnen wenigen, auch von diesen keineswegs regelmäßig sondern nur hier und da und unter nicht deutlichen Zufälligkeiten. Ihre geringe Kraft, ihre gänzliche Wirkungslosigkeit vom Dünndarm aus beweist, wie EMMERICH betont, daß sie sicherlich nicht das eigentliche Choleragift darstellen.

Mit der Bedeutungslosigkeit des „Choleratoxins" in der Pathogenese der Cholerakrankheit ist natürlich auch über die mit ihm gewonnenen Heilseren entschieden. Die Klinik hat das ohnehin getan. Auf den Philippinen stellten DENIER UND STRONG (1907) fest, daß die Behandlung von Cholerakranken mit dem Pariser antitoxischen Cholerapferdeserum auch bei der Anwendung sehr großer Gaben, 200—1000 ccm, keine Spur von Erfolg gehabt hat. SALIMBENI (1910) bezeichnet die Wirksamkeit als fragwürdig. — Vom Kraus'schen Anticholeraserum, das auch im Tierversuche nur geringe antitoxische und agglutinirende Kraft zeigte, sagt WYSSOKOWITSCH nach seinen Erfahrungen in Rußland, daß die Kranken, welche damit behandelt werden, ebenso starben wie unbehandelte. Ebenso urteilen HUNDÖGGER, sowie ALBANUS, CHAUNTINA, KREWER, ZEIDLER UND KERNIG, KANDIB UND NEDRIGAILOFF, SCHURUPOFF und Andere. MUCH beschließt sein Referat mit den Worten: Wir stehen, was die Heilung der Cholera durch Immunserum betrifft, vor einem traurigen Vakat.

§ 108. Im Jahre 1892 stellte GAMALEIA aus dem Körper der Cholerabazillen zwei verschiedene Gifte dar. Er gewann ein Toxalbumin der Cholera durch Abtötung der Kulturen bei einer Temperatur von 55—60 ° C; dieses wurde durch Alkohol, durch Säuren wie durch Magnesiasulfat gefällt, in alkalischem Wasser leicht gelöst, bei höheren Hitzegraden zerstört. Kaninchen, denen er diese Substanz in die Venen spritzte, starben an wässerigen Diarrhöen. Neben diesem „Toxalbumin" gewann er bei Wärmegraden von nur 120 ° C einen zweiten Körper, der die Reaktionen des Nuklein gab und Kaninchen unter Kollaps und Krämpfen tötete. Kleinere Gaben davon führten eine langsame Kachexie herbei. Besonders erwiesen sich tuberkulöse Meerschweinchen empfindlich gegen das zweite Gift. — Hiermit schien die Annahme CANTANIS (1886), daß die Choleravibrionen wie die Giftschwämme durch ihre Leibessubstanz spezifisch wirken, bestätigt.

Auch PFEIFFER zeigte, daß der Leib der Choleravibrionen an sich eine Giftwirkung übt, während er lösliche Toxine nach außen nicht abgibt. Nie war es ihm gelungen, in frischen flüssigen Kulturen irgend welche gelösten Giftstoffe nachzuweisen; selbst große Mengen von Filtraten junger Bouillonkulturen erwiesen sich in jedem Tierversuch ungiftig. Nur mit alten Bouillonkulturen, worin bei wochenlangem und monatelangem Wachstum große Massen von Vibrionenleibern zerfallen waren, konnte er Giftwirkungen erzielen; aber diese entsprachen genau denen, welche er mit jungen durch einstündiges Erwärmen auf 56 ° C oder durch Chloroformdampf abgetöteten Kulturen oder auch mit ausgelaugten Kulturen bewirkte.

Während ein Meerschweinchen von 200 Gramm Gewicht mit 0,2 bis 0,5 Milligramm einer lebenden achtzehnstündigen Agarkultur tödlich infizirt wurde, genügte durchschnittlich die dreifache oder vierfache Menge, also etwa 0,6—2,0 Milligramm derselben Kultur, nachdem sie abgetötet worden, um ein derartiges Tier vom Bauchfell aus nach 16—18 Stunden unter Lähmung des Kreislaufes und zunehmender Erkaltung zu töten; mit der mehrfachen Gabe, etwa 0,01 Gramm, konnte der Tod in 1 Stunde herbeigeführt werden.

Auch solche Meerschweinchen, die durch das Blutserum von Cholerarekonvaleszenten aus der dritten bis zehnten Woche nach der Genesung gegen die intraperitoneale Vibrioneninfektion gefeit waren, gingen an den abgetöteten Kulturen zugrunde. Die Immunisirung, die das Choleraserum vom Menschen schon in Gaben von $^1/_{10}$ Milligramm gegen lebende Vibrionen bewirkte, konnte gegen das Leichengift der Vibrionen auch durch die vielfache Serumgabe nicht bewirkt werden.

Das intrazelluläre Gift, das Endotoxin des Choleravibrio, wurde durch Siedhitze oder eingreifende Chemikalien rasch zersetzt. Alle Gifte, die andere Autoren aus Cholerakulturen ohne Berücksichtigung dieses Verhaltens dargestellt haben, erklärte PFEIFFER weniger wirksam als sein „primäres Endotoxin“.

Nachträglich hat sich aber herausgestellt, daß PFEIFFER seine Versuche gar nicht mit „echten Choleravibrionen“ angestellt hatte sondern mit Kulturen aus Massauah, die man heute nicht mehr für echte Choleravibrionen hält. Die letzteren geben ein viel weniger kräftiges Endotoxin als der Massauahvibrio.

KLEIN (1893), SOBERNHEIM u. A. bemerkten sodann, daß die Giftwirkung des Choleravibrionenleibes gar nichts Besonderes sei, daß die Art der Wirkung das Leichengift des Kommabazillus gar nicht von der Giftwirkung anderer abgetöteter, pathogener oder nicht pathogener, Bakterienleiber unterscheide. HUEPPE zeigte, daß dieselbe Wirkung wie der tote Choleravibrio auch der tote Vibrio proteus, nur in etwas schwächerem

Maaße, übt; ebenso das Bacterium prodigiosum, das Bacterium coli. Bringt man die Leichen dieser Bakterien in das Bauchfell eines Meerschweinchens, so fällt bei dem Versuchstier nach kurzer Zeit die Körperwärme ab, der Puls erlischt, die Glieder werden lahm und der Tod erfolgt binnen 12 und 24 Stunden. — Voges konnte sogar mit einem zellverdauenden Pflanzenferment, dem Papayotin, die Wirkung des Choleraendotoxins nachahmen.

Mayer (1904) wollte dem Choleraendotoxin, das er durch Aussalzen mit Ammoniumsulfat und mehrtägige Autolyse oder auch durch einfaches Schütteln der Kulturen während 48 Stunden in Wasser gewann, seine spezifische Bedeutung dadurch retten, daß er zeigte, daß es ein vibrionentötendes und vibrionenagglutinirendes Serum erregt. Ebenso zeigte Hahn (1906), daß sein durch Autolyse von Kommabazillenkulturen in physiologischer Kochsalzlösung bereitetes Endotoxin im Tierkörper Agglutinine erregt und gesteigerten Widerstand gegen lebende Kommabazillen verleiht; aber er zeigte zugleich, daß er mit einem Typhusendotoxin gegen Choleravibrionen und mit Choleraendotoxin gegen Typhusbakterien immunisiren konnte, von einer spezifischen Bedeutung der Endotoxine mithin keine Rede sein könne.

Dazu kommt noch, daß das „Endotoxin" des Choleravibrio ebensowenig wie das angebliche Exotoxin vom Magendarmkanal aus seine Giftwirkung äußert; es vergiftet nur vom Blut oder vom Unterhautzellgewebe aus. Man kann einem Meerschweinchen die Choleravibrionen grammweise in den Darm einführen; es macht ihm nichts; man kann die Vibrionenmasse zugleich mit bakterienlösenden Fermenten, etwa mit Pyozyanase in den Darm einführen, es macht ihm nichts (Emmerich).

Nencki hat dargetan, daß 0,06 Gramm Pankreassaft und 0,02 Gramm Galle genügen, um die zehntausendfache Tetanustoxingabe unwirksam zu machen; ebenso werden im Darm des Meerschweinchens die angeblichen Choleraendotoxine und Choleraexotoxine grammweise von den Darmsekreten entgiftet. Sie können demnach, wie Emmerich ausführt, unmöglich etwas mit der Pathogenese des Choleraanfalles zu tun haben. Daß sie nicht etwa nach Resorption aus dem Magen vom Blute aus zur Wirkung kommen, beweist der Verlauf der Hunderttausenden von „Schutzimpfungen", die Ferran, Haffkine, Strong und Andere mit abgetöteten und mit lebenden Kommabazillenkulturen gemacht haben; nie sind danach Symptome beobachtet worden, die dem Bilde des Choleraanfalles angehören, sondern nur örtliche und allgemeine Reizungen, wie sie jedes giftige Eiweiß hervorruft: schmerzhafte Anschwellung der Stichstelle, Frösteln, Fieber, Gliederschmerzen.

Auch das „antibakterizide Serum" hat sich weder im Tierversuch noch beim Menschen als ein spezifisches erwiesen. Pfeiffer, Issaeff und Wassermann konnten Meerschweinchen damit gegen die intraperitoneale Infektion immunisiren, aber nicht gegen eine Cholerainfektion des Darmkanales. Metschnikoff, Roux und Taurelli-Salimbeni spritzten Kaninchensäuglingen so große Massen von Pfeiffer's antibakteriellem Serum ein, wie genügt haben würden, um 16 000 und sogar 45 000 Meerschweinchen wider eine tödliche intraperitoneale Injektion lebender Choleravibrionen zu schützen; als sie dann aber diesen Kaninchen eine kleine Vibrionenmenge in den Darm brachten, gingen die Tierchen rasch zugrunde.

Ein „antiendotoxisches Choleraserum“ hat Schurupoff von Pferden gewonnen, denen er das durch Alkalien ausgezogene und mit Säuren gefällte und danach gewaschene Endotoxin einspritzte. Er sowie von Stühlern (1909) haben unter Anwendung von 90—1390 ccm bei gleichzeitiger Applikation von großen Salzwasserinfusionen bis zu 18 Liter bei 187 Patienten eine Verminderung der Mortalität von 42,5 % auf 30 % ohne schädliche Nebenwirkungen erzielt. Auch Kolle lobt von dem Schurupoff'schen Serum, daß es selbst in großen Mengen keine schädliche Wirkung übe; indessen könne man eine Heilwirkung wie vom Diphtherieserum bei dem Choleraserum nicht finden, „aber sorgfältige klinische Beobachter fordern, daß es künftig in möglichst großen Mengen zur Verfügung stehen müsse“. Die Beobachter werden nicht mit Namen genannt; wahrscheinlich verwechselt Kolle Kliniker und Fabrikanten. Bertenson, Podwysotzky, Sirotinin und Yanowski geben in ihrem Gutachten an das russische Ministerium des Innern ihr Urteil dahin ab, daß der Heilwert des Serums keineswegs erwiesen sei. Berdnikoff hat nach Injektionen von sogar 600 ccm des Serums nicht den geringsten Heilerfolg gesehen.

§ 109. Nach den bisherigen Mißerfolgen, spezifische Choleratoxine, Exotoxine und Endotoxine, nachzuweisen, muß man mit Gruber (1891) die Bildung von Choleragiften nach Analogie des Diphtherietoxins oder der Schwammgifte endlich ablehnen und Emmerich (1910) beistimmen, der das erlösende Wort spricht, die Hypothese spezifischer Choleragifte sei völlig gescheitert.

Dennoch bleibt die klinische Tatsache, daß die Cholerakrankheit einer akuten Intoxikation entspricht, zu Recht bestehen. Es fragt sich nur, wenn der Choleravibrio das Gift nicht direkt liefert, woher kommt es denn?

Sind vielleicht die aus den Geweben und Gewebsflüssigkeiten gebildeten Toxopeptone, die Bouchard, Hueppe, Alt bei den Cholerakranken nachweisen konnten (§ 107), oder der aus dem Eiweiß gebildete Schwefelwasserstoff die wahren Choleragifte? Daß sie in Frage kommen als Nebengifte, soll nicht geleugnet werden; aber sie erklären nicht das ganze Krankheitsbild.

Dieses zu erklären, wies Emmerich mit Tsuboi im Jahre 1891 auf die vom Choleravibrio gebildeten Nitrite hin; er erntete Spott, und sogar ein Kliniker wie Liebermeister glaubte, „eine so seichte Hypothese von vornherein abweisen zu müssen". Inzwischen hat Emmerich seine Hypothese so klar und wol begründet, daß sein Lehrsatz, die Cholerakrankheit wird durch die vom Choleravibrio aus den Nitraten der Nahrung bereiteten Gifte bewirkt, so fest steht wie der Lehrsatz, der Erreger der Cholera ist Kochs Vibrio, und der letztere Satz mehr auf dem ersteren beruht als auf anderen handgreiflichen Beweisen.

Unter allen Stoffwechselprodukten des Choleravibrio besitzen nur die aus den Nitraten der Nahrung und der Getränke gebildeten Nitrite einen so hohen Grad von Giftigkeit und sie allein werden in so großer Menge erzeugt, daß die Krankheitserscheinungen und der tödliche Ausgang des Choleraanfalles dadurch zu erklären sind; wozu dieses kommt, daß die Symptome der Cholerakrankheit und der Nitritvergiftung sehr ähnlich und unter bestimmten Umständen ganz identisch sind. Unterschiede

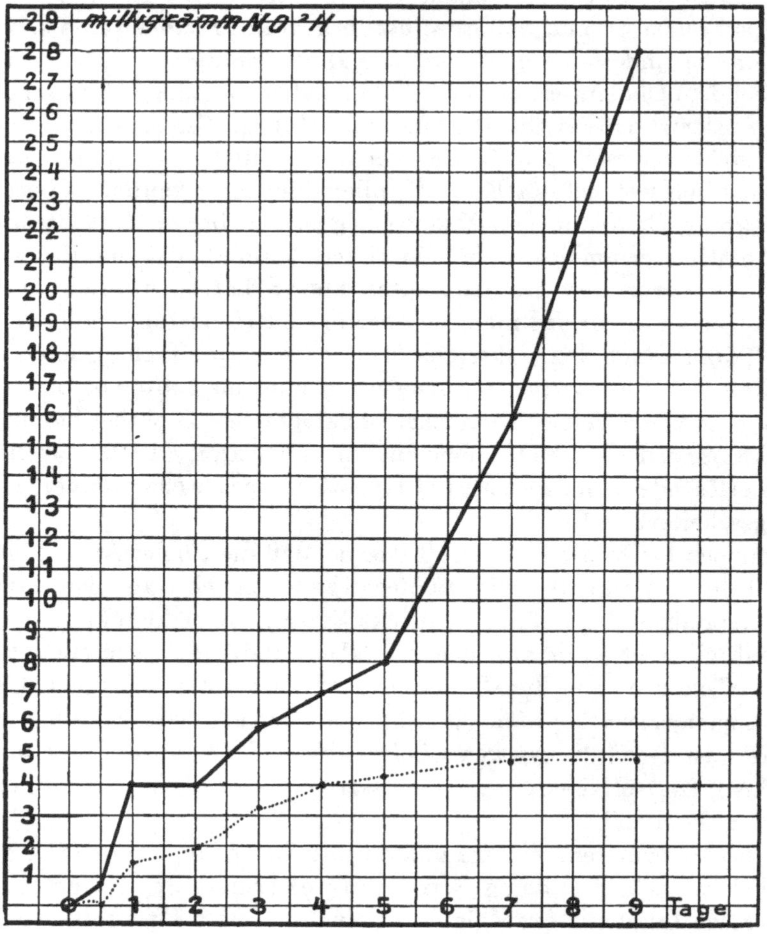

Tafel III

zwischen beiden Prozessen liegen darin, daß bei der Cholera sowol Nitrite im engeren Sinne wie auch freie salpetrige Säure und außerdem noch Stickoxyd und Nitrosoindol in Wirksamkeit treten, während die Vergiftung bei der einfachen Spaltung von Nitraten, Natronsalpeter, Kalisalpeter, Bismutum subnitricum u. s. w., durch denitrifizirende Bakterien im Darm lediglich infolge der salpetrigsauren Salze nicht aber auch durch freie salpetrige Säure erfolgt.

Wie die salpetrige Säure beim anaeroben Wachstum der Choleravibrionen gebildet wird, wurde im § 101 gezeigt. Was für ein furchtbares Gift sie lebenden Zellen gegenüber ist, beweisen die Untersuchungen von Loew: Algenzellen wurden von der hunderttausendfach verdünnten Salpetrigsäure sofort getötet und gleichfalls unterlagen ihr sauer reagirende Pflanzenzellen in einer ebenso stark verdünnten Nitritlösung, indem sie sich die salpetrige Säure selbst bereiteten, während die Nitritlösung bei alkalischer Reaktion erst dann giftig wird, wenn ihre Concentration über der tausendfachen Verdünnung bleibt (Emmerich).

Wie viel von dem zellzerstörenden Gift die Choleravibrionen aus Salpeter zu bilden vermögen, zeigt die nachfolgende Kurve, die mir Emmerich mitgeteilt hat. Da im Glase die Verhältnisse für die Bildung der salpetrigen Säure, die ihre Bereiter ebenso schädigt wie andere Lebewesen, recht ungünstig sind im Vergleich zu den Verhältnissen im Darm, wo die Säure noch viele andere Angriffsobjekte findet und stetig abdiffundiren kann, so gibt die Kurve nur einen annähernden Begriff von den Vorgängen im Darm, wo beides, Vibrionenwachstum und Abfuhr der Salpetrigsäure, den Giftbildungsprozeß in jeder Weise fördern.

In der vorstehenden Tafel III zeigt die durchgezogene Kurve, wie viele Milligramm Salpetrigsäure von Choleravibrionen, die aus Choleradejekten gezüchtet worden sind, in 10 ccm Nitratbouillon aus 50 Milligramm Natriumnitrit von Tag zu Tag gebildet worden sind. In neun Tagen wurde alles Natriumnitrat (50 Milligramm) in salpetrige Säure (26,65 Milligramm) übergeführt.

Die punktirte Kurve zeigt, wie wenige Milligramme Salpetrigsäure dieselben Choleravibrionen, nachdem sie 39 Minuten lang in einer Salpetrigsäurelösung von 1:10 000 sich befunden hatten und dadurch von vornherein in ihrem Nitritbildungsvermögen abgeschwächt worden waren, aus einer gleichen Nitratbouillon zu bilden vermochten. Sie bereiteten in neun Tagen aus 50 Milligramm Natriumnitrat nur 4,6 Milligramm salpetrige Säure.

Wie weit der von seiner chemischen Tätigkeit im Darmkanal des Menschen geschwächte Choleravibrio sich auf einem günstigen Erdboden erholt und zu neuer Salpetrigsäureproduktion kräftig wird, zeigt die folgende Tafel IV.

Die durchgezogene Kurve gibt an, wieviel salpetrige Säure in 10 ccm Bouillon aus 50 Milligramm Natriumnitrat gebildet worden ist von Choleravibrionen, welche zuerst in einer Salpetrigsäurelösung von 1:20 000 während sechzehn Minuten abgeschwächt und alsdann durch einen dreitägigen Aufenthalt in einem von Nitrat-

Tafel IV

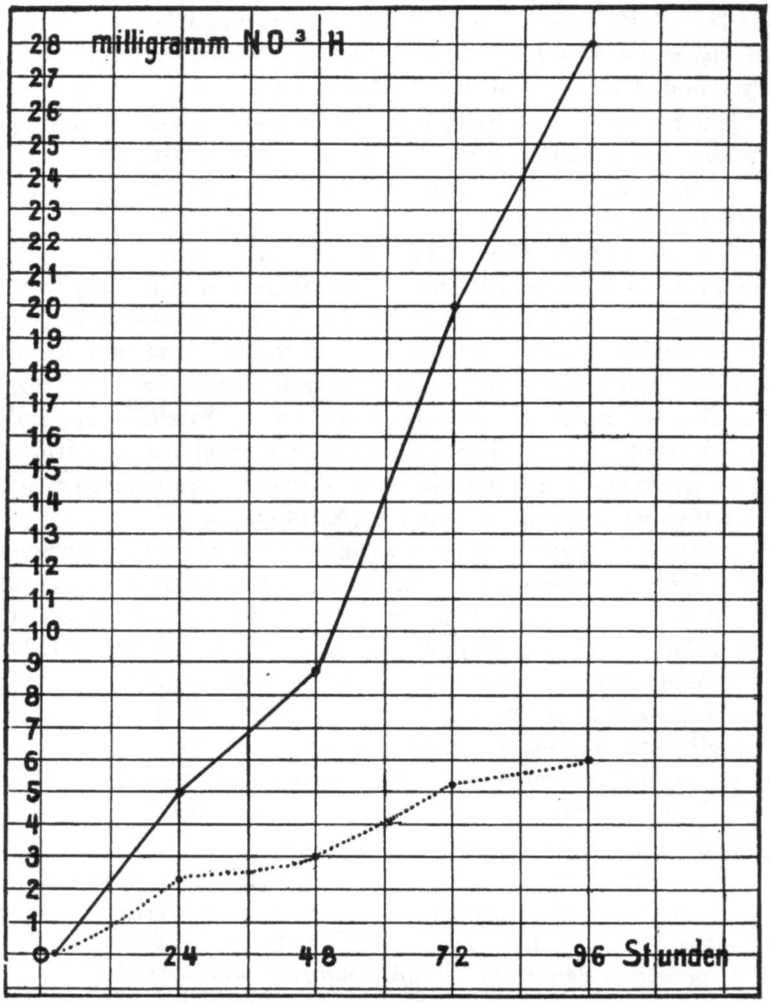

bouillon durchfeuchteten verunreinigten lufthaltigem Kiesboden bei 36° C neu gewachsen und gestärkt waren.

Die punktirte Kurve gibt an, wie wenig salpetrige Säure in 10 ccm Bouillon aus 50 Milligramm Natriumnitrat gebildet worden ist von denselben Choleravibrionen, die nicht im Erdboden sich erholt hatten, sondern während der betreffenden drei Tage im Glase in der gleichen Nitratbouillon, wie sie den Boden für die anderen tränkte, weiter aufbewahrt worden waren.

Wie nun die salpetrige Säure in Gemeinschaft mit den Nitritsalzen, Stickoxyd und anderen giftigen Stoffwechselprodukten des Choleravibrio den Choleraanfall bewirkt, werden wir genauer bei der Pathogenese der Cholerakrankheit (§ 207 ff.) zeigen, da zum Verständniß die Kenntniß der Symptomatologie des Choleraanfalles erforderlich ist.

§ 110. Die Theoretiker sagen, daß im allgemeinen Virulenz und Wachstumsenergie der Choleravibrionen Hand in Hand gehen. Daß sie das nicht tun, hat HUEPPE gezeigt und geht aus den zahllosen Versuchen EMMERICHS über den Wechsel zwischen Giftbildungskraft und Wachstumsenergie des Choleravibrio je nach seinem Wechsel zwischen verschiedenen Nährböden hervor. Der auf nitratarmen Substraten gewachsene Vibrio ist ein harmloser Saprophyt, der, durchaus unfähig die lebenden Gewebe des menschlichen Körpers anzugreifen, reichlich im Darme, in den er hineingelangt, wuchert und eine Zeitlang ein gleichgültiger Bestandteil der Darmflora bleibt; der in nitrathaltigem Erdboden gewachsene Vibrio hingegen ist ein furchtbarer Giftbereiter, der das Darmepithel zerstört und den ganzen Organismus vergiftet, wenn er in den menschlichen Darm gelangt und hier genügend viel Nitrate als Rohmaterial für seine Gifterzeugung vorfindet oder dieses nachträglich hinzubekommt; im ersteren Falle erzeugt er den heftigen Choleraanfall nach kurzer Inkubationszeit, im anderen bleibt er eine Zeitlang unschädlich oder erregt höchstens „warnende“ Diarrhöen, bis eine plötzliche Salpetersalzzufuhr in der Nahrung aus dem harmlosen Darmbewohner den verderblichsten Feind macht.

Im allgemeinen ist der Choleravibrio um so wirksamer, sagen die Theoretiker, je frischer er aus den Entleerungen der Cholerakranken isolirt wurde. In Wirklichkeit verliert der Vibrio beim Durchgang durch den Darm sein Giftbildungsvermögen wie seine Wachstumskraft zu einem größeren oder geringeren Teil, wie EMMERICH gezeigt hat. Darum ist auch die schwere gefährliche Cholerainfektion nicht von Mensch zu Mensch durch die Dejekte oder durch Reinkulturen aus den Dejekten übertragbar und darum verlaufen die zufälligen Kontaktinfektionen fast ausnahmslos leicht. Daß im Tierversuch eine frische Laboratoriumskultur wirksamer ist als eine ältere, beruht, wie GOTSCHLICH UND WEIGANG bewiesen haben, darauf, daß in den älteren Kulturen eine mehr oder weniger große Menge der Vibrionen abgestorben und zur Weiterentwickelung unfähig geworden ist; innerhalb ein und derselben Kultur ist die Virulenz des einzelnen Vibrio eine gegebene Größe; die Virulenz der Kultur ist gleich dem Multiplum der Individuen. Das gilt aber nur für die im § 108 angeführten Versuche mit dem Leichengift des Vibrio. Die wahre Virulenz des lebendigen Vibrio ist durchaus keine konstante Größe, daher denn auch Weigang und Gotschlich bei einzelnen Cholerastämmen eine größere Virulenz als bei anderen fanden und durch Tierpassagen eine Steigerung der Virulenz erzielten.

In einer anfänglich wirksamen Kultur nimmt die Virulenz von Tag zu Tag ab, wenn der Vibrio weiterwächst. Um sie zu erhalten, muß man das Wachstum unterbrechen, indem man die Kultur im zugeschmolzenen Glasrohr auf Eis verwahrt.

Wie eingeschobene Tierpassagen so bringt überhaupt ein Wechsel des Nährbodens die schwindende Virulenz wieder zur alten Kraft. PALTAUF empfahl die Züchtung des Vibrio auf einer Mischung von 1 Teil Choleraimmunserum mit 50 Teilen stark alkalischer Bouillon zur Steigerung der Virulenz; SYMMERS (1904) den Wechsel zwischen Immunserum und Agarplatte. BLACKSTEIN (1904) gibt verschiedene Nährböden an, um die erloschene Virulenz wieder zu beleben. Er fand sie am stärksten, wenn er die Vibrionen zwei Tage lang in 2 prozentiger Peptonlösung züchtete, die außer Wasser und Pepton $^1/_2\,^0/_0$ Dinatriumphosphat enthielt und mit ein wenig Ammoniumcitratlösung geklärt war; oder wenn er sie einen Tag auf derselben Lösung züchtete, die auf 100 Teile noch 1 Teil kaltgesättigter Lösung von schwefelsaurem Eisenoxydulammoniak enthielt; oder wenn er sie neun Tage lang in einer 2 prozentigen Peptonlösung züchtete, die $^1/_2$—$3\,^0/_{00}$ Kaliumnitrat enthielt. Die so gewachsenen Kulturen vermochten Meerschweinchen und sogar Mäuse von dem Unterhautbindegewebe aus zu töten.

GAMALEIA (1888), SALUS (1893), WEIBEL (1894) konnten die Virulenz des Choleravibrio durch Taubenpassagen so steigern, daß er nunmehr wie der Vibrio Metschnikoff bei Tauben eine Septichaemie bewirkte und sie tötete. RINDFLEISCH hat (1896) diese Angaben beanstandet, ohne sie zu widerlegen.

Das beste Mittel, dem Choleravibrio seine Virulenz im wahren Sinne zu steigern und die verlorene wiederherzustellen, ist die von EMMERICH angegebene Passage durch den Erdboden.

Die gewöhnlich sogenannte „Virulenz“ des Choleravibrio, das heißt, die Giftigkeit der Vibrionenleichen, die dem „Multiplum der Individuen“ entspricht, bestimmt PFEIFFER dadurch, daß er eine Reihe von Meerschweinchen mit dem annähernd gleichen Gewicht von 200 Gramm vom Peritoneum aus mit steigenden Gaben der Kultur, 0,1, 0,2, 0,4, 1,0 Milligramm $= {}^1/_{20}, {}^1/_{10}, {}^1/_5, {}^1/_2$ geaichte Öse, infizirt. Die Vibrionen werden von den organischen Kräften des Peritoneum überwunden, so lange sie nicht in übermächtiger Gabe einverleibt werden. Sobald diese Gabe erreicht ist, wird das Tier von den absterbenden Vibrionen vergiftet oder, woferne sie überschritten ist, vermehren sich die Vibrionen rasch und der Tod erfolgt einige Stunden nach der Injektion durch die schnelle Vergiftung des Versuchstieres. Dieses geht unter dem Absinken der Körperwärme von 38 ° auf 34 °, 32 °, 30 ° C im Kollaps zugrunde. Bei der Sektion findet man im Peritoneum eine mehr oder weniger reichliche Exsudation von gelatinöser Flüssigkeit mit Rundzellen und roten Blutkörperchen und die Bauchhöhle von Vibrionen überschwemmt. Nach größeren Gaben findet man die Vibrionen auch im Blut.

Nach der Pfeiffer'schen Versuchsanordnung bedeutet $^1/_{10}$ Öse =

0,2 Milligramm einer Agarkultur, die aus Choleradejekten oder aus dem Darm der Choleraleiche frisch gezüchtet und nicht über 24 Stunden alt ist, die gewöhnliche letale Dosis. Die meisten frisch aus den Choleradejekten gezüchteten Vibrionen sollen diesen Grad der Virulenz zeigen; andere töten erst in der Menge von mehr als $^1/_3$ Öse = 0,7 Milligramm das Meerschweinchen vom Peritoneum aus. An 60 Cholerastämmen aus der Epidemie des Jahres 1903 in Aegypten fand GOTSCHLICH die kleinste tödliche Gabe zwischen den weiten Grenzen von $^1/_{20}$ bis $^1/_2$ Öse schwanken. HAENDEL UND WOITHE (1910) haben diese Angabe bestätigt.

Worauf beruht diese „Virulenz"? Wie in § 107 und § 108 ausgeführt worden ist, hat man vergeblich versucht, sie in Exotoxinen nach Analogie des Diphtherietoxins oder in Endotoxinen nach Analogie des Giftes gefährlicher Schwämme zu finden. Es bleibt neben dem Leichengift der Vibrionen übrig, an die giftigen Peptone zu denken, die HUEPPE (1892, 1894) bei anaerobem Wachstum des Vibrio im Hühnerei gewann und ebenso aus dem Darminhalt von Cholerakranken absonderte, die ALT im Erbrochenen und BOUCHARD im Harn der Cholerakranken fand; oder auch an verschiedene Fermente des Vibrio.

Sicher ist, daß die Virulenz der Choleravibrionen beim Meerschweinchen mit der Virulenz des Choleravibrio für den Menschen gar nichts zu tun hat, wie KOLLE bei Gelegenheit der sogenannten El Torvibrionen mit Recht ausspricht.

Die Experimente, in denen Aufschwemmungen von Choleravibrionen, lebende oder tote, Tieren unter die Haut gespritzt wurden und im Dünndarm der Versuchtiere Veränderungen hervorriefen, die denen an menschlichen Choleraleichen entsprachen (BUCHNER 1885, THOMAS, ISSAËFF UND KOLLE), beweisen für eine spezifische Virulenz des Choleraerregers gar nichts; sie gelingen ebenso, wenn man statt ihrer tote Kolibakterien oder tote Hefe oder Arsenik oder Antimon oder Quecksilber unter die Haut spritzt.

§ 111. Über die Pathogenität des Choleravibrio für Tiere wissen wir nur sehr wenig. Die Experimente mit den sogenannten Toxinen und Endotoxinen beweisen für diese Frage gar nichts. Die Experimente, die darauf ausgingen, Tiere mit den Choleravibrionen vom Darm aus zu infiziren, sind bis auf den gewaltsamen Versuch von NIKATI UND RIETSCH, der gleich zu erwähnen ist, fast alle gescheitert, vielleicht deshalb, weil man nicht die richtigen Tiere wählte, oder nicht die — erst von EMMERICH gefundenen — Bedingungen kannte, unter denen die Infektion wirksam wird, vielleicht aber auch deshalb, weil die Voraussetzung falsch ist, daß derselbe Erreger beim Tier und bei den verschiedenen Tieren genau dieselbe Krankheit erregen müsse, die er beim Menschen erregt.

Daß die Frage nach der Pathogenität des Choleravibrio für Tiere und die Frage nach seiner Verbreitung und Verschleppung durch Tiere zwei ganz verschiedene Fragen sind, würde ich hier nicht betonen, wenn sich nicht die Verwechslung beider Fragen als ein Grundirrtum durch die ganze Epidemiologie hindurchzöge, wie ich zuerst in meinem Pestwerk dargetan habe. Es ist aber von jeher leichter gewesen, wehrlose kranke Menschen und Leichen in einer Epidemie zu maaßregeln als den eigentlichen Epidemiegrund zu entdecken und zu beseitigen.

Während bei der Pest der breite Untergrund für die Plage unter den Menschen die Nagetierseuche und der Seuchenvermittler blutsaugendes Ungeziefer ist, gibt für die Cholera den epidemischen Untergrund der verschmutzte Erdboden der Menschenansiedlungen, und als Vermittler zwischen Erdboden und Mensch wirken die speisenbesuchenden Insekten, insbesondere die Fliegen. Daß diese den Keim nicht bloß mit Füßen und Rüssel verschleppen und übertragen, sondern ihn auch in ihren Mund aufnehmen, in ihrem Magendarmrohr beherbergen und durch ihn zugrunde gehen können, wurde im § 89 gezeigt. Wir fügen bei, daß nach den Versuchen von NUTTAL und von SIMMONDS sehr genaue Versuche durch GANON (1908) gemacht sind, aus denen hervorgeht, daß die Fliegen, welche Choleradejekte oder Cholerakulturen besuchen, nach zwei oder vier Tagen verenden. Ferner Versuche von PASSEK (1911); dieser fand, daß die Choleravibrionen im Darm der Musca domestica und der Musca vomitoria am ersten Tage nach der Aufnahme am reichlichsten vorhanden, nach drei Tagen gewöhnlich verschwunden sind, daß die Vibrionen im Fliegendarm in Symbiose mit dem Proteus vulgaris leben und darin an Virulenz um das Doppelte gewinnen; junge eben ausgeschlüpfte Fliegen, die noch keinen Proteus beherbergen, schwächen den Vibrio ab; der von den Fliegen abgesetzte Kot enthält virulente Vibrionen, die darin mindestens drei Stunden entwicklungskräftig bleiben.

Über die Beziehungen zwischen Choleravibrio und Wassertieren kann ich nach eigenen Untersuchungen, die unterbrochen worden sind, mitteilen, daß der Vibrio mindestens eine Woche lang an Algen und Amoeben schmarotzen und sich dadurch im Wasser, das ihm sonst feindlich ist, erhalten kann, aber nur unter der Bedingung, daß er aus dem Boden in das Wasser gelangt; die Dejektionsvibrionen werden ohne weiteres von Algen und Amoeben vergewaltigt.

In Experimenten mit Goldfischen zeigten REMLINGER UND NOURI (1908), daß Fische aus einem kommabazillenhaltigen Aquarium die Keime in ihren Darm aufnehmen und beherbergen können.

Daß bei kranken Rindern während einer Choleraepidemie der Vibrio in den Ausleerungen gefunden worden ist, wurde schon erwähnt und damit ist wol alles, was wir über den Zusammenhang zwischen Choleravibrio und

Tierwelt wissen, erschöpft, wenn wir von dem Vibrio Metschnikoff und anderen „choleraähnlichen" Vibrionen absehen.

Die folgenden Experimente erwähnen wir nur der Vollständigkeit halber, nicht weil sie für unsere Frage von Bedeutung sind. Nachdem schon vor der Entdeckung des Choleravibrio Guyon, Magendie (1831), Lauder Lindsay, Acland, Meyer (1854), Thiersch (1856), Legros und Goujon (1866), Espagne, Snellen und Miller, Guttmann (1867) die verschiedensten Tiere, wie Frösche, Hühner, Mäuse, Kaninchen, Hunde, Schweine, Affen, mit Choleradejekten gefüttert oder vom Unterhautzellgewebe, vom Bauchfell, von den Adern aus anzustecken versucht und dabei wechselnde Erfolge und Mißerfolge erzielt hatten, versuchte Koch als der erste, mit seinem Kommabazillus die üblichen Laboratoriumstiere zu infiziren. Der Versuch mißlang, bis Nikati und Rietsch (1884) den Weg zeigten, den Erfolg zu erzwingen.

Sie fanden, daß die Cholerainfektion des Meerschweinchens vom Munde aus deshalb nicht gelingt, weil die Salzsäure des Magens dem Vibrio feindlich ist. Als sie aber die Kultur unmittelbar in das Duodenum des Tieres brachten und den Ductus choledochus dabei verschlossen, da vermehrten sich die Kommabazillen im Darm und es erfolgte der Tod des Tieres. Dasselbe geschah dann auch ohne Unterbindung der Gallenwege.

Koch änderte (1885) das Experiment dahin ab, daß er dem Tier 5 ccm einer fünfprozentigen Sodalösung in den Magen brachte, um die Salzsäure des Magens zu neutralisiren, dann den Darm durch die Einspritzung von 1 ccm Opiumtinktur in den Bauchfellsack lähmte und nun eine reichliche Kommabazillenmenge durch die Schlundsonde in den Magen brachte. Die so behandelten Tiere starben zum Teil unter Absinken der Körperwärme und Lähmung der Glieder; an den Leichen fand man den Dünndarm mehr oder weniger stark erschlafft und außen gerötet, seine Schlingen mit einer wässerigen Flüssigkeit erfüllt, die den Vibrio fast in Reinkultur enthielt.

Es ist auch heute noch nicht entschieden, wie viel in jenem Experiment das Opium und die anderen Nebeneingriffe machen; es sieht fast aus, als ob der Vibrio sich dabei einfach wie auf einem toten Nährboden verhält.

Vom Peritoneum aus mit Kommabazillen Meerschweinchen zu töten, lehrten dann Vincenzi (1887), Pfeiffer und Nocht (1889), Gruber und Wiener (1892), Bonhoff (1894), Voges (1894) und Andere.

Aber auch alte Hunde sterben, wenn man ihnen vor der Verfütterung des Kommabazillus genügend Blut entzieht, sie lange hungern läßt, ihnen dann Sodalösung in den Magen gießt oder sie sonst gründlich genug quält (Klemperer 1894).

Weiterhin stellte sich heraus, daß im Gegensatze zum erwachsenen Tier, das sich so erfolgreich der Kommabazillen in seinem Darm erwehrt, das junge Tier, Kaninchen, Meerschweinchen, Maus, dem durch seinen Mund eingeführten Vibrio ohne weitere Nachhülfe unterliegt. Es genügt, Choleradejekte oder Spuren von Kulturen an die Zitzen von Mutterkaninchen zu streichen, um die Säuglinge zu töten (METSCHNIKOFF). Auch junge Katzen (WIENER 1896), junge Hunde (KARLINSKI) erlagen leicht dem Vibrio.

Aber es fanden sich auch erwachsene Tiere, die durch die einfache Verfütterung des Kommabazillus zugrunde gehen; so die Zieselmaus, spermophilus guttatus, bei der auch der Sektionsbefund dem an der menschlichen Choleraleiche entspricht (ZABOLOTNY UND SAWTSCHENKO 1894).

Ferner gelang es, Tauben mit dem Choleravibrio krank zu machen; wenigstens gab GAMALEIA an, daß wie sein Vibrio Metschnikoff so auch der Vibrio cholerae Koch auf Tauben wirkt, und er schloß daraus, daß beide Vibrionen identisch seien. PFEIFFER UND NOCHT betonten dawider, daß von dem ersteren Vibrio die Spur, die an einer Impfnadel hängen bleibt, Tauben von einer Hautwunde aus durch rasch verlaufende Septichaemie tötet, während von ihren Cholerakulturen noch ein oder zwei volle Ösen im selben Versuch harmlos blieben. KOLLE nennt diesen Versuch „ein absolut sicheres Differenzirungsmittel" und will ihn benutzt wissen, um den eigentlichen Choleravibrio von anderen verdächtigen Vibrionen zu unterscheiden. Stirbt, so meint er, eine Taube, nach der Einimpfung einer Vibrionenkultur in den Brustmuskel, so gehört die Kultur nicht dem Stamme Vibrio Koch an sondern der Gruppe der ihm ähnlichen aber durchaus von ihm verschiedenen Vibrionen.

Nun hat PFEIFFER gezeigt, daß Vibrionen, welche Ruffer und Gotschlich in den Jahren 1897 und 1903 aus Pilgerleichen zu El Tor isolirt haben, genau dieselbe hohe Virulenz für Meerschweinchen haben wie der Vibrio Metschnikoff für Meerschweinchen; er erklärt sie aber wie diesen vom Vibrio cholerae verschieden. Hinwieder versichert KOLLE wiederholt, sie seien echte Choleravibrionen, weil sie mit ihnen die „absolut spezifischen Immunreaktionen" der Agglutination und Bakteriolyse teilen. Uns scheint, was dem Meerschweinchen recht, sei den Tauben billig und, wenn das eine „absolut sichere Differenzirungsmittel" versage, sei auch das andere absolut sichere in Gefahr, unzuverlässig zu sein.

Damit kommen wir zur Diagnose des Choleravibrio.

§ 112. Die Diagnose des Vibrio cholerae am Kranken oder an der Leiche oder an Tieren oder an toten Gegenständen hat eine doppelte Bedeutung, eine klinische und eine epidemiologische.

Der Arzt will durch den Nachweis des Choleravibrio die Aetiologie eines auf Cholera asiatica verdächtigen Krankheitsfalles und Todesfalles im Erreger sichtbar und faßbar darstellen, um einen Irrtum in der aetiologischen Diagnose auszuschließen.

Die Seuchenbehörde will die Krankheitsgefahr durch den Nachweis des Erregers am lebenden oder toten Menschen, in seiner Umgebung, an Tieren und Sachen feststellen, um durch die Unschädlichmachung des Erregers Unverseuchte vor der Gefahr zu schützen.

Die wichtigste Vorfrage ist diese: Können Kliniker und Epidemiologe sich auf den bakteriologischen Nachweis des Choleravibrio unbedingt verlassen? Wie weit ist die Diagnose des Vibrio cholerae möglich, wie weit seine Unterscheidung von anderen Bakterien zuverlässig?

Die Diagnose des Choleraerregers dachte sich Koch nach seiner Entdeckung sehr leicht, weil er annahm, Kommabazillen gäbe es nur in den Auswürflingen der Cholerakranken, im Darm von Choleraleichen und im verseuchten Wasser, sonst nirgendwo. Der Kommabazillus im gefärbten Ausstrich von Choleradejekten auf dem Deckglas und sein charakteristisches Wachstum auf der Gelatineplatte sowie in Gelatinestichkulturen genügten ihm vollständig, um die Diagnose „Cholera“ zu stellen. Er verlangte von jedem Arzt in jedem Cholerafalle die folgende Prüfung:

Ein Flöckchen aus dem Reiswasserstuhlgang wird als Ausstrichpräparat auf dem Deckglas oder auf dem Objektträger zubereitet; nachdem es lufttrocken geworden, mehrmals durch eine helle Flamme gezogen und so gehärtet, dann mit einer Fuchsinlösung oder Methylenblaulösung gefärbt und nach Abspülung in Wasser getrocknet. Bei der Untersuchung mit einem Ölimmersionssystem bei Abbe'scher Kondensorbeleuchtung sucht man nach den kommaförmigen Bazillen, die man oft allein, „in Reinkultur“, oder sonst in vorherrschender Menge findet, wenn es sich um indische Cholera handelt. Ein derartiges Präparat gestattet also in wenigen Minuten die Diagnose auf Cholera asiatica und zwar etwa in der Hälfte aller Krankheitsfälle zu stellen. Wo man die Kommabazillen nicht gleich oder nicht deutlich findet, muß die Reinzüchtung auf der Gelatineplatte und die Beobachtung des Wachstums der reingezüchteten Kommabazillen im Gelatineröhrchen, auf Agar und auf Kartoffeln hinzukommen.

Daß mehr zur Diagnose gehört als die von Koch zuerst angegebenen Eigentümlichkeiten seines Kommabazillus zeigte sich schon im selben Jahre, als Finkler und Prior in den Ausleerungen von Cholerakranken, die sie mit Recht der Cholera nostras angehörig erachteten, auch Kommabazillen fanden, die Koch und sie erst allmählich durch eine Reihe feinerer Eigentümlichkeiten vom Kochschen Kommabazillus zu unterscheiden lernten, wobei sich dann allerdings herausstellte, daß es sich mehr um fließende Unterschiede handelte, als daß scharfe Trennungsmerkmale zu finden waren. Noch schwieriger wurde drei Jahre später (1887) die Abtrennung des Kochschen Kommabazillus vom Vibrio avicidus Metschnikowi. Dieser sieht dem Choleravibrio an Gestalt und an Kolonienbildung auf den genannten Nährböden so ähnlich, daß z. B. auf Gelatineplatten, die mit beiden Vibrionen besät waren, Sachverständige wie PFEIFFER und FRÄNKEL die einzelnen Kolonien nicht von einander zu unterscheiden vermochten, während sie vorher gemeint hatten, auf getrennten Platten Unterschiede zu sehen. In Stichkulturen zeigte sich ganz allein der Unterschied, daß Vibrio Metschnikoff schneller und kräftiger wuchs als Vibrio Koch, so daß eine Kultur von jenem nach 48 Stunden so aussah wie eine 5- oder 6 tägige Kultur von diesem. Aber später sah man auch den Kommabazillus gelegentlich so rasch wachsen. Die Nitrosoindolreaktion geben beide mit wechselnder Stärke. Im Tierversuch zeigten sich fließende Unterschiede (§ 105).

Im Jahre 1892 erschien die Diagnose des Choleravibrio eher vereinfacht als erschwert. Wenigstens bezeichnete KOCH es ausdrücklich als einen großen Fortschritt, daß auf Grund seiner neuen Erfahrungen in Hamburg die Diagnose, die bis dahin wegen der geforderten Gelatinekultur auch vom Geübten nicht vor Ablauf von zwei Tagen gestellt werden konnte, nunmehr vermittels der einfachen mikroskopischen Untersuchung bereits in einigen Minuten zu stellen sei. In einer dem Stuhlgang entnommenen Schleimflocke, die im getrockneten Ausstrichpräparat mit verdünnter Ziehl'scher Karbolfuchsinlösung gefärbt werde, zeige sich der Choleravibrio in der Hälfte aller Fälle in Reinkultur oder mit Bacterium coli vermischt, angeordnet wie ein Schwarm von Fischen, die in einem langsam fließenden Gewässer hintereinander ziehen. Diese Fischzuganordnung sei so charakteristisch, daß sie zur Diagnose genüge.

Eine zweite Verbesserung und Erleichterung sei die Isolirung und Anreicherung des Kommabazillus aus den Dejekten mittels der Peptonlösung, worin bereits nach sechs Stunden bei 37° C in den oberen Schichten Reinkulturen der Vibrionen sich bilden.

Neben der zur Gewinnung von Reinkulturen immer unentbehrlichen Gelatineplatte sei auch der Agarnährboden nach wie vor zweckmäßig, weil er bei der höheren Temperatur von 37° C fest bleibe und darum ein beschleunigteres Anwachsen der Kolonien ermögliche als die Gelatineplatte, die keine höheren Wärmegrade als 22° C vertrüge.

Die Cholerarotreaktion habe ihren hohen diagnostischen Wert immer noch; sie sei an der Peptonkultur anzustellen, wobei darauf gesehen werden müsse, daß das Pepton hinreichend Nitrate enthalte, damit die Nitritbildung zustande käme (BLEISCH), und selbstverständlich müsse die Schwefelsäure bei Anstellung der Probe rein von salpetriger Säure sein.

Im selben Jahre betont R. PFEIFFER, ein Schüler Kochs, die Bedeutung jener bakteriologischen Methodik und namentlich des ausschlaggebenden Gelatineplattenverfahrens, welches die klinisch nicht immer mit

Sicherheit zu stellende Diagnose auf asiatische Cholera in 24 bis 36 Stunden zu einer unzweifelhaften zu machen geeignet sei.

Daß es damals in Hamburg wie schon zuvor in Paris zahlreiche Cholerafälle gab, bei denen der Kommabazillus nicht zu finden war, daß deßhalb NETTER choleriforme Diarrhöen von echter asiatischer Cholera unterschied und in Hamburg ungefähr ein Viertel aller Todesfälle von der Liste der Choleraepidemie als unecht abgestrichen wurden, haben wir im § 33 gezeigt.

Neun Jahre später genügt weder Form noch Wachstum des Vibrio, weder Gelatine noch Agar zur Diagnose. Man kennt Cholerastämme, deren Glieder sich als ganz schlanke lange Stäbchen darstellen, man kennt andere, die von Kokken nicht zu unterscheiden sind, andere die eine eiförmige Gestalt haben; man kennt mindestens zwei Typen von Gelatinekolonien und andere zahlreiche Abweichungen der Kulturen vom Kochschen Typus. Man weiß, daß es sehr viele Vibrionenarten gibt, die mit dem Kochschen Vibrio nichts zu tun haben, dabei genau wie die echten Kommabazillen auf und in Gelatine wachsen. Die fischzugartige Anordnung der Kommabazillen in der Reiswasserflocke zeigt jeder Bazillenschwarm, der in dickschleimiger oder eiweißhaltiger Flüssigkeit auf dem Objektträger ausgezogen wird. Die Peptonlösung hat sich als eine trügerische Nährflüssigkeit erwiesen, die allerlei Vibrionen im Kot von Gesunden und Kranken, im Wasser von „verseuchten“ und unverseuchten Flüssen begünstigt. Der Cholerarotreaktion wird jeder Wert abgesprochen, weil es unter den Bakterien der verschiedensten Ordnungen und insbesondere unter den zahlreichen Vibrionen manche Nitritbildner gibt.

Die Choleradiagnostik wird heute nur noch auf die „absolut sicheren“ Immunitätsreaktionen der Bakteriolyse und der Agglutination gegründet und „hat damit einen gewissen Abschluß in Bezug auf Vollkommenheit und Sicherheit erlangt“ (KOLLE 1903).

Wie lange wird das dauern? Wir Ärzte kennen im ganzen Gebiet der Physiologie und Pathologie „absolut sichere“ oder „pathognomonische“ Merkmale nicht.

§ 113. Die ersten Zweifel an der „absoluten Sicherheit“ der Choleravibriodiagnostik waren im Auslande schon längst begründet worden, als man bei uns noch das Schema von 1884 strenge festhielt und die trefflichen Untersuchungen von FINKLER UND PRIOR als schlechte Schülerarbeiten und die kritischen Betrachtungen eines GLÄSER und KREIDMANN als Zeichen von Altersschwäche zensirte.

CUNNINGHAM in Calcutta (1889), ROGERS, CELLI UND SANTORI, ABBA, BORDONI - UFFREDUZZI u. A. hatten die Variabilität des Kommabazillus betont, die heute unter dem Namen der Mutation wieder entdeckt wird. NICOLLE UND MORAX (1893) hatten die Frage nach der Zahl der Geißeln beim Kommabazillus angeregt, die heute mit dem Lehrsatz, er habe nur eine, entschieden wird, während Bunge, Gruber (1894), Kamen (1895) u. A. ihm mehrere zusprechen. Metschnikoff in Odessa hatte die Wandelbarkeit der Virulenz entdeckt, die heute allgemein zugegeben wird. Ruffer und Gotschlich in Alexandrien hatten gezeigt, daß mittels der Peptonmethode aus den Abgängen gesunder Menschen Vibrionen isolirt werden können, die sich morphologisch, in Gelatinekulturen und auch im Tierversuch nicht vom Kommabazillus unterscheiden sondern nur durch die Zahl der Geißeln oder durch die Immunreaktionen.

Die „choleraähnlichen Vibrionen" haben sich seit dem Jahre 1892 ins Ungeheure vermehrt (Dieudonné 1892, Kutscher 1895, Gotschlich 1895 u. s. w.). Wir kennen jetzt Vibrionen aus dem Menschendarm und insbesondere aus dem Wasser, die sich morphologisch und biologisch in nichts weiter von dem Choleraerreger unterscheiden, als daß sie keine Cholera machen (§ 14), und wir können aus dem Darm und aus den Dejekten von Cholerakranken Kommabazillen züchten, die es auch nicht tun. Wir wissen, daß sich gelegentlich die Vibrionen des Trinkwassers im Darm gesunder oder kranker Menschen so vermehren, daß ihre Stuhlgänge von scheinbar echten Kommabazillen wimmeln; noch jüngst zeigten Dold und Harris (1909) Fischzüge von Vibrionen in den Diarrhöen von Menschen, die an akuter Arsenwasserstoff- und Phosphorwasserstoffvergiftung erkrankt und gestorben waren.

Der Satz Pfeiffers (1908), man habe echte Choleravibrionen immer nur bei typischen Cholerafällen und in deren Umgebung angetroffen, erscheint demgegenüber wie eine petitio principii, und man fragt sich, ob nicht vielmehr Lubarsch Recht habe mit seinem im Jahre 1899 geschriebenen Urteil: Choleravibrionen können, wie Typhusbazillen und Diphtheriebazillen, mit Sicherheit nur dann erkannt werden, wenn wir das klinische und anatomische Bild haben.

Man verweist uns auf die vom preußischen Kultusminister am 6. November 1902 erlassene „Anleitung für die bakteriologische Feststellung der Cholerafälle", die von Koch, Kirchner, Kolle und Kossel bearbeitet worden ist. Sie hat allmählich eine internationale Macht gewonnen, wenn man van Ermengem's Bericht auf der Pariser Konferenz 1912 als Ausdruck der Gesamtmeinung der staatlichen Behörden nehmen will. Immerhin gestattet man sich in Preußen heute bereits auf Grund neuer Erfahrungen während der Cholera des Jahres 1905 verschiedene Abweichungen von der Anleitung, sogenannte Interpretationen (Gaffky 1906).

Als Untersuchungsmaterial kommen die Dejekte der Cholerakranken und Choleraverdächtigen sowie der Darminhalt der Choleraleichen und choleraverdächtigen Leichen in Betracht. Zunächst werden von verdächtigen Teilchen dieses Materials, Schleimflocken, die Ausstrichpräparate gemacht, über der Flamme fixirt und mit zehnfach verdünnter Karbolfuchsinlösung gefärbt. Ergibt das Präparat eines unter dem Bilde der Cholera Erkrankten das „typische“ Bild der Choleravibrionen in dichten Scharen, so gewinnt die Diagnose bedeutend an Wahrscheinlichkeit.

Zur weiteren Feststellung des spezifischen Vibrio müssen Reinkulturen angelegt werden. Das erste Mittel dazu ist die möglichste Isolierung der Vibrionen im Peptonwasser. Es werden vier oder sechs Peptonwasserröhrchen mit je einer Öse des verdächtigen Materials beschickt und im Brutschrank bei 36 ° C gehalten. Etwa vorhandene Vibrionen haben sich schon nach sechs Stunden an der Oberfläche der Flüssigkeit angesammelt und dort soweit vermehrt, daß im gefärbten Ausstrichpräparat von der Oberfläche reine Vibrionenscharen hervortreten.

Erschien das Ausgangsmaterial arm an verdächtigen Partikelchen und ergab die erste Ausstrichprobe keine oder wenige verdächtige Vibrionen, so werden außer oder anstatt der einfachen Röhrchen Erlenmeyersche Flaschen mit 100 ccm Peptonwasser zur ersten Kultur genommen und mit größeren Mengen der Dejekte, etwa mit 1 ccm, versetzt und alle sechs Stunden geprüft; wobei sich mitunter erst nach vierundzwanzig Stunden die gewünschte Anreicherung an der Oberfläche bemerkbar macht.

Aus demjenigen Röhrchen oder Kölbchen, das nach dieser Probe die meisten Vibrionen ohne wesentliche Beimischung von der Oberfläche gibt, werden mit Vorsicht Gelatinekulturen und Agarkulturen angelegt. Die Gelatinekulturen werden üblicherweise so gemacht, daß eine Öse des zu prüfenden Materials auf ein Röhrchen mit verflüssigter Gelatine vorsichtig verteilt und hiervon ein zweites und von diesem ein drittes Röhrchen beimpft wird. Der gleichmäßig verteilte Inhalt der einzelnen Röhrchen wird dann zu Platten ausgegossen und nach der Erstarrung bei 22 ° C bebrütet. Nach 18 bis 24 Stunden werden die lichtbrechenden Kolonien der Choleravibrionen sichtbar, falls diese entwickelungsfähig in dem Ausgangsmaterial vorhanden waren. —

Die Gelatinekulturen, die bei den ersten Untersuchungen Kochs als das wichtigste Hülfsmittel für die Isolierung und Erkennung der Choleravibrionen geschätzt wurden, genießen heute bei uns nur noch die Duldung der Pietät. Der Gesundheitsrat der Vereinigten Staaten Nordamerikas hat die Gelatineplatte bei der Diagnose des Choleravibrio für überflüssig erklärt (Mac Laughlin 1910).

Praktisch wird die Agarplatte vorgezogen, weil sie eine Bebrütung bei 37 ° C und damit eine schnellere Entwicklung der Kulturen ermöglicht. Die Platte wird aus stark alkalischem Agar auf flache Glasschalen ausgegossen, nach dem Erstarren bei 60 ° während fünf Minuten im Brutschrank oberflächlich getrocknet. Von dem zu prüfenden Material wird ein Tröpfchen mit Platinnadel oder Glasstab möglichst gleichmäßig über die ganze Oberfläche verteilt, von der ersten Platte sofort eine zweite und von dieser aus eine dritte infizirt. Nach achtzehn Stunden findet man auf der einen oder anderen Platte reine Kolonien, die dann weiter geprüft werden.

Gegenwärtig wird vermöge einer „Interpretation" Dieudonnés alkalischer Blutagar (§ 98) neben oder anstatt der ministeriellen Agarplatte verwendet, weil er von vorneherein das Wachstum anderer Bakterien und die Überwucherung weniger Choleravibrionen verhindert. Ratsam wäre es, ihn auch an Stelle des Peptonwassers zu setzen, weil er ein besseres Urteil über die Menge der ursprünglich vorhandenen Vibrionen gestattet und nicht durch Anreicherung zufälliger einzelner Vibrionen ein falsches Bild von dem Vibrionengehalt des Ausgangsmaterials gibt. —

Die auf Gelatine oder Agar gewonnenen Reinkulturen werden nun nach dem ministeriellen Erlaß genauer auf die Echtheit des Choleravibrio geprüft. Man untersucht mit bloßem Auge und mit der Lupe Gestalt und Farbe der Kolonien; man stellt im hängenden Tropfen einer Peptonlösung oder stark alkalischer Bouillon ihre Bewegungsfähigkeit fest, untersucht Größe und Form des Vibrio im gefärbten Ausstrich und stellt im Peptonwasserröhrchen die Cholerarotreaktion an — kurz man tut so, als ob der Choleravibrio keineswegs mit vielen anderen Vibrionen Gestalt und Wachstum und Nitrosoindolbildung teile.

Da nun dennoch jene Eigenschaften nicht genügen, einen Kommabazillus als Erreger der Cholera indica anzusprechen, so schreitet man zur Anstellung der sogenannten spezifischen Immunitätsreaktionen.

§ 114. Zur Anstellung der Immunitätsreaktionen, der Agglutinationsprobe und der Bakteriolysinprobe, ist eine Agarkultur erforderlich, die durch Abimpfen von der Platte in ein Agarröhrchen mit schräger Erstarrungsfläche binnen 24 Stunden bei 37 ° C gewonnen worden ist.

1. Die Agglutinationsprobe beruht auf der Beobachtung Grubers und Durhams, daß Serum von Typhuskranken, Cholerakranken u. s. w. sowie von Tieren, die durch Injektion von Typhusbakterien, Choleravibrionen u. s. w. krank gemacht waren und immunisirt worden sind, die Eigenschaft hat, auch noch in starker Verdünnung Reinkulturen der betreffenden Bakterien, die im Reagenzglase aufgeschwemmt worden, zu lähmen und auszufällen. Bei dieser Reaktion zeigt die von den Bakterien vorher gleichmäßig getrübte Flüssigkeit zuerst eine Flockenbildung, die immer stärker wird und allmählich durch Zusammenballen am Boden zur Klärung der oberen Flüssigkeitsschichten führt. Bei mikroskopischer Beobachtung zeigt sich, daß die Bakterien zusammensinken, als ob sie mit einander verkleben oder von einer gerinnenden Masse zu Boden gerissen werden. Dabei bleiben die Mikroben ungeschädigt, vermehren sich

sogar. Die Wirkung führt man auf besondere Antikörper im Immunserum zurück und hat diese angenommenen Antikörper **Agglutinine** genannt, streitet aber noch darüber, ob sie die Bakterien mit einander verkleben oder in der Flüssigkeit eine Gerinnung erregen und hierbei die Bakterien einschließen.

Die Probe der Agglutination, von CHANTEMESSE UND NETTER in die Choleravibrionendiagnostik eingeführt (§ 34), galt Vielen eine Zeitlang für eine spezifische Reaktion in der Art, daß Choleravibrionen nur von Choleraimmunserum gefällt werden, nicht von Normalserum, nicht von Typhusimmunserum, nicht von Pestimmunserum, auch nicht von Serum, das nach Infektion mit Metschnikoffs Vibrio oder mit andern dem Choleravibrio ähnlichen und nahestehenden Vibrionen gewonnen wurde. GRUBER UND DURHAM haben aber die spezifische Wirkung des Immunserums in jenem Sinne nie behauptet, vielmehr sofort angegeben, daß auch andere Vibrionenarten vom Choleraimmunserum agglutinirt werden; es wirke auf den Choleravibrio aber am stärksten ein.

Da nun das normale Blutserum Choleravibrionen agglutinirt, wenn es unverdünnt oder in den schwachen Verdünnungen von 1:10, 1:20, 1:30 angewendet wird, so haben sich die Autoren der „Anweisung“ dahin geeinigt, von einer spezifischen Wirkung erst dann zu sprechen, wenn die Agglutination von einem stärker, fünfzigfach und mehr, verdünnten Serum bewirkt wird.

Die Verwertung der Agglutination zur Diagnose einer choleraverdächtigen Kultur geschieht im Gruberschen Versuch folgendermaaßen:

Vorprobe: Ein Immunserum mit bekanntem hohem Agglutinationstiter von mindestens 1:2000 wird so zubereitet, daß ein Kaninchen von 1500 bis 2000 Gramm Gewicht subkutan die Kulturmasse erhält, die sich mit 5—6 ccm Bouillon von drei vierundzwanzigstündigen bei 37° C gewachsenen Agarschrägkulturen abspülen läßt. Das Tier fiebert; am sechsten Tage läßt man es verbluten und sammelt das Serum, um es, mit 0,5 °/₀ Phenol versetzt, im dunklen Eisschrank aufzubewahren; so hält es sich monatelang. Die Bereitung des Serums besorgt das Berliner Institut für Infektionskrankheiten.

Dieses Immunserum wird in einem Proberöhrchen bis zur Hälfte des Titers, in einem anderen fünfmal weniger mit physiologischer Chlornatriumlösung verdünnt und zweimal filtrirt, damit jede Trübung beseitigt ist. Dann wird auf einem Objektträger je eine Öse der zu prüfenden Kultur mit einer Öse der Serumverdünnung sorgfältig gemischt und sofort mit bloßem Auge und bei sechzigfacher Vergrößerung untersucht; falls es sich um Cholera handelt, zeigt sich dann gewöhnlich sofort deutliche Häufchenbildung, sonst legt man das Präparat in den Brutschrank bei 37° C und untersucht weiter alle fünf Minuten. Spätestens nach zwanzig Minuten muß die Gerinnung deutlich sein, wenn man die Diagnose Cholera aussprechen will. Zur Gegenprobe nimmt man zehnfach so starkes Normalserum von derselben Tierart, die das agglutinirende Serum geliefert hat; dieses darf keine Agglutination bewirken.

Zur quantitativen Bestimmung der Agglutination stellt man sodann Verdünungen des Testserums mit 0,8 prozentiger Chlornatriumlösung in den Verhältnissen von 1:50, 1:100, 1:500, 1:1000, 1:2000 her, füllt von jeder Mischung 1 ccm in ein kleines Glasröhrchen, bringt in ein sechstes Röhrchen 1 ccm unvermischter physiologischer Chlornatriumlösung, setzt zu jedem Gläschen 2 Milligramm = 1 Öse der zu prüfenden Agarkultur hinzu und verteilt die Bakterien durch Verreiben mit der Platinnadel und durch Schütteln ganz gleichmäßig. Dann bringt man die Röhrchen in den Brutschrank bei 37° C und prüft sie alle Stunden mit bloßem Auge und bei Lupenvergrößerung im durchfallenden Lichte. Wenn sich binnen 1 und 3 Stunden deutliche Agglutination durch Haufenbildung zeigt, die im Laufe der Zeit stetig zunimmt und sich auch in den stärkeren Lösungen zunehmend deutlicher als in den schwächeren zeigt, so gilt das Ergebniß für beweisend und man nimmt die Verdünnung, bei der die Agglutination noch eben deutlich sichtbar ist, für den höchsten Grad der Agglutination.

Zur Gegenprobe brachte man die als Verdünnungsflüssigkeit verwendete Kochsalzlösung allein mit der Kultur zusammen; in ihr darf keine Häufchenbildung erfolgt sein. Ferner nimmt man ein zehnfach weniger verdünntes Normalserum und stellt mit diesem den Versuch an; dieses darf keine Agglutination bewirken. Drittens vergleicht man die Agglutination einer bekannten Cholerakultur von gleichem Alter im Testserum mit der zu prüfenden Kultur.

Zu der dritten Kreuzprobe ist zu bemerken, daß die Echtheit der bekannten Kultur doch auf derselben Voraussetzung beruht, wie die Echtheit der zu prüfenden, falls jene nicht etwa von einem „klinisch sicheren" Falle herstammt und also die klinische Diagnose den Ausschlag gibt. Zur ersten Kreuzprobe gehört die Einschränkung, daß Friedberger und Luerssen (1905) sowie Loeffler eine „Pseudoagglutination" in reiner physiologischer Kochsalzlösung ohne Zusatz von Choleraserum beobachtet haben, wenn sie ganz junge Kulturen der Probe unterwarfen. Es wird also in jedem zukünftigen Falle auf die Pseudoagglutination Rücksicht genommen werden müssen und alle früheren Entscheidungen, die ohne diese Rücksicht geschahen, dürfen wir ohne weiteres verwerfen.

Gaffky betont, daß, wenn zur Anstellung sowol der orientirenden wie der quantitativen Agglutinationsprobe stets gut entwickelte also mindestens etwa fünfzehnstündige Agarkulturen, Kolonien von Agarplatten oder Oberflächenwachstum von schräg erstarrtem Agar, die bei 37° C gewachsen waren, benutzt werden, jene Pseudoagglutination nicht auftritt; sie zeigte sich in besonderen Versuchen nur bei solchen Kulturen, die nicht älter als sechs Stunden waren.

Leider aber tritt schließlich immer Agglutination ein, wenn man zu lange abwartet. Das ist wol der Grund dafür, daß in einer Sachverständigenkonferenz vom 13. bis 15. Februar 1905 in Berlin die allgemein gehaltene Vorschrift für den Agglutinationsversuch in der ministeriellen Anleitung folgendermaaßen „interpretirt", das heißt beschränkt worden ist: Es ist die untere Verdünnungsdosis des Serums zu benutzen, bei welcher die Testkultur momentan zur Haufenbildung gebracht wird und im zweiten Tropfen das Fünffache dieser Dosis; der Ausfall des Versuches ist nur dann als positiv anzusehen, wenn unzweifelhafte Häufchenbildung in einer regelrechten Stufenfolge bis annähernd zur Grenze des Titers erfolgt ist.

Zweifellos kann die offizielle Agglutinationsprobe das Simplex sigillum veri nicht für sich beanspruchen. Kolle scheint das zu fühlen, wenn er uns (1911) von ihrer Wichtigkeit mit den folgenden Worten zu überreden versucht: „Wenn eine verdächtige Kultur von einem hochwertigen Choleraimmunserum, das mindestens einen Titer von 1:5000 hat, annähernd bis zur Titergrenze agglutinirt wird, so ist sie, wenn anders die unerläßlichen Kontrolproben eindeutig ausgefallen sind, mit absoluter Sicherheit als eine Cholerakultur anzusehen: Umfangreiche Untersuchungen haben bewiesen, daß es keinen choleraähnlichen Vibrio gibt, der auch nur annähernd gleich stark durch spezifische Cholerasera beeinflußt würde. Das Choleraserum wirkt auf die choleraähnlichen Vibrionen kaum stärker ein als normales Serum derselben Tierart. Gruppenagglutinationen, welche beispielsweise beim Typhusbazillus und den ihm nahestehenden Bakterien vorkommen, gibt es in der Vibrionengruppe nicht, vielmehr prägt sich hier die strengste Spezifizität der Agglutinine aus."

Vor der neuen Interpretation der ministeriellen Anweisung hatten diese Sätze, die an Bestimmtheit nichts zu wünschen übrig lassen, folgendermaaßen gelautet: „Jedes Serum agglutinirt nur seine homologe Vibrionenart, nicht aber die anderen. Diese absolute Spezifizität der Agglutination stützt sich auf ein Versuchsmaterial von über tausend verschiedenen Kombinationen der einzelnen Kulturen und Sera. Dazu sind die quantitativen Verhältnisse der Reaktion stets so überaus scharfe und eindeutige, daß ein Zweifel ganz ausgeschlossen ist. Die positive Reaktion zeigt sich bei Verwendung hochwertigen Serums stets schon binnen einer halben Stunde stark bei einer Verdünnung von mindestens 1:1000; als negativer Ausfall wird das vollständige Ausbleiben der Reaktion bei einer Verdünnung von 1:50 nach zweistündigem Aufenthalt der

Röhrchen im Brutschrank angesehen. Reaktionen, die in der Mitte zwischen diesen zwei scharf charakterisirten Grenzwerten ständen, haben wir bei Verwendung von hochwertigem Kaninchenserum nie gesehen" (Kolle und Gotschlich 1903).

Andere Autoren sind weniger glücklich gewesen. Darauf, daß Blachstein schon 1901 mit dünnen Lösungen von Chrysoidin, einer salzsauren Amidoazoverbindung, die „durchaus spezifische" Agglutination bewirkte, wollen wir keinen Wert legen. Aber im Jahre 1902 stellten Shibayama und Sumikawa während der in Japan herrschenden Choleraepidemie fest, daß ein Choleraimmunserum mit dem Titer 1 : 40 000 für die Vibrionen der damaligen Epidemie nur sehr schwache Wirkungen übte, so schwache, daß sie kaum die des Normalserums übertrafen. Horowitz fand während der Jahre 1909 und 1910 in St. Petersburg in den Dejekten der Cholerakranken alle Übergänge von Vibrionen, die der offiziellen Forderung entsprachen, zu solchen, die weder die Agglutination noch die bakteriolytische Probe gaben. Ebenso hat Zlatogoroff (1910) gezeigt, daß die Agglutinationsfähigkeit des Choleravibrio sehr veränderlich ist und Vibrionen aus dem Darm cholerakranker Menschen sie recht häufig vermissen lassen. Mac Laughlin und Whitmore (1910) fanden auf den Philippinen die Agglutination der aus Choleradejekten gewonnenen Vibrionen durchaus ungleichmäßig.

Aus alledem geht hervor, daß die Agglutinationsprobe für die Diagnose des Choleravibrio so viel und so wenig bedeutet wie die Gruber'sche Reaktion für die Diagnose der Typhus-, Paratyphusbazillengruppe und die Widal'sche Probe für die Diagnose der Typhuskrankheit, das heißt, sie ist weder ein „absolut spezifisches" noch ein „absolut zuverlässiges" Kriterium, sondern nur ein Symptom, das ebenso fehlen wie vorhanden sein kann.

§ 115. Neben der Agglutinationsprobe wird

2. die bakteriolytische Probe zur endgültigen Diagnose des Choleravibrio und damit der Cholera offiziell empfohlen. Zur Ausführung dient der sogenannte Pfeiffer'sche Versuch.

Dieser beruht auf der Beobachtung, daß virulente Choleravibrionen sich in der Bauchhöhle des Meerschweinchens vermehren, falls sie in genügender Menge, ungefähr 0,5 Milligramm = $^1/_4$ Öse, eingespritzt wurden, und daß sie binnen 24 Stunden den Tod im Kollaps bewirken; daß aber diese tödliche Wirkung aufgehoben werden kann, wenn man genügende Mengen eines Choleraimmunserums mit den Vibrionen zugleich einspritzt. Dabei zeigt sich, daß die Bakterien unter der Zusammenwirkung des Serums und der aktiven Reaktion des Organismus in kurzer Zeit zugrunde gehen; sie verlieren zuerst ihre Bewegung, quellen nach zehn bis zwanzig Minuten auf und zerfallen dann in kleine

Kügelchen, um nach weiteren zwanzig Minuten gänzlich aufgelöst zu werden, wobei das Exsudat eine fadenziehende Beschaffenheit annimmt. Die zerstörende Wirkung des Serums auf die Bakterien schreibt man bestimmten Antikörpern, sogenannten Bakteriolysinen, zu.

Die Ausführung des Pfeiffer'schen Versuches zur Diagnose des Vibrio cholerae geschieht folgendermaaßen: Man bereitet ein möglichst hochwertiges Immunserum wie zur Agglutinationsprobe; es sollen davon höchstens 0,2 Milligramm erforderlich sein, um im Meerschweinchenperitoneum 2 Milligramm einer virulenten achtzehnstündigen Agarkultur innerhalb einer Stunde aufzulösen und unschädlich zu machen. Der Titer des Serums muß also mindestens 0,0002 Gramm betragen.

Sodann wählt man vier gesunde Meerschweinchen von je 200 Gramm Gewicht aus. Das erste erhält in die Bauchhöhle eingespritzt eine Aufschwemmung von 0,5 Milligramm oder $^1/_4$ Öse frische Agarkultur in Bouillon. Das zweite bekommt 2 Milligramm oder eine ganze Öse Bakterien mit 0,01 ccm normalem Serum von dem Tier oder der Tierart, die zur Herstellung des bakteriolytischen Serums gedient hat. Das dritte bekommt dieselbe Bakterienmenge mit der zehnfachen Schutzgabe des Choleraimmunserums; hat das Serum zum Beispiel die Fähigkeit, in der Menge von 0,2 Milligramm eine ganze Öse einer zwanzigstündigen virulenten Choleraagarkultur, die in 1 ccm Nährbouillon aufgeschwemmt worden, in der Bauchhöhle eines Meerschweinchens zu lösen, so gibt man zur Bakterienaufschwemmung aus 2 Milligramm Kultur auch 2 Milligramm Serum. Das vierte Meerschweinchen erhält das Fünffache der Titerdosis des Serums, also 1 Milligramm eines Serums, das in der Menge von 0,2 Milligramm eine Öse Cholerabakterien zur Lösung bringt, in die Bauchhöhle eingespritzt.

Die Einspritzungen geschehen mit einer scharfrandigen gerade abgestutzten Hohlnadel, die nach Durchschneidung der Bauchhaut in die Bauchhöhle eingestoßen wird.

Nach 20, 40 und 60 Minuten werden an der Stichstelle mit Glaskapillaren Proben aus dem Inhalt des Peritoneums entnommen und im hängenden Tropfen bei starker Vergrößerung untersucht. Während das erste und zweite Tier unveränderte, lebhaft sich bewegende Vibrionen zeigen und spätestens nach 24 Stunden im Kollaps zugrunde gehen, zeigt sich beim dritten und vierten Tier nach 20 oder spätestens nach 60 Minuten die Bakteriolyse in ausgeprägter Körnchenbildung oder Auflösung der Vibrionen, und die beiden Tiere bleiben am Leben.

Die ministerielle Anweisung vom 28. Januar 1904 verlangt für den Pfeifferschen Versuch achtzehnstündige Agarkulturen. Es gehört also zur Diagnose einer fraglichen Cholerakultur mittels der bakteriolytischen wie der agglutinirenden Probe mindestens ein ganzer Tag.

Die im ministeriellen Erlaß geforderten Versuchsbedingungen haben sich bereits nach Jahresfrist als unzulänglich erwiesen. Darum verlangt die „Interpretation“ der ministeriellen Anweisung am 15. Februar 1905 „nach dem heutigen Stande der Wissenschaft“, daß für die Anstellung des Versuches nur Kaninchenserum, nicht mehr Pferdeserum, benutzt werden dürfe und daß dieses möglichst hochwertig sein müsse, mindestens einen Agglutinationstiter von 1:2000 habe; daß ferner dem Versuchstier nicht $^1/_4$ Öse sondern 1 ganze Öse Cholerakultur in die Bauchhöhle gebracht werde, daß endlich die Betrachtung des Exsudates im hängenden Tropfen nicht erst 20 Minuten und so weiter nach der Einspritzung sondern auch sofort darnach zu erfolgen habe, damit man sich überzeuge, ob der Vibrio überhaupt noch lebt.

Hier ist die Zwischenbemerkung am Platze, daß die „Interpretation“ die Pietät gegen die Gelatineplatten endlich daran gegeben hat, weil die Ergebnisse mit diesem Nährboden dem mit den Agarplatten stets nachhinkten; sie ist also der oben erwähnten amerikanischen Praxis nachgekommen. Diese hat aber auch schon den Pfeiffer'schen Versuch als unzulänglich aufgegeben. Ist er doch eigentlich nur eine andere minder einfache Form der Durham-Gruber'schen Reaktion und schließt von vornherein alle die Vibrionenstämme aus, die für das Meerschweinchen nicht „pathogen“ sind.

Kolle's Spruch (1911) über die Pfeiffer'sche Reaktion lautet trotzdem: „Die Ergebnisse des Pfeiffer'schen Versuches müssen dem Resultat der Agglutinationsreaktion konform sein. Auch die Bakteriolysine sind ein absolut zuverlässiges Differenzirungsmittel des Vibrio der asiatischen Cholera von den choleraähnlichen Vibrionen. Wenn ein bakteriolytisches Choleraserum in den an der Titergrenze gelegenen Verdünnungen, also bei hochwertigen Seren beispielsweise noch in 1000- oder 2000-facher Verdünnung, im Meerschweinchen die eingebrachten Vibrionen innerhalb einer halben bis einer ganzen Stunde völlig zur Auflösung bringt und dadurch das Tier vor der tödlichen Infektion schützt, dann war die injizirte Kultur eine Cholerakultur.“

Kolle selbst gibt eine wesentliche Einschränkung: bei avirulenten Kulturen versagt der Pfeiffer'sche Versuch; dieser ist also nur beweiskräftig, wenn ein Kontroltier, das die tödliche Kulturmenge, früher $^1/_4$ jetzt 1 ganze Öse, injizirt bekam, sowie ein anderes Kontroltier, dem neben der Kultur noch 1 ccm fünfzigfach verdünntes Normalserum eingespritzt wurde, der Infektion erlagen. Da nun aus Dejekten und Gedärmen von Cholerakranken mindestens so häufig avirulente Kulturen gewonnen werden wie virulente, so ist der Vorspruch eigentlich ein Scherz.

§ 116. Zum Beweise für die Bedeutung des Agglutinationsversuches und bakteriolytischen Versuches in der Diagnose des Choleravibrio gibt Kolle ein Protokoll, worin der Ausfall einer Prüfung von 28 verschiedenen Vibrionenkulturen mit einem spezifischen Choleraserum überblickt wird. Zweifellos beweist die Tabelle, daß die Gruber'sche wie die Pfeiffer'sche Reaktion Hand in Hand gehen und gleiche Ergebnisse haben. Vibrionenkulturen aus Choleraleichen, die Pfeiffer, Hankin und Andere gezüchtet haben, werden noch von 30 000fachen Verdünnungen des Testserums agglutinirt und zeigen den positiven Ausfall des Pfeifferschen Versuches, während ein Stamm des Vibrio Metschnikoff schon der 50fachen Verdünnung widersteht und im Pfeiffer'schen Versuche versagt. Ob sie es alle tun, ist die Frage.

Aber nun werden 21 Vibrionenstämme aus Aegypten geprüft und 17 davon als Cholerastämme bezeichnet, weil sie mit Choleraserum agglutinirt und im Pfeiffer'schen Versuch gelöst worden sind, 4 davon mit der Note „keine Cholera" versehen, weil beide Proben versagen. Hier müßte doch unbedingt die Herkunft der 17 Stämme einerseits und der 4 Stämme andererseits angegeben werden, damit wir uns von der Richtigkeit der Unterscheidung überzeugen können und nicht auf die Vermutung verfallen, die Proben seien nach der Voraussetzung geregelt wie die Hamburger Sterbeliste vom Jahre 1892 nach vorgefaßter Meinung beschnitten worden ist (§ 33). Daß ein solcher Argwohn nicht aus der Luft gegriffen ist, beweist die Anführung von zwei El Torstämmen in der Kolle'schen Tafel. Der El Torvibrio I wird als Cholerastamm erklärt, weil er beide Proben, die Agglutinationsprobe bei 30 000facher Verdünnung, bestand; der El Torvibrio II als unverdächtig erklärt, weil er schon dem nur 50fach verdünnten Serum in keiner Weise gehorchte. Nun sind aber die in der Literatur bekannten El Torstämme sämtlich aus Leichen gewonnen worden, bei denen keinerlei Cholerasymptome bestanden hatten und auch kein Choleraverdacht in der Umgebung während der letzten Woche in Frage gekommen war (§ 117). Danach ist es die reine Willkür, den einen El Torstamm als Cholerastamm zu erklären und den anderen diesen Charakter zu nehmen, weil man sich in den Kopf gesetzt hat, die sogenannten Immunitätsreaktionen seien spezifisch, absolut spezifisch.

Daß sie das in keiner Weise sind, haben bereits, wie erwähnt, die Mitglieder des New Yorker Gesundheitsrates erklärt und das haben die Beobachtungen in der letzten russischen Epidemie entschieden. Jakimow, Zabolotny, Zlatogorow und Kulescha berichten, daß zwar die größte Zahl der von Cholerakranken und Vibrionenträgern gewonnenen Choleravibrionen die Eigenschaft hatten, vom Choleraserum agglutinirt zu werden, manche sie aber nicht hatten. Ebenso hat Horowitz sich davon überzeugt, daß echte Cholerastämme sich mit dem durch sie erregten Testserum bei wechselweiser Anwendung durchaus ungleichmäßig beeinflussen und daß ein bei wechselseitiger Agglutination und Bakteriolyse erhaltenes negatives Resultat die Choleranatur des zur Herstellung des Serums verwendeten Vibrionenstammes keineswegs ausschließt.

Die Behauptung, daß sich die Choleraimmunreaktionen praktisch brauchbar und zuverlässig erwiesen hätten, beruht auf einem Zirkelschluß, der voraussetzt, was er beweisen soll und aufgelöst also lautet: Der Koch-sche Choleravibrio aus Choleradejekten ist spezifisch, denn er gibt die Immunitätsreaktionen; die Choleraimmunitätsreaktionen sind spezifisch, denn jeden Vibrio, der sie zeigt, nennen wir Vibrio cholerae, mag er nun bei Cholerakranken oder sonst irgendwo gefunden werden. Ein Vibrio, der die Immunitätsreaktionen nicht gibt, hat mit dem Koch'schen Choleraerreger nichts zu tun; denn dieser ist spezifisch und gibt spezifische Immunitätsreaktionen.

Das ist die dogmatisch mystische Bakteriologie, vor der schon im Jahre 1892 HUEPPE gewarnt hat. Ihr gegenüber sei noch einmal der Erfahrungssatz LUBARSCH's betont: Choleravibrionen können mit Sicherheit nur dann erkannt werden, wenn wir das klinische und anatomische Bild der Krankheit haben.

Es erscheint einem gewöhnlichen Menschen nicht merkwürdig, wenn er aus einer Urne, in die er nur weiße Lose geworfen hat, kein schwarzes herauszieht. Die ganze Lehre von den spezifischen Immunreaktionen bei der Choleravibriodiagnose beruht auf einer derartigen Versuchsanordnung. Immerhin ist zufällig auch einmal ein schwarzes Los hineingeraten. Nach der offiziellen Anleitung wird verdächtiges Wasser so untersucht, daß eine große Menge davon, mindestens 1 Liter durch Zusatz einer 10 prozentigen Peptonlösung in eine 1 prozentige verwandelt, dann in Mengen von je 100 ccm auf Erlenmeyer'sche Kolben verteilt und bei 36° C 24 Stunden lang bebrütet wird. Findet man nach dieser Zeit verdächtige Vibrionen an der Oberfläche, so werden alkalische Agarplatten damit bestrichen und die etwa gewonnenen Kulturen mittels der Immunreaktion geprüft. Fällt diese positiv aus, so handelt es sich um echte Choleravibrionen. Nun geben manche Wasservibrionen, „von denen es mindestens zweifelhaft ist, ob sie als Choleravibrionen aufgefaßt werden dürfen" (LEHMANN und NEUMANN) die Agglutinationsprobe (GRUBER, DURHAM). Was wichtiger ist, Richard PFEIFFER vermißte an drei Kulturen aus Dejekten von Cholerakranken seine Serumreaktion. DUNBAR (1896) meint zwar, Pfeiffer habe eine Kultur verwechselt, aber es blieben dann immer noch zwei Fälle, die Dunbar nicht nachprüfen konnte, weil sie abgestorben waren. Derartige Befunde müssen nicht verschwiegen oder beschönigt, sondern sie müssen betont werden. —

Die staatlich angestellten Bakteriologen sind durch die „Anleitung zur bakteriologischen Feststellung der Cholera" zu einem ganz bestimmten Untersuchungsgange gezwungen. Erst wenn sämmtliche Proben,

Ausstrichpräparate zur mikroskopischen Prüfung, hängender Tropfen, Gelatinekultur, Agarkultur, Aussaat in Peptonlösung, Herstellung von Reinkulturen zur Agglutinationsprobe und Bakteriolyse übereinstimmende Resultate gebracht haben, darf in den ersten Fällen die Diagnose Cholera amtlich verkündet werden. Das ist nach dem Vorhergesagten wissenschaftlich nicht gerechtfertigt, aber praktisch sehr gut und notwendig; es schützt nicht vor Irrtümern aber vor persönlichem Übereifer in der Choleradiagnose.

§ 117. Die so oft im Gange unserer Besprechung erwähnten El Torstämme sind das beste Beispiel für die Unsicherheit und Willkür in der Diagnose des Choleravibrio und dürfen deßhalb nicht unbesprochen bleiben. Die Lesarten über sie sind freilich so verschieden, daß es schwer ist, den Kern der Sache herauszuschälen. Man vergleiche nur Gotschlich, Kolle, Kraus, Pfeiffer.

Im Jahre 1897 hatte Ruffer in der Quarantäne El Tor auf der Halbinsel Sinai fünf Fälle von Dysenterie beobachtet, bei denen nach dem Tode im Darm Vibrionen gefunden wurden, die in keiner Weise von echten Choleravibrionen unterschieden werden konnten, auch nicht durch die Serodiagnostik. Damals gab es weder im Hedschas noch unter den von dort heimkehrenden Pilgern Cholerafälle; die Reise von Mekka über Dscheddah nach El Tor dauerte drei Wochen. Ruffer meinte, die Wallfahrer hätten die Vibrionen aus der heiligen Zemzemquelle mitgebracht, worin er Vibrionen aller Arten, freilich nicht die El Torvibrionen nachweisen konnte.

In Deutschland wurde die Sache sekretirt, bis im April 1903 Gotschlich im Pilgerlager zu El Tor wiederum unter 107 Leichen von Pilgern, die aus Mekka in ihre Heimat zurückkehren wollten und in El Tor verschiedenen Krankheiten erlegen waren, bei 36 der Verstorbenen durch die Peptonwasserkultur unter Zuhülfenahme der Agarplatte Vibrionen fand und darunter 6 Stämme, die in allen Eigenschaften mit dem Choleravibrio übereinstimmten. Die Verstorbenen waren vier oder sechs Monate zuvor aus der Türkei, aus Kleinasien oder Rußland nach Mekka gezogen und weder auf der Hinreise noch auf der drei wochenlangen Rückreise von Mekka nach El Tor nachweislich mit Cholerakranken in Berührung gekommen und hatten auch selbst keine Zeichen von Cholerakrankheit dargeboten. Auch fand Gotschlich bei keiner einzigen der obduzirten Leichen verdächtige Merkmale überstandener Cholera. An den sechs Leichen, aus denen die Choleravibrionen gezüchtet worden, hatte er aber andere erhebliche Darmveränderungen von der einfachen Kolitis bis zur gangränosen Kolitis und Dysenterie festgestellt.

Es wurden nun die sechs Stämme in Reinkultur gezüchtet und sowol in Alexandrien wie im Berliner Institut für Infektionskrankheiten wie in

Wien weiter durchgeprüft. Das Ergebniß der Prüfung stimmte in den verschiedenen Laboratorien dahin überein, daß sich die Vibrionen ganz wie Kochs Kommabazillus verhielten, auch die Agglutinations- und Bakteriolyseprobe bestanden.

In Berlin vermutete man, wie Kolle sagt, sofort, daß die Befunde von seiten derjenigen, welche die Spezifität des Choleravibrio oder des mit ihm hergestellten spezifischen Serums anzweifelten, benutzt werden würden gegen die Spezifitätslehre und gegen die auf ihr beruhenden Ministerialvorschriften für die bakteriologische Choleradiagnose. Aber wesentliche Unterschiede gegen den offiziellen Choleravibrio konnten nicht gefunden werden.

Auch in Wien fanden Kraus und seine Mitarbeiter die El Torvibrionen weder nach Form noch nach Wachstum noch durch die Immunreaktionen vom Kommabazillus verschieden. Aber die sechs Stämme zeigten untereinander andere erhebliche Unterschiede. Zunächst war ihre haemolytische Wirkung auf Blutagarplatten keineswegs gleich; der eine Stamm hellte stärker, der andere weniger oder kaum merklich den Nährboden auf. Sodann zeigten sie äußerst verschiedene Virulenz, die auch Kolle feststellte. Er hatte $^1/_{20}$ Öse von der einen, $^1/_{10}$ Öse von zwei anderen, $^1/_4$ Öse von zwei weiteren und $^1/_2$ Öse von der sechsten Kultur nötig, um Meerschweinchen von 200 Gramm Gewicht vom Bauchfell aus zu töten. Alles das findet sich ja auch beim Kommabazillus im engeren Sinne. Als aber nun Kraus Mäuse mit den El Torvibrionen impfte, so starben diese Tiere schon nach subkutaner Injektion von $^1/_{100}$ Öse, während sie von Choleravibrionen bei subkutaner Einverleibung unversehrt blieben. Pfeiffer konnte diese Virulenz für Mäuse nicht bestätigen. Dagegen zeigte sich eine ungeheure Virulenz für Meerschweinchen, die Kolle übersehen hatte. Meerschweinchen von 200 Gramm Gewicht starben schon von $^1/_{10}$, $^1/_{50}$, $^1/_{100}$ ja $^1/_{500}$ Öse, die ihnen intraperitoneal beigebracht wurde, unter auffällig rasch und heftig auftretenden Vergiftungserscheinungen, denen das Tier oft schon vier Stunden nach der Impfung erlag.

Kraus und Pribram sodann fanden die Ursache dieser Virulenz in löslichen Toxinen, welche Kaninchen von der Vene aus binnen ein und zwei Stunden töteten.

Der Vibrio cholerae Kochii, sagten Kraus, Pribram und Prantschoff (1906), liefert in Bouillonkulturen nie Haemolysin und läßt das Blut in Blutagarplatten auch noch nach drei Tagen unverändert; die deutliche Haemolyse, die in der Umgebung der El Torkolonien nach vierundzwanzig Stunden sichtbar wird, unterscheidet beide Vibrionen durchaus voneinander und kann als ein diagnostisches Merkmal dienen. Daß das ein Irrtum war, zeigten Kutscher, Meinicke, Schumacher. Sie fanden unter 39 frischgezüchteten Cholerakulturen 3, unter 21 alten Cholerakulturen 5, die „fast ebenso stark“ haemolytisch wirkten wie die El Torvibrionen und hinwiederum unter anderen choleraähnlichen Vibrionen manche, die kein Haemolysin bildeten, während KRAUS meinte, fast alle durch die Agglutinationsprobe und Bakteriolyseprobe vom Choleravibrio unterschiedenen Vibrionen seien Haemotoxinbildner im Gegensatz zum Kommabazillus (vgl. § 102).

PFEIFFER bestätigte die haemolytische Kraft bei 5 El Torstämmen, er bestätigte die Bildung eines akut wirkenden Toxins in Bouillonkulturen, das ein antitoxisches Serum errege und damit neutralisirt werden könne, und fand alle biologischen Unterschiede groß genug, um den El Torvibrionen eine Sonderstellung zu geben. Sein sachliches Urteil über sie lautete: Bei dem jetzigen Stande der bakteriologischen Diagnostik ist eine sichere Entscheidung darüber, ob es echte ihrer Menschenvirulenz beraubte und auch sonst biologisch modifizirte Choleravibrionen sind oder ob es sich um eine neue den Koch'schen Vibrionen äußerlich nahestehende Spezies handelt, nicht möglich.

KOLLE UND MEINICKE, NEUFELD UND HÄNDEL hingegen versicherten, da das Blutserum von Kaninchen, die mit den El Torvibrionen geimpft worden, auf sichere Cholerakulturen wie ein sicheres Choleraimmunserum agglutinirend und bakteriolytisch wirkt, so handelt es sich um wahre Choleravibrionen. Dem Einwand, daß diese Vibrionen weder ihren Trägern noch der übrigen Pilgerschaft irgend etwas zu Leide getan haben, begegnet Kolle mit der Vermutung, „daß die Vibrionen wahrscheinlich nur in geringer Menge vorhanden waren und daß möglicherweise ihre Virulenz für den Menschen sehr gering war“.

Will man so billige Vermutungen aufstellen, dann ziehe man auch die Konsequenzen und gestehe, daß die übliche Virulenzbestimmung des Choleravibrio im Meerschweinchenversuch ganz wertlos ist; denn die El Torvibrionen, deren Virulenz für den Menschen „sehr gering war“ (KOLLE) oder „völlig eingebüßt haben mußten“ (PFEIFFER), sind für das Meerschweinchen äußerst virulent (PFEIFFER). —

Die ganze Diagnostik des Vibrio cholerae läßt sich also heute folgendermaaßen zusammenfassen: Findet man in den Dejekten von Cholerakranken oder von Gesunden, die an choleraverseuchtem Orte leben, nach Herstellung und Färbung des Ausstrichpräparates einen Kommabazillus in überwiegender Menge, so hat man das Recht, ihn als Vibrio cholerae Koch zu bezeichnen. Eine Choleraerkrankung während der Epidemie ist auch, ohne daß der Nachweis des Vibrio gelingt, als eine echte aufzufassen, woferne nicht eine andere ganz bestimmte Ursache der Krankheit, Arsenik, Paratyphusbacterium u. s. w., nachgewiesen werden kann. In Cholerazeiten sind alle Vibrionen verdächtig (HOROWITZ 1909). Die Diagnose des Choleravibrio beruht nicht auf bakteriologischen Merkmalen sondern auf der klinischen Diagnose der Krankheit und die Diagnose der Krankheit beruht auf epidemiologischen Gründen. Für die Diagnose der Vibrionen bei gesunden Vibrionenträgern haben wir außer der epidemiologischen Richtschnur gar kein sicheres Merkmal.

XVIII. Die Abwehr der indischen Cholera.

§ 118. Die Seuchenformel der Cholera indica lautet, soweit wir sie kennen, folgendermaaßen: Der Cholerakeim, Vibrio cholerae indicae, wird aus Choleraorten durch den menschlichen Verkehr verschleppt; er haftet am Darminhalt gesunder und kranker Menschen, die ihn mit ihren Stuhlentleerungen nach außen abgeben und zwar in geringerer oder größerer Menge abgeben, je nachdem durch günstige Umstände, wasserreiche, schlackenreiche, sumpfgasbildende Nahrung, sein Wachstum im Dünndarm erleichtert und seine Überwucherung durch die Flora des Dickdarmes verhindert wird oder nicht. Die nach außen gelangten Keime bleiben fast immer unschädlich; sie gehen rasch zugrunde wenn sie in Abtrittgruben, in Düngerhaufen, in Wasser, auf undurchlässigen Erdboden gelangen, und werden sie etwa vor dem Absterben zufällig von einem Menschen aufgenommen, so tun sie ihm wenig oder nichts zu leide; sie sind unfähig, gefährliches Gift zu bilden oder sonstwie den Körper anzugreifen; sie bleiben für vierzehn Tage oder länger friedliche Darmbewohner, die sich ins Ungeheure vermehren können, um allmählich wieder abzusterben.

Um gefährlich und tödlich wirken zu können, muß der Cholerakeim vor seiner Aufnahme in einen neuen menschlichen Körper mit den Ausleerungen seines ersten Wirtes in einen geeigneten Erdboden gelangen, der von menschlichen, tierischen oder pflanzlichen Abfällen verschmutzt ist, eine genügende Wärme, einen reichlichen Luftgehalt und eine mittlere Feuchtigkeit hat; er muß sich hier vermehren und die ihm beim Durchgang durch den Menschendarm verloren gegangene Fähigkeit wiedergewinnen, aus salpetersauren Salzen salpetrigsaure Salze zu bilden und aus den letzteren kraft seiner Gährungssäuren freie salpetrige Säure abzuspalten.

Gelangt er, also erstarkt, wieder in den menschlichen Darm, so kann er hier je nach der Gunst der vorhandenen Bedingungen das Werk der Denitrifikation fortsetzen und durch das furchtbare Ätzgift der salpetrigen Säure sowie durch die anderen giftigen Nitrite die leichten oder schweren und schwersten Grade der Krankheit erregen, die Cholera heißt.

Nur wenn Boden und Jahreszeit und gewisse Hülfsursachen günstig sind, geht die Vermehrung des Keimes an einem von Menschen besiedelten Ort so weit und breit voran, daß die Abgänge eines Keimträgers eine wahre Epidemien bewirken. Unentbehrliche Hülfsursachen der Epidemie sind Keimverschlepper, die wandelnden Füße der Tiere und Menschen, die ihn von einer Bodenstelle zur anderen tragen, hauptsächlich wol die Füße der Fliegen; die epidemische Jahreszeit der Cholera entspricht der Brutzeit der Fliegen.

Auch die Übertragung des Keimes vom Boden auf die Menschen erfordert bestimmte Hülfsursachen, und das sind wiederum die Fliegen. Indem sie abwechselnd den Erdboden und die Speisen der Menschen besuchen, bewirken sie die Ansteckung der menschlichen Nahrung und damit des menschlichen Darmes. Findet der im Boden gewachsene und zur Giftbereitung erstarkte Keim die gehörige Verbreitung auf die Speisen des Menschen, werden zahlreiche oder alle Menschen an einem Orte von den also verseuchten Speisen angesteckt, dann kann es zu einer Choleraepidemie kommen, an der die Angesteckten in dem Maaße teilnehmen, als sie dem Cholerakeim in ihrem Dünndarm nicht nur die nötigen Nährstoffe zu seiner Vermehrung sondern zugleich auch den nötigen Salpeter zu seiner Giftbildung gewähren; die einen bleiben gesunde Keimträger, die anderen erkranken leicht oder schwer und ein Teil von ihnen stirbt.

Insoferne der Salpeter zur Bereitung des Choleragiftes unumgänglich nötig und von seiner Menge die bereitete Giftmenge abhängig ist, spielt der Zustand des Trinkwassers für die Heftigkeit der Epidemie eine bedeutende Rolle und kann die Aufnahme der salpeterhaltigen Erdfrüchte und Bodengemüse verhängnißvoll werden.

Vielleicht ist die wahre Seuchenformel der Cholera noch verwickelter als sie hier dargestellt wurde; einfacher ist sie sicher nicht.

Für die staatliche und gemeindliche Abwehr der Cholera gibt sie drei ganz klare Indikationen, die mit den geschichtlichen Erfahrungen über den Wert und Unwert der bisherigen Unternehmungen übereinstimmen.

Pettenkofer, Griesinger und Wunderlich haben sie im Jahre 1866 im Choleraregulativ scharf ausgedrückt mit der Forderung, bei der Choleraprophylaxe vom kontagiösen und vom miasmatischen Gesichtspunkte zugleich aus zu handeln und durch öffentliche Belehrung die Gefahr gewisser Diätfehler zur allgemeinen Kenntniß zu bringen. Die Maaßregeln gegen Verbreitung der Cholera, so forderten sie, haben wesentlich auf drei Punkte Rücksicht zu nehmen:

1. auf den Cholerakeim in den Ausleerungen;

2. auf die Bodenbeschaffenheit des Ortes, besonders den Untergrund der Wohnplätze;

3. auf das Verhalten, namentlich die Ernährung und Lebensweise der Menschen.

Daß das eine oder andere allein unwirksam bleibt, hatten sie aus der Geschichte der Cholera gelernt; im Punkt 3 ist eine Versorgung mit gutem Trinkwasser als selbstverständlich eingeschlossen. Drei Jahre später hat Reich das Verhältniß der Salpetersäure im Brunnenwasser zur Cholera klargestellt (§ 81).

§ 119. Die erste Indikation der öffentlichen Cholera-prophylaxe ist der Versuch, die Einschleppung und Ausstreuung der Cholerakeime in unverseuchte Länder durch die keimtragenden Menschen zu verhüten. Sie zu erfüllen, haben sich seit der ersten Epidemie bis auf den heutigen Tag alle Regierungen Europas angestrengt. Sie haben kein Mittel gescheut, sie durchzuführen; sie haben die Verkehrssperren bis zur Hungersnot durchgesetzt, sie haben tagelange und wochenlange Menschenhaft in den Quarantänen verübt, sie haben arme Pilger und treue Arbeitsucher in kindischer und teuflischer Weise drangsalirt, sie haben die Krankenverfolgung und Krankenverschleppung bis zum Krankenmorde, die Leichenabfuhr bis zur Leichenschändung, die sogenannte Häuserreinigung bis zum Hausfriedensbruch und zur Eigentumsverletzung getrieben, sie haben von Seuchenknechten Frauen und Kinder erwürgen lassen, alles im Namen der Cholerabekämpfung und Bazillenausrottung, und sie haben auch nicht das allergeringste damit erreicht. Sie haben die Lehren der Seuchengeschichte verachtet und sich wie die Griechen benommen, von denen die Weisen Aegyptens sagten: *'Ω Σολων, Σολων, 'Ελληνες ἀει παιδες ἐστε, γερων δε 'Ελλην οὐκ ἐστιν!*

Als die Cholera, die seit dem Jahre 1817 ihren ersten großen erdumkreisenden Siegeszug von Bengalen aus angetreten hatte, im Jahre 1830 von Rußland aus Europa zum ersten Male ernstlich bedrohte, da war die Lehre von ihrem Wesen, von den Ursachen und Mitteln ihrer Verbreitung und ebenso der Plan für ihre Abwehr und Ausrottung bei den Offiziellen sehr schnell fertig. Es galt einfach, die damals allherrschende Lehre Linné's vom Contagium animatum, die sich bei der Pest, bei den Pocken, beim Keuchhusten, bei der Ruhr, bei der Influenza, bei der Schwindsucht, wie man meinte, bewährt hatte, auch auf die Cholera auszudehnen und ihr gemäß die Bekämpfung der Seuche und die Heilung der Krankheit einzurichten. Daß man die Cholera von Europa nach den Regeln des Kontagionismus leicht abhalten werde, stand fest; man hatte ja die durch Jahrhunderte als „wirksam bewährten“, das heißt auch nicht ein einziges Mal ihrem Zweck gerecht gewordenen Cordons und Quarantänen wider die Pest, die sich jedenfalls im Jahre 1800 auch gegen die russische Influenza „bewährt haben würden, falls man nur daran gedacht hätte, sie anzuwenden“. Man war in den fortlaufenden Desinfektionen und Schlußdesinfektionen für verpestete oder von den Pocken, von den Masern, von der ansteckenden Schwindsucht verseuchten Wohnungen und Häusern und Städten seit Jahrhunderten geübt.

Es genügte also, die fast 17 000 Kilometer lange österreichischpreußische Pestschutzlinie gegen die Türkei und Rußland aufs neue mit militärischer Macht zu beleben und, damit man ganz sicher gehe, zu verdoppeln, um der Cholera die offizielle Grenze zu bezeichnen. Es galt „etwa vielleicht möglicherweise dennoch eingebrochene Cholerakranke“ abzufangen, für zwanzig oder vierzig Tage einzusperren und wiederholt zu durchräuchern, um jede weitere Ansteckung und damit die Ausbreitung der Seuche zu verhüten und eine Infektion des Volkes im Keime zu ersticken. Etwa dennoch entstehende kleine Ansteckungsherde in Häusern brauchte man nur zur sperren, verseuchte Dörfer, Städte, Bezirke, Provinzen nur zu umzingeln, um der überhandnehmenden Seuche bald Herr zu werden. Kurz man konnte, wie die Pariser Akademie der Medizinischen Wissenschaften, die über die Cholera „nachzudenken“ beschloß und darüber nachgedacht hatte, versicherte, wie die Regierungen aller europäischen Länder im Einklang mit den Hofräten und Regierungsräten versicherten und wie verschiedene deutsche Professoren versicherten, der Cholera mit Ruhe und mit dem Gefühl völliger Sicherheit entgegensehen; sie werde an der Ostgrenze Europas Halt machen und auch sonst leicht besiegt werden.

Indessen kehrte die Cholera sich nicht im geringsten an irgend welche Sperren, auch nicht als diese in dreifachen Ketten und sechsfachen Ketten schießender und zur Hinrichtung der Überläufer bereiter Soldaten bestanden, noch an Quarantänen, ob sie nun zwanzig oder vierzig oder, wie vor St. Petersburg, gegen hundert Tage dauerten, noch auch an irgend welche Desinfektionen und Zerstörungen im Feuer. Sie breitete sich über Rußland und Europa, wo ihr mit rastloser Energie alle Künste und Mittel des Antikontagionismus entgegengesetzt wurden, ebenso stetig und gesetzmäßig aus wie über die „unzivilisirten“ Länder des weiten Asiens und über die jungen Ansiedlungen Nordamerikas, wo man sie wie ein Unwetter ankommen und anschwellen und abschwellen und wieder vergehen ließ. Das ganze Sperrsystem und Reinigungswesen hat damals nicht den geringsten Nutzen, wol aber für die gesetzliche Ordnung und den bürgerlichen Frieden die größten Schäden gebracht, denen zufolge das künstliche Elend, das aus kontagionistischem Übermut und behördlicher Bürgerverfolgung entstand, in allen Ländern weitaus schmerzlicher empfunden worden ist als die Cholera selbst. Die Kontagionslehre, das heißt die Meinung, die Cholera werde von Mensch zu Mensch und nur von Mensch zu Mensch übertragen, fand bei dem Volke nirgendwo Anklang und wurde von den durch offizielle Erlasse belehrten praktischen Ärzten, im Gegensatz zu den meisten beamteten Ärzten, nur so lange geglaubt, als es ihnen an der eigenen Erfahrung fehlte. Im Jahre 1832 war der Kontagionismus sogar bei den Behörden und ihren Anhängern durchweg erschüttert. Der Bankerott ihrer Unternehmungen sprach sich in Ratschlägen aus wie diesem, daß die Flucht nach Amerika allein Heil gewähre (von Walther), worüber freilich schon im selben Jahre die Cholera spottete.

§ 120. Wie die Cholera im Jahre 1830 und 1831 den europäischen Kordon und die tausend Bezirkskordone und die vielen tausend Stadtsperren verhöhnt hat, wie sie seitdem unzählige Male die wachsamen Seuchenbehörden aller europäischen Länder getäuscht hat, wie sie im Jahre 1884 Toulon und Neapel, im Jahre 1892 Hamburg überrascht und überall, wo sie wollte, trotz Grenzsperren und Küstensperren und Flußsperren und trotz Desinfektion der Menschen und Fäkalien und Kleider und Häuser ihre Wut voll gestillt hat, um zahllose andere Orte, wo nichts wider sie geschah, zu verschonen, ebenso unerwartet drang sie im Jahre 1902 in Aegypten ein, zieht seit vier Jahren durch Rußland und seit zwei Jahren über Italien und, wie viele Mikroskope auch auf sie gerichtet werden, sie täuscht alle, sie schiebt gesunde Vibrionenträger vor, verkleidet ihren Keim durch Variationen und Mutationen, läßt sich allerlei absolut spezifische Merkmale andichten, um desto sicherer denen zu entgehen, die sich und anderen versprechen, den Menschenverkehr pilzdicht zu gestalten und durch Menschenverfolgung Seuchen auszurotten.

Dabei ist es der Cholera ganz gleichgültig, ob man sie an den Grenzen Amerikas, an den Grenzen Europas oder am Suezkanal oder an ihren anderen Herden zu bannen versucht. Die internationale Sanitätswacht in Aegypten, die mit „mindestens“ drei Dampfsterilisationsapparaten an den Mosesquellen die Cholera und alle anderen Seuchen des Orients zurückhalten will und eine Beaufsichtigung im Suezkanal als Schlagbaum für alle südlichen Kontagien zur Sicherheit Europas errichtet hat, würde nur antiquarischen Wert haben und höchstens die Gunst des Denkmalschutzes beanspruchen können, wenn nicht dort Männer an der Arbeit wären, die der Wissenschaft und damit der Menschheit unschätzbare Dienste geleistet haben und täglich leisten.

Von Kerschensteiner und Gaffky sprachen im Jahre 1894 auf der 29. Versammlung des Deutschen Vereins für öffentliche Gesundheitspflege den Satz aus: „Die internationalen Bestrebungen, die Cholera auf ihre Heimat zu beschränken und ihre Verschleppung zu verhüten, wie sie in den Dresdener und Pariser Beschlüssen (1893 und 1894) Ausdruck finden, sind dankbar anzuerkennen und ihr wirksamer Vollzug kräftigst zu fördern.“

Dawider erhub sich Robert Koch: Auf die internationalen Bestrebungen zur Abwehr der Cholera möchte ich keinen so großen Wert legen und darum mich der These nicht anschließen. In prophylaktischer Beziehung nützt uns die Dresdener Konvention und Pariser Konferenz gar nichts. Die Dresdener Konvention hat ihre Aufgabe damit erfüllt, daß sie die unnötigen Verkehrsbeschränkungen beseitigte und sie hat damit etwas Segensreiches geleistet. Die Pariser Konferenz ging darauf hinaus, gewisse Einfallthore der Cholera durch Quarantäne und sonstige Überwachungsmaaßregeln zu schließen, besonders das rote Meer und den persischen Meerbusen. Die Cholera ist aber bisher mit Ausnahme eines einzigen Falles immer auf dem Landwege durch Zentralasien zu uns gekommen und weder durch den persischen Meerbusen noch durchs rote Meer.

Im Großen und Ganzen wurden KOCH und GAFFKY einig, indem dieser versicherte: Was den Personenverkehr betrifft, so wird, wie selbst die strengsten Kontagionisten zugeben, auch die strengste Revision niemals verhüten können, daß Infizirte aber noch nicht Erkrankte der Entdeckung entgehen.

In der Tat haben nur diejenigen Cholerabekämpfer von den antikontagionistischen Abwehrmaaßregeln Wirkungen gesehen, die nicht wissen oder wissen wollen, daß die Choleraeinsaat zwar am menschlichen Verkehr haftet, die Choleraherrschaft aber oder die Epidemie ganz anderen Gesetzen gehorcht als denen des Menschenverkehrs und daß, wo ausnahmsweise einmal ein Erfolg ihrer Bemühungen einzutreten schien, es sich um choleraimmune Orte oder choleraungünstige Zeiten handelte.

Eines der merkwürdigsten Beispiele von Selbsttäuschung in erfolgreicher Choleraabwehr ist das folgende. SIEVERS erzählt uns, wie Finland das Eindringen der Cholera aus Rußland verhindert hat. Er berichtet, daß täglich sechs Personenzüge zwischen dem choleraverseuchten St. Petersburg und Helsingsfors, außerdem fast stündlich Lokalzüge von St. Petersburg nach anderen finnischen Orten gehen, daß im Sommer ungefähr 80 000 Russen nach Finland ziehen, um dort zu wohnen, daß zwischen St. Petersburg und Kronstadt ein ununterbrochener Verkehr durch Dampfschiffe, Barken, Jachten u. s. w. geschieht, daß es nun, ohne diesen lebhaften Verkehr zu unterbrechen, in den Jahren 1892—94 und 1908—10 dem Generaldirektor der Medizinalverwaltung Finlands „mit Erfolg gelungen ist, zu verhindern, daß die Cholera sich aus St. Petersburg nach Finland verbreitet hat". Bei dieser erfolgreichen Abwehr waren die folgenden Gesichtspunkte maaßgebend: 1. freier Verkehr, keine Quarantäne, keine Nachbesichtigung für Personen, die aus Orten anlangen, wo die Cholera herrscht; 2. zahlreich stationirte Ärzte und kleine provisorische Krankenhäuser in den von der Cholera am meisten bedrohten Gegenden; 3. sorgfältige Beobachtung von Personen, die auf der Eisenbahn oder zu Pferde ins Land kommen, sowie Besichtigung aller Schiffe und Fahrzeuge, die aus Gegenden kommen, wo die Cholera herrscht; 4. unmittelbare Isolirung aller cholerakranken oder choleraverdächtigen Personen in Krankenhäusern; 5. sorgfältige Desinfektion der Umgebung des Kranken und fünftägige Überwachung derjenigen Personen, mit denen er in Berührung gekommen; kein Verheimlichen von Krankheitsfällen sondern im Gegenteil unverzügliche Nachrichten davon in den Zeitungen; 6. Informierung der Bevölkerung mittels Zeitungen, Druckschriften und Vorträgen über die Natur der Cholera und die Mitel ihr zu entgehen; 7. einmütiges Zusammengehen der Ärzte, der Bevölkerung und der öffentlichen staatlichen und gemeindlichen Behörden.

England hat viel weniger getan als Finland und hat seit 1866 keine Cholera gesehen; Lyon pflegt gar nichts zu tun und hat in den zahlreichen Choleraepidemien, die seit 1832 ringsherum geherrscht haben, nie einen Choleraausbruch erlebt. Finland ist seit dem Jahre 1830 von St. Petersburg und von Livland aus in mindestens 35 Jahren durch die Cholera bedroht worden (§ 62) und hat bisher ebensowenig eine Epidemie gesehen wie Lapland oder Nowaja Semlja (§ 59). Aber seit dem Jahre 1892 muß es sich für diese Immunität gegen die Cholera bei seiner Medizinalverwaltung bedanken.

§ 121. Die zweite Indikation der öffentlichen Choleraprophylaxe ist die Reinhaltung oder Reinigung des Bodens der Menschenansiedlungen. Nichts ist gewisser in der Geschichte der Cholera als dieses, daß die Menschen an den Orten, die von Natur aus einen unverschmutzbaren Boden haben, cholerafest bleiben, wie oft auch der Keim eingeschleppt werden mag, und daß die Orte, die früher unter Choleraseuchen gelitten haben, frei von Cholera blieben, nachdem ihr Boden dauernd reingehalten worden war.

Die Erkenntniß, daß der Boden in großen Menschenansiedlungen rasch zum Misthaufen wird, wenn er nicht durch sorgfältige Abfuhr der Fäkalien und des Kehrichts reingehalten oder durch Drainage stetig gereinigt wird, und die daraus hervorgehende Forderung, daß das Brunnenwasser eines so verunreinigten Bodens nicht als Trinkwasser und als Nutzwasser dienen dürfe, sondern aus reiner Tiefe oder aus reinen Quellgebieten oder aus natürlichen oder künstlichen Filteranlagen gewonnen werden müsse, war den besseren Zeiten und Völkern des Altertums und des Mittelalters geläufig. Bei uns bedurfte es der Cholera, um sie wieder zu erwecken. Parkes in London hat im Jahre 1847, Pruner in Cairo im Jahre 1851 zuerst im Namen der Choleragefahr jene öffentliche Hygiene aufs neue gefordert. Es klingt uns heute märchenhaft, daß noch im Jahre 1851 Pruner bei jedem Tritte in gewissen Straßen europäischer Hauptstädte Gerüchen und Unflath begegnete, die er in den verrufensten Quartieren des Orients vergeblich suchte, und die Reinigung der Städte, die Abfuhr aus den Häusern, die Säuberung der Krankenhäuser als eine wesentliche Aufgabe der Choleraabwehr betonen mußte.

Es kann nicht genug betont werden, daß gerade die wiederholten Cholerazüge in Europa es waren, welche in der wahren Gesundheitspflege jenen ungeheuren Aufschwung bewirkt haben, dessen wir uns heute rühmen. Die Weltseuche Cholera mußte als Polizei der Natur (Pruner) die Kulturvölker lehren, daß die Regeln der Reinlichkeit und Mäßigkeit, die das Leben schützen, nicht auf den Leib und das Haus des Einzelnen beschränkt bleiben dürfen, sondern eine ganz allgemeine Tugend der Gemeinden und des Landes werden müssen und zwar um so mehr, je enger die Menschen zusammen wohnen in Gesamtwohnungen, in geschlossenen Dörfern und ganz besonders in Städten; daß die Aufgabe der Gesundheitspolizei nicht sowol in der beliebten Krankenverfolgung liegt als in der Ordnung der Abfuhr aller Auswurfstoffe und Abfälle aus Haus und Hof, aus Küche und Stall, in der Sorge für gutes Trinkwasser und Nutzwasser, in der strengen Beaufsichtigung des Nahrungsmittelmarktes und vor allem der Nahrungsmittelfabrikanten, in der strengen Überwachung des Häuserbaues, den Spekulanten und Gründer betreiben.

England, das seit der Mitte des neunzehnten Jahrhunderts die Reinigung des Städtebodens durch Abfuhr, Kanalisation und Versorgung mit gutem Wasser in seinen ungeheuren Stadtanlagen durchgeführt hat, ist seit dem Jahre 1866 von der Cholera gänzlich verschont geblieben, wiewol die Insel mit dem verseuchten Festlande in den siebziger, achtziger und neunziger Jahren ohne Quarantäne und ohne irgend welche Belästigung des Handels und Wandels den lebhaftesten Verkehr unterhalten und zahlreiche kranke und gesunde Choleraträger aufgenommen und frei beherbergt hat. Die Abnahme der Choleragefahr für England zeigt sich im kleinen an den einzelnen Stadtbezirken seiner Großstädte und an seinen Hafenorten, im großen in den folgenden Ziffern.

Es starben an der Cholera

im Jahre 1831—32	in	England	und	Wales	21 882	Menschen
„ 1849	„	„	„	„	53 293	„
„ 1854	„	„	„	„	20 097	„
„ 1865—66	„	„	„	„	14 378	„
„ 1872	„	„	„	„	0	„
„ 1884	„	„	„	„	0	„
„ 1892	„	„	„	„	0	„

Die Todesziffer des Jahres 1854 für ganz England ist so groß, wie sie die Stadt Paris im Jahre 1832 allein hatte; es wurden damals über 19 000 Choleraleichen in Paris gezählt. Die Ziffer der Jahre 1865—66 beträgt für ganz England nicht einmal das Doppelte der Ziffer, die Hamburg im Jahre 1892 an Choleraleichen hatte, als es unter dem „Schutz" des Kontagionismus stand und 9873 Tote begrub (§ 33). Dabei war im Jahre 1866 in England nicht eine einzelne Stadt verseucht sondern in der ganzen Insel war bis auf Rutland kein Bezirk ganz frei von Cholerafällen.

Diese auffallende Abnahme der Cholerafrequenz in England, sagt Pettenkofer (1887), kann ich mir nur aus der Abnahme der Bodenverunreinigung nach Durchführung einer richtigen Kanalisation und Hausentwässerung erklären. Die Menschen, der Boden, das Klima und die Verkehrsverhältnisse sind dieselben geblieben. Man hört so oft, die Engländer hätten, weil ihre Handelspolitik keine kontagionistische Anschauung zuläßt, im Jahre 1883 Aegypten und 1884 Frankreich und Italien mit Cholera angesteckt, aber wenn man die Kontagionisten fragt, warum die Engländer denn England selbst nicht angesteckt haben, so wissen sie darauf keine Antwort zu geben.

Auch CREIGHTON sagt, indem er die Ohnmacht der Cholera in allen Bezirken Englands während seiner letzten Epidemie vom Jahre 1866 betont: that means that the infection, although widely diffused, now wanted the conditions favourable to its development and effectiveness; and that, again, seems to mean that a vast improvement had been made in the sewering of towns, in scavenging and in all other matters of municipal police by which the soil of inhabited spots is preserverd from saturation with excremental and other filth.

In der Tat, in England sind sewerage, homedrainage and water supply Staatsfragen geworden; und eine gründliche Hausentwässerung, die Entfernung aller Versitzgruben aus der Nähe der menschlichen Wohnungen, das Verhindern des Eindringens der Abfälle des menschlichen Haushaltes in den Boden, auf dem Häuser stehen, und eine für alle Zwecke der Reinlichkeit genügende Wasserversorgung haben sich wie in England so überall als die wirksamste Prophylaxis gegen Choleraepidemien bewährt.

Moskau hatte während der Choleraepidemie

1830	gegen	9000	Erkrankungen	mit	50%	Todesfällen	
1848	„	59000	„	„	50%	„	
1871	„	23000	„	„	10400	„	
1892—93	„	3000	„	„	1450	„	
1908		einige	„	„	16	„	(BLUMENTHAL)

Moskau hatte von 1805 bis 1853 seine Katharinawasserleitung, die durch schlechtgemauerte Gallerien den Boden versumpfte; 1853 bekam es eine eiserne Röhrenleitung, wobei zugleich der Boden drainirt wurde; 1893 kam die neue Mystisczywasserleitung hinzu und 1897 eine besondere Abwässerbeseitigung. In St. Petersburg, das keine Kanalisirung hat und mit unfiltrirtem Newawasser versorgt wird, ist die Cholera eine endemische Plage geblieben (§ 62).

St. Petersburg hatte während der Choleraepidemie

1831	gegen	12000	Erkrankungen	und über	6400	Todesfälle
1848	„	32000	„	„ „	16000	„
1853	„	17000	„	„ „	7000	„
1866	„	18000	„	„ „	4000	„
1892—94	„	40000	„	„ „	11000	„
1908	„	16635	„	„ „	7273	„

(BLUMENTHAL, STEPANOW)

Daß die Choleraempfänglichkeit Westeuropas seit der zweiten Hälfte des neunzehnten Jahrhunderts allgemein und stetig abgenommen hat, wurde im § 56 gezeigt. Das ist dem Fleiß der deutschen Bauern und der Intelligenz der Städteverwaltungen, die auf PETTENKOFER's Ratschläge gehört haben, zu verdanken. Die Choleraimmunität des europäischen Bodens und seiner Bevölkerung wird weiter zunehmen, wenn unsere Kultur zunimmt und wenn wir von kulturzerrüttenden Ereignissen, insbesondere von Kriegsläufen, verschont bleiben. Umgekehrt wird ein Krieg im Lande für Europa wie für England das sicherste Mittel sein, die Choleranot aufs neue heraufzubeschwören.

§ 122. Auf der Magdeburger Cholerakonferenz vom September 1894 stand der folgende Satz CUNNINGHAM's und PETTENKOFER's an der Spitze der Beschlüsse: Der sicherste Schutz gegen die Cholera ist die in cholerafreien Zeiten ausgeführte Gesundung der Städte und Ortschaften durch Beseitigung der Abfallstoffe und durch reichliche Versorgung mit reinem Wasser.

Die cholerafreien Zeiten sind die Zeit der Arbeit wider die Cholera, nicht die Cholerazeiten selbst. Die wahre Verbesserung aller Zustände des menschlichen Geschlechtes geschieht in Friedenszeiten durch Einrichtungen und Gewöhnungen, die dem Eindringen und dem Einnisten von Schädlichkeiten im allgemeinen und von Seuchen insbesondere unhold sind. Diejenige Gesundheitspolizei ist die beste, ja die einzig berechtigte, die ruhigen Gewissens die von außen heranziehenden Krankheiten nahen sieht, weil sie sich sagen darf, das Menschenmögliche haben wir vorbereitet, und die es für eine Beleidigung hält, wenn ein Gelehrter und sei er der größte der Lebenden, ihr das öffentliche Zeugniß geben will: „Dank der allseitigen und unermüdlichen Anstrengungen, unter denen ganz besonders die aufopfernde Tätigkeit des Landrates und des Physikus des . . . . schen Kreises hervorzuheben ist, gelang es überall, die neuentstandenen Choleraherde im Keime zu ersticken und zu verhüten, daß die Cholera sich von . . . . aus zunächst an der . . . . abwärts und, wie es ohne diese Bemühungen wol nicht anders zu erwarten war, über weitere Teile der Provinz . . . . verbreitete.“ Das ist kein gut und treu verwaltetes Land, worin solche Worte seit 1893 bei jedem einzelnen Cholerafall von Führern und Nachtretern in alle Zeitungen gebracht und von den Adressaten mit Vergnügen akzeptirt und dankend quittirt werden. Das ist keine feste nud brave Regierung, die sich so übelriechendes Lob lächelnd spenden läßt und ihre Vertreter in gleichen Tönen zu reden auffordert.

Die von PARKES und PRUNER und PETTENKOFER gegründete Choleraprophylaxe weiter zu fördern und mit Einsicht auszubauen, hat EMMERICH auf Grund seiner Feststellungen über die Beziehungen zwischen Erdboden und Cholerakeim den folgenden Plan entworfen: In sämmtlichen Ortschaften der Grenzbezirke Deutschlands soll das Verhalten der Bodenoberfläche zum Choleravibrio festgestellt werden; hierbei sind aber nicht nur die Städte und Ortschaften diesseits der Grenze sondern auch jenseits der Grenze, in einem möglichst breiten Gebiete, in Betracht zu ziehen, damit man wisse, von welchen Grenzgebieten aus keine Gefahr drohe, von welchen aus sie kommen, haften und sich zur Epidemie entwickeln könne.

Die Untersuchung hat sich zunächst darauf zu richten, welche Ortschaften ganz oder teilweise auf porösem Land oder Kiesboden liegen und also choleraempfänglich, welche auf Ton, Lehm, Mergel oder Fels liegen und also choleraunfähig sind (vgl. § 74); sodann auf die Grundwasserverhältnisse und ob etwa wasserdichte Schichten aus Lehm, Letten, Mergel in den oberen porösen Bodenschichten den kapillaren Aufstieg des Bodenwassers zur Bodenoberfläche und damit die Anreicherung dieser mit Bakteriennährstoffen verhindern oder nicht (§ 66). Dazu soll kommen eine Bestimmung, wie weit etwa der Boden mit faulenden und verwesenden Stoffen verunreinigt ist oder eine mehr oder weniger sorgfältige Beseitigung der Exkremente und Abwässer der Verunreinigung vorbeugt, damit Fehler verbessert werden. Eine direkte Probe auf die Nährfähigkeit der oberen Bodenschicht für den Choleravibrio gibt den letzten Aufschluß über die örtliche Choleragefahr.

Auf Grund einer nach diesen Untersuchungen hergestellten geologisch-hygienischen Bodenkarte wird in cholerafreien Zeiten eine Verbesserung der Bodenverhältnisse durch Kanalisation und tiefe Drainage angestrebt; bei versumpften Gegenden darf die Entwässerung nicht weniger als ein Meter Tiefe haben, da der Boden durch Absinken des Grundwasserspiegels auf 0,5—1 Meter empfänglich wird. Pflasterung, Asphaltierung der Straßen und Höfe, Anlegung von Rasen auf freien Plätzen gehören im Weichbild der Städte zum Choleraschutz.

In Cholerazeiten müssen die als Herde einer saprophytischen Bakterienvermehrung erkannten Bodenstellen desinfizirt oder besser noch unter Wasser gehalten werden; der Zweck wird durch tägliches Begießen mit etwa 50 Liter Wasser auf jeden Quadratmeter erreicht und zwar genügt die Feuchthaltung während der ersten vierzehn Tage nach dem Auftreten der ersten Cholerafälle. —

Das sind klare einfache Vorschläge, deren Ausführung nicht allein den Schutz vor der Choleragefahr gewährleisten sondern auch weitere sozialhygienische Vorteile versprechen darf. Sie werden das Menschenmögliche in friedlicher Weise bewirken, wenn sie auch kein ganzes Land bis in den letzten Winkel cholerasicher machen können. Denn was Wolter (1898) im Hinblick auf Hamburg sagt, gilt bis auf Weiteres noch für diese Stadt und die ihr ähnlichen Menschenansiedlungen wie

St. Petersburg, Alexandrien, Calcutta: „Die örtliche Disposition zum Auftreten einer epidemischen Erkrankung an Cholera ganz zu beseitigen, darf man bei der natürlichen Lage der Stadt und ihren daraus resultirenden Bodenverhältnissen, insbesondere der erheblichen Durchfeuchtung und den wechselnden Feuchtigkeitsverhältnissen des mit organischen Überresten erfüllten Bodens, leider kaum hoffen."

§ 123. Die dritte Indikation der öffentlichen Choleraprophylaxe ist die Belehrung des Volkes über die Gelegenheitsursachen zur Erkrankung.

Über den Erreger der Krankheit selbst und die ganze Bakteriologie das Volk zu belehren, wie es heute üblich ist, beweist sehr wenig Verständniß für das Volk und für die Sache. Daß die Krankheit durch Bazillen bedingt wird, weiß ohnehin heute Jedermann, der einmal in der Woche eine Zeitung zur Hand nimmt. Aber den meisten ist das gleichgültig; sie wollen wissen, wie sie sich vor dem Bazillus zu schützen haben und seine Bekanntschaft vermeiden können.

Das läßt sich in drei Ratschläge zusammenfassen:

1. Lebe in Cholerazeiten wie in gesunden Tagen und Zeiten mäßig und reinlich, vermeide vor allem Überfüllungen des Magens und sonstige Ausschweifungen.

2. Nimm an Choleraorten keine ungekochten, ungebackenen oder ungebratenen Speisen zu dir und von den zubereiteten keine, die nach der Zubereitung lange unbedeckt gestanden und dem Besuche von Fliegen ausgesetzt waren.

3. Vermeide in Cholerazeiten alles Eingesalzene, Gepökelte und Geräucherte, alle Ackergemüse und Ackerfrüchte, schlechtes oder zweifelhaftes Wasser, insbesondere Brunnenwasser.

Die Begründung dieser Ratschläge ist nach dem klar, was in den §§ 79—82 gesagt wurde.

Die Frage, ob eine Gesundheitspolizei über diese oder ähnliche Ratschläge hinaus durch bestimmte Bevormundung die Leute vor den Gelegenheitsursachen der Cholera schützen soll, wird von vielen durch Empfehlung einer „zwangsweisen Volksdiät" bejaht. Ebenso entschieden muß der wahre Volksfreund sich derartige Fürsorgen verbitten. Ein Volk wird nicht dadurch gesund und stark, daß man es auf Schritt und Tritt am Gängelband führt, beständig sein Milchfläschchen überwacht und es auf die Finger klopft, wenn es nach einer schädlichen Frucht greift, sondern dadurch, daß ihm wissende Männer sagen: Das und das ist schädlich; nun siehe wie du zurechtkommst! Was die Polizei nicht der Pflicht enthebt, Nahrungsmittelverfälscher und -verderber wie Meuchelmörder zu behandeln.

Im Cholerawinter 1873 empfahl der Polizeiarzt Dr. Frank in München unter dem Namen der zwangsweisen Volksdiät das Verbot von Tanzmusiken, großen Volksfesten, Versammlungen und dergleichen und hob den Christkindlmarkt und die Dreikönigdulten auf. Pettenkofer machte damals darauf aufmerksam, daß diese zwangsweise Volksdiät eigentlich schon in den Gefängnissen verwirklicht sei, wo weder Versammlungen noch Aufzüge noch Tanzmusiken gehalten, noch Exzesse im Essen und Trinken begangen werden, ja die Gefangenen nicht einmal Theater und Konzerte besuchen oder ins Hofbräuhaus oder in andere überfüllte Kneipen gehen dürfen, was alles den Münchenern doch noch gestattet bliebe. Im Zuchthaus München sei auch in der Tat nicht ein einziger Cholerafall vorgekommen und wenn trotzdem in der Gefangenenanstalt Laufen ein so fürchterlicher Ausbruch vorkam, daß binnen weniger als drei Wochen von 522 Gefangenen 307 erkrankten und 83 starben, so müsse jetzt das Staatsministerium der Justiz strenge Recherchen darüber anstellen lassen, gegen welchen Teil der zwangsweisen Volksdiät in Laufen denn so arg gefehlt worden sei. Denn Desinfektion und Absonderung war wie sonst nirgends durchgeführt worden. Es sei natürlich die Zeit einer Epidemie, fährt Pettenkofer fort, keine Zeit der Freude, aber er glaube nicht, daß irgend etwas damit erzielt werde, wenn die Behörden Vorschriften darüber erlassen, welche Miene jeder Einzelne zu einer so traurigen Zeit zu machen habe und daß eine polizeiwidrige Physiognomie bestraft werden solle.

In der Choleraepidemie des Jahres 1892 in Hamburg ging man noch weiter mit der zwangsweisen Volksdiät als im Jahre 1873 in München. Man erließ umfängliche auf Laboratoriumsversuche gegründete Speisenverbote, die sogar die Wohlhabenden in Verlegenheit setzten. Käse, Butter, Fische, Kaviar waren verboten; Gemüse und Obst wurden überhaupt in die Stadt nicht hineingelassen und auch nicht hinausgelassen. Im wesentlichen wurde nur gekochtes Fleisch und gekochte Milch erlaubt. Was arme Leute zu essen pflegen, war eigentlich alles verboten. Manche Leute zogen es vor, auf die Gefahr hin an der Cholera zu sterben oder polizeilich bestraft zu werden, die verbotenen Speisen zu genießen anstatt zu verhungern.

In Italien hat man in den Jahren 1910 und 1911 die Speisenverbote und Speisenentziehungen aufs höchste getrieben (§ 56). In vielen Orten wurde von der Gesundheitspolizei die ganze Obst- und Gemüseernte konfiszirt, zahllose Marktkörbe wurden ins Meer geworfen, weil sie unreifes oder „verseuchtes“ Obst enthielten, ganze Ladungen von Früchten und Gemüsen, die fürs Ausland bestimmt waren, wurden mit Karbolwasser und Lysolwasser verdorben oder zurückgeschickt oder zu Dünger verarbeitet. Dabei wunderte sich die Regierung und der deutsche Zeitungsleser, daß das hungernde und empörte Volk seine fürsorglichen Schergen mit blutigen Köpfen heimschickte.

§ 124. Ob die Gesundheitsbehörden in cholerafreien Zeiten das Nötige zur Choleraabwehr getan haben oder nicht, zeigt sich immer am deutlichsten in der Trinkwasserfrage.

Im Jahre 1848 kam es in St. Petersburg fast zu einem Aufruhr unter dem niederen Volke, als dieses merkte, daß das Trinken aus den Newakanälen den Choleraanfall unmittelbar zur Folge hatte, und daraus zu dem Schlusse gezwungen wurde, das Wasser sei vergiftet. Gewiß war das Wasser vergiftet, aber nicht durch Arsenik oder durch Kommabazillen sondern durch die Fäkalien einer Menschenmillion und mehrerer Tiermillionen, oder chemisch, nach Emmerich, ausgedrückt durch große Mengen von Salpeter, woraus der schon längere Zeit im Darm einheimische oder eben darin sich entwickelnde Cholerakeim das Todesgift bildet.

Wie St. Petersburg verhielten sich um jene Zeit die meisten Städte Europas; die Hauptstädte hatten, wie Pruner betonte, sammt und sonders schlechtes und schädliches Trinkwaser.

In London dachte man nach dem Unglücksjahr 1849 zum ersten Male daran, das Trinkwasser für zwei Millionen Menschen einer genaueren Untersuchung zu würdigen. Die Hypothese Snow's, daß das Wasser der Keimträger der Cholera sei, die zu jener Untersuchung die Veranlassung wurde, war falsch; aber sie gab den ersten Anstoß zu einer Verbesserung der Londoner Wasserleitung. Indessen blieb die Ausführung noch sehr mangelhaft, wie die Epidemie des Jahres 1866 bewies. Damals wurden die East-London-Wasserwerke beschuldigt, den Hauptcholeraausbruch in London verursacht zu haben. In der Tat stellte sich heraus, daß die Unternehmer unfiltrirtes durch Fäkalien verunreinigtes Flußwasser aus dem Lea in die Leitung gepumpt und damit ein Trinkwasser geliefert hatten, worin außer anderem Ungehörigen kleine Aale und Krebse waren, die an den Zapfhähnen herauskamen (Farr).

Die Trinkwassertheoretiker haben damals gesagt, die Ostlondoner Wasserleitung habe den Cholerakeim über die Ostquartiere der Stadt verbreitet. Pettenkofer zeigte sofort, daß sich das Cholerafeld des Jahres 1866 und das Trinkwasserfeld nicht im geringsten soweit deckten, daß man daraus auch nur einen Wahrscheinlichkeitsbeweis zu Gunsten der Trinkwasserhypothese ziehen könnte. Letheby in London machte darauf aufmerksam, daß in dem östlichsten Teile der City, der sich an das Hauptfeld der Cholera anschloß, das angeschuldigte Wasser an 161 Häuser mit einer Einwohnerschaft von 1732 Menschen geliefert worden, aber mit Ausnahme eines einzigen Hauses an der Grenze des Cholerafeldes jenes Quartier völlig von der Cholera verschont geblieben war. Merkwürdig, sagt Wolter, daß das Ostlondonwasser sofort unwirksam wurde, sobald es außerhalb der Grenzen des scharf umschriebenen Cholerafeldes getrunken wurde. Wir wissen heute, dank den Untersuchungen EMMERICHS, daß ein schlechtes Wasser cholerakrank nur diejenigen macht, die schon vorher durch ihren Aufenthalt am Choleraort mit dem bodenständigen Choleravibrio infizirt sind.

Im Jahre 1892 fiel in Hamburg die Cholera auf ein bestimmtes Stadtfeld, das zufällig mit dem Felde der zentralen Wasserversorgung sich deckte. Dasselbe Feld hatte sie auch schon in früheren Epidemien beherrscht, als es in Hamburg noch keine zentrale Wasserleitung dort gab (WOLTER). Aber dennoch war eine Beziehung des Wassers zur Epidemie unverkennbar, nicht im Sinne KOCH's aber im Sinne EMMERICH's. Denn eine so furchtbare Epidemie wie im Jahre 1892 hatte Hamburg vorher nicht gesehen.

Die Sorge für gutes Wasser ist also eine Hauptaufgabe der Behörden, die wir mit der Abwehr der Cholera betrauen; das schlechte Wasser zu verbieten, haben sie kein Recht, am wenigsten dann, wenn sie es in Friedenszeiten unterlassen haben, für gutes Wasser zu sorgen. Als im Jahre 1848 das Volk in Sankt Petersburg die Kanäle für vergiftet hielt, trank es dennoch daraus „gegen das ausdrückliche Verbot der Obrigkeit“; denn es hatte kein anderes Wasser.

Im Winter 1892—93 brauchten die Leute an dem Saaleufer unterhalb Nietleben (§ 34) das Flußwasser auch dann noch, nachdem sie in eindringlichster Weise auf die Gefahren, welche mit der Benutzung des Flußwassers verbunden waren, aufmerksam gemacht und nicht nur durch die betreffenden Behörden vor dem Genuß des Saalewassers gewarnt worden waren, sondern ihnen die Verwendung desselben geradezu verboten und durch polizeiliche Bewachung des Saaleufers unmöglich gemacht wurde. Allerdings verhehlte man sich nicht, sagt KOCH, daß das Verbot in Wirklichkeit nicht durchzuführen war und daß seine Wirkung eigentlich nur darin bestand, der Bevölkerung die vorhandene Gefahr als eine besonders ernste erscheinen zu lassen.

Unsere Überzeugung ist, daß von einer Gefahr auch nicht ein Schatten da war (§ 65, § 80, § 90), daß aber die Behörden gut getan hätten, keine Befehle zu erlassen, von denen sie voraus wußten, daß sie nicht gehalten würden, und zu denen sie überdies kein anderes Recht als das der mißbrauchten Polizeigewalt hatten.

Was in Nietleben undurchführbar war, war es schon ein halbes Jahr zuvor in Hamburg. Frau Else HUEPPE schreibt nach ihren Erfahrungen in der Hamburger Epidemie: Was nützt es, einem Menschen Quellwasser oder Rotwein zu empfehlen, wenn er nur schlechten Branntwein zum schlechten Wasser hat. Der Verdurstende trinkt auch aus einem Tümpel. Was nützt dem Armen die Empfehlung, das Wasser zum Trinken und zum

Gebrauche zu kochen, wenn er nicht einmal so viel Heizmaterial hat, um sich zu wärmen und seinen Kaffe oder seine Kartoffeln zu kochen.

Durst ist wirksamer als ein Bazillenpopanz. Darum schlugen die Anwohner an der Saale das Eis auf, um Wasser zu haben; darum tranken sie aus den Wasserläufen, die sonst nur dem Vieh dienten; darum tranken einige Irren in Nietleben das Klosetwasser, nachdem die Wasserleitung gesperrt worden war.

Im Jahre 1851 schrieb PRUNER: Was würden wol Maaßregeln helfen wie zum Beispiel die folgende „Während der Cholerazeit hat Niemand aus dem Flusse so und so, oder aus dem Kanale so und so zu trinken", wenn nicht für anderes Trinkwasser gesorgt ist.

Das hat man auch in Preußen bedacht und sorgt seit dem Jahre 1904 in Choleragefahr an den Ostgrenzen für Trinkwasser. Die Bekämpfer der Cholera verbieten den Flößern und Schiffern in den Stromgebieten der Weichsel und Oder und Elbe den Gebrauch des Flußwassers und bieten ihnen offizielles Trinkwasser aus staatlichen Leitungen in staatlichen Eimern an. Aber auch hier widerstrebt der undankbare Pöbel der väterlichen Fürsorge der Geheimen Räte in einer Weise, die das „tiefste Bedauern" KIRCHNER's und KOLLE's hervorruft. Es nutzt aber durchaus nichts, die Menschen, die täglich und stündlich im Kampf mit den Elementen und mit der Not ihr Leben aufs Spiel setzen müssen, um es zu erhalten, in Zeiten eingebildeter Gefahren zu bevormunden. Und es ist keine Volksbelehrung, wenn man in Choleranot Schriften verteilt, worin die Lebensadern des Landes, die Flüsse, für verseucht erklärt werden durch das im Jahre so und so entdeckte kleinste Lebewesen von kommaähnlicher Gestalt, das mit Anilinfarben sich so und so färbt u. s. w. u. s. w. Es ist keine Belehrung, wenn man in die Zeitungen lanzirt, daß dieses furchtbare Lebewesen das eine Mal an einem Sonntagsrock, das andere Mal an einer Windel haftete und in das Meer oder in den Flußhafen gespült wurde und so Madeira oder Hamburg entvölkert hat, während man doch das Übel so leicht hätte verhüten können mit offizieller Kresollösung, aufgespritzt durch einen offiziellen Desinfektionsknecht. Es ist keine Volkserziehung, wenn man die Leute mit allen Mitteln offizieller Erlasse und offiziöser Zeitungspresse bei Choleragefahr in Bazillenfurcht und Polizeiverehrung und Krankheitsangst hineintreibt, weil sich einige neurasthenische Beamte von anderen Neurasthenikern bedrängt fühlen und mit diesen vor einer Gefahr zittern, die ein unverhetztes Volk im Vertrauen auf Gott und auf das Pflichtgefühl seiner Behörden gar nicht empfindet.

XIX. Die Ausrottung von Choleraherden.

§ 125. Die heute in Deutschland und in anderen Ländern mit europäischer Kultur üblichen Maaßregeln zur Ausrottung der eingedrungenen und eingenisteten Cholera gehen von der Voraussetzung aus, daß unbedingt allerlei geschehen müsse, um das waltende Übel los zu werden. Sie ignoriren die Tatsache, daß die Choleraepidemie ihren bestimmten örtlich und zeitlich begrenzten Verlauf hat (§ 68—71) und, auch ohne daß der Mensch etwas dazu tut, immer wieder vergeht, und daß sehr wenige Orte in Europa das traurige Vorrecht haben, sie überwintern zu lassen (§ 62).

Die üblichen Maaßregeln zur Ausrottung der Cholera entsprechen genau dem mittelalterlichen Muster zur Entseuchung verpesteter Orte und Gemeinden. Sie wurden im Jahre 1830—31 in ganz Europa, wohin die Cholera gekommen war, von den Kontagionisten in der gründlichsten Weise geübt (§ 54, § 55) und sind auch in den folgenden Choleraepidemien immer wieder ausgeführt worden. Da sie sich immer unzulänglich erwiesen, so betonten die Kontagionisten jedesmal die Notwendigkeit, sie zu verschärfen.

So verlangte der königlich preußische Regierungs- und Medizinalrat Brefeld in Breslau im Jahre 1854 in seinem Entwurf zur endlichen Austilgung der asiatischen Cholera, daß man endlich einmal die Sache energisch angriffe. Das ganze Geheimniß liege in den beiden einfachen Worten: Isoliren und Desinfiziren verborgen, ein paar Dinge, die man längst gekannt habe, deren Unzulänglichkeit nicht in den Maaßregeln selbst sondern in den Mängeln, Unvollkommenheiten und Schwierigkeiten der Ausführung liege. Unter allen Isolirmaaßregeln, fährt er fort, nimmt die Erweckung des Glaubens und der dringenden Überzeugung von der rein kontagiösen Natur der Cholera unstreitig den ersten Platz ein. Nichts ist mehr geeignet, den häufigen Verkehr der Gesunden mit den Kranken und so die Kontagion zu beschränken.

Sein Entwurf zu einem Regulativ der sanitätspolizeilichen Maaßregeln entspricht bis in die kleinsten Einzelheiten „den gesetzlichen Grundlagen der Seuchenbekämpfung im Deutschen Reiche“ vom Jahre 1900, die Kirchner zusammengestellt hat, und den bis heute erlassenen Ausführungsbestimmungen. Brefeld will Erlaubniß des freien Verkehrs für Reisende, marschirendes Militär, Waarentransport, Märkte und Schiffsverkehr aber — völlige Untersagung von Wallfahrten; Anzeigepflicht aller verdächtigen Fälle, Erkrankungen und Todesfälle; Isolirung der Kranken in Cholerahäusern, der Leichen in Leichenhäusern; genaue Anweisungen zur Desinfektion, zur beharrlichen Desinfektion am Krankenbett und zur Schlußdesinfektion durch zuverlässige Techniker. —

Auch wir sind der Meinung, daß die Erweckung des Glaubens an die Wirksamkeit der vorgeschlagenen Maaßregeln unerläßlich für ihre weitere Durchführung ist. Allerdings gehört eine starke Glaubensseligkeit dazu, die von der Erfahrung so oft und so gründlich widerlegte und vom Volke und von den erfahrenen Ärzten nie geglaubte Lehre des Kontagionismus in der Cholera zu glauben, weil die Kontagionisten diesen Glauben befehlen und die Ungläubigen für „lächerlich und höchst albern" (BREFELD) erklären. Wir bleiben ungläubig, wenn sie uns auch Beweise wie den folgenden bringen: „Im Inquisitoriate in Hamm, wo der Türschlüssel immer sorgfältig abgedreht und so das Kontagium nicht hereingelassen wurde, kam kein Fall weiter vor" (BREFELD 1854).

Für die Verbreitung der Irrlehre, daß der Cholerakranke sein Übel auf Gesunde übertrage, wurde im Jahre 1892 in Hamburg unter dem Deckmantel der Wissenschaft mit Hochdruck gearbeitet und damit wirksam genug für die Verbreitung der Cholerafurcht und der Angst vor den Cholerakranken gesorgt. Es wurde so gründlich dafür gesorgt, daß ganz Europa einsehen lernte, die Cholerafurcht sei schlimmer als die furchtbarste Choleraseuche. Es wurde isolirt und desinfizirt wie nie, so lange man die Cholera in Europa kennt. Mit welchem Erfolge? Nie hat Hamburg eine verderblichere Epidemie gesehen (§ 70).

Die Hamburger Epidemie ist ein furchtbares Beispiel dafür, was man erreicht, wenn eine bürokratische Seuchenbekämpfung jeden Grundsatz der christlichen Nächstenliebe, ja der bloßen Menschlichkeit vergessend den angeblichen Schutz der Gesunden in den Vordergrund stellt und die Pflege der Kranken und die Besorgung der Toten als Nebensache und lästiges Übel betrachtet. Sonst hielt man es, schreibt HUEPPE in Erinnerung an das damals Erlebte, sonst hielt man es für eine christliche Tat, wenn die Wohlhabenden und Gesunden in die Hütten der Armen und Kranken stiegen, um zu lindern und zu helfen. Davon war in Hamburg wenig zu merken. In Hamburg waren es während der ersten Zeit der Kopflosigkeit und Angst fast nur Ärzte und angeworbene oder freiwillig gekommene oder kommandirte Krankenpfleger und Krankenpflegerinnen, die zu Hülfe kamen; neben ihnen blieben Männer und Frauen, die freiwillig dem Zuge ihres Herzens folgend, zu Hülfe gekommen waren, ganz vereinzelt. Nur die Arbeiter fanden sich, an das Elend ihrer Umgebung gewöhnt, in größerer Zahl bereit, bei den Krankentransporten und Desinfektionskolonnen zu helfen. Wie woltuend hätte es wirken müssen, wenn Frauen der gebildeten Kreise in größerer Zahl sich der Armen und Kranken durch praktische Tat in den Hospitälern und in den Wohnungen der Armut angenommen hätten. Die Furcht vor der Cholera aber war zu groß.

So schrieb HUEPPE im Jahre 1893. Wir sind indessen weiter gekommen, wir modernsten Seuchenbekämpfer nämlich. Wir verbitten uns jede menschliche und christliche Beihülfe in Seuchengefahr. In Seuchen hat nur das sachverständige und wolgeschulte Seuchenpolizeipersonal zu sagen und zu helfen. Jede Laienhülfe ist Mißbrauch und Verrat am allgemeinen Wohl. Welcher wolgesinnte Bürger wagt es, einen Brand zu löschen, wo es Feuerwehr gibt; welcher ordnungsliebende Mensch wagt es, einen Ertrinkenden aus dem Wasser zu ziehen, wo es Sanitätskolonnen mit Telephonanschluß gibt! Wir heben die Kranken und Verdächtigen und damit jede Ansteckungsgefahr aus den Familien heraus, bringen sie, mag ihnen der Transport schaden oder nicht, in die weit genug entlegenen Cholerabaracken, vernichten ihre Ansteckungsstoffe und Kleider und Betten, desinfiziren und verbrennen ihre Leichname, mag auch zufällig einmal eine Scheinleiche darunter sein (§ 141) und verbitten es uns kraft des Seuchengesetzes, daß sich Unberufene im Namen der Elternliebe, der Freundschaft, der Mildtätigkeit oder gar freche Pfaffen im Namen Gottes einmischen.

So sprechen wir im Jahre 1911, in Rom und anderswo. Mit dem aufrührerischen und von Dunkelmännern aufgehetzten Pöbel werden wir schon fertig werden, dazu gibt es Gewehre und Gefängnisse.

Voyez-vous nos soldats tirant sur les femmes et les enfants! (Brouardel 1884.)

Der zivilisirte Europäer läßt sich diese Vergewaltigungen durch die ihm verantwortlichen Behörden gefallen. Der unhygienische Türke protestirt dawider. Als das Volk Mazedoniens im Herbste 1911 im Namen der Choleranot unter der Fahne des Kontagionismus drangsalirt wurde, da bildete sich ein heftiger Widerstand; das empörte Volk faßte am 17. September seine Wünsche in die folgenden Sätze zusammen und erzwang von der Regierung die Annahme:

1. Wir wollen, daß der an der Cholera verstorbene Muselmann nach den Vorschriften seines Kultus beerdigt werde.

2. Wir wollen, daß die zwangsweise Überführung der Cholerakranken in die Spitäler unterbleibe; sie sollen zu Hause verpflegt werden, denn aus dem Spital kehrt keiner lebendig zurück.

3. Wir wollen nicht, daß Menschen, die mit Cholerakranken in Berührung waren, abgesondert werden.

4. Wir wollen, daß die Wasserleitung von Haus zu Haus wiederhergestellt werde, und versprechen dagegen, daß jeder das Wasser vor dem Genuß abkochen wird.

5. Wir wollen, daß der Leichentransport auf Wagen unterbleibe; denn er ist nach den Vorschriften unseres Glaubens verboten.

6. Wir wollen, daß das Verbot, gewisse Früchte zu verkaufen, wieder aufgehoben werde, und versprechen dagegen, daß keiner damit Mißbrauch treiben wird.

7. Wir wollen, daß kein Arzt einen Menschen als cholerakrank bezeichnet, der es nicht ist. (Rebreyend.)

Zu allen Zeiten waren diejenigen Völker die besten und lebensfähigsten, die selbst für ihr Leben und ihre Gesundheit sorgten. Die Willensäußerung jener Türken hat zudem für sich eine Erfahrung, die man in München gemacht hat.

§ 126. Im August des Jahres 1836 kam die Cholera zum ersten Male nach Bayern. Sie war von Oberitalien über Südtirol nach Mittenwalde an die bayerische Grenze geschlichen und zeigte sich am 16. Oktober auch in der Hauptstadt München.

Hier fühlte man sich verpflichtet, die Erfahrungen der Nachbarländer während der vorhergegangenen Schreckenszeit der Jahre 1831 und 1832 nicht zu vernachlässigen. Die Regierung sagte sich: Da im Jahre 1831 in Norddeutschland und besonders im Königreich Preußen die strengsten antikontagionistischen Maaßregeln nicht den allergeringsten Erfolg wider die Cholera gehabt, vielmehr dem unvermeidlichen Übel der Seuche unsägliches Elend und Drangsal hinzugefügt haben, so müssen wir an der Übertragbarkeit der Cholera und den darauf gebauten Maaßregeln zweifeln und lieber einmal von der Annahme ausgehen, als ob die Cholera sich infolge eines besonderen Genius epidemicus, das heißt aus einer besonderen Beschaffenheit der Luft oder des Wassers oder des Bodens, entwickele; daß sie auch auf der Höhe der Epidemie nicht von Mensch zu Mensch ansteckend sei; daß demnach jede Beschränkung des Verkehrs mit den Kranken und mit den infizirten Orten zu unterbleiben habe; daß man, bis die Seuche von selbst verschwinde, sich der Kranken annehmen, sie aufsuchen, gut verpflegen und die Unbemittelten in jeder Weise unterstützen müsse. Eine geschärfte Aufsicht auf die Lebensmittel durch die Nahrungspolizei, die Fürsorge zur Ausmittelung gesunder Wohnungen für Bedürftige, die Vorbereitung ärztlicher Hülfe für die Erkrankten seien wol die Hauptererfordernisse.

Die Ausführung dieses Planes, zu dem auch die Erfahrungen der englischen Ärzte in London während des Jahres 1832 und ein Versuch des bayerischen Regierungsrates PFEUFER in Mittenwalde rieten, übernahm der Fürst von Wallerstein. Er berief sämmtliche Ärzte der Hauptstadt zu einer Versammlung und eröffnete ihnen, daß die Armen und Hülfsbedürftigen mit Holz und Betten und Kleidern unterstützt und in den verschiedenen Stadtvierteln an bestimmten Orten täglich mit guten Suppen versorgt werden sollten. In jedem Viertel wolle er zwei Besuchsanstalten eröffnen, worin Tag und Nacht Ärzte zu treffen seien, die jederzeit auf Verlangen der Einwohner Hülfe brächten. Dem Hauptarzte jeder Station werde er mehrere Assistenten unterstellen, die tagtäglich ein jedes Haus des Bezirkes besuchen und sich nach den geringsten Krankheiten erkundigen sollten. In jedem Krankheitsfalle sollten sie die Leute veranlassen, nach dem Hausarzte zu schicken oder sich in ein Spital aufnehmen oder von den Choleraärzten behandeln zu lassen.

So geschah es. Binnen drei Tagen waren 18 Bezirksärzte und 56 Assistenten angestellt. Zur Nachtzeit brannte vor jeder ärztlichen Besuchsanstalt eine rote Laterne, um die Hülfesuchenden zu leiten. Auf dem Rathause und anderen Plätzen standen Sänftenträger und Krankenwärterinnen Tag und Nacht in Bereitschaft; jede Apotheke war angewiesen, Unbemittelten die verordneten Arzneien unentgeltlich zu verabreichen. Armenpfleger und Armenpflegerinnen gehorchten jedem Ruf der Not. Die Suppenanstalten sorgten für jedes Bedürfniß nach erwärmender und labender Nahrung. Wo es an Holz oder Kleidung bei der eintretenden Kälte fehlte, wurde nachgeholfen.

Gegen solche Vorkehrungen, schrieb damals der Münchener Arzt Dieterich, vermochte die Wut der Seuche wenig auszurichten.

§ 127. In der Tat verlief die Münchener Winterepidemie ganz im Gegensatz zu der bösartigen Winterepidemie, die Halle vier Jahre vorher bei allen Anstrengungen und Gewalttätigkeiten der kontagionistischen Polizei bestanden hatte, auffallend milde. Während in Halle von 25 594 Einwohnern 856, also 3,3 %₀, an schweren Anfällen erkrankten und 489 starben, gab es in München mit mehr als 99 000 Einwohnern 1761, also kaum 1,6 %₀, Kranke und 802 Tote, mit anderen Worten nicht halb so viel Cholera wie in Halle. In ganz Bayern gab es nur 865 Erkrankungen mit 429 Todesfällen. Man kam also in Bayern mit der Unterlassung der Sperren und Desinfektion mindestens so weit wie in der preußischen Provinz Sachsen mit allen Künsten des Kordons und der Quarantäne und der Räucherung.

Der Münchener Polizeiarzt Kopp führte nach dem Aufhören der Cholera in seinem Generalberichte aus, daß zur Beruhigung der anfänglich erschreckten Bevölkerung das Verbleiben der Königlichen Familie in der Stadt und die unermüdlichen Besuche des Fürsten Wallerstein in den Häusern der Kranken viel beitrugen und daß nicht nur die zweckmäßig unterstützten Armen und Dürftigen sondern die ganze Bevölkerung eines jeden von der Brechruhr ergriffenen Ortes den aus der Liebe des Königs für sein Volk hervorgegangenen beruhigenden und woltuenden Maaßregeln den heißesten und innigsten Dank zollte.

Mit unermüdetem Fleiße, schreibt er weiter, mit unermüdetem Fleiße und Hingebung durch Tag und Nacht bewährten Ärzte und Geistliche den schönen Sinn ihres Berufes und trugen durch dieses Benehmen nicht wenig dazu bei, den schädlichen Glauben an eine Kontagiosität der Krankheit zu verscheuchen. — Es bedurfte keiner Gesetze und außerordentlichen Maaßregeln, jeden zu seiner Pflicht anzutreiben. Bald fand sich eine hinlängliche Zahl von Wärtern und Wärterinnen, um nach Bedürfniß jeden Augenblick zum Dienste aufgerufen zu werden. — Häufig wurde wahrgenommen, wie Dienstboten und Gesellen in den Wohnungen der Dienstherrschaft und hier und da von dieser selbst gewartet und gepflegt wurden. Selbst fremde Personen leisteten sich gegenwärtig durch tätige Krankenwacht auf die uneigennützigste Weise Hülfe und Beistand; gewiß eine nachahmungswürdige Handlung und ein Beweis wie allgemein die Überzeugung der Nichtkontagiosität der Krankheit unter dem Volke Wurzel gefaßt hatte, ohne welche an Übungen der Nächstenliebe und christlicher Barmherzigkeit dieser Art nicht hätte gedacht werden können.

Kopp hätte hinzufügen dürfen, was alle späteren Berichte über die Pandemie von 1831 bis 1838 hervorgehoben haben, daß bei jenem Verzicht auf die falsche Lehre von der Kontagiosität der Cholera in Bayern nichts, gar nichts von den Schrecken, Unordnungen und Volkstumulten vorgekommen ist, die so traurig hervorgetreten waren in allen Ländern, wo man ansteckungverhütende und choleraausrottende Polizeigewalt wider die Kranken und Verdächtigen und Gesunden aufzubieten für staatliche Pflicht hielt.

§ 128. Die vorbildliche Bedeutung der bayerischen Maaßnahmen in sozialer Beziehung hat wol Niemand so klar erkannt und ausgesprochen wie der bayerische Obermedizinalrat Pfeufer, der damals nach dem Vorgange englischer Ärzte die Hülfsanstalten in Mittenwalde organisirt und so die münchener Anstalten vorbereitet hatte. Er schreibt im Jahre 1849: Wie man in München am Ende der Epidemie des Jahres 1836 die ganze lebensvolle Organisation sich auflösen sah, da mußte man unwillkürlich bedauern, daß sie nicht fortbestehen konnte. Während man von blutigen Aufständen an anderen Orten hörte, war hier bei der täglich sichtbar sich erneuernden Sorge für die ärmere Klasse in dieser sogar ein gewisses Behagen zu bemerken. Sagten doch prosaische Spötter, die Armen würden gerne das ganze Jahr die Cholera in der Stadt haben wollen, wenn es ihnen immer so gut ginge. Und doch war ihnen keinerlei Luxus, nur das zu Teil geworden, dessen sich die wohlhabende Klasse als etwas sich von selbst Verstehendem nicht einmal zu erfreuen vermag. Wie anders tritt man in jener Weise dem Dämon des Proletariats entgegen, als jene, die sein Ohr täglich mit wahnsinnig machenden Sirenengesängen füllen, ihm vorlügend, es gebe einen anderen Weg des Heils außer der Arbeit und Genügsamkeit. Diese modernen Sozialisten, dem Volke fast durchaus fremd, sie zeigen ihm nicht die wirklichen Bedürfnisse, sie zeigen ihm die Genüsse der Wohlhabenden als wünschenwertes Ziel. Sie stacheln seine Begierden auf, erregen den Neid und machen so aus dem arbeitenden und in seinem Leiden die wahrste Teilnahme erweckenden Proletariate ein zähnefletschendes Ungeheuer, welches sich selbst zum Hungertode verurteilt, indem es seine Wut an dem Reichtume und seinen Schöpfungen ausläßt; kein Gegenstand des Mitleids mehr sondern nur des Abscheus und Entsetzens, gegen welches man sich mit Kartätschen verteidigen muß. Das ist die teuflische Seite des Sozialismus. Vielleicht ist uns in der Cholera der Anlaß gegeben, seiner menschlichen Seite Geltung zu verschaffen.

Die Cholera, führt Pfeufer weiter aus, die Cholera ist mit Ausnahmen, die nicht ins Gewicht fallen, eine Krankheit des Proletariats. Ihr Einbrechen vermögen wir nicht aufzuhalten, das ist eine höhere, eine göttliche Schickung. Aber unsere menschliche Arbeit an ihr ist, und dazu reichen unsere Kräfte wol aus, daß wir ihr einen großen Teil ihrer Opfer entziehen. Doch damit soll unsere Schuld an die Armut nicht abgetragen sein. Was man jetzt schon sogleich und überall tut, wo die Cholera ausbricht, das muß eine bleibende Einrichtung werden. Das Proletariat muß sich fortwährend von der lebendigen wohlwollenden Sorge der Besitzenden umgeben und geschützt fühlen, damit es dem, der arbeiten kann und will, nicht daran fehle, worauf jeder Mensch vollen Anspruch hat: gesunde Wohnung, schützende Kleidung, hinreichende Nahrung, im Erkrankungsfalle rechtzeitige ärztliche Hülfe und Unterstützung für die versäumten Arbeitstage. Eine natürliche und mögliche Ausgleichung zwischen Reichtum und Armut findet während der Cholera um so bereitwilliger statt, da Schwelgerei auf der einen und Mangel auf der anderen Seite gleich wirksame Ursachen der Krankheit sind. Aber die Gefahr dieser beiden Gegensätze für die Gesundheit ist zu allen Zeiten vorhanden, sie ist die Quelle der meisten Krankheiten; während der Cholera springt sie nur stärker in die Augen.

So sieht Pfeufer in der Cholera eine ernste weltgeschichtliche Mahnung und die Forderung eines sozialen Programms.

Noch fünfzig Jahre nach jenen Vorgängen bei der ersten Choleraepidemie in München und Bayern blickt der ehrwürdige PETTENKOFER mit Bewunderung zurück auf die damaligen Bestrebungen und bemerkt zu dem Berichte KOPP's: Daß seine Worte nicht etwa grundlose Schönrederei dem Minister und dem Könige zu Gefallen sondern vollberechtigt waren, geht aus der Zahl der Todesfälle hervor, welche Bayern und München im Jahre 1836 und bei späteren Choleraepidemien hatte. In den drei Choleraepidemien, die München bis heute sah, starben

1836 und **1837**	918	Cholerakranke	= 9,5 ‰	der	Bevölkerung
1854 „ **1855**	2761	„	= 25,8 ‰	„	„
1873 „ **1874**	1465	„	= 8,1 ‰	„	„

Man ersieht daraus, daß die Stadt nicht besser daran war, als sie im Jahre 1854, kontagionistisch gesinnt, die Cholera mit Sperre und Desinfektion abwehren wollte und 1873 sogar mit Zwangsdesinfektion und mit dem Schreckbilde der Ansteckung bekämpfte. Jedenfalls geht aus jenen Zahlen hervor, daß es nichts schaden kann, wenn man nicht im Geringsten an die Kontagiosität der Cholera glaubt und das gerade Gegenteil von dem tut, was die Kontagionisten als unerläßlich hinstellen.

Manche glauben, wenn man zu isoliren, zu desinfiziren oder Wasser zu kochen aufhört, ehe man's trinken läßt, keine eigenen Cholerabaracken errichtet, nicht alle ankommenden Fremden visitirt und ihre Ausleerungen auf Kommabazillen untersucht, keine Quarantänen mehr hält, dann gäbe es überhaupt nichts mehr zu thun; — aber gerade München hat 1836 gezeigt, daß man sich doch verdienstlich und viel beschäftigen kann, wenn man auch alles das unterläßt, und daß man sich darnach gratuliren und beloben kann, wenn der Genius epidemicus auf seinen schwarzen Fittigen wieder vom Orte fortgeflogen ist. Die eigentliche Choleraprophylaxe muß ja in's Werk gesetzt werden, lange bevor der Todesengel heranschwebt. Soweit PETTENKOFER.

XX. Die Schutzmittel wider die Choleraerkrankung.

§ 129. Schon im Jahre 1831 gab es soviele und sichere Schutzmittel wider die Choleraansteckung, daß der junge Gustav Theodor FECHNER es für nötig hielt, unter dem Namen Mises auch einmal über Schutzmittel für die bedrängte Cholera zu schreiben.

Eines der ersten und am häufigsten in Anspruch genommenen war die Droga amara der Jesuiten, the Jesuit's medicine for the spasmodic cholera. Im Asiatic journal von 1819 findet man das Rezept dazu: Aloës socotrinae lib. 1; gummi myrrhae, mastiches, benzoës aā unc. 8; radicis colombo, radic. angelicae, radic. gentianae aā unc. 4; spiritus e vino ℥ 36, spiritus juniperi ℥ 12; digere per dies XL, Cola et filtra. Früh und abends ein oder zwei Eßlöffel voll zu nehmen.

Nach diesem berühmten Muster sind zahllose Choleraschnäpse mit mehr oder weniger starken Abweichungen fabrizirt und bis auf den heutigen Tag verzapft worden.

Daß die Jesuiten ein besonderes Recht, ja die Pflicht hatten, ein Schutzmittel wider die Cholera zu bereiten, wurde im Jahre 1832 klar, wo ein braver Sachse ein Büchlein herausgab unter dem Titel: „Höchstwichtige Aufschlüsse, daß die Cholera morbus von den Jesuiten nach Europa gebracht, von ihnen geleitet und zu ihren Zwecken benutzt wird."

Ganz allgemein in Gebrauch war ferner das Fürst Lobkowitzische Schutzmittel gekommen, das ein Anton Kraus in Obermeidling bei Wien im Jahre 1809 (!) von einem alten Schiffsarzt als Geheimmittel erhalten und an den genannten Fürsten beim Herannahen der Cholera verkauft hatte. Es bestand darin, daß die Leute bei Choleragefahr zwei bis acht Tropfen Chamillenöl innerlich nahmen, ein Säckchen mit Kampfer auf der Brust und ein Pechwachspflaster von folgender Gestalt 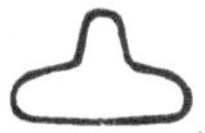 und Handgröße auf der Herzgrube trugen.

Noch wirksamer soll das Wißnitzer Judenmittel gewesen sein, das sich bei der Epidemie in Wißnitz 1830 so bewährt hatte, daß die ganze Judenschaft verschont blieb, während die Christen von der Seuche dezimirt wurden. Es bestand aus $^1/_2$ Kanne starkem Weingeist, $^1/_4$ Kanne starkem Weinessig, 1 Loth gestoßenem Kampfer, 1 Loth gestoßenen Senfkörnern,

$^1/_2$ Loth gestoßenem Pfeffer, $^1/_4$ Loth gestoßenem Kantharidenpulver, 1 Kaffeelöffel gestoßenem Knoblauch. Das Ganze wurde zusammen geschüttelt, 12 Stunden an der Sonne oder in der Ofenwärme digerirt. Wollene Lappen wurden damit getränkt und die Magengegend damit täglich eingerieben. Erkrankte man dennoch, so diente es als sicheres Heilmittel, wenn zwei starke Leute unter der Bettdecke die Pulse, den Bauch, die Herzgrube und die Glieder so lange damit rieben, bis der Kranke in starken Schweiß fiel. Trank er dann heißen Chamillenthee und blieb noch zwei oder drei Stunden wohlverpackt im Bette liegen, so fiel er in einen sechs- bis achtstündigen Schlaf und erwachte gesund.

Der Schuhmacher Haarmann in Danzig bereitete im Jahre 1831 Tropfen aus Angelikawurzel, Gewürznelken, Senf, Kienzapfen u. s. w. Ob sie einen vor der Cholera geschützt haben, weiß man nicht; aber sie haben wenigstens die von den Kontagionisten erregte und „allgemein geherrschte Todesangst vor der Cholera bei Allen in Danzig und Umgebung verscheucht" (Baugssel).

Der Homoeopath Metz empfahl im Jahre 1837 als das sicherste Mittel zur Abwehr der sogenannten Cholera, die richtiger als Arsenikalkrankheit bezeichnet werde, den weißen Arsenik in homoeopathischer Gabe. Der Arzt Graff in Trarbach verlangte 1848 von der hochachtbaren Stadt Köln als Protektorin des Moselweins die Einführung des Moselweins zum Schutz wider die Cholera.

Man hat diese und zahlreiche ähnliche Schutzmittel im Lauf der Zeit wol vergessen. Denn im Jahre 1892 empfahl Cadet ein ganz neues. Er hatte in Rom erfahren, daß der Ethiops mineralis 100 % der Cholerakranken rettet, indem es ihren Darminhalt desinfizirt. Darum machte er der italiänischen Regierung den Vorschlag, an allen bedrohten Grenzen und Häfen Italiens den Aethiops mineralis in großen Vorräten anzuhäufen. Jeder Mensch, der von außen nach Italien komme, solle eine entsprechende Gabe des Mittels, der Erwachsene 1,5 Gramm, in Gegenwart der Behörde schlucken und drei weitere Gaben nebst dem Zeugniß über das Einnehmen der ersten mit sich führen, um täglich eine zu nehmen. Menschen aus verdächtigen und verseuchten Gegenden müssen das Mittel in der Quarantäne als Praeservativ oder Curativ nehmen und nach der Entlassung sechs weitere Gaben mit sich führen. — Da das Hydrargyrum sulfuratum nigrum sehr billig ist, so fand der Vorschlag Cadets keinen Anklang.

Am 31. März 1885 berichtete Ferran in Tortosa über eine spezifische Choleraschutzimpfung. Er hatte gefunden, daß, wenn man in das subkutane Zellgewebe eines kleinen Meerschweines Kommabazillenkultur, die aus Choleradejekten auf Agarplatten gezüchtet ist, einspritzt, eine örtliche heiße und schmerzhafte Entzündungsplatte und eine allgemeine große Schwäche mit Temperaturabfall entsteht. Hat man sehr virulente

Kulturen verwendet, so kann der Entzündungsherd zur Nekrose kommen, die aber stets ohne Eiterung und Brand abheilt. Das Maximum der Virulenz seines Impfstoffes erhielt er, wenn er eine Plattenkolonie in schwach alkalische Nährbouillon eintrug und bei 37 ° C bis zur beginnenden Trübung der Bouillon bebrütete; schon 2—4 ccm dieser Bouillon töteten ein Meerschweinchen.

Je heftiger bei mittleren Impfgaben die Allgemeinerscheinungen wurden, desto geringer blieb die örtliche Geschwulst. Aus dem Blute der infizirten Tire konnte Ferran Reinkulturen gewinnen. Während neue Chamberlandfilter bei Atmosphärendruck Keime passiren ließen, ging bei schon gebrauchten die Filtration völlig von statten. Meerschweinchen, die mit der halben tödlichen Gabe geimpft worden, blieben immun gegen die ganze.

Nun spritzte Ferran bei Menschen 8 Tropfen einer sehr virulenten Kultur am Arm ein; nach drei Stunden entstand ein schmerzhafter und heißer Infarkt mit kurzem Fieber, nach 24 Stunden ging alles zurück. Als er an jedem Arme $^1/_2$ ccm einimpfte, wurde sowol die örtliche wie die allgemeine Störung heftiger; bei Einigen steigerten sich die Symptome bis zu „allen Zeichen der Cholera", Marmorkälte, Ohnmacht, allgemeine Schwäche, Krämpfe, Erbrechen, Schwere des Kopfes, kalte klebrige Schweiße, häufige Darmentleerungen, selten aber Durchfälle. Dabei sank die Körperwärme um 2—2,5 °. Der Kollaps dauerte 24 bis 36 Stunden.

Wurde der also cholerisirte Mensch sechs oder acht Tage später mit der gleichen Menge des Virus, 2 mal $^1/_2$ ccm, geimpft, so gab es keine Allgemeinstörung sondern nur eine geringe Andeutung von örtlicher Reaktion.

In einer weiteren Note verlangte Ferran als Schutzgabe 2 mal 1 ccm und zwei Revaccinationen, also dreimalige Ausführung der Impfung, nach je fünf Tagen Pause. Noch später empfiehlt er als erste Impfdosis 2 ccm, als zweite 3, als dritte 4 ccm. Der Impfschutz beginne nach fünf Tagen und dauere wenigstens zwei Monate. Bei geimpften Müttern gehe die Immunität durch die Milch auf den Säugling über und verlaufe bei diesem wie nach direkter Impfung.

Von mehr als 50 000 Impfungen während des Jahres 1885 sah Ferran keinen Schaden. Unter den vielen Tausenden von Impflingen, die in fünf- oder sechstägigen Pausen dreimal geimpft worden waren, soll kein Einziger der Epidemie zum Opfer gefallen sein, weder in Barcelona noch in Tortosa, La Roda, Salem, Benicolet u. s. w.

Durch die Impfung genasen sogar einige chronisch Kranke von alten Magenschmerzen, Dyspepsie, langwieriger Malaria, rheumatischen Lähmungen.

In einzelnen Orten wurde der Choleraausbruch „durch die Massenimpfung“ in fünf Tagen beendet.

Auch das Blutserum von Cholerarekonvaleszenten schützte, wenn es unter die Haut gespritzt wurde.

Ferran's Vorschlag, die Bevölkerung Europas durch Infektion der Brunnen mit abgeschwächten Cholerakulturen zu immunisiren, erregte in den medizinischen Zeitungen Deutschlands eine heftige Abwehr; man sprach von spanischem Schwindel, widerwärtigem Spuk, Frivolität.

Rossbach (1886) nennt auch den Impfversuch Ferran's einen frivolen, nicht weil er die gewiß berechtigte Probe machte, ob durch Einimpfung des mitigirten Krankheitsgiftes eine Immunität zu erzielen sei, sondern deßhalb, weil er, ohne erst Erfahrungen gesammelt zu haben, gleich von Anbeginn seine Vermutung als tatsächlich berechtigt anpries und gleich von Anbeginn viele Tausende von Menschen mit seinen auch noch dazu geheim (?, vgl. § 130) gehaltenen Kulturen impfte; weil er sodann nicht für eine wissenschaftliche Impfstatistik sorgte und kein zuverlässiges Material für eine spätere Beurteilung sammelte. Das Vorgehen Ferran's könne daher nur auf eine Stufe mit Manipulationen gestellt werden, die einzig auf Ausbeutung des Publikums berechnet sind, und müsse vom Standpunkt wissenschaftlicher Moral an den Pranger gestellt werden. — Noch im Jahre 1911 meint Eichhorst, einen geradezu empörenden Eindruck müßten der Schacher und die Geldgier hervorgerufen haben, welche Ferran bei seiner angeblichen Entdeckung an den Tag legte.

Die heutige wissenschaftliche Moral ereifert sich nicht mehr wie Roßbach vor fünfundzwanzig Jahren. Wir stehen jenseits von Gut und Böse und verfolgen nur diejenigen, die Worte wie Frivolität und Schacher zu gebrauchen wagen und dem Volke auf Madeira Recht geben, das sich im Jahre 1911 gegen die Massenimpfungen mit Cholerakulturen und gegen das von den Impfern herangezogene Militäraufgebot gewehrt hat.

§ 130. Schon im Jahre 1888 nahmen sich französische, russische und deutsche Experimentatoren der Sache Ferrans, wenn auch nicht des Mannes, an.

Am 20. August 1888 übergab Gamaleia der Académie des sciences de Paris genau dieselben Schlüsse, die ihr Ferran bereits in den Jahren 1885 und 1886 vorgelegt hatte. Das Einzige was er hinzufügte, war die Virulenzsteigerung des Kommabazillus durch Taubenpassagen. Während über Ferran der Stab gebrochen war, schlug der arglose Pasteur seinen Schüler Gamaleia für den großen Preis Bréant vor.

Genauere Anweisungen gab Gamaleia im folgenden Jahre. Er nimmt Cholerakulturen von beliebiger Virulenz, züchtet sie in Nährbouillon bei 35—38 ° C, schüttelt sie täglich, gießt nach zwei Wochen die Flüssigkeit von der Zoogloea am Boden ab und tötet die letztere durch Erhitzung auf 125° während zwanzig Minuten im Autoklaven. Der so gewonnene Vakzin wird frisch angewendet oder, falls er stärker wirken soll, erst dann, wenn er zwei Wochen bei Zimmertemperatur steril aufbewahrt worden war. Um sehr virulente Kulturen, ein virus exalté, zu erhalten, spritzt er 1—3 ccm einer Bazillenemulsion in die rechte Lunge einer weißen Ratte; diese stirbt nach 24 Stunden. Von ihrem Pleuraexsudat wird eine zweite Ratte infizirt und sofort eine dritte, vierte, fünfte; allmählich entsteht bei der Rattenpassage eine Choleraseptichaemie durch die immer virulenter werdenden Vibrionen. Dieses virus exalté dient dann zur Prüfung der gewonnenen Immunität bei den Impflingen.

Haffkine bildete in Vorstudien am Tier im Pariser Institut Pasteur die Sache während der Jahre 1889—93 weiter aus. Er gewöhnte den Choleravibrio an das ihm feindliche Kaninchenserum, indem er ihn zuerst in stark verdünntem, dann in immer stärkerem Serum erzog, bis es ihm gelang, damit von der Vene aus Kaninchen zu infiziren und sie durch die Infektion binnen wenigen Tagen zu töten.

Zur Gewinnung eine virus fixe machte er dann fortgesetzte Passagen durch Meerschweinchen. Die Einimpfung einer suspendirten Agarkultur in das Peritoneum des Meerschweinchens wirkt unter Exsudatbildung tödlich; das Exsudat tötet jedes folgende Meerschweinchen, bis an einem Punkt in der Reihe das Exsudat so bazillenarm ist, daß die Passage unterbrochen wird. Man kann sie aber fortführen, wenn man folgenden Kunstgriff benutzt: Gab ein starkes Meerschweinchen reichliches Exsudat mit wenig Bazillen, so impft man mit den wenigen Bazillen ein schwaches Tier und erhält spärliches Exsudat mit reichlichen Bazillen. Haffkine nimmt nach dem Tode des Tieres das Exsudat mit der Pipette, läßt es einige Stunden in einem Glase stehen und spritzt es, je nachdem es reichlich, mehrere Kubikzentimeter, oder spärlich, etwa ein Kubikzentimeter, ist, einem starken oder schwachen Tiere ein. Stirbt das schwache Tier, so findet er das Exsudat konzentrirter, stirbt das starke Tier, so findet er es reichlicher. So gelingt es ihm, den Choleravibrio ununterbrochen zu erhalten und nach der 20. oder 30. Passage eine Kultur zu gewinnen, die schon in 6 bis 8 Stunden ein Meerschweinchen tötet und auch für Kaninchen und Tauben, die sonst vom Choleravibrio gar nichts erleiden, tödlich wird. Dieser ist jetzt zwanzigmal virulenter als gewöhnlich. Er tötet Meerschweinchen vom Peritoneum aus, vom Darme aus nach der Koch'schen Vorbereitung, von der Schenkelmuskulatur aus schon in geringer Menge. Subkutan eingespritzt macht er nur eine geringe Krankheit, lokales Ödem mit Nekrose, die nach wenigen Tagen zum offenen Geschwür wird und dann abheilt. Jetzt ist das Tier immun. Um die Nekrose zu verhüten, genügt es, fünf Tage vor der Hauptimpfung eine schwache Kultur einzuspritzen, die in Bouillon bei langsamem Luftstrom gewachsen ist.

In 60 Versuchen am Menschen überzeugte sich dann Haffkine von der Ungefährlichkeit seines Impfstoffes. Er ging nun nach Britisch-Indien und impfte während der Jahre 1893—95 in den Nordwestprovinzen, im Audh und Pendschab, in Calcutta, Luknau, Assam über 40 000 Menschen, Soldaten, Private, Europäer, Hindus, Mohammedaner, Siks. Genaue Statistiken hat er bis auf einzelne Stichproben nie mitgeteilt.

Wir geben davon die, auf welche er selbst am meisten Wert gelegt hat. In Calcutta impfte er in 36 Häusern, die verseucht waren, von 521 Einwohnern 181. Unter den 335 Ungeimpften gab es 45 Kranke = 13,4 % und 39 Tote = 11,6 %; unter den 181 Geimpften gab es in den folgenden 459 Tagen 4 Kranke = 2,2 % und 4 Tote = 2,2 %.

Er zählte ferner unter den

	Ungeimpften			Geimpften		
	Zahl	Kranke	Tote	Zahl	Kranke	Tote
im Gyagefängniß						
nach der ersten Impfung	209	7 = 3,3 %	5 = 2,4 %	211	5 = 2,4 %	4 = 1,9 %
nach der zweiten Impfung	146	6 = 4,1 %	2 = 1,4 %	171	2 = 1,2 %	1 = 1,4 %
in Caunpur NWP						
bei europäischen Truppen	797	19 = 2,4 %	13 = 1,6 %	75	0	0
in Dinapur						
beim Manchesterregiment	729	6 = 0,8 %	3 = 0,4 %	193	0	0
in Laknau						
b. East Lancashireregim.	640	120 = 18,7 %	79 = 12,3 %	133	18 = 13,5 %	13 = 9,7 %
in Karkuvie						
Theeplantage	11	5 = 45,5 %	2 = 18,2 %	9	1 = 11,1 %	1 = 11,1 %
in Kaleu						
Theeplantage	48	22 = 45,8 %	10 = 20,8 %	19	2 = 10,5 %	1 = 5,3 %
in Tschargola						
Theeplantage	10	3 = 30 %	1 = 10 %	5	0	0
in Kalatscherra						
Theeplantage	11	4 = 36,4 %	3 = 27,3 %	1	1 = 100 %	1 = 100 %
in Pallarbund						
Theeplantage	7	2 = 28,6 %	2 = 28,6 %	1	0	0

Simpson in Luknau zählte unter den Soldaten während der Epidemie 1894

	Kranke	Tote
bei 640 Ungeimpften	120 = 18,7 %	79 = 12,3 %
„ 133 Geimpften	18 = 13,5 %	13 = 10,0 %

In Calcutta wurden vom März 1894 bis Juni 1895 in 28 Häusern mit 395 Einwohnern im Laufe von 404 Tagen 145 geimpft, davon erkrankten 3 und starben 3 = 2,1 %; von 250 Ungeimpften erkrankten 35 und starben 30 = 14 %. Alle Choleraanfälle unter den Geimpften trugen sich binnen acht Tagen nach der Impfung zu, später keine mehr.

Brown impfte im Darbhangagefängniß im Jahre 1896 während einer Epidemie die Hälfte der Gefangenen. Er zählte

	Kranke	Tote
unter 27 Ungeimpften	3 = 11,1 %	3 = 11,1 %
„ 25 Geimpften	2 = 8,0 %	2 = 8,0 %

Wir wollen die Zahlen nicht bemängeln, müssen aber bemerken, daß es in Indien wie anderswo ein öffentliches Geheimnis ist, daß für Impfstatistiken stets die günstigsten Beispiele gewählt werden. Glänzend sind die mitgeteilten wol kaum.

Metschnikoff ließ Menschen, die nach Haffkine „immunisirt" worden waren, Cholerakulturen verzehren, um ihre Widerständigkeit zu prüfen; sie erkrankten nicht oder so leicht wie Pettenkofer und Emmerich ohne Schutzimpfung (§§ 61, 104).

§ 131. In Koch's Institut nahm man im Jahre 1892 die Impffrage auf. Brieger, Kitasato und Wassermann züchteten Cholerakulturen auf Thymusextrakt, gaben Meerschweinchen davon vier Tage lang täglich 1 ccm in den Magen oder in das Peritoneum und fanden nach Verlauf des fünften Tages drei Viertel der Tiere gegen gewöhnliche Cholerakulturen für die Dauer von zwei Monaten cholerafest. Ebenso konnten sie mit abgeschwächten Kulturen, die sie durch Erhitzen auf 65 ° während einer viertel Stunde erhielten, Meerschweinchen immunisiren.

Klemperer dehnte die Versuche auf den Menschen aus. Er spritzte sich und anderen binnen zwölf Tagen 3,6 ccm einer dreitägigen Kultur, die zwei Stunden auf 70 ° C erwärmt worden war, unter die Haut und prüfte dann die Schutzkraft des Blutserums seiner Versuchsmenschen an Meerschweinchen. Von seinem Serum schützten 0,25 ccm ein Meerschweinchen vor der tödlichen intraperitonealen Injektion. Versuche mit vollgiftigen lebenden Bazillen an 11 anderen Menschen zeigten, daß schon 0,35 ccm genügen, um den Erfolg zu erzielen, den 3,6 ccm der abgetöteten Kultur geben.

Soweit waren in Deutschland die Vorversuche gediehen, als die Cholera in Hamburg ausbrach. Alsbald wurde durch systematische Zeitungsberichte die Cholerafurcht geflissentlich erregt und geschürt und in und um Hamburg von Interessenten, Agitatoren, Enthusiasten und Neurasthenikern dazu benutzt, um für die allgemeine zwangsweise Durchimpfung der Bevölkerung Hamburgs und aller Bewohner der deutschen Lande mit dem angeblichen Choleraschutzmittel Stimmung zu machen.

Die Cholera ist damals in Hamburg versiegt trotz gemeingefährlicher Gewaltmittel und sie hat ganz Deutschland verschont ohne jene „rettende Impfung". Sie hat in Hamburg von 579 904 Einwohnern 17 891 krank gemacht und 7582 getötet, also von je 100 Einwohnern 3 ergriffen und von je 80 Einwohnern 1 weggerafft. Über 560 000 oder 97 Prozent der

Einwohnerschaft wurden von der Krankheit verschont. Diese 97 Prozent hätten also damals neben den übrigen sechzig Millionen Leibern des deutschen Volkes geimpft werden sollen, damit die Furchtsamen eine vermeintliche Sicherheit gegen eine angebliche Übertragungsgefahr hatten, die in Wirklichkeit gar nicht vorhanden war.

Zu jenem Impfplan bemerkt HUEPPE (1893), es sei etwas viel verlangt, 97 Prozent einer Bevölkerung zuzumuten, mit einem Mittel sich impfen zu lassen, das sich bereits in den vielen Versuchen Ferran's ganz wirkungslos erwiesen habe. Die besser Situirten haben es nicht nötig, wenn sie sonst vernünftig seien, und die minder gut situirten Arbeiter seien zu indolent und arm, um jenes Risiko auf sich zu nehmen.

HUEPPE, KLEIN, SOBERNHEIM zeigten dann weiterhin, daß von einer Spezifität des Choleragiftes und somit auch von einer künstlichen Choleraimmunisirung nicht die Rede sein könne. PFEIFFER (1894) leugnete nicht die Möglichkeit eines wirksamen Impfschutzes gegen die Cholera für die Menschen aber er bestritt entschieden, daß diese Möglichkeit bis dahin experimentell bewiesen sei. Wie wenig es PFEIFFER und seinen Schülern ISSAEFF, WASSERMANN, KOLLE, LENTZ u. A. in der Folgezeit gelungen ist, jene Feststellung HUEPPE's zu entkräften und den experimentellen Beweis zu führen, haben wir im § 115 gezeigt. So wertvoll PFEIFFER's Untersuchungen für die allgemeine Pathologie sind, zur speciellen Pathogenese der Cholera tragen sie nichts bei. Er selbst hat festgestellt, daß die Immunität gegen Cholera im Tierversuch nur für die Infektion von der Bauchhöhle aus gilt, daß keine Art der Vorbehandlung gegen die Cholerainfektion vom Darm aus schützt, selbst nicht das wiederholte Überstehen kleiner Infektionen vom Darm aus. Er hat gezeigt, daß die Choleravibrionen im Darm der Einwirkung der Körpersäfte fast völlig entzogen sind, daß sie sich bei „immunisirten" wie bei gesunden Tieren im Darm ungestört entwickeln, vermehren und durch Zerfallen ihrer Leiber Vergiftung üben.

Wie wenig aber die aufgelösten giftigen Vibrionenleichen vom Darm aus zur Erkrankung und damit auch zur „Immunisirung" beitragen, hat im Jahre 1906 PADOA gezeigt. Er konnte Kaninchen durch das „Choleratoxin" vom Pfortadergebiet aus viel schwerer töten als von der Jugularvene aus. Die Leber schützt den Organismus wie gegen andere Gifte so auch gegen große Mengen der zerfallenen Choleravibrionen.

Nach dem Gesagten können wir die Immunisirungsversuche von SAWTSCHENKO UND ZABOLOTNY, JAWEIN, TAMANNSCHOFF, LUSTIG, SCHMITZ, KOLLE, AASER u. A. unbesprochen lassen.

SERKOWSKI zeigte im Jahre 1906, daß von 353 Impfungen, die er mit Kolle'schem Vakzin ausführte, keine geschadet hat und daß der bakteriologische Titer des Blutes seiner Patienten bis zum fünften Tage nach

Maaßgabe der Impfdosis wuchs. Da der bakteriologische Titer mit dem Choleraschutz gar nichts zu tun hat, so mag der Ausfall des Experimentes den Experimentator interessiren aber nicht den Impfling.

Übrigens besitzt auch das Blut des Gesunden einen so hohen Grad vibriolytischer Fähigkeit, daß es gar nicht zu verstehen ist, wie noch einer an Cholera erkrankt, wenn jene Eigenschaft mit der Choleraimmunität etwas zu tun hätte.

Karwacki konnte (1906) mit minimalen Mengen von Choleravibrionen eine unvergleichlich höhere bakteriolytische Energie im Blut erregen, als sie der Cholerarekonvaleszent je hat. Er impfte zweimal mit der klaren Flüssigkeit, die sich nach dem Mischen von 1 Öse Vibrionenkultur mit 1 ccm Kochsalzlösung durch Absetzen des flockigen Bakterieninhaltes trennte, in die Vene. Schon 10 Tage nach dieser Impfung schützten 0,00005 ccm des Blutes im Pfeiffer'schen Versuch das Meerschweinchen, während das Serum von Cholerarekonvaleszenten im günstigsten Falle in der Menge von 0,0005—0,0001 ccm diese Wirkung hat. Er bezweifelt den Wert der statistischen Angaben, die Haffkine, Strong, Murata, Zlatogoroff und Andere gemacht haben, um die Schutzkraft ihrer Impfungen zu erweisen. —

Im Jahre 1907 sind im Wolgabassin, wo Astrachan, Saratof und Samara verseucht waren, ausgedehnte Schutzimpfungen mit Cholerakulturen gemacht worden, die auf Agar gewachsen und bei 58° C abgetötet waren. Man machte zwei Impfungen, die erste mit 2—4 Milligramm, die zweite eine Woche später mit 4—6 Milligramm der Bakterienmasse. Zabolotny hat das Ergebnis auf dem 14. Internationalen Kongreß für Hygiene in drei Zahlen mitgeteilt, zu denen ich die Prozentziffern ausrechne.

An der Cholera		erkrankten	starben
von	12000 Nichtgeimpften	553 = 4,6 %	311 = 2,68 %
„	5887 Geimpften	6 = 0,1 %	3 = 0,51 %
„	150000 Einwohnern Astrachans .	1255 = 0,8 %	712 = 0,48 %

Aus den vorstehenden Zahlen läßt sich gar nichts schließen. Zabolotny hat es auch nicht getan. Berechnet man den Prozentsatz der Sterbefälle auf die Zahl der Erkrankten, so erhält man die Werte 56,2 % der Nichtgeimpften, 50,0 % der Geimpften, 56,7 % der Bevölkerung von Astrachan. Danach ist die Gefahr, an der ausgebrochenen Krankheit zu sterben, für die Geimpften und Nichtgeimpften gleich und dem gewöhnlichen Mittel entsprechend.

Auf demselben Kongreß sprach auch Pfeiffer über Schutzimpfung gegen Cholera; aber er berichtete nicht sowol über Erfolge als über mannigfache vielversprechende Wege und von der Hoffnung, daß die unablässige Arbeit zahlreicher Forscher aller Nationen uns in absehbarer Zeit dem Ziele völlig sicherer und dabei gefahrloser Impfmethoden entgegenführen werde.

Wir vermögen diese Hoffnung nicht zu teilen. Die bisherigen Ergebnisse können da, wo sie anscheinend ein wenig günstig sind wie in Haffkine's Angaben, meistens ganz anders erklärt werden als durch die Annahme eines Impferfolges: Leute, die sich impfen lassen, haben mehr Furcht vor der Cholera und entziehen sich den Ansteckungsgelegenheiten mehr als Andere. Sind sie, wie in Gefängnissen, unter die gleiche Gefahr gebannt, so verschwinden die Unterschiede schnell; so bei Brown's Versuch im Darbhangagefängniß (§ 130). Ferner, der Choleravibrio bereitet weder spezifische Endotoxine noch spezifische Exotoxine (§ 114, § 115) und so wird er wol auch keine spezifische Immunität hinterlassen. Endlich, und das ist die Hauptsache: „Die Tatsache, daß Menschen, die die Cholera überstanden haben, gegenüber späteren Infektionen immun sind", wie Hetsch (1912) eine alte Irrmeinung noch jüngst ausdrückt, ist gar keine Tatsache, wenigstens keine bewiesene, und so lange sie das nicht ist, darf man sie nicht zur Grundlage für theoretische Erörterungen machen. Wir werden im § 148 zeigen, wie weit es mit der erworbenen Choleraimmunität her ist. —

Der Arzt Alexander Simon in Hamburg druckte im Jahre 1831 die österreichische Instruktion, worin die Schutzmittel gegen die Choleraansteckung für die Ärzte angegeben waren, ab und fügte dann hinzu, „der Vollständigkeit halber: ebengenannte Schutzmittel wirken und schützen am besten durch festen Glauben und Vertrauen auf ihre Abwehrungskraft. Man gehe daher so geschützt und gewappnet, wolgemut und unverzagt an das Krankenbett und halte sich überzeugt, daß man so leicht nichts von Ansteckung zu befürchten hat".

Der Krakauer Kliniker Dietl (1855) prägte seinen Zuhörern ein anderes Wort ein: „Es gibt kein prophylaktisches Mittel gegen die Cholera. Alle bisher angepriesenen und oft teuer bezahlten Praeservativmittel sind aus der Rüstkammer des Aberglaubens oder des Eigennutzes hervorgegangen und haben der gläubigen Menge häufig Schaden aber keinen Nutzen gebracht."

Simon und Dietl haben noch heute Recht.

Zweite Abteilung: Die indische Cholera als Krankheit.

XXI. Das Krankheitsbild der indischen Cholera.

§ 132. Die Erkrankung an indischer Cholera entspricht in ihren wesentlichen Symptomen dem im § 1 gegebenen hippokratischen Bilde; aber sie hat oft einen weit schnelleren Verlauf und nimmt dann etwa in der Hälfte der Fälle den Ausgang in Tod; andererseits kann sie in sehr milden Formen auftreten, die sich von alltäglichen Magendarmstörungen oder flüchtigen Unpäßlichkeiten in nichts unterscheiden.

In ihrer ausgebildeten Form äußert sie sich als ein rasch anfallendes und in wenigen Stunden oder Tagen ablaufendes Leiden, das unter plötzlich eintretendem unaufhörlichem Brechdurchfall, äußerster Schwäche und rascher Erkaltung verläuft, den Kranken in wenigen Stunden leichenhaft entstellt und am ersten oder zweiten Tage tötet.

Für gewöhnlich kommt der Arzt hinzu, wenn bereits alle Zeichen ausgeprägt sind. Er findet den Kranken kraftlos daliegen mit eingefallenem blauem Gesicht, mit kalten pulslosen Gliedmaaßen, klangloser Stimme, ohne Anstrengung durch Mund und After in kürzeren oder längeren Pausen reichliche Güsse farbloser Flüssigkeit entleerend, oft auch unter Gliederkrämpfen leidend oder über furchtbare Qualen im Bauch klagend.

Das ist das häufigste Bild auf der Höhe der Epidemie. Zu Beginn der Epidemie kommen rasch tödliche Fälle vor, in denen Erbrechen und Durchfälle fehlen, der von der Krankheit Ergriffene einfach zusammenbricht, pulslos, kalt und blau wird und stirbt.

Zu Ende der Epidemie sieht man nicht selten Kranke, die bei heftigen Ausleerungen einen guten Puls behalten, Kranke die trotz erlöschender Herztätigkeit ihre Kräfte bewahren, Kranke die bei bedeutender Cyanose und Erkaltung ihre Stimme nicht verlieren, Kranke die wenige und mäßige Ausleerungen durch Mund und After haben aber oft und reichlich Harn lassen. Dabei brauchen diese Fälle im Allgemeinen nicht weniger tödlich zu verlaufen.

Neben den genannten Formen gibt es noch viele andere Krankheitsbilder, die im wesentlichen geringere oder höhere Grade des großen Anfalles darstellen und alle Übergänge von der leichtesten kaum bemerkten Darmstörung bis zum erschöpfenden Brechdurchfalle, von einem dreitägigen qualvollen Leiden bis zum unvorbereiteten schmerzlosen Tode bilden.

Man stellt allgemein vier Formen des Choleraanfalles auf, um den verschiedenen Graden der Krankheit Rechnung zu tragen, und unterscheidet

1. die einfache Choleradiarrhoe;
2. den kleinen Choleraanfall, die Cholerine;
3. den ausgebildeten großen Anfall, Cholera schlechtweg;
4. den blitzraschen Choleratod, Cholera sicca, Cholera siderans, Cholera apoplectica.

Die beiden letzteren Formen der Cholera haben einen ausgeprägt asthenischen Charakter; der Ergriffene zeigt sofort das Bild des Unterliegenden, Sterbenden, ohne irgend welche Zeichen der Gegenwehr; die Krankheit entspricht dem Bilde der kalten Vergiftung. Doch gibt es andere Fälle, man könnte sie als sthenische oder erethische Form der Cholera bezeichnen, die von vorneherein unter großer Erregung des Organismus, mit starker Herztätigkeit, lebhaftem Puls, erhöhter Körperwärme, gesteigertem Muskeltonus verlaufen und erst nach Stunden die Zeichen des Unterliegens geben. Der scharfe Beobachter findet Spuren des anfänglichen Erethismus nicht so selten im Beginn der Krankheit auch bei solchen, die dann sehr rasch in Kraftlosigkeit, Kälte und Cyanose verfallen.

Neben den eigentlichen Krankheitsfällen gibt es in vielen Epidemien, aber nicht in allen, zahlreiche kleine Störungen bei den sonst Gesunden, die so allgemein auftreten können, daß die gesamte Bevölkerung in gewissem Grade an der Epidemie teilzunehmen scheint.

So war es im Jahre 1830 in Moskau, wo sehr viele über anhaltende Durchfälle, Koliken, Appetitverlust, Übelkeit, Magendruck, Kollern im Bauch, Schwindel, Kopfweh oder Schlaflosigkeit klagten, so daß man meinte, jetzt oder jetzt bräche bei ihnen die Krankheit aus; aber die Störungen gingen nach einigen oder mehreren Tagen vorüber (Loder). So war es in Wien 1831 (Cerutti, Knolz, Günther), in München 1836 (Kopp, Pfeufer). So war es in der ersten aegyptischen Epidemie vom Jahre 1831 und ebenso in der zweiten vom Jahre 1848; fast ohne Ausnahme litt Jedermann, den die eigentliche Krankheit verschonte, an verschiedenen Beschwerden, an allgemeinem Unbehagen, Mattigkeit, Unlust, Neigung zu Schwindel oder Ohnmacht; einige hatten heftige vorübergehende Schweißausbrüche mit Beängstigung, viele Übelkeit, Kollern im Bauch, Abweichen; fast Alle mehr oder weniger starkes Erblassen der Hautfarbe, Abmagerung, Schwäche (Pruner).

Eine vortreffliche Beschreibung dieses Genius epidemicus cholericus hat Niemeyer aus dem Jahre 1831 hinterlassen: In Magdeburg hatten sich schon im August und September zahlreiche gallige Durchfälle und Fälle von sporadischer Cholera gezeigt und besonders in den letzten Tagen des September gehäuft, ehe am 3. Oktober mit einem verdächtigen Todesfall, der zur Sektion kam, die offizielle Epidemie anhub, um dann rasch in der vierten Oktoberwoche ihre Höhe zu erreichen.

Während der Epidemie äußerte sich der Genius epidemicus cholericus so mächtig, daß er sich nicht bloß zu den anderen Krankheiten hinzugesellte, sondern auch die Mehrzahl der Bewohner seinen Einfluß merklich fühlte. Dabei erschienen die einzelnen Züge der Cholera auf mehrere Individuen verteilt. Hier Klagen über Magendrücken, unangenehmes Gefühl im Bauch, Neigung zu Erbrechen oder Verstopfung, dort Klagen über Mattigkeit, Schmerzen in den Füßen, Wadenkrämpfe, Schwindel, starke Schweiße, Kälte in den Gliedern.

Daß es sich nicht um Angstfieber handelte, ging daraus hervor, daß ebenso wie die Erwachsenen auch die Kinder darunter litten und die Ungebildeten, die von der Cholera nichts wissen wollten. —

Ähnliche Beobachtungen über derartige kleine Störungen und Cholerafragmente machte Nicaise zu Beginn der Pariser Epidemie des Jahres 1866 im Juli und August, seltener im September und Oktober, Mahé in der Touloner Epidemie des Jahre 1884 u. s. w.

Daß während einer Choleraepidemie auch ganz Gesunde unter der Herrschaft der epidemischen Schädlichkeit stehen können, beweist das zahlreiche Vorkommen der gesunden Vibrionenträger (§ 73).

§ 133. Die Choleradiarrhoe unterscheidet sich in den leichtesten Anfällen gar nicht oder wenig von den Alltagsdurchfällen. Manche betonen, daß bei der Choleradiarrhoe Schmerzen im Bauch, Stuhldrang und Afterzwang für gewöhnlich ganz fehlen; das scheint in der Tat die Regel zu sein; aber sie hat viele Ausnahmen. Es gibt Epidemien, in denen auch die einfachen Diarrhöen schmerzhaft verlaufen.

Eingeleitet wird die Diarrhoe von häufigen Blähungen und anfangs übelriechenden später geruchlosen Winden. Es folgen einige oder zahlreiche dünne Kotausleerungen, die bisweilen größere oder kleinere Reste unverdauter Speisen enthalten, von gallengelber oder gallenbrauner Färbung, hier und da mit Schleim vermischt. Sie kommen für ein paar Tage und lassen wieder nach, ohne daß der Erkrankte davon leidet und sich in seinem Tagewerk wesentlich behindert fühlt. Ein andauerndes Knurren, Kollern, Poltern in den Gedärmen zwischen den Entleerungen, ein bischen Leibschneiden vor den Entleerungen ist oft das Einzige, was der Ergriffene unangenehm empfindet. Appetit, Schlaf und Arbeitslust pflegen unvermindert zu sein. Früh stellt sich aber, auch ohne daß die Ausleerungen überhand nehmen und irgendwie schwächend wirken, eine eigentümliche Verminderung der Gesichtsfülle und der Hautfülle ein; die Augen werden mehr oder weniger hohl, die Haut am Halse und an der Brust, bisweilen auch an den Gliedern wird schlaff und unelastisch.

In manchen anderen Fällen wird der Durchfall von ausgesprochenen Störungen der oberen Verdauungswege begleitet. Die Zunge nimmt einen weißen Belag an, die Mundhöhle wird trocken, klebrig; es quälen Durst, Ekel, Übelkeit, Magendrücken.

Mit zunehmenden Durchfällen, die sich dreimal, viermal in vierundzwanzig Stunden einstellen, selten die Zahl 10 oder 12 überschreiten, verbindet sich allgemeines Unbehagen, Mattigkeit, Ziehen in den Waden, Kälte der Hände und Füße, Neigung zum Erkalten größerer Gliederabschnitte mit Kriebeln und Einschlafen der Finger, zu mehr oder weniger starkem Schwitzen, zur Verminderung und Eindickung des Harnes. Kopfweh, Ohrensausen, leichte Fieberbewegungen, Frösteln mit kaltem Schweiß erregen das Verlangen nach Bettruhe. Dabei kann die Eßlust ganz ungestört, sogar vermehrt sein; der Durst ist fast ausnahmslos gesteigert.

Die Choleradiarrhoe dauert in den leichtesten Fällen ein paar Stunden, öfter zwei bis drei Tage; doch kann sie sich auch über eine ganze Woche und selbst über mehrere Wochen hinziehen. Ort und Zeit haben auf die Dauer einen zweifellosen Einfluß; es gibt Epidemien, wo die Durchfälle bei vielen während der ganzen Epidemiezeit währen.

Der Ausgang der Diarrhoe ist eine allmähliche oder rasche Genesung, wobei sich denn ein Gefühl der Verstimmung, eine Empfindlichkeit gegen schwerere Speisen, eine nachhaltige Entkräftung nicht selten noch nachträglich geltend machen.

Mitunter ist die Choleradiarrhoe nur der warnende Vorbote eines schweren Choleraanfalles gewesen, der jederzeit unter dem Einfluß einer besonderen Schädlichkeit oder auch ohne eine merkliche Hülfsursache daraus entstehen kann. In manchen Epidemien war die warnende Diarrhoe so selten, daß einige Ärzte, so Froriep in Berlin 1831, die Umgestaltung eines leichten Choleragrades in den schweren Anfall leugnen und die auffallende Stätigkeit der Choleragrade wie der verschiedenen Choleraformen als eine gesetzmäßige betonen. Einzelne Verteidiger der Konstanz des Cholerabildes leugnen aber die prodromalen Durchfälle einfach deßhalb, weil sie meinen, daß in diesen sogenannten Prodromen das zeitliche Verhältniß zum großen Choleraanfalle fälschlich für das pathogenetische genommen werde.

Die Häufigkeit der Choleradiarrhoe wechselt in den einzelnen Choleragängen sehr; in den ersten Epidemien war die Zahl wol nur scheinbar gering, weil man in den Statistiken damals nur die großen Anfälle und die Todesfälle zählte. Liest man aber die Berichte aus Moskau, Königsberg, Berlin, Wien u. s. w. genauer, so überzeugt man sich bald, daß die leichten Diarrhöen schon in der ersten europäischen Pandemie nicht gefehlt haben.

Wenn die Diarrhöen als Vorboten der eigentlichen Choleraepidemie auftreten, so ist es natürlich ohne aetiologische Untersuchung nicht möglich, ihren wahren Charakter zu bestimmen. Wir kennen aus den letzten drei Jahrzehnten manche Choleraausbrüche, denen Diarrhöen und Cholerinen voraufgingen, die mit der indischen Seuche nichts zu tun hatten, vielmehr der Cholera nostras zugerechnet werden mußten. Doch werden zukünftige Untersuchungen wol dahin entscheiden, daß, wie es gelegentlich sehr leichte Choleraepidemien (§ 70) gibt, so auch hier und da eine schwere indische Epidemie sich anfänglich nur in leichten Erkrankungen äußert. Ein Bericht von Jakobson aus der Königsberger Epidemie des Jahres 1831 scheint hierherzugehören: Die Praedispositio cholerae hatte sich schon vor der Epidemie, die am 23. Juli in Königsberg begann, unter den Einwohnern dieser Stadt und nach gleichlautenden Berichten auch in weit entfernten Gegenden geltend gemacht; kurz vor oder mit dem Erscheinen der Epidemie zeigte sie ihre höchste Steigerung und Entwickelung. In dieser Zeit und bis zum Ende des September entgingen nur wenige Menschen ihrer Einwirkung. Sie äußerte sich verschieden durch Koliken und Gastrodynien, durch Flatulenz und Indigestionen bei den geringsten Diätfehlern, durch Idiosynkrasien gegen manche Speisen, durch öftere Praekordialangst, durch Diarrhoe, selten durch Leibesverstopfung u. s. w. Freilich waren diese mannigfaltigen Krankheitszustände nicht selten morbi factitii, teils durch plötzliche Veränderung der gewohnten Diät, namentlich durch den täglichen Genuß des Rotweins und zu strenge animalische Kost, teils durch fortdauernde Angst, Sorge und andere Gemütsbewegungen erzeugt, aber meistenteils konnten bestimmte Veranlagungen nicht ermittelt werden. Die Verbreitung dieser Krankheitsanlage entsprach durchaus dem Steigen und Fallen der Epidemie, so daß sie in den letzten Wochen mit dem Nachlassen der Cholera um Vieles nachließ. Besonders häufig und hartnäckig waren Durchfälle, gewöhnlich schmerzlos, mit Kollern im Leibe verbunden, mit oder ohne Übelkeit, mit reiner oder belegter Zunge, nebenher die Cholera nostras, der epidemischen oft sehr ähnlich, aber durch pathognomonische Kennzeichen deutlich geschieden. Nicht selten erschien diese letztere, wo sie sich nicht vollständig entwickeln konnte, gleichsam in ihren einzelnen Elementen und wie an verschiedene Individuen verteilt, gab auch zugleich anderen Krankheiten ihre Nüance. Es kamen Fälle vor, wo junge kräftige Leute plötzlich von Wadenkrämpfen, die sie früher nie gekannt haben, befallen werden, wo bei leichtem Übelbefinden die Harnabsonderung bisweilen lange Zeit aussetzte, wo sich heftige Praekordialangst einfand, wo endlich zu Nervenfiebern Eiskälte der Extremitäten, Pulslosigkeit und auffallende Veränderung der Gesichtszüge als ungewöhnliche Erscheinungen eintraten. Fast allgemein, auch bei gesunden Personen zeigte sich eine vermehrte Neigung zur Transpiration, unabhängig von Bekleidung und Sommerluft. In den ersten Wochen der Epidemie kamen sonstige Krankheiten fast gar nicht vor.

In München wurden in der Epidemie des Jahres 1836—37 über 12 000 Fälle von Diarrhoe ärztlich behandelt, während nur 1974 schwere Choleraerkrankungen mit 915 Todesfällen gezählt wurden (Kopp). In England kamen im Jahre 1848 auf 100 Cholerakranke 600—4000 Durchfallkranke. Der Übergang der Diarrhoe in den tödlichen Choleraanfall geschah bei vorsichtiger Lebensweise und ärztlicher Behandlung einmal unter 160—260 Fällen, so daß die Sterblichkeit derer, die den Durchfall bekamen, sich ungefähr wie 1 : 200 verhielt. Wurde der Durchfall vernachlässigt, so ging er weit öfter in den schweren Anfall über und es starben 50 von 100. Im Jahre 1849 kamen in London innerhalb drei Wochen 43 737 Diarrhoekranke vor, darunter 1000 Cholerinen und nur 58 davon gingen in den schweren Choleraanfall über. In 15 anderen Großstädten Englands wurden damals 130 000 Diarrhoekranke behandelt und nur 250 schwere Cholerafälle (England Report, Tardieu). Vergleiche die Hamburger Epidemie im § 33.

Als Hülfsursachen der Choleradiarrhoe und ihrer Verschlimmerung zum schweren Anfalle beschuldigen Ärzte und Volk fast allgemein dieselben Diätfehler und Schädlichkeiten, insbesondere geräucherte und gesalzene Fleischspeisen und Fischspeisen, blähende Gemüse, gewisse Früchte wie Gurken, Melonen, Rettiche, unreife Pflaumen, ferner schlechtes Wasser, Erkältungen des Bauches, rasche Erhitzungen mit Schweißausbruch, Gemütserregungen, Angst, Furcht, Zorn, geschlechtliche Ausschweifungen und langwierige körperliche Übermüdungen.

Alte und sehr schwache Leute, ganz junge Kinder, Menschen die bei andauernden Anstrengungen ihre Diarrhoe vernachlässigen, wie zum Beispiel Ärzte und Geistliche und Krankenpfleger unter den Anforderungen der Epidemie, Soldaten auf dem Marsch, Pilger auf der Wanderung, können an der Choleradiarrhoe zugrunde gehen, ohne daß sich das Krankheitsbild merklich gesteigert hätte; der Kranke wird von Tag zu Tag schwächer, sein Aussehen elender, grauer, und im Laufe einer Woche führt eine zunehmende Erschöpfung zum Tode.

Praktisch gehört jede Diarrhoe in Cholerazeiten zur Epidemie, weil sie der Vorläufer eines schweren Choleraanfalles sein kann. Wichtig ist, daß das Überstehen des leichten Anfalles keinen Schutz gegen seine Wiederkehr gibt. Man sieht Menschen, die in Cholerazeiten nach kurzen Genesungspausen immer wieder an Diarrhoe erkranken. Keinesfalls auch verleiht diese unbedingten Schutz gegen den schweren Anfall, ebensowenig wie der schwerste Anfall gegen die weitere Ansteckung immun macht.

In den Choleraepidemien, worin die Diarrhöen über die schweren Anfälle vorherrschen, haben gewisse Therapien, wie Homoeopathie und Serumtherapie, und prophylaktische Maaßnahmen wie Praeservative, Impfung, Desinfektion, ihre Triumphe gefeiert.

§ 134. Die Cholerine stellt sich im Gegensatz zur einfachen Choleradiarrhoe als ein mehr oder weniger plötzlicher rasch entkräftender Brechdurchfall dar, der alle Merkmale des großen Anfalles, aber in abgeschwächter Form, haben kann und sich von diesem am besten dadurch abtrennen läßt, daß man die völlige Farblosigkeit der Ausleerungen nur dem eigentlichen Choleraanfalle zuschreibt.

Die Cholerine hat in manchen Epidemien unbeständige oder mehrtägige Vorboten. Die Beschwerden, unter denen die gesamte Bevölkerung mehr oder weniger stark leidet, treten bei Einzelnen deutlicher und gehäufter hervor; diese klagen über eine große Mattigkeit, die sich auch in den müden Augen, in der Entspannung der Gesichtszüge, im schleppenden Gang und in der Unlust zur Arbeit äußert; Schwere im Kopf, Schwindel, wol auch Kopfschmerzen, allgemeine Unruhe, Enge in der Magengrube, Übelkeit und Ekel vor den Speisen, belegte Zunge, Durst, Kollern im Bauch und Neigung zum Abweichen, kalte Hände und kalte Füße, bisweilen auch eine mehrtägige Diarrhoe können dem eigentlichen Anfalle voraufgehen. Die Diarrhoe befördert anfangs kotige stinkende gelbe oder grüngallige Massen, später hellgelbe wenig gefärbte Ausleerungen.

Der Anfall beginnt in den meisten Fällen mitten in der Nacht als heftiger Durchfall und zwar sofort mit flüssigen, anfangs noch gallig gefärbten, dann auffallend hellen, gelblichen wässerig-flockigen Stuhlgängen, die einen ekelhaft faden, von Einigen dem Geruch des Sperma verglichenen Dunst verbreiten, oder auch mit reichlichem Erbrechen ohne Ekel und Würgen, das gußweise zunächst den Mageninhalt, sodann saure oder öfter äußerst bittere fast farblose schäumende flockenarme Flüssigkeiten herausbefördert. In einzelnen Fällen, die dann immer einen leichteren Verlauf nehmen (Curtis 1807, Orton 1820), wird mit dem Erbrechen und Durchfall reichlich Galle herausbefördert. Mit der völligen Entfärbung der Stuhlgänge ziehen die älteren Ärzte die Grenze zwischen Cholerine und Cholera.

Beim Beginn des Anfalles klagt der rasch geschwächte Kranke über Druck und Schmerz in der Magengrube und Brennen oberhalb des Nabels.

Bei Vielen werden die Entleerungen anfangs von dem Gefühle begleitet, als fließe eine siedend heiße Flüssigkeit durch die Windungen der Gedärme; einzelne klagen über Bauchgrimmen und Afterzwang. Fast alle haben Schwindel, Sehschwäche, Ohrensausen und etwas Schwerhörigkeit, manche auch Schmerzen im Hinterkopf oder in den Schläfen, Frösteln im Rücken und in den Lenden. Die meisten verlangen häufig zu trinken und können nach öfterem Brechdurchfall den Durst nicht mehr löschen.

Eine unüberwindliche Schwäche wirft den Kranken nieder; der Versuch, sich aufrecht zu halten oder ein paar Schritte zu machen, bewirkt Ohnmachten. Mit den öfteren Ausleerungen durch Mund und After, doch nicht selten schon gleich zu Beginn, sinken Puls und Hautwärme. Die Gesichtszüge werden rasch entstellt; es bricht ein kühler Schweiß aus, während die Harnabsonderung sinkt, wobei mitunter Eiweiß, fast immer große Mengen Indikan im Harn erscheinen. Weiterhin treten ziehende Schmerzen und Krämpfe in den Wadenmuskeln hinzu. So geht es bis zum zweiten, dritten, vierten Tage, selten eine Woche lang.

In diesem Stadium kann eine rasche Erholung eintreten, indem das Erbrechen aufhört, die Durchfälle nachlassen, der Urin wiederkehrt, die kühle Haut sich wieder erwärmt und der gesunkene Mut des Kranken sich rasch aufrichtet. In wenigen Stunden kann die Erholung so weit gediehen sein, daß der Genesene seine Geschäfte wieder aufnimmt und zur gewohnten Lebensweise zurückkehrt.

In anderen Fällen tritt eine zögernde Genesung unter wiederholten Nachlässen oder Verschlimmerungen auf. Ungenügende Vorsicht bei der Wahl und Aufnahme der Speisen und Getränke, andere geringe Diätfehler bewirken leicht Rückfälle, wobei sich denn die Cholerine sogar durch zwei und drei Wochen hinzieht.

Mitunter schließt sich an das Bild der Cholerine statt rascher Genesung ein mehrtägiger Krankheitszustand an, der durch große Mattigkeit, anhaltende Neigung zu kleinen Durchfällen, großen Durst und reichliche Schweiße mit oder ohne Fieberbewegungen sich ausspricht. Hierbei zeigt sich die Zunge belegt, der spärliche Urin enthält mehr oder weniger reichliche Uratniederschläge und Spuren von Eiweiß. Dieser Zustand ist ein abgekürztes und abgeschwächtes Aequivalent des später zu schildernden Typhoids nach dem großen Anfalle.

Die Genesung zieht sich in einzelnen Fällen auch ohne diese Nachkrankheit lange hin, indem der Patient in allgemeiner Schwäche, Teilnahmlosigkeit, Appetitlosigkeit verharrt, beständig über eingenommenen Kopf, Ohrensausen, Schwindel klagt. Es kann sich dann sogar der unheilbare Choleramarasmus anschließen.

In mehreren Fällen steigert sich die anfänglich gutartige Cholerine unter rascher Vermehrung und Entfärbung der Darmausleerungen bei gleichzeitigem Versiegen der Harnabsonderung zum großen Choleraanfalle; das Gesicht und die Glieder werden blaugrau, es treten Wadenkrämpfe ein, der Leib erkaltet und die Pulse erlöschen.

§ 135. Der große Choleraanfall, die Cholera schlechtweg, verläuft entweder ganz rasch zwischen Beginn und Genesung oder Tod unter plötzlicher Schwäche, Cyanose, Pulslosigkeit, Erkaltung bei massenhaften farblosen Ausleerungen, Harnstockung, Stimmlosigkeit, Muskelkrämpfen, oder er bereitet sich deutlich vor, setzt dann mit heftigen und stürmischen Symptomen ein, geht in einen Zustand leichenhaften Darniederliegens aller Kräfte über, um eine rasche Wendung zur Genesung zu nehmen oder in eine Nachkrankheit auszuklingen, macht mit anderen Worten vier oder fünf Stadien durch: 1. das Stadium prodromorum, 2. das Stadium erethisticum, 3. das Stadium algidum seu asphycticum, 4. das Stadium reactionis, dem sich dann 5. ein Stadium typhoides anschließen kann.

Jedes dieser Stadien kann auch die ganze Krankheit an sich ausmachen, indem die bedrohlichen Prodrome rasch in Genesung oder auch, bei geschwächten und zarten Individuen, sofort in Tod ausgehen, die erethistische Cholera ohne Übergang in die algide bleibt, der Anfall sofort mit allgemeiner Entkräftung und Erkaltung einsetzt oder die günstige Reaktion von vornherein sich einstellt, so daß das oben erwähnte Bild der sthenischen Cholera entsteht.

Wir wollen die Cholera sthenica als die ungewöhnlichere aber immerhin nicht seltene Form der Cholerakrankheit zuerst besprechen. Sie scheint den meisten Autoren unbekannt oder wird wenigstens nicht gebührend gewürdigt. Wir haben sie in Hamburg und in Indien gesehen. Sie ist aber schon in der indischen Epidemie des Jahres 1817—1820 von scharf beobachtenden Ärzten wie ANDERSON, WHYTE, BURREL, SEARLE beobachtet und gut beschrieben worden.

Das Leiden beginnt stürmisch mit Würgen, Aufstoßen und Schluchzen, woran sich ein anhaltendes Erbrechen anschließt, das sich, sobald auch nur das Geringste in den Magen gebracht wird, wiederholt; dazu können heftige galliggefärbte Durchfälle treten. Die Kranken empfinden etwas Mattigkeit, klagen über Kriebeln und Einschlafen in den Gliedern, über heftige Kopfschmerzen und Durst; ein schmerzhaftes Brennen oder Nagen in der Herzgrube, die aufgetrieben und auf äußeren Druck wenig oder gar nicht empfindlich ist, steigert sich plötzlich zu furchtbarem Leibschneiden und Afterzwang, daß die Kranken tierisch brüllen: violent pain in the intestines with a sensation as if writhing or twisting in knots; tenesmus and spasms of the rectum. Lassen diese Qualen nach, so tritt das Brennen in der Herzgrube aufs neue hervor: heartburn which the patients describe as a fire consuming their bowels (ANDERSON). Die Kranken verlangen unaufhörlich nach Wasser, um es unaufhörlich von sich zu geben, sie werfen sich vor Unruhe und treibender Angst hin und her.

Bei manchen folgt auf den ersten Brechdurchfall ein heftiger Schwindel mit rasch zunehmender Kopfröte und Hitze über den ganzen Körper. Die Kranken bekommen eine trockene heiße Zunge, klagen über heftiges

Herzklopfen, über Wallungen in der Brust, über Andrang des Blutes zum Gesicht und Kopf und zeigen in der Tat alle Zeichen einer heftigen Fluxion, wie sie nach dem Einatmen von Amylnitrit sich einstellt. Diese Fälle von Cholera congestiva waren es, bei denen in den ersten Cholerazeiten auch die blutsparenden Ärzte den Aderlaß für unentbehrlich hielten, um die Cholera apoplectica abzuwenden; so in St. Petersburg Wolff, Lichtenstädt (1831); in Danzig Sinogowitz (1831), in Berlin Caspar, Dieffenbach (1831).

Eine Andeutung dieser Kongestion ist im Beginn fast bei allen vorhanden; ihr Gesicht ist gerötet; der Puls im Anfang stark beschleunigt und an den großen Gefäßen des Halses und der Arme sogar voll, dabei weich, schnellend und oft doppelschlägig. Auch ist meßbare Fieberwärme von 37,5 °—38 ° C, selten höhere bis 39 ° C, vorhanden. Haben die Qualen im Bauch eine Zeitlang, Minuten oder Stunden, den Kranken gemartert, so tritt für gewöhnlich noch ein neues Leiden hinzu, heftige Muskelkrämpfe in einzelnen oder mehreren Gliedern unter Voll- und Hartwerden des Pulses. Die Krämpfe können so allgemein und stark werden, daß der Kranke sich beim Schlagen der Glieder heftige Verletzungen zuzieht oder eine verbreitete Starre eintritt, die dem höchsten Grad des Tetanus gleichkommt.

Sieht man den Kranken auf der Höhe des Anfalles mit sehr vollem, hartem und schnellem Puls bei heißer und roter Haut, mit den Krämpfen in den Eingeweiden und Gliedern, mit galligem Erbrechen oder galligen Ausleerungen auf beiden Wegen, so mag man auch wol an eine akute Bleivergiftung denken.

Die Fälle von Cholera sthenica gehen verhältnißmäßig rasch und glatt in Genesung über oder auch in die gewöhnliche, entgegengesetzte Form der Krankheit, in die Cholera asphyctica: der Blutumlauf stockt plötzlich, die Haut wird eiskalt und klebrig oder naß, auf den starken Gallenabgang folgen die weißen oder farblosen Stuhlgänge und Magenentleerungen. Aber der letztere Ausgang ist selten. Die sthenische Cholera stellt trotz ihrer furchtbaren Erscheinungen den geringeren Grad der Krankheit dar. Darüber sind alle Autoren einig. Whyte, Burrel, Anderson und Andere sahen sie bei den verschiedensten und nicht selten entgegengesetztesten Behandlungsweisen für gewöhnlich in Genesung ausgehen. So sah Burrel von 90 Patienten mit vollem Puls, heißer Haut, beständigem Erbrechen, geringen reisbreiartigen Stuhlgängen, 88 genesen; dabei hatten manche ganz unstillbares Erbrechen und so heftige Krämpfe, daß sechs Männer sie halten mußten; hingegen starben von denjenigen, die von Anfang an wenig erbrachen und gleich farblose wässerige Stuhlgänge hatten, fast alle unter raschem Absinken des Pulses und der Körperwärme. Auch Mac Cabe versichert, daß immer die Fälle, die wegen des heftigen Erbrechens und der furchtbaren Muskelkrämpfe als die verzweifeltsten erscheinen, sich am erfolgreichsten behandeln lassen.

Die sthenische Form ist in Indien bei Europäern weit häufiger als bei den Hindus. —

Ehe wir nun zur Schilderung des großen Anfalles der gewöhnlichen asthenischen Cholera übergehen, bemerken wir noch einmal, daß im Beginn dieser Form Andeutungen erhöhter Tätigkeit des Herzens und der anderen Organe sich fast immer zeigen, wenn der Arzt nur frühe genug hinzukommt, und daß die Zeichen des Unterliegens eigentlich erst der vorgeschrittenen ausgebildeten Krankheit angehören. Zieht sich das sthenische Vorstadium in die Länge, so sieht die Krankheit natürlich ganz anders aus, als wenn gleich die Zeichen der passiven Schwäche hervortreten. Demgemäß haben manche Autoren zwischen der Cholera erethistica seu orgastica und der Cholera paralytica unterschieden und dazu noch als dritte Form die Cholera mixta aufgestellt, bei der mäßiges Erbrechen und Durchfälle mit geringen Schmerzen, mäßiger Kälte der Glieder und noch fühlbarem Pulse sich zeigen. Diese Unterscheidung mag einen prognostischen Wert haben und auch besondere therapeutische Indikationen bestimmen helfen; immerhin ist sie entbehrlich für den, der im Auge behält, daß die verschiedenen Stadien des großen Anfalles durch Abschwächung oder Verkürzung der übrigen als selbständige Krankheitsformen erscheinen können.

§ 136. Im geraden Gegensatz zur Cholera sthenica steht die Cholera asthenica ohne Vorboten. Die Fälle sind in manchen Epidemien so häufig, daß sie fast die Regel bilden; in anderen bedeuten sie Ausnahmen. Der Ergriffene war kurz vorher noch ganz gesund, ging seinem Geschäfte nach, aß und trank mit Appetit und hatte vielleicht sogar etwas reichlich gegessen oder sich den Magen mit schwerer Kost, gesalzenen Fleischspeisen, rohen Gemüsen und Obst überladen oder einen lebhaften Durst zu hastig gestillt. Ein paar Stunden später, oft mitten in der Nacht, fühlt er sich plötzlich todkrank, die Glieder versagen, das Herz stockt, der Kopf wird von heftigem Schwindel ergriffen, dabei rot und heiß, während Hände und Füße erkalten; sogleich auch beginnt ein heftiges Erbrechen und ein starker Durchfall und ein unlöschbarer Durst bei verzehrender Glut im Innern. Zuerst entleerte der Magen und Darm Speisereste und Kotteile, bald ergießen sich nur noch wässerige grünlichweiße, seifenwasserähnliche oder reiswasserähnliche Flüssigkeiten mit kleinen weißen Flocken; sie kommen schmerzlos oder unter schmerzhaftem Druck in der Magengrube und siedenden Schmerzen in den Eingeweiden. Der Kranke schreit er sei vergiftet. Seine Zunge wird kalt, weißlich behaucht, das Gesicht, besonders die Augen fallen leichenhaft ein; die marmorkühle Haut wird feucht wie bei Amphibien und besonders an den

Extremitäten von klebrigem Schweiß bedeckt; Hände und Füße färben sich livide, mitunter auch Arme und Schenkel, die Stimme wird klanglos, unvernehmlich. Der Puls zuerst schwach, zitternd, verschwindet bald ganz; nur an den großen Halsgefäßen bleibt er noch fühlbar. Die Körperwärme sinkt in der Achselhöhle auf 30° und sogar auf 20° C; dabei klagt der Kranke oft über große Wärme, besonders über innere Glut und wirft die Bedeckungen ohne Scham weg. Das Bewußtsein ist erhalten, bisweilen in Angstanfällen vorübergehend gestört. Endlich liegt der Kranke ruhig auf dem Rücken oder auf der Seite und stöhnt oder klagt nur, wenn das Brennen im Bauch sich wieder steigert oder schmerzhafte Zusammenziehungen in den Waden und Füßen, bisweilen auch in den Bauchmuskeln, in den Kremasteren, in den Händen sich einstellen, wobei die Finger und Zehen rückwärts gezogen werden, der Bauch sich einzieht, die Hoden fest zum Leistenkanal sich drängen und einzelne Muskelbäuche als harte Stränge oder Klumpen hervortreten. Die Ausleerungen erfolgen nur noch gußweise in Pausen und hören nach einigen Stunden ganz auf. Harn und Speichel sind seit Beginn des Anfalles nicht mehr geflossen und auch die Augen blieben trocken.

Sechs oder zwölf oder spätestens vierundzwanzig Stunden nach dem Beginn des Leidens geschieht unter voller Empfindung des Sterbens der letzte tiefe Atemzug, nachdem das Herz schon lange stillstand oder nur kurze wellenförmige Zusammenziehungen machte. Genesung ist selten.

Diese Fälle, in denen die Krankheit gleich mit dem unaufhaltsamen Tode anfängt, hat man als Cholera paralytica schon in der ersten Epidemie in Moskau, St. Petersburg, Riga, Wien, Berlin besonders hervorgehoben.

Ihr äußerster Grad ist der blitzartige Choleratod, die Cholera siderans, auch Cholera sicca, die ohne vorhergegangene und begleitende Krankheitszeichen im Augenblick oder in wenigen Minuten tötet. Sie wird in europäischen Epidemien seltener gesehen als in Indien, wo es schon im Jahre 1817 von Tytler beobachtet wurde und später öfter vorkam, daß Eingeborene auf der Flucht vom Choleraort, Soldaten auf dem Marsch, Pilger auf der Wanderung wie vom Schlag getroffen hinsanken, sich ausstreckten, befragt, was ihnen fehle, antworteten, sie wären schwindelig, hätten Ohrensausen, trübe Augen oder sähen gar nichts mehr, und nach wenigen Minuten ihr Leben aushauchten. Andere bekamen, ohne vorher die geringste Störung zu empfinden, ein wenig Kollern im Leibe, mußten sich vor Schwäche hinlegen und starben ohne jede Ausleerung mit oder ohne Krämpfe in rasch zunehmender Erkaltung nach zwei oder drei Stunden (Gordon 1817, Orton 1820, Good 1829).

Ähnliche Fälle beobachtete Pruner in der ägyptischen Epidemie des Jahres 1831; er sah arme Leute von dem Übel auf der Straße so plötzlich überfallen, daß ihnen nicht Zeit noch Kraft blieb, ihre Behausung zu erreichen und sie am Ort, wo sie hinsanken, binnen zwei Stunden der Asphyxie unterlagen.

Auch LICHTENSTÄDT berichtet fulminirende Asphyxieen aus der ersten russischen Epidemie, GNUSCHKE aus Polen 1831, ECKSTEIN aus Pesth 1831, ROCHOW aus Paris 1831, MOST aus Rostock 1831, mehrere Ärzte nach HORN's Angabe aus Berlin 1831 u. s. w.

GRIESINGER meint, daß jene plötzlichen Choleratodesfälle in den älteren Berichten wol viel zu grell geschildert und meistens durch Übersehen der vorausgegangenen Diarrhoe ganz unrichtig aufgefaßt worden seien. Daß Übertreibungen vorkommen und eine warnende Diarrhoe mißachtet, übersehen, vergessen werden kann, möchte Niemand leugnen; aber das ändert nichts an der Tatsache, daß der Choleratod hier und da wie aus heiterem Himmel sich ereignet und die ahnungslose Umgebung davon überrascht wird.

Häufiger als jene Fälle von Cholera siderans und Cholera sicca im strengen Sinne sind allerdings solche, wo der vorher Gesunde unter plötzlichem Schwindel und Ohrensausen erkrankt, dann heftiges Erbrechen und einen reichlichen weißen dicklichen Stuhlgang bekommt, bei dem er sich aufs äußerste erschöpft und im Leibe gequält fühlt, um nach einer Stunde oder nach sehr wenigen Stunden zu sterben. Diese Beobachtungen macht man bei den Hindus häufig.

In Europa verlaufen diese raschen Choleraanfälle gewöhnlich unter dem Bilde, das schon HIRSCH UND VON TREYDEN nach ihren Beobachtungen während der Epidemie des Jahres 1831 in Königsberg gezeichnet haben. Vorher ganz gesunde Leute stürzen, wie vom Blitz getroffen, mit entstelltem Gesicht kraftlos zu Boden; ihr Urin fließt unwillkürlich ab, Erbrechen und Durchfall stellen sich gleichzeitig und reichlich ein; der Puls wird sogleich klein, bald unfühlbar, die Haut eiskalt und in wenigen Minuten oder in kaum einer Stunde erlischt das Leben.

§ 137. Wenn deutliche Vorboten das Übel einleiten, pflegt der Verlauf milder und langsamer zu sein.

Von Prodromen treten mit wechselnder Häufigkeit auf flüchtige prickelnde stechende Schmerzen in den Gliedern, die sich bei jeder Bewegung, bei Luftwechsel, beim Entblößen des Körpers, auch bei seelischen Erregungen einstellen und alle Minuten wiederkehren, oft mit sichtbarer Gänsehaut verbunden. Diese Unpäßlichkeit steigert sich mitunter so, daß die Patienten sich zu Bett legen; aber sie werden auch dann nicht warm. Oft tritt in der Ruhe noch das Gefühl des Ameisenlaufens oder Eingeschlafenseins der Finger oder Arme oder Beine hartnäckig hinzu. Bisweilen wechselt das Frösteln mit bedeutendem Hitzegefühl oder zum äußeren Kältegefühl gesellt sich inneres Brennen in Gliedern und Rumpf.

Andere fühlen nur ein allgemeines Unbehagen, innere Unruhe, Verdrießlichkeit, Mutlosigkeit, die sie nicht zu beherrschen vermögen. Andere klagen über Mattigkeit, Abgeschlagenheit und ziehende Schmerzen in den Gliedern. Andere über Schwindel und eingenommenen Kopf; sie können sogar schwere Ohnmachten bekommen. Viele empfinden ein Zusammenschnüren oder ein lebhaftes Drücken in der Magengrube, bisweilen Kollern im Bauch. Selten ist Verstopfung, meistens leichter Stuhlgang mit Neigung zum Durchfall.

Nach ein paar Tagen tritt ein stärkerer Durchfall mit anfänglicher Erleichterung ein, oder auch mehrere kurze schmerzlose flüssige Ausleerungen; dazwischen unheimliche Anfälle von Herzensangst, Beklommenheit auf der Brust und Druck in der Magengegend, die alle paar Minuten wiederkehren, aber durch Aufstoßen von modrigen bisweilen stark nach faulen Eiern oder Schwefeldunst riechenden Gasen gelindert werden. Steigern sich diese Anfälle, so gehen sie auch wol mit allgemeinen klebrigen Schweißen einher.

Alles das kann wieder vorübergehen und nach ein oder zwei Tagen wiederkehren und sich dann mit vermehrtem Abweichen verbinden.

Die Diarrhoe ist die gewöhnlichste und auffälligste Vorläufererscheinung des Choleraanfalles. Sie wird in den großen Epidemien wol in 80 % der Fälle beobachtet und zweifellos um so öfter gefunden, je genauer man darnach forscht. Dennoch hat sie in einzelnen Epidemien so gut wie ganz gefehlt. Mac Laughlin gibt an, daß in der Londoner Epidemie des Herbstes 1853 nach den amtlichen Notizen 21 fulminante Erkrankungen ohne warnende Diarrhoe aufgeführt seien; indessen hätten seine genaueren Nachforschungen bei den Hinterbliebenen ergeben, daß mindestens in 15 dieser Fälle stundenlange, tagelange oder wochenlange Durchfälle dem großen Anfalle voraufgegangen waren und daß 3 Fälle gar keine Cholera waren. Er leugnet daraufhin die fulminirenden Fälle ganz. Hingegen versichert Gery auf Grund sorgfältiger Nachforschungen, daß während der Epidemie der Jahre 1865 und 1866 in Frankreich die praemonitorische Diarrhoe sehr selten war. Auch in der russischen Epidemie des Jahres 1830—31 fehlten vielerorts alle Vorläufererscheinungen, die Diarrhoe eingeschlossen. Hingegen zeigten sie sich reichlich und ausgeprägt in Magdeburg (Ebermeier), Berlin (Richter) und anderen Städten.

Die prodromale oder praemonitorische Diarrhoe geht dem großen Anfalle meistens ein bis drei Tage vorauf; oft dauert sie nur wenige Stunden; nicht selten besteht sie eine ganze Woche, ausnahmsweise mehrere Wochen, ehe der Choleraanfall ausbricht. Sie äußert sich in leichten schmerzlosen Ausleerungen, die dreimal, viermal, sechsmal oder öfter in einem Tage eintreten, von Kollern im Darm, Cholerapoltern (Pagen-

STECHER), und von Winden, mitunter von leichtem Frösteln eingeleitet werden, im Allgemeinen dem Ergriffenen und seiner Umgebung so wenig auffallen, daß nur sehr ängstliche Menschen an die drohende Gefahr des Anfalles dabei denken. Vielmehr fühlen sich manche nach jedem Stuhlgang so wol und erleichtert, daß sie mit großer Lust ihre Mahlzeiten zu sich nehmen und überrascht sind, wenn nun auf einmal Magenbeschwerden, Auftreibung des Oberbauches, fader oder übler Geschmack im Munde sich einstellen. Der zufällig hinzukommende Arzt bemerkt neben der Auftreibung des Magens eine auffallende Verminderung der Unterbauchgegend, die geringe Färbung der Abgänge, auch wol eine schleimig-seröse Beschaffenheit der Ausleerungen, die sich zwischen den Fingern klebrig anfühlen (GENDRIN) und Flocken wie von geronnenem Eiweiß enthalten. Außerdem fühlt er bei manchen einen zusammengezogenen beschleunigten Puls, bei kräftigen Menschen wol auch eine vermehrte Spannung und Fülle des Pulses. Er erfährt, daß der Patient häufig aber wenig Harn läßt. Nun steht seine Diagnose fest.

Je älter das Individuum, um so wahrscheinlicher ist die Diarrhoe eine warnende. In München ging 1856 während der Epidemie eine Diarrhoe in einen Choleraanfall über

bei	63	Individuen	zwischen	14	und	20	Jahren	21	mal	=	33,3 %
„	202	„	„	20	„	30	„	97	„	=	46 %
„	116	„	„	30	„	40	„	65	„	=	56 %
„	72	„	„	40	„	50	„	45	„	=	62 %
„	49	„	„	50	„	60	„	33	„	=	67 %
„	22	„	„	60	„	70	„	18	„	=	81 %
„	9	„	„	70	„	90	„	9	„	=	100 %

(BUHL)

Verdächtig sind jedenfalls alle Diarrhöen, die in Cholerazeiten auf unbeträchtliche Veranlassungen hin auftreten oder bei Individuen, die sonst gar keine Neigung zum Durchfall zeigten.

Währen die Durchfälle einige Tage, so erscheint häufig ein weißgelblicher Zungenbelag, ein zunehmendes Druckgefühl und Brennen im Magen, vermehrter Durst, Abnahme des Appetits; ferner steigern sich die allgemeinen Störungen wie treibende Unruhe, Müdigkeit, Abspannung, Erkalten der Hände und Füße, Einschlafen der Glieder, Schwere und Schwäche in den Schenkeln, Kopfschmerz, Schwindel, Überempfindlichkeit gegen Geräusche.

Ein Schwindelanfall oder eine plötzliche Muskelschwäche ist oft das erste Zeichen des herannahenden Anfalles. Vorher noch Kräftige und sich rüstig Fühlende brechen wie gelähmt zusammen und bleiben liegen, wo sie hinfielen, oder schleppen sich mühsam in ein nahes Haus oder an den Rand des Weges.

Mit den wahren Choleravorboten mischen sich nicht selten subjektive Störungen, die mit der eigentlichen Choleraursache gar nichts zu tun haben, insbesondere die Zeichen der Cholerafurcht, die sich in bunten hysterieartigen Bildern äußern können.

Auch Wirkungen freiwilliger Nahrungsenthaltung oder die Folgen des erzwungenen Hungerns oder schlechter Nahrung in Cholerajahren, die mit Mißernten einhergehen, ferner Wirkungen eines unmäßigen Alkoholgenusses in Choleraschnäpsen und anderen Praeservativen können sich unter die wahren Prodrome mischen oder solche vortäuschen. Umgekehrt kann der Gebrauch von opiumhaltigen Choleratropfen eine praemonitorische Diarrhoe unterdrücken und die nahe Gefahr verschleiern.

Die Dauer des Prodromalstadiums beträgt für gewöhnlich ein oder zwei Tage, kann sich aber auch auf eine ganze Woche und sogar auf mehrere Wochen ausdehnen und umgekehrt, wie schon bemerkt, auf Null verkürzen. Legt man den praemonitorischen Durchfall zugrunde, so dauert es nach Lebon (1854) mindestens 7—8 Stunden, für gewöhnlich aber $2^1/_2$ Tage. Auch Hönigsberg (1854) gibt diese Zeit an. Er fand unter 126 Fällen 11 mal einige Stunden, 19 mal 1 Tag, 12 mal 2 Tage, 27 mal 3 Tage, 57 mal 4 Tage und mehr bis zu vier Wochen.

§ 138. Wie die Cholerine so beginnt auch der große Choleraanfall gewöhnlich in der Nacht und zwar, wie es scheint, nach dem Eintreten der Ingesta in den Darm.

In Kairo begannen in der Epidemie des Jahres 1848 die meisten Anfälle nach Sonnenuntergang und nach Mitternacht, während in dem jenseits des Niles gelegenen Giseh bei den genau beobachteten Einwohnern der Kavalleriekaserne die Mehrzahl der Erkrankungen zwischen 1 und 2 Uhr Morgens und 9 und 10 Uhr Vormittags fielen. Damals war in Oberaegypten die Volksmeinung verbreitet, daß die bei Tage Befallenen alle genesen (Pruner). Buhl in München zählte im Jahre 1852 den nächtlichen Beginn in 70 %, Smart in London 1854 unter 80 Fällen 54 mal = 67,5 %.

Je kürzer und unbedeutender die Vorboten, je unvermuteter und unvorbereiteter das Einsetzen des Choleraanfalles, um so schwerer pflegt im Allgemeinen die Krankheit zu verlaufen. Dem entspricht auch, daß geschwächte, durch Alter, Elend, Entbehrungen, Krankheiten oder Ausschweifungen heruntergekommene Personen die schnellsten und rasch tödlichen Anfälle unter dem Bilde der paralytischen Cholera (§ 136, § 139) erleiden, während kräftige Menschen auf der Höhe des Lebens, falls sie ohne Prodrome überfallen werden, entweder den äußerlich schweren orgastischen Anfall (§ 135) bestehen oder auch unter der apoplektiform wirkenden Cholera sicca unvermutet und rasch sterben (§ 136). Die letzteren Fälle werden von Vielen geleugnet, weil sie sie nicht gesehen haben. Lindgren in Kasan hat sie 1831, Dvorjak in St. Petersburg 1848 zweifellos beobachtet, und weiter viele Andere; die englischen Ärzte und Parsiärzte in Indien sehen sie, wie viele mir versichert haben, heute in Epidemien recht häufig.

Zum Ausbruch kommt der Anfall bei den Diarrhoekranken sehr oft durch einen ausgesprochenen Diätfehler oder nach wiederholten Ausschreitungen, die die Darmstörung mehr und mehr steigerten. Viele beschuldigen eine bestimmte Speise, einen Trunk Wasser; andere eine Erkältung, eine heftige Gemütsbewegung. Auch in den Fällen, wo die mahnenden Durchfälle nicht vorhergingen, bringen solche Gelegenheitsursachen sehr oft die Krankheit zum Ausbruch. Es kommen dann zuerst ein oder zwei große Ausleerungen, in denen der ganze Darminhalt in stinkenden gefärbten kotigen Massen auf einmal abgeht; darauf erfolgen rasch hintereinander die fade riechenden farblosen Reiswasserstuhlgänge.

In manchen Fällen aber beginnt die Krankheit ohne jeden äußeren Anlaß, indem eine rasche Häufung der Stuhlgänge im Laufe einiger Stunden oder eines halben Tages den Übergang zu den wässerigen Ausleerungen bildet oder sofort ein einziger unaufhaltsamer Bauchfluß Koth und Wasser zugleich polternd ergießt. Dann folgt gewöhnlich eine Pause, ehe die Reiswasserstuhlgänge beginnen, um in längeren Zwischenräumen gußweise, dreimal, viermal bis zwanzigmal am Tage wiederzukehren. Seltener geht der einmal begonnene Fluß wie aus einer Dachrinne stetig weiter und erschöpft die Körpersäfte binnen einer halben Stunde so vollständig, daß der Kranke sofort das nachher zu schildernde Bild der äußersten Verwelkung bietet.

Meistens zieht sich der Durchfall länger hin; die Güsse kommen alle paar Stunden, alle halben Stunden, alle viertel Stunden, anfänglich noch etwas dicklich und gefärbt, wie eine dünne Hafermehlsuppe, später weißlich oder grauweiß wie Reiswasser oder auch fast farblos wie Molke. Bei einzelnen Kranken nehmen sie nach einiger Zeit eine rötliche, dem Fleischwasser ähnliche Färbung an und zugleich einen fauligen Geruch, was stets von schlechter Bedeutung ist.

Eine halbe, eine ganze Stunde oder einige Stunden nach dem ersten Durchfalle, mitunter auch sofort ohne voraufgegangenen Stuhlgang, fängt der Kranke an zu erbrechen; er bringt zuerst Speisemassen oder Speisereste und Galle vermischt hervor, bisweilen danach auch reine Galle, aber schließlich stürzen gelbliche oder grünliche oder ganz farblose mit Schleimflocken gemischte Güsse, den Reiswasserstuhlgängen ähnlich, hervor.

Haben die Ausleerungen eine Weile gedauert oder sind sie mehrmals wiedergekehrt, so verändert sich das Befinden und Aussehen des Kranken vollständig. Das geschieht, je nachdem, schon zwei oder erst viele Stunden nach dem Beginn des Anfalles. Der Kranke fühlt sich aufs äußerste geschwächt, seine Gesichtszüge drücken unsagbares Leiden aus, ohne daß er für gewöhnlich die Schwere der Gefahr seines Zustandes empfindet; die Haare auf dem Kopf und am ganzen Körper sind gesträubt, die Haut ist welk, kühl, grau, an den vorspringenden Teilen blaugrau oder violet.

Fragt man den Kranken, wie es ihm geht, so sagt er: gut, ganz gut. In gleichem Atem klagt er über Angst, Beklemmung, Herzklopfen, Magendruck, inneren Brand und ganz besonders über brennenden, unstillbaren Durst. Versucht er, sich aufzurichten, um zu trinken, oder ein paar Schritte zu gehen, um den Abtritt zu erreichen, so zwingen ihn Schwindel, Betäubung, Ohrensausen, sich gleich wieder hinzulegen. Zugleich beginnen Erbrechen und Durchfall aufs Neue. Während die ersten Brechbewegungen nicht ohne Gewalt und Qual geschahen, fehlt bald jede Anstrengung dabei; die Flüssigkeit fließt über die rinnenartig gehöhlte Zunge in kleinen Güssen von 30, 50 ccm oder im großen Strome, 500 ccm und mehr auf einmal, hervor. Die ausfließenden Massen sind oft unglaublich; man kann bei manchen Kranken in drei oder vier Stunden 4, 5, 6 Liter sammeln, auch wenn sie nur wenig Wasser zur Linderung des Durstes nehmen; bei einigen hat man an einem Tage bis zu 30 Liter und mehr erbrochene Flüssigkeit gemessen, wozu dann noch die massenhaften Darmausleerungen kamen.

Mit der Fortdauer des Brechdurchfalles tritt aufs Neue das als Vorläufer erwähnte Ameisenkriebeln in den Gliedern ein oder stechende Schmerzen entlang den großen Nervenstämmen; öfter stellen sich schmerzhafte Muskelkrämpfe ein, die zuerst die Zehen und Füße quälen, später oder auch von vorneherein die Waden und die Schenkel, bisweilen auch die Arme ergreifen und durch die Spannungen und Verdrehungen der Glieder dem ermatteten Kranken ein Stöhnen und Seufzen erpressen. Gehen die Krämpfe auf Bauch und Brust über, so wird das Atmen erschwert und eine furchtbare Erstickungsnot gesellt sich zu den anderen Qualen. Immerhin pflegen die Krämpfe nicht so heftig zu sein wie bei der sthenischen Form. Doch wechselt das in den verschiedenen Epidemien; in einzelnen haben die Krämpfe ganz gefehlt; in anderen traten sie so bedeutend hervor, daß die Krankheit ihre besondere Bezeichnung als spasmodic cholera (Curtis 1807) davon erhielt.

Schließlich lassen Erbrechen und Krämpfe nach, das Stadium spasmodicum geht zu Ende. Der Kranke erholt sich langsam oder rasch, indem sein Antlitz sich belebt, der Puls wiederkehrt, die Haut wärmer wird und unter duftigem Schweiß sich ein behaglicher Schlaf einstellt, oder der ganze Zustand verschlimmert sich weiter; die Krankheit kommt in das Stadium paralyticum.

§ 139. Das Stadium paralyticum kündet sich dadurch an, daß alle Zeichen der Reizung und Erregung, Erbrechen, Unruhe, Stöhnen, Muskelkrämpfe vergehen und an ihre Stelle die äußerste Schwäche aller Lebensfunktionen tritt. Die Unruhe und Angst des Kranken gehen in Teilnahmlosigkeit über; der Kranke verlangt nicht mehr zu trinken. Der schleichende stockende Puls verschwindet ganz, das Herz arbeitet träge, unregelmäßig, die Körperoberfläche erkaltet von den Endteilen, Nase, Fingern, Zehen, aus mehr und mehr, nur der Rumpf bleibt noch eine Zeitlang warm. Die Haut ist welk und hat ihre Spannung ganz verloren; eine am Handrücken, auf der Brust oder auf dem Bauch aufgehobene Falte bleibt stehen oder gleicht sich erst nach einer Minute und später aus. Die Hautfarbe ist mißfarbig, aschgrau bis blau, besonders dunkel im Gesicht, an Fingern und Zehen. An den Händen und an der Brust treten die Schweißlöcher auffallend groß hervor. Die Finger und Handteller und Fußsohlen sind runzelig wie bei Waschfrauen, die lange in der Lauge hantirten. Die Nägel sind gekrümmt.

Die gänzliche Abnahme der Körperwärme, das Verschwinden des Radialpulses, der Kollaps der Gewebe, die völlige Muskelschwäche, die sich besonders auffallend in der klanglosen kaum vernehmbaren Stimme äußert, sind ausnahmsweise schon nach den ersten Ausleerungen, eine halbe Stunde nach Beginn des Anfalles ausgeprägt; für gewöhnlich wird das Stadium paralyticum erst am Ende des ersten Tages oder am zweiten Tage erreicht.

Während bei den weitaus meisten Kranken die Körperwärme im Mastdarm nicht unter 35 ° C, in der Achselhöhle nicht unter 34 ° C sinkt, der schwache Puls die Zahl 70—80 in der Minute hat und die Atmung nicht über 30 oder 40 Züge beschleunigt wird, können in den ganz schweren Fällen jene mittleren Werte bedeutend überschritten werden, so daß man in der Achselhöhle nicht mehr als 30 ° mißt, die Herzbewegung sich auf 90, 100, 110 Schläge vermehrt oder umgekehrt auf 60, 40, 20 Schläge hinabgeht und die Atmung nach einer vorübergehenden Beschleunigung sich auf 20, 15, 10 Züge in der Minute vermindert.

Der geschilderte Zustand dauert entweder gleichmäßig an oder er wechselt mit kürzeren oder längeren Wiederbelebungen der Herztätigkeit, der Atmung, der Muskelkräfte, bis endlich die trockene Marmorkälte den ganzen Körper ergriffen hat und der Kranke wie eine Leiche daliegt.

Das Stadium paralyticum ist wegen der Erkaltung auch Stadium algidum, wegen dem Stillstand des Blutes in den Adern auch Stadium asphycticum genannt worden. Nebenbei: *ἀσφυξια* heißt auf deutsch Pulslosigkeit, nicht wie in unserem heutigen Medizinerkauderwälsch Atemlosigkeit oder Ohnmacht oder Scheintod. Von diesen drei Zuständen ist im normalen Choleraanfall wenig vorhanden, wenn man von dem letzten Übergang zwischen Leben und Tod absieht. Auch in der völligen Pulslosigkeit und im vollendeten Starrfrost ist der Cholerakranke fast ausnahmslos bei vollem Bewußtsein; nur über seinen eigenen Zustand täuscht er sich. Seine scheinbare Teilnamlosigkeit beruht meistens auf Sehschwäche, Schwerhörigkeit und völliger Ermattung. Der Kranke bewegt sich nicht mehr, weil jeder Krampf und Schmerz aufgehört hat und das brennende Durstgefühl erloschen ist.

Die gewöhnliche Dauer des Stadium paralyticum beträgt sechs bis acht Stunden; doch kann es auch zwei oder drei Tage währen, besonders bei alten schwachen elenden oder durch vorhergegangene Krankheiten erschöpften Individuen, die gleich von vorneherein ohne Durchgang durch das Stadium der Erregung und der Krämpfe in Pulslosigkeit und Leichenkälte verfallen. Das beobachtete Pruner im September des Jahres 1837 in den Rekonvalenszentensälen des Centralhospitales von Kassr-el-ain bei Kairo am Nile, wo 18 Typhusrekonvaleszenten, von der Cholera befallen, sämmtlich in zehn bis dreißig Stunden ohne eine Spur von Reaktion ihren Lebensrest aushauchten. Das sah ich im Sommer 1897 bei zwei Pestrekonvaleszenten in Bombay, die nach wenigen Durchfällen in dreitägige Choleraasphyxie verfielen und langsam den Übergang vom Leben zum Tode fanden. Bei Greisen und bei ganz kleinen Kindern ist das schnelle Eintreten und lange Andauern des paralytischen Stadiums die Regel. Kräftige gesunde Leute haben gewöhnlich ein langes Stadium spasmodicum und ein verhältnismäßig kurzes Stadium paralyticum.

§ 140. Das Stadium paralyticum bezeichnet den höchsten Grad des Choleraleidens. In ihm bietet der Kranke das Bild, welches der Arzt in Choleraepidemien am meisten zu Gesicht bekommt, wenn er von einem Kranken zum anderen gehetzt wird oder die Cholerasäle seines Krankenhauses durchwandelt.

Der Kranke liegt regungslos auf dem Rücken oder auf der Seite oder zusammengekauert, ein Jammerbild wie aus Haut und Knochen, wie gelähmt und erstickt, blau, kalt, pulslos; nur die ruhige oder mäßig beschleunigte Atmung ist noch als Lebenszeichen vorhanden. Seine runzelige faltige Haut ist naßkalt, aschgrau bis bleigrau verfärbt, an Händen und Füßen und Ohren dunkelviolet, an Lippen und Nagelgliedern fast schwarzblau. Die Augen sind von einem tiefen blauschwarzen Graben umgeben, zurückgesunken, nur halb von den Lidern bedeckt. Sie sehen mit weiter starrer Pupille auffallend glänzend in die Ferne, während die Sklera von der durchscheinenden Choroidea schmutzig und gegen den Hornhautrand hin schwärzlich gefleckt erscheint. Der Mund ist halb geöffnet.

Nur das Gesicht mit den sprechenden Augen fesselt den Blick des Zuschauers; das übrige ist widerwärtig, jammervoll. Wie Mund und

Augen stehen alle Körperöffnungen offen, After und Scheide klaffen weit infolge der Schwäche der Schließmuskeln; selbst die Schweißlöcher der Haut sind groß und auffallend. Bei Lageveränderungen des Körpers fließt aus After und Mund bisweilen noch ein wenig wässerige Flüssigkeit ab, meistens haben die Ausleerungen ganz aufgehört.

Der Puls ist nur noch an den Halsarterien und auch an diesen nur mit Mühe und selten wahrzunehmen. Die Herztöne sind kaum mehr hörbar oder ganz verschwunden; nur der erste Ton wird ab und zu noch deutlich vernommen. Bei einzelnen Kranken hört man nur ein perpendikelartiges Auf- und Abstreifen über der Herzgegend; es entspricht dem Reiben des ausgetrockneten Herzbeutels. Die Herzdämpfung ist unverändert oder beginnt — und das ist ein schlechtes Zeichen — sich nach rechts zu verbreitern (§ 179). Die Lungenränder stehen hoch und bewegen sich bei der flachen Atmung nur wenig auf und ab.

Legt man eine Radialarterie oder Kubitalarterie bloß, so erscheint sie enge mit verdünntem Rohr, wie abgezehrt, welk, blutleer. Die Kubitalis ist nicht dicker als der feine Bindfaden, womit die Arzneiflaschen zugebunden werden (Rust); aber an der kalten pulslosen Ader fühlt man bisweilen noch ein vereinzeltes Zucken, ein leichtes Zusammenziehen. Die durchschnittene Arterie blutet nicht oder gibt nur eine Spur von Blutwasser ab. Aus angestochenen Venen entleert sich wenig schwarzes ganz dickes Blut, das sich an der Luft nicht rötet. In anderen Fällen ist das spärliche Blut in den Adern noch flüssig, zeigt dann eine ausgesprochene Purpurfarbe und keine Neigung zum Gerinnen (Orton 1820, Annesley 1825). Ganz ausnahmsweise strömt aus der geöffneten Ader bei dem blauen pulslosen Kranken noch reichlich Blut aus; so sah Romberg in Berlin (1831) aus der Arteria axillaris beim Anschlagen warmes Blut von rosenroter Farbe in dickem Strom gleichmäßig ausfließen, wiewol der Kranke blau und eiskalt war; es gerann schnell und behielt die rote Farbe (§ 178).

Die Atmung ist, wie schon bemerkt, flach, ruhig, gleichmäßig; die Atmungsluft, die dem Munde entströmt, wie kalter Kellerhauch.

Die Hautwärme entfernt sich wenig oder gar nicht von der Temperatur der umgebenden Luft, ist oft sogar durch den verdunstenden klebrigen Schweiß noch kühler als diese, marmorkalt, froschkalt, „eiskalt“. In der Mundhöhle mißt man Temperaturen von 23—18 ° C.

Der Bauch ist abgeflacht, fühlt sich in den unteren Teilen teigig an und läßt dann bei leiser Berührung ein Schwappen der Gedärme erkennen; oder er ist wie bei Mumien kahnförmig eingesunken und pergamentartig trocken. Falls noch kleine Ausleerungen stattfinden, so ist es eine klare harnähnliche Flüssigkeit mit gelblichweißen oder grauen

Flocken, mitunter auch eine weiße Masse wie nasse Watte oder eine rötliche wollige Masse.

Für gewöhnlich ist dieser Zustand mit dem fortschreitenden Erlöschen des Lebens gleichbedeutend. Die Atemzüge werden immer seltener, flacher, der Kranke starrt ins Leere und rührt sich nicht mehr. Fragt man den Leichenhaften, Regungslosen, Pulslosen, wie es ihm gehe, so sagt er mit klangloser kaum vernehmlicher Stimme ohne Zögern: Es geht immer besser! Kurz darauf tut er den letzten Atemzug. Oder die Besinnlichkeit war schon geschwunden, der Atem stockte längere Zeit, das Herz zuckt noch ein paarmal, die Brust macht noch ein paar schwache Versuche, Luft zu schöpfen und der Kranke hat aufgehört zu leben.

In manchen Fällen wird die totenähnliche Ruhe des Kranken hier und da noch einmal von schwerem Aufseufzen unterbochen, seltener von tiefem Aufstöhnen, wenn Erstickungsnot die Brust oder wiederkehrende Muskelkrämpfe Waden und Schenkel quälen oder die Wiederkehr des inneren Brandes den Kranken nach Wasser lechzen läßt. Man sieht dann auch wol den Scheintoten sich wider Erwarten erheben, zwei oder drei Schritte nach Labung suchend voranwanken, um endlich kraftlos zusammenzubrechen.

Bei anderen entwickelt sich kurz vor dem Ende noch ein heftiger Todeskampf. Der bis dahin ruhige Kranke wird plötzlich von großer Angst aufgejagt; er wälzt sich auf dem Lager, wimmert und stöhnt, erträgt keine Bedeckung mehr, wehrt Pfleger und Arzt mit Ungestüm ab. Dann erfolgen noch einige Stuhlgänge, bisweilen auch ein unwillkürlicher Harnabgang und nach kurzen Anstrengungen sinkt der Patient erschöpft zurück; sein Puls bleibt unfühlbar, die Atmung wird beschleunigt, kalter Schweiß bedeckt das bläuliche oder auch hochrot gewordene Gesicht und nach diesen letzten Lebensaufregungen erfolgt der Tod dem Einschlafen ähnlich. Die letzten Darmausleerungen sind dann häufig sehr dunkel, schokoladenfarbig, ausnahmsweise auch kirschensaftfarbig oder tintenschwarz.

Der Todeskampf kann noch dramatischer sein. Der vorher scheintot Daliegende verläßt plötzlich das Lager, kleidet sich, wenn er unbewacht blieb, an, verläßt das Zimmer, das Haus und wird später sterbend oder gestorben auf der Straße oder in irgend einem Winkel gefunden.

§ 141. Stirbt der Cholerakranke ohne Todeskampf, wie es meistens der Fall ist, so geschieht der Übergang vom Leben zum Tode oft so unmerklich, daß der Arzt, an dem Bette des Erlöschenden sitzend, minutenlang ungewiß bleiben kann, ob dieser noch lebt oder nicht. Die sonst im Augenblicke des Todes eintretende Abspannung erfolgt gar nicht oder ganz unmerklich. Der Sterbende verbleibt in der zufällig angenommenen Haltung, nur daß sich die Finger etwas stärker beugen und die Fußgelenke mehr strecken.

Bei vielen rasch Verstorbenen bemerkt man nach dem Tode bis zu einer halben Stunde und sogar länger als zwei oder drei Stunden mehr oder weniger heftige Bewegungen am ganzen Körper.

Sah der Cholerakranke im Stadium algidum einer Leiche ähnlich, so ruft der Tote oft die Täuschung des Lebens hervor mit seinen halbgeöffneten Augen, festgeschlossenem Kiefer bei halboffenen Lippen, besonders aber mit lebhaften Zuckungen in den Waden und Schenkelmuskeln, mit langsamen Dehnungen und Verziehungen der Glieder, mit dem Ansteigen der Körperwärme in den nächsten Stunden nach dem Erlöschen des Lebens. Die früh eintretende Leichenstarre trägt zum Scheine des Lebens bei, indem sie die letzte Stellung des Verblichenen fixirt und übertreibt. Dazu kommt das stundenlange Glänzen der halbgeöffneten Augen, die durch eine vermehrte Spannung der Hornhaut oft einen besonders starken silbernen oder spiegelnden Schimmer geben und dadurch dem Gesicht einen auffallend schwärmerischen Ausdruck verleihen und die Idee eines seligen Märtyrers hervorrufen (Froriep).

Die Täuschung des Lebens wird mitunter auch durch andauernde Abgänge von Flüssigkeiten, Darminhalt, Samen, Urin, unterhalten. In einzelnen Fällen sah Conwell in Madras (1823) die Reiswasserabgänge noch eine halbe Stunde lang nach dem Tode fortdauern. Andere Ärzte fanden diesen Darmbewegungen entsprechend weitgehende Darmeinschiebungen bei der Sektion (§ 202). Eine halbe Erektion des Penis an männlichen Choleraleichen ist ein sehr gewöhnlicher Befund.

Die eben erwähnten Bewegungen an der Choleraleiche werden in geringem Maaße sehr häufig beobachtet. Mitunter sind sie höchst auffallend. Es gibt Fälle, wo der Tote noch eine halbe Stunde lang den Kopf schüttelt oder ein lebhaftes Zucken der unteren Kinnlade zeigt oder die Kniee auf- und abzieht, die Hände nach außen und innen dreht und die ausgestreckten Finger und Zehen spielend bewegt. Das Spielen der Finger pflegt mit der Einziehung in die Handfläche und mit der Bildung einer locker geballten Faust bei ausgestrecktem Daumen zu enden. Streckt man die Finger wieder mit Gewalt, so kehren sie schnell in die Beugestellung zurück (Bahn, Sinogowitz, Reider).

Dietl sah in Wien während der Epidemie des Jahres 1848 die Leiche eines kräftigen, binnen wenigen Stunden an der Cholera verstorbenen Holzhackers sehr starke Bewegungen beider Arme gegen die Brust ausführen gleich denen, welche erkaltete Menschen zu machen pflegen, um sich in Wärme zu bringen. In der ersten Wiener Epidemie (1831) war ihm zu ähnlichen Beobachtungen öfter Gelegenheit gewesen.

Die Muskelbewegungen geben der Choleraleiche neue Gliederstellungen und Haltungen, die der Sterbende nicht hatte. Eines der gewöhnlichsten Bilder ist die sogenannte Fechterhaltung.

Wo sich derartige Veränderungen der Körperhaltung im schon geschlossenen Sarge spät vollzogen und aus irgend einem Grunde die Ausgrabung der Leiche geschah, da fand die Furcht vor dem Lebendigbegrabenwerden stets neue Nahrung. Dazu kommt, daß fast aus jeder größeren Choleraepidemie Beispiele berichtet werden, wo eine Choleraleiche, die schon im Sarge lag oder auf dem Wege zum Begräbniß war, sich wieder belebte, sich erhob und rasch zum Leben genas. Das sind keine müßigen Fabeln, wie weise Doktoren gemeint haben. Mir haben vernünftige Ärzte in Indien solche Fälle aus eigener Erfahrung erzählt; ich selbst habe eine solche Auferstehung bei einem Pestkranken gesehen, und die Stadt, die die meisten Ärzte hat, Berlin, erlebte am 20. Januar 1912 einen Fall von Wiederbelebung eines Scheintoten, die allerdings in Cholerazeiten nicht vorgekommen wäre, weil die rührigen Seuchenknechte den Mann längst in Karboltücher und luftdichte Kiste eingesargt oder verbrannt haben würden. Die Vossische Zeitung berichtet darüber unter dem 21. Januar: Der in der Prinzenalle Nr. 20 wohnhafte Fuhrherr Tauchert war vorgestern, nachdem er zuvor noch sein Fuhrgeschäft in üblicher Weise versehen hatte, plötzlich von Unwohlsein befallen, verlor Sprache und Bewußtsein und wurde später, als er nicht wieder erwachte, von einem herbeigerufenen Arzte für tot erklärt. Ein zweiter hinzugerufener Arzt bestätigte dieses Urteil. Es wurden alle Vorbereitungen zur Beerdigung getroffen. Die „Leiche" stand eingesargt in einer Remise. Als die Kutscher des Mannes gestern morgen auf den Fuhrhof kamen, hörten sie in der Remise ein polterndes Geräusch und fanden bei ihrem Eintritt den Sarg umgekehrt auf dem Boden liegen. Sie öffneten schnell und fanden Tauchert durchaus munter und lebendig vor. Ein neu hinzugezogener Arzt stellte fest, daß er vollständig gesund sei. —

Die Hälfte aller Choleratodesfälle erfolgt im Laufe der ersten 48 Stunden. Der Tod kann aber schon zwei Stunden nach Beginn der Durchfälle eintreten; am häufigsten erlischt das Leben des Cholerakranken binnen 8 und 12 Stunden. Wol nie verspätet sich der Tod im eigentlichen Anfalle über den dritten Tag, wenn man von den seltenen Fällen absieht, wo alte Leute fünf bis acht Tage lang kalt und blau daliegen, ehe die Auflösung sich vollzieht. Von den Kranken, die in das asphyktische Stadium eingetreten sind, genesen im Beginn der Epidemie höchstens zwei, später drei vom Hundert.

§ 142. Übrigens kann der Choleraanfall zu jeder Stunde und in jedem Stadium eine günstige Wendung nehmen. Die Genesung tritt frühestens nach 6 Stunden, meistens binnen 12 und 24 Stunden ein; in vielen Fällen beginnt sie erst am 3. oder 4. Tage. Im Allgemeinen kann man sagen, daß wenn der Kranke den zweiten Tag überlebt hat und neue Krankheitserscheinungen, die entweder die einfache fortschreitende Erschöpfung und Auflösung einzelner oder aller Organe oder eigentliche Nachkrankheiten bedeuten, ausbleiben, dann die Hoffnung auf Wiederherstellung begründet ist. Diese vollzieht sich entweder rasch durch eine günstige Wendung und das geschieht meistens am Ende des Stadium spasmodicum vor dem Eintreten der trügerischen Ruhe des Stadium paralyticum, oder sie vollzieht sich langsam, besonders wenn das letztere Stadium schon voll ausgebildet ist.

Es ist erstaunlich, wie sich der Lebensfunken, der seit vielen Stunden, bisweilen einen ganzen Tag lang schon fast erloschen war, wieder anfacht, wie sich von Stunde zu Stunde der schwache Rest von Wärme, der etwa noch am Bauch oder an der Brust erhalten war, wieder über Rumpf und Kopf und Glieder ausbreitet, wie sich der kalte schwache Atem, der bei unbewegtem Zwerchfell kaum merklich am Munde aus- und einzog, wieder belebt und erwärmt, wie der eine lange Zeit dem angelegten Ohr kaum vernehmliche Herzschlag wiederkehrt und wie so allmählich die Scheinleiche Wärme, Bewegung und Kraft gewinnt.

Aber noch erstaunlicher ist die rasche, mitunter sogar plötzliche in einer Stunde und schneller sich vollendende Wiedergenesung, die sich unter den Zeichen der Reaktion vollzieht.

Der Kranke, der eben, erschöpft von den großen Ausleerungen, gepeinigt von dem unauslöschlichen Durst, gemartert von den Gliederkrämpfen, blaßblau, kalt, pulslos dalag und dem Tode näher schien als dem Leben, wird auf einmal lebhaft und erregt; die leichenhafte Müdigkeit seiner Züge, die schmerzliche Spannung seines Blickes läßt nach, das Gesicht rötet sich; die Halsarterien fangen an stark und hoch zu pulsiren, der Herzstoß wird fühlbar, die stockende oder gehemmte Atmung wird freier und tiefer. Auch die Glieder verlieren die große Blässe, unter die weiter verharrende Cyanose mischt sich eine schwache aber zunehmende Röte; allmählich kehrt der Puls auch in die entferntesten Teile zurück und mit der wiederkehrenden Wärme lösen sich die letzten Muskelspannungen; an Stelle der Ausleerungen aus dem Darm stellt sich eine anfänglich geringe Harnabsonderung ein, die später in eine große Harnflut übergeht, sobald der Genesende mit lebhaftem aber nicht mehr quälendem Durst zu trinken begehrt. Schon in einer viertel Stunde kann der Wiederauflebende sich ganz wol fühlen; nur ein reichlicher lauer Schweiß und eine behagliche Müdigkeit hält ihn noch auf dem Lager zurück. Er hat ein großes Bedürfniß nach dem Tageslicht und nach frischer Luft; seine bisher trockenen Augen, die trockene Nase, der trockene Mund werden wieder feucht, die Heiserkeit der Stimme und die Rauhigkeit des Atems läßt nach. Der Genesende atmet tief und gern und hüstelt ein wenig. Gewöhnlich fällt er nun in einen erquickenden Schlaf, aus dem ihn die zunehmende Harnflut nach ein paar Stunden weckt. Er freut sich, wieder aufzustehen; nur ein taubes Gefühl der Glieder, als ob er feine Handschuhe oder zu enge Strümpfe trüge, ist zurückgeblieben, und das Gehen, besonders das Treppensteigen ist noch etwas beschwerlich, indem es die Muskeln angreift und die Atmung beengt. Ein oder zwei Tage später erscheint auf der Haut ein frieselartiger Ausschlag, der hauptsächlich an Händen und Füßen, aber auch an Bauch und Rücken ausbricht, und am 15. oder 16. Tage erfolgt eine völlige Abstoßung der Oberhaut in Schuppen und Lamellen an diesen Teilen. Damit ist die ganze Krankheit beendigt.

In schwereren Fällen geht der Reaktion ein großes Schlafbedürfnis oder ein mehrstündiger Schlaf vorauf, aus dem der Kranke erleichtert erwacht; er bekommt dann oft ein paar grüne oder gelbe oder auch schwärzliche übelriechende Abgänge, dann erscheint der warme Schweiß auf der Haut und die Weitergenesung vollzieht sich in der angegebenen Weise.

In anderen Fällen geschieht die Genesung unterbrochen mit Steigerungen und Nachlässen der Krankheitssymptome; dem Aufhören des Erbrechens und der Durchfälle folgte zunächst eine neue Verschlimmerung, worin der Kranke kollabirte, starr und kalt und pulslos wurde; dann kamen wieder farblose Darmausleerungen, eine flüchtige Erholung, neue Entkräftung und nach mehreren solcher Schwankungen erfolgt endlich der Übergang zu einer langsamen schwierigen Rekonvaleszenz; oder der Kranke schwankt eine ganze Woche und länger zwischen Besserungen und Verschlimmerungen auf und ab, um schließlich in Erschöpfung zu Grunde zu gehen. In einigen Fällen unterbricht ein plötzlicher Kollaps die scheinbar gut fortschreitende Genesung und damit erfolgt der Tod.

Das beste und sicherste Zeichen der stetig fortschreitenden Genesung ist das Erscheinen von galliggefärbten Stuhlgängen, die Wiederkehr des Speichels im Munde und die Entleerung von reichlichem Harn.

Der Harn pflegt am ersten Tage etwas Eiweiß zu enthalten, auch Cylinder und Epithelien. Bei voller Genesung ist er schon am anderen Tage frei von Eiweiß und Formelementen.

§ 143. Mitunter geschieht die Genesung unter stark fieberhafter Reaktion. Der Kranke wird sehr unruhig, aufgeregt. Seine Haut wird rasch warm und trocken und gewinnt eine lebhafte Färbung, die sich im Gesicht zu einer heißen Röte, auf dem Rumpfe zu einem allgemeinen Erythem steigern kann. Der wiederkehrende Puls wird heftig gereizt, doppelschlägig oder sogar im Gegenteil härtlich gespannt, die Atmung beschleunigt. Gewöhnlich stellt sich auch etwas Kopfweh ein, das erst nach vierundzwanzig Stunden nachläßt.

Schon nach einer viertel oder halben Stunde übersteigt die Körperwärme, die vorher noch unter 30 ° C betrug, meßbar die Norm; man findet in der Achsel und im Mastdarm 37,5 °, 38 °, 39 ° C. Im Allgemeinen ist das Reaktionsfieber um so heftiger, je jünger das Individuum, je flüssiger und reichlicher die Ausleerungen, je schwerer und länger die Asphyxie war.

In manchen Fällen dauert die fieberhafte Reaktion ein- oder zweimal vierundzwanzig Stunden oder läuft auch schneller ab; in anderen dauert sie mehrere, ja viele Tage. Nicht selten ist sie bei längerer Dauer auf einen Teil des Körpers beschränkt; Kopf und Rumpf werden rot und heiß, während die Glieder noch kalt und feucht und cyanotisch bleiben. Dabei kann sich die Herztätigkeit auf 120, 140 und mehr Schläge in der Minute beschleunigen. Die Zunge wird belegt und trocken. Zeichen der entzündlichen Reizung im Gehirn oder Bauch, Aufregung, Kopfweh, Delirien, Koma, röchelnde Atmung, neue Durchfälle und Schmerzen im Leibe stellen sich ein, wiewohl der Kreislauf sich erholt hat und die Urinabsonderung in guten Gang gekommen ist. Der Kranke kann in diesem Zustand erliegen, wo sich dann meistens die Zeichen sekundärer Infektion am Darm und vom Darm aus bei der Sektion ergeben, oder er verfällt in eine der vieltägigen Nachkrankheiten, die nachher zu erwähnen sind.

In den trotz dem Fieber günstig verlaufenden Fällen klingen die Darm- und Hirnstörungen in einigen Tagen ab; nach einer Woche haben sich alle vegetativen Funktionen geordnet; es hinterbleibt nur noch eine Schwäche der animalischen Verrichtungen als Folge des Leidens, dessen Dauer im Ganzen etwa anderthalb, höchstens zwei Wochen betrug.

Einzelne Ärzte haben die fieberhafte Reaktion in einem wahren Fiebersturm als Übergang zwischen Choleraanfall und Genesung verlaufen sehen. Die Körperwärme erhob sich von den niedrigen Graden 33 ° oder 34 ° C plötzlich auf 39 ° und 40 °, der erloschene Puls kehrte rasch wieder, wurde voll und sehr häufig, bis zu 120 und 130 Schlägen in der Minute. Der Patient wurde aufgeregt, bekam einen heißen Kopf, seine Augen traten vor; er klagte über Schmerzen in der Stirngegend und Schläfengegend, über Schwindel, über Angst und Weh in der Herzgrube und wurde gegen jede Berührung des Bauches äußerst empfindlich. Dabei bestand Verstopfung und wenig Harnabgang. Gegen Abend wurde er somnolent und delirirte ein wenig. Dieses stürmische Fieber dauerte einen halben Tag oder höchstens sechsunddreißig Stunden und dann sank es schnell unter starker Harnflut oder lebhaftem Schweißausbruch ab. Mit seinem Abfall oder bald danach entwickelten sich gewöhnlich Exantheme vom einfachen Erythem und großfleckiger Urtikaria bis zur Furunkulose. Die Genesung war rasch und vollständig; selten entwickelte sich eine tödliche Nachkrankheit (Lichtenstädt, Pruner, Trousseau).

Gendrin vergleicht diese lebhafte Reaktion mit dem Fieber, das ein Erfrorener, der zu schnell erwärmt wurde, durchmacht.

Wenn GRIESINGER meint, eine exzessive Reaktion in der Cholerakrankheit sei sehr häufig nichts anderes als der Beginn des typhoiden Nachstadiums, so entspricht das höchstens der Tatsache, daß sich in einzelnen ungünstigen Fällen ein typhöser Zustand recht eigentlich aus der Reaktion heraus entwickelt als Allgemeinleiden ohne örtliche Organkrankheit, wie wir es gleich als Nachfieber beschreiben werden, oder mit den bald hervortretenden örtlichen Zeichen der Diphtherie, der Nekrose im Mund, Rachen, Magen oder Darm, der Pneumonie, der Meningitis. Daß beide Vorkommnisse von der normalen und übermäßigen Reaktion strenge unterschieden werden müssen, möchten wir ebensowol festhalten als mit GRIESINGER betonen, daß die Bezeichnung Choleratyphoid oder Stadium typhosum cholerae nur ein Sammelname für vielerlei Nachkrankheiten der Cholera ist, die einer besonderen Besprechung und weiteren Erforschung bedürfen.

§ 144. Von der fieberhaften Reaktion muß also vorläufig unterschieden werden ein Nachfieber, welches sich dem milden Nachlassen aller Choleraerscheinungen anschließen kann, gewöhnlich 24 bis 48 Stunden nach der eigentlichen Genesung eintritt und gewissermaaßen eine Abortivform bildet von jenen Nachkrankheiten, die als Choleratyphoid zusammengefaßt werden. Dieses Nachfieber war in manchen Epidemien so allgemein, daß viele Ärzte es nicht als Nachkrankheit sondern als wesentliches, dem Choleraanfall zugehöriges Stadium congestivum betrachtet haben; so HIRSCH UND VON TREYDEN, BROUSSAIS, HAMERNIJK.

Selten unmittelbar nach dem Ausbruch des allgemeinen warmen Schweißes und des begleitenden Friesels, meistens zwei Tage nach dem Verschwinden aller Symptome des Choleraanfalles, bisweilen auch erst nach einer Pause von vier oder fünf Tagen, während der sich der Kranke ganz wol gefühlt hatte, kommt es zu heftigen Gehirnstörungen unter rasch ansteigendem Fieber. Der Kranke wird unbesinnlich, zeigt große Neigung zum Schlaf oder fällt auch in tiefen Sopor. Dabei wird das Gesicht glühend rot, der ganze Leib brennend heiß, die Haut trocken, der Puls beschleunigt und voll, um später bis auf 60 und 40 Schläge abzusinken. Bisweilen tritt Erbrechen ein, öfter unwillkürliches Abweichen, meistens hartnäckige Verstopfung bei reichlichem hellem Harn.

Die Genesung erfolgt am zweiten oder dritten Tage unter Freiwerden des Kopfes, Feuchtwerden der Zunge, Hebung der Kräfte, oder es kommt zu einem wirklichen typhösen Zustand mit Adynamie, Sopor, Fuligo, Dekubitus, langsamer Genesung oder tödlichem Ausgang.

Vielleicht erscheint die Unterscheidung dieses Nachfiebers von einer exzessiven Reaktion einerseits und dem Choleratyphoid andererseits gekünstelt. Sie wird wol gerechtfertigt werden, wenn wir allmählich die verwickelten Bedingungen des eigentlichen Choleraprozesses und seiner Komplikationen unterscheiden lernen.

Dazu hat Rumpf den Anfang gemacht. Er bezeichnet nach seinen Erfahrungen in der Hamburger Epidemie des Jahres 1892 als Stadium comatosum eine schwere Verschlimmerung des Zustandes, der sich sofort oder nach einigen Tagen der Besserung dem Stadium algidum anschließt und durch das Auftreten neuer Diarrhöen mit Unbesinnlichkeit oder Bewußtlosigkeit gekennzeichnet ist, vor allem aber durch den Befund einer neuen oder fortdauernden Massenausscheidung von Choleravibrionen. Rumpf faßt die Verschlimmerung der Krankheit als Ausdruck der andauernden Infektion mit dem Choleraerreger auf und sieht in dem Nachweise des Vibrio das Mittel zur Unterscheidung dieser „chronisch gewordenen Choleraintoxikation“ von den sekundären Nachkrankheiten, die wir unter der alten Bezeichnung des Typhoids weiter unten zu besprechen haben. Inzwischen haben wir aber die Erfahrung gemacht, daß wol die meisten von der Cholera rasch und vollständig Genesenen den Vibrio noch bis zum Ende der zweiten Woche als harmlosen Bestandteil ihrer Darmflora tragen und ausscheiden (§ 106), so daß die Meinung Rumpfs einer erneuten Prüfung bedarf, zumal andere, wie Weisser und Frank (1886) gerade im Choleratyphoid das Fehlen der Vibrionen ausdrücklich betont haben. Immerhin bleibt seine Auffassung ein Versuch, in die Frage nach der Bedeutung der exzessiven Reaktion und einiger Nachkrankheiten Licht zu bringen.

Die klinische Schilderung Rumpfs entspricht den älteren Beobachtungen: Die Kranken, die auf dem Wege zur Genesung schienen, verfallen unter Heißwerden des Kopfes aufs Neue in große Schwäche mit gleichzeitiger Teilnahmlosigkeit. Einige klagen über Kopfschmerzen und greifen beständig nach Stirn und Schläfen; ihre Sprache ist undeutlich, stammelnd, das Gehör stumpf. Andere liegen betäubt da. Andere werden erregt und reden irre. Die Körperwärme, die etwa schon im Ansteigen begriffen war, sinkt aufs Neue. Die vom wiederkehrenden Puls kaum belebten Extremitäten werden wieder pulslos, kalt blau. Dabei dauern die Muskelkrämpfe fort oder stellen sich von neuem ein. Die Harnabsonderung läßt wieder nach oder hört ganz auf. Langsam geht die Unbesinnlichkeit und Teilnahmlosigkeit in ein schweres Koma über und in diesem erlischt das Leben oder der Patient erholt sich, meistens unter dem Ausbruch eines Exanthems, das sich als große Roseola oder als zusammenfließendes Erythem über Arme, Brust, Rücken, auch wol über den ganzen Körper verbreitet und schnell wieder abblaßt oder selten ein bis drei Tage deutlich bleibt. Mit dem Ausbruch hebt sich der ganze Zustand, das Sensorium wird frei, die Kräfte kehren unter Nachlassen der Diarrhöen zurück und der Patient genest. Öfter aber stellt sich eine neue Verschlimmerung ein, die Diarrhöen beginnen wiederum, werden auch wol blutig, der Puls wird fadenförmig, die Atmung röchelnd, die Körpertemperatur sinkt unaufhörlich und der Tod tritt plötzlich ein.

Rumpf sah von 183 Kranken, die in das Stadium comatosum gelangt waren, nur 18 genesen, also 90 % sterben. —

§ 145. Als Choleratyphoid bezeichnen wir mit den älteren Autoren das häufigste Nachspiel des Choleraanfalles, das sich im Allgemeinen in Betäubung des Bewußtseins, Umnebelung der Sinne und schwerem Darniederliegen aller vegetativen und organischen Kräfte, mit oder ohne Fieber, mit oder ohne Zeichen von örtlichen Läsionen, äußert. Es handelt sich dabei, wie schon angedeutet, sicher nicht um eine besondere wol abgegrenzte und immer gleiche Krankheitsform sondern um verschiedene Nachkrankheiten, deren Gestaltung und Bedeutung wir unterscheiden lernen müssen, denen aber gemeinsam der tiefe Erschöpfungszustand der Gewebe und insbesondere des Blutes und des Nervensystems ist, wie ihn ein so furchtbarer Zerrüttungsprozeß wie der Choleraanfall begreiflicherweise hinterlassen kann und um so eher hinterlassen muß, je mehr organische Läsionen oder beginnende Sekundärdefekte aus ihm zurückbleiben.

Wir sind heute in der Unterscheidung der Choleratyphoide nicht weiter als Griesinger; vielmehr haben manche Autoren einen entschiedenen Rückschritt damit gemacht, daß sie ein bestimmtes fieberhaftes Choleratyphoid annehmen und davon höchstens die fieberlose Cholerauraemie abtrennen wollen. Das Zusammenfassen ist leicht, das Sondern schwieriger; wir versuchen das letztere:

1. Die erste Form des Choleratyphoids ist die von der exzessiven Reaktion und von dem kongestiven Nachstadium schon unterschiedene Nachkrankheit, die unter dem Bilde der heftigen Gehirnreizung beginnt und wie ein unkomplizirtes Nervenfieber im nosographischen Sinne verläuft. Wir wollen sie das septische Fieber der Cholerarekonvaleszenten nennen.

Zwei oder drei Tage nach der vollkommenen oder unvollkommenen Reaktion verfällt der Kranke in Schlummersucht, beginnt zu fiebern mit bedeutenden Abendsteigerungen und liegt schon am zweiten oder dritten Tage dieser neuen Krankheit in tiefer Bewußtlosigkeit mit vollem schnellem häufigem Puls, gedunsenem Gesicht, geröteten Augen, geschwollenen Gesichts- und Kopfadern, irreredend und unruhig sich hin und her wälzend. Seine Zunge wird rot oder bräunt sich; seine Haut wird trocken und bedeckt sich oft an Armen, Brust und Bauch mit Frieselbläschen. Seine einzige Klage ist trockener Mund und brennender Durst. Unter häufigem oft raschem Wechsel zwischen Besserung und Verschlimmerung verfällt der Kranke von Tag zu Tag mehr, läßt sich endlich nicht mehr aufwecken sondern liegt schnarchend mit weit geöffnetem Munde da; sein Puls wird kleiner oder verschwindet, die zitternde Zunge wird dürr und rissig, ein schwarzer Überzug bedeckt die von den Lippen halbentblößten Zähne, es stellt sich Dekubitus ein.

Manche bekommen am fünften oder siebenten Tage Krämpfe und sterben wie im apoplektischen Anfalle unter Verlangsamung des Pulses und schnarchendem Atmen oder wie in der Eklampsie unter heftiger Steigerung der Krämpfe oder unter raschem Kollaps im Lungenödem. Wenige erholen sich am Ende der ersten Woche unter reichlichem Schweißausbruch. Die meisten siechen langsam hin, bis endlich nach zwei oder drei Wochen das Leben erlischt.

Bei Kindern kann die Krankheit unter dem Bilde des akuten Hydrocephalus verlaufen. Es wechseln Stunden der fieberhaften Erregung mit Stunden des bewußtlosen Darniederliegens. In dieser Zeit der Schwäche liegen sie bleich da mit kühler Haut, hohläugig, um ab und zu mit dem hellen Gehirnschrei aus dem tiefen Schlummer aufzufahren. Der Stuhlgang ist träge oder verstopft, der Harn etwas vermindert. An einzelnen Tagen bessert sich der Zustand, man hofft auf Genesung, aber nach wenigen Stunden kehrt die Bewußtlosigkeit und Kraftlosigkeit wieder.

Die Dauer des septischen Typhoids schwankt zwischen ein und drei Wochen. Diese Nachkrankheit kann ebenso auf einen leichten wie auf einen schweren Verlauf der Cholerakrankheit folgen, ebensowol vorher kräftige wie geschwächte Individuen ergreifen. Ihre Ursache ist, so viel wir heute sehen, eine sekundäre Allgemeininfektion.

§ 146. Im Gegensatz zur sekundären Sepsis der Cholerarekonvaleszenten steht ein anderes Choleratyphoid, das sich in Begleitung und zweifellos als Folge bestimmter sekundärer Darmveränderungen entwickelt. Wir würden es als Choleradysenterie bezeichnen, wenn wir nicht fürchten müßten, mißverstanden zu werden oder Mißverständnisse zu stiften. Nennen wir es also lieber

2. die typhöse Enteritis der Cholerarekonvaleszenten. Auch diese Nachkrankheit beginnt für gewöhnlich zwei oder drei Tage nach beendetem Choleraanfall oder am 4. oder 5. Tage der ganzen Krankheit vom Beginn des Anfalles ab gerechnet; selten prägt sie sich schon am 3. Tage aus. Ihr erstes Zeichen pflegt eine unregelmäßige zögernde, verschleppte, stockende oder unterbrochene Reaktion zu sein. Sie ist zu fürchten, wenn die Reaktion überhaupt nicht deutlich beginnt oder wenn sie gut begonnen hatte und wieder nachläßt, wenn bei wiederkehrendem Puls die Kälte und Cyanose der Glieder nur unvollständig weicht, wenn die Atmung nicht frei wird, der Kranke benommen bleibt, über Kopfweh klagt, seufzt und stöhnt, viel zu trinken begehrt und dennoch wenig oder gar keinen Harn läßt, wenn der seit zwei oder drei Tagen stockende Stuhl-

gang auf einmal wieder mit kleinen schmerzhaften Ausleerungen von übler Farbe und fauligem Geruch einsetzt, von Afterzwang und Not begleitet wird.

Der Kranke bekommt gegen Abend eine auffallende Wärme und Röte des Gesichtes und Kopfes; er hat eine unruhige Nacht mit Träumen und Auffahren aus dem Halbschlafe. Am anderen Morgen liegt er da mit stieren halbgeöffneten Augen, teilnahmslos; er wirft sich unruhig umher, seufzt und stöhnt und murmelt unverständliche Worte; auf Fragen antwortet er mit verwirrtem Erstaunen und lallender Zunge: ja, ja, nein, nein! Seine Zunge zittert beim Hervorstrecken, sie wird rot und trocken. Auch die ganze Haut ist auffallend trocken, dabei wärmlich, selten heiß. Bei genauerer Beobachtung fällt eine Steifigkeit in einzelnen Muskelgebieten auf, im Nacken, in den Oberschenkeln, in den Händen; auch Spannungen und Zuckungen in den Gliedern zeigen sich hier und da. Das Harnlassen geschieht mühsam oder unterbleibt.

In den nächsten Tagen wechseln geringes Fieber und hohes Fieber und Verminderung der Körperwärme oder es besteht eine andauernde Überwärme oder Unterwärme. Zeitweise windet sich der Kranke unter Bauchschmerzen oder wird von leerem Schluchzen und Würgen, bisweilen auch von Brechneigung gequält. Dabei gehen dünne, sehr stinkende, schleimige oder eiterige, oft blutige Stuhlgänge ab. Rasch oder allmählich entwickelt sich ein Meteorismus des Bauches, der sehr empfindlich gegen Berührung und Druck wird, besonders in der Ileocoekalgegend und über dem Nabel. In einzelnen Fällen fehlt der Stuhlgang gänzlich und ein heftiger Tenesmus verhindert sowol den Abgang von Darminhalt wie das Einflößen von Klystiren. Der Harn ist gewöhnlich spärlich, kann bei reichlicheren Durchfällen fehlen oder auch infolge des Tenesmus verhalten werden.

Gewöhnlich sterben die Kranken unter fortschreitender Benommenheit und Schlafsucht zwischen dem dritten und siebenten Tage; seltener zieht sich die Krankheit durch zwei Wochen hin, um dann in Tod oder in Genesung zu enden. Die Genesung pflegt lange Zeit in Anspruch zu nehmen und erst unter mancherlei Schwankungen sich zu befestigen, dabei durch diphtherische Prozesse im Mund und Rachen oder durch die davon gesetzten tiefen Nekrosen erschwert zu werden. Je mehr die Darmerscheinungen hervortreten, je früher diphtherische Beläge und Verschwärungen in den obern Verdauungswegen sich zeigen, desto wahrscheinlicher ist der tödliche Ausgang. Die Genesung erfolgt in ungefähr 30 % der Fälle unter Eintritt eines erquickenden Schlafes mit oder ohne Schweißausbruch. Furunkulose als Nachkrankheit ist häufig.

Kliniker wie Dietl haben dieses Typhoid als metastatisches von dem einfachen Reaktionsfieber und von dem uraemischen Typhoid abgetrennt und als anatomische Veränderung dysenterischer Prozesse im Dünndarm und Magen festgestellt.

Zweifellos häuft sich die Zahl der Erkrankungen an dieser Enteritis postcholerica in einzelnen Epidemien und unter bestimmten Umständen ganz bedeutend, während sie zu anderen Zeiten selten ist. So wurden in Kairo und Alexandrien in der Epidemie des Jahres 1831 keinerlei typhösen Nachkrankheiten beobachtet, überhaupt waren Nachkrankheiten sehr selten. Hingegen kamen dort im Jahre 1848 die Typhoide mit Darmstörungen öfter vor und im Jahre 1850 hatten alle Kranke, ob sie nun an Cholera oder Ruhr oder Anthraxbeulen oder Leberentzündung litten, eine entschiedene Neigung zu bösartiger Typhose, woran nicht wenige starben (PRUNER). Im Kölner Bürgerhospital sah HEIMANN während der Epidemie des Jahres 1849 die Häufigkeit des Typhoids erst in der zweiten Hälfte der Epidemie zunehmen „als die Luft im Hospital durch und durch verdorben war". Die Räumung und Lüftung der Krankensäle hatte einen günstigen Einfluß. GRIESINGER drückt sich über diesen Punkt in der Typhoidfrage vorsichtiger aus; er lehnt die Meinung GENDRIN's, daß das Typhoid vorzugsweise von schlechter Hospitalluft herrühre als eine in der Hauptsache jedenfalls unrichtige Ansicht ab und sagt, Krankenanhäufung und eine zu reizende Behandlung des Anfalles seien dabei vielleicht beteiligt.

PRUNER macht die Bemerkung, daß eine Dysenterie mit schneller eitriger Verschwärung des Dickdarmes auch ohne typhöse Symptome bei Cholerarekonvaleszenten auftreten könne. Diese Bemerkung scheint mir wichtig im Hinblick auf manche Choleraepidemien, die mehr unter dem Bilde der Dysenterie als unter dem des klassischen Choleraanfalles verliefen (§ 152) und im Hinblick auf die im § 117 erwähnten El Torkranken, die bei der Sektion eine chronische Dysenterie aufwiesen. Solche Beobachtungen müssen zu weiteren Untersuchungen veranlassen, keinesfalls mit dem Machtwort abgetan werden: zufällige Verquickung von wahrer Dysenterie und Cholera.

§ 147. Unter dem Bilde des Typhoides verläuft bei Cholerarekonvaleszenten

3. die Cholerauraemie. Man ist berechtigt, sie anzunehmen, wenn der Cholerakranke nach dem Aufhören des eigentlichen Choleraanfalles sogleich oder zwei, drei Tage später ohne Fieber unter Delirien oder tiefem Koma in Bewußtlosigkeit gerät, mit rascher Verengerung der vorher weiten Pupillen, verlangsamtem Pulse, tiefem seltenem schnarchendem Atmen daliegt und dabei Kontrakturen der Glieder zeigt. Dazu muß dann der Nachweis der Nierenentzündung oder der andauernden Anurie oder wenigstens der Nachweis von kohlensaurem Ammoniak im Blute oder in den Dejekten kommen.

Prognostisch sind zwei Fälle zu unterscheiden: der uraemische Zustand ohne wesentliche Nierenläsion und der uraemische Zustand auf dem Boden einer hinzugetretenen Bright'schen Nierenerkrankung. Jener ist eine Teilerscheinung der Bluteindickung und mangelhaften Gewebsdurchspülung und löst sich mit einer nachträglichen Reaktion, falls überhaupt Genesung eintritt; dieser bedeutet eine neue schwere Komplikation, worin Naturhilfe und Kunsthilfe meistens machtlos bleiben.

Die Cholerauraemie beruht wie jede andere Uraemie auf einer wahren Überladung des Blutes und der Gewebe mit harnfähigen Stoffen. Buhl fand in den Muskeln, in der Milz, in der Hirnsubstanz, im Blut, im Liquor cerebrospinalis erhebliche Mengen von Harnstoff. Bouchard macht Alkaloide verantwortlich.

Wie die Ammoniaemie, die Frerichs als die eigentliche Ursache der uraemischen Intoxikation vielleicht mit Unrecht betont hat, die aber immerhin ein häufiges Symptom der Uraemie ist, am Lebenden durch die Streng'sche Probe leicht nachgewiesen werden kann, habe ich gezeigt: Man bringt auf einen Objektträger einen Tropfen Platinchloridlösung, etwas davon entfernt einen Tropfen Blut; zum letzteren fügt man einen Tropfen Kalkmilch oder Sodalösung und bedeckt sofort beide Tropfen, das Platinchlorid und die Blutalkalimischung, mit einem ganz kleinen Uhrgläschen, das über die Ränder des Objektträgers nicht hinausragt, sondern einen Abschluß gegen die Atmosphäre gibt. Das Präparat läßt man ruhig einige Minuten stehen. Das aus dem Blut etwa freiwerdende Ammoniak diffundirt unter dem Uhrgläschen in die abgeschlossene Luft und wird vom Platinchlorid aufgenommen, wobei sich die unter dem Mikroskop leicht erkennbaren Oktaeder des Ammoniumplatinchlorids bilden.

Schneller, schärfer und bequemer wird die Probe, wenn man in der Streng'schen Anordnung das Platinchlorid durch Neßler's Reagenz, das bekanntlich Quecksilberjodid in alkalischer Jodkaliumlösung gelöst enthält, ersetzt. Ammoniakhaltiges Blut erzeugt durch Abgabe des Ammoniaks an den Neßler'schen Tropfen in diesem nach wenigen Augenblicken die mehr oder weniger reichliche Ausscheidung von Quecksilberammoniumjodid, kenntlich an einer gelben, gelbroten bis grauroten Färbung des Tropfens, die am stärksten auffällt, wenn man das Experiment auf einer weißen Porzellanplatte anstellt. Um die Verdunstungsfläche für das Ammoniak zu vergrößern und das Entweichen des Gases unter dem Rande des Uhrschälchens zu verhüten, kann man statt eines kleinen Bluttropfens um den Reagenztropfen herum einen ganzen Blutring bilden, in welchen der Rand des Uhrschälchens eintaucht. Auch kann die Verdunstung des Ammoniaks beschleunigt werden durch vorsichtiges Erwärmen des Präparates auf dem heizbaren Objekttisch bis 35 oder 40 ° C oder durch Berühren des Objektträgers mit einem heißen Glasstab in der Nähe des Uhrgläschens.

Die Zeichen der akuten Nephritis am Harn, spärliche Menge mit niedrigem spezifischem Gewicht, Verminderung des Harnstoffs und der Chloride, hoher Eiweißgehalt, Nierenepithelien, Cylinder, rote Blutkörperchen und Leukozyten müssen daneben geprüft, bestätigt oder ausgeschlossen werden.

Ein beliebter Streit, ob „das ganze Choleratyphoid“ auf Uraemie beruhe, wurde schon von Dietl und von Griesinger als antiquirt bezeichnet. In der Tat sondert eine funktionsfähige Niere im Stadium der Reaktion und in den folgenden Nachkrankheiten die harnfähigen Stoffwechselprodukte, insbesondere den Harnstoff sofort und stetig aus, so daß von einer bleibenden Harnstoffüberladung und Harnvergiftung des Körpers bei den unter 1. und 2. besprochenen Typhoidformen nicht wol die Rede sein kann. Dem entsprechend kann weder im Blute noch in der Atmungsluft das Ammoniak mit der Häufigkeit nachgewiesen werden, als es gemäß der Annahme, jedes Choleratyphoid beruhe auf Uraemie, zu erwarten wäre.

Immerhin muß betont werden, daß fast jeder Cholerakranke im ersten Urin Eiweiß ausscheidet (Noodt 1831) und die Anfänge der Nierenreizung auch in den leichtesten Fällen anatomisch nachgewiesen werden können (Zenker 1851).

Die Kranken mit Cholerauraemie liegen mit trübem schläfrigem Gesichtsausdruck da; sie blicken aus den halboffenen Augen mit stecknadelkopfkleinen starren Pupillen stier in die Ferne und atmen in tiefen seltenen Zügen mit langen Pausen. Dabei ist die Respiration bisweilen von Aufschluchzen unterbrochen und nimmt gerne den Cheyne-Stockes'schen Typus an. Anfänglich ist der Puls hart langsam voll, allmählich wird er weicher, um endlich, nach mehreren Stunden oder Tagen, zu versiegen. Die Zunge ist trocken, rot oder bräunlich, die Haut kühl, von klebrigem öligem Schweiß bedeckt, aus dem sich beim Eintrocknen oft glitzernde Harnstoffkrystalle ausscheiden. Bisweilen besteht Erbrechen, öfter ein stiller anhaltender Durchfall. Allgemeine Krämpfe sind selten, örtliche Muskelzuckungen häufig. In zwei bis höchstens vier Tagen tritt unter fortschreitender allgemeiner Lähmung fast ausnahmslos der Tod ein.

Die Uraemie spielt bei anderen Nachkrankheiten der Cholera zweifellos eine Nebenrolle; sie kann sich in das Bild des septischen Fiebers einmischen; sie tritt in manchen Fällen von Pneumonie, von krupösen Entzündungen der Schleimhäute hinzu und unterstützt wenn nicht die Entstehung dieser Komplikationen so doch ihren üblen Ausgang. Sie alle verlaufen um so regelmäßiger und weniger gefährlich, je freier die Harnabsonderung bei ihnen von statten geht.

§ 148. Die bisher besprochenen typhoiden Nachkrankheiten stellen recht eigentlich Fortsetzungen des primären Choleraanfalles dar. Noch gehört hierher

4. der Cholerarelaps. Am häufigsten wird er in den ersten Tagen der Rekonvaleszenz beobachtet und zwar für gewöhnlich im Anschluß an einen ausgesprochenen Diätfehler, eine Verkühlung oder Überanstrengung. Auch in der zweiten oder dritten Woche nach der Genesung sind Relapse nicht selten und verursachen noch manche Todesfälle. Ihr Verlauf ist gewöhnlich der einer milden Cholerine; doch kann auch der große Anfall mit allen Einzelheiten sich zum zweiten Male wiederholen und nicht so selten sind schwere Choleraanfälle als Nachkrankheit einer einfachen Choleradiarrhoe oder Cholerine.

5. Das Spätrezidiv, sieben bis neun Wochen nach vollendeter Genesung vom ersten Anfalle ist erheblich seltener, wenigstens in den meisten Epidemien, die ja selbst für gewöhnlich nicht länger als sechs bis zehn Wochen dauern. In der St. Petersburger Epidemie des Jahres 1831 war es jedoch nach Lichtenstaedt „nicht selten". Die Königsberger Ärzte sahen es im selben Jahre „häufig" (Königsberg). Ebenso Pruner in Aegypten während der Epidemie 1848. Im Jahre 1855 sah Loder in Traunstein ein Mädchen binnen vier Wochen zweimal erkranken, asphyktisch werden und auch zum zweitenmal genesen. Die bayerischen Ärzte (Bayern Hauptbericht 1856), die sächsischen Ärzte (Günther 1857), Leyden in Königsberg 1866, Cantani in Neapel, Rumpf in Hamburg 1892 und viele Andere beobachteten in einzelnen oder in mehreren Fällen eine völlige Wiederkehr des Choleraanfalles mit allen seinen Folgen mit oder ohne voraufgegangenen Diätfehler während derselben Epidemie. Das Rezidiv nahm meistens tödlichen Ausgang, aber ausnahmsweise konnte einer sogar den dritten schweren Anfall bekommen und auch hiervon genesen (Kaltenbrunner, Pruner).

Der Hirt F. war in Breslau, wo er von der Cholera befallen wurde, in das Krankenhaus aufgenommen und geheilt wieder entlassen worden. Kaum in seine Heimat, die eine halbe Meile von Breslau entfernt liegt, angelangt, besoff er sich mit Branntwein, worauf er aufs neue cholerakrank wurde und nach wenigen Stunden starb.

Ein Polizeisoldat von 44 Jahren hatte im Cholerahospital Emaus in Böhmen die Cholera glücklich bestanden; er fühlte sich ganz wol und versah wieder seinen Dienst. Den 7. März hatte er einen sechsstündigen Wachtdienst am Wasser. Tags darauf erkrankte er an Cholera und starb bereits in der Nacht; die Sektion ergab alle Zeichen der Krankheit.

Ein anderer Mann in Böhmen erkrankte sogar zum dritten Male.

(Kaltenbrunner 1831)

Damit sind die Behauptungen vieler tüchtiger Beobachter wie Gietl, Koch u. A., daß an der Cholera niemand zum zweiten Male erkranke und daß der Choleraanfall eine spezifische Immunität hinterlasse, erledigt. Daß das Cholerarezidiv selten ist, soll nicht geleugnet werden; aber der Grund dafür ist nicht die erworbene Immunität. Es verhält sich mit dem Cholerarezidiv wie mit dem Pestrezidiv. Beide kommen nur ausnahmsweise vor, weil die Epidemien selten sind, weil die Epidemien in wenigen Wochen ablaufen, weil die einmal Befallenen für gewöhnlich vorsichtig geworden sind und weil die Menschen ein schlechtes Gedächtniß für Ausnahmen haben oder haben wollen.

Man hat versucht, das Aufhören der Choleraepidemien auf die erworbene Immunität der Bevölkerung zurückzuführen und als Beweis dafür immer wieder einzelne Fälle angeführt, wo von den zu frühe heimkehrenden Choleraflüchtlingen der eine oder andere noch erkrankt ist. Man verzeichnet, bemerkt hierzu PETTENKOFER, immer nur so einzelne Fälle, zählt aber nie die Tausende von „nicht durchseuchten“ Choleraflüchtlingen, welche zur selben Zeit heimgekehrt sind, ohne zu erkranken.

Wenn es eine erworbene Immunität gegen Cholera gäbe, so müßte das Überstehen des ersten Anfalles wenigstens eine Milderung des zweiten bewirken. Das Gegenteil ist der Fall, wie Kaltenbrunner, Seitz, Henkel (BAYERN Hauptbericht) ausdrücklich bemerken; und auch RUMPF (1893) betont, daß der Verlauf des Cholerarezidivs sich keineswegs durch günstigen Verlauf auszeichnet.

Für die, welche auf die „Immunreaktionen“ im Blute der Cholerakranken Wert legen, diene noch das Folgende. Das Blutserum gesunder Menschen agglutinirt abgetötete Choleravibrionen im Verhältniß von 1:15; das Blutserum von Cholerarekonvaleszenten im Verhältniß von 1:30, höchstens von 1: 50, also nicht viel mehr (SCHIRNOW); dazu kommt, daß das Blut von Typhuskranken Choleravibrionen in der Verdünnung von 1:40 agglutinirt (KARWACKI 1906). — Das Blut der Cholerarekonvaleszenten gewinnt drei Wochen oder sechs Wochen lang nach der Krankheit an bakterizider Kraft, hat sechs Wochen nach bestandenem Anfalle die höchste bakterizide Wirkung und verliert sie etwa im vierten Monate (SOBERNHEIM) oder auch früher (METSCHNIKOFF). In Wirklichkeit ist aber das Cholerarezidiv, das in derselben Epidemie eintritt, gefährlicher als ein Rezidiv im anderen Jahre.

Bei manchen Cholerarekonvaleszenten fehlt jede Spur von erworbener Schutzkraft im Blute während der ersten sechs Wochen nach der Genesung, selbst dann, wenn die Stuhlgänge einen ungeheuren Reichtum an Vibrionen aufwiesen und wenn man im Tierversuch die tausendfache und zweitausendfache Menge des „Immunserums“ anwendete, die nach Pfeiffer ausreichend ist, um ein Meerschweinchen vor der tödlichen Infektion zu schützen (METSCHNIKOFF, NETTER). Umgekehrt hat das Blut von Choleraleichen in der Hälfte der Fälle einen bedeutenden Gehalt an den „Schutzstoffen“ (METSCHNIKOFF 1893).

Wie wenig fest der Glaube an eine erworbene Choleraimmunität in Wirklichkeit ist, geht besonders daraus hervor, daß die meisten derer, die ihn predigen, um den Segen des Choleraimpfschutzes annehmbar zu machen, auch dann, wenn sie sich haben impfen lassen, mit rührender Geschicklichkeit jeder Choleragefahr aus dem Wege gehen, um sich an das sichere Laboratorium oder an den grünen Tisch zu halten. —

Als eine nicht seltene Nachwirkung des Choleraanfalles ist

6. der Choleramarasmus zu erwähnen, dem besonders schwächliche oder schlechtgepflegte, mitunter aber auch vorher ganz gesunde Individuen anheimfallen. Dieser Choleramarasmus hat seine Analogie im Marasmus nach überstandenem Typhus, Influenza, Pest. Wahrscheinlich handelt es sich dabei um verschiedene Ursachen. Meistens mögen dem Choleramarasmus wie dem Typhusmarasmus chronische Veränderungen der Darmschleimhaut, die sie zur normalen Sekretion und Resorption unfähig machen, zugrunde liegen. In manchen Fällen aber scheint es, als ob eine chronische Vibrioneninfektion im Spiele sei, entsprechend der chronischen Influenza, der chronischen Pest. Wenigstens fordern die El Torfälle eine solche Erklärung heraus. Auch hatten manche Choleravibrionenträger, die seit 1895 in Preußen der Überwachung unterworfen worden sind, ein marantisches Aussehen; bei ihnen wäre freilich zu entscheiden, wie viel der zum Saprophyten hinabgesunkene Vibrio, wie viel das Gefühl, unaufhörlich der liebevollen Aufmerksamkeit einer unermüdlichen Seuchenpolizei ausgesetzt zu sein, ihre Gesundheit untergraben hat.

Der Choleramarasmus äußert sich in hochgradiger Abmagerung, fortschreitender Anaemie, Trockenheit und Kühle der Haut, allgemeiner großer Schwäche; in manchen Fällen kommt hinzu die Fortdauer wässeriger Diarrhöen. Nach Wochen oder Monaten stellen sich hydropische Anschwellungen der Füße und des übrigen Körpers, Ascites, Hydrothorax ein und der Kranke erliegt endlich seinem Leiden.

Die Sektionen ergaben Verminderung des Blutes, der Gewebe, katarrhalische oder atrophische Prozesse im Dünndarm (SCOT in Madras 1824, PINEL in Paris 1832, CHOKSEY in Bombay 1897).

Erholung vom Choleramarasmus kommt nur in leichteren Fällen zustande. Eine mildere Erscheinung des Marasmus mögen die jahrelangen neurasthenischen Zustände sein, die RUMPF als Nachwirkung der Hamburger Epidemie des Jahres 1892 betont hat.

§ 149. Von weiteren Choleranachkrankheiten seien kurz noch die folgenden erwähnt.

7. Diphtheritische Prozesse auf den Schleimhäuten der Verdauungswege, im Dünndarm, im Dickdarm, im Munde, im Rachen, in der

Gallenblase, in den Geburtswegen, in der Harnblase mit blutigen und eiterigen Abgängen kommen auch ohne die unter 2. erwähnte typhoide Allgemeinerkrankung als frühe oder späte Komplikationen der Cholerarekonvaleszenz vor.

8. Nekrosen ohne diphtherische Einlagerungen erleiden hier und da stark verfallene elende Patienten in der Mundhöhle, im Rachen, im Magen, im Darm. Es kann dabei zu kleinen häufigen oder großen erschöpfenden Blutungen kommen. Nekrosen an den weiblichen Geschlechtsteilen, am Penis, am Hodensack, an einzelnen Fingern bilden den Übergang zur kalten Gangrän ganzer Körperteile, die weiter unten besprochen werden soll (§ 167).

9. Pyaemien und Septichaemien sind, abgesehen vom septischen Typhoid, als Nachkrankheiten der Cholera äußerst selten; die inneren Teile erholen und beleben sich offenbar weit gründlicher und kräftiger als die stärker angegriffenen Behältnisse des Choleraerregers und als die dem Kreislauf lange entzogene Haut, an denen Diphtherie, Furunkulose und andere Infektionen so häufig sind.

10. Auf der Haut gibt es neben akuter und chronischer Furunkulose Abszesse, die oft tief ins Unterhautzellgewebe und zwischen die Muskeln hinein sich senken. Die Anthraxbeulen mit Anschwellung der Lymphdrüsen am Halse und unter der Achsel, die Pruner in der aegyptischen Epidemie 1848 beobachtete, mögen wol auf die damals gleichzeitige Pestkonstitution zurückzuführen sein.

Bei manchen Cholerarekonvaleszenten früherer Zeiten wurden große schwammige Geschwüre beobachtet, die aus Senfpflasterwunden, aus Aderlaßwunden, aus Blutegelbissen hervorgingen und sich nicht selten unter allen Zeichen des Hospitalbrandes weiter ausbreiteten. In Indien, wo die Eingeborenenärzte und Quacksalber den Gebrauch starker Moxen heute noch lieben, sah ich eine weitausgedehnte Gangrän der Bauchhaut bei einem Cholerarekonvaleszenten, dem ein Pflaster aus Elephantennußöl, von anacardium orientale, im Anfall aufgelegt worden war.

11. Am Auge des Cholerarekonvaleszenten wird nicht selten eine Keratitis beobachtet, die bei langsamem Verlauf des Anfalles infolge von Austrocknung der Hornhaut beginnt und sich in den folgenden Tagen weiter ausbildet. Sie äußert sich zuerst in Gestalt kleiner weißer Wölkchen, die gewöhnlich in der unteren Hälfte der Kornea, die vom Lide unbedeckt bleibt, auftreten, unter schwacher Rötung der benachbarten Konjunktiva. Binnen wenigen Tagen dehnen sich die Wölkchen zu einem dichten Schleier aus und bilden einen weißen Flecken vor der Pupille, der die Sehkraft vermindert oder das Auge ganz verdunkelt. Falls nicht der tödliche Ausgang den weiteren Verlauf unterbrochen hat,

kommt es zu kleinen Geschwüren, an denen alle Entwicklungen und Folgen des Ulcus serpens sich zeigen können.

Die Amaurose, die in ganz akuten Fällen der Cholera plötzlich eintreten kann, besteht sehr selten als Nachkrankheit weiter, weil die davon Ergriffenen meistens im Anfalle sterben.

12. Dasselbe gilt von der Anakusie, die in akuten Anfällen plötzlich eintritt. Sie geht, falls es zur Rekonvaleszenz kommt, wol immer wieder zurück und ebenso verschwindet eine Schwerhörigkeit, die mitunter bei längerem Verlauf des Choleraanfalles entsteht, mit der Genesung.

Otitis externa oder media ist eine seltene Nachkrankheit der Cholera; sie wurde als Begleiterscheinung oder Komplikation der diphtherischen Prozesse im Rachen und der vereiternden Parotitis hier und da gesehen.

§ 150. Zu den seltensten Nachkrankheiten der Cholera gehören

13. Psychosen. Am ehesten wurden sie in Form einer flüchtigen manischen Stimmung oder eines plötzlichen Manieanfalles, der in wenigen Wochen wieder abklingt, beobachtet (Lichtenstädt, Pruner); seltener noch als Melancholie, die sich unter Kopfschmerzen und Schwindelanfällen einstellte; eine vorübergehende Demenz wird hier und da, eine unheilbare Demenz ausnahmsweise verzeichnet. Der Ausbruch eines Delirium tremens nach dem Choleraanfalle soll bei Säufern mitunter vorkommen.

14. Rückenmarksstörungen und Neuritissymptome äußern sich nach dem Choleraanfalle nicht so selten; sie verbleiben in Form einer Paraplegie mit Anaesthesie der Haut oder in Form von Handlähmungen, Fingerlähmungen, Fußlähmungen mit schmerzhafter Kontraktur einzelner Muskelgruppen, die schon im Anfalle unter Krämpfen litten, oder als Formikationen in den Nervenästen und sogar als heftige Neuralgien. Alle diese Störungen gehen meistens im Laufe von Wochen oder Monaten zurück, falls sie nicht von so tiefgreifenden Prozessen wie Gangrän und Nekrose begleitet werden.

15. Empfindlichkeit der Verdauungswege besonders des Darmes, Neigung zu Gastralgien und Koliken, das Bild der chronischen Gastritis und chronischen Enteritis mit Diarrhöen oder mit hartnäckiger Verstopfung bleiben nach der Cholera häufig zurück.

16. Die Lungen leiden, wenn wir von den im Nachtyphoid gelegentlich beobachteten Pneumonien absehen, unter der Nachwirkung der Cholera wol kaum, falls sie vorher gesund waren. Eine rasche Entwickelung von Lungenphthise bei solchen, die vor dem Anfalle tuberkulös waren, wird von einigen Ärzten hervorgehoben.

17. An den Harnwegen bleiben nicht selten Störungen zurück, besonders Schmerzen in der Harnblase, die von der Austrocknung der

Schleimhaut oder von der heftigen Zusammenziehung der Muskularis herrühren; ferner Sphinkterlähmung mit Incontinentia urinae; Blasenlähmung mit gänzlicher Harnverhaltung oder Ischuria paradoxa. Die Prognose dieser Zustände ist nicht schlecht.

Die Choleranephritis klingt fast ausnahmslos in den nächsten vier bis sechs Wochen völlig ab, falls nicht im Coma uraemicum der Tod eintrat. Chronischer Morbus Bright mit Hydrops als Nachkrankheit des Choleraanfalles ist nur ganz ausnahmsweise beobachtet worden; um so häufiger langwieriges Anasarka der Füße ohne Nephritis als Ausdruck des Choleramarasmus.

Eine einfache Polyurie sowie das Entstehen des Diabetes mellitus in unmittelbarem Anschluß an die Genesung vom Choleraanfall beobachteten Hamernijk, Dietl und andere Ärzte.

XXII. Zum Verlauf des Choleraanfalles.

§ 151. Die kürzeste Inkubationszeit der Cholerakrankheit beträgt wenige Stunden, vielleicht 6 oder 7. Die längste Inkubationszeit kennen wir nicht sicher, sie wird zweifellos für gewöhnlich bedeutend unterschätzt, wenn man die landläufigen Zeiten von 12—24 Stunden (Delbrück, Kirsch), 48—72 Stunden (Cazalas), 50—60 Stunden (Spindler) anführt. Für gewöhnlich überschreitet sie 6 Tage nicht, wie schon aus dem Gutachten des englischen Reichsgesundheitsamtes, des Central Board of Health, vom Jahre 1832 hervorgeht. Darin wurde die Frage: Wie groß ist der längste Zeitraum zwischen der Aufnahme des Choleraansteckungsstoffes in den Körper und dem äußeren Erscheinen der ersten Krankheitssymptome? auf Grund vieler Beispiele aus Ostindien, aus England und aus achtzehn englischen Schiffen, die von der Ostsee nach England kamen, dahin beantwortet: Die Entwickelung der Krankheit geschieht am häufigsten den 1. Tag, dann oft zwischen dem 2. und 5., seltener am 6. Tage und ganz ausnahmsweise noch später.

Die kürzeste Zeit beträgt wenige Stunden bis zwei Tage: Ein frisch von Europa gekommenes und in Kalkutta ausgeschifftes Regiment kann in den ersten drei Tagen nach der Ankunft viele Leute verlieren, und es gibt zweifellose Beispiele, daß Reisende am selben Tage, wo sie über See gekommen einen Choleraort betraten, von der Krankheit ergriffen wurden (Searle).

Auch in Deutschland erkrankten Gesunde, die an einem Choleraorte anlangten, in den Epidemien 1854 und 1873 binnen wenigen Stunden und zwei Tagen, im Mittel nach $1^1/_2$ Tagen. Aber auch eine Brütefrist von $2^1/_2$—5 Tagen war nicht selten; eine solche von 7—8 Tagen kam mitunter vor; 14 Tage war die längste Zeit (Pettenkofer).

Dieselben Fristen stellte FAYE für Schweden fest.

Inkubationszeit der Cholerakrankheit und Entwickelungszeit des Choleraerregers im Darm dürfen nicht miteinander verwechselt werden. Denn nicht jede Einwanderung des Vibrio cholerae in den Darm bedeutet Krankheit, wie wir wiederholt betont haben. Menschen, die eine Choleravibrionenflora im Darm haben und sich dabei wol fühlen, bilden einen Teil der Epidemie und vielleicht einen Teil der Choleragefahr für ihre Umgebung, aber nicht einen Teil der Cholerapathologie. Die Grenze zwischen Choleravibrioneninvasion und Choleravibrioneninfektion läßt sich theoretisch nicht bestimmen. Ob und wie spät nach der Invasion und Besiedelung des Darmes bei gesunden Vibrionenträgern noch unter der Einwirkung bestimmter Gelegenheitsursachen, Einführung von salpeterhaltiger Nahrung, von salpeterhaltigem Wasser, die Infektion oder vielmehr die Intoxikation und damit die Erkrankung beginnen kann, ist eine offene Frage, die nur durch die Fortsetzung des Experimentes gelöst werden könnte, das Pettenkofer und Emmerich an sich selbst, Andere an anderen gewagt haben.

Nachdem in den weitaus meisten Fällen gefunden worden ist, daß der Darm der Vibrionenträger wie der Cholerakranken sich binnen vierzehn Tagen der fremden Vibrionenflora entledigt, darf man annehmen, daß eine Inkubation von 14 Tagen für gewöhnlich nicht überschritten wird. Hierzu stimmt die Beobachtung von RAIMBERT in der Ortschaft Bourg de Conie während der Epidemie des Jahres 1868:

Die Inkubation der Cholerakrankheit dauerte:

wenige Stunden bis 1 Tag	in	11 Fällen
1 bis 2 Tage	„	35 „
3 „ 7 „	„	11 „
8 „ 12 „	„	6 „
24 „	„	1 Falle

In welcher Zeit der ganze Darm mit Choleravibrionen überschwemmt sein kann, lehren die Versuche von PETTENKOFER, der 60 Stunden, und von EMMERICH, der 46 Stunden nach der Aufnahme einer Kommabazillenreinkultur wässerige Durchfälle, die von Bazillen wimmelten, bekam. Wie spät sich ausnahmsweise der Darm von dieser Flora befreit, lehren die im § 73 angeführten Beispiele von monatelanger und selbst ein Jahr langer Vibrionentracht. —

Wenn man Beispiele anführt, wo auf Schiffen oder in Quarantänen Leute erst 40 Tage und später nach dem Verlassen eines Choleraortes in die Krankheit fielen, um zu beweisen, daß die Inkubation auch 14 Tage überschreiten kann, so können derartige Beobachtungen auch anders erklärt werden, durch die seltene Kontaktinfektion von Vibrionenträgern her oder durch Verseuchung der Quarantäne.

Im Jahre 1866 erkrankten von 1511 Soldaten, die aus Marseille nach Algier eingeschifft wurden und hier in Quarantäne kamen

6	Tage	nach	der	Abfahrt	1	18	Tage	nach	der	Abfahrt	1
7	„	„	„	„	1	20	„	„	„	„	2
8	„	„	„	„	1	25	„	„	„	„	1
9	„	„	„	„	2	29	„	„	„	„	1
14	„	„	„	„	1	37	„	„	„	„	1
15	„	„	„	„	2	40	„	„	„	„	1
17	„	„	„	„	2	41	„	„	„	„	1

(Cazalas)

Am 23. August 1865 fuhr der Dampfer Renown von Gibraltar ab, wo es Cholera gab; am Tage zuvor war auf dem Schiff ein Mensch an der Cholera erkrankt. Am 5. September, 13 Tage nach der Abfahrt, erkrankten mehrere Passagiere an der Cholera (Rutherford).

Am 9. November 1848 fuhr ein Auswandererschiff von Havre ab, wo es keine Cholera gab; aber einige Deutsche, die aus verseuchten Orten kamen, waren eingeschifft worden. Erst am 16. Tage nach der Abfahrt begann eine kleine Reihe von Choleraerkrankungen (Laveran).

Das sind bemerkenswerte Beobachtungen, aber nicht für die Bestimmung der Inkubationszeit ohne weiteres brauchbare.

§ 152. Die vom Choleravibrio besiedelten Menschen könnten gemäß der Einwirkung des Parasiten in eine lange Reihe geordnet werden, die von einem Nullpunkt aus, der dem völligen Mangel von Krankheitszeichen entspricht, aufsteigt bis zu furchtbaren fast blitzartig tödlichen Erkrankungen und die dazwischen die verschiedenen Abstufungen des Leidens enthält, die wir als flüchtiges Unwohlsein vor und während der Epidemie, als Cholerafragmente, als einfache Diarrhöen, als Cholerinen, als erethistische und als protrahirte Choleraanfälle bei der Darstellung des Krankheitsbildes gekennzeichnet haben.

Wir müssen noch nachtragen, daß sich in einzelnen örtlichen Epidemien ganz abweichende Krankheitsbilder der Cholera gezeigt haben, deren Zugehörigkeit zur Seuche bakteriologisch noch zu erweisen wäre.

Wir denken hier zunächst an die Epidemien, in denen die Krankheit in ihrem ganzen Bilde und Verlauf der Ruhrkrankheit auffallend ähnlich wurde, von vorneherein unter zerreißenden Bauchschmerzen, unaufhörlichem Stuhlgang und Afterzwang, häufigen blutigeitrigen Abgängen verlief, sich über eine Woche und länger hinzog und keineswegs mit einer Reaktion sondern unter sehr langsamer Erholung zu Ende kam.

Mit Rücksicht auf das klinische Bild ohne weiteres zu entscheiden, hier habe eben Ruhr und keine Cholera vorgelegen, geht nicht an, wie schon im § 146 angedeutet wurde. Mitunter mögen beide Krankheiten zusammengewirkt haben, wie in der „epidemischen Ruhr“, die Fallot im Winter 1831—32 unter der Garnison von Namur beobachtete:

Die Krankheit begann fast stets plötzlich bei Nacht, war mit einem allgemeinen Gefühl von Kälte und Kraftlosigkeit verbunden, verlief unter heftigen schmerzhaften Ausleerungen, die, anfangs kothaltig und flüssig, bald blutig wurden. Bei einigen Kranken war im Anfange Erbrechen unter Zusammenschnürung der Oberbauchgegend und Hervorbringen von lauchgrüner stinkender Flüssigkeit. Im Verlauf quälten reißende Schmerzen im Unterbauch, unaufhörlicher Stuhldrang, wobei der Kranke mit Mühe und unter heftigen Schmerzen kaum einige Tropfen Blut oder blutige Gerinnsel aus dem After drückte. Die Urinabsonderung war aufgehoben. Die Haut wurde faltig, die Gesichtszüge zusammengezogen, die Augen fielen ein, die Körperwärme sank, wobei besonders die Gliedmaaßen und am meisten die Füße erkalteten. Der Puls wurde fadenförmig, ohne schneller zu werden und versiegte endlich. Der Durst war wechselnd. Wenn das Erbrechen im Anfang der Krankheit auftrat, wurden bisweilen Wadenkrämpfe beobachtet. Im günstigsten Falle brachte nach einigen Stunden eine lebhafte Reaktion die Genesung. Bei Verschlimmerung nahm die Kälte rasch zu, es trat Schluchzen ein, Ausleerungen ohne Unterlaß, von grünschwarzer Farbe, süßlichem ekelerregendem Geruch. Endlich erlosch in dem leichenhaft entstellten marmorkalten erschöpften Körper der Lebensfunke. —

Eine andere Abart der Cholerakrankheit soll die Lungencholera sein. Dann beobachtete in der Danziger Epidemie des Jahres 1831 manche Erkrankten, die nach leichtem Schwindel, geringem Erbrechen und geringer kotiger Diarrhoe einen sehr schnellen Puls bekamen, mit warmem reichlichem Schweiß auf der warmen Haut unter Beklemmung dalagen und nach acht bis zwölf Stunden unter Brustkrämpfen rasch zugrunde gingen. Solche Fälle hatte er 1830 in Moskau nicht gesehen. Man könnte über diese und ähnliche Beobachtungen mit Griesinger hinweggehen, wenn nicht auch in dem ausgezeichneten Berichte Niemeyer's über die Magdeburger Epidemie von 1831 die Erfahrung betont wäre, daß in dem damaligen schweren Ausbruch die Brustorgane häufig stark affizirt waren, Zeichen auf der Brust in Form von Husten, Atemnot, Angstzufällen ganz besonders hervortraten und daß der Tod unter Lungenlähmung eintrat. Ebenso ist von Dietl hervorgehoben worden, daß in vielen Fällen in Krakau die Atmung lange vor dem Puls verschwand, was dem regelrechten Verlauf durchaus entgegengesetzt ist; denn fast ausnahmslos gerät im Choleraanfall der Kreislauf lange schon ins Stocken, wenn die Respiration noch regelmäßig und ungestört vonstatten geht. Aus der Königsberger Epidemie des Jahres 1831 hebt Jakobson hervor, daß eine Kongestion nach den Lungen in der Regel den Tod herbeiführte.

Auch das ist keineswegs eine häufige Beobachtung in der Cholera. Anatomische Beobachtungen über die „Lungencholera“ haben PARKES (1847), PIROGOFF (1849), WALTHER (1869) gemacht. (Vgl. § 186.)

Als weitere Abart des Choleraanfalles wird die Hautcholera erwähnt. So äußerte sich im Jahre 1831 in Hamburg das Leiden bei vielen Kranken nicht mit Kaltwerden und Trockenwerden der Haut sondern in großer Neigung zu Schweißen, die typisch wie beim Wechselfieber auftraten, so daß manche Ärzte an diese Krankheit dachten (STROMEYER). Ähnliche Beobachtungen machte man in den Jahren 1866 und 1867 in Paris. Die Ergriffenen fielen in große allgemeine Mattigkeit, klagten über Appetitverlust, Magendruck, Kopfweh und Durst; sie zeigten eine weiße Zunge und einen erhöhten Puls. Die Haut wurde warm, weich und bedeckte sich an Stirn und Brust mit kühlem Schweiß oder wurde am ganzen Körper von einem allgemeinen und sehr reichlichen Schweiß bedeckt, dem bald ein Schweißfriesel folgte. Der Schweiß reagirte auf Lakmus alkalisch. Bei alledem bestand Verstopfung oder ein wenig Diarrhoe; Bronchitis gesellte sich häufig hinzu. Die Krankheit konnte sich auf drei oder vier Wochen ausdehnen. Keiner der so Erkrankten bekam die gewöhnliche Form des Choleranfalles (NICAISE).

Zweifellos sind in den meisten Choleraepidemien derartige Beobachtungen nicht gemacht worden.

§ 153. In Cholerazeiten eine Grenze zwischen Unverseuchten mit Durchfällen und zwischen Choleraergriffenen mit leichter Choleradiarrhoe zu ziehen, ist bisher weder klinisch noch bakterioskopisch möglich. Die kleinste Darmstörung kann das Zeichen des Cholerainfektes, das Zeichen einer Abortivinfektion oder vielmehr Abortivintoxikation sowie das Vorzeichen eines bälder oder später sich einstellenden ausgebildeten Choleraanfalles sein. Ebensowenig ist die Grenze zwischen Choleradiarrhoe und Cholerine scharf zu ziehen. Der eigentliche Choleraanfall ist gekennzeichnet durch den Übergang der gefärbten Stuhlausleerungen zu den ungefärbten.

In den seltenen Fällen, wo die Ausleerungen ganz fehlen oder nicht charakteristisch sind, muß der Grad der Schwere nach dem Allegemeinzustand und insbesondere nach den Verhältnissen der Muskelkraft und des Kreislaufes beurteilt werden. Die subjektiven Beschwerden beweisen für die Schwere des Anfalles wenig. Ein Sterbender kann sich wohlfühlen, ein kaum von der Intoxikation Angerührter in die furchtbarste Angst geraten, über Schwindel, Brechnot, Bauchgrimmen jammern. Im Allgemeinen sind die Fälle mit heftigen Symptomen aussichtsvoller als die mit trügerischer Ruhe (§ 135, § 136).

Auch die objektiven Zeichen sind mit größter Vorsicht zu beurteilen. Von einer Minute zur anderen kann der scheinbar leichte Fall in den schweren übergehen und die fragmentarischen Formen, bei denen die klassischen Zeichen des Cholerabildes zum Teil oder sämtlich fehlen, sind oft nicht minder gefährlich als die wohlausgebildeten Erkrankungen. So erliegen besonders Geschwächte, Sieche, Greise, Säuglinge der Epidemie häufig unter den einfachen Symptomen eines schwachen Unwohlseins, einer raschen Entkräftung; ein, zwei Durchfälle, ein Stocken des Herzens und alles ist zu Ende oder das Ende ist mit einer tagelangen Ohnmacht vorbereitet.

An die leichten Brechdurchfälle mit scheinbar guter Erholung kann sich rasch ein schweres Typhoid anschließen.

Kurz, ob ein Anfall ein leichter war, ob er Diarrhoe, Cholerine, Cholera zu benennen ist, läßt sich oft erst rückschauend aussprechen.

Die schweren Fälle sind natürlich im Allgemeinen früher zu erkennen. Wo die heftigen Zeichen der Erregung, massenhafte Ausleerungen und heftige Muskelkrämpfe bald in die Zeichen des Erliegens mit Einfallen des Gesichtes, Absinken des Pulses, Erlöschen der Stimme, Stocken des Harnes, Kälte und Cyanose der Gliedmaaßen übergehen oder wo diese Zeichen sich von vorneherein geltend machen, da ist kein Zweifel, daß es sich um einen schweren Fall handelt; sein Übergang in das Typhoid ist fast gewiß.

Die schwersten Fälle verlaufen so rasch, daß von einer Überlegung nicht die Rede sein kann. Ohne deutliche Vorboten, bisweilen wie aus heiterem Himmel vom Blitz getroffen, verfällt der Ergriffene unter stürmischen Ausleerungen in äußerste Schwäche, wird pulslos, bekommt ein paar Krämpfe und stirbt in wenigen Stunden, spätestens bis zum Ende des ersten Tages.

Den höchsten Grad der Krankheit bezeichnen die sehr seltenen Fälle, in denen Menschen während der Epidemie nur einen heftigen Schwindel fühlen, plötzlich blind und taub werden, umsinken und in wenigen Minuten sterben, so daß erst die Sektion die Ursache des Todes enthüllt.

Im Allgemeinen bedeutet in der Cholerakrankheit jede Stunde des Leidens einen Gewinn. Je langsamer sich die Krankheit entwickelt, je länger sie dauert, um so mehr ist Hoffnung, daß das Leben erhalten bleibe, abgesehen natürlich von den Fällen, in denen das Hinziehen der Krankheit nach dem Eintreten einer ungenügenden oder wiederholt unterbrochenen Reaktion nur ein verlängertes Sterben ist.

§ 154. Auf den Ablauf der Cholerakrankheit scheinen mindestens drei Gründe einen bestimmenden Einfluß zu haben:

1. Der Erreger selbst. Es gibt hochvirulente und schwachvirulente Choleravibrionen. Ich meine hier nicht die offizielle Meerschweinchenvirulenz (§ 110), sondern die Denitrifikationskraft im Menschendarm. Es

gibt solche, die auf die Nitrate eine äußerst heftige Reduktionswirkung üben und solche, denen diese Energie fast ganz oder ganz fehlt. Demgemäß gibt es schwere Epidemien und leichte Epidemien (§ 70 und § 133), schwere Fälle und leichte Fälle (§ 132). Daß die Schwere der Epidemie im letzten Grunde eine Frage der örtlichen Bodenbeschaffenheit, daß die Leichtheit einzelner Fälle in schweren Epidemien eine Frage der Übertragungsweise ist, haben wir nach EMMERICH im § 70 und § 74 gezeigt.

Eine auffallend leichte Epidemie herrschte im Dezember 1831 in Schemnitz, wo von hundert Ergriffenen kaum einer starb (SCHEMNITZ). Im Gegensatz zu ihr steht der schwere Anfang der Wiener Epidemie im September 1831, wo während der ersten Woche fast alle Ergriffenen starben.

In den schweren Epidemien kommt das Krankheitsbild bisweilen gar nicht zur Entwickelung. So geschah es im Jahre 1831 in Magdeburg, wo von 631 Kranken 475 starben und nur 156 genasen; im Anfange verliefen die meisten Anfälle ohne Cyanose, ohne ausgebildete Krämpfe unter heftigen Ausleerungen in raschen Tod (NIEMEYER). Ebenso in Wien 1831. Zu Beginn der Epidemie, zwischen dem 14. und 19. September, wurden die Ergriffenen sogleich von heftigen Krämpfen befallen, denen dann sofort der tödliche Kollaps folgte. Das Leben erlosch wenige Stunden später, ohne daß auch nur die geringste Gegenwehr von Seiten des erkrankten Organismus geschehen wäre (CERUTTI, VON REIDER).

2. Die Zeit der Epidemie. Es sei hier nur daran erinnert, daß es Choleraepidemien gibt, die über eine von Magendarmstörungen, insbesondere von Diarrhöen schon vorher heimgesuchte Bevölkerung kommen; andere in denen ein derartiger vorbereitender Genius epidemicus nicht herrschte, als die Einsaat des Vibrio geschah. Es scheint, als ob die also vorbereiteten Epidemien milder verlaufen als die brutal einsetzenden und auch die einzelnen Anfälle der Mehrzahl nach zu den milderen gehören. Daß die Phase der Epidemie auf die Schwere der Anfälle einen bedeutenden Einfluß hat, ist eine allgemeine Beobachtung (§ 132).

Epidemien, die sehr heftig und tödlich beginnen, lassen mit ansteigender Krankenziffer meistens an Wut nach. So gab es in der schweren Epidemie, die am 3. Oktober 1831 in Magdeburg begann, in der

1.	Woche	17	Todesfälle	keine	Genesenen
2.	„	59	„	17	„
3.	„	96	„	17	„
4.	„	74	„	53	„
5.	„	46	„	65	„

Fortan überwog die Zahl der Genesungen, bis in der Mitte des Dezembermonates trotz rasch absinkender Epidemie nochmals für drei Wochen ein Überwiegen der Todesfälle kam (NIEMEYER).

Ganz ähnlich war der Verlauf des Wiener Ausbruches im Jahre 1831. Bis zum neunten Tage überwogen die Sterbefälle, von da ab die Genesungen (von Reider).

In der Magdeburger Epidemie änderte sich das Krankheitsbild derart, daß der einzelne Anfall sich immer langsamer entwickelte, immer symptomenreicher wurde, auf immer mehrere Tage erstreckte und langsamer zum Tode oder zur Genesung führte, auch das typhoide Nachstadium häufiger auftrat. Im Zeitraum der Abnahme der Seuche verliefen alle Anfälle milder, bis die erwähnte Steigerung eintrat.

3. Die Konstitution des Kranken. Sie ist in Choleraepidemien wie in Pestepidemien von großer Bedeutung für die Schwere des Anfalles; im Gegensatz zum Bauchtyphus, der vorzugsweise kräftige Subjekte auf der Höhe des Lebens ergreift, wählen jene Seuchen besonders die anbrüchigen Körper aus, die Schwachen, Elenden, Kranken.

Dementsprechend verläuft das Krankheitsbild der Cholera in Orten, wo solche Lebensschwache zusammengehäuft sind, in Siechenhäusern, Nachtasylen, Gefängnissen, Krankenhäusern, oft scheinbar milde aber durchaus tödlich. So war es, als die Cholera in der englischen Hafenstadt Sunderland im Jahre 1831 nur die Halbverhungerten, die Säufer und Obdachlosen wegraffte, als sie in Glasgow im Jahre 1848 von 100 Trinkern 91, von 100 Enthaltsamen 19 tötete, so daß der Doktor Adams gerne über jede Kneipe die Inschrift gesetzt hätte: Hier wird Cholera verkauft! Ebenso war es in den Jahren 1848 und 1849 zu Madras in Indien; von 1000 dem Alkohol und Opium ergebenen Menschen starben 40, von 1000 Mäßigen 23, von 1000 Enthaltsamen 11.

Bryden hat in Indien für zwanzig Jahre die Cholerazahl unter den Eingeborenenregimentern und unter den europäischen Regimentern, die in derselben Garnison wohnten, zusammengestellt und gefunden, daß von 63 409 europäischen Soldaten 35,7 ‰, von 96 648 indischen Soldaten 4,1 ‰ an der Cholera gestorben sind. Danach litten die Europäer 13 mal mehr als die Eingeborenen.

Diese Immunität der Eingeborenen ist aber nur scheinbar; sie vermindert sich, sobald ihre Regimenter auf den Marsch kommen und übermüdet werden, und besonders, wenn sie mit schlechter Kost auf den Uferschiffen des Ganges dichtgedrängt transportirt werden. Die scheinbare Immunität beruht auf der strengsauberen Zubereitung der Nahrungsmittel des Indiers in geordneten, ruhigen Verhältnissen. Werden diese durch Heerzüge und durch Eingriffe europäischer Kultur, die in Indien wahrer Unkultur entspricht, gestört oder aufgehoben, so nimmt die Cholera unter ihnen überhand. Im Allgemeinen ist der kräftige Europäer in Indien der Cholera weniger unterworfen als der zarte Hindu. Seine Disposition steigt aber durch Ausschweifungen und Überanstrengungen.

Im Jahre 1869 starben im Pendschab 7,3 ‰ der Eingeborenen, in Kohat 14 ‰ der Eingeborenen an der Cholera; in Agra von 1058 Europäern nur einer. So ist es alljährlich in Kalkutta, in Madras, in Bombay.

Daß die Europäer wie die Hindus auf der Reise oder auf dem Marsch viel häufiger und heftiger von der Cholera ergriffen werden als in der Stadt und Garnison, beruht nicht allein auf einer Schwächung des Körpers durch Reiseanstrengungen und auf einer Vernachlässigung der Speisenverwahrung und Speisenzubereitung sondern oft auch darauf, daß es in Indien vielfache Gelegenheit gibt, Choleraplätze bei der Wanderschaft zu betreten (§ 76).

Im Allgemeinen ist die Cholera eine Krankheit des Proletariats. Aus noch wenig durchsichtigen Gründen ergreift sie gelegentlich aber auch einmal von vornherein und vorzugsweise die besseren Klassen. So war es 1831 in Wien, wo sie in der Altstadt zuerst viele Leute aus den höheren Ständen und aus den besten Familien befiel und gerade bei denen, die durchaus nicht der gesunden Nahrung, geräumigen Wohnung und Reinlichkeit ermangelten, bedeutende Verwüstungen anrichtete. Wie sich dabei die Sterblichkeit in den ersten Tagen verhielt, zeigen die folgenden Ziffern.

In der Choleraepidemie 1831 gab es in Wien

	Kranke	Tote	Genesene
am 14. September	41	10	1
15. „	139	64	1
16. „	127	58	3
17. „	111	36	7
18. „	130	59	7
19. „	117	41	17

(Cerutti, von Reider)

Daß bei kräftigen gesunden Menschen der Anfall im Allgemeinen unter heftigeren Symptomen verläuft als bei zarten, schwächlichen und kranken Menschen, daß bei jenen das Erbrechen weit häufiger und stürmischer, die Durchfälle massenhafter, die Muskelkrämpfe wütender, die Erregung größer, der Tod schwerer zu sein pflegen, bei diesen das Pulsloswerden, das Erkalten, die Schwäche, das Sterben früher, der Tod leichter eintritt, ist im § 138 und § 139 gezeigt worden.

Es sind gewöhnlich schwache Menschen, die im Anfalle sterben, ohne daß die Stuhlgänge übermäßig und bevor diese farblos geworden sind; und die Cholera sicca, die im Beginn mancher Epidemien sich häuft, die ohne Entleerungen nach außen und ohne innere Ansammlungen im Darmkanale rasch tötet, betrifft fast nur elende unterernährte Personen. —

Am gleichen Orte werden oft die verschiedenen Bevölkerungsbestandteile sehr verschieden ergriffen. So wurde schon erwähnt, daß in Indien im Allgemeinen die Europäer bedeutend weniger unter den Choleraepidemien leiden als die Eingeborenen, daß aber auch einmal das umgekehrte Verhältnis hervortreten kann, wie bei den gemischten Truppenkörpern. — Auf den Antillen leiden die Neger weit stärker als die Europäer. Ebenso starben in den Vereinigten Staaten Nordamerikas im Cholerajahr 1866 weit mehr Neger als Weiße. Das Verhältniß war damals 135 °/₀₀ Mortalität bei den schwarzen Truppen, 77 °/₀₀ bei den weißen (United States).

In demselben Jahre gab es in Basse-Terre unter den französischen Truppen eine Mortalität von 125 °/₀₀ bei den Schwarzen, 31 °/₀₀ bei der weißen Artillerie, 40 °/₀₀ bei der weißen Infanterie.

In Deutschland wurden 1866 die Juden ziemlich verschont, in Antwerpen (Stokvis), in Algier (Vincent), in Smyrna (Burguières) am stärksten hingerafft.

Daß hier nicht die Rassenunterschiede von wesentlichem Einfluß sind, sondern die Lebensweise die vermehrte Morbidität und Mortalität bewirkt, bedarf nicht der Erörterung.

§ 155. Das Verhalten der Greise und der vorzeitig Geschwächten in Choleraepidemien entspricht einer geringeren Widerstandskraft. Die leichteste Diarrhoe ist in Cholerazeiten bei einem Menschen über sechzig Jahre fast ausnahmslos wirkliche Cholerakrankheit, der schwächste Anfall schon im höchsten Grade gefährlich. Bei mäßigen Durchfällen und geringen Muskelkrämpfen erfolgt eine rasche maaßlose Entkräftung und Erkaltung. Falls der Tod nicht im Anfalle selbst eintritt, so erfolgt er sicher durch die nachfolgende Erschöpfung.

Was für das Greisenalter gilt für die ungeborene Frucht. Die meisten Schwangeren abortiren in schweren Choleragängen. Der Foetus kommt tot und mit den anatomischen Veränderungen der Cholera behaftet zur Welt (Buhl). Die Ausstoßung der Frucht erfolgt nach den meisten Angaben weit häufiger in den ersten drei Monaten der Schwangerschaft als später. Hingegen beobachtete Dietl in Krakau am häufigsten den Abort im siebenten und achten Monat. Mit den ersten Cholerazeichen bei der Mutter hörten die Kindesbewegungen auf, der Uterus senkte sich, es kamen Wehen und dann eine überstürzte Geburt. Der Mutter war die Cholera stets tödlich, wenn die Wehen ausblieben. Ältere Früchte gehen oft noch nach Wochen ohne die anatomischen Zeichen der Cholerakrankheit, faultot, ab (Gendrin).

Die Kinder leiden in einzelnen Epidemien ganz auffallend, während sie in anderen mehr verschont bleiben als die Erwachsenen. Besonders stark wurden die Kinder in den Jahren 1848 und 1849 in London (Peacock) und in Prag (Löschner) und in Berlin (Leubuscher) heimgesucht. Im Jahre 1866 waren in Berlin die beiden ersten Lebensjahre am stärksten betroffen. In Zwickau lieferten während derselben Epidemie die drei ersten Lebensjahre 10 %, die sieben folgenden 14 % der Erkrankten. In Stettin gab 1866 die erste Kindheit bis zum Ende des neunten Lebensjahres 25 % aller Erkrankungen. In Thüringen und Sachsen litt das Säuglingsalter weniger, dafür aber gehörte ein Viertel aller Todesfälle den ersten zehn Jahren und ein Drittel aller Todesfälle den ersten fünfzehn Jahren an (L. Pfeiffer).

Der Beginn des Anfalles ist bei Kindern sehr häufig durch erhöhten Durst, sodann durch Erbrechen und plötzliche Diarrhoe bezeichnet. Die prodromale, praemonitorische Diarrhoe ist verhältnißmäßig selten. Gewiß geht auch bei Kindern ein Durchfall der Cholerakrankheit in manchen Zeiten vorauf; aber es handelt sich dann gewöhnlich um solche Kinder, die der epidemischen Schädlichkeit noch nicht ausgesetzt waren und ihren Durchfall aus anderer Ursache bekamen, um frisch entwöhnte Kinder mit unzweckmäßiger Ernährung, um Landkinder, die ihren Magen mit Obst überladen haben u. s.w.

Die Ausleerungen sind bei Kindern im Anfalle fast ausnahmslos äußerst profus. Nachdem rasch der kotige Darminhalt entleert worden, sprudelt nun weiterhin die wässerige, milchige oder reiswasserartige geruchlose oder fade riechende Flüssigkeit von sehr niedrigem spezifischem Gewicht und saurer oder schwach alkalischer Reaktion unaufhörlich hervor. Mit oder vor oder bald nach der Diarrhoe beginnt das Erbrechen, das selten bei einem Cholerakinde fehlt, bei älteren Kindern reichlicher als bei Säuglingen zu sein pflegt und wie die Darmausleerungen gewöhnlich die Beschaffenheit des Reiswassers annimmt.

Temperatursteigerungen um mehrere Grade im Beginn des Anfalles neben anderen Zeichen des Erethismus beobachtete Monti in Wien während der Epidemie des Jahres 1866 bei manchen Kindern. Eine hydrocephalische Form sah Niemeyer in Magdeburg 1831. Es kam, schreibt er, bei den Kindern nicht zu paralytischen Erscheinungen sondern zu den Zeichen des Hydrocephalus acutus mit raschem, in wenigen Stunden tödlichem Verlauf trotz frühzeitiger kräftiger Reaktion. — In anderen Epidemien verlief das Hydrocephaloid der Kinder unter schwerem Sopor aber mit gutem Urinfluß günstig (Hervieux).

Je jünger das Kind, um so schneller pflegt die Krankheit zur Erschöpfung zu führen; das trifft besonders für die ersten vier Lebensmonate zu. Keine Vorboten, wenig oder gar kein Erbrechen, ein paar wässerige Durchfälle, rasches Verfallen des Gesichtes und Verwelken des Körpers, Absinken der Herztätigkeit und Atmung, Versiegen des Harnes und schon nach einer halben oder ganzen Stunde kann das Kindchen mit offenen starren erstorbenen Augen und mit erloschener Stimme kalt daliegen, um nach ein paar Stunden den letzten Atemzug zu tun, ohne daß irgend welche Zeichen der organischen Gegenwehr in Form von Erregung oder Krämpfen sich gezeigt hätten. Hervieux sah bei einem Achtel seiner kleinen Patienten, die der Cholera erlagen, das Leben schon in wenigen Stunden erlöschen.

Bei mageren blutarmen Kindern kann die Krankheit und das Sterben sich auf mehrere Tage ausdehnen, wie Löschner in der Prager Epidemie 1853 sah.

Bei Kindern, die das zweite Lebensjahr überschritten haben, bleiben Magen und Darm trotz profuser Ausleerungen meistens auch noch im Stadium algidum schwappend gefüllt. Aber die Gewebe verfallen, das Gesicht, besonders die Augen sinken ein und rasch liegt die kleine Gestalt in greisenhafter Abzehrung und leichenhafter Kälte da. Dabei ist das völlige Erlöschen der Stimme selten; gewöhnlich wird das Kind nur ein wenig heiser. Auch Wadenkrämpfe sind selten, öfter starre Kontraktur der Beuger und Anzieher in den Oberschenkeln (Monti); in einzelnen Fällen werden mäßige Starrkrämpfe der Nacken- und Rückenmuskeln, bisweilen auch allgemeine Wechselkrämpfe oder allgemeine tetanische Starre beobachtet (Gerhardt).

§ 156. Die Cholerakrankheit ist neben der Influenza im Allgemeinen die kürzeste aller Infektionskrankheiten; nur Pest und Gelbfieber kommen ihr noch nahe. In ausgesprochenen Anfällen währt die Dauer der Cholerakrankheit bis zum tödlichen Ausgange wenige Stunden bis wenige Tage, im Mittel 36—48 Stunden, ausnahmsweise eine ganze Woche. Unter Einrechnung des typhoiden Stadiums kann sich der Choleraanfall bis zu vier Wochen ausdehnen.

Das Stadium algidum hält nicht oft über 24 Stunden an; immerhin gibt es seltene Fälle von mehrtägiger Dauer der Kältestarre, neben den weit häufigeren, wo der Kampf zwischen Reaktion und Asphyxie zwei Tage und länger hin und her schwankt.

In der Königsberger Epidemie des Jahres 1831 trat bei den Erwachsenen der Tod oft schon nach 6 Stunden, am häufigsten binnen 12 und 24 Stunden, in seltenen Fällen erst am dritten Tage ein; Kinder starben oft schon 3 bis 5 Stunden nach dem ersten Brechdurchfalle (Hirsch und von Treyden).

Bei den 7000 Todesfällen in der ersten Pariser Epidemie war die mittlere Krankheitsdauer durchschnittlich 61 Stunden, auf der Höhe der Epidemie 43 Stunden (Tacheron, Petit).

In Hamburg starben im Jahre 1892 die Cholerakranken ebenso rasch. In der Nachepidemie 1893 verzögerte sich der Tod in der Mehrzahl der Fälle über 3 Tage bis zum 24. Tage (Rumpf).

Im Allgemeinen ist das Leben der Weiber in der Cholerakrankheit etwas zäher als das der Männer. Im Jahre 1832 starben in Paris 4 % der Ergriffenen binnen einer und sechs Stunden; die mittlere Dauer betrug im

Hospital für tödliche Fälle 3 Tage bei den Männern, 4¹/₂ Tage bei den Weibern; für die Geheilten 14 Tage bei den Männern, 15 Tage bei den Weibern. Im Jahre 1848—49 dauerte die Krankheit im Mittel 3 Tage bei den Männern, 3¹/₂ Tage bei den Weibern. Zu Beginn der Epidemie, im April, war die mittlere Dauer 61 Stunden, am Ende der Epidemie 84 Stunden.

Der Tod an der Cholera erfolgte während der Pariser Epidemie 1849

binnen 1 und 6 Stunden	in 204 Fällen	am 6. Tage	in 125 Fällen
„ 6 „ 12 „	„ 615 „	„ 7. „	„ 79 „
„ 12 „ 18 „	„ 392 „	„ 8. „	„ 171 „
„ 18 „ 24 „	„ 1173 „	„ 9. „	„ 35 „
am 2. Tage	„ 823 „	„ 10. „	„ 36 „
„ 3. „	„ 503 „	„ 10.—14. Tage	„ 111 „
„ 4. „	„ 382 „	„ 14.—21. „	„ 19 „
„ 5. „	„ 240 „		4908 Fällen

(Blondel)

In der Londoner Epidemie des Jahres 1849
erfolgte der Tod an der Cholera

in den ersten 24 Stunden	bei	6651 Erkrankten
zwischen der 24. und 36. Stunde	„	2461 „
„ „ 36. „ 48. „	„	1045 „
„ dem 3. und 7. Tage	„	306 „
„ „ 8. „ 28. „	„	7 „
		10470 Erkrankten

(Farr)

Noch genauere Einzelheiten über die Krankheitsdauer gewinnt man aus dem Berichte Majers über die Choleraepidemie des Jahres 1873—74 in Bayern. Ich ziehe seine Tabellen in die folgende Übersicht zusammen.

Während der Choleraepidemie in Bayern 1873—74

erfolgten von den Sterbefällen	in der Stadt München	in den andern Bezirken Oberbayerns	im Bezirk Würzburg und Karlstadt	im Bezirk Augsburg	in Bayern von je 100 Gestorbenen
in den ersten 12 Stunden	102 = 7,0 %	34 = 6,9 %	15,9 %	23,7 %	6,9 %
in den zweiten 12 Stunden	110 = 7,5 %	108 = 22,2 %	30,9 %	24,6 %	11,2 %
am 2. Tage	657 = 44,8 %	182 = 37,2 %	17,8 %	20,2 %	43,0 %
„ 3. „	184 = 12,6 %	62 = 12,8 %	16,8 %	7,0 %	12,6 %
„ 4. „	104 = 7,1 %	35 = 7,1 %	9,3 %	4,4 %	7,1 %
„ 5. „	81 = 5,5 %	25 = 5,1 %	1,9 %	5,2 %	5,4 %
„ 6. „	78 = 5,3 %	15 = 3,1 %	2,8 %	4,4 %	4,7 %
„ 7. „	50 = 3,4 %	11 = 2,2 %	0,9 %		3,1 %
„ 8. „	31 = 2,1 %	7 = 1,4 %	0,9 %		1,9 %
„ 9. „	25 = 1,7 %	2 = 0,4 %		10,5 % (7.—nach dem 10. Tage)	1,4 %
„ 10. „	20 = 1,4 %	1 = 0,2 %	2,8 % (9.—nach dem 10. Tage)		1,1 %
nach dem 10. Tage . .	24 = 1,6 %	7 = 1,4 %			1,6 %
	1466	489			
	1955				

Für die Krankheitsdauer in einer Gruppe möglichst gleichmäßiger Menschen gibt die Aufstellung von Seidlitz und Kianoffsky aus den St. Petersburger Militärhospitälern einen Überblick.

Bei 714 Soldaten, die während der ersten sechs Wochen der Epidemie weggerafft wurden, betrug die Krankheitsdauer vom Beginn des ausgesprochenen Anfalles bis zum Tode:

1/2— 2 Stunden	bei	35	305 Kranken	3— 4 Tage	bei	53
2— 6 „	„	72		4— 5 „	„	40
6—12 „	„	57		5— 6 „	„	28
12—18 „	„	65		6— 7 „	„	19
18—24 „	„	76		7— 8 „	„	28
24—36 „	„	71	91	8— 9 „	„	20
36—48 „	„	20		9—10 „	„	14
2— 3 Tage	„	62		10—28 „	„	54
						714 Kranken.

In den einzelnen Stadien der Epidemie kann sich die Krankheitsdauer wesentlich ändern. So starben die Opfer der Wiener Epidemie im Jahre 1831 während der ersten Epidemiewoche sehr schnell, oft ganz plötzlich; später dauerte die Krankheit länger und hatte auch öfter ein typhoides Nachstadium (von Reider).

Im Allgemeinen ist die Dauer des tödlichen Anfalles um so kürzer je höher das Lebensalter. Für die Neugeborenen, die in der ersten Lebenswoche befallen wurden, berechnet Helm die mittlere Dauer des tödlichen Anfalls auf 3—4 Tage; ältere Kinder starben etwas schneller. Für jugendliche Kranke auf der Lebensstufe zwischen 15 und 35 Jahren fand Farr die mittlere Dauer von 51 Stunden; für Kranke über 55 Jahre 47 Stunden. Daß auch durch Krankheit, Elend, Ausschweifungen geschwächte Menschen der Seuche rascher als kräftige Personen erliegen, wurde schon gesagt.

Im Falle der Genesung tritt die vollständige Rekonvaleszenz bei zuvor Gesunden am 4. bis 8. Tage nach dem Beginn des Anfalles ein; die gänzliche Ausgleichung der Störungen, die die Krankheit brachte, erfordert also 3 bis 6 Tage. Ausnahmsweise ist die volle Genesung in wenigen Stunden da. Nach einem sehr schweren Anfalle und bei geschwächten Individuen zieht sich die Erholung bis in die zweite oder dritte Woche hinaus und der Durchgang durch ein typhoides Nachstadium bedingt eine noch längere Erholungsdauer.

§ 157. Die Genesung vom Choleraanfalle erfolgt nach den bisherigen Ausführungen in sehr verschiedener Weise und Zeit. Die meisten Kranken erholen sich langsam in mehreren Tagen. Von leichten Anfällen und selbst von schweren können sich vorher gesunde und kräftige

Naturen unter rascher Reaktion in wenigen Stunden völlig erholen. Auch der zarte Hindu erholt sich bisweilen auffallend schnell von der schwersten Cholera, wenn sie noch nicht zur Asphyxie gediehen war.

In manchen Epidemien scheint die rasche glückliche Genesung fast die Regel zu sein. So war in der aegyptischen Cholera des Jahres 1831 die Rekonvaleszenz fast ebenso kurz wie die Krankheit und Nachkrankheiten waren ganz selten, hingegen in der Cholera des Jahres 1848 in Aegypten die Kranken sehr langsam und schwierig genasen, bei lange nachbleibender Schwäche des Darmes noch viele Tage oder einige Wochen zu galligen Durchfällen, Gastralgien, Erbrechen, Neuralgien am Kopf u. s. w. neigten (Pruner).

Anfälle, die bis zur völligen Asphyxie vorgeschritten waren, und typhoide Nachkrankheiten bedingen langsame und schwere Erholung, die sich nicht ohne Umwege und Rückfälle erst in Wochen oder in Monaten vollzieht.

Über die Nachkrankheiten, welche den Choleraanfall verlängern oder die Rekonvaleszenz hinausziehen, wurde in den §§ 144—150 berichtet.

Von den eigentlichen Komplikationen läßt sich in Kürze folgendes sagen.

Bestehende, voraufgegangene oder hinzutretende Krankheiten verschlimmern fast stets den Verlauf des Choleraanfalles. Die Cholera kann zu jeder akuten und chronischen Krankheit hinzutreten. Sie befällt sogar mit Vorliebe kranke und geschwächte Individuen und hält unter der Bevölkerung gewissermaaßen eine Auslese der Anbrüchigen. Ihre Einfälle in Spitäler und Siechenhäuser pflegen verheerend zu sein. Sie gleicht in dieser Beziehung der Pest, dem Gelbfieber, der Malaria und steht im Gegensatz zum Bauchtyphus, der, von Hungerzeitepidemien abgesehen, am liebsten die unversehrten jugendkräftigen Organismen befällt.

In verseuchten Spitälern ist der Einfluß der Cholera auf die anderen Krankheiten mitunter auch dann zu beobachten, wenn es gar nicht zu wirklichen Choleraanfällen kommt. Es leiden dann die Kranken unter dem abgeschwächten Genius cholericus wie in manchen großen Epidemien die Gesunden. Seidlitz berichtet aus dem St. Petersburger Seehospital, daß während der ersten Woche der Epidemie des Jahres 1831 und noch mehr auf der Höhe der Epidemie fast alle dortigen Krankheiten die Färbung der Cholera annahmen. Die Pfleglinge verloren die natürliche Wärme und Spannung der Haut, hatten eine bläuliche kalte Zunge, bekamen auf leichte Veranlassungen hin Durchfälle, Wadenkrämpfe und litten unter großem Durst. Dies galt nicht bloß von akut Erkrankten sondern auch von chronisch Leidenden z. B. Phthisikern und Hydropikern. Geschwüre und Bubonen wurden unter dieser Konstitution brandig. Das

Aderlaßblut war dick und dunkel und rötete sich an der Luft nicht. Die Anwendung milder Brechmittel konnte schwere und sogar tödliche Choleraanfälle auslösen. Erst von der fünften Epidemiewoche ab hörten diese Erscheinungen auf; die Lungenkranken, die nicht mehr gehustet hatten, fingen wieder an zu husten; das Aderlaßblut bekam wieder eine Speckhaut und an der Luft eine hellrote Farbe.

Es muß hervorgehoben werden, daß jener allgemeine Cholerastempel nicht zu allen Cholerazeiten der Bevölkerung aufgedrückt wird und ebensowenig bei jeder Spitalepidemie.

Gendrin beobachtete im Jahre 1849 und 1850, daß Pockenkranke, Masernkranke, Scharlachkranke, Typhuskranke von der Cholera verschont blieben und erst in der Rekonvaleszenz gefährdet waren. Auch Duplay sah während einer Pockenepidemie keinen der Ergriffenen an der gleichzeitig auftretenden Cholera erkranken, ehe die Abtrocknung der Pocken begann.

Alles das wird durch entgegengesetzte Beobachtungen als zufälliges Vorkommnis erledigt. Von einem Ausschließen der Cholera durch eine andere bestehende Krankheit kann ebensowenig die Rede sein wie vom Tilgen der Empfänglichkeit für Cholera durch eine andere überstandene Krankheit.

Die Angabe Mackenzie's (1849), daß Intermittensrekonvaleszenten des Frühjahrs von der Cholera im Herbst verschont blieben, und die Angabe Löwenhard's (1833), daß das frühere Überstehen von Scharlach in der Cholerazeit Schutz verlieh, entspricht nicht der allgemeinen Erfahrung. Nicht einmal die Cholerarekonvaleszenz selbst schließt den neuen Choleraanfall aus, wie viele auch das Gegenteil behaupten. Ein wiederholtes Befallenwerden von der Cholera, sogar in derselben Epidemie, ist viel häufiger als man nach dem landläufigen Lehrsatz von der erworbenen Choleraimmunität vermuten dürfte. Wo sollen aber sehr viele Rückfälle einer Krankheit herkommen, deren epidemische Herrschaft an einem Orte sehr selten sechs Wochen überschreitet oder, wie in großen Städten, wenigstens von Platz zu Platz weiterwandert? (§ 148.)

Wenn im einzelnen Falle zu einer bereits bestehenden akuten oder chronischen Krankheit der ausgebildete Choleraanfall hinzukommt, so können die Zeichen der ersten Krankheit zum Teil oder ganz zurücktreten, aber die Gefahr für den Kranken wird wol ausnahmslos gesteigert, um so mehr je schwerer der Kranke schon vorher ergriffen war.

Kranke mit Lungenentzündung, Erysipel, Typhus, Dysenterie, Puerperalfieber, Pocken, schwerer Intermittens, Tuberkulose, Krebskranke, Syphilitische, Alkoholiker pflegen dem Angriffe der Cholera rasch und in der Mehrzahl zu unterliegen.

Im Jahre 1831 starben im Wiener Krankenhause

von	22 Nervenfieberkranken	18,
„	22 Kranken mit gastrischem Fieber	14,
„	10 Diarrhoekranken	8,
„	12 Phthisikern	10,
„	4 Pneumonikern	2

an der hinzutretenden Cholera. Das sind ungeheure Mortalitätsziffern, wenn man bedenkt, daß sogar in den schwersten Choleraepidemien die durchschnittliche Mortalität der Bevölkerung 8 ‰ selten erreicht und nur, wenn es sehr hoch kommt, der siebente Mensch ergriffen und der dreizehnte getötet wird.

Daß besonders die akuten und chronischen Störungen der Verdauungswege, Magenkatarrh, Magengeschwür, Magenerweiterung, Darmatonie, Leberleiden, nicht nur zur Choleraerkrankung disponiren sondern auch den Verlauf des Choleraanfalles ungünstig beeinflussen, ist eine allgemeine Erfahrung. Eine Ausnahme scheinen die manchen Choleraepidemien voraufgehenden endemischen Diarrhöen, Cholera nostras, Cholera infantum, zu machen (§ 153).

§ 158. Der Einfluß der Cholera auf vorherbestehende akute Krankheiten ist entweder der, daß beide Krankheiten ihren Gang zusammengehen und den Kranken mit vereinten Kräften und unter vereinten Symptomen zugrunde richten. So ist es bei der Intermittens (Heidenhain), so bei der Dysenterie, beim Bauchtyphus. Daß bei dem letzteren die Milz im Anfalle rasch abschwillt, hat wenig oder keinen Einfluß auf den fatalen Verlauf.

In anderen Fällen hört die erste Krankheit auf und sogar die von ihr gesetzten Produkte werden vom Choleraprozesse fortgenommen. So sieht man in vielen Fällen von Pneumonie, Pleuritis, Peritonitis nicht nur das Fieber der Cholerakälte weichen sondern auch die Exsudate rasch verkleinert werden oder soweit verschwinden, daß sie nach dem Anfalle fortbleiben.

In anderen Fällen steht die erste Krankheit still, die von ihr gesetzten Produkte verbleiben und nach dem Aufhören der Cholera schreitet die unterbrochene Krankheit wieder weiter fort; so beim akuten Gelenkrheumatismus, beim Keuchhusten, bei der Gonorrhoe; so auch bei der Bronchitis der Tuberkulösen, in den wenigen Fällen, die nicht tödlich ausgehen.

Der Einfluß der Cholera auf vorherbestehende chronische Krankheiten äußert sich in ebenso verschiedener Weise. Auffallend ist, wie der Choleraanfall oft die hartnäckigsten chronischen Hautkrankheiten zum Verschwinden bringt, Psoriasis, syphilitische Eruptionen, Lupusefflorescenzen; aber auch innere krankhafte Produkte wie Pleuraexsudate, Ascites, allgemeinen Hydrops kann er in wenigen Stunden wegnehmen.

Zysten wie Hydrops cystidis felleae durch Steinverschluß, Hydrozelen, Ovarialzysten, Echinokokken findet man an den Leichen unverändert gefüllt.

HIRSCH in Danzig sah 1831 den Harn eines Zuckerkranken während des Anfalles unter Verminderung des spezifischen Gewichtes den Zucker verlieren, aber nachher wieder zuckerreich werden.

Hydrops infolge von Stauungen bei Herzkranken, Lungenleiden, Leberleiden kann im Anfall ganz verschwinden, kehrt aber nachher wieder, falls der Kranke überhaupt am Leben bleibt.

Auf chronische Geisteskrankheiten, Paranoia, Paralyse, Demenz, Idiotie, hat man einen entschiedenen Einfluß der Cholera nicht wahrgenommen. Fälle von Manie sollen im Choleraanfall geheilt worden sein (CAMUSET).

Schwangerschaft, Wochenbett, Säugegeschäft werden von dem Choleraanfall ungünstig beeinflußt, insofern dieser fast regelmäßig zum Abort der Frucht und in großer Häufigkeit zum Tode der Mutter führt. Dabei ist die Milch die einzige Absonderung, die in der Cholerakrankheit nicht versiegt, und das Verweilen des Säuglings an der Brust der cholerakranken Mutter bedingt keine größere Gefahr als der Aufenthalt am Choleraort überhaupt (§ 189).

Ob das Vorhandensein von Würmern im Darmkanal eine Bedeutung für den Choleraprozeß hat, wie sie für den Typhusprozeß zweifellos besteht, ist völlig unklar. Wo Helminthiasis endemisch ist, da sieht man oft mit den ersten Choleraentleerungen Spulwürmer durch After und Mund tot abgehen; so in der Königsberger Epidemie des Jahres 1831 (KÖNIGSBERG). Der Pfarrer ETIENNE in Corny in Lothringen sah im Jahre 1833 bei vielen seiner Cholerakranken, und zwar bei den schwersten zumeist, den Wurmabgang. PRUNER versichert, daß in der aegyptischen Epidemie des Jahres 1831, die sich sonst gerade durch eine glatte Rekonvaleszenz der Kranken auszeichnete, hartnäckige Eingeweidewürmer einige Male die Ursache einer Verlängerung der Krankheit waren.

§ 159. Der Choleratod erfolgt in etwas mehr als der Hälfte der ausgebildeten Fälle, das heißt der Fälle, wo es zu farblosen Ausleerungen oder zum völligen Kollaps kommt. Die meisten, mehr als 60 % der Getöteten, erliegen in der Asphyxie selbst; gegen 40 % sterben erst nach dem Ende des eigentlichen Anfalles, im Reaktionsstadium, im Typhoid oder in den Nachkrankheiten.

Daß die Mortalität von dem Grad und Stadium des Anfalles wesentlich abhängt, bedarf keiner Ausführung. Ein paar Zahlen genügen:

In Glasgow starben im Jahre 1848

von	1145	Kranken	mit Choleradiarrhoe	0,54 %
„	43	„	„ biliöser Cholerine . . .	7,0 %
„	108	„	„ farblosen Ausleerungen .	39,0 %
„	281	„	„ Reiswasser und Krämpfen	53,0 %

(LONDON REPORT)

Für die Beurteilung der Mortalitätslisten in den verschiedenen Epidemien muß man unterscheiden zwischen der Statistik der Prophylaktiker und der Statistik der Therapeutiker. Jene zählen in den offiziellen Berichten nur die ausgebildeten „wirklichen Cholerafälle" und erreichen damit eine möglichst geringe Morbidität wenn auch hohe Mortalität; diese zählen auch die Cholerinen und Diarrhöen und fragmentarischen Fälle und erreichen damit für ihre Klientel eine möglichst geringe Mortalität im Vergleich zur offiziellen Mortalität. Wenn man das vergißt und schlechtweg die Todesziffern der einzelnen Therapeutiker mit den offiziellen vergleicht, so bekommt man einen ungeheuren Respekt vor ihrer Kunst; umgekehrt wird man die Erfolge der Prophylaktiker preisen, wenn man die „unwirklichen Cholerafälle", die oft an Zahl die wirklichen übertreffen, außer Acht läßt.

Die Mortalitätsziffer, 55 % der Erkrankten, welche nur die ausgebildeten Fälle in Rechnung zieht, ist gleichwol die zuverlässigste, weil die Grenze zwischen Choleradiarrhoe und einfachem Durchfall einerseits und Diarrhoe und Cholerine andererseits nicht so leicht zu ziehen ist, wie zwischen dem schweren Choleraanfall und den leichteren Anfällen (§ 132).

Für Prag hatte im Cholerajahr 1849 ein amtlicher Erlaß befohlen, nur solche Fälle als Cholera zu bezeichnen, wo das Stadium algidum vollkommen sich entwickelte; damals betrug die Mortalität im dortigen Krankenhause 55 %.

In Berlin hat man vor der bakteriologischen Zeit dieselbe strenge Anforderung an die Diagnose des Choleraanfalles gestellt; darum betrug die Mortalität in den 25 Jahren 1831—1856 bei 12 565 Kranken 62,2 %; in 7 der in diese Zeit fallenden Epidemien über 65 % (Mahlmann).

Seit der Entdeckung der Bazillenträger wird in Preußen jeder Vibrionenausscheider mitgezählt und die damit äußerst verminderte Mortalität bei der „anerkannten Impotenz der praktischen Ärzte" auf Rechnung der Desinfektion und der übrigen sanitarischen Anstrengungen der offiziellen Behörden oder auch zugunsten der zukünftigen Serumtherapie gelobt.

Die von Reinhard und Leubuscher im Jahre 1849 aufgestellte, in München 1854 offiziell anerkannte (Stein) und von Griesinger befürwortete Forderung, „ausgebildete Cholerafälle" die zu nennen, bei welchen die Ausleerungen farblos geworden sind, ist heute so berechtigt wie damals, denn nicht der Bazillus bedeutet die Krankheit sondern die passiven Veränderungen, die er im ergriffenen Organismus bewirkt. Der Choleravibrio bedeutet die Choleragefahr, die hat aber mit der Statistik, wenigstens mit der Mortalitätsstatistik, nichts zu tun. Man muß also immer fragen, woraus eine Cholerastatistik besteht und zu welchem Zwecke sie aufgestellt ist, ehe man sie annimmt und verwertet.

Schon im Jahre 1831 gab es aus derselben Stadt Statistiken, die 60 % Todesfälle berechneten, andere die 0 % oder 3 % angaben. Die ersteren sind von den kontagionistischen Behörden aufgestellt worden, die letzteren von Ärzten, insbesondere aber von Homoeopathen, die aus München, Dresden u. s. w. auf höheren Befehl an Cholerastätten gegangen waren, um die Wirksamkeit der neuen Heilmethode HAHNEMANN's an der Cholerakrankheit zu erforschen.

Hier ist aber ausdrücklich zu bemerken, daß jene Homoeopathen der Vorwurf, sie hätten schwere Choleraanfälle mit leichten und leichtesten in ihrer Statistik vermengt, keineswegs trifft. In der folgenden Übersicht über die Erfolge von vierzehn homoeopathischen Ärzten sind ausdrücklich nur die schweren Choleraanfälle gezählt, alle Cholerinen und Diarrhöen, die von selbst in Heilung ausgehen, weggelassen.

Namen der Homoeopathen	Cholera-kranke	genesen	gestorben
Schaller in Prag	113	113	—
Lövy in Prag	80	72	8
Gerstl in Mähren	330	294	36
Baer in Prag	80	80	—
von Bakody in Prag . . .	154	148	6
Lenz bei Pesth	40	32	8
Mayer in Pesth	65	65	—
Veith in Wien	80	78	2
Veith Prof. in Wien . . .	50	49	1
von Lichtenfels in Wien . .	46	43	3
Marenzeller in Wien . . .	30	27	3
Vrecha in Mähren	104	88	16
Schütz in Wien	17	17	—
Lederer in Wien	80	78	2
	1269	1184	85 (nach ROTH)

Danach sind von 1269 Cholerakranken bei homoeopathischer Behandlung nur 85 gestorben, 1184 genesen, die Mortalität betrug im Mittel aller Beobachtungen 6,7 %.

Für uns Alloiopathen sind solche Erfolge fast unbegreiflich bei einer Seuche, die überall und zu allen Zeiten in ihren schweren Anfällen durchschnittlich 50—55 % der Erkrankten wegrafft.

Die Mortalität der Cholerakranken betrug

in Breslau	im Jahre	1831	60,0 %	
„ Berlin	„ „	1831	62,5 %	
„ „	„ „	1832	67,2 %	
„ London	„ „	1832—33	47,0 %	
„ „	„ „	1848—49	48,0 %	
„ Hamburg	„ „	1848	47,8 %	
„ Straßburg	„ „	1849	62,0 %	
„ Paris	„ „	1853—54	52,0 %	
„ Württemberg	„ „	1854	50,0 %	
„ Belgien	„ „	1854	47,6 %	u. s. w.

§ 160. Ganz unabhängig von den Fehlern der Statistik gibt es leichte und schwere, gutartige und bösartige Choleraepidemien (§ 70), auch wo die Zustände der befallenen Bevölkerung sich nicht wesentlich verändern.

Die indischen Dörfer verlieren jahrelang nur 1 % ihrer Einwohnerschaft durch die Cholera und dann kommt, „wenn einmal ein Choleravibrio von größerer Virulenz auftritt", plötzlich ein Jahr, wo 70 oder 80 % der Lebenden hingerafft werden (HANKIN 1896).

In Europa sind so furchtbare Verheerungen nur als seltene Ausnahmen beobachtet worden. So ist die Epidemie in der Salpêtrière zu Paris, dem Hospital für alte Frauen, während des Frühjahrs 1849 fast unerhört. Als im März die Cholera in Paris ausbrach, da lieferte diese Anstalt während der ersten drei Monate fast ein Viertel aller in Paris Erkrankten und ein Drittel aller Todesfälle. Von den 5000 Bewohnern des Hospitals wurden 1200, also 24 % weggerafft.

Daß dieselbe Epidemie in einzelnen Bezirken schwerer wirkt als in benachbarten, geht aus zahlreichen Beobachtungen hervor.

Im Jahre 1836 starben in Tirol von 23 500 Ergriffenen 31—32 %. Im Adelsberger Bezirk in Kärnthen starben von 419 Kranken 49 = 11 bis 12 %; in ganz Kärnthen und Krain von mehr als 17 000 Kranken 17—18 %, in Laibach 28 % (MELZER); im armen und verwahrlosten illyrischen Bezirk Auersperg starben von 335 Kranken 290 = 14—15 % (WITTMANN).

Im Jahre 1849 starben in Krain 27 % der Erkrankten, in Laibach 34 % (MELZER).

In Rußland erlagen während der Epidemie des Jahres 1847 von den Cholerakranken am Dnjepr 33 %, an der Wolga 66 % und mehr; im Jahre 1848 in Livland 22—33 %, in der Hauptstadt Riga 34,4 %.

Bergamo zählte im Jahre 1854 unter seinen Cholerafällen 83 % Todesfälle, Lodi im selben Jahre 86 %. HIRSCH (1856) meint, ohne Grund, diese Angaben seien übertrieben.

Indem die Phase der Epidemie einen wesentlichen Einfluß auf die Form und den Verlauf der Cholerakrankheit übt (§ 154), ist sie auch für die Mortalität von Bedeutung. Im Anfange der Epidemie pflegen mehr Ergriffene als auf der Höhe zu sterben, und zu Ende genesen sogar die schwer Ergriffenen in der Mehrzahl, bis zu zwei Dritteln.

Im St. Petersburger Seehospital war im Jahre 1831 die Sterblichkeit unter den cholerakranken Matrosen anfänglich sehr hoch und nahm dann stetig ab bis zur fünften Woche, worauf sie wieder vorübergehend anstieg; dabei war die Morbidität in der zweiten Woche auf der Höhe und verminderte sich dann stetig. Es starben in der ersten Woche 72 Kranke, in der zweiten 64, in der dritten 40, in der vierten 34, in der fünften 45, in der sechsten 36 (Seydlitz).

Dieselbe Erfahrung machte man in Wien, ebenso während der ersten Epidemie 1831, wie während der Epidemie 1849; in der letzteren starben vom Mai bis Juni 69 %, vom Juni bis November 45 % der Cholerakranken (Dittel).

Aus Krankenhausstatistiken hat man auch das Gegenteil erweisen wollen. So starben im Wiener allgemeinen Krankenhaus im Jahre 1854 bei abnehmender Epidemie so viele wie bei zunehmender (Haller) und im Jahre 1855 in der Berliner Charité bei zunehmender weniger Kranke als später (J. Meyer). In der offiziellen Statistik war die Sache umgekehrt. Für die Krankenhäuser beweisen solche Erfahrungen nur, daß dort die Prognose für die Cholerakranken überhaupt schlechter ist und daß sie sich zu Ende der Epidemie noch besonders verschlechtert, weil die Kraft und Geduld der Pfleger erlahmt, hingegen für die entlasteten Ärzte um so mehr Zeit zu kontagionistischen Maaßnahmen und therapeutischen Experimenten bleibt. Wir kommen gleich darauf zurück.

Für gewöhnlich ist die Cholerasterblichkeit auf dem platten Lande und in weitgebauten Dörfern viel geringer als in den großen Städten.

Im Königsberger Regierungsbezirk erkrankten im Jahre 1831 von 708 000 Menschen etwa 10 000, starben 5558; davon kamen auf die Städte 7652 Kranke, 4273 Tote; auf das Land 2348 Kranke, 1285 Tote. Von 1000 Landleuten erkrankten 5, starben 3; von 1000 Stadtleuten erkrankten 32, starben 18 (Radius).

Immerhin gibt es, wie aus der oben angeführten Mitteilung Hankin's hervorgeht, bemerkenswerte Ausnahmen.

Im Dorfe Liebenberg in Schlesien starben im Jahre 1853 von 266 Cholerakranken 205 = 77 % (Brauser).

In manchen solcher höchst bösartigen Ortsepidemien läßt sich der besondere Mangel eines hygienischen Gewissens bei der Bevölkerung und der Einfluß patrider Verhältnisse nachweisen. Aber die schlechtesten Bedingungen gehen mitunter mit milder Cholera einher. So betont Wittmann die besonders ungünstigen hygienischen Verhältnisse und die außergewöhnlich große Armut im Bezirk Auersperg, wo die Cholera im Jahre 1836 aber nur 14—15 % der Kranken wegraffte, während in Nachbarbezirken 18—28 % der Ergriffenen starben.

Regelmäßig ist die Cholerasterblichkeit in gesperrten Wohnungen und Häusern weitaus höher als dort, wo die Kontumazen unterlassen werden. Das hat sich in allen Ausbrüchen der ersten europäischen Epidemie in so furchtbarer Weise gezeigt, daß sogar die Kontagionisten für die Aufhebung der Häusersperren dringend eintraten, nachdem die Volkswut sie dazu gezwungen hatte (Burdach, Stromeyer).

Regelmäßig ist die Cholerasterblichkeit in den Cholerahospitälern weitaus höher als in den Wohnungen der Erkrankten. Die Tatsache ist nicht geleugnet worden; aber man hat versucht sie zu beschönigen mit dem Hinweis darauf, daß in die Hospitäler besonders schwere Fälle eingeliefert werden. Aber gerade die Einlieferung in die Spitäler ist die Ursache, weßhalb die Fälle so schwer sind. Nichts ist nach dem Urteil aller erfahrenen Ärzte für einen Cholerakranken so gefährlich wie ein Transport, dazu ein Transport von geschäftsmäßigen Seuchenknechten in oft weit entlegene Hospitäler. Das gilt nicht allein für frühere „rohere" Zeiten, das gilt ebenso für unsere „milde" Zeit. Nicht die Cholerakranken, nicht die Choleraleichen haben mich bei der Hamburger Epidemie im Jahre 1892 erschreckt, aber die furchtbare Gefühllosigkeit und Gleichgültigkeit, womit die damaligen Gewaltknechte die Kranken und Leichen aus ihren Wohnungen hervorzogen und wie Postpakete für die verschiedenen Bestimmungsstationen abstempelten und verluden. Die große Mortalität in jener Epidemie ist sicher zum Teil auf diese Massentransporte zurückzuführen, von denen Glaeser im Hinblick auf seine eigenen Erfahrungen in Hamburg sagt: Diese Transporte sind grausam, gefährlich, kostspielig, undurchführbar und — überflüssig.

Dabei waren die Verhältnisse in den Krankenhäusern Hamburgs wenigstens erträglich.

In Dorpat, wo man das Jahr darauf die „Evakuirung" der Cholerakranken mit gleicher Energie durchgeführt hat, kam zu der Gefahr des Transportes die furchtbare Angst der Kranken vor dem Choleralazaret, weil der Eintritt sogar den nächsten Verwandten der Erkrankten verweigert und zu häufige Sektionen vorgenommen wurden. Unter dem Volke verbreitete sich — mit Recht oder Unrecht ist ganz gleichgültig — das Gerede, die Kranken würden geopfert, weil es den Ärzten auf die Sektionen ankomme, und von den Wiedergenesenen hieß es, sie hätten ihr Leben mit schweren Geldopfern erkaufen müssen. Im Hospital starben von 95 Kranken 68 = 72 %, während diejenigen, die sich vor der Polizei zu verstecken wußten, fast ohne Ausnahme gesund wurden. Es gelang Körber, der die Epidemie beschreibt, nach ihrem Ablauf noch 57 heimlich Genesene ausfindig zu machen.

Dabei hat das zwanzigste Jahrhundert noch den Mut, von den Verbrechen der Inquisition und der Hexenverfolgung im Mittelalter zu reden.

Daß die Vorgänge in Hamburg und in Dorpat nicht vereinzelt dastehen, zeigen die folgenden Erfahrungen aus früheren Zeiten. In Glasgow und in Liverpool starben während der Epidemie 1848—49 in den Spitälern 53,8 %, in den Häusern 36,9 % der Cholerakranken. Die

Schuld an der großen Mortalität in den Spitälern wird ausdrücklich der ungenügenden Pflege und der Experimentirwut übereifriger Heilbeflissenen zugeschrieben.

Vom 1.—18. April 1832 wurden nach GENDRIN in die Pariser Hospitäler 6094 Cholerakranke aufgenommen, davon starben 3673, genasen 1594, verblieben noch in den Spitälern 837. Statt etwa 50 % starben also mindestens 70 %. Im Hôtel-Dieu, wo 12 Oberärzte wirkten und eine ausgezeichnete Pflegerinnenschaft die Ärzte unterstützte, starben in den beiden Wochen von 1771 Cholerakranken 1054, während 344 geheilt entlassen wurden und 373 verblieben, von denen noch nachträglich die Mehrzahl starb; das entspricht also einer Sterblichkeit von etwa 80 % der Ergriffenen.

In Riga starben 1848 in den Cholerahospitälern von 2650 Kranken, die den ausgebildeten Anfall erlitten, 1322 = 50 %; von 4340 mit schwerem Anfall, die in den Wohnungen verpflegt wurden, nur 907, also knapp 21 % (RIGA).

Entgegengesetzte Beobachtungen sollen nicht verschwiegen werden. In Breslau starben während der Epidemie 1848—49 im Hospital 51—52 %, in der Stadt 50—51 % der Befallenen (EBERT); in Berlin im Jahre 1850 im Hospital 52,5, in der Stadt 60 % der Befallenen, wobei allerdings der Statistik etwas nachgeholfen worden ist, indem die „Moribunden“ von der Hospitalziffer abgezogen und auf die Stadtziffer übertragen wurden (LEUBUSCHER).

Hospitalepidemien, das heißt Choleraausbrüche in allgemeinen Krankenhäusern, in welche keine Cholerakranken, oder wenigstens nicht in erheblicher Zahl, von außen eingeliefert werden, haben ebenfalls regelmäßig eine außerordentliche Mortalitätsziffer, was mit den im § 157 erörterten Bedingungen zusammenhängt.

So hatte die Choleraabteilung des Wiener allgemeinen Krankenhauses im Jahre 1854 die mittlere Mortalität von 53 %, während auf den anderen Stationen, wo die Seuche eingebrochen war, 74 % der Ergriffenen starben.

Die einfachen Kontaktinfektionen Gesunder in unverseuchten Cholerahospitälern, also die Erkrankungen der Ärzte und Pfleger und Gehülfen, pflegen so milde zu verlaufen wie Kontaktfälle überhaupt (§ 74). Todesfälle gehören bei diesen Fällen zu den Ausnahmen.

§ 161. Das Lebensalter des Erkrankten ist für die Choleramortalität von großer Bedeutung. Die erste Kindheit und das absteigende Alter weisen die größten Ziffern auf; das Jünglingsalter widersteht dem Anfall am besten. Vom 1. Lebensjahr bis zum 5. nimmt die Mortalität langsam ab, um dann in den folgenden fünf Jahren verhältnißmäßig niedrig zu stehen.

In einzelnen Epidemien wurde das Kindesalter ganz besonders heftig von der Cholera dezimirt, so im Jahre 1866 in Berlin. Hier betrug die Mortalität der Erkrankten für das

1.	Lebensjahr	85 %
2.	"	81 %
3.	"	81 %
4.	"	72 %
5.	"	70 %
5.—10.	"	57 %

Für das erste Lebensjahr ist eine Mortalität von 80—90 % der Ergriffenen die Regel. Neugeborene sterben, wenn sie die Cholera bekommen, fast ausnahmslos. So überstanden in Wien im Jahre 1831 von 78 Neugeborenen nur 2 den Anfall.

Die folgende Übersicht, die wir aus zahlreichen Statistiken zusammengestellt haben, soll nur als ein Schema angesehen werden, von dem es manche örtliche und zeitliche Ausnahmen gibt.

Die Cholerasterblichkeit

des ersten Kindesalters	bis	zum	8. Jahre	beträgt	etwa	50 %
des zweiten Kindesalters	"	"	15. "	"	"	20 %
des Jünglingsalters	"	"	22. "	"	"	30 %
des ersten Mannesalters	"	"	36. "	"	"	35 %
des zweiten Mannesalters	"	"	50. "	"	"	48 %
der Jahre des Stillstandes	"	"	58. "	"	"	55 %
des ersten Greisenalters	"	"	65. "	"	"	60 %
des zweiten Greisenalters	"	"	Tode "	"	"	90 %

Wie diese Zahlen nach Ort und Zeit schwanken können, dafür ein paar Beispiele.

In der Glasgower Epidemie 1848—49

	erkrankten	starben	Mortalität
im Alter von 0—10 Jahren	192	91	48 %
" " " 10—20 "	315	113	36 %
" " " 20—30 "	616	269	44 %
" " " 30—40 "	532	234	44 %
" " " 40—50 "	415	195	47 %
" " " 50—60 "	138	77	56 %
" " " 60—70 "	93	65	70 %
" " " 70—80 "	21	14	70 %
	2322	1058	46 %

(nach Sutherland)

In der Berliner Epidemie 1852 starben an der Cholera

im Alter von 0— 3 Jahren	von 10 Kranken	10 =	100 %
„ „ „ 3—15 „	„ 23 „	13 =	65,5 %
„ „ „ 15—30 „	„ 81 „	42 =	51,8 %
„ „ „ 30—50 „	„ 88 „	65 =	73,9 %
„ „ „ 50—60 „	„ 27 „	25 =	92,3 %
„ „ „ 60 und mehr „	„ 18 „	12 =	66,6 %
	247 Kranken	167 =	67,6 %

(nach MÜLLER)

Im Wiener Krankenhaus 1855 starben

im Alter von 1—10 Jahren an der Cholera	34,3 %
„ „ „ 11—20 „ „ „ „	22,4 %
„ „ „ 21—30 „ „ „ „	29,0 %
„ „ „ 31—40 „ „ „ „	36,0 %
„ „ „ 41—50 „ „ „ „	48,7 %
„ „ „ 51—60 „ „ „ „	55,2 %
„ „ „ 61—88 „ „ „ „	66,1 % (DRASCHE)

Daß die vorhergegangene Lebensweise auf die Sterblichkeit der Cholerakranken von bedeutendem Einfluß ist, wird allgemein zugegeben, wenn es sich auch nicht durch Zahlen leicht beweisen läßt. Namentlich sind Ausschweifungen und Überanstrengungen Ursachen gesteigerter Cholerasterblichkeit. Von der großen Mortalität der Säufer wurde im § 154 berichtet. — Die Kasernen mit der Auswahl der jugendlichen und gesunden Mannschaft haben im allgemeinen geringe Todesziffern. Hingegen sind Truppen auf angestrengten Märschen der Krankheit und ihrem tödlichen Verlauf in ganz besonders hohem Maaße ausgesetzt, wie besonders die nunmehr hundertjährigen Erfahrungen in Indien alljährlich beweisen. Jeder Militärarzt in Indien weiß, daß eine Choleraerkrankung, die auf dem Marsch ausbricht, stets gefährlicher ist als ein Anfall in der Garnison.

§ 162. Der frühen ärztlichen Hülfe scheint der Tod in dem Choleraanfalle zu weichen, wenn man die folgenden Ziffern aus der Glasgower Epidemie des Jahres 1848 überblickt. Von den Schwerergriffenen starben, wenn sie

in den ersten 6 Stunden ärztliche Hülfe hatten	21 %
zwischen 6—12 „ „ „ „	33 %
„ 12—24 „ „ „ „	45 %
noch später „ „ „	66 %

(LONDON REPORT)

Anders lag die Sache im Jahre 1892 in Hamburg. Hier starben diejenigen Cholerakranken, von denen man annehmen darf, daß sie die pünktlichste und gründlichste ärztliche Hülfe zur Hand hatten, in größerer Anzahl als die Cholerakranken in Kellerwohnungen.

Von 1000 Lebenden

	erkrankten	starben
in Kellerwohnungen	28,32	15,8 = 55,9 %
mit 600—1200 Mark Einkommen	84,6	47,1 = 55,7 %
„ 1200—2500 „ „	77,5	43,1 = 55,6 %
„ 2500—5000 „ „	37,2	21,3 = 57,3 %
„ 5000 und mehr „ „	24,6	13,1 = 51,1 %

(nach Wolter)

Unter den Cholerakranken der letzten Klasse befanden sich 5, die ein Einkommen von mehr als 50 000 Mark hatten, von ihnen sind 4, also 80 % gestorben.

Der Hamburger Erfahrung entsprechend lautet eine oben angeführte Beobachtung in Dorpat vom Jahre 1893, wo von den im Hospital Verpflegten 72 % starben, während diejenigen, welche sich der seuchenbekämpfenden Fürsorgepflege und der ärztlichen Hülfe zu entziehen wußten, fast alle durchgekommen sind.

Auch gehört hierher die Beobachtung im Königsberger Regierungsbezirk während des Jahres 1831, daß von 1000 Stadtbewohnern 32 erkrankten und 18 = 56,3 % starben, von 1000 Landbewohnern 5 erkrankten und 3 = 60 %, also nicht viel mehr starben.

Wir werden bei der Besprechung der Choleratherapie eine Statistik von Wylies aus der St. Petersburger Epidemie des Jahres 1831 mitteilen, aus der hervorgeht, daß es fast ganz gleichgültig war, welche Therapie die dortigen Ärzte anwendeten; bei den mildesten Eingriffen wie Galvanismus starben ebenso viele wie bei der heroischen Aderlaß-Calomel-Opium-Kur.

Über die glänzenden Erfolge der Homoeopathen haben wir im § 159 berichtet.

Falls wir von den letzteren absehen, müssen wir auch im Jahre 1912 dem malitiösen Satze Griesingers beipflichten: Der Einfluß der verschiedenen Behandlungsweisen auf die Mortalität in der Cholera ist äußerst schwierig festzusetzen und von dem der bisher aufgezählten Momente zu unterscheiden. Wenn sich hierüber irgend etwas bis jetzt sagen läßt, so dürfte es das sein, daß bei einer möglichst einfachen Therapie die Sterblichkeit etwas geringer zu sein scheint. —

Wie verheerend die „choleraausrottende" Tätigkeit der Kontagionisten durch die gewaltsamen Evakuationen der Cholerahäuser auf die Cholerakranken wirkt, geht aus den im § 160 mitgeteilten Zahlen über die Mortalität der Kranken in den Hospitälern hervor; der Transport der Cholerakranken ist es, was vielen von ihnen den Todesstoß gibt.

Ärzte wie Gietl, Wunderlich, Pfeufer haben es ausdrücklich betont, daß Cholerakranke, die ihre Wohnung in leidlichem Zustande verlassen haben, im Hospital sterbend oder doch in dem tiefsten Kollaps anlangten und daß der Transport immer um so gefährlicher war, je länger er dauerte; ferner, daß Kranke, die aus entlegenen Orten nach dem Hospital gefahren wurden, stets mehr gefährdet waren, als solche die in Körben vorsichtig getragen wurden.

Wie viel dabei auf die körperliche Erschütterung kommt, wie viel auf die tiefe Gemütserschütterung, die jene Opfer der seuchenaustilgenden Krankenverfolger erleiden, mag dahingestellt bleiben. Von Kontagionisten ist mit Hinweis auf die Blödsinnigen und auf die kleinen Kinder, die der Seuche zum Opfer fallen, geleugnet worden, daß die Krankheit von Gemütserregungen, Furcht, Angst, Zorn, beeinflußt werde. Der Einwand ist so beweiskräftig wie der Schluß: Der Mensch ist eine Maschine, also behandelt ihn wie eine Maschine!

XXIII. Zur Symptomatologie des Choleraanfalles.

§ 163. Die Haut zeigt im Verlauf der Cholerakrankheit mehrere hervorragende Störungen, die etwas genauer besprochen werden müssen.

Schon bei der Zeichnung des allgemeinen Krankheitsbildes wurde hervorgehoben, daß als ein flüchtiges Anfangssymptom in den Fällen, wo der Arzt früh genug hinzukommt, eine warme Röte an Kopf und Hals und Brust mit mehr oder weniger lebhaftem Pulsiren der Hals- und Schläfenarterien der allgemeinen Erblassung und der Cyanose vorausgehen kann. Bildet sich ein ausgesprochenes Stadium erethisticum aus oder verläuft der ganze Anfall in sthenischer Form, so kann diese Röte auch längere Zeit währen oder mit Erblassen abwechseln und neben der Cyanose bestehen bleiben.

Für gewöhnlich bekommt der Arzt den Kranken zu Gesicht, wenn dieser bereits anfängt zu kollabiren. Auf der Höhe des Kollapses überwiegt, je nachdem, eine ausgesprochene Cyanose besonders an den Gliederenden, an Nase, Lippen, Wangen, Ohren, oder eine starke Blässe; von gesunder oder vermehrter Röte ist keine Spur mehr zu sehen, bis die Reaktion beginnt.

Früh fällt an der Haut des Cholerakranken die Reptilienkälte oder Leichenkälte auf, die mitunter schon vor der ersten Ausleerung, gewöhnlich erst eine Stunde nach dem Beginn des Anfalles sich rasch ausbildet. Wenn man wol von Marmorkälte oder Eiskälte der Haut im Choleraanfall spricht, so ist das eine starke Übertreibung; aber eine verzeihliche; denn sicher hat für jeden, der zum ersten Male einen Cholerakranken anfaßt, die Kälte des Gesichtes und der Glieder, der Mundhöhle und der aus ihr wehenden Atemluft etwas Erschreckendes und äußerst Widriges.

Die kalte Cholerahaut pflegt ganz nachgiebig zu sein oder ist sogar teigig anzufühlen, dabei klebrigfeucht wie ein gesottenes Fell oder hart und trocken wie frischgegerbtes Leder. Falten, die man in ihr durch Hochziehen einer Stelle bildet, bleiben bei vorher mageren Menschen in beliebigen Formen und in allen Richtungen stehen. Bei fetten Menschen und bei Kindern ist dieser Elastizitätsverlust weniger ausgesprochen. Die Anhängsel der Haut, besonders die Flaumhaare, werden im Anfall starr und struppig.

Der Rumpf ist oft noch warm und ohne jene Hautveränderungen, während die Gliedmaaßen schon ganz erkaltet sind; ebenso bleiben in der Reaktion die Endteile oft noch lange kalt, während sich vom Rumpf aus eine starke Wärme über die Haut verbreitet und ihr den normalen Turgor wiederbringt.

Beim Ausgang in den Tod weicht die große Kälte zuerst aus der Haut des Rumpfes, der brennendheiß werden kann; eine gelinde Wärme zeigt sich dann weiter am Kopf und an den Gliederanfängen, bis schließlich auch die äußersten Spitzen an der sub- oder postmortalen allgemeinen Erwärmung teilnehmen. Dabei wird die vorher meistens trockene Haut von einem klebrigen öligen oder seifigen Schweiß bedeckt.

Das Kaltwerden und Zusammenfallen des Unterhautgewebes prägt sich um so stärker aus, je weiter die Teile vom Herzen entfernt sind. Das Spitzwerden der Nase, das Schlankwerden der Finger und Zehen, das Einsinken der Handflächen und Fußflächen gehören zu den auffälligsten Zeichen. Über dem kollabirten Unterhautgewebe runzelt sich an vielen Stellen die Haut, besonders an Händen und Füßen. Diese Runzeln im asphyktischen Stadium sind verschieden je nach der Beschaffenheit der Haut vor dem Anfalle.

Die weiche zarte Kinderhand oder Frauenhand zeigt an der Palmarfläche der Finger und der Handteller sowie an der Dorsalfläche der vordersten Phalangen breitere Längsfalten; am Rücken der Finger und der Hand viele krause Runzeln wie an der Oberfläche eines Blumenkohlhauptes; sie entstehen durch das tiefere Einsinken der feinen Fältchen, die an der Hand des Gesunden nur in zarten Linien hervortreten. An der derben harten Haut des Mannes und besonders des Handwerkers entstehen diese zarten Runzelungen nicht sondern nur breite Längsfalten, wie sie dann zustande kommen, wenn ein weiter schlaffer Handschuh über eine kleine Hand gezogen wird. Der Weimarer Froriep hat mit der Treue der Goetheschen Schule diese Veränderungen bildlich dargestellt und beschrieben.

§ 164. Der Farbenwechsel auf der Haut im Verlauf des Choleraanfalles entspricht einigermaaßen dem Stadium und dem Grade des Leidens. Nach der flüchtigen Röte tritt bald mehr eine blaue Verfärbung der vorspringenden Teile, der Nase, der Lippen, des Kinnes, der Finger und Zehen, der Knie und Schultergegenden, der Vorhaut, der großen

Schamlippen hervor, bald mehr die Leichenblässe, je nachdem der Verlauf etwas langsamer oder sehr rasch war. Doch gibt es auch blitzartige Anfälle, in denen die Cyanose sofort ausgeprägt ist wie an einem Erstickten. Man kann ganze Reihen von Cholerakranken sehen, bei denen jede deutliche Cyanose fehlt, andere Reihen, bei denen sie in höchstem Maaße ausgeprägt ist. Die gewöhnliche Vorstellung, als sei die Choleracyanose nur der Ausdruck der Herzschwäche, ist entschieden falsch; denn sie fehlt oft bei völligem Stocken des Kreislaufes und kann stark ausgeprägt sein, während die Cirkulation noch leidlich erhalten ist. EMMERICH hat die Sache aufgeklärt durch den Nachweis von Methaemoglobin und Stickoxydhaemoglobin im Choleráblute und überhaupt durch seine Darstellung der Cholerapathogenese als einer enterogenen Nitritvergiftung.

Bei vollblütigen Menschen findet man im Choleraanfalle oft handgroße livide Flecken an den abhängigen Teilen des Rumpfes und der Glieder; sie gehören zu jener enterogenen Cyanose, wenn sie früh auftreten und sich verstreichen lassen; sie sind ein Zeichen der kadaverösen Blutimbibition und von höchst ungünstiger Bedeutung, wenn sie im Stadium der Reaktion bei zögerndem Rückgang der Kälte und Kreislaufschwäche sich einstellen und ganz besonders, wenn sie an Händen und Armen erscheinen.

Eine weitgehende bläuliche oder schwärzliche Färbung der Haut ist in der Regel das Zeichen der passiven Erlahmung der vorher zusammengezogenen Arterien, ihrer Wiederanfüllung mit dem gestauten Blute und somit ein Zeichen des nahen Todes. Wir werden auf die merkwürdige Tatsache, daß im eigentlichen Choleraanfalle die Arterien leer sind und erst beim Wiederaufleben oder beim Sterben sich wieder füllen, zurückkommen (§ 179).

Die Rötung des Gesichtes im Reaktionsstadium ist meistens von guter Bedeutung; sie kann aber auch den Übergang in das gefährliche Stadium der Typhoide anzeigen.

In der Asphyxie gewahrt man oft kleine Petechien oder kleine Ekchymosen von dunkelbrauner oder violetter Farbe, die durch die Haut hindurchscheinen. Sie pflegen die Größe eines Senfkornes zu haben und die einer kleinen Bohne nicht zu überschreiten. Sie haben dieselbe Bedeutung wie die kadaveröse Stase und verkünden wol ausnahmslos das herannahende Ende.

Schweißabsonderung im Anfalle ist nicht häufig; wenn sie eintritt, ist das Sekret klebrig und kühl. Der durch starke Erwärmung des Körpers oder durch reichlichen Aderlaß im Beginne der Krankheit hervorgerufene warme Schweiß soll mitunter als Vorbote der Reaktion wohltätig sein, ist es aber keineswegs immer. Die kalten klebrigen Schweiße haben um so schlechtere Bedeutung, je reichlicher und verbreiteter sie auftreten; ihre

Reaktion pflegt neutral oder schwach sauer zu sein. Sehr häufig enthalten sie Harnstoff, der sich beim Verdunsten des Schweißes als ein Niederschlag feiner weißer Schuppen auf der Haut bemerklich machen kann. DOYÈRE fand, daß der Schweiß des Cholerakranken das Kupferoxyd stark reduzirt.

Die reichlichen Schweiße in der Rekonvaleszenz haben eine alkalische Reaktion, enthalten keinen Harnstoff und reduziren das Kupferoxyd nicht.

Eigentliche kritische Schweiße, die dem Übergang des Anfalles in Genesung vorhergehen, gibt es in der Cholera nicht, wol aber reichliche warme wohltätige Schweiße in Abortivfällen (NICAISE) und nach der eigentlichen Reaktion. Über „Hautcholera" siehe § 152.

§ 165. Hautausschläge werden im Anfalle selbst nicht beobachtet. Aber in der Reaktion sowie nach der Reaktionsperiode können sich bei denen, die von schweren oder mittelschweren Anfällen genesen, allerlei Exantheme auf der Haut einstellen.

Am gewöhnlichsten ist ein Erythem, das die einfache vollständige Form der Reaktion begleitet und recht eigentlich als ein wesentliches Symptom der Krise bezeichnet werden darf, ohne daß es natürlich die Ursache der günstigen Wendung ist, wie man wol früher angenommen hat. Buntere Exantheme kommen besonders dann, wenn der Übergang zur Genesung langsam und zögernd erfolgt.

Die späten Exantheme in der Rekonvaleszenz erscheinen meistens während der zweiten Woche, selten schon in der ersten.

Die Form des Exanthems ist für gewöhnlich das einfache Erythem, das entweder fleckweise und plattenweise auftritt oder weitverbreitet und zusammenfließend über den Körper zieht und dann mehr die punktirte Röte des Scharlachs oder mehr die gleichmäßige des Rotlaufs zeigt. In anderen Fällen nimmt es die papulöse der Röteln oder der Masern an oder sogar die Knoten- und Ballenform des Erythema nodosum; öfter gleicht es dem Nesselausbruch; selten kommt es zur Papelbildung mit genabelten Bläschen und Pusteln, so daß ein Varizellenausbruch oder Variolaausbruch vorgetäuscht werden kann (ROSTAN, LÜBSTORF, RUMPF).

Das einfache Erythem, das Skarlatinoid und das Morbilloid können flüchtig auftreten und bald unter Abschuppung wieder vergehen, oder sie bestehen mehrere Tage, um sich dann in die bunteren Formen umzubilden. So kommt häufig ein Übergang von dem einfachen Erythem in gehäuft stehende Roseolen oder in morbillenähnliche Papeln vor. Wiederum kann das Morbilloid in eine lichenähnliche Knötchenform oder in die blasse Urtikariaquaddel mit rotem Rande, aber ohne Jucken und Brennen, sich umbilden. In anderen Fällen sieht man zuerst vereinzelte Roseolaflecke wie beim Bauchtyphus auftreten; diese verschwinden nach einigen Tagen oder fließen zu einem Erysipeloid, zu einer Roseola annulata, zu einem

Erythema iris zusammen. Dietl sah es am häufigsten in der Form eines Erythema nodosum marginatum und circinnatum, wobei denn mitunter der ganze Körper, besonders aber die Gliedmaaßen mit den verschiedenartigsten in einander verschlungenen und einander schneidenden Ringen, Guirlanden und Knoten bedeckt war.

Im Allgemeinen zeigen Weiber häufiger als Männer, jüngere Leute häufiger als ältere die Exantheme; im Kindesalter erscheinen sie seltener als im Jünglingsalter zu sein, aber am deutlichsten sich auszuprägen.

Das Auftreten eines Frühexanthems hat insoferne günstige Bedeutung als die große Mehrzahl der Kranken, bei denen der Ausbruch geschieht, mit dem Leben davonkommt und nicht selten die günstige Wendung unmittelbar nach seinem Erscheinen eintritt. Von 78 Kranken mit Exanthem, die Joseph unter 678 Kranken der Breslauer Epidemie des Jahres 1855 fand, genasen 62; 7 Cholerakranke mit Exanthem in der Reaktion, die Müller unter 275 Fällen der Berliner Epidemie des Jahres 1852 zählte, genasen sämtlich; von 8, die Haller im Jahre 1855 unter 225 Kranken in Wien fand, genasen 7.

Die Häufigkeit des Choleraexanthems ist, wie schon aus den vorstehenden Zahlen erhellt, in den verschiedenen Epidemien sehr verschieden. Dietl beobachtete das Frühexanthem in der heftigen aber beschränkten Wiener Epidemie des Jahres 1831—32 selten, sehr häufig dagegen in der ausgedehnten aber milden Wiener Epidemie des Jahres 1836; besonders häufig war es in der zweiten Hälfte dieser Epidemie, wo sogar die schwersten Fälle unter heilsamer Reaktion in Genesung übergingen. In Bremen wurden im Jahre 1848 Erytheme sehr oft bemerkt. Heidenhain sah sie in Marienwerder im Jahre 1854 unter 120 Fällen nur 5 mal; J. Meyer in der Berliner Epidemie 1852 selten, häufig dagegen in der Epidemie 1855; hier hatten von 41 Schwerkranken 19 Exantheme und diese genasen alle. In Zürich sah Lebert 1853 unter 96 Fällen nur 3; in Utrecht Herten 1853 unter 440 Fällen nur 10 Kranke mit Exanthem. Joseph zählte in Breslau 1855 unter 678 Cholerakranken 78 mit Exanthemen; er sah diese um so seltener werden, je seltener die schweren Anfälle mit Asphyxie kamen. In Wien kamen sie 1831 und 1836 umgekehrt etwas häufiger, als die Heftigkeit der Epidemie nachließ (Dietl). Rumpf sah in Hamburg 1892 das Frühexanthem überhaupt nicht; Spätexantheme bei etwa einem Viertel der Genesenden.

Bei den obigen Zahlenangaben darf man nicht unbemerkt lassen, daß einzelne, wie die von J. Meyer, sich auf schwere Hospitalfälle, andere, wie die von Herten, auf leichte und schwere Fälle zugleich beziehen; ferner, daß die einen nur auffallende Hautausschläge verzeichnen, während andere auch die kleinen Andeutungen zählen.

Ein Einfluß bestimmter Behandlungsweisen oder Arzneien auf das

Entstehen der Ausschläge hat sich nicht feststellen lassen. Arzneiexantheme sind wol schon deßhalb ausgeschlossen, weil im Choleraanfall vom Magen und Darm so gut wie nichts resorbirt wird. Auch waren in der ersten Epidemie, wo man außer dem damals aufkommenden und allerdings nicht wenig gebrauchten Chinin und Jod von exanthemmachenden Medikamenten kaum etwas hatte, die Hautausschläge bei den Cholerakranken mindestens so häufig und vielfältig wie heute, wo Arznei- und Serumexantheme kaum ein Ende nehmen.

Ein Miliariaausbruch als Begleiter oder als Folge des Schweißausbruches nach der Reaktion kommt vor, aber wol nicht oft. Öfter wird er im ausgebildeten Typhoid gesehen, dann gewöhnlich erst spät, um den neunten Tag, seltener schon am vierten oder erst am elften bis dreizehnten Tage.

Herpes labialis wurde ausnahmsweise im Typhoid bemerkt.

Eine hartnäckige Furunkulose als Nachkrankheit in schweren Fällen, die langes Liegen bedingen, wird verhältnißmäßig oft beobachtet.

Der Sitz der Exantheme ist gewöhnlich an den Gliedern, besonders an den Vorderarmen und Handgelenken, seltener zuerst am Rumpf und Gesicht; zuweilen sind die Ausschläge über den größten Teil des Körpers verbreitet. Sie brechen für gewöhnlich unter deutlicher Linderung des Allgemeinzustandes aus, seltener mit einer leichten schwächenden Fieberstimmung, nur im Typhoid unter Verschlimmerung der Krankheit. Sie können zwei, drei Tage oder eine Woche und länger bestehen. Nach dem Abblassen zeigen die befallenen Hautstellen eine mehrtägige Abschuppung oder Abschälung der Epidermis, die sogar eine Woche lang dauern kann.

In vielen Fällen ist die Haut während des Choleraanfalles empfindungslos. Die Kranken wehren sich weder gegen heftige Kälteeinwirkungen, wie Reibungen mit Eis, Einschlagen in kalte Tücher, Duschen, noch gegen die Hitzegrade des rotglühenden und weißglühenden Brenneisens noch gegen starke chemische Hautreize und die anderen Qualmittel, die zu ihrer Belebung von eifrigen Therapeuten angewendet werden. Während der ersten europäischen Epidemie, vor der Zeit der künstlichen Narkose, konnten Dieffenbach, Polunin, Magendie und andere Chirurgen und Anatomen tiefe Einschnitte in Haut und Fleisch machen, Arterien frei präpariren und Muskelpräparate machen, ohne daß der Patient zuckte. War vielleicht hier und da der Hautschnitt noch schmerzhaft, die tieferen Gewebe zeigten sich immer empfindungslos.

Nach den genannten Eingriffen mit oberflächlichen oder tiefen Hautreizen vermißt man im Choleraanfalle selbst jegliche deutliche Reaktion. Nur in den leichteren Anfällen gelingt es, mit Frottirungen, kalten Güssen, Eiseinreibungen, aufgelegten Senfteigen eine längere Röte auf der

Haut hervorzurufen; aber bei ausgesprochener Asphyxie bewirken weder Sinapismen noch Brandmale eine Veränderung am Körper des Cholerakranken, die sich von der Wirkung an der Choleraleiche unterschiede. Auch noch einige Tage nach überstandenem Anfalle sehen Hautstellen, denen ein Vesikator aufgelegt worden war oder die mit dem Glüheisen überfahren waren, genau so aus wie wenn die Eingriffe an einer Leiche gemacht worden wären. Erst nachträglich folgt die reaktive Entzündung und Reparatur, ohne Blasenbildung und ohne erheblichen Schmerz.

Die Resorption von der Haut aus soll im Choleraanfalle nicht ganz aufgehoben sein. Belladonnextrakt auf die Augenlider oder auf die Stirne gestrichen, erweiterte die Pupille im Stadium algidum (Graefe, Griesinger).

§ 166. Bei Einschnitten zur Bloßlegung von Venen oder Arterien zum Zwecke der Venaesektion oder Transfusion fand Dieffenbach (1831) das Unterhautgewebe im Stadium der Kältestarre noch saftloser als die Haut; in jedem Falle war es zusammengefallen und ohne jegliche Spannung. Schnitt er die Haut ein, so fühlte er das Messer nur sehr schwer, ähnlich wie bei dem Leichnam eines sehr alten Weibes eindringen. Die Wundränder klafften kaum; auseinandergezogen blieben sie stehen und ließen, wenn man sie wieder zusammenschob, die Wunde vollkommen geschlossen erscheinen. Die Wunde blutete nicht, zeigte auf der Schnittfläche eine menniggelbe oder bläulichbraune Färbung, die das wenige theerartige Blut bewirkte, das aus den durchschnittenen Kapillargefäßen austrat. Nur selten kam aus den größeren Hautvenen ein schwarzes theerartiges Bluttröpfchen.

Die Fettschicht war immer ungemein trocken, zähe; das Zellgewebe hart, trocken, klar wie die Hornhaut des Auges; Sehnen, Aponeurosen und Knorpel auffallend weiß, dabei weicher und welker als sonst.

Die Muskeln erschienen brauner und dunkler als beim Gesunden, verhielten sich gegen mechanische Reize unempfindlich oder weniger empfindlich. Serum und Lymphe trat aus der Wunde nie aus.

Danach beruht die Beschaffenheit der Haut und der tieferen Weichteile beim Cholerakranken auf dem Verlust der wässerigen Bestandteile des Blutes und der Wasserverarmung der Gewebe.

Im Allgemeinen erfolgt die Verklebung von Operationswunden bei Cholerakranken schnell; aber die eigentliche Vernarbung bleibt in vielen Fällen so gänzlich aus, daß noch manche Tage nach dem Anfall die scheinbar zusammengeheilten Wundlippen wieder aufbrechen und schweren Nachblutungen den Weg geben. Deßhalb warnten schon in der ersten Epidemie die indischen und die russischen Ärzte, die Aderlaßwunden und bei Kindern sogar die Blutegelbisse im Stadium der Reaktion sorglich zu überwachen. Auch in den jüngsten Epidemien wurde die schlechte und späte Vernarbung der Infusionswunden öfter beobachtet. Variot (1893) hat manche späte Nachblutungen gesehen. —

§ 167. Ein im Allgemeinen seltenes Ereignis bei Cholerakranken ist das Absterben vorstehender Körperteile, noch seltener das Absterben innerer Teile im Anfall. Man hat die Nasenspitze, die Zunge, die Ohrränder, die Finger, die Zehen, das Skrotum, den Penis nach dem Choleraanfall dunkel bleiben und dann rasch dem kalten Brande verfallen sehen. So beschreiben Polya und Grünhut aus der pesther Epidemie des Jahres 1831, Pinel und Magendie aus der pariser Epidemie 1832, Delbrück in Halle 1855, Mouchet in Paris 1868, Wall in Kalkutta 1892, Durr aus der pariser und Reiche u. A. aus der hamburger Epidemie 1892 solche Fälle.

In einzelnen Epidemien scheinen sich derartige Beobachtungen gehäuft zu haben, so in Warschau 1831, wo die Gangrän der Füße öfter vorkam (Antomarchi, Remer).

Das Absterben beginnt als einfache Mumifikation schon im Stadium asphycticum infolge der langen Blutstockung oder es schließt sich dem Anfalle nachher an auf dem Boden von Venenthrombosen oder Arterienthrombosen. Mouchet beobachtete während der Cholera der Jahre 1865 bis 1867 einen Fall von spontanem Lippenbrand, zwei Fälle von Lungenbrand im Stadium der Reaktion, einen Fall von Druckbrand in der Schulterblattgegend, einen Fall von Gangrän des Vorderarmes nach Aderlaß, einen Fall von ausgedehntem Hautbrand im Bereich einer Vesikatorwirkung; alle sechs Patienten gingen zugrunde. Durr sah bei einem vierzigjährigen Manne im Choleraanfall plötzlichen Verschluß der Arteria brachialis eintreten und eine Gangrän des Handrückens mit fortschreitender Atrophie des Vorderarmes und der Handmuskulatur in der Rekonvaleszenz folgen.

Der Fall von Polya und Grünhut betrifft ein junges Mädchen, bei welchem Gangrän des linken Fußes, der Nase, der ulnaren Hälfte beider Hände nach überwundenem Anfall eintrat.

Etwas häufiger als Gangrän der Gliedmaaßen ist der Druckbrand an den aufliegenden Teilen. Freilich ist er in manchen Epidemien auch nicht ein einziges Mal gesehen worden. Vielleicht hat er sich in einzelnen Epidemien öfter gezeigt; so in der Epidemie der Strafanstalt zu Halle im Jahre 1855 nach Delbrück's Bericht.

§ 168. An den Veränderungen der Haut im Choleraanfall nimmt bisweilen das äußere Auge teil.

In vielen Fällen bleiben Kornea und Konjunktiva bis zum Tode und auch nach dem Tode des Kranken so unversehrt, daß manche Ärzte den klaren glänzenden, seligen Blick der Choleraleichen mit Recht hervorgehoben haben. In anderen erleidet die Hornhaut eine frühzeitige Trübung durch Austrocknung, weniger infolge von Wassermangel im

Auge — denn auch bei der hochgradigsten Entwässerung des Körpers im Choleraanfall behält der Augapfel immer seine volle Spannung — als durch den Mangel der Tränenfeuchtigkeit und des Lidschutzes.

Das teilweise in die Augenhöhle zurücksinkende obere Lid läßt die Hälfte der Hornhaut unbedeckt und so ist diese der Luft und den Insulten durch Staub, durch Insekten und andere Schädlichkeiten ausgesetzt. Der freie Hornhautteil bekommt dann ein bestäubtes Aussehen, wird undurchsichtig wie mattes Glas, bisweilen sogar rissig und sinkt dabei wol etwas ein.

An der Austrocknung der Kornea nimmt die Konjunktiva, soweit sie vom Lide unbedeckt bleibt, teil. Sie kann an der freien Stelle zwischen den Lidrändern zu einer bräunlichen oder schwärzlichen Haut verschrumpfen, wobei dann die bedeckten Stellen eine stärkere Injektion zu zeigen pflegen.

Als Folgen dieser Vertrocknung ergeben sich in der Genesung Schorfbildungen, die zur Abstoßung der oberflächlichen Schichten der Hornhaut und Bindehaut führen und weiterhin zu Hornhautgeschwüren und mehr oder minder hartnäckiger Konjunktivitis gedeihen.

§ 169. Die Störungen am Verdauungskanal beherrschen vor, während und nach dem Choleraanfall das Krankheitsbild in der Regel so, daß sie die Hauptaufmerksamkeit des Arztes gefangen nehmen.

Wir betonten schon, daß bei einem sehr großen Choleraausbruch und besonders auf der Höhe der Epidemie sich fast Niemand völlig wol befindet und die meisten Ortsbewohner über Verdauungsstörungen klagen, besonders über Druckgefühl in der Magengrube, Gurren, Kollern, Poltern, Kneifen im Leibe, besonders nächtlicher Weile.

Der Appetit pflegt selten zu leiden; auch beim einleitenden Durchfall ist er für gewöhnlich noch ganz erhalten; es kann sich sogar eine ungewöhnliche Eßlust als Vorbote des Anfalles einstellen. Mit dem Eintritt des Anfalles schwindet der Appetit gänzlich, wofür sich dann gewöhnlich ein um so lebhafterer Durst einstellt. Dabei pflegt sich rasch ein schlechter Geschmack im Munde einzustellen, der von manchen aber auch schon vorher empfunden wurde.

Der Durst steigert sich um so mehr, je rascher und reichlicher die Ausleerungen aufeinander folgen; doch pflegen auch Kranke mit geringem Erbrechen und Durchfall über brennenden, qualvollen unauslöschlichen Durst zu klagen, sobald der Anfall ausgeprägt ist; sie verlangen beständig nach kalten Getränken, um die glühende Hitze in der Magengegend zu löschen. Sie trinken das Wasser, wenn sie es nur bekommen, literweise, um es wieder von sich zu geben; sie steigern durch vieles und rasches Trinken ihr Erbrechen, oft auch den Durchfall, aber sie fühlen sich dabei erleichtert. In den schweren Cholerafällen ist, solange die Gleichgültigkeit des asphyktischen Stadiums noch nicht eingetreten ist, der Durst der allermeisten Kranken unersättlich.

Im typhoiden Nachstadium pflegt der Durst aufs Neue wiederzukehren, aber bei weitem nicht so drangvoll wie im eigentlichen Anfalle. Bei manchen Rekonvaleszenten bleibt der Durst noch tagelang und wochenlang lebhaft, auch wenn die Gewebe schon lange wieder mit Wasser gesättigt oder übersättigt sind. Ein mehr oder minder deutlicher Grad von Diabetes insipidus in der Rekonvaleszenz ist in einigen Fällen Ursache dieser Polydipsie nach dem Anfall.

Der Durst im Anfall beruht nur zum kleinsten Teil auf der Entwässerung des Körpers; seine erste und wichtigste Ursache ist „das innere Feuer", das die Kranken quält und das auf der Bereitung der ätzenden salpetrigen Säure in ihrem Darmkanal und auf der Resorption der dursterregenden Nitrite beruht.

Die Zunge war bei manchen Kranken schon vor dem Anfalle, stundenlang oder tagelang, weißlich behaucht, blasser und breiter als gewöhnlich. Diese Beschaffenheit der Zunge ist zur Cholerazeit bei sehr vielen Menschen zu bemerken, die gar keine oder wenigstens keine deutlichen Störungen in ihrem Befinden wahrnehmen. Mancher Gesunde zeigt in Cholerazeiten sogar eine dick weiß belegte Zunge mit einem bräunlichen Streifen in der Mitte, zum Zeichen daß er an der allgemeinen Durchseuchung, wenn auch nicht an der Krankheit teilnimmt.

Für die ausgesprochene Krankheit ist jenes Aussehen der Zunge von geringer Bedeutung.

In schweren Anfällen nimmt die Zunge an der Erschlaffung, Abkühlung und Blutstockung der äußeren Teile in auffallender Weise teil; sie wird anfangs schlaff, füllt beim Hervorstrecken die ganze Mundspalte, hängt träge über die Zähne und Lippen heraus und fühlt sich kühl oder kalt, weich und sehr schlüpfrig an; bald wird sie blau und trocken und liegt endlich, im höchsten Stadium der Kältestarre, fest zusammengezogen wie ein kleiner harter Kegel am Grunde der Mundhöhle.

Die schwarzbläuliche Färbung der verkleinerten trockenen Zunge in sehr schweren Choleraanfällen gilt als eines der übelsten Zeichen.

Je schwerer der Anfall ist und je länger er dauert, desto mehr kühlt mit der Zunge die ganze Mundhöhle ab. Wenige Krankheitszustände bewirken diese Auskühlung der Mundhöhle so deutlich und so bedeutend wie die Cholera; regelmäßig ist sie nur noch bei den schwersten Fällen der Cholera nostras und den schweren akuten Blutvergiftungen durch Arsenwasserstoff, Morchelgift, Schlangengift sowie auf der Höhe einer akuten großen Alkoholvergiftung.

Bei beginnendem Choleratyphoid pflegt die Zunge hochrot und trocken zu werden; bei längerwährendem Darniederliegen bekommt sie einen gelblichen Belag mit braunen Streifen oder sie überzieht sich mit braunen Krusten und schwillt dann auch wol bedeutend an. In der Genesung reinigt sie sich rasch.

Die Gaumen- und Rachengebilde sinken wie die äußere Haut ein, erkalten und werden cyanotisch im Anfalle. In den typhoiden Nachkrankheiten sind diphtheritische Beläge und Geschwüre (§ 149), Abszesse in den Tonsillen, Nekrosen keine seltenen Vorkommnisse.

In der Rekonvaleszenz von schweren Anfällen kann die Trockenheit in der Speiseröhre ein quälendes Schwerschlucken und Leerschlucken bewirken.

Parotitis schließt sich je nach der Epidemie mit sehr verschiedener Häufigkeit als Nachkrankheit einer protrahirten Reaktion oder dem septischen und diphtherischen Typhoid an. Rayer fand sie (1832) bei 200 Cholerakranken viermal; E. Müller in Berlin (1853) bei 275 Kranken dreimal, Pruner in der zweiten aegyptischen Epidemie häufig.

§ 170. Die Tätigkeit des Magens ist bei den meisten Cholerakranken von vorneherein bedeutend gestört, und zwar um so mehr je weniger sie erbrechen. Bei solchen, die nur nach unten ausleeren, findet man oft noch nach mehrtägiger Krankheit im Magen unverdaute Speisereste in bedeutender Masse; sogar trotz häufigem Erbrechen entleert sich der Magen bei manchen Cholerakranken nur unvollkommen und gibt eher die zuströmende oder von außen aufgenommene Flüssigkeit ab als den festen Inhalt, der dann erst nach Tagen unerwarteter Weise als Kot hervorkommt oder bei der Sektion gefunden wird, — eine wahre Ischymia paradoxa.

Der Choleraanfall beginnt sehr häufig während der ersten Stunden nach einer Mahlzeit. Das zuerst Erbrochene ist dementsprechend wenig angedaut, gibt mehr oder weniger deutlich die Reaktionen auf Mineralsäure, die wir in der Klinik für gewöhnlich auf Salzsäure beziehen dürfen, aber nach Emmerichs Untersuchungen im Choleraanfall ohne weiteres nicht mehr. Es wäre wichtig, zukünftig darauf zu achten, wie weit es sich im Choleraanfall wirklich um die normale Magensalzsäure im Erbrochenen handelt oder um salpetrige Säure oder um Milchsäure, die wir als Produkte der Choleravibrionen kennen gelernt haben.

Wir haben schon gesagt, daß das brennende Gefühl im Magen, das die Kranken oft mit den stärksten Ausdrücken schildern, zu einem der auffallendsten Zeichen der Cholera im Beginn gehört und nicht ohne weiteres mit dem einfachen Durst verwechselt werden darf. Es soll in Indien bei den fleischessenden Europäern stärker sein als bei den von Pflanzenkost lebenden Hindus und Malayen. Das ist aber fraglich. Nach meiner Erfahrung beherrschen jene zarten Menschen sich in jeder Weise viel mehr als wir gesitteten Europäer. Wo der Europäer brüllt, seufzt der

Hindu kaum. Er zuckt mit keiner Miene, wenn ihm von seinem Fakir oder von einer weisen Frau eine Moxe gesetzt wird, auch außerhalb der Choleraasphyxie nicht; er jammert nicht und stöhnt kaum, wenn er mit zerschmetterten Gliedern aus dem Schutthaufen eines eingestürzten Hauses hervorgezogen wird, und er beträgt sich sogar in den wilden Delirien der Pest sanfter oder dichterischer als der englische Söldner.

Das furchtbare Brennen in den Eingeweiden, erzeugt von der salpetrigen Säure, erregt jenen ungemein heftigen, unersättlichen, verzehrenden, erstickenden Durst, der gleich in den ersten Berichten von der Cholera des Jahres 1817 als choking thirst (ORTON) hervorgehoben worden ist.

Auf der Höhe des Anfalles scheint die Empfindlichkeit der Magenschleimhaut abgeschwächt; wenigstens klagen die Kranken sogar über die reizenden Arzneimittel, die ihnen manche Ärzte zumuten, wenig oder gar nicht. Sie schlucken ebenso die ihnen als Heilmittel verordneten starken Säuren, Salzsäure, Salpetersäure, Königswasser, wie Laugen, Liquor ammonii caustici, Liquor ammonii anisati, oder starke Antiseptica wie Sublimat, Karbolsäure, Resorcin und alle die Mittel, die wir bei der „Therapie" zu besprechen haben werden. Vielleicht löscht auch die starke Verdünnung durch den Wasserstrom, der von innen und außen in den Magen kommt, die meisten jener Reize aus.

§ 171. Die Motilität des Magens ist in vielen Cholerafällen von Anfang an hochgradig gesteigert, so daß die Kranken alles, was sie im Magen haben oder darin aufnehmen, sofort nach außen abgeben und bei leergewordenem Magen von andauerndem Leerwürgen gequält werden oder die kleinen Schlucke von Getränk und Arznei, die sie mühsam hinunterbringen, wieder ausstoßen.

In einigen Fällen ist das Erbrechen qualvoll; es geschieht unter schnürendem schmerzhaftem Zusammenziehen des Oberbauches, Heraufziehung des Unterbauches, krampfhafter Einziehung des Afters und Emporziehung der Hoden, Aufsteigen des Schlundes, Rötung des Gesichtes, Hervortreten der Augen, Starrwerden der Halsmuskeln und Zittern der Glieder und wird, wenn es wirksam geworden ist und eine reichliche Ausleerung bewirkt hat, von dem Gefühl einer tiefen Ermattung aber gleichzeitigen Erlösung gefolgt. Dieser Nachlaß dauert indessen nur kurze Zeit; bald weicht das Behagen neuem Würgen und neuem Erbrechen.

In den meisten Fällen geschieht das Choleraerbrechen leicht, gußweise, ohne jede Anstrengung; weder ist der Akt der Ausleerung mit Aufregung und Not, noch seine Beendigung mit Erleichterung verbunden; vielmehr fühlt der Kranke trotz den Ergüssen die qualvolle Übelkeit zunehmen, trotz dem reichlichen Nachtrinken das Brennen im Magen und im Schlunde und den Durst sich beständig steigern. Dieses unablässige verzehrende Feuer im Innern bereitet ihm ein unsägliches Gefühl von Qual und Verzagen, so daß er sich hinlegt und Aufstoßen, Schluchzen, Würgen, Hervorfließen aus dem Magen kommen läßt, wie es kommt, ohne mit eigenen Kräften etwas hinzuzutun oder zu unterdrücken.

Das Erbrechen ist in den meisten Cholerafällen vorhanden, wohl in neun Zehntel der Fälle. Im Allgemeinen gehören die Anfälle ohne Erbrechen zu den schwereren Fällen, die in 36 bis 48 Stunden tödlich endigen, entweder unter dem Bilde der Asphyxie mit erschwertem und pausenweise unterbrochenem Atmen bei erhaltenem Bewußtsein oder seltener unter dem Bilde der Apoplexie mit raschem Bewußtseinsverlust, Schnarchen und plötzlichem Atmungsstillstande.

Erbrechen, das bei Besserung des ganzen Zustandes aufhörte, kehrt mitunter wieder, ohne daß damit eine neue Verschlimmerung des Kranken eintreten muß; vielmehr darf man wol im Allgemeinen sagen, daß diejenigen Kranken, die öfter und wiederholt erbrechen, mit größerer Sicherheit der Genesung entgegengehen, als die, welche spärlich und mühsam und nur im Anfange erbrechen.

Das Erbrechen kann das Krankheitsbild einleiten oder mit dem ersten Durchfall zugleich kommen; öfters folgt es den ersten Darmentleerungen einige Stunden später nach. Es wiederholt sich im Laufe des ersten Krankheitstages ein paar Mal und kehrt etwa alle halben oder ganzen Stunden wieder. Mitunter aber erbrechen die Kranken unaufhörlich, indem aus dem geöffneten Munde sich ein Strom von Flüssigkeit wie aus einer Kanne ergießt, der nur einen Augenblick hier und da stockt, um beim Trinken, beim Aufrichten, bei einer Lageveränderung wieder zu beginnen. Daß hierbei ungeheure Mengen von Flüssigkeit, 10, 20, 30, 35 Liter (Loder) an einem Tage entleert werden können, wurde schon gesagt (§ 138).

Mit zunehmender Erkaltung wird das Erbrechen seltener und hört ganz auf, um durch Schluchzen und Aufstoßen ersetzt zu werden. Der Singultus kann in einzelnen Fällen lästig und hartnäckig werden, hat aber selten eine schlimme Bedeutung, wie denn in der Cholera jede Bewegung der totengleichen Ruhe vorzuziehen ist.

Das Erbrochene enthält anfangs Speisemassen mit saurer Reaktion; später, sobald der Mageninhalt entleert ist oder auch bei stockendem Inhalt, können große gallige Massen erbrochen werden; gewöhnlich aber strömen alsbald ungefärbte weißlichtrübe oder schwach grünliche reiswasserartige Ergüsse in mundvollen bis zu halblitergroßen Ausleerungen hervor. Je reichlicher um so ärmer werden sie an festen Bestandteilen; sie können so dünn und dünner werden als die Darmausleerungen, und nehmen dann auch den eigentümlichen süßlichen oder faden Geruch der ersten Reiswasserstuhlgänge an. Der Geschmack soll wie von gesalzener Fleischbrühe, like salt broth, zuweilen auch stark sauer sein (Campbell bei

Scot 1820). Bei einzelnen Kranken ist das Erbrochene so scharf ätzend, daß es Hals und Mund und Lippen wund macht.

Die Reaktion des Erbrochenen wird sehr verschieden angegeben; viele Autoren schreiben ohne genauere Erläuterung, daß sie immer neutral oder alkalisch sei. Andere, die genauere Untersuchungen anstellten, fanden sie oft sauer oder stets sauer. Hermann fand in Moskau 1830 immer saure Wirkung auf Lakumspapier; die Säure ging ins Destillat über und wurde nach dem Geruch von ihm als freie Essigsäure bestimmt; Salzsäure schloß er aus; auch der Mageninhalt einer Choleraleiche reagierte stark sauer. Wittstock in Berlin sah 1831 die grünlichen Magenausleerungen alkalisch, die gelblichen sauer reagieren. Auch von Loder fand starke saure Reaktion des Erbrochenen. Stromeyer (1832) sagt, daß die Flüssigkeit im Magen der Choleraleichen gewöhnlich hell war, wenig Flocken enthielt und gegen Lakmuspapier stark sauer reagirte, so daß vermutlich der ganze Mageninhalt einer vermehrten Absonderung des Magensaftes mit Essigsäure entspräche.

Bei all diesen Angaben fehlt es an genaueren Bestimmungen der Zeit des Erbrechens oder des Krankheitsstadiums, worin der Tod erfolgt ist. Bruberger (1867) fand die Reaktion des Erbrochenen nur in ganz frischen Fällen sauer, später meistens neutral, selten alkalisch. Auch nach den Angaben über das spezifische Gewicht, die Hermann und Wittstock machen, scheint es, als ob die stark saure Reaktion den ersten Ausleerungen mit hohem spezifischem Gewicht von 1014—1007 zukäme, während die späteren reiswasserähnlichen Massen von 1006—1003 Gewicht die saure Reaktion nicht haben. Doch bedarf es hier neuer genauerer Untersuchungen, bei denen eine scharfe Sonderung des Chymus vom Magensekret und von den sekundären Transudaten sowie von rückfließendem Dünndarminhalt zu versuchen ist.

Emmerich hat im Jahre 1909 die Anfänge zu solchen Untersuchungen in St. Petersburg gemacht, indem er die zu Beginn des Choleraanfalles erbrochene Flüssigkeit bei mehreren Kranken auf ihren Gehalt an salpetriger Säure untersuchte. Er fand im Erbrochenen vom ersten, zweiten, dritten Brechakt und weiter eine mehr oder weniger starke Reaktion auf salpetrige Säure und gewann die Überzeugung, daß im Choleraanfalle das Erbrechen so lange dauert, als noch größere Mengen von salpetriger Säure im Magen oder Darm vorhanden sind, und aufhört, sobald diese nach außen befördert ist. Die zu Anfang schwerer Anfälle erbrochene Salpetrigsäuremenge schätzte er auf 20—40 Milligramm, so daß durch fünf- bis zehnmaliges Erbrechen schon tödliche Mengen von salpetriger Säure aus dem Magendarmkanal herausbefördert werden können.

Der Nachweis der Salpetrigsäure geschieht mit dem Grießschen Reagenz. Dieses besteht aus einer Mischung von gleichen Teilen einer

Sulfanilsäurelösung, die 1 Gramm Sulfanilsäure auf 300 ccm verdünnte Essigsäure enthält, und einer α-Naphthylaminlösung, in der 0,1 Gramm α-Naphthylamin auf 20 ccm kochendem Wasser gelöst und dann mit 150 ccm verdünnter Essigsäure versetzt sind. Fügt man auf 10 ccm der zu prüfenden Flüssigkeit, die, wenn es nötig war, nach Verdünnung mit Wasser durch die doppelte Menge absoluten Alkohol geklärt und nach Überschichten mit flüssigem Paraffin centrifugirt worden war, 2 ccm der Grießschen Mischung hinzu, so bildet sich bei Gegenwart von Salpetrigsäure in der zu prüfenden Flüssigkeit eine rosarote bis tiefrote Färbung, die auf der Bildung von Benzolazonaphthylamin beruht.

Da der normale Mageninhalt niemals salpetrige Säure enthält, so unterliegt es keinem Zweifel, daß die im § 109 besprochene chemische Tätigkeit der Choleravibrionen der Grund jener Giftbildung im Magen ist. —

Der Kochsalzgehalt des Erbrochenen soll geringer als der der Darmausleerungen sein; ebenso der Gehalt an phosphorsaurem Kalk, während kohlensaures Ammoniak und Harnstoff in größerer Menge vorhanden sind (C. Schmidt). Spuren von Albumen sind häufig, Gallenfarbstoff selten.

Toxalbumine im Erbrochenen wies Alt nach (§ 107).

Kommabazillen konnten nur ausnahmsweise im Erbrochenen gefunden werden (Koch); indessen ist das Erbrochene weitaus seltener als der Stuhlgang darauf untersucht worden. Auch die Cholerarotreaktion soll im Erbrochenen nur selten gelingen.

Häufig findet man im Erbrochenen große Stücke einer gräulichen bis dunkelbräunlichen moosähnlichen oder zündschwammartigen Masse, die aus geronnenem Eiweiß und Blutfarbstoff besteht. In sehr schweren Fällen kann ein schwärzliches blutiges Erbrechen erfolgen, das von schlimmer Bedeutung ist. Das Erbrechen von reinem Blut wird bei der Cholera nicht beobachtet, wenn nicht etwa als Ausdruck eines vorherbestandenen chronischen Magengeschwüres.

In dem Stadium der Reaktion und im Typhoid kann ein schleimig galliges Erbrechen als quälendes und gefahrdrohendes Symptom sich einstellen. Die dabei ausgeworfenen Schleimmassen enthalten dann wie im Anfalle selbst reichliches kohlensaures Ammoniak. Wie weit das von beigemischtem Speichel herrührt, wie weit aus anderer Quelle stammt, bedarf der Untersuchung.

§ 172. Die Resorption im Magen ist entsprechend dem aus den Geweben zum Magendarmlumen hin gerichteten Flüssigkeitsstrom im Choleraanfall zum Teil oder ganz aufgehoben.

Gifte wie Belladonna und Strychnin bleiben, solange der Anfall dauert, vom Magen aus unwirksam, während sie vom Blut aus ihre Wirkung zeigen. Von der Haut aus wie vom Blut aus macht Belladonna

Pupillenerweiterung (§ 165). Auch andere leicht resorbirbare Substanzen, wie gelbes Blutlaugensalz, Jodkalium u. s. w., gehen während des Anfalles nur selten oder spät in Blut und Urin über. An der Leiche werden sie aber in diesen Flüssigkeiten gefunden (Wagner 1831, Hübbenet 1850, Duchaussay 1854, Drasche 1860).

Auffallend ist, daß manche Getränke, die während des Anfalles genossen wurden, z. B. Rotwein, nicht immer nach Farbe und Geruch erkennbar wieder zurückkommen. Griesinger meint deßhalb, daß sie zum Teil resorbirt werden. Viel wahrscheinlicher ist es, daß sie von der im Magen gebildeten oder aus dem Dünndarm zurückströmenden salpetrigen Säure verändert und entfärbt werden, geradeso wie die Galle im ganzen Darm und im Magen durch die salpetrige Säure vollkommen während des Anfalles entfärbt wird (§ 176).

§ 173. Die ersten Störungen des Darmes pflegen sich in einer lebhafteren Bewegung des Darminhaltes mit Kollern oder Poltern zu verraten. Diese Geräusche können wieder nachlassen und ganz aufhören oder sie steigern sich von Stunde zu Stunde immer mehr und verbinden sich dann bald mit Winden und mit flüssigen Abgängen.

Der Abgang von Winden vor dem Anfalle ist nur in einzelnen Fällen sehr stark und verbreitet dann einen Schwefelwasserstoffdunst, der auch durch den Mund entweichen kann (Most). Gewöhnlich ist er unbedeutend. Mit dem Fortschreiten der Krankheit hören alle Windabgänge unter raschem Zusammensinken der Gedärme und der Bauchdecken auf.

Viele Kranke klagen gleich im Beginn des Anfalles über quälende Hitze wie in der Magengrube so auch um den Nabel herum und oft auch in der ganzen Unterbauchgegend; diese Hitze wird heftiger und heftiger, bis ein großes Erbrechen oder ein starker Durchfall und besonders maßloses Trinken von Wasser vorübergehende Erleichterung bringt.

Dem ersten Durchfalle geht oft ein starkes Poltern im Leibe vorauf, als ob Wasser in weiten Krügen oder Schläuchen hin- und hergegossen würde. In solchen Fällen sind die Ausleerungen von vorneherein massenhaft oder es erfolgt ein rascher Eintritt in das asphyktische Stadium.

Sobald der Anfall in Erbrechen und Durchfällen eine gewisse Stärke erreicht hat, pflegt der Bauch einzusinken; er wird klein, flach, weich, knetbar, schwappt bei der Palpation. Diese bereitet dem Kranken anfangs für gewöhnlich keine oder nur geringe Schmerzen. Erst im Stadium der Muskelkrämpfe kann sie für ihn quälend werden durch die Erregung örtlicher Zusammenziehungen, während ihm ein kunstgerechtes Massiren, das die zusammengezogenen Bauchdecken wieder entspannt, im Gegenteil Erleichterung bringt.

Solange die Magengegend nicht ganz eingesunken ist, pflegt das Epigastrium bei der Perkussion vollen Luftschall zu geben, während im Mesogastrium und Hypogastrium leerer matter Schall besteht.

Wie Gasabgänge während des Anfalles so ist auch ein Meteorismus darin selten. Am ehesten noch entwickelt er sich in Fällen schwerer Asphyxie. In den Nachstadien der Krankheit findet man die Ileecoecalgegend oder auch die ganze Unterbauchgegend oft stark gebläht, als Ausdruck für sekundäre Prozesse am Darm oder am Peritoneum.

Durchfall ist das regelmäßige und neben der Kreislaufschwäche wol das wichtigste Symptom der Cholerakrankheit. Von der Heftigkeit und Größe, die er im ausgebildeten Anfalle hat, erhielt die Krankheit den Namen. Cholera ohne allen Durchfall bei starkem Erbrechen ist selten; gewöhnlich ging wenigstens die warnende Diarrhoe vorauf; die Prognose der vorwiegenden Brechfälle ist nicht schlecht. Cholera ohne allen Durchfall und Erbrechen, die Cholera sicca, ist von um so schlimmerer Bedeutung. Unter hochgradiger Cyanose, raschem Absinken der Wärme, Erlöschen des Pulses, Zusammensinken des Gesichtes und des übrigen Körpers erfolgt hierbei der Tod gewöhnlich ganz plötzlich. In St. Petersburg nannte man diese während der ersten Epidemie nicht seltenen Fälle die schwarze Cholera (Wylie) wegen der besonders hervortretenden Cyanose. Auch in späteren Epidemien haben sich gelegentlich solche Fälle gehäuft (Hippius und Minder 1848, Nicaise 1866).

Die vorbereitenden warnenden Durchfälle werden von vielen Menschen als geringfügige schmerzlose Entleerungen gar nicht bemerkt oder wenigstens nicht beachtet, entweder weil sie um ihr leibliches Ergehen nicht sehr besorgt sind oder weil sie an zeitweilige mäßige Durchfälle als Erleichterungen ihrer Abdominalplethora gewöhnt oder weil sie über einige leichte Abgänge als angenehmen Gegensatz zu einer sonst gewohnten Hartleibigkeit erfreut sind.

Die warnenden Durchfälle können alle Formen von der breiweichen Beschaffenheit mit reichlicher Gallenfärbung bis zu einem fast farblosen wässerigen Erguß haben, wobei dann nebenher festere Kotballen oder auch länger verhaltene harte Knollen abgehen.

§ 174. Die eigentlichen Choleradurchfälle werden rasch und leicht entleert; sie beginnen sehr oft in der Nacht, kommen anfangs alle zehn bis zwanzig Minuten mit geringem Kneifen im Leibe und unter großer Übelkeit; später fließen sie ganz schmerzlos und oft unbemerkt oder wenigstens unbeachtet ab. Daß sie in einzelnen Fällen auch unter furchtbaren Koliken abgehen, so daß der Schmerz ein Hauptsymptom des Anfalles wird, ist schon genauer besprochen worden (§ 28 ff., § 135).

Die ersten Abgänge pflegen scharf zu sein, sie strömen bei einzelnen wie glühendes Blei durch den Leib und erregen am After ein Brennen wie von heißem Wasser (Rang). Die späteren werden reizlos.

Gleich die erste Ausleerung ist bisweilen so stark, daß der Kranke meint, sein ganzes Innere werde in Flüssigkeit umgewandelt; die Abgänge kommen wie ein Strom nach aufgezogener Schleuse oder wie ein Gießbach, like a torrent (ANNESLEY); seltener stoßweise wie aus einer Spritze, fast immer ohne jeden Zwang, ausnahmsweise aber unter starkem Tenesmus (§ 152).

Die Ausleerungen sind bei den vollsaftigen Europäern für gewöhnlich dünne wie Molken oder wie Buttermilch mit kleinen Flocken oder wie eine ganz wässerige Reisabkochung. Bei geschwächten Europäern und bei den zarten trockenen Leibern der Hindus und Malayen kommt es öfter zu dicklichen Ausleerungen, die geronnener Milch gleichen oder wie ein dicker Graupenschleim, sogar wie Reisbrei aussehen und von den Eingeborenen Indiens dem Sudschi, einem hindostanischen Mehlgericht, verglichen werden. Auch bei uns nehmen die anfänglich reiswasserähnlichen Ausleerungen bisweilen allmählich die Konsistenz und Farbe einer dicken Hafergrützeabkochung oder sogar eines Hirsebreies an, wie NIEMEYER im Jahre 1831 in Magdeburg sah.

Das Charakteristische der Cholerastuhlgänge ist weniger ihre Dünnflüssigkeit als ihre Farblosigkeit oder vielmehr ihr gänzlicher Mangel an Gallenfarbstoff. Nur ganz im Beginn des Anfalles haben sie bisweilen noch einen grünlichen Schimmer, der aber höchst wahrscheinlich mehr von Blutfarbstoff als von Galle herrührt; denn diese grünlichen theewasserähnlichen höchst sauren Abgänge können schon bei der nächsten Entleerung eine deutliche Beimischung von Blut enthalten.

Je länger die Durchfälle dauern, um so reichlicher, um so dünner und farbloser pflegen sie zu werden; sie können endlich so wässerig sein, daß sie auf der Leibwäsche und Bettwäsche keinen Flecken hinterlassen und von Unerfahrenen mit Urinabgängen verwechselt werden.

Der Geruch der Reiswasserabgänge ist ekelhaft fade; er wird mit dem des menschlichen Sperma verglichen.

Die Menge kann in vierundzwanzig Stunden 3, 6, 10 Liter, selten mehr betragen; das spezifische Gewicht schwankt zwischen 1012 und 1003 abwärts.

Die Reaktion der Darmausleerungen wird wie die des Erbrochenen sehr verschieden angegeben. Auch hier scheint es auf die Zeit anzukommen, in der die Untersuchung vorgenommen wird. Die späten wässerigen Ausleerungen fand HERMANN in Moskau (1830) stets alkalisch, ebenso WITTSTOCK in Berlin (1831) und BRUBERGER in Berlin (1866). Hingegen konnte EMMERICH während der St. Petersburger Epidemie des Jahres 1909 in einigen Untersuchungen feststellen, daß einzelne Reiswasserstuhlgänge wenigstens eine schwachsaure Reaktion gaben und Spuren von salpetriger Säure enthielten, wohingegen das Erbrochene sehr stark sauer reagirte und mit wenigen Güssen tödliche Mengen von Salpetrigsäure hervorbrachte (§ 171). In dem Darme von Choleraleichen fand er die Säure nicht.

Dagegen enthielten die Dünndarmschlingen einer Choleraleiche, die Hermann (1830) in Moskau sezirte, stark saure Reiswassermassen, deren Säure die des Magens und Duodenums bedeutend übertraf. Dann in Danzig (1831) fand in einer Choleraleiche einen so stark sauren Darminhalt, daß seine Instrumente angefressen wurden und der Essiggeruch, der sich daraus entwickelte, sehr auffiel. Pernice und Lipari fanden in Palermo (1887) den Dünndarminhalt immer stark sauer, wenn die Sektion gleich nach dem Tode gemacht wurde, und Rumpf sah in Hamburg (1892) die Reaktion des Duodenums und der ersten Jejunumschlingen ausgesprochen sauer.

Höchst merkwürdig und schon von den ersten Beobachtern, Tytler, Orton, Jameson, Corbyn, Blane, Annesley betont ist der vollständige Mangel an Galle in den Choleradejekten gleich zu Beginn oder wenigstens auf der Höhe des Anfalles. Er fällt ebensosehr im Darminhalt der Leichen aus dem Anfalle wie in den Ausleerungen auf; in den Leichen bildet er den schärfsten Gegensatz zu dem Gallenreichtum in der Leber und in der Gallenblase. Wir werden auf die Erklärung dieses Phaenomens im § 176 zurückkommen und bemerken hier nur, daß einige Ärzte, die in einzelnen Fällen von milder Cholera gallige Ausleerungen sahen, wie von Reider in Wien (1831), eine Komplikation vermuteten und sogleich mit Calomel und Magnesia vorgingen, so sehr waren sie an den Gallenmangel der Abgänge gewöhnt. Andere Ärzte, welche die regelmäßige Abwesenheit der Galle bei der Cholera betonten, weigerten sich, der asiatischen Seuche den Namen Cholera zu lassen, weil sie in diesem Wort den Stamm *χολη*, Galle, fanden. Folgerichtig nannte sie der Doktor Sinogowitz, der die Cholera im Jahre 1831 in Danzig und in Berlin studirte, nie anders als Acholera.

Unter den festen Bestandteilen der Reiswasserabgänge, die nur 1 bis 2 % betragen, überwiegen die anorganischen Stoffe, besonders Chlornatrium, dessen Menge nach Becquerel 3—7 ‰ beträgt, ferner kohlensaures Ammoniak und phosphorsaures Natron; daneben etwas Chlorkalium, während sonst Kalisalze fast ganz fehlen. Von organischen Stoffen sind zu erwähnen Schleim in größerer Menge; Eiweiß in kleinen Mengen, 3—4 ‰ nach Becquerel, oder gar nicht; Spuren von Harnsäure und Kreatin. Danach stellt also das Reiswasser nicht etwa einfaches Blutserum sondern ein wahres Transudat wie die Hydrocelenflüssigkeit, der Hydrocephaluserguß u. s. w. dar.

Die Flocken im Reiswasser bestehen aus Schleim, worin sich noch mehr oder weniger deutlich, oft ganz unverändert Epithelien der Dünndarmschleimhaut oder ganze Epithellager der Darmzotten erkennen lassen. In späteren Ergüssen mischen sich den verquollenen und weiter veränderten Epithelien Leukozyten und Detritus bei. Krystalle von phosphorsaurer Ammoniakmagnesia werden fast immer gefunden.

Die Hauptmasse der Flocken bilden neben den Elementen der Darmschleimhaut Bakterien, unter denen die Choleravibrionen oft durchaus vorherrschen.

Die Cholerarotreaktion (§ 101) durch Zusatz von Salzsäure oder Schwefelsäure gelingt in den meisten frischen Reiswasserstuhlgängen. —

Ausnahmsweise werden die Choleraabgänge sofort rötlich, fleischwasserähnlich oder ausgesprochen blutig gefärbt, rotbraun bis chokoladefarben, und entwickeln dann wol auch einen fauligen Geruch. Diese Art deutet meistens auf haemorrhagisch-diphtherische Prozesse in der Darmschleimhaut, die nicht selten schon sechs bis zwölf Stunden nach Beginn des Anfalles an der Leiche in voller Entwickelung gefunden werden.

Die dickschleimigen kleisterartigen Ausleerungen, die oben erwähnt wurden, entsprechen gleichen Befunden im Darmrohr der Kranken, die unter dem Bilde der Cholera sicca rasch zugrunde gingen.

Sehr selten sind Fälle, wo die Darmausleerungen bis zur Asphyxie und bis zum Tode faekulent blieben; es handelt sich dabei immer um alte oder durch Krankheit und Entbehrung geschwächte Personen, bei denen der Anfall von vorneherein in asthenischer Form ohne ausgeprägte Symptome verlief.

§ 175. Was die Bedeutung der Darmausleerungen für die Schwere **der Cholerakrankheit angeht,** so ist die Prognose um so günstiger je mäßiger und seltener im Anfange die Abgänge bei sonst gutem Kräftezustand sind; um so ungünstiger, je reichlicher und häufiger die Dejektionen auf einander folgen. Das Aufhören der Durchfälle ist aber nur dann ein gutes Zeichen, wenn alle anderen Symptome, besonders die Adynamie und die Asphyxie, nachlassen. Oft ist das Stillstehen des Durchfalles nur scheinbar, nämlich bei beginnender Darmlähmung; aber dann genügt oft die geringste Änderung der Körperlage, um aus dem After wässerige Massen abfließen zu machen.

Das gilt für die Cholera in Europa. Bei den zarten Ostasiaten sieht man sehr oft die schweren und schwersten Fälle mit sehr mäßigen oder sogar geringen Ausleerungen einhergehen. Bei ihnen gibt es zahllose Fälle, wo der Tod schon nach einem oder nach zwei Stuhlgängen erfolgt, so daß sich die Züge des Brechdurchfalles gar nicht weiter entwickeln. Nicht selten auch ist der Zusammenbruch der Kräfte schon vor dem ersten Durchfalle da. Das sieht man bei uns gelegentlich an ausgemergelten, durch Elend oder Siechtum verminderten Personen.

Deutlich gallige Abgänge sind unter allen Umständen günstiger als die farblosen wasserhellen; und das berechtigt zu der Trennung zwischen eigentlichen Choleraanfällen und leichten Cholerinen. Schon ORTON betont (1820), daß ein vermehrter Gallenabgang im Choleraanfall nur in den mildesten Fällen erscheint; und ALLARDYCE sah die Patienten, die während des ganzen Krankheitsverlaufes gefärbte Ausleerungen hatten, fast ausnahmslos genesen.

Der wiederkehrende Gallengehalt der Darmausleerungen ist stets ein günstiges Zeichen, schließt allerdings den Eintritt der typhoiden Nachkrankheiten nicht aus.

Blutige Durchfälle im Stadium der Asphyxie sind fast ausnahmslos ein Zeichen höchster Bösartigkeit des Prozesses, und ebenso zu fürchten sind Blutungen im Typhoid. In der Rekonvaleszenz brauchen sie hingegen keine ernste Gefahr zu verkünden. HESSE sah (1909) unter 1156 Cholerafällen 22 mal blutige Stuhlgänge; 19 von den Patienten starben, also 86 %.

Ein plötzliches Aussetzen der Ausleerungen oder ein gänzliches Fehlen von Darmabgängen bei vollem schwappendem Bauch verkündet den Tod.

In der Reaktion gilt Verstopfung für ungünstiger als ein milde fortdauerndes Abweichen.

Ein auffallendes aber wenig betontes Verhalten der Reiswasserabgänge ist die Abhängigkeit ihrer Menge von der jeweiligen Epidemie. Es gibt Epidemien, wo sie auffallend massenhaft hervortreten, andere wo sie mehr oder weniger zurücktreten, während die anderen Cholerasymptome um so voller ausgeprägt sind. So war die Epidemie des Jahres 1855 in Berlin (GRIESINGER) und 1856 in Lübeck (LÜBSTORF) durch die verhältnißmäßige Geringfügigkeit der Dejektionen ausgezeichnet, während in Moskau (1830) die ungeheuren Mengen von 15, 20 ja 30 und mehr Litern durch Erbrechen oder Durchfall abgegeben wurden (VON LODER, MARCUS).

Für die Ursache der Transudation in den Darm beim Choleraanfalle hat man von jeher zwei Erklärungen gegeben; die einen setzen einen Reiz an der Darmschleimhaut voraus, der die Entlastung der Gefäße erregt, die anderen einen Reiz im Blute, der die Gefäße zur Ausleerung zwingt. Die letzteren stellen sich den Choleranfall wie eine Vergiftung durch Morchelgift oder Oxalsäure, durch den Tartarus emeticus oder Kupfersalze oder Zinksalze oder putride Stoffe und Toxalbumine vor, indem sie darauf hinweisen, daß man mit allen diesen Stoffen vom Blut aus experimentell eine starke Transudation zum Darme hin bewirken kann. Die ersteren denken an eine Corrosion der Darmschleimhaut, wie sie bei der intestinalen Sublimatvergiftung zustande kommt. So sah PACINI (1854) in seinen Vibrionen die scharfen Angreifer der Dünndarmschleimhaut. ROBERT KOCH vereinigte beide Vorstellungen dahin, daß er den ersten örtlichen Reiz an der Darmschleimhaut seinen Kommabazillen zuschrieb, die weiteren Vorgänge sich von einem Stoffwechselprodukt der

Bazillen abhängig dachte. Daß hiermit das wirkliche Verhalten geahnt war, hat Emmerich gezeigt (207 ff.).

Die ganze Pathogenese des Choleraanfalles auf die Wasserverarmung des Blutes und der Gewebe infolge der Ausleerungen zurückzuführen, haben Hamernyk (1850), Güterbock (1853), Dietl (1855) und andere versucht. Für Dietl sind die Ausleerungen, insbesondere die profuse wässerige Diarrhoe die nächste Ursache aller am Cholerakranken wahrgenommenen charakteristischen Erscheinungen sowie des tödlichen Ausganges; die Ausleerungen bedingen die Bluteindickung und diese ist Ursache der Cyanose, des Algors, des Kollapses, der Pulslosigkeit, der Trockenheit aller Gewebe, des unlöschbaren Durstes, der Heiserkeit, des Harnmangels, der Krämpfe. Die Einwände gegen diese „einfachste und natürlichste Erklärung, weil ganz ungezwungen und notwendigerweise aus physikalischen Gesetzen ableitbar" verhehlt sich Dietl nicht; sie lauten: 1. jene Symptome der Krankheit treten auch bei der Cholera sicca auf; 2. der kleine Puls, die Kälte der Glieder, die Wadenkrämpfe können schon vor den großen Ausleerungen da sein; 3. profuse Diarrhöen anderer Art führen jene Cholerasymptome nicht herbei. — Die Widerlegung der Einwände fällt ihm leicht: ad 1: die Cholera sicca existirt gar nicht, weil er sie in mehr als 2000 Fällen nicht gesehen hat, „keine Cholera ohne Ausleerungen"; ad 2: wird ebenfalls geleugnet; ad 3: „Ich beobachtete wiederholt nach dem Gebrauche von salzigen Abführmitteln die eklatantesten Erscheinungen der Cholera. Phthisiker verfallen bekannterweise schon bei einer mäßigen Diarrhoe in einen der Cholera ähnlichen Zustand, vorausgesetzt daß die Ausleerungen seröser Natur sind."

Mit alledem wird an den Tatsachen nichts geändert, mit denen schon Griesinger (1864) jene Hypothese zurückgewiesen hat: die Intensität der Cyanose und des Algors und die Schnelligkeit ihres Eintritts steht keineswegs im Verhältnis zur Zahl und Menge der Dejektionen. Es gibt zuviele Beispiele, daß durchaus gesunde und kräftige Individuen bald nach dem Beginne des Anfalles unter sehr geringen Ausleerungen, die keine zwei oder drei Pfund betragen, in den tiefsten Kollaps mit Pulslosigkeit und Eiseskälte verfallen und sterben, während bei ihnen eine Blutentziehung in weit größerer Menge nichts anders als eine leichte Mattigkeit hervorrufen würde. Von schwachen Individuen, Kindern und Greisen ist ohnehin allgemein bekannt, daß der Eintritt der Asphyxie im Choleraanfall bei ihnen nicht im geringsten von der Masse der Dejektionen oder der Transudation in den Darm abhängt.

§ 176. Die Gallensekretion dauert im Choleraanfalle unzweifelhaft an. Die Leber ist neben der Milchdrüse wol die einzige Drüse, die im Anfalle weiter arbeitet. In allen Leichen ohne pathologische Veränderungen der Gallenwege findet man, was schon den englischen Beobachtern der indischen Epidemie von 1817 auffiel, im Gegensatze zu den farblosen Dejekten eine Überfülle der Galle in den Gallenwegen, die Gallenblase prall gespannt und von grüner oder brauner oder schwarzer Galle und ebenso die Lebergallengänge mit solcher Galle erfüllt; aber an der Vaterschen Papille hört die Galle oder wenigstens ihre Farbe auf, jedenfalls im Duodenum; no appearance of bile from the stomach or bowels; the abscence of biliary fluid in the stomach and duodenum; its return was considered as affording a favorable prognosis (Corbyn).

Das ist von allen späteren Beobachtern immer wieder festgestellt worden. So fand Daun in Danzig (1831) die Gallenwege an Choleraleichen stets von Galle überfüllt, in dem oberen Duodenalschenkel noch in einer Reihe von Fällen die Galle; aber weiter abwärts vermißte er sie ausnahmslos, auch dann wenn in der ersten Jejunalschlinge der Darminhalt noch dickschleimig war; abwärts wurde dann das wässerige Transudat mit saurer Reaktion vorherrschend, um im Ileum ganz wässerig und alkalisch zu werden. Hermann (1830), Buchheister und Noodt (1831) und Andere fanden die gefüllte Gallenblase um das Doppelte, das Vierfache, ja Sechsfache an Gewicht vermehrt; sie wog nicht wie in gewöhnlichen Leichen 30 Gramm sondern 60, 100 bis 180 Gramm.

Das erste und wichtigste Zeichen der günstigen Wendung des Anfalles ist die Wiederkehr galliger Färbung in den Dejekten, die meistens augenblicklich eintritt.

Es sind viele Vermutungen über die Ursache des Gallenmangels in den Choleradejekten aufgestellt worden. Da die Gallenblase an der Leiche in der Regel gefüllt, ja überfüllt war, da die Galle bei leichtem Druck auf die Blase aus der Vaterschen Papille in das Duodenum ablief, so vermuteten die meisten einen Krampf der Schließmuskeln der Gallenwege während des Stadium spasmodicum als Ursache für die Acholie des Darminhaltes; eine spasmodische Kontraktur des Duodenums (Namias 1884), des Ductus choledochus (Good 1829, Ceci 1886, Montefusco 1888). Andere, wie Otto (1832), Gairdner (1849), Wedl, Lehmann, meinen, daß der Gallenmangel in den Dejekten nur von der großen Verdünnung des Darminhaltes durch das Gewebstransudat herrühre, da doch im Duodenum sehr oft Galle gefunden werde, auch an Leichen, die aus dem Stadium algidum herrühren, und da Gallenspuren sich bisweilen noch weiter abwärts im Dünndarm zeigen. Andere, wie Samoje (1850) und Griesinger, nehmen eine einfache Stockung der Galle in der Blase infolge der allgemein geschwächten Reflexfunktion im Stadium paralyticum an. Andere, wie Richter in Moskau (1830), Lichtenstädt in St. Petersburg (1831) behaupten, den Ductus choledochus durch einen Schleimpfropf oder sonstwie verstopft gefunden zu haben.

Emmerich hat die Sache klar gemacht. Er hat gezeigt, daß es sich gar nicht um eine wirkliche Acholie des Darminhaltes und der Dejekte handelt sondern einfach um eine Entfärbung der Galle im Darm durch die von den Choleravibrionen gebildete salpetrige Säure.

Dazu stimmt, daß man ausnahmsweise in der Gallenblase eine wasserklare oder milchige Galle und nebenbei in dieser Reinkulturen von Choleravibrionen findet (Nicati und Rietsch, Fränkel und Simmonds).

Eine gewisse Eindickung der Galle in der Gallenblase während des Choleraanfalles haben alle Beobachter betont; sie ist schon nach den Untersuchungen von Hermann (1830), von Buchheister und Noodt (1831) zweifellos; ersterer fand bei drei Leichen ein spezifisches Gewicht von 1043 gegenüber dem normalen Mittel von 1026. Mit Wasser und Alkohol vermischt gab die Galle stets saure Reaktion.

Daß Verschlüsse der Gallenwege, Hydrops der Gallenblase und weitere Veränderungen, welche Gallenstockung und Gallenabschluß bedingen, zufällig einmal auch bei Cholerakranken vorkommen können, bedarf keiner Erwähnung.

Der Ikterus ist im Choleraanfalle eine höchst seltene Komplikation; zeitweise scheint er öfter vorzukommen. Montefusco, der im August und September 1887 im Ospedale Domenico Cotugno in Neapel unter etwas mehr als hundert Kranken fünf Fälle davon beobachtete, findet selbst diese Häufung auffällig und betrachtet sie als einen Zufall, da er im Jahre 1884 unter weit mehr Cholerafällen nur einen mit Ikterus sah. In allen 5 Fällen schwoll die Leber an, der Urin war braun und enthielt Gallenfarbstoffe. Der Ikterus dauerte fünf Tage. — Galliard zählte in Paris 1892 unter 380 Cholerafällen 6 mit Ikterus, 4 mal als einfaches Symptom des Anfalles, 2 mal in der Reaktion als Zeichen einer Allgemeininfektion mit Fieber, hochgradiger Prostration und allgemeinem Erythem; dabei war kein Gallenfarbstoff im Urin. Die Obduktion ergab in den beiden letzten Fällen Cholecystitis und Angiocholitis suppurativa. Hesse fand in St. Petersburg während der Jahre 1908 und 1909 bei 1156 Cholerakranken 8 mal Ikterus als Symptom im Anfall oder in der Rekonvaleszenz.

Im Stadium der Reaktion und in der Rekonvaleszenz wird der Ikterus häufiger gesehen als im Anfalle selbst.

§ 177. Von allen Symptomen des ausgeprägten Choleraanfalles ist keines beständiger und wesentlicher als das Absinken oder Stocken des Blutkreislaufes.

Die Kreislaufstörungen gehen keineswegs mit den Erscheinungen am Magendarmkanal so Hand in Hand, daß man eine Abhängigkeit der einen von den anderen annehmen könnte. Heftige Ausleerungen können fehlen und dennoch die schwerste Niederlage des Kreislaufes ausgeprägt sein, während umgekehrt bei ganz maaßlosem Brechdurchfall noch ein leidlicher ja bisweilen sogar kräftiger Puls fortdauert.

Bei einzelnen Kranken geht dem Stadium der Kreislaufschwäche eine deutliche Aufregung im Arteriensystem vorher; die Ergriffenen bekommen im Beginn des Anfalles ein rotes heißes Gesicht, ein lebhaftes, verstärktes und beschleunigtes Pulsieren der Kopf- und Halsarterien, bisweilen auch der großen Gefäße an Armen und Beinen; sie zeigen eine erhöhte Hautwärme, klagen über Hitze und Spannung im Kopf, über große Angst, über Wallungen auf der Brust, über Klopfen im Bauch. Diesen klinischen Symptomen entspricht anatomisch eine arterielle Hyperaemie in der Schädelhöhle und an der Darmschleimhaut, die sich, wie Virchow betont, neben der passiven Stauungshyperaemie in manchen Leichen aus dem ersten Stadium deutlich ausprägt. Die genannten Erscheinungen des Orgasmus (§ 135) erinnern in ausgeprägten Fällen so entschieden an das Bild der Amylnitritwirkung, in milderen Fällen an die Wirkung des Natrium nitrosum, daß man, von allem anderen abgesehen, schon aus diesem Grunde Emmerich beistimmen muß, der den verschiedenen Redukten der Salpetersäure die größte Bedeutung für das Zustandekommen des Choleraanfalles zuschreibt.

Jene Aufregung des arteriellen Systems kann eine Stunde oder länger dauern und ohne die sekundäre Erlahmung in die Genesung hinübergehen; aber die sthenischen Fälle sind nicht häufig. Gewöhnlich ist der Orgasmus schon nach einer halben Stunde oder früher dem Beginn der Lähmung gewichen; häufig fehlt er ganz oder wird wenigstens nicht bemerkt, so daß der asthenische Verlauf mit den ausgeprägten Zeichen der Kreislaufschwäche sofort den Anfall charakterisiert (§ 136).

Im Großen und Ganzen sind die Schwächezeichen an der Peripherie viel früher und weitaus stärker ausgeprägt als am Centralorgan. Das Herz kann noch lebhaft, sogar verstärkt klopfen, wenn die Gliedmaaßen schon pulslos sind. Erst später nimmt der Herzstoß an Kraft ab, die Herztöne werden leiser, vor allem verschwindet der zweite Herzton, nachdem an der Peripherie das Blut schon lange stockte und die Radialarterie nur noch unterbrochene kurze zuckende Pulse fühlen ließ.

Bei manchen Patienten fällt auf, daß der Puls an verschiedenen Gliedmaaßen und auf beiden Körperhälften sich ganz ungleich und wechselnd verhält. Für gewöhnlich bleibt der Puls auf der linken Seite länger fühlbar als auf der rechten. Auch später, bei der Wiederkehr des Pulses in der Reaktion wird die Belebung des Kreislaufes bereits an dem einen Gliede sichtbar und fühlbar, während an den anderen Teilen oder auf der anderen Seite der Stillstand des Blutes noch andauert. Die Störung und Wiederherstellung geht also offenbar ebensosehr wenn nicht mehr von den Gefäßen oder sogar von allen Geweben als vom Herzen aus; wie denn Buttersack ganz allgemein, nicht mit Rücksicht auf die eine

Cholerakrankheit, in der vitalen Elastizität der Gewebe mit Recht den wesentlichen Antrieb für den Kreislauf sieht.

Daß das Herz bei alledem seine Vitalität am längsten und stärksten wahrt, ergibt sich auch aus dem anatomischen Befund an den Choleraleichen, indem es auch nach dem schwersten Anfalle keine erheblichen Veränderungen zu zeigen pflegt, an der Wasserverarmung, die die allgemeine Muskulatur erleidet, weniger teilnimmt und, nach Buhl, auch einen geringeren Harnstoffgehalt zeigen soll als die übrigen Muskeln.

Im Stadium algidum können die Kontraktionen des Herzens so weit nachlassen, daß der Herzstoß ganz verschwindet und die Töne nur noch leise und dumpf gehört werden; der erste Herzton pflegt aber noch lange vernehmbar zu sein, wenn der zweite Arterienton an der Pulmonalis und Aorta schon lange erloschen ist. Geräusche am Herzen werden im Choleraanfall selten gehört, am ehesten ein systolisches Hauchen über der Basis oder ein schwaches perikardiales Anstreifen, das der Trockenheit des Herzbeutels entspricht.

Während des Lebens läßt sich weder die Überfüllung des rechten Herzens, die an der Leiche fast immer stark hervortritt, noch auch die der Lungen, die bisweilen an der Leiche gefunden wird, nachweisen. Die Perkussion ergibt bei unveränderten oder sogar eingeengten Lungengrenzen eher eine Verkleinerung als eine Vergrößerung der Herzfigur, bis kurz vor dem Tode.

§ 178. Der Puls an den peripheren Arterien ist mit dem Eintreten der allgemeinen Entkräftung meistens, nicht immer, vermehrt, kann auf 90, 100, selten höher in der Minute steigen; im Anfange noch ziemlich voll, sinkt er doch auffallend leicht zusammen. Die einfache Erhebung des Armes kann den Radialpuls zum Schwinden bringen; das Aufrichten des Oberkörpers bewirkt Schwindel und selbst Ohnmachten unter Aufhören des Karotidenpulses, der vorher noch lebhaft schlug. Auch in der völligen Ruhe äußert sich die Schwäche des Pulses schon früh in dem Ausfallen einzelner oder vieler Wellen, in der völligen Ungleichheit des Pulses bei erhaltener Regelmäßigkeit. Später wird der Puls ganz klein, stockend, endlich fadenförmig oder er verschwindet ganz. In manchen Fällen liegt der Cholerakranke viele Stunden, sogar ein oder zwei Tage ohne Radialpuls da. Auch an den großen Gefäßen, an der Axillaris, Iliaca, Carotis, kann der Puls dann fehlen und die Eröffnung dieser Gefäße ohne wesentliche Blutung bleiben. Nur die Pulsation der Aorta bleibt erhalten und durch die eingesunkenen Bauchdecken sichtbar.

Magendie fand, als er bei Asphyktischen die Radialarterie freilegte, das Rohr enge, wenig gefüllt, stellenweise zusammengefallen. Dieffenbach (1831) konnte im Stadium asphycticum an der bloßgelegten pulslosen Radialis und selbst an der Brachialis nicht den geringsten Blutgehalt oder eine Bewegung entdecken; nur ab und zu, nach längeren Zwischenzeiten ohne regelmäßige Dauer, fühlte er kleine Zuckungen am Gefäßrohr wie von einer kleinen Zusammenziehung der Muskularis. Dieffenbach eröffnete einem sterbenden, an großer Angst leidenden Kranken die Brachialarterie im oberen Drittel; als kein Tropfen Blut abfloß, führte er einen elastischen Katheder bis an das Herz. Dabei wurde der Herzschlag deutlicher und beschleunigter, aber es kam kein Blut, auch nicht beim Zurückziehen des Katheders. Einer Frau durchschnitt er während der Asphyxie die Brachialis im unteren Drittel und gewann nur weniges schwarzes Blut daraus.

Romberg (1831) öffnete bei einem blauen pulslosen Cholerakranken die Axillararterie und sah Blut in einem dicken gleichmäßigen Strome hervortreten; nachdem aber vier bis fünf Unzen, etwa 150 Gramm, abgeflossen waren, kam es nur noch in matten Stößen spärlich hervor. Das Blut hatte eine rosenrote Farbe, war durchaus flüssig und warm, wiewol der Kranke sich eiskalt anfühlte. Es gerann schnell und behielt die rote Farbe. —

Die Schwäche des Kreislaufes, das schnelle Sinken des Pulses und das Nachlassen der Herztätigkeit gehört zu den beständigsten Zeichen des Choleraanfalles. Das Absinken beginnt schon in der ersten Stunde der Krankheit, vor, mit oder bald nach den ersten Ausleerungen. Seinen bedeutendsten Grad pflegt es mit dem Nachlassen des Erbrechens und der Krämpfe zu erreichen; es kann sich aber auch erst nach vierundzwanzig Stunden oder noch später einstellen. So richtig wie fein ist die Bemerkung Searles, daß zuweilen Durchfall und Erbrechen und Krämpfe und Stillstehen des Pulses gleichzeitig eintreten, wie wenn alle diese Symptome aus einer und derselben Ursache gleichzeitig entstünden.

Rogers (1911) maß im Stadium algidum an der Brachialis einen Blutdruck von 70 mm Quecksilber und weniger. Er kann auf 0 mm sinken und sinkt sehr oft darauf. Daß, wie Rogers meint, an der Grenze von 70 mm eine besondere Gefahr beginne, ist eine willkürliche Annahme.

Das Aufhören des Erbrechens und der Krämpfe oder die Einwirkung herzanregender und gefäßfüllender Maaßnahmen kann eine flüchtige Wiederkehr des Pulses bewirken; aber fast ausnahmslos sinkt er dann bald wieder ab, woferne nicht das Stadium reactionis bereits im Anzuge war. Die völlige Asphyxie kann in seltenen Fällen zwei Tage und drei Tage andauern; für gewöhnlich bedeutet das den Übergang zum Tode. In allen tödlichen Fällen steht der Kreislauf in den Gliedern lange vor dem Tode still.

Mit eintretender Reaktion wird der Radialpuls wieder deutlich, oft lebhaft, sogar gewaltsam, bei zusammengezogenem oder bei weitem Rohr. Bei unvollkommener Reaktion kann er allerlei Störungen zeigen, bei schlimmer Wendung der Reaktion wird er unterbrochen und geht wieder verloren. Aber auch bei fortschreitender Genesung ist sein Verhalten oft durchaus launisch; er kann auffallend klein oder auffallend hart oder auffallend weich und dabei doppelschlägig sein. Er zeigt mitunter eine bedeutende Verminderung, bis auf 60, 50 und weniger Schläge in der Minute. LEUDET fand die Verminderung der Schlagfolge auf 40 um den fünften bis siebenten Krankheitstag in Fällen, wo die Genesung sich lange hinzog.

Durch Transfusion kleiner Blutmengen vom gesunden Menschen in die obere Hohlvene konnte DIEFFENBACH die Herzkraft und den weiteren Kreislauf vorübergehend anregen; der Puls kehrte in die pulslosen starren Glieder zurück, das Gesicht rötete sich, aber nur für wenige Minuten oder eine halbe Stunde. Der tödliche Ausgang wurde nicht abgewehrt oder auch nur deutlich verzögert.

Daß Infusionen größerer Flüssigkeitsmengen in den Körper des Cholerakranken hier und da bessere Erfolge haben, werden wir bei der Therapie der Krankheit zu besprechen haben.

§ 179. Das Venensystem zeigt im Choleraanfalle ein ziemlich unabhängiges Verhalten gegenüber dem Arteriensystem. Beim Beginn der Asphyxie ist es meistens in seinen peripheren Adern überreichlich gefüllt, bald aber wird es leer, um sich erst beim Tode wieder stärker zu füllen.

Auf jene vorübergehende Stauung des Blutes an der Peripherie folgt eine rasche oder langsame Ebbe, indem alles Blut zum Centrum hin abfließt. Zuerst entleeren sich die mittleren Venen. Sie sind schon ganz leer, wenn die großen Venen am Halse noch überfüllt erscheinen. Streicht man etwaige Reste von Blut in der Vena cephalica nach dem Centrum hin, so kehrt es nicht mehr in die Ader zurück. Schneidet oder sticht man nach eingetretener Asphyxie die Basilica oder Cephalica zum Zwecke des Aderlasses an, so kommen vielleicht noch einige Tropfen dickes schwarzes Blut; aber es hört sofort wieder auf zu fließen und auch durch Streichen und Drücken und Bewegungen des Armes wird nichts mehr oder nur ein weniges mehr hervorgelockt.

Die großen Venen, wie die Jugularis und Axillaris sind in diesem Stadium überfüllt. Wenn der Chirurge sie freilegt, so liegen sie wie tote Schläuche da, die von dem schwarzen Cruor oft um das Doppelte ausgedehnt sind, dabei mitunter ganz ungleich gefüllt, so daß sie an der einen Stelle dick, an einer anderen enge erscheinen; sie lassen sich durch einmaliges Überstreichen leicht entleeren; öffnet man sie, so treten wenige Theelöffel dickes Blut hervor, bleiben dann, bei unverrückter Lage, leer. Bewegt man aber das Glied, so füllt sich die Vene wieder, von der Peripherie wie vom Zentrum aus.

Die mittleren Venen, Brachialis, Basilica, Cephalica sind fast immer wenig gefüllt; eröffnet man sie, so fließen wenige Tropfen Blut hervor, dann sinkt die Wandung zusammen. Die kleineren sind gewöhnlich vollkommen leer. In den Kapillaren stockt das Blut durchaus.

Das Venenblut hat oft zweierlei Farbe, es trennt sich dann in eine dunkele dickflüssige Masse von einer helleren dünnflüssigen (DIEFFENBACH). —

Nach dem Tode enthalten, im Gegensatz zum Verhalten im Choleraanfalle, alle Arterien Blut; auch diejenigen, welche während des Lebens völlig leer waren. Das ist schon nach Beobachtungen in der Berliner Epidemie 1831 von PHOEBUS, dem Befunde Dieffenbach's am Lebenden gegenüber, betont worden. Auch PFEUFER hebt nach seinen Beobachtungen in Mittenwalde (1836) den großen Blutgehalt der Arterien an der Leiche hervor und begründet damit seine Meinung von der Erschlaffung der Ringfaserhaut im Choleraanfall. Andere haben anderes gesehen; HAMERNYK in Prag (1849) fand leere Arterien an der Leiche, weil er den Cholerazustand mit einer Verblutung vergleicht. So beeinflußt die Lehrmeinung das Auge.

An den Choleraleichen ist das Blut in allen Gefäßen dickflüssig, besonders in den Eingeweidearterien; hier enthält es häufig Luftblasen (PHOEBUS).

Die Wiederanfüllung der Hautgefäße, die im Anfalle leer waren, erfolgt schon am Sterbenden, wie die frühzeitig eintretenden großen violetten Totenflecke, die verstärkte blauviolette Färbung der Nägel, der Ohren, der Lippen, der äußeren Geschlechtsteile beweisen.

Im kleinen Kreislauf geschehen ähnliche submortale Änderungen wie in der Haut. Der helle Schall über den Lungen mit eingeengten Grenzen weist beim Lebenden auf Anaemie des Organs, wie auch der Mangel einer Herzverbreitung nach rechts; an der Leiche sind die Gefäße der kollabirten Lungen meistens überfüllt und das rechte Herz stark ausgedehnt.

In den peripheren und inneren großen Venen der Choleraleiche ist das Blut meistens überreichlich angehäuft. —

Die Zyanose im Choleraanfalle ist keine regelmäßige Erscheinung; in einigen Epidemien ist sie so stark, daß die Leute von der schwarzen Cholera sprechen; in anderen fehlt sie gänzlich, die Kranken sehen leichenblaß aus. Man muß unterscheiden eine Zyanose, die zu Beginn des Anfalles sich zeigt, sei es als grauer oder blaugrauer Schimmer auf der Haut mit verstärkter violetter Färbung der vorspringenden Teile, sei es als dunkele violette oder blauschwarze Färbung des Körpers, und eine Zyanose, die sich erst mit voranschreitendem Stadium asphycticum bemerklich macht und vor dem Tode am stärksten ausgeprägt ist. Jene ist der Ausdruck der im § 163 besprochenen Blutvergiftung EMMERICHS; diese der

Ausdruck der venösen und kapillaren Stauung und der submortalen passiven Blutsenkung.

Bei blutarmen, chlorotischen, marantischen Menschen pflegt die violette Verfärbung der Haut sich im Beginne des Anfalles nur flüchtig zu zeigen, um dann in einen graulichen Ton überzugehen.

Die terminale Zyanose pflegt sich im Reaktionsstadium rasch zu vermindern und mit der Wiederherstellung des Kreislaufes ganz zu vergehen, während die initiale Methaemoglobinaemie u. s. w. die Reaktion noch längere Zeit, Stunden sogar Tage, überdauern kann.

Die Stauungszyanose bei Cholerakranken pflegt selten hochgradig zu sein; die enterogene Zyanose kann erstaunliche Grade erreichen.

§ 180. Das Blut ist am Anfang des Choleraanfalles oft gar nicht oder wenig verändert mit der Ausnahme, daß das aus der Ader gelassene venöse Blut an der Luft die rote Farbe des Arterienblutes schwerer annimmt und erst beim gründlichen Schütteln mit Luft sich oxydiert. In den meisten Fällen hat es auf der Höhe des Stadium paralyticum eine ausgesprochene blaurote bis braunrote Purpurfarbe, aber keineswegs die schwarze Farbe des Erstickungsblutes, sowol in den Arterien wie in den Venen (Heyfelder 1832, Niemeyer 1832, Buhl 1854).

Die Bezeichnung des dunklen Cholerablutes als venöses ist höchstens für das Terminalstadium richtig. Im Anfalle selbst ist es, wie Stieglitz schon im Jahre 1831 betont, weder venös noch arteriell; es fehlt ihm die Eigenschaft, die wahrhaft venöses Blut auszeichnet, nämlich Erstickungsnot und Bewußtlosigkeit zu bewirken. Weder die Atmung noch das Bewußtsein und die Empfindung ist bei Cholerakranken in irgendeinem Stadium sehr ergriffen und am wenigsten auf der Höhe der Cholerazyanose verändert. Das Cholerablut ist auf der Höhe des Anfalles heidelbeersaftfarbig oder kirschbraunrot (Lochner und Immel 1854) oder braunschwarz (Lebert 1859), schwarzrot und bildet beim Ablaufen aus der Ader eine bräunlichrote Spur wie Succus Sambuci (Froriep 1831).

Mit dem Dicker- und Dunklerwerden zeigt das Cholerablut eine abnehmende Neigung zu gerinnen, oder es gesteht zu einer gleichmäßigen weichen dunklen Gallerte oder musartigen Masse, ohne Neigung, sich in einen flüssigen und in einen festen Bestandteil zu sondern; höchstens scheidet es ganz spärliches Serum aus. Die Speckhaut fehlt um so mehr, je dicker und zäher das Blut wird. Diese Tatsachen sind schon in den ersten Cholerazügen durch Orton (1820), Searle (1822), Annesley (1825), Davy (bei Good 1830), O'Shaugnessy (1831), Andrews (1832) festgestellt worden.

Mit fortschreitender Krankheit wird das Blut immer dicker, so daß es endlich in den Venen als dicke pechartige Masse steht oder in kleine Klümpchen oder Krümel geteilt stockt und beim Eröffnen der Ader gar nicht mehr ausfließt, sondern nur in Klümpchen herausgestrichen oder herausgepreßt werden kann.

MACPHERSON konnte während einer Epidemie in Kalkutta im Jahre 1842 auch in einigen Fällen, wo der Puls noch nicht ganz erloschen war, nie mehr als 30—60 ccm Blut aus der Arterie drücken. Ebenso sah LEO im algiden Stadium nie das Blut im Strahl aus der angeschlagenen Arterie spritzen sondern nur träge hervorrinnen; oft auch blieb es ganz aus.

Die größte Dichtigkeit erreicht das Blut nach CARL SCHMIDT um die 36. Stunde nach dem Beginn der wässerigen Ausleerungen. Dann ist sein Wassergehalt um mehr als 20 oder 30 % gesunken.

HERMANN fand 1830 in Moskau, daß Cholerablutproben, die sich noch in Blutkuchen und Serum teilten, 50, 45, 40, 39,7, 37,5 Teile Serum auf 50, 55, 60, 60,3, 62,5 Teile Koagulum enthielten, während beim Gesunden das Verhältniß umgekehrt ist, indem ungefähr 43 Teile Cruor auf 57 Teile Serum kommen. Das spezifische Gewicht des Plasmas bestimmte er auf 1036 gegenüber der Norm von 1023—1027. BUCHHEISTER und NOODT fanden 1831 in Hamburg beim Gesunden 56 Teile Serum auf 44 Teile Cruor; im Beginn des Choleraanfalles 49 Teile Serum auf 51 Teile Cruor; in dem ausgebildeten erethistischen Stadium 41, 39, 37,5 Teile Serum auf 59, 61, 62,5 Teile Cruor; in dem theerartigen Blute des paralytischen Stadiums höchstens 5 % Serum.

ROSE UND WITTSTOCK stellten in Berlin 1831 das spezifische Gewicht des Cholerablutplasmas auf 1044 fest. THOMSON in Glasgow (1831) bestimmte bei Gesunden das Verhältniß des Blutkuchens zum Blutwasser auf 45:55, bei Cholerakranken auf 66,8:32,2; das spezifische Gewicht des Plasmas bei Gesunden auf 1028,7, bei Cholerakranken auf 1044,6—1057. Das Choleralblut schied sich schlecht in Blutkuchen und Wasser und veränderte an der Luft seine schwärzliche Farbe nicht.

Entsprechend der Wasserverarmung sind im Cholerablut die körperlichen Elemente an Zahl vermehrt. Auf der Höhe der Krankheit wurden in Hamburg (1892), St. Petersburg (1908 ff.), Genua, Palermo (1911) und in anderen Städten statt 5 Millionen roter Blutkörperchen 6 und $6^1/_2$ Millionen im Kubikmillimeter, ja 8 Millionen (ROGERS 1902) gezählt, während die Zahl der weißen Zellen von 7000—8000 auf 40 000 und 50 000 anstieg.

Die Leukozytose soll in den ersten Krankheitstagen um so bedeutender sein, je schwerer der Anfall (ROGERS); sie ist im Stadium algidum am höchsten. HAYEM und BIERNACKI zählten 40 000—60 000 weiße Blutkörperchen auf der Höhe des Anfalles und sahen diese Ziffer mit der Reaktion rasch absinken. Die polynucleären Leukozyten fand Rogers auf 80 % aller weißen Zellen vermehrt, die Lymphozyten oft vermindert; die großen Mononucleären relativ und absolut vermehrt.

Im Reaktionsstadium nimmt das Blut sehr rasch das abgegebene Wasser wieder auf; aber auch im günstigsten Falle dauert es immer mehrere Tage, bis es seinen vollen Wassergehalt erreicht hat, wenn auch die übrigen Gewebe, wie das Körpergewicht anzeigt, sich bereits mit Wasser gesättigt oder auch übersättigt haben.

§ 181. Die Reaktion des Choleablutes dem Lakmus gegenüber wird verschieden angegeben, offenbar weil man es in verschiedenen Stadien wahllos untersucht und dabei auch nicht auf die Schwere des Falles geachtet hat. Rose und Wittstock in Berlin (1831) fanden es immer alkalisch; ebenso Rumpf in Hamburg (1892); aber dieser macht die wichtige Bemerkung, daß die Alkaleszenz stets bedeutend gesunken war. Das stimmt zu den Feststellungen von Quincke und Hoppe-Seyler, die eine Verminderung der Alkaleszenz bis zur Hälfte auch noch eine Woche lang in die Genesung hinein fortdauern sahen. Buchheister und Noodt in Hamburg (1831) fanden das Serum und den Cruor in allen Stadien des schweren Anfalles sauer, das erstere schwächer sauer als das letztere; ebenso fanden sie die Flüssigkeiten im Gehirn und Rückenmark schwach sauer. Strauss, Roux, Thuillier und Nocard, Maragliano (1883), Cantani (1884) beobachteten in der Agone saure Reaktion des Cholerablutes.

Auch an der Leiche pflegt das Blut häufig eine saure Reaktion bei ausgeprägter Cholerafarbe zu zeigen. Leo, der im Jahre 1898 in Cairo viel zur Ader ließ, machte die Beobachtung, daß seine Lanzette von dem dicken schmierigen pechartigen Blut, das lau hervorrann oder nur abträufelte, braun oder bläulich anlief, auch wenn er sie vorher gut gewaschen hatte. Das scheint mir auf eine saure Anätzung des Metalles zu deuten, wie sie ja auch Dann an seinen Instrumenten bei der Sektion des Darmes bemerkte (§ 174).

Hermann (1830) gewann aus dem Blut der Choleraleichen soviel Kohlensäure wie aus dem Blut von Gesunden; aber die Kohlensäure war fest gebunden und konnte erst durch Kochen befreit werden. In sechs Aderlaßproben von Cholerakranken, die erbrochen hatten, reagirte das Serum auf Lakmus alkalisch, das Koagulum sauer. Die saure Reaktion fehlte, wenn der Aderlaß vor den Durchfällen gemacht worden war; ebenso verschwand sie in der Rekonvaleszenz.

Auf der Höhe der Krankheit zeigt das Blut einen Mangel an Fibrin (Polunin 1848, C. Schmidt 1850); dieses ersetzt sich nach der Krise erst allmählich. Maclagan gibt an, in dem Stadium der Reaktion sei es eher vermehrt. Schon die englischen Beobachter der indischen Epidemie des Jahres 1817 betonen, daß der Aderlaß die größte Vorsicht erheische wegen der Schwierigkeit, das einmal in Fluß geratene Blut wieder zu stillen. Je mehr die Erkrankung nachläßt, um so deutlicher trat die Gerinnungsfähigkeit und zugleich seine Teilbarkeit in Blutwasser und Blutkuchen wieder ein.

In der Leiche findet man das Blut für gewöhnlich schlecht geronnen, wenigstens im Herzen und in den großen Venen, wo sich die zähe dickflüssige Masse des Blutes in einen mehr flüssigen Teil und in kleine Klumpen scheidet, die entweder bloß aus gelblichen Fibringerinnseln oder aus einem schwarzen Cruor mit dunkler Fibrinauflagerung bestehen und dabei sehr häufig durch Luftblasen von einander getrennt sind. Bisweilen erscheint das ganze Blut im rechten Herzen, weniger häufig das Blut im linken Herzen schaumig und zwar am ehesten an Leichen, die aus den ersten 24 Stunden des Anfalles herrühren (Brierre de Boismont, Magendie, Récamier, Gendrin). Die Luftblasen bestehen nach Phoebus aus Kohlensäure.

Becquerel (183) und Nicati (1884) geben an, daß das Blutserum von Cholerakranken stets aufgelösten Blutfarbstoff enthalte. Dieser Blutzersetzung im Körper entspricht wol die haemolytische Wirkung der Choleravibrionen auf bluthaltigen Nährböden (§ 102) und das Auftreten von Ekchymosen unter der Haut, unter der Serosa des Herzens in der Nähe der Kranzgefäße, unter der Pleura, zuweilen zwischen den Muskelfasern des Herzens.

Harnstoff fand O'Shaugnessy (1831) im Blutserum sowol im Anfange der Krankheit wie im Stadium algidum in deutlichen Mengen. Im typhösen Nachstadium bestimmte Maclagan ihn auf 1,6 ‰. Auch kohlensaures Ammonium sowie Harnsäure sind im Blute Cholerakranker mehrfach nachgewiesen worden (Herapath).

Über den Salzgehalt des Choleráblutes liegen widersprechende Angaben vor. O'Shaugnessy fand einen gänzlichen Mangel an Chlorsalzen und an kohlensauren Alkalien; Reid-Clauny vermißte im Blutserum jede Spur von Salz, soweit die Chlorsalze in Betracht kommen; Phosphate und Kalisalze fand er im Gegenteil etwas vermehrt. Thomson bestimmt den Kochsalzgehalt des Blutes von Gesunden auf 1,5 %, von Cholerakranken auf 1,03 %; auch Becquerel stellte eine rasche Abnahme der Salze im Verlauf des Anfalles fest. Rogers (1911) gibt eine Verminderung des Chlornatriumgehaltes im Blute auf 0,6—0,55 % an.

Auf eine giftige Beschaffenheit des Choleráblutes weist die Beobachtung von Annesley in Madras (1829) hin, daß die Blutegel, die bei den Kranken angebissen hatten, in einigen Fällen starben, ehe man sie von dem Kranken abgenommen hatte. Auch Casper in Berlin sah (1831) öfter Blutegel während des Saugens am Cholerakranken wie vergiftet sterben. Ob daran das von Emmerich im Choleráblut nachgewiesene Nitrit (§ 296, 10) schuld ist, bedarf besonderer Untersuchung.

Eine merkwürdige und vielleicht wichtige Beobachtung in manchen

Choleraepidemien war, daß auch das Aderlaßblut Gesunder einen Teil der bisher besprochenen Eigenschaften des Choleratblutes zeigte; es erschien dicker und dunkler als gewöhnlich, hatte einen weichen Blutkuchen ohne Fibrin, rötete sich an der Luft weniger und träger. Das sahen SEIDLITZ in St. Petersburg 1831, HEIMANN in Köln 1848, JÖRG in New York 1848 und Andere. Die Beobachtung stimmt zu der weiten Anteilnahme der Bevölkerung am Genius epidemicus cholericus, auf die im § 132 hingewiesen wurde, und scheint darauf zu deuten, daß in manchen Choleraepidemien viel mehr Gesunde der Vibrioneninvasion und ihrem Nitritbildungsprozeß unterworfen sind, als wir heute annehmen.

§ 182. So stark sich in den bisher mitgeteilten Blutveränderungen die Einwirkung von Blutgiften während des Choleraprozesses äußert, so geringfügig ist eine Andeutung von sogenannten Immunkörpern im Blut der Cholerakranken. Wir haben im § 114 und § 115 dargelegt, daß bei der sogenannten Virulenz des Choleravibrio Exotoxine und Endotoxine so gut wie keine Rolle spielen. Noch weit weniger nachweisbar als im Tierversuch und im Impfversuch am Menschen ist diese Virulenz am Krankenbett.

Die spezifische Agglutinationskraft des Blutserums, die SCHIRNOW (1908) erzwang, wenn er von Haffkines Impfstoff 0,5—2,0 und nach siebentägiger Pause nochmals 2,5—3,0 ccm einspritzte, betrug acht bis zehn Tage nach dieser „Schutzimpfung“ bei seinen 14 Versuchsmenschen 1:15, bei 7 von ihnen 1:30, bei einem einzigen 1:100. Das Blutserum von 5 Cholerarekonvaleszenten, die zweimal die Schutzimpfung empfangen hatten und dennoch erkrankt waren, agglutinirte in einer Verdünnung von 1:50; nur in einem dieser Fälle in der Verdünnung von 1:200. Das Blutserum von 3 Cholerarekonvaleszenten, die nicht durch Impfung geschützt worden waren, agglutinirte in einer Verdünnung von 1:30, höchstens noch bei einer Verdünnung von 1:50.

Normales Blutserum agglutinirte dieselben Vibrionenstämme in einer Verdünnung von 1:15. Daraus schließen ACHARD UND BENSAUDE, daß die bei einer Verdünnung von 1:20 eintretende Agglutination bereits spezifisch sei. Aber KARWACKI hat schon 1906 festgestellt, daß das Blut von Typhuskranken und anderen Patienten die Choleravibrionen in einer Verdünnung von 1:40 agglutinirt, und es gibt umgekehrt zahlreiche Vibrionenstämme aus Cholerakranken und Vibrionenträgern in Cholerazeiten, die nicht im geringsten vom höchst wirksamen „Testserum“ agglutinirt werden (JAKIMOW, ZABOLOTNY, ZLATOGOROW UND KULESCHA, HOROWITZ).

KOPP (1909) fand, daß 24 Cholerarekonvaleszenten, die mit Schurupoffs Heilserum behandelt worden waren, zehn bis zwölf Tage lang einen Agglutinationstiter bis zu 1:100 im Serum hatten und dann die Agglutinationskraft wieder verloren; von 32 Cholerakranken, die ohne Serum genesen waren, zeigten kaum 10 ein deutliches Agglutinationsvermögen ihres Blutserums und zwar erst am 10. Tage; der höchste Titer, der einmal gefunden wurde, betrug 1:100.

Auch Swenson (1909) sah Agglutination nur in einem Drittel der untersuchten Fälle und höchstens noch bei der Serumverdünnung 1:50. Janssen (1910) fand bei Cholerarekonvaleszenten im Regierungsbezirke Gumbinnen die „Agglutinine“ sehr unregelmäßig, ihr Auftreten durchaus regellos und in keinem Verhältniß zur Schwere der Infektion, bei leichten wie bei mittelschweren Fällen gleich geringfügig. Dasselbe bestätigt Bürgers für Cholerafälle in Ostpreußen und Marcowich bei einem Ausbruch in Triest im Jahre 1910.

Aus alledem geht doch wol für Unvoreingenommene hervor, daß die Agglutinationswirkung des Choleratblutes etwas ganz Nebensächliches, nichts Spezifisches und für den Ablauf des Krankheitsprozesses durchaus Gleichgültiges ist, jedenfalls keine höhere Bedeutung hat als die Vox cholerica im Anfalle oder die Schwäche nach der Reaktion. Zum Überfluß fand Massaglia (1911), daß im Blute der Choleravibrionenträger dieselben „spezifischen Antikörper“, Agglutinine und Bakteriolysine, vorhanden sind wie bei Rekonvaleszenten. Also völlig avirulente Vibrionen wirken dennoch als Antigene und erregen die „absolut spezifischen“ Antikörper! —

Die „Bakterizidie“ des Blutes der Cholerarekonvaleszenten, wie sie im Pfeifferschen Versuch festgestellt wird, ist bei vielen Patienten stark, bei vielen äußerst gering. Diese „Schutzkraft“ äußert sich erst zwischen der dritten und sechsten Woche nach der Genesung, nimmt wieder rasch ab oder verschwindet spätestens nach drei Monaten ganz, wie Sobernheim gezeigt hat. Auch in der Zeit, wo die bakterizide Kraft des Blutes am stärksten hervortritt, also sechs Wochen nach dem Überstehen der Krankheit, ist sie bei den verschiedenen Rekonvaleszenten sehr verschieden; um im Pfeifferschen Versuch das Normalmeerschweinchen gegen die tödliche Gabe, 2 Milligramm Normalvirus, intraperitoneal injizirter Choleravibrionen zu schützen, braucht man, je nachdem, 0,001—2,0 Kubikzentimeter des Rekonvaleszentenserums (Pfeiffer, Lazarus, Wassermann, Issaeff). Je öfter und gründlicher man untersuchte, um so größer wurden diese Differenzen. Metschnikoff fand bei einer Frau, elf Wochen nach dem Überstehen eines sehr schweren Choleraanfalles, keine Spur von bakterizider Kraft in ihrem Blutserum, und in einem anderen Falle gab das Blutserum einer Frau, die neun Wochen vorher von einem Choleraanfalle genesen war und im Stuhlgang ungewöhnlich zahlreiche Vibrionen ausschied, in der Menge von 1,5 Kubikzentimeter ebenfalls keine Spur von Schutz im Pfeifferschen Versuch.

Bürgers fand die bakteriolytische Kraft des Blutes von Cholerarekonvaleszenten in Ostpreußen zwar ausgeprägter als die agglutinirende, aber immer unregelmäßig und ungleichmäßig. Ebenso Janssen; ebenso Swenson, der zwar in 89 % seiner Fälle die Bakteriolyse erzielte, aber sehr häufig nur spurweise.

Hierzu kommt, daß das Blut von Choleraleichen in der Hälfte der Fälle die bakterizide Wirkung zeigt und zwar schon in der Serummenge von 0,25 ccm (Botkin 1893); daß ferner das Blut gesunder Menschen fast dieselbe Wirkung hat wie im besten Falle das von Cholerarekonvaleszenten; es vermag in Gaben von 0,2 ccm bis 1,0 ccm Meerschweinchen vor der tödlichen Vibrionengiftgabe zu schützen (Sobernheim).

Eine Wirkung, die das Blutserum von Choleragenesenen, von Choleragetöteten und von gesunden Menschen gibt, darf man kaum spezifisch nennen, selbst dann nicht, wenn sie gelegentlich bei den ersteren etwas stärker erscheint. Und eine Wirkung, die erst zehn Wochen nach der Krankheit sich äußert, darf man doch nicht als „Schutzwirkung“ bezeichnen. Dazu kommt, daß, wie Pfeiffer gezeigt hat, dem Organismus mit der Vibriolyse gar kein Gefallen geschieht, sobald sie wenigstens, wie beim Meerschweinchenversuch, sich im Inneren des Organismus vollzieht; die Produkte der Vibriolyse sind für das Versuchstier das Giftige und Gefährliche, nicht der lebende Vibrio. Vor dem Gift der Vibrionenleichen im Darm ist der Organismus durch seine Schutzvorrichtungen, Leberfilter u. s. w., allerdings in weitgehendem Maaße geschützt (§ 115); aber die „Bakteriolysine“ des Blutes haben auf den Darminhalt nicht den geringsten Einfluß.

Zu alledem kommt endlich, daß es zur bakteriziden Wirkung überhaupt keines Blutserums, weder von Cholerarekonvaleszenten noch von anderer Herkunft bedarf. Issaeff schützte mit 0,1 ccm Bouillon die Meerschweinchen gegen die intraperitoneale Intoxikation mit $^1/_4$ Öse Choleravibrionen, während das Kontroltier an $^1/_{10}$ Öse zugrunde ging. Denselben Schutz wie Bouillon oder wie „Immunserum“ gibt Nukleinsäure, physiologische Kochsalzlösung und beinahe jeder künstliche Reiz am Peritoneum; 0,1 ccm Tuberkulin schützt gegen eine ganze Öse Vibrionenkultur.

Man muß dem Schlusse beistimmen, den Metschnikoff aus seiner Nachprüfung der „spezifischen“ Bakteriolysinwirkung schon im Jahre 1893 gezogen hat, daß der enge Zusammenhang, der zwischen der bakteriziden Eigenschaft des Cholerarekonvaleszentenserums und der angeblichen Choleraimmunität konstruiert worden ist, in Wirklichkeit nicht besteht.

Die hypothetischen Vibriolysine sind ein Symptom des Choleraprozesses wie etwa die vermehrte Indikanbildung im Choleradarm, aber nicht die Ursache der Genesung oder gar einer erworbenen Immunität, die der Choleraprozeß überhaupt nicht hinterläßt (§ 148).

§ 183. Am Lymphgefäßsystem äußern sich im Choleraanfall gelegentlich die Zeichen einer hochgradig beschleunigten Resorption; so wenn bei einem Wassersüchtigen in Begleitung der profusen Ausleerungen bedeutendes Anasarka und Höhlenhydrops schnell verschwinden oder ein lang bestehendes Exsudat in wenigen Stunden resorbirt wird.

Ein merkwürdiger Antagonismus besteht im Anfall zwischen der resorbirenden Tätigkeit der Haut und des Darmes. Die Haut resorbirt im Anfalle Atropin (§ 165); ebenso das Unterhautgewebe; Griesinger erwähnt Fälle, wo Morphium, das auf eine Vesikatorwunde gebracht wurde, im Anfalle Narkose bewirkte. Hingegen findet eine Resorption vom Magendarmkanal aus während der Krankheit nicht statt, solange als der Flüssigkeitsstrom nach dem Darmlumen gerichtet ist (§ 172).

In der Leiche wird der Ductus thoracicus leer gefunden, solange der eigentliche Anfall besteht (Magendie, Phoebus).

§ 184. Am Atmungsapparat gibt es während der Cholerakrankheit keine sehr auffallenden Veränderungen, wenn man von der Stimmschwäche absehen will.

Die Vox cholerica entspricht zunächst einer tonlosen Mundsprache, die ohne jede Anstrengung des Kehlkopfes hervorgebracht wird. Von Rauhigkeit ist nichts dabei und mit einer gewöhnlichen Heiserkeit hat die Cholerastimme gar nichts gemein. Sie ist vielmehr anfänglich immer ganz rein und kann alle Grade der Höhe und Tiefe zeigen, aber sie ist äußerst schwach, wie erlöschend. Die Kranken wenden, um sie hervorzubringen, gar keine Anstrengung an, weil sie bei ihrer ungeheuren Kraftlosigkeit, wie jede andere Bewegung so auch das Sprechen scheuen. Bei einiger Willensanstrengung, wenn sie etwa nach Wasser rufen, sprechen sie vernehmlich und klangvoll; ebenso wenn man ihnen die „wohltätige Wirkung“ des Blasenpflasters am Halse angedeihen läßt (von Reider). Erst allmählich kommt bei manchen Kranken zur Klanglosigkeit der Stimme wirkliche Heiserkeit. Endlich wirken Willenlosigkeit, Muskelschwäche und Rauheit der ausgetrockneten Stimmbänder zusammen, um das gänzliche Versagen der Stimme wie bei hysterischer Aphonie zu bewirken.

In diesem Stadium findet man wol auch ausgesprochene Kadaverstellung der Stimmbänder oder auch Lähmung einzelner Muskeln, vor allem der Thyreoarytaenoidei interni und der Interarytaenoidei transversi (Gock, Matterstock).

Als Teilerscheinung des allgemeinen Darniederliegens der Muskelkraft ist völlige Aphonie im Choleraanfalle ein böses Zeichen.

Für gewöhnlich zeigt sich die Stimmveränderung erst nach einigen profusen Ausleerungen, aber sie ist ebensowenig davon abhängig wie das Verhalten des Pulses, der Krämpfe u. s. w. Sie ist keineswegs ein beständiges Symptom des Anfalles; sie kann in ganz schweren Fällen fehlen und fehlt bei Kindern sehr häufig.

Dauert nach der Reaktion eine ausgesprochene Aphonie oder auch eine deutliche Heiserkeit an, so liegt gewöhnlich ein geschwüriger Prozeß zugrunde, Ulzerationen in der Sattelgrube mit Glottisödem, Dekubitus der hinteren Kehlkopfwand mit seröseitriger Infiltration der Schleimhaut, diphtherische Beläge oder Geschwüre im Rachen und Kehlkopfeingang. Diese Prozesse sind bei der gewöhnlichen kurzen Dauer des Choleraanfalles nicht häufig, am ehesten stellen sie sich in einem langwierigen Typhoidstadium ein, verraten sich dann oft früher durch Schlingbeschwerden als durch Heiserkeit, erschwertes Inspirium u. s. w. Selten führen sie durch Glottisödem zur tödlichen Erstickung.

Die Cholerastimme wird immer von einer auffallenden Schwäche des Exspirationsstromes begleitet und wol auch mitbedingt.

Die Atmung pflegt im ersten Stadium des Choleraanfalles nicht wesentlich verändert zu sein. Bei den zarten Leibern der Hindus und der Kinder gehen die Atemzüge in regelmäßiger Folge weiter, um erst allmählich an Kraft und Tiefe im Stadium der Lähmung abzunehmen und endlich, nachdem das Herz schon lange stille gestanden hat, zu erlöschen. Beim kräftigen vollblütigen Europäer können Störungen der Atmung früh hervortreten. Die Kranken klagen über Beklemmung, Druck, Zentnerschwere auf der Brust. Sie zeigen auf der Höhe des Anfalles einen großen Lufthunger, wobei die Atemzüge sich beschleunigen, selten vertiefen. Die auf 30—40 Züge beschleunigte Atmung hat häufig sakkadirte Inspiration, seufzende oder auch stockende Exspiration. In ganz akut verlaufenden Fällen, besonders bei der orgastischen Form, können die heftigsten Anfälle von Atemnot bis zur Orthopnoe und Herzangst den übrigen stürmischen Erscheinungen des Krankheitsbeginnes sich zugesellen und nachher im Stadium des Todeskampfes wiederkehren.

Eine Tachypnoe mit Anstrengung der inspiratorischen Hülfsmuskulatur am Halse ist ein ebenso häufiges wie ungünstiges Zeichen im Choleraanfalle. Hierbei empfinden die Kranken keine eigentliche Atemnot mit Angst und Unruhe und dem Gefühl der Erstickung, oder vermögen sie wenigstens nicht zu äußern. Sie stöhnen nicht und schreien nicht. Darum herrscht in Cholerasälen für gewöhnlich eine unheimliche Stille, wenn nicht gerade der eine oder andere Sterbende sich im Todeskampf wälzt oder aufrichtet oder ein Neuangekommener heftige Anfälle von Erbrechen bekommt oder sich in Gliederkrämpfen dehnt oder von Krämpfen der Interkostalmuskeln zu furchtbarem Schreien gezwungen wird.

Klonische Zwerchfellkrämpfe können die Atmung unterbrechen,

häufig unterbrechen, aber die Dyspnoe wird dadurch nicht vermehrt. Der Singultus kann hartnäckig, bisweilen stundenlang andauern, ohne den Kranken ersichtlich zu belästigen und auch ohne ungünstige Bedeutung für den Verlauf. Eine Magenauswaschung ist in einigen Fällen imstande, das Schluchzen sofort zu stillen.

§ 185. Die Reizbarkeit der Atmungsschleimhaut ist im Choleraanfalle ganz bedeutend vermindert oder völlig aufgehoben. Man hört Bronchitiker, Schwindsüchtige, Keuchhustenkranke während des hinzugetretenen Choleraanfalles nie husten. Romberg ließ während der Berliner Epidemie des Jahres 1831 einige Cholerakranke Benzoesäuredämpfe einatmen, welche die Umstehenden zum heftigsten Husten reizten; die Kranken verspürten nichts davon. Die Tachypnoe im Choleraanfalle geht nicht von den Luftwegen aus. Die physikalische Untersuchung der Brust ergibt im Anfalle etwas verengte Grenzen der Lungen, aber für gewöhnlich überall vollen hellen Schall, der oft einen deutlich tympanitischen Beiklang hat, sowol an dem vorderen Brustumfange wie an den hinteren unteren Teilen. Die Auskultation ergibt normales Vesikuläratmen, das oft verschärften, puerilen, Charakter hat; das Exspirium ist mitunter verlängert. Sehr selten hört man pfeifende oder schnurrende Nebengeräusche, wie denn auch die Sektion der Choleraleichen, von alten Veränderungen abgesehen, fast stets normale Lungen und Bronchien ergibt. Nur bei längerem Verlaufe des Anfalles kommt gelegentlich ein wenig Katarrh der großen Bronchien hinzu und dann findet man an der Leiche eine vermehrte Rötung ihrer Schleimhaut und ein wenig zähen Schleim im Lumen.

Katarrhalische oder krupöse Pneumonie pflegen sogar im typhösen Nachstadium nicht allzu häufig zu sein. Hesse zählte unter 1156 Cholerafällen die erstere 12 mal, die andere 24 mal.

Die Tachypnoe im Choleraanfalle wird durch die Veränderungen im Kreislaufapparat bedingt; sie ist eine Folge der Eindickung des Blutes, seiner Abkühlung, seines trägen Umlaufes und endlicher Stockung, der dadurch bedingten Mangelhaftigkeit der Sauerstoffaufnahme. Man muß sich wundern, daß bei alledem eine wirkliche Dyspnoe so wenig hervortritt oder ganz unbemerkt bleibt. Vielleicht trägt die völlige Entbindung der Kohlensäure in den Lungen durch das gesäuerte Blut zur Verhütung größerer Dyspnoe bei; daß die Dekarbonisation des Blutes sogar im Gefäßrohr vor sich geht, beweisen die oben angeführten Beobachtungen von Kohlensäuregasblasen im Blut der Choleraleichen (§ 181).

Die Untersuchung der Atmungsluft ergab im Stadium algidum eine Verminderung der Kohlensäure in der Exspirationsluft im Vergleich zum Gesunden oder auch überhaupt gar keinen Unterschied zwischen ausgeatmeter und eingeatmeter Luft.

Davy fand im Jahre 1819 auf Ceylon, daß die Atmungsluft des

Cholerakranken nur ein Drittel der Kohlenstoffmenge enthielt, die der Gesunde gewöhnlich ausatmet. Bei zwei kalten blauen pulslosen Männern von 26 und 27 Jahren, die wenige Stunden hernach starben, fand WITTSTOCK (1831) in der Exspirationsluft

O^2	20,35 % — 19,43 %
N	76,16 % — 78,44 %
CO^2	3,39 % — 2,13 %

bei zwei anderen Patienten 2,6 und 4,89 % CO^2. Bei Gesunden betrugen nach demselben Verfahren die Kohlensäureziffern 3,3—13,8, im Mittel 8—8,5 % (ALLEN UND PEPYS).

RAYER (1831) fand im Beginne des Choleraanfalles ohne Cyanose den Sauerstoffgehalt in der ausgeatmeten Luft wie beim Gesunden, im Stadium asphycticum mehr Sauerstoff als beim Gesunden; in einigen Fällen keine Verminderung des Sauerstoffes in der Exspirationsluft im Vergleich zur Inspirationsluft.

LINDGREN in Nischnij Nowgorod (1830) sowie BARRUEL und GUÉNEAU DE MUSSY in Paris (1832) vermißten in der Ausatmungsluft einiger Cholerakranken die Kohlensäure ganz. DOYÈRE, der im Jahre 1848 die Atmungsluft bei Cholerakranken in 170 Analysen prüfte, fand sie ebenso arm an Kohlensäure aber nicht ärmer als bei Kranken mit Lungenentzündung oder mit Bauchtyphus. BOUCHUT (1854) versichert wie RAYER, daß im Stadium algidum ein Zeitpunkt sei, wo die Ausatmungsluft fast ebensoviel Sauerstoff enthalte wie die eingeatmete Luft.

§ 186. Wenn während der Reaktion oder nach ihrem Ablauf die Atmung tief und schwer gezogen wird, wenn sich Anfälle oder Zustände von wirklicher Dyspnoe einstellen und zugleich die Pupillen verengern, so handelt es sich fast immer um beginnende Uraemie (§ 147).

Als Nachkrankheit der Cholera werden Bronchitis und Bronchopneumonie, wie oben bemerkt, hier und da beobachtet, jedenfalls mit verschiedener Häufigkeit in den verschiedenen Epidemien, da einzelne Autoren ihr Vorkommen betonen, andere es ganz ableugnen. Danach ist die Annahme, daß es sich um zufällige Sekundärinfekte handelt, wol gerechtfertigt. Mitunter schließen sich jene entzündlichen Prozesse in den tieferen Luftwegen ganz deutlich an diphtheritische Prozesse der Mundrachenschleimhaut an oder verbinden sich mit Otitis media oder begleiten den Ausbruch der Uraemie.

JAKOBSON hebt aus der Königsberger Epidemie 1831 den Fall einer sechsunddreißigjährigen Frau hervor, die von überaus heftiger Cholera genesen nach zweitägigem Wolbefinden einer rasch verlaufenden Lungenentzündung erlag.

Eine Pneumonie, die im Stadium der Reaktion einsetzt oder unter dem Bilde des Typhoids auftritt, kann ganz ohne subjektive Symptome verlaufen; Fieber, Schmerzen, Husten können fehlen, selten verrät sie der heraufkommende rostfarbene Auswurf; nur die physikalische Untersuchung der Brust ergibt die Diagnose, oder die nachträgliche Sektion.

Im Stadium algidum kommt es in seltenen Fällen zu umfänglichen haemorrhagischen Infarkten in den Lungen mit mehr oder weniger ausgeprägten Zeichen der Bronchitis, meistens ohne jede Steigerung der Tachypnoe oder sonstige Merkmale; im Stadium der Reaktion ausnahmsweise zum Lungenödem; im Typhoid zur bereits erwähnten Pneumonie. Das alles sind verständliche sekundäre Prozesse.

Wie weit primäre Choleraprozesse in den Lungen vorkommen, bedarf genauer Untersuchungen. Sie ohne weiteres mit dem Dogma, der Choleravibrio siedelt sich nur im Darm an, wegzuleugnen, geht nicht mehr an, seitdem wir wissen, daß er ausnahmsweise alle Organe befallen kann und daß es eine Cholerasepsis gibt (§ 105). Wir haben danach die Beobachtungen so hervorragender Kliniker und Anatomen wie Dann in Danzig (1830), Parkes in London (1847), Pirogoff in St. Petersburg (1849), Walther in Kiew (1869), die von einer „Lungencholera" sprachen, mit Respekt aufzunehmen, wie sehr wir auch vorläufig Griesinger beistimmen, der von gerechtem Bedenken gegen ein so unvermitteltes Lokalisiren spricht, und gestehen müssen, daß gegenwärtig kein Grund vorliegt, eine gelegentliche spezifische Cholerainfektion der Lunge anzunehmen, die etwa dem Pneumotyphus analog wäre (§ 152).

§ 187. Im Beginn des Choleraanfalles wird von vielen Ergriffenen mit dem ersten Durchfall noch Urin gelassen; dann pflegt die Harnabsonderung in schweren Fällen vollständig bis zum Stadium der Reaktion auszubleiben Schon bei mittleren Graden der Cholerakrankheit ist nach den ersten Brechdurchfällen die Harnabgabe bedeutend vermindert und erfolgt meistens nur mit dem Stuhlgang Das völlige Stocken des Harnes gehört im ausgebildeten Anfalle zu den auffallendesten Zeichen der Krankheit. Dann beobachtete in der Danziger Epidemie 1831 bei einigen Menschen ein unwillkürliches Abtröpfeln von Harn als sehr frühes Zeichen der bevorstehenden Cholera. Bestätigungen fehlen.

Unter 3000 Fällen zählte Rumpf (1892) nur 698, in denen es nicht zur völligen Harnstockung kam. In einem Falle sah er einen 39 jährigen Mann im Stadium algidum binnen 24 Stunden vor dem Tode noch 1250 ccm Harn entleeren. Ausnahmsweise ist sogar eine häufigere und gesteigerte Absonderung zu Beginn des Anfalles beobachtet worden, so von Sinogowitz in Danzig (1831), der dabei den Harn grünlich und schäumend fand.

Die Anurie pflegt in leichteren Fällen ein oder zwei Tage, in schweren zwei oder vier Tage anzudauern. Das Wiedereintreten der Harnabsonderung ist ein gutes Zeichen, eine trübe und starke Harnflut fast ein sicherer Vorbote der Genesung.

Grund des Versiegens ist das rasche und bedeutende Abströmen des Blutwassers und Gewebwassers nach der Magendarmhöhle hin und die Anaemie im Nierenkreislauf, nur ganz ausnahmsweise das rasche Eintreten einer diffusen Nierenerkrankung. Die Nieren werden zwar bei der Cholerakrankheit frühzeitig mitergriffen; affectionis intestinalis et renalis initia in levissimis quoque casibus, in diarrhoea ipsa cholerica simul adesse, zeigt ZENKER im Jahre 1851; aber zur Zeit der Anurie sind ihre Veränderungen bei weitem noch nicht so stark, daß aus ihnen das völlige Ausbleiben des Harnes erklärt werden könnte. Bei den schwersten Formen der Glomerulonephritis pflegt der Harn nie so vollständig und so plötzlich zu versiegen wie im Choleraanfalle; wie denn auch im Choleratyphoid bei hochgradigen Nierenveränderungen immer verhältnismäßig mehr Urin gelassen wird als in den ersten Stunden und Tagen eines schweren Choleraanfalles.

Daß nicht die Entwässerung der Gewebe allein die Ursache der Anurie ist sondern die Verminderung des Nierenkreislaufes mitwirkt, geht daraus hervor, daß in manchen Fällen Anurie schon nach wenigen Ausleerungen da ist und daß es umgekehrt sehr schwere Cholerafälle gibt, in denen trotz der stärksten Ausleerungen und einem völligen Kollaps der Körpergewebe noch einige Harnabsonderung fortdauert, wobei denn der Harn eiweißfrei sein kann.

In manchen Fällen sind bei solchen Cholerakranken, die noch Urin lassen, die Zeichen der beginnenden Nephritis ausgeprägt; der sparsame salzreiche Harn enthält Eiweiß, Zylinder, auch mehr oder weniger zahlreiche Epithelien.

In den weitaus meisten Fällen ist die Anurie eine wirkliche. Der Katheder bringt aus der Blase nicht einen Tropfen hervor; in anderen seltenen Fällen handelt es sich um eine bedeutende Verminderung der Harnabsonderung mit gleichzeitiger Verhaltung des Harnes in der Blase. Diese Ischurie löst sich stets leicht nach Überwindung des asphyktischen Stadiums durch die steigende Harnflut.

Wie sich diese Harnflut bei Rekonvaleszenten einstellt, hat LORAIN (1868) bei 13 Kranken genauer bestimmt. Diese schieden aus:

am 2. Tage	500, 800
3. „	1000, 1000, 1300, 3000, 3000
4. „	700
6. „	1000, 1600, 3000
7. „	4000
8. „	2600 ccm Harn

BUHL sah die erste Urinentleerung bei Cholerarekonvaleszenten während der Münchener Epidemie des Jahres 1848 unter 133 Fällen am Ende des 1. Tages, zwischen der 36. und 48. Stunde, 14 mal, am 2. Tage 41 mal, am 3. Tage 47 mal, am 4. Tage 30 mal, am 5. Tage 17 mal, am 6. Tage 5 mal eintreten. War mit dem 6. Tage kein Urin erschienen, so kam er überhaupt nicht mehr. Hingegen beobachtete RUMPF in Hamburg (1892), daß sogar eine zehntägige und länger andauernde Anurie die Genesung nicht ausschließt.

Im Allgemeinen aber muß man sagen, daß die Prognose der Fälle, wo der Urin bis zum vierten Tage nicht gekommen ist und sich dann langsam einstellt, schlecht bleibt; besser ist eine längerwährende Anurie und plötzliche Harnflut. Die zögernde Wiederkehr des Harnes, das abwechselnde Stocken und Wiederfließen ist besonders bei fortdauerndem Eiweißgehalt und bei geringer Harnstoffausscheidung ein ebenso schlechtes Zeichen wie das gänzliche Ausbleiben des Harnes, ganz besonders dann, wenn Betäubung, Kälte, Zyanose andauern und sich eine deutliche Unruhe des Patienten bemerkbar macht.

§ 188. Der erste Harn erscheint nach einem großen Choleraanfalle nicht leicht vor dem 2., 3., 4. Tage. Er ist meistens noch spärlich, beträgt etwa 30—200 ccm in 24 Stunden, ist schmutzig trübgelb oder von bräunlicher Farbe, hochsauer und hat dabei ein spezifisches Gewicht zwischen 1006—1010 (LEBERT 1856), doch auch bis 1025 (STICKER). Er ist fast immer eiweißhaltig, wie zahlreiche Autoren festgestellt haben, HERMANN in Moskau (1830), NOODT (1831), HEIMANN in Köln (1848), LEVY, ROSTAN, GENDRIN, MARTIN-SOLON in Paris (1849), später LEGROUX, GUBLER, JACCOUD, LORAIN in Frankreich, BUHL, PFEUFER, VIRCHOW, GÜTERBOCK in Deutschland, DUNDAS THOMSON, PARKES in England.

Außer dem Eiweiß findet man fast immer hyaline oder körnige und Epithelialzylinder, verfettete Epithelien der harnleitenden Wege, Blasenepithelien, rote und weiße Blutkörperchen, Krystalle von Harnsäure und oxalsaurem Kalk.

Der erste Harn pflegt arm an Harnstoff, aber reich an Ammoniak (RUMPF) zu sein, sehr arm an Kochsalz oder auch frei davon; die Calcium- und Magnesiumsalze sind immer vermindert; Zucker und andere reduzierende Körper werden häufig (BUHL), Indikan, Azetessigsäure und Aetherschwefelsäuren in bedeutender Menge gefunden (HOPPE-SEYLER 1892).

Wie JAUBERT im Kot der Cholerarekonvaleszenten so fand BEGBIE im ersten Harn bei Zusatz von Mineralsäuren eine starke Purpurfarbe als „pathognomonisches Zeichen" der überstandenen Cholera (Cholerarot § 101).

Der zweite Harn, der gewöhnlich ein paar Stunden nach dem ersten kommt, ist fast immer reichlich, in vielen Fällen schon frei von Eiweiß oder er enthält nur noch Spuren davon. Während der folgenden drei und vier Tage kommt es bei genügender Flüssigkeitszufuhr zu einer überreichlichen Harnflut von 2000—3000 und mehr ccm in 24 Stunden mit zunehmender Azidität und ganz bedeutenden Harnstoffabgängen, die das Zweifache und Dreifache der Norm erreichen und übersteigen können. So bestimmte LEHMANN (1857) die Harnstoffausscheidung am ersten Tage der Rekonvaleszenz auf 3—6 Gramm, am dritten bis fünften Tage oder siebenten Tage auf je 60—65 Gramm; vom achten oder neunten Tage ab ging die Menge auf 30 Gramm zurück. Während dieser Harnstoffüberflut kann die Kochsalzausscheidung noch bedeutend vermindert sein oder sogar nahezu fehlen. So fand GÜTERBOCK erst frühestens acht Tage nach der Wiederkehr des Harnes wägbare Mengen davon, und LEHMANN sah das Chlornatrium erst vom Ende der ersten Woche ab im Harn wieder deutlich auftreten und erst, wenn das Harnstoffmaximum überschritten war, auf 9—13 Gramm in 24 Stunden ansteigen.

Zu Anfang oder Ende der zweiten Genesungswoche kehrt die Harnabsonderung wieder in ihr altes Gleichgewicht zurück. —

Im Anfalle wird eine kleinere oder größere Menge harnfähiger Stoffe durch die Darmschleimhaut ausgeschieden, wie der reichliche Gehalt des Erbrochenen und der Reiswasserstuhlgänge an kohlensaurem Ammonium, gelegentlich auch an Harnstoff und Harnsäure (AYRE 1842) beweist. Zu Ende des Anfalles bei terminalem Schweißausbruch und im Stadium der Reaktion treten aus dem überladenen Blut die harnfähigen Stoffe auf die Haut; es erscheint dabei in einigen Fällen auf der Haut ein mehr oder weniger starker Niederschlag eines freien Krystallstaubes aus Harnstoff, der sich auch nachträglich auf der Leiche bilden kann.

An der Leiche enthält von allen Organen das Gehirn am reichlichsten Harnstoff, dann die Wadenmuskeln, dann der Herzmuskel, dann die Milz, das Blut, die Flüssigkeiten der Pia, der Hirnhöhlen, das Perikardium (Voit bei BUHL).

In dem typhoiden Nachstadium verhält sich der Harn, je nachdem es sich um septische oder entzündliche oder diphtherische oder uraemische Prozesse handelt, natürlich sehr verschieden. Im ersten und zweiten Falle tritt gewöhnlich wenig, gesättigter eiweißhaltiger, oder auch reichlicher, eiweißfreier Harn aus, der mitunter infolge einer komplizierenden Pyelitis und Cystitis alkalische Reaktion zeigt und mehr oder weniger reichliche Elemente des desquamativen Katarrhes enthält. In den anderen Fällen findet man oft die Zeichen der diffusen Nephritis, spärlichen eiweißreichen Harn mit geringer Harnstoffausscheidung und geringem oder fehlendem Kochsalzgehalt; doch gibt es auch bei ausgesprochener Choleranephritis mitunter bedeutende Harnabsonderung, so daß nur die chemische und mikroskopische Untersuchung des Harnes vor Irrtum im einzelnen Falle schützt. Daß alle Zeichen der Uraemie nach dem Choleraanfalle auch ohne tiefere Läsionen der Niere, infolge einfacher Retention der harnfähigen Stoffe durch die gelähmten Gewebe, vorhanden sein können, wurde im § 147 betont.

Der Verlauf der häufigen Choleranephritis pflegt der eines einfachen akuten Morbus Bright zu sein. Die Heilung geschieht fast in allen Fällen. Die Regeneration der Nieren ist gewöhnlich mit der dritten Woche vollendet. Chronische Nierenentzündung nach Cholera ist äußerst selten.

Störungen von seiten der Blase im Choleraanfalle sind nicht häufig. Bisweilen entstehen während des Anfalles in der leeren zusammengezogenen Blase Schmerzen, die zur Schamgegend und zum Damm ausstrahlen und nicht eher weichen als bis die normale Harnentleerung wieder eintritt oder die fortschreitende Krankheit die Empfindlichkeit aufhebt.

In den typhoiden Nachkrankheiten ist Harnverhaltung häufig und kann die Anwendung des Katheders nötig machen; auch ausgesprochene Blasenlähmung, Blasenkatarrh mit aufsteigendem Katarrh der Harnwege und alkalischer Gärung des Harnes kommen vor. Diphtherische Prozesse in der Blase mit folgender Nekrose und Blasenblutungen sind nicht selten bei gleichen Vorgängen im Darmkanal und in den weiblichen Geschlechtswegen.

§ 189. An den weiblichen Geschlechtsorganen können im Choleraanfalle verschiedene Störungen auftreten. Sehr häufig ist ein vorzeitiger Eintritt des Monatsflusses, von dem einige Ärzte eine Erleichterung des Anfalles ableiteten. Andere haben diesen Einfluß auf die Periode und die Rückwirkung der Blutung auf den Anfall nicht gesehen. So bemerkt Hirsch nach seinen Erfahrungen in der Königsberger Epidemie des Jahres 1831: Menstruation sahen wir im Stadium cholericum nie; öfter im Typhoid, aber ohne Störung und ohne besonderen Einfluß auf das Hauptleiden. — Das ist Zufall gewesen.

Die Kongestion zur Schleimhaut geht, wie Sektionen lehren, oft mit Blutungen in die Follikel der Ovarien einher (Phoebus).

In der Reaktion kommt es wol zu stärkeren Uterusblutungen, unabhängig von der Periode, sowol bei jungen Weibern wie bei alten, die den Climax überschritten haben. Es handelt sich in manchen dieser Fälle um diphtherische Prozesse (Rayer 1831), wie sie zugleich in den Verdauungswegen auftreten können; sie erstrecken sich dann gelegentlich durch die ganze Scheide abwärts bis zur Vulva. Ihre Folgen können den Tod herbeiführen.

Besonders häufig ist der krupöse Prozeß im Uterus nach Frühgeburt infolge von Cholera, sowie bei Wöchnerinnen, die einen Choleraanfall erleiden.

Schwangere werden von der Cholera oft und schwer befallen. Selbst können sie mit dem Leben davonkommen, aber die Frucht geht fast ausnahmslos ab, um so sicherer, je jünger sie ist; eine nachträgliche gesunde und zeitige Geburt ist sehr selten. Die jungen Embryonen gehen mit den Zeichen der Cholerakrankheit an den Eingeweiden und am Blute ab, meist während der Krankheit der Mutter. Ältere Föten werden nicht selten erst mehrere Wochen nach dem Anfalle ausgestoßen und tragen dann die Zeichen längerer Verwesung (Drasche).

Bouchut zählte bei 50 Schwangeren, die cholerakrank wurden, 25 Aborte; von den 25 Frauen, die ihre Frucht verloren, starben 9; von den 25, die sie behielten, starben 19. A. Hirsch hingegen zählt in einer Zusammenstellung aus Berichten vom Jahre 1854, daß von 25 Schwangeren 17 den Abortus oder eine Frühentbindung durchmachten und von diesen 17 Entbundenen 11 starben, während von den 8 ohne Entbindung 5 starben. Freschi in Genua sah 1854 fast alle Schwangeren der Cholera erliegen. Härten in Utrecht verlor im Jahre 1840 von 12 Schwangeren 7. Klautsch sah bei 10 Schwangeren, die in der Cholerazeit des Jahres 1892 in das Krankenhaus Hamburg-Hohenfelde aufgenommen wurden, im Stadium algidum die Frucht absterben und dann unter unregelmäßiger und verlangsamter Wehentätigkeit ausgestoßen werden. Galliard (1892) sah die meisten Mütter nach dem Abort in der Cholera erliegen. Ebenso Schütz (1892).

Die Beobachtung Helms, daß mit erfolgter Geburt der Choleraanfall plötzlich beendet war und rasch in Genesung überging, ist wol nicht häufig gemacht worden.

Wöchnerinnen, die von der Cholera befallen werden, sterben meistens nach schnellem Versiegen der Lochien oder vorher bei fließenden. Das Hinzutreten der Cholera zum Puerperalfieber scheint unbedingt tödlich zu sein (Drasche 1860).

Während alle anderen Sekretionen im Choleraanfalle versiegen, geht neben der Gallenabsonderung die Milchabsonderung gewöhnlich weiter fort, wenngleich in vermindertem Maaße. Bei einigen aber sinken die vollen Brüste schnell zusammen und füllen sich erst wieder nach überstandener Krankheit (Drasche, Galliard 1892).

Drasche fand in der Milch einer Wöchnerin Harnstoff.

Die Ernährung des Säuglings an der Brust während und nach dem Anfalle der Amme geschieht ohne Gefahr für das Kind (Marcus).

§ 190. Leichtere Störungen von seiten des Gehirnes fehlen wol in keinem Choleraanfalle. Die meisten Kranken klagen zu Anfang über Kopfschmerz in verschiedenen Graden, von leichtem Eingenommensein des Kopfes bis zu einem heftigen Druck und Spannen wie im Rausch. Einige haben an bestimmter Stelle einen festsitzenden Schmerz wie von eingetriebenem Nagel; dieser Schmerz kann so heftig werden, daß der Kranke davon taumelt und hinstürzt. Einige haben das Gefühl, daß ihr Schädel zu enge werde und der Kopf ihnen zerspränge. Gewöhnlich lassen diese Beschwerden mit den ersten reichlichen Ausleerungen nach, um einem starken Schwindelgefühl oder auch einer völligen Klarheit im Kopf Platz zu machen.

Schwindel ist auch oft eines der ersten Symptome, das dem Brechanfalle einige Minuten oder Stunden lang voraufgeht. Er kann in milder Weise auftreten oder auch so heftig und plötzlich, daß der Ergriffene wie vom Blitz getroffen umfällt und nicht die leiseste Kopfbewegung mehr wagt.

Die Gehirnrinde bewahrt in der Cholera für gewöhnlich am längsten ihre ungestörte Tätigkeit. Der Geist pflegt bis zum letzten Augenblicke klar und sich der Zustände der Umgebung, wenn auch nicht immer des eigenen Körpers bewußt zu bleiben. Wo der Kranke teilnahmslos und bewußtlos erscheint, ist für gewöhnlich die Vertaubung und Erblindung, die den schweren Choleraanfall so oft begleiten, und der dazu kommende äußerste Grad von Muskelschwäche die Ursache, oder es liegen anderweitige schwere Komplikationen vor. Am Ende des Krampfstadiums fühlen manche Kranke eine fortwährende Neigung zum Schlaf, aus dem sie aber leicht durch Anrufen oder Anstoßen rasch wieder in Verbindung mit der Außenwelt versetzt werden. Die Berichte vieler Genesenen lauten dahin, daß sie während der ganzen Krankheit ihren eigenen Zustand und ihre Umgebung aufmerksam beobachtet, auch nicht selten geflüsterte Worte oder Gebärden und andere Äußerungen, die man vor dem scheintot Daliegenden zu verbergen sich keine Mühe gab, wol verstanden und mit Gemütsbewegung oder mit behaglicher Gleichmütigkeit aufgenommen haben.

An der Schlafsucht mag die von Voit, Lehmann, Schmidt festgestellte Harnstoffüberladung des Gehirns und der Cerebrospinalflüssigkeit im Choleraanfalle teilhaben (§ 188), die sich denn bei längerer Dauer des Stadium algidum endlich auch in einem Vergehen der Sinne, geistiger Stumpfheit, Schwerbesinnlichkeit und gänzlicher Teilnahmlosigkeit bemerklich machen kann.

Ein wirkliches Koma im Choleraanfalle gehört zu den allerseltensten Erscheinungen; von Gräfe (1831) irrt sich, wenn er es zu den gemeinsten Symptomen der Krankheit zählt. Sogar bei den Patienten, die sehr viel Opium oder andere Narkotika erhalten haben, bleibt das Bewußtsein fast ausnahmslos ungetrübt. Griesinger konnte die Kranken eher von der Haut aus, mit endermaler Morphiumapplikation, betäuben als vom Magendarmkanal aus.

Auch dann, wenn die Lebenskräfte bedeutend abgesunken sind, wenn der Körper kalt und pulslos, die Augäpfel starr, die Hornhaut gläsern und matt oder mit zähem Schleim überzogen ist, die Pupille erweitert, der

Atem flach ist, die Atmungsluft kalt weht, sind die inneren Sinne noch lebendig und der Geist tätig.

Gegen das Ende des Anfalles im Reaktionsstadium oder im Todeskampf entsteht mitunter eine heftige Erregung des Kranken mit Auffahren, Jammern und Stöhnen, Fluchtversuchen unter lebhafter Rötung des Gesichtes und allen Zeichen der inneren Kongestion. Man hat die zugrundeliegende Gehirnhyperaemie, die bei der Sektion gefunden wird, als Hyperaemia ex vacuo infolge der Verminderung des Hirnhöhlenwassers aufgefaßt. Wahrscheinlicher ist, daß es sich um eine aktive Reaktion der vergifteten Gewebe handelt.

Erst in dem typhoiden Nachstadium der Cholera kommt es zu tieferen Lähmungszuständen der Gehirnrindenfunktionen, denen dann gelegentlich schwerere anatomische Läsionen entsprechen, passive Hyperaemie, starkes Ödem der Häute, Hydrops der Ventrikel unter Abnahme des Blutgehaltes, selten entzündliche Prozesse. So beobachtete Müller in Riga (1848) ein paar Fälle von eitriger Meningitis, Virchow (1848) unter 180 Sektionen einmal eine herdweise Enzephalitis.

Die einfachen typhösen Symptome im Nachstadium sind wol zum Teil auf eine Vergiftung mit gestauten harnfähigen Substanzen, Harnstoff, kohlensaurem Ammonium u. s. w., zum Teil auf eine Vergiftung mit den bei wiederhergestellter Darmresorption in den Kreislauf aufgenommenen Toxalbuminen, zum Teil auf Sekundärinfektion zurückzuführen.

Ausgesprochene Störungen der Tätigkeit des Rückenmarks sind im Choleraanfalle nicht beobachtet worden, wenn man von der weiter unten zu besprechenden hochgradigen Adynamie der gesamten Muskulatur absieht. Die allgemeine Reaktionslosigkeit der Haut, die Abnahme der Reflexe an Konjunktiva, Rachen, Luftwegen, die Reflexstörungen am Sehapparat und Gehörapparat haben wol eher peripheren Sitz, als daß sie auf einer Leitungsstörung in höheren Centren und Bahnen beruhten. Die besprochene Herabminderung oder Aufhebung des Hautgefühls (§ 165) ist wol aus der Asphyxie der Gewebe erklärlich.

Im ausgebildeten asphyktischen Stadium ist die periphere Anaesthesie fast vollständig, das Bespritzen des Gesichtes mit Wasser erzeugt kein Blinzeln, das Kitzeln des Zungengrundes oder Schlundes keine Würgebewegung, Eingießen von Flüssigkeit in den Mund löst keine Schlingbewegung aus, reizende Dämpfe erregen keinen Husten, wiewol der Kranke noch willkürlich husten kann.

Anatomisch kann das Rückenmark erhebliche Veränderungen zeigen (§ 199).

§ 191. Die willkürlichen Muskeln können im Choleraanfalle je nach den verschiedenen Stadien alle Stufen der centralen und örtlichen unwillkürlichen Reizung wie alle Grade der Willenslähmung und peripheren Schwäche zeigen.

Die meisten Kranken verlieren bei heftigen Anfällen gewöhnlich gleich im Beginn, mit oder nach den ersten Ausleerungen, die Herrschaft über ihre Muskeln. Sie fallen an dem Ort, wo sie sich befinden, hin und rühren sich nicht mehr. Sie können ohne Hülfe weder stehen noch gehen und verhalten sich, wenn man sie führt, wie Kinder oder Betrunkene, denen die Herrschaft über ihre Glieder fehlt. Sie empfinden eine unsägliche Schwäche, legen sich gerade ausgestreckt hin und viele sinken Gelähmten ähnlich nach dem Gesetz der Schwere zusammen.

Dabei fehlt es keineswegs an der Kontraktionsfähigkeit des Muskels und auch der Wille ist nicht ohne weiteres vom Muskel abgeschnitten. Wenn ein innerer Antrieb, das Gefühl des verzehrenden Durstes, oder ein äußerer Beweggrund, die Ankunft der krankenverfolgenden Cholerabekämpfer, wirksam wird, dann erhebt sich die Scheinleiche nicht selten zu heftigen Bewegungen, und noch kurz vor dem Tode sieht man gelegentlich den in stundenlanger Asphyxie Gelähmten sich plötzlich ohne ersichtliche Anstrengung vom Bett erheben, das Zimmer, das Haus verlassen oder Wasser herbeiholen oder ins Bad steigen (Hirsch 1831). Man hat auch Cholerakranke, die auf der Straße vom Anfall überrascht wurden, nach einiger Zeit sich erheben sehen, um mit völlig entstelltem Gesicht, eiskalter Haut, fadenförmigem Pulse in das Hospital zu kommen und zwölf Stunden später zu verscheiden.

Die Muskeln verhalten sich auf der Höhe des algiden Stadiums wie die eines abgehetzten Wildes oder wie die Muskeln bei der künstlichen oder krankhaften Blutsperre. Ihre Störungen erinnern an die Dyskinesia angiospastica oder angiosclerotica, oder auch an das Bild der Myasthenia pseudoparalytica.

In Nassik in Indien sah ich im Juni 1897 in der Cholerabaracke einen wandelnden Cholerakranken, der mir ganz das Bild der asthenischen Bulbärparalyse in die Vorstellung brachte. Die halbgesunkenen Augenlider, das Flackern des Augapfels, das ausdruckslose Gesicht, der hängende Unterkiefer, die müde schlotternde Haltung, der unsichere wankende Gang mit pendelnden Armen gaben das volle Syndrom. Dabei war das stetige und rasche Absinken der Muskelleistung in den immer wackeliger werdenden Bewegungen und im endlichen Umsinken so deutlich ausgeprägt, daß es nicht der faradischen Reizung und registrierender Apparate zur Aufzeichnung der myasthenischen Zuckungskurve der Muskeln bedurfte, um jenes Bild zu vervollständigen.

Wenn man sich daran erinnert, daß die Entstehung der pseudoparalytischen Myasthenie durch die verschiedensten Ursachen, durch krankhafte Anlage, durch körperliche Überanstrengung, durch verschiedene

Gifte, besonders Fleisch- und Fischgifte, bei den Autointoxikationen, die die Störung der Schilddrüsenfunktion begleiten, beobachtet worden ist, und wenn ich hinzufüge, daß ich jenes Krankheitsbild mit der enterogenen Cyanose, die Stokvis und Hymans van den Bergh beschrieben haben, in zwei Fällen ganz ausgesprochen verbunden sah, so wird man sich nicht verwundern, seine Andeutungen oder scharfen Ausprägungen auch in der Cholerakrankheit wiederzufinden, und wird umgekehrt aus der hier waltenden Pathogenese Fingerzeige für die Aufklärung des sonst noch so dunkeln Zustandes gewinnen.

Wir betonen nochmals das völlige haltlose Darniederliegen des Körpers im Stadium paralyticum, das Sinken der Glieder und des Hauptes ihrer Schwere nach, das Versagen der Kehlkopfmuskeln, die flache kraftlose Atmung, den parallelen Blick und die oft plötzliche Wandlung dieses Zustandes, wo der pulslose eiskalte Kranke sich erhebt, das Bett verläßt, den Abtritt sucht oder Wasser holt und dabei sogar eine Treppe ohne deutliche Mühe steigt. Aber das Nachlassen der Muskelkraft erfolgt in wenigen Sekunden oder Minuten und die wandelnde Leiche sinkt, zu weiteren Bewegungen unfähig, wieder zu Boden, um nach kurzer Zeit den letzten Atemzug zu tun oder auch zu genesen.

Ein Nachklang der Myasthenia cholerica ist die große, außerordentliche Muskelschwäche, die manche Patienten noch wochenlang nach dem Anfalle empfinden, bei jeder Bewegung, beim Gehen, Hantieren, Reden, beim Stehen besonders unangenehm in den Kniekehlen und Waden empfinden.

§ 192. Die auffallendste Erscheinung an den Muskeln im Choleraanfalle sind die Muskelkrämpfe. Diese können in manchen Epidemien so regelmäßig auftreten, daß die Beobachter sie für einen der wesentlichen Züge im Cholerabilde erklären und die Krankheit dementsprechend benennen. So nannten die Engländer das Übel in Madras, wo es in den Jahren 1782 und 1783 auftrat, spasmodic cholera oder einfach the cramp (Girdlestone 1787, Curtis 1807). Die Muskelkrämpfe gehören aber keineswegs unbedingt zum Bilde des Anfalles; es gibt kaum ein Cholerasymptom, welches in manchen Epidemien so häufig oder auch ganz fehlt.

Schon früh ist den Ärzten dieser Wechsel aufgefallen. Pruner sah in Aegypten während der Epidemie des Jahres 1831 die Muskelkrämpfe ohne Regelmäßigkeit und nicht im entferntesten so häufig auftreten, wie sie zu gleicher Zeit in Europa beobachtet wurden. Nach den Erfahrungen aller Ärzte in Indien kommen sie bei den Europäern häufiger und stärker vor als bei den Eingeborenen. Sehr ausgebreitete und heftige Krämpfe sieht man nur bei jungen kräftigen vorher gesunden Menschen. Sie sind immer ein Zeichen von Lebenskraft und darum wie die Gewalt des Erbrechens und der Durchfälle nicht unbedingt üble Symptome.

Die Muskelkrämpfe pflegen sich erst nach den ersten heftigen Entleerungen, selten mit diesen zugleich einzustellen, als lange schmerzhafte Zusammenziehungen und Spannungen einzelner Muskeln oder ganzer Muskelgruppen. Bisweilen geht ihnen ein Kriebeln oder Dehnen im Muskel vorauf. Sie kommen bei einer Bewegung des Gliedes oder auch bei völliger Ruhe. Sie wüten in den Waden und Füßen, ergreifen bald auch Schenkel, Arme, Hände und Finger, bisweilen den Rücken, die Brust und den Bauch. Selten werden die Nackenmuskeln und Gesichtsmuskeln befallen. Doch gibt es auffallende Ausnahmen, in denen das volle Bild des Trismus und Tetanus entsteht. Auch gefühllose und gelähmte Glieder können von den Krämpfen befallen werden (Scot 1821). Bouillaud (1832) sah unter den heftigen Krämpfen der Kiefermuskeln eine Kieferverrenkung entstehen und dasselbe beobachtete Granville (1903); der Unterkiefer mußte in Narkose wieder eingerenkt werden.

Für gewöhnlich besteht der Krampf in langsamen starken Zusammenziehungen des Muskelbauches zu einem äußerst harten Knoten oder Ballen, der ein oder zwei Minuten lang anhält, um sich dann wieder aufzulösen, aber alsbald wieder aufs neue sich zu bilden oder auf andere Muskeln und Körperteile überzugehen. Mitunter nimmt der Krampf die klonische oder klonisch-tonische Form an. Die klonischen Krämpfe werden ausnahmsweise so heftig, daß mehrere Männer erforderlich sind, um den Kranken auf seinem Lager zu halten und vor Verletzungen zu schützen (Burell, Bombay report).

Zwischen den Krämpfen sieht man bisweilen in den befallen gewesenen Muskeln oder auch in anderen fibrilläre Zuckungen. Brown-Séquard beobachtete ein allgemeines Muskelzittern an der Choleraleiche noch stundenlang nach dem Tode wie bei rasch getöteten Tieren.

Je schneller und heftiger die Krämpfe zu Beginn des Anfalles einsetzen, um so schwerer pflegt sich das Krankheitsbild zu gestalten; doch sind auch wieder die gefährlichsten Anfälle die, wo Krämpfe ganz fehlen oder kaum angedeutet und zugleich Puls und Erbrechen und Durchfall schwach sind (Orton 1820, Scot 1829).

Über die Entstehung der Muskelspasmen im Choleraanfall gibt es soviele Hypothesen wie über das Zustandekommen des gewöhnlichen Wadenkrampfes. Sicher ist, daß sie örtlich, nicht von höheren Centren aus, erregt werden und daß Wasserentziehung und örtliche Selbstvergiftung des Muskels dabei zusammenwirken. Es sei hier an die von Middeldorpf, Buhl, Hoppe und Anderen festgestellte Verminderung des Wassers im Choleramuskel und an seinen vermehrten Harnstoff- und Kreatiningehalt erinnert.

Die Muskelspasmen können auch an der Leiche vor dem Eintreten der Totenstarre eintreten, wodurch dann oft auffallende Haltungen der Glieder entstehen, unter ihnen die sogenannte Fechterstellung. Gewöhnlich fehlen sie in den während des Lebens durchquälten Muskeln, also vor allem in den Waden.

Bourgeois d'Etampes wurde zu einer schwangeren Frau gerufen, die einem heftigen Choleraanfalle erlegen war. Er wollte den Kaiserschnitt zur Entbindung des noch lebenden Foetus vornehmen, entblößte den Leib und legte dabei die gekreuzten Arme zur Seite. Sofort nahmen diese ihre Haltung wieder an; man mußte sie festhalten, um den Schnitt ausführen zu können. Kaum war das Messer in die Bauchdecken eingedrungen, so zogen sich alle Muskeln wie an einem elektrisirten Frosch so heftig zusammen, daß der Arzt nochmals nach den Zeichen des Lebens forschte; aber er fand keine und vollendete die Operation (Briquet).

Eichhorst berichtet folgende Beobachtung an einem fünfzigjährigen Manne. Er hatte ihn nach sorgfältiger Behorchung des Herzens als tot verlassen. Drei Stunden später stürzt die Tochter des Verstorbenen zu ihm mit der Nachricht, der Vater sei wieder aufgelebt. Als er hinzukommt, findet er die Oberarmmuskeln von schnell aufeinanderfolgenden Zuckungen bewegt und abwechselnd fest zusammengezogen unter Beugung der Unterarme; auch an den Unterarmen selbst waren Zuckungen mit Klavierspielbewegungen der Finger im Gange.

Barlow sah dieses Muskelspiel in der Kinnlade, unter öfterem Öffnen und Schließen des Mundes.

Während der Zuckungen und Zusammenziehungen der Muskeln an der Leiche wechselt nicht selten auch die Beschaffenheit der Haut über den Muskeln; sie zeigt dabei blaßrote Färbung oder rote Flecken und deutliche Wärmesteigerung, um 0,5 ° C und mehr (Drasche).

Eine andere Art von Muskelkrämpfen kann in den typhoiden Nachkrankheiten der Cholera auftreten. Es handelt sich um die gewöhnlichen uraemischen Krämpfe, die im Rückenmark oder in subkortikalen Centren erregt werden. Sie können wie die gemeine Eklampsie auf bestimmte Muskeln beschränkt bleiben oder rasch verallgemeinert werden. Vielleicht gehören die oben erwähnten klonisch-tonischen Krämpfe, die Burell im Anfalle selbst beobachtet hat, auch hieher, als Symptom der schon im Choleraanfall sich geltend machenden Uraemie. Man könnte sie aus der die Uraemie begleitenden Myosis diagnostiziren, da im Choleraanfall gewöhnlich eine Mydriasis besteht.

§ 193. Die Cholera ist für gewöhnlich eine asthenische Krankheit im stärksten Sinne des Wortes, eine Krankheit ohne Fieber, die meistens von Beginn an mit einem Absinken der Körperwärme einhergeht. Daß es aber einzelne Fälle gibt, die unter deutlicher Steigerung der Körperwärme beginnen, wurde bei der sthenischen oder orgastischen Form des Anfalles besprochen (§ 135).

Kinder haben auch in dem asthenischen Anfalle gewöhnlich eine leichte Temperatursteigerung während der ersten Stunden, sowol in der Achselhöhle wie im Mastdarm als auch an der ganzen Körperoberfläche. Doch kann das sehr wechseln. Monti (1866) fand bei einigen Kindern erhöhte, bei den meisten gesunkene Wärme in der Achselhöhle; hingegen im Mastdarm bei der erethistischen Form gewöhnlich Erhöhung um mehrere Grade, bei den Fällen mit raschem Kollaps Absinken um mehrere Grade. Hohe Temperaturen, bis 41,8 ° C, maaß er im Stadium algidum bei rasch tödlichen Anfällen. Gerhardt fand bei einem cholerakranken Mädchen in der Epidemie 1873 die höchsten Temperaturen während den tetanischen Krämpfen, einmal 41,8 ° C.

Mackenzie, Charcot (1866), Güterbock (1866), Lorain (1868) fanden bisweilen auch bei Erwachsenen im Stadium algidum die Mastdarmtemperatur um 1—2 ° C erhöht, wenn die Peripherie schon aufs äußerste erkaltet war. Differenzen von 1 °—3,7 ° C bestimmten Güterbock, Oser u. A., wenn sie je ein Thermometer in Achsel und Mastdarm zugleich legten, und zwar gewöhnlich zugunsten der Mastdarmwärme.

Wenn manche Kranke noch auf der Höhe des Kollapses über große Hitze im Inneren klagen und dabei oft keine Bedeckung dulden, so entspricht dem keineswegs immer eine meßbare Wärmesteigerung; das Hitzegefühl beruht auf den chemischen Vorgängen im Magendarmrohr, auf der Ätzwirkung der salpetrigen Säure an der Schleimhaut und auf der von den Nitriten erregten Hyperaemie der Bauchorgane.

Die Kranken, die gleich von vorneherein eine deutliche Steigerung der Körperwärme zeigen und auch im Verlauf des Anfalles nicht zu tief erkalten, haben für gewöhnlich eine günstige Prognose. Schon aus der ersten indischen Pandemie wird betont, daß alle günstig verlaufenen Fälle mit einer Febrikula begannen und ohne tiefe Erkaltung verliefen (Sevestre bei Scot 1824, Kennedy 1827).

Mit einem fieberhaften Anfang darf nicht verwechselt werden die örtliche Röte und Hitze an Kopf und Hals, die mit den sonstigen Zeichen lokaler Blutwallung in manchen Fällen auftritt und mit einer meßbaren Erkaltung der übrigen Teile einhergehen kann. Es ist mir wahrscheinlich, daß sie einer Nitritwirkung auf die Kopfgefäße entspricht.

Das Erkalten des Körpers im Choleraanfall kann allmählich und langsam oder ganz plötzlich und schnell geschehen. Es geht von den peripheren Teilen aus und steht in ziemlich genauem Verhältniß zum Absinken des peripheren Kreislaufes. Daß dieser Faktor aber nicht allein in Betracht kommt sondern zugleich eine Verminderung der vitalen Energie in den Geweben, geht daraus hervor, daß bei einzelnen Kranken im Zustande der höchsten Erkaltung der Puls noch ziemlich gut fühlbar sein kann, wie schon Göppert (1831) in Breslau und Roger (1848) in Paris beobachtet haben und wovon man in jeder Epidemie Beispiele findet. Man kann bei der Besprechung der Cholerasymptome nicht oft genug betonen, daß fast alle einander nebengeordnet und nicht einander untergeordnet sind und daß kein Versuch verfehlter ist als der so oft gemachte, aus einem Krankheitselement, etwa aus dem Wasserverlust oder aus der Herzschwäche, die ganze Krankheit erklären zu wollen.

Im großen und ganzen ist die Wärmeabnahme im Choleraanfall nicht so hochgradig, wie die Ausdrücke Marmorkälte und Eiseskälte andeuten möchten. Die Haut gibt allerdings den widerwärtigen Eindruck einer starken Kälte, die das Gefühl der Leichenkälte bisweilen dadurch übertreffen mag, daß das Verdunsten eines kalten Schweißes der zufühlenden Hand die Kälteempfindung vermehrt. Läßt man aber die Hand ruhig eine Weile liegen, so bemerkt man deutlich, daß aus dem tiefer liegenden Teile noch einige Wärme zur Oberfläche emporgeleitet wird. Das Absinken der Körperwärme kann an der Haut des Cholerakranken bis zur Temperatur der umgebenden Luft gehen, aber nicht tiefer, wie schon Göppert in Breslau im Jahre 1831 genau gemessen hat.

Will man die wahre Wärme des Körperinnern im Choleraanfalle richtig bestimmen, so muß man, wie Griesinger betont hat, das Thermometer länger als eine Viertelstunde liegen lassen, da es sehr langsam anzusteigen pflegt.

Im Stadium algidum sinkt die Körperwärme an der Haut und auch in der Tiefe der Gliedmaaßen immer um mehrere Grade, falls nicht starke Krämpfe oder die beginnende Reaktion eine Ausnahme bewirken.

Finlayson maaß auf Ceylon Achseltemperaturen von 35—33 ° C, in einer angeschnittenen Hautvene nur 33 ° C. Göppert (1831) in Breslau unter der Zunge 34—27 ° C.

Die Messungen von Magendie, Czermak, Froriep während der ersten europäischen Epidemie, von Leubuscher aus dem Jahre 1848, von Zimmermann, Charcot, Güterbock, Lorain aus den Jahren 1856—1868 ergaben als tiefste Werte die folgenden, auf die Skala von Celsius berechneten Grade:

Nasenspitze	19 —18° C
Nasenhöhle	26,2° C
Atemluft	21 —19° C
Mundhöhle	24 —22° C
Zungengrund	32,5—27° C
Zungenrücken	32 —27,5° C
Achselhöhle	33,7—22° C
Handhöhle	21 —18° C
Aderlaßblut vom Vorderarme	32° C
Mastdarm	36 —34° C
Scheide	35 —30° C

In der Pariser Epidemie 1848 maaßen BRIQUET und MIGNOT zuweilen noch Hohlhandtemperaturen von 35 ° C. Die Abkühlung der Mundhöhle pflegt die der Achselhöhle immer, oft bedeutend zu übertreffen.

Als niederste Temperaturen in der Achselhöhle fand WUNDERLICH bei vier tödlich verlaufenen Fällen 30,2, 29,2, 27,9, 26,4 ° C, bei zehn mit Genesung endenden nie weniger als 29,6, bei den meisten einige zehntel Grade über 30 ° C. RUMPF maaß in Hamburg 1892—93 selten Mastdarmtemperaturen unter 35 ° C.

Es gibt Cholerakranke, die im Stadium algidum bei starker Kälte an den Gliedern am Rumpf dauernd erhöhte Temperatur bewahren und in der Achselhöhle, im Mastdarm und in der Scheide Wärmegrade bis zu 39 und 40 ° (BRICQUET, LORAIN), sogar bis 42 ° C (Doyère 1849) zeigen. Es sind das besonders solche Fälle, in denen überhaupt ein greller Wechsel zwischen Unterliegen und Gegenwehr des leidenden Organismus in dem schwankenden Verhalten des Kreislaufes und in dem Wechsel zwischen Versiegen der Ausleerungen und plötzlichen gewaltsamen Explosionen sich äußert. Meistens gehen diese Fälle übel aus. Die Temperatursteigerungen entsprechen den submortalen und postmortalen Fieberbewegungen, die nachher zu erwähnen sind.

Durch Hautreize, Senfteige oder örtliche Senfbäder, konnte BUHL die Hautwärme örtlich für einige Stunden erhöhen, ohne daß indessen ein Nutzen davon entstand.

§ 194. Mit der Genesung des Cholerakranken pflegen, wenn sie unter lebhafter Reaktion geschieht, sich die Zeichen eines mehr oder weniger starken Fiebers einzustellen; a little fever usually attends the return to health (ORTON 1820); beim Europäer deutlicher und regelmäßiger als beim Hindu und den sonstigen Ostasiaten. Bei diesen, die ohnehin häufig eine geringere Neigung zu reaktiver Entzündung und zu Fieber als zum schwachen Unterliegen zeigen, geschieht die Genesung vom Choleraanfall oft ohne lebhafte Reaktion; sie erholen sich nichtsdestoweniger rasch und vollständig dabei wie von einer einfachen Vergiftung oder Kolik oder anderen kalten Krankheiten.

Das Ansteigen der Körperwärme nach dem Tode ist ein ebenso häufiger wie auffallender Befund an der Choleraleiche. HÜBBENET verglich in Kiew (1848) bei einem Knaben die Temperatur im Sterben mit der Temperatur wenige Minuten nach dem Tode und fand sie um 7,5 ° C gestiegen. BUHL (1855) maaß Zunahmen bis zu 2 ° C. DOYÈRE (1848) hatte bei einem Cholerakranken fünf Minuten vor dem Tode in der Achselhöhle 37,2 ° C gemessen; sechs Stunden später maaß er an der Leiche, die nur mit einem Tuche bedeckt während vier Stunden an der Luft gelegen hatte, im Mastdarm 41,7 ° C. — GÜTERBOCK maaß vier Minuten nach dem Tode 41,3 °, zwei Stunden nach dem Tode 41,8 °, zwei und eine halbe

Stunde nach dem Tode 41,1 °; in einem anderen Falle 45 Minuten vor dem Tode 41,1 °, sofort nach dem Tode 40 °, anderthalb Stunden später 40 °, zwei Stunden später 39,6 ° C.

Solche postmortalen Steigerungen sind übrigens nicht etwa der Cholera eigentümlich; man beobachtet sie ebenso an den Leichen von Kranken, deren Tod im Tetanus, im Gelbfieber, in der Pest, im ersten Stadium des Bauchtyphus plötzlich erfolgt war.

Die erwarmten Choleraleichen kühlen sehr langsam ab. —

Im Choleratyphoid findet man je nach dem Zustande des Patienten bald erhöhte bald erniedrigte Körperwärme oder auch ein Wechseln zwischen Fieber und Kollaps. Im Allgemeinen sind hier niedere Temperaturen häufiger als höhere, und eigentliche Fiebergrade kommen eher beim septischen Typhoid und bei Komplikationen mit entzündlichen Prozessen wie Pneumonie, wenn auch keineswegs regelmäßig, vor als im uraemischen Typhoid.

§ 195. Ein sehr bemerkenswertes Symptom in Cholerazeiten ist die Cholerafurcht. Sie plagt nicht sowol die Gefährdeten und Ergriffenen als die Gesunden, die sich außerhalb der Choleragefahr halten. Sie ist in ihren Wirkungen schlimmer als die Cholera selbst. Die von Cholerafurcht Gequälten leiden nicht nur für sich, sondern ziehen, je nachdem sie die Macht dazu haben, unzählige Andere in ihre traurige Gemütsstimmung, indem sie die fanatischen Apostel des Kontagionismus werden. Schlimmer freilich als diese armen Neurastheniker wirken die ruchlosen Menschen, die aus Liebe zur Macht oder aus Gewinnsucht die Irrlehre des Kontagionismus dadurch verbreiten, daß sie mit allen Mitteln der Zeitungsreklame die Cholerafurcht erregen und schüren, wie wir das besonders im Jahre 1892 erlebt haben und seitdem so oft erleben, wenn es „dem scharfen Auge der Behörden“ wieder einmal gelungen war, an der fernen Ostgrenze einen Choleraverdächtigen zu entdecken.

Vor der Cholerafurcht schützt weder Bildung noch Wissenschaft. Schopenhauer und Turgenjew waren ihr unterworfen. Wie man sich von der Choleraphobie heilen kann, erzählt Breitenstein, der 21 Jahre in Indien als Arzt alle Gefahren der Tropenkrankheiten bestanden hat. Ehe er nach Indien zog, hatte er Gelegenheit die Cholera zu Hause kennen zu lernen. Diese trat damals im Jahre 1873 in Wien auf, ohne viele Opfer zu fordern. Nur sechzig oder neunzig Todesfälle waren vorgekommen, wenngleich die Weltausstellung Hunderttausende von Menschen in die Stadt gelockt hatte. Es war an einem warmen Augusttage, erzählt Breitenstein, als ich in der Donau ein Bad nehmen wollte und auf der Treppe von einem beängstigenden Gefühl ergriffen wurde; ich stieg nicht ins Wasser sondern kleidete mich an. Dabei hatte ich keinen anderen Gedanken als den an der Cholera erkrankt zu sein; ich bekam Zwicken und Kneipen in den Bauch und eilte sofort zur Stadt, um in einer Apotheke zehn Tropfen Laudanum zu nehmen. Die Angst in der Magengrube nahm zu; ich bekam Diarrhoe und in fürchterlicher Aufregung rannte ich in meine Wohnung, ohne durch die angewendeten Hausmittel beruhigt zu werden. Die Nacht brach herein und ich sehnte mich nach dem Schlafe; aber in dem Augenblicke, als ich einschlafen wollte, wurden die Schmerzen im Bauch so arg, daß ich aus dem Bette sprang mit dem Gedanken: Jetzt erfaßt mich wirklich die Cholera! Endlich gegen vier Uhr schlief ich ein. Dieser Zustand dauerte vier Wochen lang und nichts half dagegen, bis ich endlich einen Entschluß der Verzweifelung faßte, — ich meldete mich für Ungarn an als Choleraarzt.

Die offiziell oder offiziös von den Kontagionisten diktirte Cholerafurcht wird durch die Seuche selbst geheilt. Wilhelm von Humboldt, der die Epidemie des Jahres 1831 mit den furchtbaren Erschütterungen des Volksgemütes durch die kontagionistischen Einschüchterungen und Vergewaltigungen erlebt hatte, schreibt am 3. September 1832 an seine Freundin: Jetzt ist die Cholera wieder an vielen Orten und kann sehr leicht auch wieder nach Berlin kommen. Geschähe es, so würde man sie wenig mehr als jede andere Krankheit fürchten. So gewöhnt man sich in alles und viele Schrecknisse sind es größtenteils nur in der Einbildung.

XXIV. Die pathologische Anatomie der indischen Cholera.

§ 196. Manche Choleraleiche täuscht das Bild des Lebens vor. Die Gliederstellung, die der zufällig vor dem Tode angenommenen Haltung oder Lage entspricht, der geschlossene Kiefer bei leichtgeöffneten Lippen und ein wenig aufwärtsgezogener Oberlippe, die offenen klaren Augen, das Erwarmen des Leibes nach dem Tode, oft über die umgebende Lufttemperatur weit hinaus, das Muskelspiel und die damit verbundenen Veränderungen der Haltung, alles ist geeignet, den ahnungslosen Beschauer irrezuführen, der sich zudem von den parallelen Blicklinien der Leiche in jeder Richtung verfolgt sieht. Hatte er ihr einige Zeit vorher nach frommem Brauch die Lider zugedrückt und sieht sie nach einer Weile wieder geöffnet und dabei das eine oder andere Glied in Bewegung, so ist die Täuschung vollendet (§ 141, § 182).

Andere Leichen zeigen von alledem nichts, weil der Choleraanfall zu lange gewährt hatte und das Absterben aller Teile schon dem Fliehen des Lebens weit vorangeschritten war. Sie gleichen dann mehr dem Kranken selbst im letzten Stadium der Asphyxie. Unter der zu weiten, stellenweise gerunzelten oder in Falten erschlafften Haut scheinen die Weichteile zu fehlen, während große Muskelmassen und vor allem die Knochenvorsprünge scharf und eckig hervortreten. Das Gesicht ist eingefallen, greisenhaft, verzogen; die Wangenknochen eckig, die Nase scharf, die Finger und Zehen platt, besonders am Nagelbett.

Die halboffenen oder weitoffenen Augen liegen mit mittelweiten Pupillen in tiefen blauen Höhlen. Die Hornhaut ist meistens ganz klar, glänzend, gespannt; nur bei Leichen, die bis zu vierundzwanzig Stunden oder länger gelegen haben oder aus einem Nachstadium des Anfalles herrühren, findet man eine beginnende Eintrocknung oder Trübung der Hornhaut. Das Weiße des Auges ist mehr oder weniger deutlich gerötet oder suffundirt durch die erweiterten Kapillaren der Konjunktiva und Sklerotika; auch dann, wenn beim Sterbenden von einer Hyperaemie oder Ekchymose nichts zu sehen war. Die Injektion kann noch einige Stunden nach dem Tode zunehmen. Die anfangs klare Hornhaut trübt sich langsam, nachdem die Konjunktiva begonnen hat, auszutrocknen. Der Bulbus verliert erst am zweiten Tage seinen Turgor, um am dritten Tage zu verwelken und zusammenzufallen.

Der Mund der Choleraleiche ist fast ausnahmslos fest geschlossen, während die Lippen leicht klaffen; besonders ist die Oberlippe gewöhnlich etwas hinaufgezogen, so daß die oberen Schneidezähne frei werden. Der Unterkiefer hängt nur bei Leichen aus den Nachstadien der Krankheit.

Wie die Mundspalte klaffen After und Scheide. An Mund und After kleben oft noch die Reste der Abgänge; in der Afterkerbe mitunter eine der nassen Watte ähnliche Masse, die den zusammengehäuften Flocken der Reiswasserausleerungen entsprechend aus Schleim und Epithelien besteht.

Die Haut der Choleraleiche ist düsterblaß oder graulich oder bleifarben oder auch dunkelviolett verfärbt, bei dekrepiden im asthenischen Anfall Abgeschiedenen wol auch unverändert. An den abhängigen Teilen zeigt sie die üblichen Totenflecke. Lippen, Augenlider, Nagelglieder, Geschlechtsteile sind gewöhnlich dunkelviolett bis blauschwarz. An den gekrallten Fingern, an Handtellern und Fußsohlen und besonders auffallend an den Fersen pflegt die Haut schlaff gerunzelt zu sein. Die Runzelung der Finger und der anderen Teile beruht aber nicht auf einer Auflockerung und Quellung der Oberhaut wie bei den Wäscherinnen und anderen Leuten, die in Wasser und Laugen hantiren, sondern auf einer Fältelung der Lederhaut infolge der Wasserverarmung des Unterhautzellgewebes. Die Runzelung und blaugraue oder violette Färbung der Haut tritt in dem Maaße zurück, als die Verstorbenen über das erste Stadium des Anfalles hinausgekommen waren; am längsten hält sich die Blaufärbung der Nagelglieder und die Schrumpfung des Hodensackes und der großen Schamlippen.

Der Bauch ist eingezogen, teigig anzufühlen, woferne nicht die Leichenstarre die Bauchdecken hart eingezogen hat.

Ganz ausnahmsweise hat man an Choleraleichen ein allgemeines Hautemphysem gesehen (Fräntzel und Traube 1866, Faillard 1892), während hingegen kleinere Luftblasen in den Bauchdecken, die sich unter der Haut oder zwischen den Muskeln mit knisterndem Geräusch hin- und hertreiben lassen, nicht so selten sind (Weiss 1832) und an die Luftbläschen im Blut (§ 181) erinnern.

§ 197. Die Leichen von Cholerakranken, die im Anfalle erlegen sind, behalten am längsten nach dem Tode die äußere Beschaffenheit des Körpers, die vor dem Tode vorhanden war; vor allem bewahren sie den Rest von Lebenswärme länger als andere Leichen. Daß diese Wärme bisweilen nach dem Tode noch zunimmt und sehr bedeutend zunehmen kann, wurde im § 194 gesagt. Auch die Zyanose kann an einzelnen Teilen, besonders an den abhängigen stärker werden und hier unmittelbar in größere Totenflecke übergehen.

Vor dem Eintreten der Starre sieht man an manchen Choleraleichen während der ersten Stunden nach dem Tode ein starkes Zittern an einzelnen Teilen oder im ganzen Körper (Brown-Séquard 1849) oder spielende Bewegungen an den Fingermuskeln, Handmuskeln, Armmuskeln, bisweilen auch am Rumpf; seltener sind lebhafte Bewegungen im Gesichte, Auf- und Zugehen des Kiefers, Schütteln des Kopfes, Drehungen der Hände, der Füße. Durch Beklopfen der Muskeln können diese Bewegungen erregt, durch Reizung der Haut über den Muskeln verstärkt werden. Daß über den krampfhaft bewegten Muskeln die Haut ihre Farbe wechseln und mehrere Zehntel Grad an Wärme gewinnen kann, hat, wie erwähnt, Drasche beobachtet. Auch kann das Muskelspiel von Gänsehautbildung und Sträuben der Haare auf dem Kopfe und an den Gliedern begleitet werden. Daß außer den Hautmuskeln auch andere glatte Muskeln an den Bewegungen der gestreiften Muskulatur Teil nehmen, beweist die Beobachtung Drasche's, der anderthalb Stunden nach dem Tode noch einen Samenerguß eintreten sah.

Unmittelbar nach dem Aufhören der Muskelspiele erlischt die Körperwärme rasch und die inzwischen vorbereitete Leichenstarre tritt nun bald hervor.

Die Leichenstarre kommt frühe, pflegt sich nach rasch verlaufenem Anfall gleich an das Erlöschen des Lebens anzuschließen, sonst in den ersten Stunden nach dem Tode einzustellen. Sie pflegt stark zu sein und lange zu dauern, in der Regel bis zum dritten und vierten Tage, auch bei mittlerer Luftwärme. Sie pflegt um so stärker zu sein, je kräftiger und jünger der Erlegene war und je schneller der Tod eintrat. Beim Eintreten der Starre geraten die Glieder oft in starke Flexionen und Adduktionen unter deutlichem Vorspringen der gespannten Muskelbäuche. Die Fäuste sind geballt, die Arme gestreckt, die Beine in Sprungstellung. Die

Leiche erinnert an das Bild des Borghesischen Fechters oder, öfter, an sein Muskelpräparat.

Die Bewegungen infolge der fortschreitenden Starre hören etwa eine Stunde nach dem Tode auf. Daß dann die Haltung und Lage der Leiche oft eine ganz andere ist als kurz nach dem Tode, ist nach dem Gesagten klar. Es ist unnötig die Mannigfaltigkeit der Bilder, die durch die postmortalen Verzerrungen des Gesichtes, Beugungen der Glieder, Verkrümmungen des Rumpfes zustande kommt, weiter auszumalen. Rust übertreibt wol ein wenig in seinem Sendschreiben vom Jahre 1832 an Alexander von Humboldt, wenn er schreibt: Wer in eine Totenkammer von Choleraleichen tritt, könnte glauben, daß ein Rauch oder Tieck Modelle für den Ausdruck aller Leidenschaften der menschlichen Seele hier aufgestellt hätte. — Heinrich Heine hat in seinen Pariser Zuständen die Sache einfacher und damit richtiger geschildert, und Alfred Rethel hat nach ihm in seinem Bilde ‚Auch ein Totentanz' eine Choleraleichenkammer, die kurz vorher noch ein Maskenballsaal war, naturalistischer wiedergegeben als der Arzt Rust. —

Die Choleraleiche ist fast geruchlos, sie verbreitet auch bei der Eröffnung nicht den gewöhnlichen Leichengeruch. Sie fault langsam und spät. Oft gewahrt man noch am fünften, sechsten Tage keine Spur von Fäulniß. Hingegen strömen manche Leichen kurz nach dem Tode einen säuerlichen, später stechend ammoniakalischen Geruch aus, den Kleeberg (1831) als säuerlich-ammoniakalisch bezeichnet. Einen ebenfalls penetrant säuerlichen Geruch empfindet man nicht selten während der Eröffnung der Bauchhöhle und während der Sektion des Darmes.

Abgesehen von der Muskulatur fühlt sich die Choleraleiche an den Weichteilen gewöhnlich weich und, besonders am Bauch, teigig an.

§ 198. Bei der Eröffnung des Kadavers fällt für gewöhnlich die Blutarmut und Trockenheit der Bindegewebsmassen auf. Das Unterhautgewebe und das Zellgewebe zwischen den Muskeln pflegt besonders trocken, dicht und fest zu sein. Es läßt sich in langen Fasern wie Spinnengewebe auseinanderziehen und zerreißt mit knisterndem Geräusch; dem Messer und der Schere gegenüber verhält es sich wie festes Papier.

Kleine Venen und Arterien sind entweder ganz leer oder enthalten wenig dickes heidelbeerartiges Mus. Die Hauptmasse des Blutes sieht man überall in den größeren Venenstämmen angehäuft; die Arterienstämme pflegen um so leerer zu sein, je kürzer die Krankheit verlief, um so voller, je länger das Sterben andauerte.

Das Blut ist dicklich, gummös, in den Venen schwarzrot oder bräunlich, in den Arterien oft in einen dünnflüssigen kirschroten und in einen flockigen pechartigen Teil geschieden, nicht selten von Gasblasen durchsetzt.

Die Muskeln sind trocken, straff, frischrot oder dunkel, ihre Substanz mitunter feinkörnig getrübt, besonders am Kehlkopf und am Zwerchfell (Boltz); die Knochen oft von dunklem Blut auffallend stark gefärbt, das Knochenmark hier und da haemorrhagisch; die Gelenkschmiere gleicht dicker Gummilösung.

Übersichtlich lassen sich die Veränderungen an den Eingeweiden der großen Körperhöhlen folgendermaaßen zusammenfassen: Im Allgemeinen fällt auf der verminderte Wassergehalt aller Teile; er ist im algiden Stadium auf durchschnittlich 72 % herabgesetzt, mit Ausnahme des Herzens, das sogar einen vermehrten Wassergehalt zeigen kann (Buhl). Neben der auffallenden Trockenheit die Blässe der meisten Organe bei stärkerer Füllung aller großen Gefäße; nur der Inhalt der Schädelhöhle und des Dünndarmes pflegt eine Ausnahme zu machen, insoferne die ganzen Organe blutreich erscheinen durch eine gleichzeitige aktive arterielle Hyperaemie und passive venöse Überfüllung (Hamernijk, Buhl, Virchow). Hingegen ist der Blutgehalt der serösen und synovialen Häute sehr ungleichmäßig; oft erscheint er auf einzelne Stellen konzentrirt. Fast immer findet man Trockenheit und fettig-schleimige Klebrigkeit der serösen Häute der Arachnoidea, der Pleuren, des Perikards, des Peritoneums und der Gelenkhöhlen. Häufig sind Petechien und Ekchymosen auf den serösen Membrauen. Einzelne Endothelhäute, besonders der Herzbeutel, haben in jenem Zustande der Trockenheit die Beschaffenheit, wie wenn sie zum Trocknen ausgespannt der Luft ausgesetzt worden und dabei hornartig durchsichtig geworden wären. Der zähe schleimige Überzug auf der Serosa fällt auch bei der Entwirrung der Dünndarmschlingen auf, die nicht wie gewöhnlich leicht an einander weggleiten sondern wie durch ein schmieriges Bindemittel verklebt erscheinen. Dabei ist die Serosa des ganzen Verdauungskanals mehr oder weniger stark gerötet. Im Pharynx und Oesophagus und ganz besonders in den unteren Teilen des Dünndarms entspricht diese diffuse Röte der Farbe der Hortensia und wird an einigen Stellen noch durch dunkle Injektionen, Ekchymosen und tiefere Extravasate verstärkt. Die Serosa des Ileums pflegt eine mehr rosenrote Färbung zu zeigen.

Weiterhin gehört zu den allgemeinen Eigentümlichkeiten der Choleraleichen eine bedeutende Erschlaffung der Magen- und Dünndarmwandung, ein ausgebreiteter desquamativer Katarrh der Verdauungsschleimhaut, besonders im Dünndarm, dessen ungefärbter reiswasserähnlicher oder mehlbreiartiger Inhalt, bei gänzlichem Fehlen von gefärbten Faeces und völliger Abwesenheit von Galle im ganzen Laufe der Gedärme; im Gegensatz dazu die reichliche und oft sogar übermäßige Anfüllung der Gallenwege und der Gallenblase mit dunkler Galle. Endlich eine beginnende Entzündung in den Nieren und ein desquamativer Katarrh in den Harnwegen.

Alle die genannten inneren Veränderungen sind bisweilen wie die äußeren nur angedeutet; sie können auch ausnahmsweise soweit fehlen, daß sich der innere Befund an der Choleraleiche nicht deutlich unterscheidet von der Leiche eines Verunglückten oder eines an narkotischem Gift, an Schlangenbiß oder an Erstickung Verstorbenen. Insbesondere können bei sehr raschem Verlauf des Anfalles alle deutlichen, für das bloße Auge auffälligen Veränderungen an der Magendarmschleimhaut fehlen (MAGENDIE, DIETL). Aber die mikroskopische Untersuchung läßt weitreichende Verquellungen und Nekrosen des Dünndarmepithels wol nie vermissen, auch dann nicht, wenn es sich um geschwächte Individuen handelt, die ohne die Zeichen des großen Anfalles der einfachen Diarrhoe erlegen sind und nach dem Tode die übrigen äußeren und inneren Merkmale des Choleraprozesses nicht darbieten. Wenn L. MEYER in der Berliner Epidemie des Jahres 1855 fand, daß die allerersten Fälle der Epidemie noch nicht die äußeren Veränderungen des Choleratypus und keine ausgeprägten Darmveränderungen darboten, und wenn C. HALLER die Bemerkung macht, daß bei Schwindsüchtigen, Typhuskranken, Frauen mit Puerperalsepsis u. s. w., welche durch die hinzutretende Cholera rasch getötet wurden, sich keine Merkmale des Choleratodes auffinden ließen, so ist das alles zutreffend und wird durch Untersuchungen von BUHL, VIRCHOW und Anderen bestätigt; aber es ist cum grano salis zu verstehen; die mikroskopischen Zeichen einer intensiven weitverbreiteten Läsion der Magendarmschleimhaut und die physikalischen und chemischen Störungen des Blutes werden an keiner Choleraleiche vermißt, die man darauf untersucht (ZENKER 1851).

Vom mikroskopischen Bilde der Epithelzerstörung im Dünndarm und den in §§ 80—81 besprochenen Blutveränderungen bis zum klassischen Bilde der Choleraleiche mit den für jeden Laien auffallenden Zügen gibt es zahllose Stufen und Varianten. Insbesondere sind die Befunde am Darm keineswegs so gleichmäßig, wie das Schema, das die Lehrbücher aufzustellen pflegen.

WILLIGK fand in der Prager Epidemie von 1854 den Inhalt des Dünndarmes meistens nicht reiswasserähnlich sondern dickflüssig und blutig gefärbt oder auch nur aus Blut bestehend, während die Schleimhaut und ihre Follikel stark geschwollen, blutreich und von Blutungen durchsetzt waren.

Es mag sein, daß die Anwendung von heroischen Abführmitteln, besonders von Calomel, das man schon seit dem Jahre 1817 in Indien und in allen anderen Ländern, wo die Cholera hinkam, als unentbehrliches Behandlungsmittel des Anfalles in großen und häufigen Gaben verabreichte, zu solchen örtlichen Veränderungen der Magendarmschleimhaut beigetragen und das reine Bild des Choleradarmes oft verdorben hat. Aber vielleicht ist das Calomel öfter wirkungslos geblieben als schädlich geworden. Jedenfalls findet man es in den Leichen derer, die im Anfall damit überschüttet worden waren, gewöhnlich als Pulver im Magenfundus oder am Pylorus auf der Schleimhaut oder in einen gallertartigen graugrünlichen Schleim eingehüllt und die von diesem Schleim überzogene Schleimhaut nicht anders aufgelockert und gerötet und punktirt als bei Choleraleichen ohne Calomel.

Auf Einzelheiten kommen wir bei der folgenden systematischen Sektion der Choleraleiche zurück.

§ 199. In der Schädelhöhle pflegen die Blutleiter der Dura mit schwarzem dickflüssigem schmierigem Cruor erfüllt zu sein; ebenso die Pia und die Substanz des Gehirnes. Die Gehirnmasse erscheint bisweilen blutreicher als sie wirklich ist, wegen der dunklen Farbe des Blutes; das gilt auch für andere Organe.

Die Arachnoidea hat entweder ihre gewöhnliche glatte spiegelnde Feuchtigkeit oder öfter einen klebrigen schlüpfrigen Überzug. Die Pia ist trocken, hier und da ödematös; selten von Blutaustritten leicht gesprenkelt. Die Cerebrospinalflüssigkeit pflegt reichlich zu sein. An der Substanz des Gehirnes, die in vielen Fällen derb, in anderen etwas stärker durchfeuchtet ist, findet man außer der dunklen Färbung des Blutes nichts Besonderes. Bei 30 Sektionen von Kinderleichen fand Löschner den Blutreichtum des Gehirnes besonders auffallend.

Im Wirbelkanal zeigen sich regelmäßig die Zeichen bedeutender Blutüberfüllung an den vorderen und hinteren Venenplexus und um die Scheiden der aus der Dura austretenden Nervenwurzeln. Die Dura erscheint bisweilen durch die Cerebrospinalflüssigkeit stark ausgedehnt; in anderen Fällen ist die Flüssigkeitsansammlung unter der Arachnoidea reichlicher.

Bei einigen Leichen ist nach einem ganz rapiden Verlauf der Krankheit einzelnen Ärzten eine Erweichung des Rückenmarkes aufgefallen; sie fanden es unter völliger Verwischung seiner Textur in einen rahmähnlichen Brei verwandelt und dabei alle Übergänge von der graurötlichen Färbung der Substanz bis zur rahmähnlichen Verflüssigung, von der partiellen bis zur totalen Erweichung; diese Erweichung zeigte sich zuerst an der weißen Substanz, nur bei hochgradigen Veränderungen auch an der grauen. Kleeberg sah diese Veränderungen schon nach zehn- bis zwanzigstündiger Krankheit, der kein längeres Unwohlsein voraufgegangen war, und zwar bei Sektionen, die er drei Stunden nach dem Tode machte, sowol bei kräftigen Männern wie bei schwachen Frauen und Kindern. Unter 95 Fällen fand er 6 mal die totale Erweichung, 25 mal geringere Grade.

Die Erweichung des Rückenmarkes soll in der oberen Brustgegend am stärksten ausgesprochen sein, mit ihr stets eine vermehrte Wasseransammlung im Duralkanal einhergehen.

Diese alten, wieder vergessenen Befunde erhalten eine besondere Beleuchtung durch die neuesten Untersuchungen MICHAILOW's (1910, 1912), der im Rückenmark und an den Nervenwurzeln Degeneration der Nervenfasern und auf Schnitten im Rückenmark und Gehirn von Choleraleichen Schwärme von Choleravibrionen fand. Das wären also Erhebungen von Encephalitis und Myelitis, wie wir sie erst seit einigen Jahren bei der Influenza und beim Keuchhusten kennen. Die These SAMOJES vom Jahre 1831, medullae spinalis affectio in cholerae statu asphyctico, kommt wieder zu Ehren.

Die Nervenstämme findet man an der Choleraleiche trocken, derb. Irgend welche auffallenden oder regelmäßigen Veränderungen an den früher so oft untersuchten Vagus- und Sympathikusleitungen, insbesondere am Sonnengeflecht hat man nicht feststellen können.

§ 200. Im Munde und Rachen pflegt die geringe Feuchtigkeit und Saftigkeit der Schleimhaut aufzufallen. Die Speicheldrüsen erscheinen trocken, fest; aus den Gängen tritt bisweilen eine mattweise, das blaue Lakmuspapier schwach aber deutlich rötende Feuchtigkeit aus. Schilddrüse und Thymus sind gewöhnlich blutreich.

In der Brusthöhle liegen die Lungen meistens stark zusammengezogen gegen den Hilus hin, mitunter als feste zähe Lappen so zu den Seiten der Wirbelsäule gedrängt, daß die Pleurahöhlen fast leer erscheinen. Die Pleuren sind dabei von einer klebrigen fadenziehenden oder seifenartigen Feuchtigkeit überzogen, worin abgestoßene Endothelien in großen Fetzen sich unter dem Mikroskop unterscheiden lassen. Blutaustritte in der Serosa sind nicht selten; Gasblasen unter der Serosa der Rippenpleura und Lungenpleura sowie im Mediastinum zwischen dem trockenen Zellgewebe häufig.

Das Lungengewebe pflegt auffallend blaß, rosenrot bis ziegelrot zu sein, dabei trocken. Nur die hinteren unteren Teile sind gewöhnlich etwas feuchter und blutreicher, weinhefenfarbig bis schwarzrot. Bei etwas später Verstorbenen, die der Reaktion nahe waren, findet man auch wol eine allgemeine Blutüberfülle in den Lungen, selten ausgedehnte haemorrhagische Infarkte, noch seltener Zeichen eines beginnenden Lungenödems.

Interlobuläres Emphysem, das sich in Ausnahmefällen in die Mediastinalplatten hinein erstreckt und von hier aus nach dem Unterhautgewebe fortsetzt, wurde hier und da gesehen.

Bei genauerer Untersuchung der Lungengefäße gewahrt man, daß die feineren Verzweigungen in der Lungensubstanz nicht in gleicher Weise mit Blut angefüllt sind wie die größeren, vielmehr meistens fast blutleer sind, auf den Schnitten nur wenig und ganz dünnes lackfarbenes Blut austreten lassen, während das Blut der größeren Gefäße sich wie ein schwarzes Heidelbeermus verhält, das einen Schimmer ins Purpurbraune hat und häufig von Gasblasen durchsetzt ist.

Die Schleimhaut der Luftwege pflegt vom Kehlkopf bis hinab in die Bronchiolen blaß und von wenig zähem Schleim bedeckt zu sein; gewöhnlich zeigt sie dabei eine kapilläre Injektion. Selten ist sie im Ganzen gerötet und mit reichlicherem schleimigem oder eitrig-schleimigem Exsudat von weißer oder grünlicher Farbe bedeckt.

Das Perikardium pflegt wie die Arachnoidea und die Pleuren leer, seine Wandung mit spärlicher klebriger Feuchtigkeit überzogen zu sein; bisweilen fehlt die Synovia ganz, so daß die Serosa glanzlos, matt, für den tastenden Finger rauh erscheit. Subseröse Ekchymosen wurden hier und da reichlich gesehen (Tholozan). Der Herzbeutel erscheint im Ganzen wie ausgetrocknet, weniger opak und weiß als sonst, im Gegenteil durchscheinend und etwas bräunlich wie eine ausgetrocknete und wieder etwas angefeuchtete Harnblase (Phoebus).

Das Herz ist für gewöhnlich etwas breit und platt, schlaff und weich, in beiden Hälften, besonders in der rechten von dickem Cruor ausgedehnt, seltener rundlich, derb und fest zusammengezogen. An der Herzbasis sieht man gelegentlich die erwähnten Ekchymosen tief in das interstitielle Gewebe hineindringen. Die Herzvenen treten gewöhnlich als stark gefüllte dunkle Stränge hervor, während die Arterien leer oder überfüllt sein können. Das rechte Herz ist von schwarzrotem oder purpurbraunem weichem schmierigem Blut, das einen metallgrünen Schein gibt, oder von gallertigem Gerinnsel erfüllt; das linke Herz desgleichen, öfter aber fest zusammengezogen und fast leer. Die Venae cavae und portae erscheinen strotzend gefüllt wie pralle Dünndarmschlingen von dem beschriebenen dunklen dicklichen Blutbrei. Die Herzmuskulatur findet man mitunter feinkörnig getrübt.

Lungenarterien und Lungenvenen sind in ihren großen Stämmen und ersten Verästelungen stets überfüllt, in den feineren Verzweigungen, wie bemerkt, gewöhnlich leer oder fast leer.

Die Aorta und ihre Äste pflegen enge und meistens leer zu sein oder etwas halbgeronnenes Blut von der Farbe dunkelbrauner Kirschen, bisweilen auch helleres lackfarbenes Blut zu enthalten.

§ 201. Bei der Eröffnung des Bauches fällt zunächst der ausgedehnte meistens stark gerötete Dünndarm auf, der sich überall hindrängt und auch den Raum des kleinen Beckens noch zum großen Teil einzunehmen pflegt.

Das Peritoneum ist trocken oder hat den klebrigen fadenziehenden Überzug wie die übrigen serösen Häute; in weiter vorgeschrittenen Fällen kann es in seiner ganzen Ausdehnung eine starke Injektion zeigen, die aber immer am Ileum am stärksten ist.

Die Speiseröhre pflegt auffallend blaß, mattweiß-rötlich, zu sein; ihre Längsfalten im Lumen erscheinen verstrichen, das Epithel oft dick verquollen; in späteren Stadien wird die Schleimhaut wol auch dunkler als normal und zeigt dann oft eine starke Entwickelung der Schleimfollikel.

Magen und Darm sind fast immer ausgedehnt. Die Venen an der Außenseite des Magendarmschlauches und die Venen des unteren Mesenteriums besonders des Mesokolon strotzen gewöhnlich von Blut; die Venen an der großen Magenkurvatur können wol die Dicke eines Gänsefederkiels haben.

Wolfert (1905) sah die Vena mesaraica superior bis zu ihrem Durchtritt unter das Duodenum und Pankreas mit dicken Kruormassen erfüllt; von da bis in die Vena portae fand er das Venenlumen leer; auch die Venae gastricae und lienales fand er leer. Er schreibt dieser Beobachtung einen allgemeinen typischen Wert zu und zieht aus ihr den Schluß, daß der Choleraanfall auf einer Strangulation der Vena mesaraica infolge von Darmkontraktion und Anpressung der Vene an das Pankreas beruhe, und wie die Pathogenese so baut er die Therapie des Choleraanfalles auf jenes Verhalten der Mesenterialvenen auf. Das sind neue Anklänge an die alte Lehre derjenigen Kliniker, die wie Richter, Hufeland, Berends vor jeder persönlichen Erfahrung (1830) das Wesentliche des Choleraanfalles in einer gewaltsamen krampfhaften Aufregung des Darmkanales sahen und die Cholera eine Epilepsie des Magens und der Gedärme nannten und aus diesem Grund wie Wolfert das Allheilmittel der Cholera im Opium suchten.

Der Magen der Choleraleiche aus dem Anfalle ist selten leer und zusammengezogen; meistens ist er von Luft ausgedehnt und enthält wenigstens ein paar Eßlöffel einer graugelblichen oder trübbräunlichen dickzähen Materie, die das Lakmuspapier nicht verändert (Arnoux bei Pruner 1848). Sehr oft ist der Magen noch mit großen Massen von schlecht verdauten oder ganz unverdauten Speisen erfüllt; auch dann, wenn im Anfalle das heftigste Erbrechen bestanden hatte, findet man noch große Überreste von schlecht zerkauten Speisen, Kartoffelstücke, Erbsen, Bohnengemüse, Gurkensalat, Blattgemüse, oder ganze Mahlzeiten; gelegentlich enthält der Magen auch Askariden (Orton 1819, Searle 1828, Dietl, Phoebus, Kleeberg 1831, Virchow 1849). Über die Reaktion des Mageninhaltes gibt § 170 das Wichtigste.

Die Magenhaut ist fast immer mit zähem dickem Schleim überzogen, blaß, gequollen, graugeperlt. Unter dem Schleim treten die Falten oft stark hervor, sind bisweilen blutig unterlaufen oder von Blut punktirt. Stellenweise findet man eine verstärkte Wulstung und Erweichung der oberen Schichten, sogar tiefe Nekrosen der Falten (Annesley 1825), an diesen Stellen dann oft dichte Ansiedlungen von Choleravibrionen (DEYCKE 1893).

Die Venennetze unter der Magenschleimhaut sind gewöhnlich überfüllt und bilden blaue Schnüre. In weiter vorgeschrittenen Fällen kann die Schleimhaut selbst durch eine reichliche Injektion der Kapillaren blutreich und von roten Punkten, Streifen und Flecken übersät sein.

§ 202. Der D a r m ist an der Choleraleiche aus dem Anfall immer mehr oder weniger stark verändert, womit nicht gesagt sein soll, daß das Darmrohr selbst jedesmal auffallende Abweichungen von der Norm darbietet; es gibt Fälle, wo nur der Inhalt bemerkenswerte Veränderungen zeigt, während an der Schleimhaut das unbewaffnete Auge vergebens nach deutlichen Läsionen sucht. Die Gegenwart der Choleraflüssigkeit, des liquide cholérique, hat schon CRUVEILHIER als das einzige konstante, beinahe spezifische Merkmal an den Choleraleichen, die im Anfalle erlegen sind, betont. Indessen beweist die mikroskopische Untersuchung des Reiswassers sowie der Schleimhaut selbst, daß schon nach den ersten Stunden des Anfalles eine weitgehende Epithelabstoßung beginnt (FRÄNKEL 1892). Die Hauptveränderungen sind immer am Dünndarm, besonders am Ileum zu finden, wie BÖHM (1838), BRITTAN, ROKITANSKY, VIRCHOW, REINHARDT (1849), ZENKER (1851), NONAT (1853), BUHL (1855), KLOB (1862) und alle Neueren einstimmig hervorheben.

Das Darmrohr pflegt im Ganzen schlaff zu sein, nur stellenweise zusammengezogen oder auf weite Strecken eingescheidet, wobei dann die oft noch tätige Darmbewegung zeigt, daß es sich um postmortale Invaginationen handelt. Der Dünndarm ist im oberen Teile meistens mit Luft gefüllt, seltener luftleer und zusammengefallen; im unteren von Flüssigkeit erfüllt und dabei stellenweise sackartig ausgedehnt. Die sackartigen Erweiterungen schwappen von trübweißer Flüssigkeit oder gallertiger Materie.

Duodenum und Jejunum können sehr wenig, fast unverändert erscheinen; das erstere ist sogar auffallend wenig verändert, wenn der übrige Magendarmkanal starke Läsionen zeigt; es pflegt dann hart und fest zusammengezogen zu sein. Meistens ist die Schleimhaut des oberen Dünndarmes mit weißem, gelblichem oder grünlichem Schleim überzogen, nicht selten von Schleim ganz entblößt und dann rauh, sammtartig anzufühlen. Spuren von Galle oder von Mageninhalt sind im oberen Dünndarm nur ausnahmsweise zu finden und pflegen auch dann zu fehlen, wenn der Magen mit Speisemassen erfüllt und die Gallenblase, wie sie es in der Regel ist, von dunkler Galle überfüllt ist.

Je schneller der Krankheitsverlauf war, um so lebhafter und heller ist im allgemeinen die rote Farbe des Ileum, je langsamer der Anfall verlief, um so mehr heben sich die Ileumschlingen als dunkelrote Windungen von den anderen Darmschlingen ab. In weit vorgeschrittenen Fällen oder bei dekrepiden Leichen kann aber auch das Ileum ganz blaß sein und vermöge seines durchscheinenden Inhaltes, der Reiswasserflüssigkeit, stellenweise wie eine schlaffgefüllte Harnblase erscheinen.

Die letzte Ileumschlinge ist fast immer rosenrot gefärbt oder auch dunkelrot, falls die voraufgehenden Schlingen deutlich injizirt sind.

Nur im Duodenum und Jejunum der Leichen, die aus den ersten Krankheitsstunden herrühren, findet man noch Reste von Galle und dann wol im Ileum auch noch Kot. Im Allgemeinen zeigt der flüssige Inhalt der Choleragedärme bei den Leichen, die dem Anfall innerhalb der ersten drei oder vier Tage erlegen waren, niemals eine Beimischung von Galle. Das beruht, wie EMMERICH gezeigt hat, darauf, daß die vom Choleravibrio gebildete salpetrige Säure schon in Spuren die Galle entfärbt, nicht auf Behinderung des Gallenabflusses (§ 176). Die Dichtigkeit der Choleraflüssigkeit im Darm schwankt zwischen der des dünnsten Urins bis zu der eines zähen Brodteiges, seine Farbe von der farblosen des Reiswassers bis zu der einer Blaubeersuppe; öfter findet man die flockigen oder rahmigen oder der nassen Watte ähnlichen „Choleramassen“ im Darm, die sich im Nachttopf aus den Reiswasserstuhlgängen niedersetzen oder in der Afterkerbe anhäufen können. Bisweilen findet man alle diese Verschiedenheiten des Darminhaltes an einer Leiche auf verschiedene Darmschlingen verteilt. Läßt man den farblosen Darminhalt in einem hohen Gefäß stehen, so teilt er sich immer in eine dünne bisweilen ganz wasserhelle Flüssigkeit und in einen undurchsichtigen kreideweißen bis lehmfarbigen oder gelblichen lockeren Bodensatz; der letztere besteht aus Fetzen der Darmschleimhaut und ihren verschleimten Trümmern. Die Flüssigkeit hat den faden Geruch der Ausleerungen und je nach dem Stadium des Anfalles verschiedene Reaktion (§ 175).

An den Leichen der Hindus in Bengalen fand SCOT (1824) Magen und Dünndarm stets von einer gallertigen dickschleimigen Masse stark ausgedehnt. Auch PRUNER (1848) betont die rahmartige dickliche Beschaffenheit des Dünndarminhaltes in Fellahleichen. Es handelt sich um die verschleimte Epitheldecke des Darmes, die bei der Ausleerung der Reiswasserstuhlgänge zurückbleibt.

Die Wände des Dünndarmes sind fast immer ödematös gequollen, weich und schwer; die Querfalten treten als dickere Wülste hervor.

Die Schleimhaut kann nach dem Wegstreifen der locker anhaftenden dicken Schleimschichte hellrosarote und gelbliche Färbung zeigen oder alle Grade der Blutüberfüllung bis zur blauroten Anschoppung und blutigen Sprenkelung. Die Hyperaemie pflegt im Ileum am ausgeprägtesten zu sein und gegen das Coecum hin zuzunehmen. Neben einer cyanotischen Injektion der Darmschleimhaut unterscheidet man in manchen Fällen eine aktive Kongestion in Form feinfleckiger oder gleichmäßiger heller Rötung, welche mitunter um die Follikel und um die Peyerschen Platten herum stärker ausgeprägt und stellenweise mit ausgedehnten Blutaustritten verbunden ist (Virchow). Diese Blutaustritte sieht man schon wenige Stunden nach dem Beginne des Anfalles auf die freie Fläche treten und also den frühen Darmblutungen der klinischen Beobachtung entsprechen, öfter erst zu Ende des Anfalles als Begleiterscheinung tiefer Nekrosen, die bis in die Subumkosa und Muskularis hineinreichen können.

Mitunter sind die Dünndarmzotten zu einem dicken sammtartigen Rasen aufgequollen und geben den hyperaemischen oder blutig infiltrirten Darmfalten ein bestäubtes Aussehen. Seltener treten sie durch eigene Injektion auf einem abgeblaßten Grunde stärker hervor.

Stellenweise kann die Schleimhaut schon früh eine starke Erodirung oder streifige oder durchgängige Nekrotisirung zeigen mit dunkelroter bis schwarzroter Verfärbung ihrer geschundenen Flächen. Besonders häufig sieht man das an Kinderleichen (Löschner). Bisweilen ist auch in ganz akut verlaufenen Fällen hierbei die Wand des Darmes so tief erweicht, daß sie bei der geringsten Zerrung einreißt.

Die Brunnerschen Drüsen sind oft stark gequollen und geben dann der Schleimhaut besonders im Ileum ein granulirtes Aussehen. Nonat fand diese Psorenterie bei Leichen aus den ersten zwölf Stunden des Anfalles nie, sondern erst später, meist erst nach vierundzwanzigstündiger Krankheitsdauer, entwickelt; in Leichen vom sechsten bis achten Tage fehlte sie wieder durchaus.

Die solitären Follikel und die Follikel der Peyerschen Haufen können im ganzen Dünndarm als hirsekorngroße bis erbsengroße blasse sagoartige Knötchen hervortreten, die durch einen roten Saum gefüllter Blutgefäße noch hervorgehoben werden. Sie pflegen mit einer dünnen Flüssigkeit gefüllt zu sein und deßhalb beim Anstechen zusammenzufallen. Häufig sind die Follikel schon durch das Platzen ihrer Membran entleert und zeigen kleine Löcher. Die dadurch siebartig gewordenen Platten bekommen dann schwarze Punkte, so daß die Darmstelle wie mit Kohlenpulver bestreut erscheint. Die schwarze Farbe soll von extravasirtem und weiter verändertem Blut herrühren.

Selten sind die Peyerschen Platten im Ganzen zu dicken und festen beetartigen Hervorragungen vergrößert und erinnern dann an den Befund im Bauchtyphus.

Die mikroskopische Untersuchung der Darmschleimhaut ergibt bei geringen Graden ihrer Veränderung eine Quellung des Epithellagers, bei stärkeren Graden eine Ablösung des Epithels in mehr oder weniger weiter Ausdehnung mit Ausstoßung der Drüsenschläuche und Rundzellenansammlung in der Mukosa und Submukosa, in noch weiteren Stadien eine Anfüllung der Lymphgefäße mit Rundzellen und abgestoßenen Endothelien.

Die „exzessive Häutung“ des Darmkanals in der Choleraleiche betrifft, wie schon aus den gründlichen histologischen Untersuchungen Boehm's vom Jahre 1838 hervorgeht, hauptsächlich den Dünndarm und wird um so stärker je mehr man sich dem Ende desselben nähert, etwa in gleichem Verhältniß wie die nach unten zunehmende Gefäßinjektion an der Serosa. Der höchste Grad der Zerstörung pflegt sich auf das Ende des Ileum zu beschränken. Sie kann so weit gehen, daß auch die Lieberkühnschen Drüsen verschwunden sind und die ganze wunde Schleimhaut in eine schrundige und querrissige Fläche verwandelt ist; in dieser Ausbildung der Läsion ist dann der Darminhalt gewöhnlich in den so veränderten Schlingen blutig.

An den makroskopisch kaum veränderten Darmschleimhautstellen, die sofort nach dem Tode des Kranken untersucht werden, zeigt sich regelmäßig das Bild der Koagulationsnekrose der Zotten, teils nur an der Spitze, teils in tiefgreifender Ausdehnung.

Die schleimigen weißen erbsen- bis taubeneigroßen Schleimflocken, die in der Reiswasserflüssigkeit enthalten sind oder den dicken Dünndarminhalt bilden, bestehen zum Teil aus wohlerhaltenem Zylinderepithel, das in kleineren oder größeren Fetzen abgestoßen ist, zum Teil aus schleimiger Gallerte, die von Zellkernen oder freien Körnchen durchsetzt ist. Dazwischen wimmelt es von Choleravibrionen, die auch die lädirte Schleimhaut selbst in ganzen Zügen durchsetzen und stellenweise bis in die Submukosa besonders am Grunde der Lieberkühnschen Drüsen vorgedrungen sind.

Der Dickdarm, besonders der Mastdarm, ist für gewöhnlich leer, enge, zur Fingerdicke zusammengezogen; seine Schleimhaut ohne wesentliche Veränderungen. Sie erscheint, im Gegensatz zur stark geröteten Schleimhaut des Dünndarmes oberhalb der Bauhinischen Klappe, schon sofort im Coecum blaß; nur ausnahmsweise setzt sich die Hyperaemie auf den Anfang des Dickdarmes fort.

In einzelnen Epidemien wurden aber im Dickdarm wie im Ileum die im § 152 erwähnten dysenterischen Prozesse schon an Choleraleichen gefunden, die vom ersten oder zweiten Krankheitstage herrührten. Auch festanhängende krupöse Membranen, diphtheritische Ulzerationen mit blutiger Suffusion und Schwellung, Verschwärung und Verschorfung sind so frühzeitig im Dickdarm gefunden worden. So in der Petersburger Epidemie des Jahres 1848 durch Pirogoff.

§ 203. Die Mesenterialdrüsen sind an der Choleraleiche aus dem Anfalle meistens unverändert oder nur wenig geschwellt, dann graurötlich und mit glatter Schnittfläche. Nur dann, wenn die Peyerschen

Haufen erheblich verändert sind, erscheinen in ihrem Gebiet auch hyperaemische und markig geschwollene Lymphdrüsen, die dann bisweilen reichlich von milchigem Saft erfüllt sind (Buhl).

Die Chylusgefäße fanden Magendie, Phoebus, Virchow leer. Auch der Ductus thoracicus ist meistens leer. Phoebus fand ihn unter 69 Leichen einmal bei einem nach zehn Krankheitsstunden Gestorbenen mit einer dünnen, weißlichen lakmusrötenden Flüssigkeit angefüllt.

Die Leber pflegt in ganz akuten Fällen von gewöhnlicher Größe, braun, blutreich zu sein; nach mehrtägigem Verlauf findet man sie schlaffer und trocken, dann meistens wenig blutreich bis auf die Pfortaderstämme, die von dunklem Blut strotzend gefüllt zu sein pflegen. Einige fanden die Leber in akuten Anfällen sogar bedeutend vergrößert (Annesley, Jähnichen). Im Lebergewebe und in den Gallenwegen wies Städeler einmal Leucinkugeln nach, Nicati sah Tyrosinnadeln.

Die Gallenblase ist fast immer so stark ausgedehnt, daß sie den Leberrand überragt; meist von syrupdicker dunkler, brauner, grüner oder schwärzlicher Galle strotzend angefüllt; nur ausnahmsweise ist sie leer oder enthält ein wenig Schleim; bisweilen fand man sie von farbloser Galle gefüllt, auch ohne daß ein Hydrops der Blase bei Verschließung des Ductus cysticus vorlag (Nicati). Der Gegensatz der dunklen Galle in der Leber und den Gallenwegen zum Gallenmangel im Darm fällt immer wieder auf.

Durch Druck auf die Blase läßt sich die Galle leicht in das Duodenum entleeren. Nie haben die Anatomen einen mechanischen Verschluß der Gallenwege feststellen können (Jähnichen, Loder 1830, Virchow 1849, Rokitansky, Deycke); aber viele Ärzte haben seit Marx (1831) gemeint, einen „krampfhaften Verschluß" der Gallenwege annehmen zu müssen, um die vermeintliche Acholie des Darminhaltes im Choleraanfalle zu erklären. Emmerich hat endlich die Sache klargestellt (§ 176, § 208).

Die Milz pflegt klein, blaß, schlaff zu sein; ihre Kapsel meistens gerunzelt, die Substanz derb und trocken; doch ist sie bisweilen auch so weich, daß sie beim Anschneiden wie mürber Zunder zerfällt.

Die Nieren bieten dem bloßen Auge des Ungeübten bisweilen keine Veränderungen dar. Indessen stimmen Anatomen wie Rokitansky, Zenker, Buhl, Reinhardt, Meyer, Klob u. A. dahin überein, daß auch beim akutesten Verlauf des Choleraanfalles, schon nach zwölf Stunden und früher, eine deutliche Fettmetamorphose der Nieren an den Übergangsstellen von der Rindensubstanz zur Pyramidensubstanz ausgeprägt sei.

Die ersten Veränderungen bestehen entweder in einer auffallenden Erbleichung oder in einer mehr oder weniger starken Blutüberfüllung an jener Zone. Für gewöhnlich erscheint dabei die Marksubstanz etwas gequollen und zugleich blutreich, während die Rinde blutarm, hellgelblich wird. Die Papillen werden derb, weißlich, ein wenig verdickt.

Nach VIRCHOW beginnen die weißlichen oder gelblichweißen Exsudate zuerst an den Papillen und verbreiten sich von hier aus bis zur Basis der Pyramiden. Neuere Untersucher geben an, daß der Prozeß an der Rinde beginne; diese sei schon vier oder fünf Stunden nach Beginn des Choleraanfalles getrübt durch mikroskopische Herde von angeschwollenen Epithelien in den gewundenen Harnkanälchen. Sie heben hervor die verwaschenen Zellkonturen, die schlechte Kernfärbung, die Nekrose der Kerne, weiterhin den Zerfall der Epithelien am äußeren Teil unter Erhaltung des basalen Teiles (SIMMONDS, DEYCKE).

Jedenfalls findet man bei mikroskopischer Untersuchung schon in den frühesten Stadien bei unverändertem Bau der Glomeruli eine Anfüllung der Harnkanälchen mit hyalinen Zylindern, abgestorbenen Epithelien, Trübung und Verfettung vieler Epithelzellen, die sich bei Druck aus den Papillen als dickschleimige Masse entleeren. Diese von ROKITANSKY, BUHL u. A. festgestellten Befunde hat AUFRECHT (1892) im Wesentlichen bestätigt und etwas erweitert. Auch er fand die Hauptveränderungen im Bereich der Papillen; im interstitiellen Gewebe der Rinde nur Hyperaemie und kleine Blutextravasate, die Glomeruli unverändert, die Lumina der geraden Harnkanälchen auf Kosten des Epithels erweitert; die Höhe des Epithels vermindert, seine regelmäßige Strichelung verschwunden und durch unregelmäßige Körnelung ersetzt. Im Lumen lagen reichliche gekörnte Massen, die zum Teil mit dem Protoplasma der Epithelien zusammenhingen. In der Marksubstanz der Papillen waren die Gefäße beträchtlich gefüllt, die schleifenförmigen Kanälchen enthielten reichliche hyaline Zylinder bei unversehrtem Epithel, die Sammelröhren stärkere gelbliche Zylinder, die sich an einzelnen Stellen aus verschollten Epithelien zusammengesetzt erwiesen.

Der Meinung Aufrecht's, daß die erste entzündliche Störung in den Tubuli recti stattfinde und rückläufig in die Tubuli contorti aufsteige, ist SIMMONDS entgegengetreten. Er zeigte, daß es sich um einen absteigenden Prozeß handelt, der oft schon vier bis zehn Stunden nach Beginn des Anfalles mit einer Anschwellung der Epithelien und mit Kerntod in den gewundenen Kanälchen beginnt und wobei die Entzündungsprodukte in die Tubuli recti hinabgeschwemmt werden. —

Am zweiten oder dritten Tage pflegen die Nieren erheblich vergrößert zu sein und an der grauroten Rinde eine leichte, an den dunkelroten Markstrahlen eine bedeutende Hyperaemie zu zeigen. Mikroskopisch erscheinen die Glomerulikapillaren und intralobulären Gefäße dann stark gefüllt; die gewundenen Kanälchen und Henleschen Schleifen sind mit hyalinen oder gekörnten Zylindern erfüllt.

Klebs betont die Koagulationsnekrose der Epithelien in den gewundenen Harnkanälchen, die wiederum von Fraenkel und Simmonds geleugnet werden. Leyden und Litten machen noch weitere Veränderungen geltend. Es scheint eben je nach der Heftigkeit und Dauer des Anfalles an der Niere allerlei vorzukommen.

Gelegentlich findet man an der Niere aus dem Choleraanfalle streifige Harnsäureinfarkte (Bricquet und Mignot).

Die Nierenkelche, Nierenbecken und Ureteren enthalten dieselbe spärliche dickschleimige gelblichweiße oder graulichweiße Flüssigkeit von saurer Reaktion wie die Papillenausgänge. Ihre Schleimhaut ist gewöhnlich matt rötlichweiß und zeigt eine feine Gefäßinjektion.

Die Harnblase liegt zu Aprikosen- oder Kastaniengröße zusammengezogen am Grunde des kleinen Beckens und enthält ebenfalls die genannte schleimige Feuchtigkeit von saurer Reaktion oder ein wenig blassen trüben Harn, der zahlreiche hyaline und gekörnte Zylinder, wenige rote Blutkörperchen und Leukozyten enthält.

Die Nebennieren pflegen trocken und blutarm zu sein.

Der Uterus zeigt sehr häufig einen Bluterguß im Innern; seine Schleimhaut ist meistens gerötet, geschwellt und oft in der Tiefe von kleinen oder großen Blutaustritten durchsetzt. Ebenso die Schleimhaut der Scheide (Deycke 1892, Klautsch, Schütz 1894).

Im schwangeren Uterus ist der Embryo oder Foetus fast immer abgestorben. Die Frucht zeigt entweder keine besonderen Veränderungen (Gendrin) oder mehr oder weniger zahlreiche Haemorrhagien auf den serösen Häuten. Buhl fand bei mehreren Föten im Darm reiswasserähnliche Flüssigekit und diese im oberen Kolon mit Mekonium vermischt; die Schleimhaut des Darmes von Epithel entblößt und serös infiltrirt, Perikardium und Pleura ekchymosirt; das Fruchtwasser größtenteils verschwunden.

Die Ovarien sind oft hyperaemisch und zeigen frische Blutungen in die Graaf'schen Follikel.

§ 204. Wie schnell sich die Hauptveränderungen im Choleraanfalle ausbilden und wie vollständig sie auch dann auftreten, wenn sich das klinische Bild wenig entwickelte oder kaum angedeutet war, ergibt sich aus den Sektionen, die Pruner im Jahre 1837 in Kairo an den Leichen von 18 Soldaten ausführte, welche durch überstandenen Typhus geschwächt von der Cholera ergriffen wurden, nach unbedeutenden Entleerungen sofort kollabirten und nach 10 bis 30 Stunden ohne eine Spur von Reaktion starben. Die Haut an den Gliedern der Leichen war gerunzelt und bläulich verfärbt, die Bauchwand eingesunken, das Zellgewebe trocken und zähe, die Muskeln bei dunkler Färbung ebenso, die serösen Häute und die Gelenkhäute verhältnißmäßig trocken. Das rechte Herz, die Venenstämme, die größeren Venenzweige in allen parenchymatösen Organen, im Gehirn, in den hinteren Teilen der sonst blassen und zusammengesunkenen Lungen, in der Leber, mit Blut überfüllt; ebenso die Venen der Gedärme und des Gekröses, wobei an der Serosa die Venenverzweigungen dem bloßen Auge deutlich durchschienen. Das linke Herz und die Arterien waren leer. Der zusammengezogene Magen enthielt eine wässerige flockige, den Finger laugenhaft ätzende, „entschieden alkalische" Flüssigkeit und hatte einen zähen Schleimüberzug auf der Schleimhaut, die auffallend weiß, gelockert, durchweicht erschien und hier und da breite rosenrote oberflächliche Streifen zeigte. Der Dünndarm war ebenfalls an den meisten Leichen zusammengezogen, nur bei wenigen von Luft ausgedehnt; die Schleimhaut mit einem rahmartigen, gewöhnlich weißen, seltener gelblichen Überzug bedeckt und mit äußerst feinen schwarzen Punkten übersät; die Drüsen deutlich geschwollen; bei einigen feine Granulationen auf der Schleimhaut. Der zusammengesunkene Dickdarm enthielt meistens einen weißlichen, seltener einen graulichen oder gelblichen schleimartigen Brei. Die Leber war blutreich, die Gallenblase überfüllt. Die Milz verkleinert; ebenso die Nieren, die auf der Oberfläche und im Bereich der ganzen Rinde eine gelbe Farbe angenommen hatten, während die Markstrahlen meistens dunkelrot waren. Die Harnblase zeigte sich immer zusammengezogen und leer.

§ 205. **Choleraleichen aus und nach dem Stadium der Reaktion bieten**, je nachdem die Reaktion wenig ausgeprägt oder bereits in vollem Gange war, die bisher geschilderten Veränderungen entweder im gleichen Maaße oder in wesentlich vermindertem Maaße dar und außerdem einige neue Züge.

Im Allgemeinen pflegt die hochgradige Austrocknung und Abmagerung, die Zyanose und Starre, die den im Anfall Verstorbenen eigentümlich ist, um so weniger vorhanden zu sein, je mehr während des Lebens der Übergang vom passiven Unterliegen zu den aktiven Zeichen der Gegenwehr und Genesung ausgeprägt war. Die äußere und innere Blutverteilung ist eine gleichmäßigere, das Blut in den Gefäßen dünner und wieder etwas heller gefärbt. Wenn auch noch einzelne Stellen an den äußeren Teilen wie Finger, Zehen, Ohren zyanotisch sind, so hat doch die Haut im Ganzen eine gewöhnlichere hellere Färbung. Das Bindegewebe und die Muskeln erscheinen mehr durchfeuchtet.

In einigen Fällen zeigt sich an der Haut, wie an den inneren Teilen eine ausgesprochen ikterische Färbung (Nicati 1884, Galliard 1892). Ein pulveriger Hautbeschlag von Harnstoffkrystallen wird öfter als an den Leichen aus dem Anfalle selbst gesehen.

Manche Organe, besonders Haut, Leber und Darm, können sehr starke

Hyperaemien zeigen; die Körperhöhlen enthalten bisweilen blutige Ergüsse, Lungen und Gedärm blutige Infarkte.

Meistens aber pflegen Gehirn und Gedärm weniger blutreich als im Anfalle zu sein, dagegen Lunge, Leber, Milz saftiger und blutreicher. Lungenödem, Bronchialkatarrh bis zu den mittleren Bronchien, Stasen und Infiltrationen des Lungengewebes werden öfter, pneumonische Prozesse in traubenartiger multipler Form mit eiterigen Einschmelzungen ab und zu gefunden; dabei meistens der Diplococcus lanceolatus als Erreger.

Die serösen Höhlen der Brust und des Bauches haben meistens wieder normale Feuchtigkeit.

In der Mundhöhle, im Rachen, im Oesophagus, im Magen sind diphtheritische Beläge und Geschwüre von verschiedener Ausbreitung und Tiefe nicht selten; oft ist der Diphtheriebazillus in ihnen vorhanden, öfter ein Gewimmel von feinen Spirochaeten mit oder ohne Vincent's Bacillus fusiformis.

Der Magen pflegt ziemlich gut zusammengezogen, auch der Dünndarm dem normalen wieder ähnlicher zu sein. Die Durchfeuchtung der Magendarmwandung ist geringer, ihre Elastizität größer; der Inhalt besteht wieder zum Teil aus Luft, der Schleim an der Mukosa vom Duodenum abwärts mehr oder weniger deutlich von Galle gefärbt; ebenso die flüssigen oder breiigen Massen im Ileum; im etwas geblähten Dickdarm findet man oft schon wieder Kot.

Bei der genaueren Besichtigung der Dünndarmschleimhaut findet man nur noch Reste von Schwellung und Lockerung, öfter weitgehende Rauhigkeit der von Zotten entblößten Haut; stellenweise graurötliche oder schiefergraue Verfärbung, stärkere Pigmentirung der Zotten und Brunnerschen Drüsen, siebartige Durchlöcherung der Peyerschen Platten.

Nicht selten sind wie in den oberen Verdauungswegen so auch im Ileum und Kolon diphtheritische Schorfe und Geschwüre.

Erfolgte der Tod erst längere Zeit nach der Reaktion im Marasmus, so fällt oft eine bedeutende Verdünnung sämmtlicher Häute des Darmes und ein Schwund der Lymphdrüsen auf.

Die Leber kann, wie im Anfall selbst, groß sein und dann neben vermehrtem Blutgehalt einen bedeutenden Grad von Gallenfülle zeigen; bisweilen ist sie verkleinert und blutärmer. Die Gallenblase ist voll dunkler Galle oder auch schlaff und mit einer hellen oder weißlichen Flüssigkeit erfüllt und kann hierbei entzündliche Veränderungen an ihrer Schleimhaut darbieten, die sich auch auf die weiteren Gallenwege erstrecken. Man kann alle Grade und Formen der Cholecystitis und Angiocholitis, von den einfach katarrhalischen bis zur eitrigen, von der diphtheritischen bis zur haemorrhagischen Entzündung finden; dabei gelegentlich auch eine biliäre Hepatitis und ausgeprägten oder angedeuteten Ikterus. In der veränderten Gallenblase findet man regelmäßig Choleravibrionen, die aber auch bei kaum veränderten Gallenwegen nicht selten in der Galle in Reinkultur gefunden werden (GALLIARD 1892, KULESCHA 1910, SEWASTIANOFF 1910).

Neben degenerativen Erscheinungen an der Leber ergibt die mikroskopische Untersuchung bisweilen auch ausgeprägte progressive Reaktionserscheinungen in Form von Hypertrophie der Leberzellen und starker Zellvermehrung. Die Milz ist größer und blutreicher.

Die Nieren zeigen immer die Anfänge (ZENKER), oft die groben Zeichen der diffusen Entzündung. Sie sind geschwollen, blutreich, schmutzig graurot bis dunkelrot, oder öfter im Bereich der Rinde gelblich gefleckt oder rein gelb geworden, während die Markkegel ihre dunkle Farbe behalten.

In der Harnblase findet man eine kleine, selten schon eine bedeutende Menge eines dunklen oder milchig trüben Harnes von geringem spezifischem Gewicht, der stets Eiweiß, von Spuren bis zu starkem Gehalt, und Formelemente enthält, in dem aber die Chloride noch fehlen.

Das gelbe Knochenmark zeigt häufig Himbeerfarbe, ist also in eigentliches Markgewebe umgewandelt (KULESCHA 1910).

Fast alle Organe können den Choleravibrio enthalten; dieser kann nicht bloß aus dem Inhalt des Magendarmkanales sondern auch aus dem Blut, aus der Leber, aus den Nieren u. s. w. gezüchtet werden; aus der Galle wird er fast so regelmäßig wie aus dem Dünndarm, aus Herz und Harnblase beinahe in der Hälfte aller Fälle gewonnen (BRÜLOW 1910). Daß er aber in manchen Fällen auch im Darm wie in der ganzen Leiche vergeblich gesucht wird, ist schon betont worden.

§ 206. Leichen aus den typhoiden Nachkrankheiten der Cholera lassen die Hauptmerkmale der im Anfalle Verstorbenen, Kollaps der Gewebe, Darmlähmung, Acholie des Darminhaltes, Blutanschoppung in den großen Gefäßen, Veränderung des Haemoglobins u. s. w. vermissen. Die Gewebe sind wieder saftreicher, das Blut gleichmäßiger verteilt, dünnflüssiger und heller als in der Leiche aus dem Anfall, der Darminhalt stark gallig gefärbt.

In den serösen Höhlen findet man oft eine überreichliche Feuchtigkeit, der mitunter auch ein eitriges Exsudat beigemischt ist. Der Gehalt der Bindegewebe und der Parenchyme an Wasser bleibt im Mittel noch um ein Viertel hinter dem normalen zurück; BUHL fand einen Durchschnittsgehalt von 75 % Wasser.

In einzelnen Fällen, wo sich in die typhoide Nachkrankheit die Zeichen der Pyaemie einmischten, findet man Eiterherde unter der Haut, im Bindegewebe, eitrige Parotitis, Empyem der Brusthöhle.

In der Schädelhöhle besteht an Stelle der passiven oder aktiven Hyperaemie des Anfalles und der Reaktion ein starkes Ödem der Pia, eine Vermehrung der Cerebrospinalflüssigkeit, ein stark durchfeuchtetes blutarmes Gehirn, doch bisweilen auch im Gegenteil eine aktive Hyperaemie des Gehirns und seiner Häute, mit oder ohne Ekchymosen.

Im Larynx fällt bisweilen eine lebhafte Hyperaemie der Schleimhaut auf. Meyer (1855) fand sie in 16 Fällen des Typhoids nur 5 mal, und zwar auf die Ansätze der Stimmbänder beschränkt, die übrige Schleimhaut serös infiltrirt mit gequollenem Epithel; einzelne Ekchymosen oder inselförmige Substanzverluste. Andere sahen sie öfter, dabei bis zur Mitte der Trachea reichend (Phoebus, Buhl). Serös-eitrige Infiltrationen der Schleimhaut des Larynx und der Trachea werden dann und wann gefunden; häufiger eine einfache Bronchitis mäßigen Grades, die aber nur ausnahmsweise in die feineren Verästelungen des Bronchialbaumes und gar bis zu den Infundibula vorgedrungen ist.

Die Lunge pflegt blutreich, oft stark hyperaemisch zu sein. Man findet Hypostasen und Infarkte in wechselnder Häufigkeit. Ebenso lobuläre Infiltrationen, frische blutreiche oder blasse graue hepatisirte Herde, bisweilen im Stadium der Vereiterung oder Verjauchung; auch wol lobäre Pneumonien krupöser Art oder schlaffe gelatinöse Infiltrate.

Auf der Schleimhaut der Speiseröhre gewahrt man ziemlich häufig kleine oder große Nekrosen.

Magen und Darm sind lufthaltig. Der erstere, meistens leer, hat einen dicken zähen Belag auf der etwas gequollenen Schleimhaut; diese ist bisweilen stark pigmentirt; ausnahmsweise zeigen ihre Falten krupöse Beläge (Pirogoff).

Das dünne Gedärm enthält meistens breiige galliggefärbte Massen, die mitunter auch, entsprechend einer oberflächlichen oder tiefen Verschwärung des Ileum in den letzten Schlingen stark blutig gefärbt sind. Die Schleimhautveränderungen im Ileum zeigen sich als Reste des aus dem Anfalle herrührenden desquamativen Katarrhes oder, häufiger, in Form sekundärer Prozesse als starke Schwellung und Rötung oder als starre blasse Infiltration der Querfalten, mit oberflächlicher Nekrose der Kämme oder mit tiefen Verschwärungen, die blutigrote Ränder haben oder in schwarze Schorfe umgewandelt sind oder eine schlaffe unregelmäßige Verjauchung aufweisen.

Perforationen der Darmhäute und die örtlichen oder ausgedehnten Veränderungen der Perforationsperitonitis werden nur ausnahmsweise gefunden.

An den diphtheritischen Veränderungen des Dünndarms kann der Dickdarm teilnehmen. Er kann sie auch allein zeigen, besonders im Bereich des Zoekums oder des Rektums; hier in Form großer häutiger Einlagerungen mit seröser Infiltration der Submukosa und stellenweiser Verschwärung oder Verjauchung.

Die solitären Follikel im Dickdarm sind bisweilen, die Peyerschen Platten im Dünndarm nur selten Sitz umschriebener trockener fester Infiltration und Pigmentirung oder siebartiger Verschwärung wie beim Bauchtyphus.

Alle diese Darmveränderungen wechseln mit der Epidemie. In der Epidemie des Jahres 1848 wurde die Darmdiphtherie im Nachstadium der Cholera sowol zu St. Petersburg (PIROGOFF) wie zu Berlin (WEDL) wie zu Köln (HEIMANN) sehr häufig gefunden; in der Epidemie 1852 in Berlin vermißt (WEDL). Vgl. § 146.

Die Leber ist gewöhnlich groß, dunkel, blutreich; die Gallenblase mit hellerer Galle gefüllt oder von einem starken schleimigen Katarrh eingenommen. Auch Diphtherie der Gallenblase mit Verschwärung und Perforation wurde gesehen (PIROGOFF, GALLIARD).

Die Milz pflegt von normaler Größe, dunkel, aber auffallend weich zu sein; REUSS, SIMMONDS u. A. fanden ausnahmsweise einen Milztumor, oder einen haemorrhagischen Infarkt in der Milz.

Die Niere verhält sich wie zur Zeit der Reaktion oder zeigt eine weitere Ausbreitung des desquamativen Katarrhes oder die Zeichen der diffusen Brightischen Krankheit. Gewöhnlich sind die Veränderungen der Nieren im typhoiden Nachstadium schon Zeichen der Reparatur. Dementsprechend fand HAMERNIJK in Prag (1848) bei den Sektionen die Albuminurie weit seltener als am Krankenbett; während er hier bei 6 oder 8 von 10 Fällen reichlichen Eiweißgehalt während des Anfalles und der Reaktion feststellte, konnte er unter 10 Sektionen höchstens 1 mal oder 2 mal Albuminurie nachweisen. —

Die Leichen von Cholerakranken, die unter ausgesprochener Uraemie verstorben sind, pflegen bei der Eröffnung einen deutlichen urinösen Geruch auszuhauchen. Hirnhäute und Gehirnsubstanz findet man blutreich, die Lungen stark durchfeuchtet, die Milz oft geschwollen. Die Nieren sind wenig verändert oder auch beträchtlich vergrößert und haben in diesem Falle eine verbreiterte, blaßrote oder gelbliche trübe Rinde und eine dunkelrote trübe Marksubstanz. Mikroskopisch findet man dann die Zeichen trüber Schwellung und ausgebreiteter fettiger Entartung des Epithels; die Glomeruli von der Kapselwand abgedrängt durch ein eiweißhaltiges Exsudat; ausnahmsweise hyaline Zylinder in den geraden Kanälchen der Rinde; häufiger körniges Material darin unter Abplattung der Epithelien. Die Harnkanälchen der Marksubstanz enthalten für gewöhnlich Zylinder oder Blut, feinere hyaline Zylinder in den Henleschen Schleifen, starke gelbliche in den Sammelröhren (GRIESINGER, VIRCHOW).

Pyelitis und Katarrh der harnleitenden Wege sind ein häufiger Befund. —

Bei Cholerakranken, die in der Genesung an Entkräftung starben, fand man schon in der dritten Woche die Nieren wieder regenerirt (Rumpf, Simmonds).

XXV. Die Pathogenese des Choleraanfalles.

§ 207. Die stürmischen Krankheitserscheinungen im Choleraanfalle entsprechen, wie wir schon wiederholt hervorgehoben haben, der Wirkung eines heftigen Giftes. Daß Endotoxine und Exotoxine des Choleravibrio dieses Gift nicht sind und nicht sein können, wurde im § 107 und § 108 gezeigt. Unter den Stoffwechselprodukten des Choleravibrio gibt es, wie Emmerich seit 1893 nachzuweisen sich bemüht hat, nur eine Giftgruppe, der man den Choleraanfall mit allen seinen Symptomen zuschreiben kann; die Gruppe der Nitrite, die der Vibrio aus den Nitraten der Nahrung und der Getränke bildet. Die Nitrite haben einen so hohen Grad von Giftigkeit und werden in so ausreichender Menge vom Kommabazillus gebildet (§ 109), daß die Krankheitserscheinungen und der tödliche Ausgang im Choleraanfall um so bestimmter auf sie zurückgeführt werden müssen, als die Symptome des Choleraanfalles und die der experimentellen Nitritvergiftung sich sehr weit gleichkommen und unter bestimmten Umständen vollständig decken.

Unterschiede entstehen dadurch, daß man im Experiment gewöhnlich mit einzelnen Körpern aus der Nitritreihe arbeitet, mit Natrium nitrosum, mit Amylnitrit, mit Salpetrigsäure und dergleichen, während bei der Cholera sowol freie salpetrige Säure wie Nitritsalze und außerdem noch Stickoxyd und Nitrosoindol zugleich, dabei aber je nach dem Fall in verschiedener Stärke und wechselndem Verhältniß in Wirksamkeit treten. Durch diese komplexe Giftwirkung unterscheidet sich der Choleraanfall auch von der verhältnißmäßig reinen Nitritvergiftung, wie sie nach Einführung großer Mengen von Salpeter oder von Bismutum subnitricum gelegentlich infolge der durch Darmbakterien bewirkten Reduktion der Nitrate zu Nitriten sich ereignet und dann unter dem Bilde der enterogenen Zyanose (Stokvis) oder einer akuten Enteritis mit Methaemoglobinaemie verläuft.

Emmerich faßt die Pathogenese des Choleraanfalles also zusammen: Nach stattgehabter Infektion des Darmkanals mit dem Vibrio cholerae ist bald die ganze Schleimhautoberfläche des Dünndarms, insbesondere das Ileum vom Vibrio besiedelt; jeder Tropfen des Darminhaltes enthält Tausende von Kommabazillen und zwischen und unter den Epithelzellen bewegen sie sich in dichten Scharen und Schwärmen. Nitrathaltiges Trinkwasser überflutet die oberen Darmparthien, wobei die Nitrate durch die massenhaft vorhandenen Kommabazillen zum Teil in Nitrit verwandelt werden, das wol größtenteils resorbirt wird und ins Blut gelangt. Aus dem Speisebrei werden die in den Vegetabilien enthaltenen Nitrate erst bei der allmählichen Verdauung frei. Sie sind jetzt den Vibrionen ausgesetzt, die gierig darnach trachten, die Nitrate in Nitrite, zugleich Zucker in Milchsäure zu verwandeln; die Milchsäure aber setzt aus den Nitriten die salpetrige Säure in Freiheit. Da dieser chemische Vorgang über der Schleimhaut sowie zwischen und unter dem Epithelbelag geschieht und da überall die gebildete Milchsäure die salpetrige Säure aus ihren Salzen freimacht, so ist die Vernichtung des Epithelbelags durch die furchtbare Ätzwirkung der Salpetrigsäure unausbleiblich; dementsprechend findet man gleich in den ersten Reiswasserstuhlgängen ganze Fetzen von Epithel und bei der Sektion oft die ganze Schleimhaut des Dünndarms von ihrem Epithel entblößt.

Je nach dem Vorherrschen der örtlichen Ätzwirkung durch die Salpetrigsäure oder der Einwirkung der resorbirten Nitrite aufs Blut gestaltet sich das Cholerabild verschieden; im ersteren Falle herrscht der Brechdurchfall, im anderen die Cyanose, Herzlähmung und allgemeine Adynamie vor. Neben der salpetrigen Säure und den Nitriten kommen noch Stickoxyd und Nitrosoindol, unter Umständen auch noch Untersalpetersäure in wechselnden Mengen zur Wirkung. Wie sich dabei alle die von uns besprochenen Formen des kleinen und großen Choleraanfalles mit ihren zahlreichen Varianten und Fragmenten entwickeln können, wird sich aus der folgenden Prüfung der Krankheitselemente, die dem großen Choleraanfalle zugrunde liegen, ohne weiteres ergeben.

An der Leiche jedes Cholerakranken, der rasch im großen Anfalle gestorben ist, fallen regelmäßig die folgenden Tatsachen auf:

1. die strotzende Füllung der Gallenblase mit Galle, die meistens dunkel gefärbt ist, selten entfärbt ist (§ 176, § 203);

2 die völlige oder fast völlige Entfärbung des Darminhaltes (§ 176, § 202);

3. die saure Reaktion des Mageninhaltes bei intensiv bitterem Geschmack und bisweilen auffallender Ätzwirkung an Schlund und Mund (§ 171);

4. die saure Reaktion des Dünndarminhaltes, wenigstens in den oberen Schlingen (§ 175, § 202);

5. die weitgehende Abstoßung des Epithels im ganzen dünnen Gedärm, oft auch im Magen (§ 201, § 202);

6. die weitgehende Umwandlung des abgestoßenen Darmepithels in Schleimmassen, die als kleinere oder größere Flocken in den Reisstuhlgängen schwimmen (§ 175);

7. die hochgradige Lähmung des Dünndarmes, besonders in seinen unteren Teilen (§ 202);

8. der starke Flüssigkeitserguß in die gelähmten Darmschlingen (§ 174);

9. die verminderte Alkalescenz oder sogar deutlich saure Reaktion des Blutes (§ 181);

10. die dunkle Verfärbung des Blutes und seine Unfähigkeit, aus der Luft Sauerstoff anzunehmen (§ 179);

11. die hochgradige Stockung des Kreislaufes gegen das Zentrum hin (§ 178, § 179, § 198);

12. der Gehalt des Leichenblutes an freiem Gas (§ 181);

13. die Auflösung des Blutfarbstoffes im Kreislauf (§ 181).

Die Frage, ob diese Veränderungen durch die im § 107 und § 108 besprochenen „Toxine" und „Endotoxine" des Choleravibrio bewirkt werden können, wird jeder, der sich mit diesen „spezifischen Choleragiften" bekannt gemacht hat, unbedingt verneinen und höchstens beim Punkt 13 an das „Haemolysin" des Kommabazillus (§ 102) denken.

Die Frage, können die von Emmerich angeschuldigten Gifte jene Veränderungen bewirken, soll Punkt für Punkt geprüft werden.

§ 208. Punkt 1 und 2 gehören zusammen. Von jedem Cholerakranken wird nach Ausweis der Sektionen zu Beginn des Anfalles wie während des ganzen Verlaufs reichlich oder sogar überreichlich Galle gebildet und in die Gallenwege abgesondert. Die Gallenblase ist meistens strotzend mit dunkelgrüner oder grünschwarzer Galle erfüllt und ebenso der Ductus choledochus bis zur Vaterschen Papille. Aber weder im Dünndarm noch im Magen findet man auf der Höhe des Anfalles auch nur eine Spur von galliger Färbung und weder im Darminhalt noch in den molkenähnlichen oder reiswasserähnlichen Ausleerungen gelingt es mit Salpetersäure auch nur eine Spur von Gallenfarbstoff nachzuweisen. Im Reaktionsstadium stellt sich die gallige Färbung des Darminhaltes sofort wieder her. Da fast ausnahmslos der Gallenzufluß zum Darm an der Leiche frei gefunden wird, so kann die „Acholie" im Anfalle auf einem krampfhaften Verschluß der Gallenwege beruhen oder auf einer Entfärbung der Galle; für die erstere Annahme spricht gar nichts, manches dawider, vor allem der Umstand, daß die „Acholie" in dem von vorneherein paralytischen Anfall gerade so vollständig ist wie in dem erethischen Anfalle, bei dem allein man an jenen Krampf zu denken berechtigt wäre. Emmerich hat gezeigt, daß eine einprozentige Lösung von salpetriger Säure imstande ist, große Mengen von Galle rasch und vollständig zu einer gelblich grauen Flüssigkeit zu entfärben. Bei geringem Zusatz wird die Mischung gelblich bräunlich oder gelbgrünlich wie die Entleerungen in milden Choleradiarrhöen und Cholerinen; bei reichlichem Zusatz zu stark verdünnter

Galle wird sie so gänzlich entfärbt wie der Reiswasserstuhlgang, aus dem sich die milchweißen oder grauweißen Flocken zu Boden gesetzt haben.

In einzelnen Fällen hat die Galle in der Gallenblase ein graues oder wasserhelles, gallenfarbstofffreies Aussehen. In diesen Fällen pflegt die Gallenblase auch Choleravibrionen zu enthalten. Es steht also nichts im Wege anzunehmen, daß der Entfärbungsprozeß, der sich gewöhnlich auf den Darm beschränkt, auch einmal in der Gallenblase durch die salpetrige Säure geschehen kann.

3. Der Mageninhalt hat im Choleraanfalle eine stark saure Reaktion; die ersten durch Erbrechen hervorgebrachten Ausleerungen pflegen gelbgrünlich oder völlig entfärbt und äußerst bitter zu sein; bisweilen Mund und Lippen stark anzuätzen. In der Choleraleiche wird am Magen meistens eine reichliche Einwanderung von Kommabazillen festgestellt (RUMPF). Daß diese im Magen salpetrige Säure frei machen, hat EMMERICH durch den direkten Nachweis der salpetrigen Säure in den ersten Ausleerungen beim Erbrechen gezeigt (§ 171). Er hat ferner gezeigt, daß die durch Salpetrigsäure entfärbte Mischung von Galle und Säure den eben erwähnten äußerst bitteren Geschmack gibt.

4. Daß die saure Reaktion des Dünndarminhaltes während des Choleraanfalles auf freier salpetriger Säure beruhen kann, geht schon aus der merkwürdigen Beobachtung von DANN (1831) hervor, daß bei der Sektion des Darmes die Instrumente angeätzt wurden und ein essigscharfer Geruch dem Darminhalt entströmte. Weder die Magensalzsäure, noch Essigsäure oder Milchsäure vermögen eine solche Ätzung zu bewirken. Daß man verdünnten Salpetrigsäuredunst mit Essigdunst verwechselt, ist begreiflich. Daß im Dünndarm der Choleraleiche wirklich freie Salpetrigsäure vorhanden ist, hat EMMERICH durch die Untersuchung von Reiswasserstuhlgängen festgestellt. Im unteren Teil des Dünndarmes wird bei Gesunden wie bei Cholerakranken gewöhnlich alkalische Reaktion gefunden. Daß diese die Bildung von salpetriger Säure nicht hindert, geht aus den von Emmerich angeführten Prinzschen Untersuchungen hervor: In den Geweben, worin starke Arbeit stattfindet, und dazu gehören die drüsenreiche Schleimhaut des Magens und Dünndarms und die Nervenzentren, wird das Natriumnitrit angegriffen, wie wenn man es außerhalb des Organismus mit einer Säure behandelte. Die gelockerte salpetrige Säure ist ohne Bestand; sie zerfällt, bildet Stickoxyd, Untersalpetersäure und wieder Stickoxyd. Sie wirkt zuerst auf die Gewebe, in denen die Lockerung des Salzes und der Zerfall der Säure sich vollzieht, und dann auf das Oxyhaemoglobin wie Ozon, Chlor oder wie der dort heftig bewegte Sauerstoff der Arsensäure. Verbrennung und Anätzung in den drüsigen Geweben, Lähmungen in den Nerven gehören zu den notwendigen Folgen.

5. In den unteren Schlingen des Dünndarmes und besonders in der Nähe der Ileozoekalklappe sind die Schleimhautzerstörungen am stärksten. KOCH wie auch andere beschreiben Fälle, in denen der Zerstörungsprozeß so heftig ist, daß die Schleimhaut dunkelbraunrot gefärbt und mit oberflächlichen Haemorrhagien durchsetzt ist oder sogar mit diphtheritischen Auflagerungen schon sechs oder acht Stunden nach dem Beginne des Anfalles versehen ist und dann der Darm keine farblosen reiswasserähnlichen sondern eine blutige jauchenhafte Flüssigkeit enthält.

Entsprechend den örtlichen Veränderungen finden sich in den untersten Dünndarmschlingen auch die Choleravibrionen am reichlichsten und zwar in einem geraden Verhältniß zum Choleraprozeß; oft, nicht immer, wie Koch gemeint hat; sie können bei den heftigsten Prozessen vermißt werden, weil sie sich in ihrem eigenen Gift Tod und Auflösung bereiten (§ 84). Nach oben im Dünndarm nehmen sie mehr und mehr ab. Doch sind sie auch im Magen auf suffundirten oder nekrotisirten Schleimhautbezirken und sogar in Mundhöhle und Rachen gefunden worden.

In den tieferen Dünndarmschlingen werden aber auch infolge der vorgeschrittenen Verdauung die größten Nitratmengen aus den Speisen frei und hier, infolge des Mangels an freiem Sauerstoff, den die Choleravibrionen nun aus den Nitraten entbinden, die größten Mengen von Nitrit gebildet und weiterhin vermöge der Milchsäure, welche die Vibrionen bei Sauerstoffmangel aus den Kohlehydraten reichlich bilden, die meiste salpetrige Säure frei.

Daß die Abstoßung des Epithels im Choleradarm nicht etwa die Folge kadaveröser Mazeration ist sondern ein Prozeß, der durch die Infektion oder ihre Folgen bedingt ist, das beweist die mikroskopische Untersuchung der Reiswasserstuhlgänge und die Anhäufung von dicken Epithelflocken in der Anuskerbe der Kranken, wo sie sich bisweilen wie nasse Watte anhäufen. Zum Überfluß konnte FRÄNKEL an Darmstücken, die kaum anderthalb Stunde nach dem Tode des Cholerakranken in Alkohol gelegt und gehärtet worden waren, zeigen, daß der größte Teil des Darmepithels unter Koagulationsnekrose schon am ersten Tage des Choleraanfalles abgestoßen ist.

6. Daß die salpetrige Säure, die schon in der Verdünnung von 1:100 000 ein furchtbares zelltötendes Gift ist, auch die Verschleimung der abgetöteten Epithelien bewirkt, schließt EMMERICH aus den Versuchen von Wurster, der Hühnereiweiß, das mit Wasserstoffsuperoxyd und Ammoniak behandelt wurde, infolge der Oxydation des letzteren zu salpetriger Säure in einen schleimartigen Körper überführte und ebenso das Eiweiß des Froschlaiches und anderer Zellen zur Verschleimung brachte. Die Übergänge des Darmepithels im Choleradarm und in den Reiswasserausleerungen zu den Schleimflocken kann man mit BUHL mikroskopisch

verfolgen. Diese „Schleimflocken“ bestehen zum Teil aus zusammenhängenden Epithelfetzen oder auch aus den unversehrten Überzügen der Darmzotten, zum Teil aus Zellkernen, die in eine schleimige Grundsubstanz eingebettet sind, zum Teil aus homogener schleimiger Masse, die nur von feinen Körnern durchsetzt ist; alle drei Formen gehen so stetig ineinander über, daß kein Zweifel daran sein kann, daß das schleimig gallertige Lager aus den Zellen und ihrem Inhalt kommt.

§ 209. Soweit wäre also der krankhafte Chemismus im Choleradarm durch die von den Choleravibrionen gebildete salpetrige Säure erklärt. Daß
7. auch die Lähmung des Darmes, die sich beim Cholerakranken durch das Schwappen des Gedärms verräth, an der Choleraleiche sichtbar darstellt, durch die salpetrige Säure bewirkt werden kann, zeigte Emmerich durch das Tierexperiment. Er spritzte einem Meerschweinchen einige Kubikzentimeter einer 1 prozentigen Salpetrigsäurelösung in den lebhaftbewegten Darm und sah nach einigen Minuten die wurmförmigen Bewegungen völlig aufhören; der Darm erschlaffte zu einem Sack, den die eingespritzte Flüssigkeit ausdehnte, und nur die Zirkulation des chokoladefarbenen Blutes zeigte, daß noch Leben darin vorhanden war. Dieselbe Veränderung des Darms kann man mit abgetöteten Choleravibrionen nicht hervorrufen, falls man nicht mit großen Opiumgaben nachhilft.

8. Indem bei jenem Experiment im gelähmten Darmrohr auch die Mesenterialnerven durch die salpetrige Säure abgetötet werden, geschieht das, was Roßbach und Hanau im Experiment mit Durchschneidung der Mesenterialnerven herbeiführten, nämlich eine Flüssigkeitausscheidung zum Darmlumen in so kolossaler Art, daß sie die berechnete Blutmenge übertreffen kann und das Versuchstier daran zugrunde geht.

9. Das Blut des Cholerakranken und der Choleraleiche zeigt eine bedeutende Herabsetzung seiner Alkalescenz bis zur stark sauren Reaktion; die Säure kann so heftig wirken, daß sie die Aderlaßlanzette angreift (Leo 1848) und daß sie innerhalb des Gefäßsystems die Kohlensäure aus dem Blut entbindet (Phoebus 1831).

10. Das Blut des Cholerakranken und der Choleraleiche ist dunkel, heidelbeersaftfarbig, kirschbraunrot, braunschwarz, purpurbraun, also schwarz mit einem Stich ins Braune. Es behält diese dunkle Farbe auch dann, wenn es der freien Luft lange ausgesetzt bleibt; es verändert seine Farbe während der ganzen Zeit der Sektion so gut wie gar nicht. Diese braunrote Farbe des Cholerablutes beruht, wie Emmerich zeigt, zum Teil auf Methaemoglobinbildung und diese kann nur durch die aus den Nitraten der Ingesta von den Choleravibrionen gebildeten Nitrite verursacht sein, da alle anderen Substanzen, die erfahrungsgemäß Methaemoglobinbildung bewirken, bei der Cholera nicht in Betracht kommen. Gegenüber dem Einwande, daß bei der Cholera nie die Chokoladenfarbe

des Methaemoglobinblutes gefunden werde, betont er, daß die völlige Sättigung des Blutes mit Methaemoglobin, die beim Tier den chokoladebraunen, beim Menschen den theerschwarzen Farbenton mache, durchaus nicht erforderlich sei, damit der Tod eintrete, sondern daß dieser nach Experimenten von Binz über die Nitritvergiftung sogar schon eintreten kann, ehe am Blut die geringste Farbenveränderung zu gewahren ist. Zum Überfluß zeigt er, daß die Farbe des Menschenblutes nach der Einwirkung von tödlichen Mengen von Nitrit oder von salpetriger Säure der Farbe entspricht, wie sie dem Cholerablut nach den Beschreibungen der früheren Autoren (§ 179) und nach neuen Untersuchungen durch Emmerich und Kosloff in St. Petersburg zukommt.

Da 0,6—0,8 Gramm Natriumnitrit schon beim Menschen tödlich wirken können, so gehört eine sehr feine chemische Methode dazu, um die Spur Nitrit, die in einem Kubikzentimeter Blut vorhanden ist, nachzuweisen. Emmerich hat eine solche Methode angegeben, die auf dem folgenden Versuch beruht: Er setzt zu 1 ccm unverdünntem Blut 0,1 ccm einer 2prozentigen Natriumnitritlösung und verdünnt nun diese Mischung sowie eine Probe normales Blut so weit, daß die Oxyhaemoglobinstreifen getrennt sichtbar werden; dabei sieht man zunächst keinen Unterschied; auch keinen Streifen im Rot des Spektrums; aber auf Zusatz einer Öse, d. h. etwa 0,005 ccm, 25—27prozentiger Essigsäure entsteht in dem Nitritblut sofort ein Umschlagen der hellroten Farbe ins braune und es wird im Spektrum ein deutlicher Streifen im Rot, der Methaemoglobinstreifen, sichtbar, während im normalen Blute noch nicht 10 Ösen diese Veränderung bewirken. Vermittels dieser Methode kann noch 0,1 Milligramm Natriumnitrit in 1 ccm Blut, also 0,1 Gramm im Liter oder 0,5 Gramm in 5 Litern, der Gesammtblutmenge des erwachsenen Menschen, aufgefunden werden.

Neben dem Methaemoglobin ist im Cholerablute höchst wahrscheinlich Stickoxydhaemoglobin vorhanden, und zwar in größerer Menge als jenes, wodurch im Experimente eine Aufhellung der Chokoladenfarbe des Blutes zur Purpurröte und selbst zur Rosaröte herbeigeführt werden kann. Es sei hier daran erinnert, daß in der Tat einzelne Anatomen bei der Sektion gelegentlich neben dem schwarzen theerartigen bröcklichen Cruor auch ein rosarotes bis ziegelrotes Blut in den Adern gefunden haben, besonders in den feinen Adern der Lungen (Phoebus).

In der asphyktischen Form verhält sich das Blut anders als in der orgastischen; dort ist es tief schwarzrot, sehr glänzend schwarzrot und bildet beim Ablaufen aus der Aderlaßwunde über das Glied eine bräunlich schwarzrote Spur wie Succus sambuci; in der orgastischen Cholera dagegen ist es weniger schwarz, wenn auch sehr dunkel, es ist dann etwa als schwarzbraunrot zu bezeichnen (Froriep).

11. Die hochgradige Stockung des Kreislaufes im Choleraanfalle gegen das Zentrum hin, die an der Leiche verhältnißmäßig weniger hervortritt als am Lebenden (§ 179), ist ein Phänomen, das ebensosehr eine aktive Tätigkeit des Arteriensystems voraussetzt wie eine passive Nachgiebigkeit der Venenstämme oder des Herzens. Daß in der Tat aktive Vorgänge am Arteriensystem eine Rolle im Choleraanfalle spielen, sehen wir an der orgastischen oder erethischen Form des Anfalles und an den kurzen erethischen Vorläufern des paralytischen Anfalles (§ 135, § 136); ferner an der Blutleere des großen und kleinen Kreislaufes im Kapillargebiet, die nicht allein auf dem Wassermangel beruhen kann; endlich an dem submortalen oder postmortalen Rückfluthen des Blutes in die mittleren Venen und in das linke während des Lebens noch nicht erweiterte Herz (§ 179). Die zuerst genannten Aufregungsvorgänge im arteriellen System prägen sich zu Beginn des Choleraanfalles oft in der Art aus, daß man an die Wirkung des Amylnitrits erinnert wird. Die folgende krampfhafte Kontraktion der Kapillaren und Arteriolen kann man in jeder therapeutischen Anwendung des Amylnitrits oder Natriumnitrits in mittleren Gaben beobachten.

12. Der Gehalt des Blutes in der Leiche an freiem Kohlensäuregas, das sich in kleinen und großen Bläschen in allen Venenstämmen vorfinden kann, beruht wol darauf, daß die unter 9. besprochene freie Säure im Blut die Kohlensäure aus ihren festen Verbindungen reißt. Denn locker gebundene Kohlensäure enthält das Choleablut im großen Anfalle und an Leiche nicht mehr (§ 181).

13. Die Auflösung des Blutfarbstoffes im Cholerablut, die bis zu deutlichem haematogenem Ikterus gedeihen kann, braucht keineswegs Wirkung der hypothetischen Haemolysine (§ 117) zu sein; sie würde sich auch aus der Einwirkung der salpetrigen Säure auf die roten Blutkörperchen erklären.

Mit der Salpetrigsäure und ihren Salzen ist das eigentliche „Choleragift“ nicht erledigt; neben ihnen kommen noch andere Stoffwechselprodukte der Choleravibrionen in Betracht, besonders das Indol, das in sehr reichlicher Menge im Choleradarm entsteht. In dieser Indolbildung ist, wie Emmerich zeigt, die Bedingung gegeben, die salpetrige Säure in Form einer sehr giftigen Verbindung, nämlich als Nitrosoindol, vor der Zersetzung durch die Amidosäuren im Darminhalt, also vor dem Leucin und Tyrosin, zu schützen. Das Indol nimmt die freie salpetrige Säure auch aus verdünnter Lösung blitzschnell an sich.

Neben dem Nitrosoindol und dem oben genannten Stickoxyd mag unter Umständen auch noch Untersalpetersäure in wechselnden Mengen beim Choleraanfall wirksam werden; vielleicht auch Hueppes toxisches Pepton und Alt's Toxalbumin (§ 107).

§ 210. Die Entstehung des Choleraanfalles ist also nach dem heutigen Zustande unseres Wissens die folgende: Der Choleravibrio, der mit den von Fliegen beimpften Speisen und Getränken in den Darmkanal eingewandert ist, findet, falls er den zerstörenden Wirkungen der Verdauungssäfte und der Verdauungsschleimhäute entging, im alkalischen peptonhaltigen blutwarmen und gewöhnlich keimfreien Dünndarminhalt die geeigneten Bedingungen zu seiner Vermehrung. Diese kann soweit gehen, daß er weiter abwärts auch in dem Dickdarm sich ansiedelt und hier die anderen Bakterien, besonders das Bacterium coli, verdrängt. An sich vermag der Vibrio der Darmschleimhaut ebensowenig anzuhaben wie das Bacterium coli; er bleibt ein harmloser Saprophyt, der vielleicht nicht einmal einen Durchfall erregt, falls nicht ganz besondere Bedingungen hinzukommen, oder auch im schlimmsten Falle bei reichlichem Zerfall seiner Generationen durch das absterbende Protoplasma den Darm wie alle anderen Toxalbumine reizt und zu gleicher Zeit ein allgemeines Unbehagen seines Wirthes bewirkt. Dieses Zugeständniß den „Endotoxinen" Pfeiffers.

Damit der schwere Choleraanfall oder auch nur die Cholerine oder die Choleradiarrhoe entstehe, muß eine neue besondere Bedingung hinzukommen, die Aufnahme von Nährmaterial, aus dem er ein heftiges Gift bereiten kann. Worin dieses Nährmaterial zugeführt wird, hat der Volksinstinkt längst erkannt, indem er auf gewisse Speisen und Getränke hinwies, die die bestehende Unpäßlichkeit in Cholerazeiten zum Anfall steigern, den Anfall mitunter sogar ganz plötzlich auslösen.

Gurken, Melonen, Zwiebeln, Rettiche, Sellerie, Kohlgemüse, Rüben, gesalzenes und gepökeltes Fleisch, Hackfleisch, Speck, Würste gehören zu jenen gefährlichen und gefürchteten Speisen; Brunnenwasser und überhaupt unreines Wasser zu den choleraauslösenden Getränken. Jene Erdfrüchte und Bodengemüse enthalten Salpeter, den sie dem gedüngten Boden entnehmen, in 100 Teilen Trockensubstanz 0,06—11 % Salpetersäure; die genannten Fleischspeisen werden mit 0,03—1 % Salpetersäure, auf die Trockensubstanz berechnet, versetzt, um sie haltbar zu machen; das Brunnenwasser großer Städte und ebenso ein schlecht filtrirtes Leitungswasser enthält 0,2—0,7 Gramm Salpeter auf das Liter; ausnahmsweise hat man sogar weit mehr Salpetersäure im Trinkwasser gefunden, in Aden 0,9 Gramm, in Nassik in Vorderindien 1,5—2,4 Gramm, in Gibraltar (1836) bis zu 3,6 Gramm (§ 80, § 82).

In München nimmt der Arbeiter, nach Emmerich's Berechnung, täglich rund 5 Gramm Salpeter mit seiner Nahrung auf, in Lissabon 6 Gramm, in Gibraltar 8 Gramm; während trockener heißer Sommermonate, wie sie den Cholerazeiten entsprechen, noch weit mehr. Da nun 0,7 Gramm Nitrit schon die tödliche Giftgabe für den Erwachsenen ist, so steht dem Choleravibrio im Darm jener Arbeiter mindestens das 7- bis 12 fache der Salpetersäuremenge zur Verfügung, um die tödliche Nitritmenge zu bereiten.

Die vom Choleravibrio gebildeten Nitrite werden, so lange die Dünndarmschleimhaut nicht ganz zerstört ist, resorbirt, aber aus dem Blute wieder in Magen und Darm ausgeschieden, hier mit Hülfe der im Magen vorhandenen Salzsäure und im Darm vom Choleravibrio gebildeten Milchsäure in salpetrige Säure und Stickoxyd zerlegt. Die salpetrige Säure greift das Epithel der Magendarmschleimhaut in furchtbarer Weise an, soweit sie nicht von dem durch sie nach dem Lumen hin erregten Flüssigkeitsstrom fortgespült und durch den Brechdurchfall nach außen geführt wird.

Je nachdem der Dünndarm bei seiner Besiedelung durch den Choleravibrio von vorneherein schon mehr oder weniger große Nitratmengen enthält oder erst nach der völligen Überwucherung durch den Vibrio mit Nitraten überschwemmt wird, wird es zu den warnenden Diarrhöen oder zu jenen ganz plötzlichen allgemeinen Vergiftungen kommen, die sich als Cholera apoplectica oder Cholera siderans darstellen. Es ist Aufgabe der Klinik, hier die Einzelheiten des Choleraverlaufes auf ihre Beziehungen zum Tempo der Giftbereitung im Darm zu prüfen.

Es fragt sich, ob gelegentlich die örtliche Nitritwirkung im Darm genügt, um den Choleraanfall auszulösen, oder ob etwa die von Emmerich angenommene reichliche Nitritresorption hinzukommen muß, um alle Züge des Cholerabildes zu bewirken. Sicher ist dieses, daß auf der Höhe des Anfalles von einer erheblichen Darmresorption nicht mehr die Rede sein kann. Im klassischen Anfall ist der ganze Säftestrom gegen das Darmlumen gerichtet; die Transudation des Geweb- und Blutwassers, das den ungeheuren Ausleerungen durch Mund und After zugrunde liegt, spricht gegen die Möglichkeit einer erheblichen Resorption vom Darm her. Hübbenet, Duchaussoy, Wagner haben, um die Frage nach der Resorption zu lösen, im Anfalle Belladonna und Strychnin gereicht und die unverkennbaren Wirkungen dieser Gifte ausbleiben sehen. Unmittelbar oder von der Haut aus ins Blut gebracht bewirkte hingegen die Belladonna die Pupillenerweiterung, die vom Magen aus ausblieb (§ 165, § 172). Dieselben Experimentatoren reichten sialophane und urophane Stoffe wie Blutlaugensalz und Jodkalium im Beginn des Anfalles und auf der Höhe der Asphyxie und vermißten die Resorption. Allerdings bekam Drasche ein entgegengesetztes Resultat, und Loeschkes Beobachtung einer Salpetrigsäurevergiftung von den Lungen aus (1910) spricht dafür, daß schon lange eine erhebliche Giftresorption stattgefunden hat, ehe die örtliche Ätzwirkung vollendet ist.

Wie nun auch diese Versuche künftig bei sorgfältiger Nachprüfung ausfallen mögen, soviel scheint heute sicher, daß im Anfange des Choleraanfalles mehr die Resorption der Nitritsalze, bei seiner weiteren Entwicklung mehr die Salpetrigsäureätzung im Darmlumen, bei langsamer Nitratzufuhr mehr die Blutvergiftung, bei plötzlicher Nitratüberschwemmung mehr die Darmläsionen zur Ausbildung kommen, und das stimmt zu der klinischen Beobachtung und besonders zu den feinen uns heute überflüssig erscheinenden Unterscheidungen der alten Kliniker, die unter den akuten Formen des günstigen Choleraanfalles die Cholera cardialgica, die Cholera congestiva, die Cholera spastica, kurz die Cholera orgastica seu erethistica betonen, unter den akuten Formen des unbedingt gefährlichen Anfalles die Cholera paralytica, die Cholera asphyctica, die Cholera sicca hervorheben, hingegen den verlängerten Anfall mit schwankender Prognose in seine mehr oder weniger deutlich ausgeprägten Stadien, Stadium erethisticum, Stadium evacuationum, Stadium algidum zerlegen und außerdem noch von einer Cholera mixta sprechen.

Das einzige, was wir vorläufig mit Emmerich's Cholerapathogenese nicht recht vereinigen können, ist die Cholera der Säuglinge und die oft sogar ganz überwiegende Kindersterblichkeit in der Choleraepidemie. Mit der Muttermilch wird der Choleravibrio nicht übertragen (§ 189); vielleicht sind es aber auch gerade die künstlich gefütterten Kinder, die der Cholera indica erliegen, wie sie auch der Cholera infantum anheimfallen (§ 43). Aber die Frage, woher die kleinen Kinder die Nitrate bekommen, ob durch das bei der Milchverdünnung verwendete Wasser oder dergleichen, läßt sich nicht ohne Weiteres abtun. Es läßt sich auch noch an ein Drittes denken, nämlich an die Bildung von Salpeter aus zersetztem Eiweiß durch Fäulnißerreger im Darm. Dabei käme Nägeli's und Metschnikoff's diblastische Theorie (§ 60) zu ihrem Recht und die Pathogenese der Cholera würde sich weiter verwickeln.

Die Anfänge zu dieser Verwickelung fehlen nicht. Die Beobachtung, daß vibrionentragende Hindupilger, die gesund nach Kamaran und Mekka kommen, in der cholerafreien Quarantäne an Cholera erkranken, hat Borel (1904) zu der Annahme bestimmt, daß der in einem indifferenten Zustande verschleppte Choleravibrio an jenen Orten durch die microbes favorisants de Metchnikoff, die im Trinkwasser von Kamaran und in der heiligen Zemzemquelle an der Kaba enthalten seien, aktivirt werde. Crendiropulos fand in der Tat in den Brunnen von Kamaran solche microbes qui favorisent la multiplication et probablement la virulence de ce vibrion.

Ist es unmöglich, daß derselbe Vibrio jetzt aus Eiweißkörpern Nitrate bildet und nachher die Nitrate zu Nitriten und zu salpetriger Säure reduzirt? Schließen Nitrifikation und Denitrifikation durch denselben Mikroben sich aus?

XXVI. Die Disposition zum Choleraanfalle.

§ 211. Man muß unterscheiden zwischen Disposition zur Invasion des Choleraerregers, diese scheint ganz allgemein zu sein, und zwischen Disposition zur Cholerakrankheit, dieser unterliegt nur ein Teil der durchseuchten Bevölkerung.

Daß die Disposition zur Choleravibrioneninvasion allgemein ist, lehren die epidemiologischen Erfahrungen über den Anteil der Bevölkerung am Genius cholericus zur Zeit der Choleraherrschaft an manchen Orten in der Art, daß alle gewissermaaßen einen Hauch der Epidemie spüren und nur wenige erkranken, das lehrt ferner die bakterioskopisch festgestellte Häufigkeit der gesunden Vibrionenträger in einzelnen Ausbrüchen.

Die allgemeine Invasion mit dem Cholerakeim trat besonders in der ersten europäischen Epidemie deutlich hervor. Die Berichte aus Moskau, St. Petersburg, Königsberg, Elbing, Wien geben übereinstimmende und zweifellose Beweise dafür, daß in großen Cholerazeiten fast jedermann am augenblicklich ergriffenen Ort mehr oder weniger der Verseuchung unterworfen ist (§ 132).

Man kann weder mit dem Worte „Einbildung" noch mit dem Hinweise auf eine ungewohnte Lebensweise wegen Cholerafurcht jene Beobachtungen, denen zufolge fast niemand sich völlig wohl befand und beinahe jedermann kleine zu den Symptomen der Cholera hinzugehörige Empfindungen hatte (Cerutti Wien 1831), ausreichend erklären; um so weniger, als nicht nur subjektive Empfindungen berichtet werden sondern auch objektive Merkmale, deren Bedeutung wir heute nicht mehr verkennen können. So berichtet Seidlitz in St. Petersburg (1831), daß das Aderlaßblut bei vielen Gesunden während der Epidemie dick und dunkel war, einen lockeren weichen Blutkuchen hatte und wenig Neigung zeigte, sich an der Luft zu röten. Dasselbe beobachteten die Ärzte ganz allgemein schon mehrere Wochen vor dem offiziellen Ausbruche der Cholera. Dieser wurde im August ausgesprochen, aber schon im April war das aus der Ader gelassene Blut bei Entzündungskranken stets theerartig. Diese Erscheinung nahm späterhin an Häufigkeit zu und wurde überall bemerkt, wo kongestive Zustände zum Aderlasse aufforderten. Im Juni, wo Lungenentzündungen erschienen, fiel sie besonders auf (Stettin 1831). — Man wird denken, diese Beobachtung habe doch nichts mit der späteren Cholera zu tun. Wir werden sehen.

Die gleiche Erfahrung wie Seidlitz machte in New York und in anderen Städten Amerikas während der Epidemie des Jahres 1848 Jörg, und unabhängig von beiden berichtet Heimann aus der Kölner Epidemie des Jahres 1849 dasselbe.

Griesinger, der 1864 diese Angaben sammelt, bemerkt dazu, er könne auf sie keinen Wert legen. Objektive Beobachtungen haben immer ihren Wert. Wir kennen heute durch die Untersuchungen von Emmerich, Stockvis, Hymans van den Bergh und Grutterink (1906), Gibson und Douglas (1906), West und Clark (1907) akute und chronische Zustände von Sauerstoffverarmung des Blutes mit oder ohne habituelle Zyanose, die darauf beruhen, daß eine abnorme Bakterienflora im Darm Sulfohaemoglobinaemie oder Methaemoglobinaemie bewirkt, und wir wissen durch Emmerich, daß der Choleravibrio der erste und wichtigste Vertreter jener blutfarbstoffverändernden Bakterien ist.

Zu jenen Beobachtungen über Blutveränderung bei Gesunden oder Nichtcholerakranken in Cholerazeiten kommen weitere Tatsachen über das Verhalten der Choleradisposition an endemischen Orten, so besonders in Bengalen. Dort erkrankt man bei Erkältungen so an Cholera, wie man in England bei Erkältungen am Rheumatismus oder in Deutschland an einer Grippe erkrankt. In Indien ist die Morgenluft und Abendluft so gefürchtet wegen der Choleragefahr, daß der Indier sich während der Übergangsstunden Mund, Nase, Ohren und Schläfen mit seinem Gewand schützt, um die Wärme zu bewahren. Dieser Gebrauch mag einfältig sein, aber er hat den angegebenen Sinn. Daß in Indien unterernährte hart arbeitende Kulis bei Überanstrengungen in ganz zerstreuten Einzelfällen der Cholera zu erliegen pflegen, ist eine dort allgemein bekannte Tatsache; ebenso daß Söldner, die durch den Marsch ermüdet sind, Europäer, die ein salinisches Abführmittel gebrauchen, ganz unvermutet einem Choleraanfall unterliegen. Derartige Beobachtungen, die in Indien täglich gemacht werden, erwecken den Eindruck, als ob dort sehr viele, wenn nicht die Mehrzahl der Menschen eine Choleravibrionenflora im Darm tragen wie wir das Bacterium coli oder andere Bakterien mit „fakultativer Pathogenität". Entsprechend einer derartigen Vorstellung, die in Kalkutta leicht auf ihre Berechtigung geprüft werden könnte, sagt der Hindu nicht mit dem Europäer, die Cholera befällt den Menschen, sondern er sagt, der Mensch geht durch die Cholera (Golaub Sing).

Wie lange etwa die Vibrioneninvasion einer Bevölkerung dem Ausbruch der Epidemie voraufgehen kann, wissen wir nicht, weil es darüber an bakteriologischen Feststellungen fehlt; aber an epidemiologischen Hinweisen fehlt es nicht. Abgesehen von der oben angeführten Bemerkung der Stettiner Ärzte aus dem Jahre 1831, die keineswegs eindeutig ist, kommen hier die Beobachtungen so hervorragender Männer wie Burdach in Betracht. Dieser berichtet aus Königsberg im Jahre 1831: Mehrere Monate lang vor dem Ausbruche der Epidemie kam in Königsberg die sporadische Brechruhr ungewöhnlich häufig vor, wie auch noch in mehreren deutschen Landen, die bis jetzt von der Cholera verschont sind.

Als die Cholera eintrat, bemerkte man häufig ungewöhnliche Erscheinungen im Gesundheitszustande und Neigung zu mancherlei Beschwerden, die eine entfernte Ähnlichkeit mit der Cholera hatten; so war zum Beispiel Kollern in den Därmen bei gesunden Menschen viel häufiger und lauter als sonst; es kamen Fälle vor, wo junge kräftige Männer von Wadenkrämpfen gequält wurden, die sie zuvor nicht gekannt hatten und die lange anhaltende Schmerzen hinterließen; auf die geringfügigsten Veranlassungen stellte sich Diarrhoe ein; bei leichtem Übelbefinden setzte bisweilen die Harnabsonderung eine geraume Zeit hindurch aus. Kurz die Cholera erschien bei vielen in ihren einzelnen Elementen.

Man wird sagen, hier ging der asiatischen Cholera die Cholera nostras vorauf und neben ihr einher. Das ist eben die Frage. Ihre Beantwortung sollte nicht so diktatorisch entschieden werden, wie die folgende Beobachtung in St. Petersburg im Jahre 1831 beweist: Schon längere Zeit vor dem Eintritt des ersten Choleraanfalles und beinahe ebensolange als die Nachricht von dem Ausbruche der Cholera in Riga hier eingetroffen war, hatten in St. Petersburg mehrere Erkrankungen stattgefunden, die für gewöhnliche Brechruhr genommen worden waren. Auch litten in diesem Zeitraum, das heißt in den letzten vierzehn Tagen vor dem Ausbruche, viele Personen an den zum ersten Stadium der Cholera gerechneten Symptomen, als da sind: heftiges Kollern im Leibe, Drücken und Brennen in der Magengegend, Mangel an Schlaf und Eßlust, Ängstlichkeit, Übelkeit, Taubheit der Hände und Füße, kurz an allen den Symptomen, an welchen, nachdem die Epidemie einmal ausgebrochen war, ohne Übertreibung die halbe Bevölkerung von St. Petersburg aus allen Ständen, doch in den höheren Klassen am häufigsten, mehr oder weniger gelitten hat und zum Teil jetzt, am 24. September 1831, noch leidet (bei Kleinert).

Wir tun heute derartige Beobachtungen, die die älteren Ärzte bestimmten, von „Übergangskrankheiten" zu reden, einfach in der Weise ab wie es damals ein Elbinger Anonymus (1831) tat: Überall in Elbing klagt man über Beklemmung, Magendrücken, Mattigkeit, Neigung zum Erbrechen, Schlaflosigkeit bei unausstehlicher Hitze und großem Schweiß und Anfälle von Diarrhoe. Alle diese Übel stellen sich fast bei jedem ein und werden meistens nur durch die Furcht erzeugt. Denn außer den wirklichen Cholerakranken waren schon in den ersten acht Tagen über hundert Personen an der scheinbaren Cholera krank geworden (bei Kleinert).

Die Staatsregierungen unterstützen heute nur kontagionistische Forscher. Wenn sie einmal der epidemiologischen Forschung günstig sind, oder sie wenigstens nicht unterdrücken, wofür ich Beispiele habe, so werden wir über die Disposition einer Bevölkerung zur Choleravibrioneninvasion mehr wissen als im vorstehenden Paragraphen steht.

§ 212. Die Disposition zur Cholerakrankheit ist bei weitem nicht so groß, wie man hier und da tut, wenn man die Leute erschrecken will.

Während der Cholera in Moskau im Jahre 1830 fand Barchewitz kaum einen Menschen, der nicht einiges von der Krankheit fühlte, während sich nur bei einigen Tausenden die Krankheit entwickelte; bei fast jedem, der erkrankte, konnte eine zufällige Gelegenheitsursache nachgewiesen werden.

In einzelnen Häusern, in einzelnen Straßen, in kleinen Dörfern kann sich die Morbidität und Mortalität an Cholera gelegentlich so steigern, daß kaum einer dem Übel entgeht (§ 160), aber in großen Städten und anderen ausgedehnten Menschenansiedlungen wird während der stärksten Choleraherrschaft höchstens der siebente ergriffen und der dreizehnte getötet (§ 70); für gewöhnlich bleiben die Ziffern weit geringer, gleichviel ob mit der Cholera zugleich der sie bekämpfende und ausrottende Kontagionismus grassirt oder nicht. Sogar in der heftigen Hamburger Epidemie des Jahres 1892, in der die Erkrankungs- und Sterbegefahr von den Behörden in ein so grelles Licht gestellt wurde, sind nur 3 vom Hundert der Bevölkerung erkrankt, und in der Bombayer Epidemie des Jahres 1818 wurde von der ganzen Bevölkerung nur der dreizehnte oder vierzehnte weggerafft.

Während der Jahre 1830 und 1831 gab es in

Brody	auf	1000	Lebende	193	Cholerakranke,	auf	100	Kranke	37	Todesfälle
Riga	„	„	„	108	„	„	„	„	41	„
Lemberg	„	„	„	79	„	„	„	„	48	„
Moskau	„	„	„	14	„	„	„	„	50	„
Elbing	„	„	„	12	„	„	„	„	58	„
Danzig	„	„	„	10	„	„	„	„	70	„

Eine bestimmte Disposition zum Choleraanfall nach den Altersstufen besteht insofern, als die Gefahr an Cholera zu erkranken und zu sterben um so größer wird, je älter der Mensch ist.

Daß das Säuglingsalter und die erste Kindheit in den verschiedenen Epidemien eine wechselnde Erkrankungsziffer zeigen, das eine mal eine auffallend geringe, das andere mal eine sehr große, wurde in § 155 gezeigt. In Prag und Danzig wurden im Jahre 1849 vorzugsweise die Kinder ergriffen; in Berlin 1866 ebenfalls die beiden ersten Lebensjahre am stärksten betroffen; in Zwickau gab das Alter vom 1. zum 3. Lebensjahre während derselben Epidemie 10 % aller Erkrankungen. Hingegen verschonte die Cholera während der Jahre 1830—31 in Moskau fast alle Kinder unter sieben Jahren; im Findelhaus zu St. Petersburg wurden 38 Ammen von der Krankheit befallen, aber von den 1209 Säuglingen kein einziger (Marcus).

Stets aber ist die Krankheit in dem ersten Lebensjahre höchst gefährlich und fast immer tödlich. In der zweiten Kindheit nimmt die Krankheit an Häufigkeit und Gefahr ab. Das Jünglingsalter und Mannesalter vom 15. bis 42. Jahre gibt die größte Zahl der Erkrankungen, die kleinste der Todesfälle. Im Alter des Stillstandes sind die Erkrankungen häufig und die Mortalität nimmt zu. Das Greisenalter hat verhältnißmäßig mehr Erkrankungen und Todesfälle an Cholera als irgend eine Altersstufe.

In der Münchener Choleraepidemie 1873—74 gab es

auf der Altersstufe von	Erkrankungen	Todesfälle	Erkrankungen auf 1000 Lebende	Todesfälle auf 100 Erkrankte
0—5 Jahren	280	198	184	70,6
5—10 „	129	56	102	43,4
10—15 „	93	25	80	26,9
15—20 „	307	79	202	25,7
20—25 „	355	109	155	30,7
25—30 „	293	117	161	39,9
30—35 „	252	85	159	33,7
35—40 „	215	104	151	48,4
40—45 „	203	82	159	40,4
45—50 „	191	106	173	55,5
50—55 „	189	120	206	63,5
55—60 „	146	99	199	67,8
60—65 „	140	96	225	68,6
65—70 „	111	77	262	69,4
70 und mehr „	136	113	295	83,1
	3040	1466	168	48,2

(Majer)

In Frankreich gab es während der Epidemie des Jahres 1854

auf der Altersstufe von	Erkrankungen	Todesfälle	Todesfälle auf 1000 Lebende
0—2 Jahren	51880	1328	25,6
2—5 „	57797	600	10,4
5—15 „	192750	637	3,3
15—20 „	117258	659	5,5
20—40 „	534030	3499	6,5
40—60 „	318545	2508	7,9
60 und mehr „	90349	1549	17,1

(Frankreich)

Damals war die Sterblichkeit im Mannesalter eine ganz ungewöhnliche. Es starben von 100 Kranken

im Alter von 0—20 Jahren 18
„ „ „ 20—40 „ 56
„ „ „ 40—60 „ 24

Das Geschlecht gibt wol keine besondere Disposition zur Cholerakrankheit, auch wenn hier und da das weibliche Geschlecht der Epidemie mehr Opfer brachte als das männliche (Hirsch).

In England gab es im Jahre 1849 1 Choleratodesfall auf 331 lebende Männer, 1 Choleratodesfall auf 333 lebende Weiber. In Frankreich 1854 starben von 1000 Männern 8,02, von 1000 Weibern 7,78 (Laveran).

In England starben während des Cholerajahres 1849 von je 1000 Lebenden

im Alter von	an Cholera und Diarrhoe		bei einer allgemeinen Jahressterblichkeit	
	männliche	weibliche	männliche	weibliche
0—5 Jahren	8,81	7,75	70,72	60,37
5—10 "	2,60	2,51	9,26	9,00
10—15 "	1,49	1,40	5,04	5,48
15—25 "	1,65	1,54	8,05	8,33
25—35 "	3,11	3,24	9,68	10,09
35—45 "	4,10	4,37	12,49	12,42
45—55 "	5,43	5,13	17,76	15,48
55—65 "	7,01	7,10	31,41	27,82
65—75 "	9,16	9,46	66,13	58,85
75—85 "	11,37	12,38	143,94	132,01
85—95 "	13,45	11,10	296,46	275,53
95 und mehr "	10,88	10,72	426,97	407,95

(Farr)

§ 213. Im Allgemeinen ist die Disposition zur Choleraerkrankung um so größer, je dichter die Bevölkerung eines Ortes.

Um das Jahr 1830 lebten in London 2 Millionen Menschen auf 280 000 Häuser verteilt, in Paris 1 Million in nicht mehr als 40 000 Häuser zusammengedrängt; noch enger lebten etwa 350 000 Menschen in St. Petersburg. In St. Petersburg kamen in der Choleraepidemie 1830 auf 10 000 Einwohner mindestens 250—300 Todesfälle, in Paris (1832) mehr als 144, in London (1831) nur 6.

Im Choleraausbruch des Jahres 1848 starben in Kairo von 300 000 Einwohnern 6150 oder 205 auf 10 000; in dem enger besiedelten Alexandrien von 164 359 Einwohnern 3870, also 236 auf 10 000; in dem übervölkerten Giseh gegenüber Kairo von 15 471 Einwohnern 702, also 454 auf 10 000. In einer Kaserne zu Konstantinopel starben von 2000 Soldaten 235, also 1620 auf 10 000.

Man könnte diesen Beispielen andere gegenüberstellen, wo sich das Verhältniß umzukehren scheint; so das volksreiche Lyon, das nie eine Choleraseuche sah. Aber an choleradisponirten Orten gilt die obige Regel streng. In Hamburg erkrankten während der Epidemie 1892 in den übervölkerten Stadtteilen am Hafen auf je 1000 Einwohner 35 bis 133; in den besser gebauten und weniger dicht bewohnten Teilen um das Alsterbassin 15 bis 30 ‰. Auch die Sterblichkeit war im Allgemeinen in den Hafenquartiren größer als in der Stadtmitte; dort betrug sie 16 bis 28 ‰, hier 4 bis 14 ‰ der Einwohner.

Neben der Übervölkerung kommt die Unsauberkeit der Lebensweise, der Mangel an Lüftung und Belichtung, die Verunreinigung des Erdbodens bei schlechter Pflasterung, die Vernachlässigung der Abfuhr und Bewässerung als wesentliches Hülfsmittel der Cholera in Betracht. Immer sind es die Armenviertel, die in großen Städten am meisten leiden, wo sich die ersten, die meisten und die schwersten Fälle ereignen.

In Konstantinopel sind es die tiefgelegenen Stadtteile am Hafen; in St. Petersburg die Quartire am rechten Newaufer, Roshdestwenskaja, Alexandro-Newskaja, Narwskaja, Wyborgskaja, Petersburgskaja; in London die berüchtigten Bezirke von St. George in the East, Poplar, Whitechapel, Bethnal Green; in Kairo das Esbekiehviertel und das Quartir Bab-e-Scharyeh, vor allem auch die Hafenvorstadt Bulak, wo die Cholera ihre meisten Opfer findet.

So gab es in Bulak während der Epidemie 1848 auf je 100 Cholerakranke 41 Tote, in Kairo zur gleichen Zeit 30 %. So stiegen im Jahre 1866 in den genannten Petersburger Vierteln die Todesziffern auf 300, 380, 410 von 10 000 Lebenden bei einer mittleren Cholerasterblichkeit von 267:10 000; in den Jahren 1892—96 gab es dort Sterbeziffern von 130, 160, 174:10 000 bei einer mittleren Stadtziffer von 112. Ähnlich waren die Verhältnisse im Jahre 1908.

In Hamburg kamen während der ersten Epidemie im Jahre 1831 in den engen und schmutzigen Hafenteilen der Stadt fünfmal so viel Erkrankungen und viermal so viel Todesfälle vor als in den besser gelegenen. Nachdem im Jahre 1842 der mittlere Stadtteil abgebrannt und, wenn auch keineswegs durchaus lobenswert, wieder aufgebaut worden war, tötete die Cholera des Jahres 1848 in den neuerbauten Teilen zehnmal weniger von den armen Leuten als im alten Stadtteil. Die größte Sterblichkeit in Hamburg hatten während der Epidemie 1892 die Arbeiterquartire im Gängeviertel. Etwas Schlimmeres, schreibt Hueppe, als die dortigen Zustände habe ich bis jetzt nicht kennen gelernt. Eine solche Fruktifikation des Bodens ist selbst in New York unbekannt. In der Regel führt ein schmaler Eingang, in dem ein kräftiger Mann oft nicht gerade stehen kann und in dem er seitlich mit den Schultern anstößt, in einen finsteren schmalen Flur. In einem solchen Flur führt eine ganz schmale Treppe oft leiterartig nach den oberen immer mehr vernachlässigten Stockwerken. Ebenerdig gelangt man von dem Hausflur in den ersten Hof, der oft so schmal ist, daß man sich aus gegenüberliegenden Fenstern die Hand reichen kann.

Dieser erste Hof verengt sich dann wieder zu einem zweiten analogen Hausflur und dies wiederholt sich drei- und viermal und noch öfters. Und in diesen Winkeln ohne Luft und Licht wohnen Menschen, Mitteleuropäer, Deutsche, Niedersachsen! Hier wohnen bis zu sechzig Familien in einem einzigen Gebäude, wenn man das überhaupt wohnen nennen kann. Es ist der skandalöseste Baustellenwucher, den man sich denken kann.

In diesen Quartiren Hamburgs gab es im Jahre 1892 Erkrankungsziffern von 45, 125 und 133 auf 1000 Bewohner und Sterbeziffern von 50 und 60 % der Ergriffenen, während durchschnittlich in Hamburg 30 von 1000 erkrankten und 48 von 100 Erkrankten starben. —

Den günstigen Einfluß der Reinigung, Lüftung und Austrocknung hat man, wie 1848 in Hamburg, so auch 1832 in Edinburg, 1849 in Dumfries und Paisley und anderen Orten Englands gesehen. Überall, wo die Häuser der Armen gleich nach dem Auftreten geräumt, gereinigt und getüncht wurden, ließ die Cholera nach. Daß die Zurückkehrenden in ihren aufgefrischten Wohnungen gesund blieben, ist eigentlich nichts merkwürdiges; denn die Cholera haftet nur zu der Zeit ihrer Herrschaft am Hause und Boden, und selten länger als sechs Wochen.

§ 214. Daß die Ernährungsweise die Disposition zur Cholerakrankheit wesentlich mit bestimmt, wird allgemein anerkannt. In Ländern und Verhältnissen, wo die Bevölkerung wesentlich von Vegetabilien lebt und mit unzureichender, häufig verdorbener, und den Magendarmkanal unnötig belastender Nahrung vorlieb nehmen muß, wütet die Cholera am schlimmsten. Indien, Aegypten, Rußland, Italien, alle Länder, wo die großen Volksmassen auf schlecht verwahrte, schlecht zubereitete, schlecht verdauliche Kost angewiesen ist und dazu die salpeterreichen Acker- und Feldfrüchte, gesalzene Fisch- und Fleischnahrung, schlechtes Brunnenwasser genießt, da ist die Häufigkeit und Heftigkeit der Choleraerkrankungen am größten.

Im Allgemeinen verläuft die Cholera bei den Eingeborenen Indiens weitaus schwerer als bei den dortigen Europäern auch dann, wenn sie in denselben Stadtteilen wohnen. Jene bieten viel häufiger und früher das Bild der Cholera algida als diese und die Sterbeziffer der ergriffenen Hindus ist bei weitem größer als die der Europäer. Das fällt vor allem in den indischen Garnisonen auf. Nur dann, wenn die eingeborenen Truppen wie die europäischen beköstigt werden, fällt der Unterschied weg oder kehrt sich sogar um.

Unter den Negern Aegyptens sah Pruner (1848) die Cholerine wie den großen Choleraanfall schon in das Stadium asphycticum übergehen, ehe die Ausleerungen gallenarm oder farblos wurden; nach galligem Erbrechen erfolgten einige gallige flüssige übelriechende Stuhlgänge, die Füße wurden kalt, die Pulse begannen zu stocken und oft war schon in drei oder vier Stunden der ganze Körper marmorkalt; die Reaktion kam gar nicht oder ließ lange, zwei, drei Tage, auf sich warten und eine große Neigung zu Rückfällen machte sich allgemein bemerklich. In der Schwere der Krankheit war ein deutlicher Unterschied zwischen den frisch aus ihren Heimatländern gebrachten Sklaven, die wie schlecht gehaltenes und unzureichend gefüttertes Treibvieh behandelt wurden, und zwischen den bereits ansässigen wolgehaltenen Haussklaven. Immer zeigte sich das Übel in größeren Häusern zuerst an den Negern, ehe es auf die weißen Bewohner überging. Bei diesen herrschte die einfache Diarrhoe vor.

Daß auch Überladungen der Verdauungswege die Disposition zur Cholerakrankheit vermehren, wurde schon wiederholt (§ 82, § 154) betont. Eine sehr gewöhnliche Beobachtung ist die Anhäufung der Cholerafälle an den Montagen und Dienstagen und an den Tagen überhaupt, die auf Volksfeste und Feiertage fallen, besonders unter den Handwerkern und Bürgern. In der Epidemie des Jahres 1848 überstieg die Ziffer der Choleraaufnahmen in die Pariser Hospitäler an den Montagen die Mittelzahl um ein Achtel. In London war die Durchschnittszahl der Choleratodesfälle für die einzelnen Wochentage im Mittel 2020, an den Montagen starben 2194, an den Dienstagen 2136, an den Freitagen 1824, an den Samstagen 2067; in ganz England betrug der Wochentagdurchschnitt 7614, während an den Montagen 7693, an den Dienstagen 7826, an den Freitagen 7167, an den Samstagen 7769 Cholerakranke starben (Farr, Grainger, Sutherland).

Dieselben Unterschiede hat man in verschiedenen Epidemien zu Prag, zu München, zu Genua, zu Neapel gefunden.

Man schreibt die Steigerungen den Ausschreitungen des Volkes im Essen und Trinken an seinen Ruhetagen zu. Mit Recht; denn nicht selten sind die Erfahrungen, daß in Cholerazeiten die sämtlichen Teilnehmer an einer Orgie des anderen Tages Leichen waren.

Die Bedeutung des Mißbrauchs geistiger Getränke für die Disposition zum Choleraanfalle wurde im § 154 gewürdigt; ebenso die Bedeutung von körperlichen Überanstrengungen.

Daß Abführmittel die latente Cholerainfektion nicht selten zum Ausbruch bringen, darüber sind die genau beobachtenden Ärzte einig. Hufeland, Nylander, Dietl, Wunderlich sahen den Ausbruch der Cholerakrankheit, wenn Leute, die an Verstopfung litten, in Cholerazeiten auch nur kleine Gaben von Rizinusöl oder Calomel oder ein salinisches Laxans nahmen. Als weit gefährlicher noch bezeichnen sie den Gebrauch von Brechmitteln in Cholerazeiten, besonders den Tartarus emeticus.

Der Ausbruch des Choleraanfalles nach chirurgischen Eingriffen ist häufig gesehen worden. Nach Lebert brach im Sommer 1849 auf Velpeaus Klinik in Paris die Cholera nach den geringfügigsten Operationen aus. Das Gleiche wurde im Jahre 1853 auf NÉLATONS Abteilung beobachtet.

XXVII. Die Diagnose des Choleraanfalles.

§ 215. Bei der Diagnose des Choleraanfalles muß unterschieden werden die Diagnose der Krankheit und die Diagnose ihrer Ursache. Die erstere ist leicht für den, der die Symptomatologie der Cholera kennt. Wie schwierig und im Einzelfalle unmöglich die andere werden kann, wurde in den §§ 111—113 besprochen.

Die aetiologische Diagnose der Cholera, die Zurechnung einer Choleraerkrankung zur asiatischen Cholera, ist ganz sicher nur dann, wenn das klinische Bild, der anatomische Befund, der spezifische Erreger und die epidemiologische Zugehörigkeit des einzelnen Falles zur indischen Seuche nachgewiesen werden können.

Praktisch liegt die Sache so, daß an Choleraorten und in Cholerazeiten das klinische Bild zur Diagnose für gewöhnlich an sich genügt, wenn erwogen worden ist, ob nicht zufällig ein Fall von Cholera nostras oder sonst eine Erkrankung, die unter dem klinischen Cholerabilde verlaufen kann, vorliegt (§§ 21—34). An Choleraherden, wie Bengalen, wissen die Einwohner sehr genau, daß akute Arsenikvergiftungen und Choleraanfälle ohne Weiteres gar nicht unterschieden werden können; es werden dort viel mehr Giftmorde, als der unblasirte Europäer ahnt, der Cholera zur Last gelegt oder, nebenbei bemerkt, dem Bisse giftiger Schlangen (HANKIN). Theoretisch müßte man an Choleraorten in jedem einzelnen Falle den Nachweis des Choleravibrio zur Diagnose verlangen aber zugleich auch die Abwesenheit von Arsenik, Sublimat und anderen Giften in den Ausleerungen und Leichen, da ja gelegentlich auch ein Vibrionenträger der Arsenikvergiftung anheimfallen kann oder bei einem mit Arsenwasserstoff oder Phosphorwasserstoff Vergifteten sich Vibrionen, die vom Choleravibrio nicht zu unterscheiden sind, zu Reinkulturen im Darm entwickeln können (DOLD 1909).

Praktisch ist eine derartige Forderung nach äußerster Exaktheit gänzlich unerfüllbar und sinnlos. Man müßte denn den Tatsachen Gewalt antun wollen wie in der Hamburger Epidemie 1892, worin die Bakteriologie den exakten Beweis erbracht hat, daß nicht auf ihr sondern auf epidemiologischen Gründen die aetiologische Diagnose der Cholerakrankheit in den einzelnen Fällen beruht (§ 33).

Praktisch liegt die Sache weit einfacher. In Cholerazeiten und an Choleraorten ist die kleinste Verdauungsstörung, ja beinahe jede Verstimmung verdächtig für die stattgehabte Infektion, und die geringste Diarrhoe erregt den Verdacht des herannahenden Anfalles. Die Diarrhoe ist eigentlich nicht mehr der Vorbote der Cholerakrankheit sondern ein Grad oder Stadium der Krankheit, die Krankheit selbst. Jede Diarrhoe bei herrschender Choleraepidemie kann zu jeder Stunde und, bei unzweckmäßigem Verhalten fast notwendig, in den schweren Anfall übergehen.

Umgekehrt ist das ausgeprägteste Bild des Choleraanfalles außerhalb der Epidemie unverdächtig, falls es sich nicht zufällig um einen Zugereisten aus einer Choleragegend handelt oder sonst eine enge Beziehung zwischen dem Erkrankten und entfernten Choleraherden nachweislich ist. Wir wiederholen es zum Überdruß, daß sich das Bild der Cholera nostras klinisch gar nicht von dem Bild der Cholera indica unterscheidet und daß der Befund des Vibrio cholerae Kochii außerhalb einer Epidemie gar nichts bedeutet, da er keine „absolut spezifischen" Merkmale hat; außer bei denen, die uns ihre Autorität statt der Beweise anbieten. „Choleravibrionen können wie Typhusbazillen und Diphtheriebazillen mit Sicherheit nur dann erkannt werden, wenn wir das klinische und anatomische Bild haben" (Lubarsch 1899).

Bei der Cholera mit oder ohne Vibrionen gibt es die allerschwersten wie die allerleichtesten Fälle (§ 33, § 132), und für den Kranken wie für seinen Arzt ist es völlig gleichgültig, ob ein Choleraanfall tödlich wurde mit oder ohne die bakteriologische Diagnose, wie es für den Gesunden völlig gleichgültig ist, ob er während einer Choleraepidemie an der Vibrioneninvasion teilnimmt oder nicht, solange eben die Invasion nicht zur Infektion wird. Die Klinik nimmt Interesse an der Krankheit mit ihrer Ursache. Die Krankheitsursache, abgelöst vom Kranken, geht die Prophylaxe an.

Bei alledem unterschätzen wir die diagnostische Bedeutung des Vibrionennachweises in zweifelhaften klinischen Fällen nicht. Wir lehnen nur mystische und autoritative „Entscheidungen höheren Ortes" ab. Jeder Arzt muß seine bakteriologische Diagnose selber stellen (R. Koch 1884). Wenn in einer Choleraepidemie bei einem unklaren Falle, der ohne Durchfall und Erbrechen schlagflußartig zum Tode führt und der am Wechselfieberort unter Bewußtlosigkeit, Krämpfen und rascher Erkaltung in wenigen Stunden tödlich ausging, nach dem Tode im Darm Unmassen des Choleravibrio nachgewiesen werden, so ist der Fall aetiologisch entschieden; wenigstens praktisch. Der Skeptiker könnte verlangen, daß ihm auch die Wirkungen dieses Vibrio, die Nitrite im Darm und Blut und die Folgen dieser Gifte am Darm und Blut aufgezeigt würden. Wenn in einer Choleraepidemie bei einem Menschen, der einen heftigen Brechdurchfall mit Cyanose hat, das Blut schwarzbräunlich und unfähig, an der Luft sich zu röten, das Erbrochene farblos und salpetrigsäurehaltig gefunden wird, aber auch die genaueste Untersuchung der Ausleerungen den Kommabazillus vermissen läßt, so ist der Fall für den Arzt ebenfalls aetiologisch entschieden. Nicht einmal der Skeptiker wird den Nachweis des Kommabazillus unbedingt verlangen, da er sehr wol weiß, daß Rumpf und Rumpel in Hamburg 1892 unter 63 Cholerafällen 6 Fälle zählten, in denen trotz täglicher Untersuchung der Vibrio cholerae nie gefunden werden konnte, und daß, wenn man einmal anfängt, mit einem „Anreicherungsverfahren" in solchen Fällen zu operieren, die Mystik kein Ende nimmt.

So sehr also der Kommabazillennachweis zur aetiologischen Diagnose des einzelnen Anfalles erwünscht ist, es gibt zahlreiche Fälle, in denen dieser Wunsch nicht erfüllt werden kann und sich der Hygieniker wie der Arzt bescheiden muß mit dem Urteil: non liquet.

§ 216. Die objektive aetiologische Choleradiagnose zieht sich die folgende Grenze: Der klinische Verdacht auf indische Cholera wird durch den bakteriologischen Befund bestätigt, wenn bei einem ausgesprochenen Choleraanfalle oder in einem verdächtigen Falle die mikroskopische Untersuchung der Ausstriche von Dejekten Kommabazillen in dichten Zügen aufweist und wenn diese Kommabazillen in Reinkulturen auf der Agarplatte oder sonst einem festen Nährboden die weiten morphologischen und biologischen Grenzen, die vom Vibrio cholerae bekannt sind (§§ 98—103), einhält. Findet man hingegen keine Kommabazillen oder nur ganz spärliche, so entscheiden epidemiologische Gründe für oder wider die Zugehörigkeit des Falles zur indischen Cholera. Ein isolirter Fall, der unter dem Bilde der klassischen Cholerakrankheit mit Kommabazillen vom „Typus" des Vibrio cholerae verläuft, bleibt ohne epidemiologische Gründe trotzdem zweifelhaft. Häufen sich die verdächtigen Fälle, wie in Gonsenheim (§ 64), scheint der Vibrionennachweis dabei noch so sicher, so kann die Frage, ob wir es mit einem Herde von Cholera nostras oder mit einer Aussaat von Cholera indica zu tun haben, gar nicht entschieden werden, wenn der Zusammenhang des Ausbruches mit einem indischen Herde weder ausgeschlossen noch bewiesen werden kann. Es hilft dann auch nicht „die offizielle Erklärung der Sachverständigen nach gründlicher Beratung unter dem Vorsitz des Herrn so und so". Solche Erklärungen lassen immer befürchten, es möchte ihnen keine größere Bedeutung zukommen als der offiziösen Botulismusdiagnose bei jener Massenvergiftung im Berliner Asyl für Obdachlose um Weihnachten 1911, die sich schließlich als unabhängig von aller Mikrobiosophie, als eine Methylalkoholvergiftung, herausgestellt hat (Stadelmann, Hirschberg).

Dem Nachweise der Cholerarotreaktion (§ 101) im Erbrochenen und in den Stuhlgängen kommt als Symptom einer Nitratreduktion im Darmkanal keine geringere aber auch keine größere Beweiskraft zu als dem Nachweise der nitritbildenden Vibrionen selbst. Die Reaktion beweist, daß nitritbildende Darmschmarotzer in Tätigkeit sind; ob es der

Choleravibrio sei oder ein ihm ähnlicher Vibrio oder sonst ein Bakterium, muß, wo möglich, weiter entschieden werden, wenngleich für gewöhnlich auch ohne weiteres wahrscheinlich ist, daß, wo das Bild des Choleraanfalles mit der Nitrosoindolreaktion in farblosen Dejekten vorliegt, es sich um die indische Cholera handelt — oder auch um jene schwere Form der einheimischen Cholera, die vorderhand gar nicht oder nur gewaltsam von der ausländischen unterschieden werden kann (§ 32).

Was von der Cholerarotreaktion in den Ausleerungen, im Erbrochenen, in den Reiswasserstuhlgängen, im Harn, das gilt auch von dem Nachweise der Salpetrigsäure im Erbrochenen, im Reiswasser, im Blut mit dem Grießschen Reagenz (§ 171) und von dem **Nachweise der Nitrite** im Blute durch die Emmerichsche Probe (§ 209). Beide Proben haben im Rahmen des Krankheitsbildes und im Rahmen der Epidemie bei Gesunden wie bei Kranken (§ 211) ihren großen Wert und können vor allem auch dann entscheidend werden, wenn es sich im einzelnen Falle um die Differentialdiagnose zwischen indischer Cholera und den in den §§ 21—34 besprochenen choleraähnlichen Krankheitsanfällen und Vergiftungen handelt und die Bakterioskopie ebensowenig zum Ziele führt wie etwa der chemische Nachweis einer anderen äußeren Schädlichkeit, eines Mineralgiftes, Pflanzengiftes, Speisegiftes. Solche Fälle sind selten, aber sie kommen vor und sie werden eher vom allseitig gebildeten und umsichtigen Epidemiologen, dem Klinik, pathologische Anatomie, Parasitologie, Toxikologie u. s. w. geläufige Hülfswissenschaften sind, entschieden werden als vom Spezialisten in diesem und jenem Fach, der höchstens die Bedeutung eines technischen Gehülfen haben kann und haben sollte. Dedit autem mundum disputationibus eorum.

§ 217. Außer den Erregern der Cholera indica und der Cholera indigena gibt es eine lange Reihe von Metallgiften, Pflanzengiften, Speisegiften, die das klassische Bild des Choleraanfalles oder seine abgeschwächten und fragmentarischen Formen bewirken können. Zur vorläufigen Ausschließung solcher Vergiftungen (§ 21—§ 26) dienen die folgenden allgemeinen Regeln: Man erkundige sich, ob der Erkrankte etwas außergewöhnliches vor dem Anfalle, stundenlang oder tagelang vorher genossen hat; ob ihm eine Speise, ein Getränk, eine Arznei Ekel oder Beschwerden erregt hat, ob er Konserven, Nährpräparate, Delikatessen oder sonstige Produkte der Nahrungsmittelindustrie, ungewohnte Liköre, Spirituosen, Gewürze zu sich genommen hat; ob anderen Menschen in seiner Umgebung eine ähnliche Erkrankung wie ihm zugestoßen ist. Man untersuche Lippen, Zunge, Mund, Rachen nach Spuren von Verätzung durch Metallgifte, oder nach anhaftenden Ingesten. Man lasse alle Dejekte, Speichel, Erbrochenes, Stuhlgang, Urin, Auswurf sorgfältig sammeln und aufbewahren, oder vielmehr sammele sie selbst, wenn man nicht die tausendfache Erfahrung vermehren will, daß die wichtigsten Mittel zur Diagnose von der Umgebung des Kranken beseitigt oder vom approbirten Seuchenknecht mit Überzeugungstreue durch „Desinfektion“ verdorben werden.

Dem Geschmack, den manche Metallgifte, Arsenik, Quecksilber, Chromsäure u. s. w. erregen, ist wol nur dann Bedeutung beizumessen, wenn der Patient ungefragt darüber klagt.

Eine vermehrte Speichelsekretion, wie sie verschiedene Metallgifte und Speisegifte erregen, spricht wol unbedingt gegen Cholera. Heftige Koliken im Anfange des Anfalles sprechen weniger für Cholera als dawider. Dasselbe gilt von blutigem oder schleimigem Erbrechen, das den Anfall einleitet, von stark galligen, schleimigen, blutigen, eitrigen unter Afterzwang abgehenden Darmausleerungen; dasselbe von Dysurie und Strangurie an Stelle der einfachen Anurie. Eine ausgeprägte Facies cholerica, eine wirkliche Vox choleria findet man fast nur bei der Cholera asiatica und Cholera indigena. —

Eine Verwechselung der Cholera mit dem Paratyphus liegt nicht außer dem Bereich der Möglichkeit (§ 15).

Eine Verwechselung der Cholera mit epidemischer Ruhr sollte nicht möglich sein. Aber wenn die Cholera die Larve der Ruhr annimmt oder wenn sie sich mit Ruhr verbindet (§ 152), dann können große und nicht immer auflösbare Schwierigkeiten entstehen.

Die Differentialdiagnose zwischen der Febris choleriformis malariae (§ 27) und der Cholera, die sehr notwendig werden kann, wenn eine Choleraepidemie in einen Malariaort einbricht oder Choleraepidemie und Malariaepidemie sich zugleich erheben, wie es in Sindau und Kandisch in Indien im Jahre 1817 (Annesley, Searle), in Moskau (Marcus), in der Walachei (von Röder), in Warschau (Searle), in Danzig (Danzig), in Preßburg (Bauberger) im Jahre 1830 und 1831 und noch oft später geschehen ist, muß davon ausgehen, daß der algiden Malariaform ein wahrer Fieberanfall voraufgeht; sie hat ferner den Mangel eigentlicher Choleradejekte zu berücksichtigen; sie hat den Erreger der Malaria einerseits, den Erreger der Cholera andererseits oder auch beide zu suchen, sie hat die Wirkungen beider Parasiten auf das Blut und die dabei entstehenden chemischen Produkte zu berücksichtigen. Sie hat zu bedenken, daß die choleraartige Darmstörung bei jener Perniciosa auftreten, bei dem wahren Choleraindicaanfall ganz ausbleiben kann. Wenn auch im Allgemeinen der Satz gültig bleibt, daß der schärfste Unterschied zwischen dem Anfalle einer Cholera indica und Cholera indigena einerseits und der Intermittens cholerica andererseits für die weitaus meisten Fälle in der praemonitorischen Diarrhoe bei jenen, in dem praemonitorischen Fieberanfall bei dieser besteht, so erleidet er doch Ausnahmen und läßt natürlich ganz im

Stiche, wo bei gleichzeitiger Herrschaft von Cholera und Malaria ein Choleraanfall zur Febris perniciosa hinzukommt. Die Cholera macht keinen Milztumor; aber in Wechselfieberländern hat ihn Jedermann, auch der Cholerakranke. Die Cholera befällt die Menschen oft bei vollem Wohlbefinden, die Perniciosa fast nur solche, die durch vorhergegangene Anfälle von Intermittens schon eine bedeutende Entkräftung verspüren; aber diese sind nun auch wieder der Cholerakrankheit zugänglicher.

Vielleicht sind die Fälle von diaphoretischer Cholera (§ 152), die unter starker Schweißabsonderung abortiv endigen oder auch zum Stadium algidum gedeihen, nichts anders als verkannte Wechselfieber gewesen, Fälle von Febris perniciosa diaphoretica, die im Banat, in den ungarischen Sümpfen, in Indien oft zur Beobachtung kommen und neben dem profusen Schweißausbruch gewöhnlich zugleich profuse fleischwasserartige und später farblose Stuhlausleerungen bei gleichzeitigem Stocken des Harnes haben; sie gehen mit Algor, Cyanose und endlichem tödlichem Kollaps einher und endigen mit einer Reaktion in Genesung oder, weit öfter, unter vollendeter Asphyxie in den Tod.

Alle die vorstehenden Punkte lassen es unter Berücksichtigung der weitgehenden epidemiologischen Ähnlichkeiten zwischen Wechselfieberepidemien und Choleraepidemien erklärlich erscheinen, daß in der ersten europäischen Cholerapandemie die Ärzte in den Wechselfiebergegenden, denen die choleriformen Zufälle der Malariakrankheit geläufig waren, an die große Ähnlichkeit der neuen Cholera mit der alten Febris intermittens perniciosa erinnerten (Lorinser, Hufeland) und nicht wenige sogar die Meinung aussprachen, daß die Cholera dem Wechselfieber wesensgleich, bloß eine Larve des Wechselfiebers sei, ihren höchsten Grad darstelle, remittens with visceral congestions (Armstrong).

§ 218. Es gibt Fälle von akuter Peritonitis, die ganz unter dem Bilde der asiatischen Cholera verlaufen und in ganz kurzer Zeit unter Brechdurchfällen einen gänzlichen Kräfteverfall, graublaue Verfärbung der Haut, pulslose kalte Glieder, Einsinken der Augen, klanglose Stimme bewirken. Dasselbe Bild kann sich bei plötzlichen Brucheinklemmungen entwickeln, choléra herniaire (Malgaigne); bei Darmverschlingungen, Darmeinschiebungen u. s. w. (§ 28—§ 31). Daß derartige Fälle wenigstens in Cholerazeiten trügerisch wirken können, bedarf keiner weiteren Ausführung.

Weiterhin gibt es Fälle von akuter Darmperforation, die mit heftigstem Erbrechen und Durchfällen anheben, unter großer Hitzeempfindung im Inneren und unstillbarem Durst bei ganz klarem Bewußtsein zum tiefsten Kollaps führen und durch die eingesunkenen dunkelumränderten Augen, die Eiseskälte der Glieder, die Anurie und das Erlöschen des Kreislaufes das Stadium algidum der Cholera vortäuschen. Es wurde schon bei der Diagnose der Cholera nostras betont, daß das überwiegende Hervortreten der Schmerzempfindung bei der akuten Bauchfellentzündung und bei der akuten Bauchfellzerreißung kein entscheidendes Merkmal gegenüber dem Choleraanfalle ist. Abgesehen davon, daß die Choleraergriffenen häufig über ein furchtbares Brennen im Magen klagen, das sie mitunter auch als Schmerz bezeichnen, jammern manche im Beginne des Anfalles über heftige zerreißende oder schnürende Schmerzen im ganzen Bauch. Einige sieht man unter dem Ruf: meine Gedärme! plötzlich hinstürzen; andere klagen, die Eingeweide würden ihnen zu Knoten gedreht; ein junger Mann, der kurz nach der Überfahrt von England in Madras von der Cholera befallen wurde, schrie schrecklich, wenn man seinen Bauch nur betastete: his cries are dreadful and the pain in the region of the stomach, arch of the colon and edge of the diaphragm appeared to be excessive on the least pressure being made (ANNESLEY). —

Die vorstehenden Bemerkungen zur Diagnose des Choleraanfalles mögen ausreichend darauf hinweisen, daß die Diagnose, die bei waltender Epidemie jeder Laie im Augenblick macht, im Einzelfalle ebensosehr des ärztlichen Wissens und der ärztlichen Überlegung bedarf wie jede andere Diagnose.

XXVIII. Die Prognose der Cholerakrankheit.

§ 219. Die Prognose der Cholera ist von Anfang bis zu Ende des Anfalles unsicher und auch in den leichtesten Anfällen ernst. Diarrhöen, die harmlos erscheinen, können in der nächsten Stunde zum hoffnungslosen Kollaps führen; schwer Erkrankte können glatt genesen, bereits Erkaltete sich wider Erwarten erholen und ausnahmsweise erheben sich sogar Scheintote, denen der Arzt den Totenschein geschrieben hat, wieder zum Leben (§ 141).

Vom ausgebildeten Anfalle genest für gewöhnlich nur die Hälfte der Ergriffenen. Aber das wechselt mit der Epidemie und ihrem Stadium. Es gibt schwere Epidemien, in denen die Todesziffer der Erkrankungsziffer beinahe gleich kommt, und leichte Epidemien, in denen sich die bedrohlichsten Erscheinungen rasch wieder ausgleichen. In der ersten Hälfte der Epidemie pflegt die Prognose für den Ergriffenen weit schlechter zu sein als in der zweiten. In der ersten Hälfte können oft die leichtbefallenen nicht genesen, in der zweiten oft die schwerergriffenen nicht sterben; zugegeben, daß auch noch zu Ende einer Epidemie schwere tödliche Fälle sich gelegentlich häufen (§ 70, § 133).

Die Art der Ansteckung hat großen Einfluß auf die Prognose. Bei direkter Infektion durch Laboratoriumskulturen ist die Prognose unbedingt gut; das grammweise Verzehren von Kulturen bleibt ohne Gefahr

(§ 61, § 74). Bei der seltenen Ansteckung durch den Verkehr am Krankenbett ist der Ausgang in Genesung die Regel. Ärzte, Geistliche, Krankenwärter, die sich in ihrem Beruf anstecken, erliegen dem Anfalle selten, während der Anfall, den sie infolge der Teilnahme an der allgemeinen örtlichen Verseuchung erfahren, so gefährlich ist wie bei anderen, oft sogar gefährlicher, weil die Überanstrengung in ihrem Beruf während der Epidemie hinzukommt (§ 70, § 74).

Bei kettenartig sich aneinanderreihenden Cholerafällen und verzettelten Epidemien wird der günstige Ausgang um so sicherer, je länger die Kette. So erkranken Wäscherleute, die bei der Besorgung von Cholerawäsche sich die Ansteckung zuzogen, bisweilen recht schwer; aber ihre Angehörigen, die sie pflegten, erkranken nur ganz leicht oder gar nicht, vorausgesetzt, daß keine Verseuchung des Ortes und damit die mittelbare Infektion vom Boden her eintrat (§ 77). Je schneller die Epidemie ansteigt, je rascher sie sich ausbreitet, um so gefährlicher ist im Allgemeinen die einzelne Erkrankung.

Der Zureisende, der Ausländer ist am Choleraort stets mehr gefährdet als der Einheimische. Ganz besonders wütet die Cholera unter den Menschenscharen, die massenhaft zum Choleraort hinströmen, oder von ihm abgetrieben werden, unter Kriegsheeren, Sklavenherden, Pilgerzügen (§ 71); sie rafft um so mehr von ihnen weg, je schlechter, unregelmäßiger und kümmerlicher ihre Verpflegung, je größer die Strapatzen, je heftiger ihre Verfolgung durch die seuchenbekämpfenden Kontagionisten.

In größter Lebensgefahr beim Choleraanfall sind die Kinder der beiden ersten Lebensjahre und die Greise; ferner alle anderen verminderten und geschwächten Individuen, die Einwohner von Versorgungsanstalten, Siechenhäusern, Zuchthäusern, Fabriken, Kriegslazareten, Hospitälern; insbesondere aber Säufer, Fresser, Tuberkulöse, Krebskranke, Syphilitische.

In Brody in Galizien waren im Jahre 1831 alle Trinker, die cholerakrank wurden, ohne Rettung verloren (Prchal); in Hamburg machte man während derselben Epidemie die gleiche Erfahrung (Fricke, Zimmermann). In New York zählte man im Jahre 1848 unter 336 Choleratoten 195 Trunkenbolde, 131 mäßige Trinker, 7 nüchterne Leute, 1 Idioten, 2 Unbekannte.

Nur wenige Ärzte sind über die Prognose der Cholerakrankheit bei Trinkern anderer Meinung oder äußern sich vorsichtig über den Zusammenhang zwischen Choleratod und Alkohol. So schreiben Hirsch und von Treyden aus der Königsberger Epidemie des Jahres 1831: Säufern war die Cholera allerdings besonders gefährlich; indessen wurden auch viele darunter geheilt. Gewohnheitssäufer sowie alle, die ein unregelmäßiges Leben führten, neigten vorzugsweise zur Cholera. Doch tat, da dies allgemein bekannt war, die Vox populi vielen Unrecht, indem sie fast zu jedem Krankheitsfalle entweder ein wüstes Leben oder doch eine neue Diätsünde als notwendig ergänzend hinzufügte.

Die Zusammenhäufung von Cholerakranken verschlechtert die Prognose für jeden einzelnen. Die Steigerung der Todesziffer in Choleralazareten über die mittlere Ziffer ist eine allgemeine Erfahrung (§ 160), die PRUNER, PFEUFER, GLÄSER und viele andere Ärzte mit Recht betonen, um den Hospitalzwang in Cholerazeiten abzulehnen. Dazu kommt die Verschlimmerung der Krankheit durch den Transport des Kranken (§ 162). Die Evakuation der Cholerakranken aus ihren Häusern ist stets nur von denen gefordert worden, die bequem vom Schreibtisch aus das Geschick der Seuchenopfer entscheiden und nie die Kranken gesehen haben oder die das Menschenleben, vielleicht mit Ausnahme ihres eigenen, gering schätzen.

§ 220. Die Prognose des Choleraanfalles ist um so schlechter, je plötzlicher ohne vorläufige Diarrhoe und andere Vorboten und je stürmischer mit maßlosen Durchfällen die Krankheit einsetzt; sie ist um so schlechter, je mehr von Anfang an die Zeichen des Unterliegens, Entkräftung, Pulslosigkeit, Erkaltung hervortreten. Stockende Ausleerungen sind bedenklicher als massenhafte; heftiges Erbrechen, starke Muskelkrämpfe keineswegs von übler Bedeutung. Am gefährlichsten ist der blitzrasch eintretende Kollaps ohne Ausleerungen.

Die Prognose ist um so schlechter, je ausgebildeter der Anfall, je vorgeschrittener das Stadium. Die Choleradiarrhoe wird fast nie tödlich, wenn man von Kindern und Greisen und vorher Entkräfteten absieht; nur als langhinziehendes Prodrom wird sie bedenklich. Die Cholerine tötet selten. Der große Anfall rafft die Hälfte der Ergriffenen weg.

Bedenkliche Zeichen im Anfalle sind Aphonie, Anurie, kalter schmieriger Schweiß, blutige Ausleerungen oder plötzliches Stocken der hellen; Delirien, Sopor, Koma im Stadium algidum.

Je länger der Kranke pulslos daliegt, desto geringer wird die Hoffnung auf eine heilsame Reaktion. Die meisten Kranken, die sich binnen acht und zwölf Stunden nach dem Beginn des Anfalles nicht erwärmen, sind verloren. Das Aufhören von Erbrechen und Abführen und Muskelkrämpfen bei fortbestehender Schwäche des Pulses und Kälte der Glieder sind Zeichen der fortschreitenden Lähmung und des herannahenden Todes.

Gute Hoffnung gibt die Verminderung der Ausleerungen bei nachlassendem Durst und rückkehrendem Puls; gute Hoffnung eine gallige Färbung der Stuhlgänge, eine feuchte Hautwärme, ein ruhiges Einschlafen.

Von Dauer ist nur die Besserung, die mit galliger Färbung der Abgänge einhergeht und von einer stetigen Eindickung der gefärbten Ausleerungen begleitet wird. Sogar die schwersten Fälle von Choleratyphoid mit uraemischen Symptomen gehen noch in Genesung aus, wenn die Stuhlgänge gallig und gebunden bleiben.

Solange kein Urin fließt, ist den übrigen anscheinend noch so günstigen Zeichen nicht zu trauen; aber eine reichliche Harnflut, sie mag noch so spät im Verlauf der Krankheit sich einstellen, verkündet fast ausnahmslos den Sieg über die Krankheit.

Hören im Starrfrost Krämpfe und Durchfälle auf und stellt sich Irrereden und Koma ein, so ist der Kranke meistens verloren.

Wenn in der Reaktion die Glieder sich erwärmen und die Haut sich rötet, aber Brust und Atem kalt bleiben, dann ist die größte Gefahr; wenn der Kranke dazu viel stöhnt und öfter aufschreit, so wird er gleich sterben. Auch Zuckungen der Glieder und Sehnenhüpfen sind Vorboten des Todes.

Bleibt in der Reaktion die Haut trocken und heiß, bricht eine Friesel auf dem Bauch aus, wird das Auge blutunterlaufen und zeigen sich Totenflecke an den tieferen Teilen, so bleibt die Reaktion erfolglos; der Kranke stirbt in der nächsten Stunde. Schlafsucht in der Reaktion ist bei jungen Leuten ein schwankendes Zeichen; bei alten Leuten bedeutet sie das Erlöschen des Lebens. Ruhiger Schlaf nach der Reaktion ist das günstigste Zeichen.

Alle Choleratyphoide sind schlimm; mäßige Durchfälle dabei besser als Verstopfung. Ausgebildete Uraemie ist fast hoffnungslos, mit oder ohne Zeichen der ausgebildeten Nephritis. Ein Reif von Harnstoffkrystallen auf der kühlen Haut ist unbedingt schlecht. Daß das Verbleiben der Choleravibrionen in den Abgängen nach beendetem Anfalle ungünstig sei (Rumpf), dürfte kaum für einen Teil der Fälle gelten. Die meisten Vibrionenausscheider entledigen sich des Parasiten in zwei Wochen und die Dauerträger sind wol nicht besonders gefährdet (§ 73).

Ob und wieweit die chronische Darminfektion mit dem Vibrio cholerae Ursache des Choleramarasmus ist und dadurch noch lange und spät die Prognose trübt, wissen wir nicht. Man hat in den bisher beobachteten Fällen zu viel auf den Vibrio und zu wenig auf den Menschen gesehen.

XXIX. Die Therapie der Cholerakrankheit.

§ 221. Die Versprechungen und Anstrengungen der seuchenabwehrenden und seuchenausrottenden Regierungen hatten sich sofort zu Beginn der ersten europäischen Choleraepidemie als gänzlich machtlos erwiesen. Die Kaiserlichen und Königlichen und Fürstlichen Immediatkommissionen zur Bekämpfung des asiatischen Würgengels waren für ihre rastlosen Bemühungen vom Volke mit Undank belohnt worden; weder ihre eindringlichen Überredungen noch die erforderlichen Strafvollzüge, nicht einmal wolgemeinte Metzeleien und Füsilladen hatten den aufrührerischen Sinn der Untertanen zu überzeugen vermocht, daß zur Choleraverhütung eine systematische Menschenverfolgung notwendig sei. Die Völker Deutschlands waren im Jahre 1831 gegenüber der väterlichen Fürsorge ihrer Gesundheitspfleger beinahe so halsstarrig wie im Jahre 1911 die Eingeborenen auf Madeira, die die Wohltaten der europäischen Schutz- und Heilindustrie abwiesen und nicht einmal dem Truppenaufgebot nachgaben, das die zwangsweise Massenimpfung mit Cholerakulturen ermöglichen sollte.

Sogar die eifrigsten Vertreter des Kontagionismus waren im Jahre 1831 kleinlaut geworden; aber sie taten weiter ihr Möglichstes. Die p. p. Immediatkommissionen p. p. riefen jetzt die „unzuverlässige Reserve" der Staatsmedizin, die Ärzte, ins Feld mit der Aufforderung, nach vorgeschriebenen Methoden und Mitteln dem bösen Feinde die Opfer einzeln abzuringen. Sie machten „die Ärzte und Wundärzte mit den bisherigen Erfahrungen und der bis jetzt am meisten bewährten Heilmethode der englischen und russischen Ärzte bekannt" (Wien 1830), oder auch sie schrieben die absolut sichere Behandlungsweise der Cholera morbus vor, die sie bei Gelegenheit der Ausarbeitung ihrer Prophylaxe schon rechtzeitig in sorgfältigem Nachdenken und gründlichen Beratungen bis ins Kleinste festgestellt, das heißt ganz wörtlich oder fast ganz wörtlich aus einem russischen Ukas vom 23. August 1823 abgeschrieben hatten. An diese wirksamen Vorschriften zur Behandlung der Cholera morbus solle sich der praktizirende Arzt in Stadt und Land treulich und eifrig halten, insbesondere zu gutem Beispiel die Kreisphysici und Kreischirurgi. Es wurde nicht gerade gern gesehen, aber es ließ sich nicht verhindern, daß von den Bürgermeistereien, welche die Formulare zur offiziellen Reichs- und Staatstherapie zu vermitteln hatten, einige ihre Zutaten aus eigener Einsicht beigaben (Dresden 1831), weil sie der Überzeugung waren, daß man die Ärzte nicht gründlich genug in der Kunst des Heilens instruiren könne.

Das Urmuster jener offiziellen Choleratherapie für Europa, das unseren Kollegen Scholz und Esch offenbar unbekannt ist, da sie im Jahre 1912 von einer zukünftigen „offiziellen königlich preußischen oder vielleicht gar kaiserlich deutschen Staatstherapie" sprechen, das Urmuster der damaligen paneuropäischen Staatstherapie ist die folgende „Anweisung zur Heilung der Cholera morbus, vom kaiserlichen Medizinalrat in St. Petersburg verfaßt" und am 23. August 1823 veröffentlicht, die wir im knappen Auszuge mitteilen. Sie befiehlt sämtlichen Ärzten des russischen Reiches, im Choleraanfalle die folgenden Mittel in Anwendung zu bringen: 1. Aderlaß, nicht weniger als ein Pfund; 2. darauf sofort 0,6—1,2 Gramm Calomel in Pulver mit Zucker oder mit Gummi arabicum; 3. hierauf 40—60 Tropfen des Laudanum liquidum Sydenhami mit 20 Tropfen Oleum menthae piperitae in

100 Gramm Wasser; 4. die Herzgrube mittels einer Feder mit Scheidewasser bestreichen und dieses, wenn die Haut rot geworden, wieder mit Wasser abzuwaschen; oder mit flüchtigem Salmiakgeist oder mit grauer Quecksilbersalbe einzureiben; zugleich auch Schröpfköpfe auf den Unterbauch setzen; 5. den ganzen Körper mit warmem Branntwein oder Kampferspiritus oder Seifenspiritus reiben; 6. ein warmes Bad, nicht unter 30 ° R, mit Zusatz von Pottasche und aromatischen Kräutern, oder, wo es keine Badewanne gäbe, Güsse von warmem Wasser; 7. nach dem Bette soll der Kranke in wollene Decken gehüllt werden; 8. wenn Erbrechen eintritt, so wird Nr. 2 und 3 wiederholt; falls aber auch die zweite Gabe jener Arzneien erbrochen wird, so streiche man eine Latwerge aus 0,12 Gramm Opium, 1 Gramm Calomel und 8 Gramm Honig nach und nach auf die Zunge, bis alles verschluckt ist; 9. zur Verminderung des Stuhlzwanges ein Klystir aus Schleim mit 30 und mehr Tropfen Opiumtinktur; 10. nach ein bis drei Stunden sind, wenn die Zufälle wiederkehren Nr. 2 und 3 zu wiederholen; 11. wenn fünf bis sechs Stunden nach der ersten Anwendung der genannten Mittel das Erbrechen aufgehört hat, dann schreite man zur Ausleerung der Gedärme durch theelöffelweise Darreichung der Magnesia carbonica oder durch 30 Gramm Rizinusöl oder durch reines Baumöl mit Rhabarbertinktur und arabischem Gummi; 12. außerdem darf der Arzt nach Bedarf 4 Gramm und mehr Salzsäure in Schleim verabreichen. Da versäumte Stunden die Krankheit unheilbar machen, so sind alle Militär- und Zivilärzte strenge angehalten, die vorstehenden Maaßregeln gleich beim Ausbruche der Krankheit anzuwenden. Die Anwendung von aromatischen und herzstärkenden Mitteln bleibt dem Ermessen des Arztes vorbehalten.

§ 222. Daß die russische Anweisung zur Heilung der Cholera morbus sich bewährt habe, wurde in Rußland nicht allgemein anerkannt. Der Pastor von Saratof machte im Jahre 1830 beim kaiserlichen Gesundheitsrat Vorstellungen über das Bedenkliche dieser Therapie und ganz entschieden verwarf sie der russische Staatsrat Loder nach seinen Erfahrungen während der Moskauer Epidemie des Jahres 1830; er hatte von dem Aderlasse, dessen Anwendung von den russischen Seuchenknechten in Privathäusern und vielen Polizeihäusern gewaltsam erzwungen und unterschiedslos durchgeführt worden war, nichts Nützliches und vom unbedingten Gebrauch des Calomels und Opiums nur Schädliches gesehen.

Sogar deutsche Kliniker wie Hufeland und Schubert, die noch keinen Cholerakranken zu Gesicht bekommen hatten, wagten es, jene Schablone zu bemängeln und erlaubten sich, rationellere Heilpläne zu veröffentlichen, indem sie sich darauf beriefen, daß von den englischen Ärzten in Indien die Cholerabehandlung keineswegs nach dem offiziellen Plane geübt worden sei.

Aber sie drangen um so weniger durch, als die indischen Berichte in der Tat ergaben, daß Aderlaß und Calomel und Opium die wirklichen Choleraheilmittel seien. Während des Cholerazuges der Jahre 1817 und 1818 hatten die englischen Ärzte, die etwas verstanden, Blutentziehungen im Verhältniß der Kräfte des Kranken gemacht, dazu reichliche Gaben Calomel, von 0,3 bis 1,2 Gramm auf einmal, mit 0,06 oder 0,12 Gramm Opium gegeben und diese Mittel alle vier, drei oder zwei Stunden wiederholt, bis der Sturm der Krankheit gebrochen war; daneben hatten sie reichlich die flüchtigen Reizmittel, Spiritus aetheris nitrosi, Ammoniak, Kampfer, Pfefferminzöl, heißen Arrakpunsch, heiße Bäder und reizende Einreibungen angewendet. Während ohne diese ärztliche Hülfe in Bombay von rund 200 000 Einwohnern 15 945, also 7—8 %, der Cholera erlegen waren, verlor der Wundarzt Burell zu Serrur, der auf den Aderlaß den größten Wert legte, wo es ihm eben gelang, das Blut zum Fließen zu bringen, von 60 Kranken nur 4 und der Doktor Craw von 100 Kranken nur 1. Burell, der von weiteren 100 Kranken 88 zur Ader ließ, verlor von diesen 88 nur 2 = 2,3 %, von den übrigen 12 hingegen 8 = 66,6 %. Das Vorgehen des Doktor Rankeen in Bengalen, der anstatt Lanzette und Calomel ausschließlich Opium und Reizmittel gebrauchte, wurde von den Kollegen lebhaft getadelt (Good 1829) und fast schien es, als ob dieser Tadel berechtigt war; denn in der Folge stieg die Choleranot weiter und die Sterblichkeit der Befallenen blieb immer bei 50 % und darüber.

Die europäischen Gesundheitsräte hatten in der in Frankreich allmächtig gewordenen blutdürstigen Antiphlogose Broussais ihre starke Stütze gegen die Anmaaßung eines Loder in Moskau und eines Hufeland in Berlin. Die Cholera war das größte Beispiel der Broussais'schen Gastroentérite und wenn irgendwo, so mußten hier die Blutentziehungen Wunder wirken. Wurden schon vor der Cholera des Jahres 1830 in den Pariser Hospitälern alljährlich 61 Millionen Blutegel verbraucht, wie nötig war dieses Broussais'sche Allheilmittel in der Cholera. Das bedachte auch ein spekulativer württemberger Chirurgus namens Meyer, als er beim Anrücken der Cholera aus Rußland in Ungarn alle Blutegel aufkaufte, sie in einem sechsmorgigen Weiher hegte und zentnerweise, den Zentner zu 50 000 Stück, an die deutschen und französischen Händler lieferte.

Daß indessen Blutegel allein wider die große Cholera morbus nicht helfen würden, daß mindestens der Aderlaß hinzukommen müsse, darüber waren die Immediatkommissionen einig. Sie konnten sich bald auch auf Warschauer Erfahrungen berufen.

Hier wendete der Doktor von Rein als Hauptmittel im Choleraanfalle den Aderlaß an und zwar so früh wie möglich und so reichlich wie möglich; er öffnete alle zugänglichen Venen mit halbzollangen Schnitten und ließ, wenn es eben möglich war, vier bis sechs Pfund abfließen. Bei sechs Kranken im asphyktischen Stadium brauchte er je zwei Stunden Zeit, um aus 4 bis 8 Venen 2 Pfund Blut hervorzuquetschen. Allmählich aber wurde das schwarze dicke kalte Blut wärmer und floß besser. War es ihm durch unsägliche Arbeit gelungen, die ersten Pfunde zu entfernen, so wurde das Blut warm und hell, und wenn er dann noch $^1/_2$ Pfund nahm, so fühlte der Kranke sich sehr erleichtert. Der Erleichterte kam dann in ein warmes Bad, erhielt 50 Stück Blutegel auf den Bauch, danach einen scharfen Senfteig oder es wurde Weingeist über den Bauch gegossen und abgebrannt. Unter öfterer Wiederholung der Aderlasse und der Blutegel und der Anwendung von 0,6 Gramm Calomel aller zwei Stunden genasen sämtliche sechs Kranke, während sechs andere, die ein anderer Arzt weniger konsequent behandelte, starben.

Als der Doktor von Rein am 14. Juli 1831 selbst an der Cholera erkrankte, entzog er sich durch 4 Venaesektionen und 80 Blutegel mehr als 4 Pfund Blut, nahm 30 gran = 1,8 Gramm Calomel in stündlichen Teildosen von 0,3 Gramm, gebrauchte ein Bad mit 10 Pfund Kochsalz und 4 Pfund Senfmehl, legte sich 2 große Blasenpflaster auf die Brust, genas am fünften Tage und schrieb sofort seinen Krankheits- und Heilungsbericht an den Hofrat Kieser in Jena.

§ 223. Was sich die Ärzte und Immediatkommissionen bei der Anwendung der drei Hauptmittel dachten, ist uns heute nicht immer mehr verständlich.

Vor allem begreifen wir nicht recht, was die Sacra anchora des Aderlasses, dieses „souveräne Mittel“ im Choleraanfalle, nutzen soll. Sichtbar ist sein Nutzen, ob er nun von 5, 6, 7 Pfund Blutentziehung zu Beginn der leisesten Störung oder vom eßlöffelweise Ausquetschen von Blut auf der Höhe des Anfalles erwartet wurde, so wenig gewesen, daß der Aderlaß in der Cholera zu allen Zeiten ebensoviel Gegner wie Freunde gefunden hat. Aber „er wirkt im Beginne der Krankheit revulsorisch“, sagen seine Lobredner Searle (1831), Rigler (1848), Heimann (1849); „er hält den Zug der Säfte nach dem Darm auf“. Diesen Säftezug nach dem Darm halten wir heute für gar nicht so gefährlich, da wir wissen, daß nicht im Wasserverlust die Choleragefahr liegt, wenigstens nicht hauptsächlich (§ 175); wir halten jenen Säftezug sogar für eine Selbsthülfe des Organismus, um die ätzende Wirkung der Salpetrigsäure im Darm zu lindern und die anderen Choleragifte zu verdünnen, auszuscheiden. — „Der Aderlaß lindert den Schmerz im Epigastrium, die Oppression und beseitigt den Schwindel“ (Purpurew). Vielleicht erträgt der ohnehin nicht klagebereite Cholerakranke diese Beschwerden lieber ein paar Stunden, wenn ihm damit ein paar Pfund Blut erspart werden. — „Der Aderlaß wirkt im Stadium asphycticum entlastend auf das rechte Herz und den kleinen Kreislauf“ (Rang). Soll man in einem Prozeß, der durch die Herabsetzung der Blutmasse einer schweren Verblutung gleichkommt, wirklich auch noch das Herz entlasten? Das Pumpwerk des Kreislaufs steht in der Cholera nicht still, weil es überfüllt ist, sondern weil es an der Peripherie gelähmt ist und leer geht. — „Das Wesen der Cholera beruht in einer Entzündung des Kleinhirns, deßhalb muß man die Jugularis entleeren" (Chapman 1821 bei Scot). Das ist allerdings ein Grund, der mehr einleuchtet als der folgende: „Der Aderlaß regt die Herztätigkeit an; er tut das um so besser, je größer er ist; ein kleiner bewirkt oft Kollaps, aber ein großer hebt diesen wieder auf" (James Johnson 1813). Uns scheint es heute, als ob die Anregung des stockenden Herzens auch auf mildere Art geschehen könne, etwa durch eine Wasserinfusion in die Venen, die Hermann im Jahre 1830 in Moskau empfahl, oder durch die Bluttransfusion in die Vena cava superior, die Dieffenbach im Jahre 1831 in Berlin versucht hat, oder durch die künstliche Lymphe aus Wasser mit kohlensaurem Natron, Kochsalz und Eiweiß, die die Edinburgischen Ärzte 1832 auf Veranlassung des Chemikers Johnstone den Kranken bis zu 10, 20 ja 50 Pfund in die Venen spritzten und dadurch von 16 Ergriffenen 6 heilten (Radius); oder durch die Akupunktur der rechten Herzkammer und Vorkammer mit zwei stählernen Nadeln, oder durch die Akupunktur des Plexus solaris, die ein Doktor Wolff nach Franke's Vorschlag (1812) übte; oder durch das unfehlbare Fürstlich Lobkowitz'sche Zugpflaster auf die Magengrube, oder durch das Glüheisen auf die Herzgegend (Hertz 1831), in die Herzgrube (Remer 1831), auf das Rückgrat (Elsner), an die Waden (Hoffmann 1831), auf die Fußsohlen (Arnold 1832), auf die Fersen nach Hindugebrauch im siebzehnten Jahrhundert (Dellon), auf den Kopf (Bock und Frank); oder durch das Abbrennen von Spiritus auf dem Bauch, das die Warschauer Ärzte übten (Remer), durch eine brennende Zigarre auf den Bauch (Andrejewski), durch feste Umschnürungen der Gliedmaaßen (Brutzer), durch die Franklin'sche Elektrisirmaschine (Dieterich 1832); oder einfach durch Spazierenfahren, wobei man sich an den Eigensinn und Widerstand des Kranken oder an sein wiederholtes Hinfallen nicht kehren darf (Polya und Grünhut in Pest 1831); oder im äußersten Notfall eine Fahrt im Wagen von Paris nach Calais (Hegar in Darmstadt 1832).

§ 224. Das Calomel, im Beginn und auf der Höhe des Choleraanfalles als wichtige Unterstützung des Aderlasses schon von Johnson (1813), Corbyn (1820), Searle (1828) in Gaben von 1—2 Gramm alle ein bis zwei Stunden gereicht, bis Urin und gallige Stühle kommen, hat sich ebensowenig wie der Aderlaß die allgemeine Anerkennung der Ärzte verschaffen können. Die Ärzte fanden, daß es für gewöhnlich durch Erbrechen wieder herausbefördert wurde; die Anatomen fanden es im gelähmten Magen aufgehäuft und nach überstandenem Anfalle Nekrosen der Verdauungsschleimhaut bewirkend. Clark in New York (1849) und Leubuscher (1850) verwarfen es als gänzlich nutzlos, nachdem sie es vielen Patienten, jener von 3—10 Gramm binnen zwei Stunden, dieser bis zu 10 und 15 Gramm am Tage, verabreicht hatten. Pfeufer in München (1854), Niemeyer in Halle (1860), Leyden in Königsberg (1866) gaben es in kleinen Mengen, von 0,03 bis 0,3 pro dosi alle halben oder ganzen Stunden, und rühmen davon rasche Beendigung des Anfalles unter Wiederkehr der Galle und Aufhören der Ausleerungen.

Rumpf wendete in der Hamburger Epidemie bei der Cholerine kleine Gaben von 0,03—0,05 Gramm an und setzte die Darreichung ein bis zwei Tage lang fort; im Ganzen gab er höchstens 1 Gramm Calomel innerhalb dieser Zeit. Er sah danach in der Regel nur eine geringe Vermehrung der Diarrhöen und diese im Anfang ihre Farbe unverändert behalten. Erst im Lauf der weiteren Tage bekam der Stuhlgang eine gelbe oder braune Farbe.

Daß eine zeitig gereichte Calomelgabe bei der warnenden Diarrhoe oder bei mäßigen Cholerinen von Nutzen sein kann, wird Niemand leugnen, der ihre Wirkung in der Cholera nostras kennt. Sie erfüllt die klare und unleugbare Indikation, die Hippokrates im 2. Aphorismus für alle Zeiten ausgesprochen hat: Wenn bei Durchfall und bei Erbrechen, die von selbst entstanden sind, das gereinigt wird, was gereinigt werden muß, so ist es zuträglich und bekommt den Kranken gut; unterbleibt die Reinigung, so umgekehrt.

Daß es bei der Cholera in den oberen Verdauungswegen zu reinigen gibt, haben uns die Sektionen gelehrt (§ 201), und soferne die Reinigung durch eine unschädliche Calomelgabe sicher und schnell erreicht werden kann, muß das Mittel befürwortet werden. Daß das Calomel im ausgebildeten Anfalle unwirksam bleibt und durch andere wirksame Mittel ersetzt werden kann, werden wir weiter unten sehen. Hier ist die Bemerkung am Platze, daß es sich bei der Darreichung des Calomels nur um die Ausleerung grober Unreinigkeiten, die die Krankheit unterhalten und nähren, nicht um eine Desinfektion des Darmkanals, um eine Herausschaffung oder Abtötung des Cholerakeimes handeln kann. Das Experiment darauf ist gemacht. Richard Pfeiffer hatte sich eine Laboratoriumsinfektion zugezogen und bekam einen Durchfall; er nahm, um die Cholera abzuwenden, in zwei Tagen 1,6 Gramm Calomel und entleerte am Ende des zweiten Tages fast sterile Exkremente, die nur noch wenige Keime von Bacterium coli, aber keine Kommabazillen mehr enthielten. Nach dem Aussetzen des Calomels erschienen die Vibrionen wieder im Kot und verschwanden erst mit dem 33. Tage.

§ 225. Die Anwendung des O p i u m im ausgebildeten Choleraanfalle geschah, weil das Mittel als Panacee angesehen wurde: es hebt die Tätigkeit des Herzens, der Lungen, der Haut, der Nieren, beseitigt den Krampf der Gallengänge, lindert die Reizbarkeit des Magens und der Därme, führt Ruhe und Schlaf herbei und gibt so der Natur die Möglichkeit, sich gegen die Krankheit neu gestärkt zu erheben.

Da diese Wirkungen des Opiums im Choleraanfall gewöhnlich ausblieben, wenn man kleine Gaben reichte, so galt es, die Dosis über das Gebräuchliche zu steigern; und so verordnete HALL in Kalkutta (1818) „mit dem besten Erfolge" zuerst 300 Tropfen Opiumtinktur in einem Glase Branntwein, nach einer halben Stunde nochmals 200 Tropfen in Branntwein und nach einer weiteren Viertelstunde 700 Tropfen mit der doppelten Menge Branntwein; für gewöhnlich kam er mit 1200 Tropfen im Anfalle aus.

In Rußland und Deutschland sah man schon von weit geringeren Mengen nachteilige Wirkung, so daß URBAN und RÖSER, die im Jahre 1831 die Cholera in Polen und Preußen und Österreich studirt hatten, ihre bayerischen Kollegen vor dem Gebrauch des Mittels im Anfalle warnten: Lassen Sie uns davon abstehen, die profuse Sekretion zu beschränken trachtend, den Kranken mit Opium zu bestürmen! — LODER sah plötzliche Todesfälle nach beendetem Choleraanfalle unter tiefer Narkose eintreten, die er nicht anders als durch die Nachwirkung des im Anfall unresorbirt gebliebenen Opiums erklären konnte.

Aber das Opium bildete einmal einen Hauptbestandteil der offiziellen Choleratherapie. Es konnte aus dem Heilplan nicht mehr gestrichen werden und wurde weitergegeben; von den vorsichtigen Ärzten in kleinen Gaben und nach dem Anfalle, von den anderen nach Vorschrift oder in möglichst großen Mengen und so lange bis der Kranke ruhig war, das heißt im Stadium asphycticum dalag; die größte Gefahr war ja das Erbrechen und der Durchfall, die Muskelkrämpfe und das Stöhnen.

Bei ihrer eingreifenden Therapie sprachen die englischen Ärzte und ihre Nachahmer es scharf aus, daß die Krankheit Cholera keine Naturheilung kenne; nur der Arzt vermöge sie zu bezwingen, da die Lebenskraft selbst darin erlahmt sei; die Natur für sich allein sei durchaus unfähig, sich von den gewaltsamen Ausleerungen, von der Blutüberfüllung und gänzlichen Entkräftung zu erholen. An eine Krise sei nicht zu denken; nur große Heilmittel vermöchten die Reaktion hervorzurufen.

Anderer Meinung waren die Ärzte, die auch auf die unbehandelten Kranken und ihr Schicksal das Augenmerk richteten. So schreibt ROMBERG (1837), daß die Cholerakranken unter den kümmerlichsten und störendsten Außenverhältnissen beim Nichtgebrauch aller Medikamente oder beim Darreichen unschuldiger Mittel besser genasen als unter dem Gebrauch eines vielfältigen Heilapparates.

Die verantwortlichen Verfertiger des offiziellen Choleraheilplanes waren jedenfalls mit ihrem Erlasse und seinen Wirkungen zufrieden; sie rühmten die Erfolge ihrer rationellen und durch die Empirie bestätigten Therapie und sprachen sich gegenseitig ihre Anerkennung aus für die Rettung so vieler Menschenleben von dem unbedingt tödlichen Anfall der Cholera morbus.

Weniger zufrieden waren die ausführenden Ärzte und ihre Klienten; die Totenlisten zeigten, daß bei Anwendung der staatlichen Choleraheilkunst immer und überall die Hälfte derer, die den großen Anfall erlitten, sterben mußten. Beide, Volk und Ärzte, suchten schließlich nach anderen Mitteln und schritten zur Selbsthülfe.

§ 226. Die Ärzte besannen sich auf ihr Recht der freien Praxis und auf den Nutzen der Empirie und suchten in ihrem großen Schatz der Materia medica nach Choleraheilmitteln.

Es gibt wol kaum ein Mittel, das damals nicht probirt und mit Berufung auf die Erfahrung oder auf die rationelle Theorie als wirksam empfohlen worden wäre. Während in Rußland von unbotmäßigen eingeborenen Praktikern Schwitzbäder und Frottirungen als wirksamste Mittel in der Cholera gebraucht wurden, während die dortigen französischen Ärzte an Stelle des offiziellen Aderlasses den Broussais'schen Blutegel einführten, während die dortigen deutschen Ärzte eine Reihe von Apothekermitteln einschmuggelten, bereitete man in Deutschland die eigentliche Choleratherapie vor, so gründlich, daß schon im Jahre 1831 Philippson eine Tabula medicamentorum quorum usum ad hunc diem adversus choleram jubebant konnte drucken lassen, welche empfahl:

8	Mucilaginosa	7	Narcotica
8	Oleosa	9	Acida
2	Amara	22	Alcalia et salia
6	Adstringentia	7	Spirituosa
20	Aethereo-oleosa	7	Metallica
5	Empyreumatica	41	Composita
2	Acria	14	sichere Formulae

Einige dieser zahlreichen Mittel, die wir hier nicht namentlich aufführen können, wurden in Flugblättern dem Publikum und den Ärzten als praktisch zuverlässig und theoretisch wohlbegründet empfohlen. So schrieb ein Hannoverscher Anonymus (1831), um der damals gegründeten ersten Chininfabrik und den Cholerakranken zugleich zu helfen, eine Abhandlung über „das Cholerafieber“ und pries als „neue specifische Heilmethode der epidemischen Cholera oder richtiger des Cholerafiebers“ die Anwendung des fiebervertreibenden Prinzips der Chinarinde an; alle 2 Stunden 0,1—0,2 Gramm Chininsulfat sei die sichere Hülfe im Choleraanfall. Er konnte sich auf die Ärzte berufen, die in der Cholera eine bloße Larve des Wechselfiebers suchen, eine remittens with visceral congestions (ARMSTRONG), und bereits die Chinarinde in Substanz gegen die neue Krankheit mit Erfolg versucht hatten, wie Brutzer in Riga (bei DURSEN 1830). Schnell war das Glück des Chinins gemacht; Carl MEYER in St. Petersburg, SEIDLITZ in St. Petersburg, SACHS in Königsberg, SEIDLER in Weißenfels, VON REIDER in Wien, VON GRÄFE in Berlin, HINZE im schlesischen Waldenburg, DÜHRSSEN in Süderdithmarschen empfahlen schon 1831 das Chinin gegen das Cholerafieber; PAULI in Landau schrieb 1832 für das Chinin und so ging es weiter. Für den Fall, daß das Chinin nicht ganz ausreichen sollte, empfahl SEIDLER (1831) noch die Solutio Fowleri als kräftigstes Febrifugum in der Cholera.

Andere erklärten die Cholera als eine Erkrankung des Nervus trisplanchnicus und versicherten, nur die Nux vomica könne helfen. ISAMBERT, der im Jahre 1868 die Splanchnicustheorie wieder aufnahm, behandelte zwei Cholerakranke mit subkutanen Injektionen von Kurare, um die spasmodische Kontraktion der Muskeln, die vom Splanchnicus versorgt werden, zu beseitigen; die beiden Kranken starben indessen, „weil das Heilmittel nicht resorbirt wurde". WOLFERT gewann bei Leichenuntersuchungen im Jahre 1905 ähnliche Vorstellungen vom Choleraprozeß (§ 201) und empfahl das Opium als rationelles Heilmittel.

Ein vielgebrauchtes Heilmittel des Choleraanfalles war in der ersten Pandemie das Magisterium Bismuti. LEO in Warschau empfahl es im Jahre 1829 eindringlich in Gaben von 3 Gran = 0,18 Gramm aller zwei oder drei Stunden und der Absatz wurde groß. MOST in Greifswald (1832) lehnte es ab. Im Jahre 1892 war es in Hamburg wiederum ein vielversuchtes Mittel.

Auch das Jod wurde 1831 unzählige Male ohne Erfolg versucht und von MISES genügend bespöttelt; im Jahre 1911 empfiehlt UFTJUSHANINOFF die subkutane Injektion des Jodnatrium, 0,07 viermal am Tage.

Neben den Arzneimitteln spielte das russische Dampfbad eine große Rolle in Deutschland, seitdem der Professor VON KILDJUSCEWSKI in Moskau eine Beschreibung des russischen Dampfbades mit Abbildungen in Danzig hatte erscheinen lassen (1831). Ein Doktor KOCH in Magdeburg erfand im selben Jahre ein wohlfeiles Zelt und Bett für Dampfbäder in beliebigen Wärmegraden als das zur Zeit bewährteste Vorbauungs- und Heilmittel gegen die orientalische Cholera. Manche cholerafürchtigen Leute lagen nun Tag und Nacht im Dampfzeltbad. Der Doktor ASCHERSON in Berlin empfahl im selben Jahre im Auftrage der Königlichen Immediatkommission zur Abwehrung der Cholera einen tragbaren Dampfapparat und die ALTENBURGER IMMEDIATKOMMISSION drang sofort auf die Einrichtung von Dampfbädern in den Häusern, nachdem sich die Industrie der Sache angenommen hatte. HOFFMANN schlug 1831 in Berlin die Errichtung von Cholerahospitälern mit Neander'schen Dampfbadeapparaten vor und die Firma SCHNEIDER UND LOCKSTÄDT in Berlin trieb den Handel mit Apparatus for Steam-Baths in Deutschland und England. Sie hat ihren Prospekt vom Jahre 1832 im Jahre 1852 aufs neue drucken lassen, und im Jahre 1911 hat ein Doktor LEBEDEW in St. Petersburg das russische Dampfbad und seine Anwendung bei Cholerakranken wiederum aufgewärmt.

So sind zahllose Mittel und Maaßnahmen, die vor achtzig Jahren wider die Cholera im Schwunge waren, immer wieder im Lauf der Zeit neu aufgetaucht und werden auch heute mit dem Schein der Neuheit hervorgebracht, eifrig geprüft, als unbedingt wirksam empfohlen und nach kurzer Zeit wieder verlassen, wenn nicht etwa die Industrie sich ihrer annimmt und die Belehrung und Erziehung des ungelehrigen Publikums und der ungebärdigen Praktiker übernimmt.

Was bei der Anwendung der verschiedenen Mittel für die Kranken herauskommt, darüber haben sich einige Ärzte Rechenschaft zu geben versucht, unter ihnen der Kaiserlich russische Leibarzt Baron VON WYLIE, der das, was seine verschiedenen Militärärzte in den St. Petersburger Militärhospitälern während der Epidemie des Jahres 1831 an 1400 cholerakranken Soldaten erreicht haben, in der folgenden Übersicht zusammenstellte:

Die angewendeten Mittel		Zahl der Behandelten	% Genesungen	% Todesfälle
Calomel mit Opium	1. Gruppe	713	69	31
	2. „	27	76	24
Opium	1. „	20	40	60
	2. „	18	55	45
Wismut	1. „	211	67	33
	2. „	153	65	35
Nux vomica		47	51	49
Tinctura veratri		7	85	15
Tartarus stibeatus	1. Gruppe	46	60	40
	2. „	13	46	54
Kampfer mit Opium		30	63	37
Schwitzbad		24	46	54
Phosphor		31	55	45
Flores zinci		27	60	40
Chinin		5	60	40
Sauerstoffinhalationen		3	66	34
Galvanismus		5	60	40
		1380	60 %	40 %

VON WYLIE meint, danach sei es ziemlich gleichgültig, von wem und wie der Cholerakranke behandelt werde.

§ 227. Wie bei der schablonenhaften Staatstherapie so gewann auch bei der freien Experimentaltherapie das Volk allenthalben den Eindruck, als ob nicht so selten die Mittel so bedenklich oder gar bedenklicher wären als die Cholerakrankheit selbst, und fing nun seinerseits an, selbst nach Heilmitteln zu suchen, die wenigstens nicht schadeten. So klagt ein Wiener Arzt im Jahre 1831: In den Vorstädten fangen die gemeinen Leute an, sich selbst zu behandeln und rufen selten den Arzt; heiße Hafendeckel, heißer Hafer, Thee, auch nur warmes Wasser, mitunter auch wol recht stupide Mittel helfen oder töten (RADIUS). Keinesfalls war die Sterbeziffer damals in den Vorstädten Wiens bei den armen Leuten so groß wie in der Hauptstadt bei den Reichen und Gebildeten, unter denen die Seuche ausnahmsweise heftig und verderblich wütete (§ 132).

Dem Abscheu des Volkes gegen die schematische Rutine und Polypragmasie der Zunft kamen in Deutschland zwei junge medizinische Sekten entgegen, die Vertreter der Wasserkur Hahn's und die Vertreter der Homoeopathie Hahnemann's. Die erstere imponirte insbesondere dem niederen Volke, das von der Heilwirkung des Wassers eben erst durch die Wundertaten des Bauers Vincenz Prießnitz in Gräfenberg neue Kunde erhalten hatte. Der Homoeopathen nahmen sich die höheren und gebildeten Kreise an.

Die Erfolge waren auf beiden Seiten glänzend, in welcher Form und Methode auch das neue Prinzip zur Anwendung kam.

Für die Kaltwasserkur in der Cholera trat als Anhänger Johann Sigmund HAHN's und seiner Söhne vor allen der Professor ÖRTEL in Ansbach ein. Er schrieb flammende Satiren über die Polypharmacie der Choleraärzte und stellte ihr im Juli 1831 die Parole entgegen: Kaltes frisches Brunnenwasser, beharrlich und übermäßig, äußerlich und innerlich angewendet; Wassertrinken, Übergießungen oder Umschläge, Kaltwasserklystire; Gott und seinem Wasser allein die Ehre!

Schon im November 1831 konnte er den Sieg der Hahn'schen Methode verkünden: „Viktoria! Kaltwasser hat die Cholera besiegt!"

Man kann über Hahn und Örtel und über ihre Wasserkur denken, was man will, jedenfalls haben sie das Volk von der lächerlichen Schulfurcht vor dem Wasser in der Cholera befreit und zahllose Kranke, welche die Theoretiker verdursten und sterben ließen, gelabt und gerettet (BASTLER 1832). Kein wirksameres Mittel, dem Kranken den brennenden Durst zu löschen, die Angst und Unruhe zu nehmen, als reichliches kaltes Wasser; kein wirksameres Mittel, seine leblose Haut und die kühlen Glieder zu erwärmen, den stockenden Puls zu beleben, die Muskelkrämpfe zu lindern, als allgemeine kalte Waschungen und Begießungen. Hingegen keine bessere Methode, den Kranken zu quälen und ihn in leblose Ohnmacht versinken zu lassen als das Verbot, zu trinken oder ihm warme Getränke anzubieten; keine zuverlässigere Weise, die beginnende Asphyxie und Kältestarre zu vermehren, als warme Bäder, Dampfbäder und heiße Kataplasmen.

NIEMEYER schreibt im Jahre 1832, obwohl ihm die Wirkung der Kälte bei innerlicher und äußerlicher Anwendung am Cholerakranken ganz unverständlich sei, so müsse er doch gestehen, daß sie zur Stillung der praemonitorischen Diarrhoe wirksamer sei als die aller Medikamente, namentlich auch wirksamer als das Opium. Und ROMBERG versichert nach seinen Erfahrungen in der Berliner Epidemie 1831: die Wärmeanwendung machte den meisten Kranken große Beschwerden und führte den unglücklichen Ausgang in vielen Fällen herbei.

WATSON (1843) sah alle diejenigen von der Cholera verschont, die an kalte Waschungen und kalte Bäder gewöhnt waren und WINTERNITZ (1887) versichert, daß von den zahlreichen Mitgliedern des Berliner Wasserheilvereins während der Epidemie im Jahre 1850 keines an Cholera erkrankt sei. —

Die Homoeopathen hatten in den ersten Cholerazeiten allenthalben die günstigen Erfolge, die wir im § 159 mitgeteilt haben, gleichviel ob sie die homoeopathische Methode strenge durchführten und Veratrum album, Ipecacuanha, Chamomilla, Phosphorus, Arsenicum album, Cuprum u. s. w. in decillionfachen Verdünnungen gaben, wie SCHUBERT (1830), ROTH (1831), QUIN (1832) u. A., oder ob sie, wie der Meister selbst, von der Methode abwichen und sehr große Kampfergaben verabreichten. Vierzehn homoeopathische Ärzte, die in Prag, Pest und Wien mit jenen Mitteln 1269 Cholerakranke behandelt haben, verloren nur 85 davon, während sie 1184 heilten; sie hatten also eine Mortalität von 6,7 %, während unter der offiziellen Therapie in Wien, in Berlin, in Brünn jeder zweite Cholerakranke, in Prag jeder dritte Kranke, in Preßburg jeder vierte Kranke starb.

Woraus ihre Erfolge zu erklären sind, ist nicht schwer zu sagen. An eine Fälschung der Statistik ist nicht zu denken; nur die ausgebildeten Anfälle wurden als Cholera bezeichnet. Der Erfolg lag zum Teil darin, daß sie die Kranken der besser lebenden Kreise besorgten, die im Allgemeinen eine bessere Prognose geben und bei denen zugleich das Krankheitsbild und damit auch die Heilung durch psychische Momente weitaus mehr beeinflußt wird als beim „dummen", das heißt gottergebenen, Pöbel; zu einem großen Teil lag er auch darin, daß die Homoeopathen keine giftigen Mittel und schwächenden Prozeduren anwendeten, aber auf sorgfältige Diät während und nach dem Anfalle den größten Wert legten. Auffallend ist aber, daß mit der Zeit ihre Erfolge in der Cholerabehandlung denen der Allopathen mehr und mehr gleichkamen, sich also verminderten.

Bei einer Verbindung von Hydrotherapie und Allopathie waren im Jahre 1831 die Erfolge ebenfalls günstig. So verlor GERSTEL, der 2—4 Streukügelchen von Veratrum album in dezillionfacher Potenzirung gab und dabei eiskaltes Wasser eßlöffelweise fort und fort reichte, in Mariahilf bei Brünn von 47 Cholerakranken 5, in Tischnowitz von 283 Kranken 31, also an beiden Orten 11 %.

Auch die „Kurpfuscher" retteten mehr Kranke als die approbirten Ärzte. Der Pfarrer ETIENNE in Corny bei Metz behandelte vom 19. Juni bis 22. September 1833 in Ermangelung eines Arztes seine Cholerakranken mit Bettruhe und Opiumtinktur, wovon er alle viertel Stunden 1 bis 3 Tropfen in warmem Thee gab, mit Blutegeln in der Herzgrube und Sinapismen an die Füße, wo es ihm nötig erschien; er gab frisches Wasser zum Trinken und Klystire mit Reisabkochung und sah von 498 Kranken 43, also nicht den Zehnten, sterben.

So arbeiteten die verschiedenen Heilbeflissenen friedlich oder unfriedlich nebeneinander. Keiner glaubte, vom anderen etwas lernen zu können und keiner gestand dem anderen den geringsten Erfolg zu. Die Orthodoxen machten sich über den Unsinn der Homoeopathie und über den Wahnsinn der Wasserplanscher lustig; die Sektirer und Kurpfuscher rühmten sich ihrer Erfolge. So ging es in der ersten Cholerapandemie; so ging es in der zweiten.

Am Ende der zweiten Periode (1854) glaubt der preußische Medizinalrat BREFELD, den wir schon als begeisterten Kontagionisten kennen gelernt haben (§ 125), über die Erfolge der verschiedenen Therapien folgendermaaßen urteilen zu müssen: In der Kur der Cholera sind wir, nachdem wir die ganze Materia medica vorwärts und rückwärts durchprobirt, nachdem Hydro- und Homoeopathie ihre Macht daran versucht haben, nachdem unzählige von Haus- und Geheimmitteln mit angepriesenem untrüglichem Erfolge dagegen in Anwendung gekommen sind, nicht einen Schritt vorangerückt. Die Zahl der Toten erreicht immer noch nahebei die Hälfte der Befallenen.

§ 228. Sollen wir die Cholerakranken nach den Vorschriften der offiziellen Staatstherapie oder nach den Regeln der zufällig herrschenden Schultherapie oder in freier Experimentaltherapie behandeln, sollen wir Hydriatiker oder Homoeopathen werden, oder die Kur der freien Konkurrenz, den Naturheilkundigen, „den Wurzelweibern und den Pfaffen" überlassen?

Wer in dieser Frage einen Sinn findet, mag sie für sich entscheiden. Wir halten sie für sinnlos und gehen nun zur Besprechung der Indicationen über, welche bei der Behandlung von Cholerakranken in Frage kommen.

Mindestens so wichtig, wie die Behandlung des Kranken im großen Choleraanfalle ist die Behandlung im Prodromalstadium. Die meisten Patienten haben Vorboten der Krankheit, ehe sie in das schwere Leiden der Cholerine oder der Cholera im engeren Sinne fallen. Der häufigste und wichtigste Vorbote, der vielleicht nur in 10 oder 20 °/₀ der Fälle fehlt, ist eine mehr oder weniger ausgesprochene Verdauungsstörung, insbesondere die warnende Diarrhoe.

Die Diarrhoe in Cholerazeiten kann ein einfacher harmloser Durchfall sein wie zu anderen Zeiten; aber in den weitaus meisten Fällen ist sie die ernste Mahnung der stattgehabten Cholerainvasion, der beginnenden Infektion oder Intoxikation. Praktisch gibt es bei herrschender Cholera keine harmlose Diarrhoe. Die gelindeste ist ernst zu nehmen; sie ist allerdings um so bedenklicher und für die eigentliche Choleragefahr um so bezeichnender, je flüssiger und je weniger gefärbt die Ausleerung. Aber auch breiige und ganz gallige Diarrhöen verkünden oft schon den kommenden Anfall. In Cholerazeiten soll der Arzt sich nicht lange mit der Unterscheidung zwischen einfachem und warnendem Durchfall, zwischen gewöhnlicher Diarrhoe und Choleradiarrhoe abgeben sondern handeln, ehe das vielleicht jetzt noch blühende und kräftige Leben ohnmächtig und kalt daliegt.

Der Diarrhoekranke in Cholerazeit gehört ins Bett, für drei Tage oder länger; solange bis die kleinste Störung vorüber ist oder bis sich herausgestellt hat, daß nichts besonderes hinter der Diarrhoe war, daß ein Abführmittel, ein Diätfehler sie erregt hatte, daß es sich um eine Angstdiarrhoe handelte u. s. w.

Der Diarrhoekranke bekommt zwei oder drei Tage nur flüssige Kost, Schleimsuppen mit Gerste, Reis, Sago, Kalbfleischbrühe, Hühnerbrühe mit Weißbrodbrocken, Weinsuppe, Milchsuppe. Hat er viel Durst, so läßt man ihn trinken; wenn er will, kaltes frisches Wasser, natürlich gutes Quellwasser oder Leitungswasser, falls es zu haben ist, sonst Mineralwasser. Ist nur schlechtes Wasser am Ort, so mag er lieber dieses trinken als verdursten. Der Choleradurst muß gestillt werden. Das Wasser abkochen lassen, hat keine Wirkung, wie schon GRIESINGER (1848) für Berlin und SANDER (1872) in Köln gezeigt haben. Es hat aber auch keinen Sinn; der gefährliche Inhalt, die Salpetersalze, werden durch das Kochen nicht beseitigt. Choleravibrionen sind im Trinkwasser überhaupt nicht vorhanden oder in so geringer Menge, das sie nicht gefunden werden können und nichts schaden. Wer sie fürchtet, mag dem Wasser Citronensaft oder Citronensäure zusetzen, die schon in dem Verhältniß von 3—10 Gramm aufs Liter die Wasservibrionen im Allgemeinen und die Choleravibrionen im Besonderen tötet; oder er kann einige Tropfen des Elixir acidum Halleri oder einige Tropfen der Chamaeleonlösung zusetzen. Am besten ist, wenn er das nicht tut und sich nichts weismacht.

Ist der Durst nicht groß und zieht der Patient ein warmes Getränk vor, so hat er die große Auswahl zwischen einem dünnen Haferschleim, einem dünnen Theeaufguß von Thea chinensis, Melissen, Chamillen, Pfefferminz, Orangenblüten u. s. w., Zuckerwasser mit Rotwein, gekochter Milch u. s. w.

Milch sollte in Cholerazeiten nie roh und nur dann getrunken werden, wenn sie kurz vor dem Genuß sorgfältig abgekocht ist; sie ist der beste und durch den Fliegenbesuch am häufigsten infizirte Nährboden für den Cholerakeim. Dasselbe gilt für Milchsuppen, Breie u. s. w., die dem Fliegenbesuch ausgesetzt sind.

Hat der Kranke Leibschmerzen, so werden ihm warme Kompressen auf den Leib woltun. Drängt ihn die Diarrhoe, empfindet er Brechneigung, klagt er über Völle im Magen, ist die Zunge belegt, die Magengegend aufgetrieben, der Bauch empfindlich, so ist eine Ausleerung des Verdauungskanales unbedingt ratsam. Aber mit schonenden Mitteln. Ein unvorsichtig gereichtes Abführmittel, ein scharfes Brechmittel ist in Cholerazeiten so oft die Veranlassung zum Ausbruch eines schweren Anfalles gewesen, daß wir keine neuen Erfahrungen über das hier Zuträgliche oder Unzuträgliche zu sammeln brauchen. Ein kaltes Wasserklystir, im Nothfall ein hohes Seifenwasserklystir oder Chamillenklystir, wird in vielen Fällen ausreichen; bei deutlicher Stauung von Ingesten im Magen ist die Magenausspülung notwendig und wirksam, solange das Organ noch nicht gelähmt ist. Mißlingt die Auswaschung des Magens, weil die Fenster des Schlauches verstopft werden, oder steht dem Einführen der Magensonde ein Hinderniß entgegen, ausgesprochene Arteriosklerose, Kehlkopfläsionen etc., so wird man auf die Anwendung stärkerer Abführmittel beschränkt und mag Infusum sennae compositum oder Oleum ricini eßlöffelweise oder Calomel, 0,2—0,3 Gramm aller viertel Stunden, mit Vorsicht versuchen. Immerhin sollte die Anwendung dieser Mittel nur ausnahmsweise geschehen.

Den Durchfall zu stopfen mit Opium oder Wismut oder Tannin oder Argentum nitricum und ähnlichen Mitteln, überlassen wir denen, die im Durchfall die Gefahr und in der Unterdrückung eines Symptoms die Heilung sehen. Nach dem, was wir über die Bedeutung der Nitrate für den Choleraanfall wissen, können wir nicht umhin, in der so oft geübten Darreichung des Bismutum subnitricum bei der Choleradiarrhoe einen Kunstfehler zu sehen.

Einem Kranken, der sehr unruhig und ängstlich ist, wird man mit ein paar Tropfen Opiumtinctur, tinctur. opii crocatae gtt 3—6 oder tinct. opii benzoic. gtt 10—20, oder mit ein wenig Dowerschem Pulver, pulv. ipecac. opiat. 0,1—0,2, oder einer kleinen Morphiuminjektion, 0,002—0,005, und dergleichen gewiß nicht schaden; aber für gewöhnlich tun die Aethereo-oleosa, tinct. valerianae aetherea, tinct. aromatica, species chamomillae, species melissae, ein Schluck Wein oder Champagner, dieselben Dienste.

Der Kranke darf Bett und flüssige Kost erst wieder verlassen, wenn die Magendarmstörung völlig aufgehört hat, und muß nach seiner Genesung die in Cholerazeiten gefährlichen Speisen, Ackergemüse und Ackerfrüchte, gepökelte und geräucherte Fleischwaren, und zweifelhaftes Wasser (§ 124) ganz besonders strenge vermeiden.

§ 229. Mit dem Beginn einer ausgesprochenen Cholerine oder des großen Choleraanfalles stellt sich theoretisch die Indicatio causalis in den Vordergrund.

Der Versuch, den Choleraprozeß dadurch zu beendigen, daß man den vermutlichen Choleraerreger oder das Choleragift aus dem Körper durch entleerende Mittel hinausbefördere oder durch antiseptische oder antitoxische Mittel abtöte, ist schon von den ersten europäischen Ärzten, welche die indische Cholera behandelten, gemacht worden.

Das meiste Vertrauen hatten sie zum Ricinusöl. In der Epidemie des Jahres 1787 zu Arcot wurde es von den englischen Ärzten mit Erfolg gegeben (Scot). Auch Annesley (1825) und Henderson (1825) loben es. Der letztere rät, um das Ausbrechen des Öles zu verhüten, den Kopf des Kranken rückwärts auf das Kissen niederdrücken zu lassen oder 30 Tropfen von Sydenhams Opiumtinctur zugleich zu reichen. Kennedy (1827), Moreau de Jonnés (1831), Guérin (1849) stimmen mit den genannten Beobachtern überein.

Die anderen Abführmittel, besonders die salinischen und resinösen, Aloe, Coloquinten, Jalappe, werden fast allgemein verworfen. Daß das Calomel zur Erfüllung der Indikatio causalis im großen Anfall wie im kleinen unfähig ist, wurde schon gesagt; in jenem bleibt es im Magen liegen und richtet nachträgliche Verwüstungen an; in diesem läßt es den Cholerakeim unberührt (§ 224).

Seit der Entdeckung des Choleraerregers und der endgültigen Feststellung, daß dieser sich zuerst im Darm ansiedelt und von hier aus den Organismus angreift und vergiftet, hat man die purgirende Methode mit erneuter Energie und Konsequenz versucht, ohne bessere Erfolge als vordem zu haben. Die Menschen vergessen immer, daß mit veränderter Theorie oder auch mit besser begründeter Theorie die Wirkung vorher unwirksamer Maaßnahmen sich nicht ändert.

Da die purgirende Methode die neuen Erwartungen nicht erfüllte, so nahm man die Antisepsis zu Hülfe und versuchte, den Choleravibrio mit den Mitteln, die ihn im Reagenzglas töten, nun auch im Darm anzugreifen. Man mußte lernen, was man schon früher, beim Versuch gewisse hartnäckige Eingeweidewürmer im Darm zu töten, erfahren hatte, daß es ein ganz vergebliches Bemühen ist, den Darm von eingedrungenen pathogenen Keimen frei zu machen. Sogar wenn man auf die Darmschleimhaut ebensowenig Rücksicht nimmt wie der Choleravibrio selbst, wenn man sie mit Gewaltmitteln wie Sublimat völlig ablöst und zerstört, bleibt der Cholerakeim wie die andere Bakterienflora im Darm zurück. Mit Calomel, Salol, β-Naphthol, Naphthalin, Campfer, Kreolin, Kreosot, Kresol, Chlorwasser und ähnlichen Mitteln war nicht einmal eine Herabsetzung der Bakterienanzahl im Darm zu erreichen, auch keine Verminderung der Zersetzung und Fäulnis im Darm, die an den Aetherschwefelsäuren des Harnes gemessen wurde (Sucksdorff, Rossbach, Bouchard, Hoppe-Seyler, Rovighi, Fürbringer, Hayem, Stern).

§ 230. Als Koch gefunden hatte, daß sein Kommabazillus gegen Säuren sehr empfindlich ist, wurden die Mineralsäuren, Salzsäure, Schwefelsäure, Salpetersäure, die schon im Jahre 1831 in allen Formen und Gaben versucht worden waren, mit neuem Mut als Vorbeugemittel in Choleragefahr und als Heilmittel bei der ausgebrochenen Krankheit gereicht. Der Erfolg entsprach den Erwartungen in keiner Weise. Die meisten Ärzte sahen sogar entschiedene Nachteile von dieser Medikation. Darum wurde von einem Wagehals die subkutane Injektion des Acidum sulfuricum empfohlen; was er und andere damit angerichtet haben, ist unseres Wissens nie mitgeteilt worden.

Wie die Salpetersäure gewissermaaßen als isopathisches Mittel schon im Jahre 1831 unter dem Namen des Hope'schen Spezifikums zuerst ein unbedingtes Vertrauen genossen hatte und dann wieder verlassen worden war, ist natürlich vergessen worden. Nicht allein Thomas Hope selbst, der sein Mittel „nach dreißigjähriger Erfahrung" im Jahre 1830 anpries, sah Wunder davon, auch Leo in Warschau, Sinogowitz in Breslau und viele Andere. Das berühmte Rezept lautete: Rp. acidi nitrici fumantis ʒ j, aquae menthae piperitae **s**, mixturae camphoratae ʒj, tincturae opii guttas xl. MDS alle 3 bis 4 Stunden ein viertel der Arznei in einer Tasse dünnem Haferschleim zu nehmen. Nach der dritten oder vierten Gabe ist der Kranke gesund. — Von 264 Kranken, die das Mittel nahmen, starb 1; wenige waren länger als 50 Stunden krank, nur 23 lagen bis zum dritten oder fünften Tage. Auch hat es eine spezifische Schutzwirkung. — Hirsch, der es im Jahre 1831 in Königsberg prüfte, sagt, daß es von den Kranken immer ausgebrochen wurde und daß die Krankheit in ihrer Verschlimmerung ruhig dabei fortschritt.

Wie die Mineralsäuren sind auch Fruchtsäuren zur Abtötung des Choleravibrio prophylaktisch und therapeutisch empfohlen worden, Citronensäure, Weinsteinsäure, Essig u. s. w., ferner Milchsäure, Buttersäure u. s. w. u. s. w. Merkwürdig ist, daß die Volkserfahrung den Gebrauch der Säuren im Choleraanfalle zu allen Zeiten widerraten hat; sie steht hierbei durchaus im Einklange mit unserem Wissen von der Bedeutung der Säuren für die Pathogenese des Choleraprozesses (§ 207). Wenn das Volk überhaupt „spezifische Mittel" in der Cholera angewendet hat, so waren es immer Alkalien. PRUNER fand, daß die Fellahs in ganz Aegypten während der ersten Epidemie des Jahres 1831 Salmiak und Limonensaft nahmen, während der zweiten Epidemie Salmiak mit oder ohne Kochsalz und Citronenwasser.

Ohne diesen Volksgebrauch zu kennen wendete MOST im Jahre 1831 in Rostock, gestützt auf die günstigen Erfahrungen der Tierärzte bei der Pneumatosis der Rinder, als Hauptmittel bei der asiatischen Cholera das Ammonium an. Er gab in den höheren Graden der Krankheit aller fünf oder zehn Minuten 15—25 Tropfen vom Spiritus salis ammoniaci caustici in einer Tasse kaltem Wasser. Von 49 Kranken im erethischen Stadium genasen bei dieser Behandlung und fortgesetztem literweisem Trinken von kaltem Wasser 45, starben 4 = 8 %; von 58 Kranken im paralytischen Stadium genasen 36, starben 22 = 38 %; dabei betrug die durchschnittliche Sterblichkeit der Cholerakranken in Rostock 50 %; nach der amtlichen Liste gab es 680 Kranke mit 396 Toten, also 58,2 %. Von 150 Menschen mit einfacher Cholerадiarrhoe oder Pseudocholera — so nennt MOST die einheimische Sommercholera — starb auch ohne das Mittel kein einziger. Most selbst erkrankte an einem schweren Anfalle der paralytischen Cholera und genas mit Hülfe des Salmiakgeistes und des kalten Wassers.

Merkwürdig, schreibt er, war mir der Umstand, daß jedesmal nach dem Einnehmen des Salmiakgeistes auf ein paar Minuten das große Angstgefühl völlig verschwand und ich mich ganz wohlfühlte; später schien die Wirkung verflogen und die Angst stellte sich wieder ein. Zugleich muß ich bemerken, daß es mir nicht allein schien, als wirke das kaustische Ammonium bei meinem Leiden belebend, sondern eine andere wohltätige Wirkung desselben war die, daß dadurch die Entwicklung des Schwefelwasserstoffgases im Darmkanal vermindert wurde und daß es mir vorkam, als absorbire das Mittel das vorhandene Gas, welches sonst vielleicht dem Blute mitgeteilt worden wäre und die Narkose des Nervensystems verschlimmert haben würde.

STEART hat den Salmiak im Jahre 1832 in Ostindien angewendet und von 142 Cholerakranken keinen einzigen verloren; SCHARTLER (1838) in Brünn gab ihn in verzweifelten Fällen, wo ihn das sonst wirksame Natrium bicarbonicum im Stiche ließ, mit gutem Erfolge. DVORJAK in St. Petersburg (1848) empfahl das Ammonium camphoratum. SELLARDS (1910) zeigt, daß die Cholerakranken große Mengen von Natrium bicarbonicum sehr gut vertragen, aber weit mehr davon nötig haben, um einen alkalischen Urin zu bekommen, als der Gesunde. Er sah nach der Anwendung des Mittels oft plötzliche und deutliche Steigerung der Harnabsonderung mit allgemeiner Besserung.

Kurz, so oft die „rationelle“ Darreichung der Säuren widerraten werden mußte, so oft sind die „unrationellen“ Alkalien empfohlen worden. Theorie und Praxis sind nicht immer einer Meinung.

§ 231. Vibrionentötende Mittel bedeuten nach dem bisherigen im Choleraanfalle keine wahre Hülfe. Keines von denen, die seit dem Jahre 1884 durchprobirt worden sind, hat sich auch nur im geringsten bewährt; Krankheitsverlauf und Mortalität blieben von ihnen unbeeinflußt; die meisten schadeten sogar den Kranken.

Nur ein paar antiseptische Mittel scheinen wenigstens unschädlich gereicht werden zu können. Hieher gehört zunächst das Tannin, von CANTANI (1884) empfohlen. Ob es wirklich wie im Reagenzglase so auch im Darm den Vibrio abtötet und seine giftigen Produkte ausfällt (CANTANI UND DE SIMONE 1888), mag dahingestellt bleiben. Bei Choleradiarrhöen und Cholerinen kann es jedenfalls in den Darm gelangen; in schweren Choleraanfällen, wo entweder ein heftiges Erbrechen besteht oder der Magen gelähmt ist, bleibt seine Wirksamkeit ausgeschlossen. Die Urteile der Ärzte, die das Tannin nach Cantanis Vorschrift per os und per rectum angewendet haben, lauten sehr verschieden.

Das Tribromphenolwismut, das HUEPPE im Jahre 1892 in die Cholerabehandlung eingeführt hat, ist zweifellos unbedenklich im Gegensatz zum Bismutnitrat (§ 226). Es kann, falls Erbrechen und Magenlähmung fehlen, im Darm zur Wirkung gelangen und hat das Lob eines klaren Beobachters für sich. Hueppe gibt von dem Mittel zuerst 1 Gramm, dann weiter alle zwei Stunden halbe Gramme, bis zu 5 oder 7 Gramm in 24 Stunden. Mittelschwere Erkrankungen sah er dabei in glatte Heilung übergehen; in 9 ganz schweren Fällen verlor er 4 Kranke, 44 %, während die anderen ohne besondere Störung genasen. Bei den Sektionen der vier Verstorbenen konnte er aus dem Darminhalte keine Vibrionen mehr züchten; die Nieren waren im Vergleiche zu anderen Fällen auffallend wenig verändert.

Neuerdings rühmt ROGERS die gute Wirkung des Kalium permanganicum gegen die Cholerainfektion. Er läßt aus 3 Gramm Kalium permanganicum und 6 Gramm Kaolin mit Vaseline 30 Pillen bereiten und gibt davon alle viertel bis halben Stunden ein Stück; oder er reicht das Mittel in Lösung, 0,03—0,06 Gramm auf 500 Wasser. Von 57 schwer Erkrankten, die er in Palermo im Jahre 1911 mit diesem Mittel und zugleich mit intravenösen Einspritzungen einer hypertonischen Kochsalzlösung (§ 234) behandelte, verlor er 8, also 15 %. RICHARDS UND HOWLAND haben gegen die Verwendung des Kaliumpermanganates eingewendet, daß es Methaemoglobin bilde und die im Choleraprozeß ohnehin verminderte Oxydation im Organismus weiter herabsetze; außerdem bringe es das sonst wenig giftige Indol zu giftiger Wirkung. Wie weit diese Einwände stichhalten, ist wol noch unentschieden.

Neuerdings ist von STUMPF auf Grund von überzeugenden Experimenten die Bolus alba als ein Desinfektionsmittel bei der Cholerakrankheit empfohlen worden. Er läßt 125 Gramm der Bolus alba officinalis subtilissime pulverisata in ein halbgefülltes Halbliterglas mit kaltem Wasser einschütten und, wenn das Pulver zu Boden gesunken ist, es gut mit einem Löffel aufrühren und dann die Masse auf einmal oder wenigstens möglichst rasch hintereinander austrinken. So viel für Erwachsene. Kinder des zweiten Lebensalters erhalten 60 Gramm auf 150 Gramm Wasser, Säuglinge 50—70 Gramm auf 100 Gramm Wasser in der Saugflasche. Je kälter die Flüssigkeit, um so leichter wird sie genommen. Nach drei Stunden kann die Gabe wiederholt werden. Weitere Getränke sind für die nächsten 18 Stunden zu vermeiden. STUMPF will mit diesem Mittel die Choleravibrionen ersticken und ihre Toxinbildung unterdrücken. Wie wirksam das Mittel sei, um Gifte zu binden, zeigte er im folgenden Versuch. Zwei Hunde erhielten in je 400 Gramm Bolus alba mit Milch vermischt am ersten Tage 0,2 Gramm Arsen, am dritten 0,4, am fünften 0,8, am achten 1,5, am neunten 2,5, am elften Tage 3,5 Gramm Arsen. Sie erlitten keinen Schaden.

Die Cholerakranken nahmen das Mittel leicht (VON HAKE, JASTER 1906). Über die erzielten Wirkungen steht das Urteil noch aus. Unschädlich ist es wol sicher. Ob es vom gelähmten Magen aus zur Wirkung kommen kann, ist fraglich. Das Verbot des Wassertrinkens danach erscheint bedenklich. Warum etwas Gutes gegen unsicheres aufgeben? Vielleicht wäre die Wirksamkeit der Thonerde am ehesten bei Choleravibrionenträgern zu versuchen.

§ 232. Während die erste Indicatio causalis, den Choleraerreger selbst aus dem Darm hinauszuschaffen oder darin abzutöten, wol kaum erfüllt werden kann, scheint die Erfüllung eines zweiten Hülfsbedürfnisses, die Herausschaffung der vom Cholerakeim gebildeten Gifte, um so leichter; zumal der Organismus selbst den Weg dazu zeigt, indem er sich mit den gewaltsamsten Anstrengungen unter reichlichem Zuflusse der Gewebesäfte zum Magendarmrohr mit Ausleerungen nach oben und nach unten zu reinigen sich bestrebt. Gerade diejenigen Anfälle verlaufen verhältnißmäßig am günstigsten, wo jene Wehrbestrebungen sich am heftigsten äußern.

Daß man sie nicht ohne Gefahr mit Gewaltmitteln wie Calomel oder salinischen Abführmitteln unterstützen kann, noch weniger aber mit sogenannten Beruhigungsmitteln hemmen und unterdrücken darf, wurde genügend betont. Daß man sie mit großem Nutzen erleichtern kann, lehrt die Erfahrung.

Das einfachste Mittel dazu ist schon genannt worden, es ist das Trinken von frischem kaltem Wasser, wie es OERTEL empfiehlt. Daß es unschädlich ist, dafür bringt er überzeugende Beispiele, die nach ihm von zahlreichen Ärzten vermehrt wurden; daß die Mortalität durch die Wasserkur abnimmt, ist von Ärzten wie BURGNIÈRES (1849), BESNIER (1866), TROUSSEAU festgestellt worden; die deutschen Kliniker, ROSSBACH, LIEBERMEISTER, RUMPF u. s. w. gehen mit Stillschweigen über das Wassertrinken in der Cholera hinweg und empfehlen sogar heiße Getränke. Wie wenig der Kranke selbst mit dieser Empfehlung einverstanden ist, kann man in jedem Hospital sehen, wo die Cholerakranken nur kaltes frisches Wasser verlangen, aber heißen Kaffee, Grog, Glühwein trinken sollen. Das Verlangen des Cholerakranken nach kaltem Wasser ist der einzige Beweggrund, der ihn aus seiner Apathie aufregt. Der zum äußersten erschöpfte Patient, der kein Glied mehr bewegen kann, folgt mit den Augen dem Wassereimer, der zum Waschen des Bodens aber nicht zu einer Labung hineingetragen wird. Der sterbende Geizhals kann nicht verlangender nach einem Sack Gold hinblicken. Aber die kurzsichtige „Wissenschaft" verbietet das Wasser; der Kranke könnte wieder erbrechen oder mehr Durchfall bekommen oder gar weiter erkalten; besser ist, daß er stirbt.

Der cholerakranke Organismus verlangt nach Wasser; das Erbrechen und die Durchfälle können nicht aufhören und sollen nicht aufhören, bis das ätzende Gift aus dem Körper heraus ist. Das beste Mittel, das Choleragift zu verdünnen und die Flut zum Ausschwemmen zu vermehren, ist Wasser; das beste Mittel, den in tödlicher Schwäche daliegenden Kranken wieder aufzurichten, seine Lebenswärme anzuregen, ist kaltes Wasser. Das einzige Bedenken gegen Wassertrinken, welches stichhaltig ist, hat EMMERICH geltend gemacht; es ist ein deutlicher Salpetergehalt des Trinkwassers. Aber das ist nur ein Bedenken gegen schlechtes Wasser, welches zu allen Zeiten gegolten hat (§ 81), nicht gegen das Wasser an sich.

Als in St. Petersburg im Jahre 1848 und im Jahre 1908 die armen Leute schrieen, das Newawasser sei vergiftet, es mache die Cholera, tranken sie es doch, und tranken es um so mehr, je schwerer sie an der Cholera darniederlagen; sie wollten lieber am Brechdurchfall sterben als im verzehrenden Durst vergehen, und sie höhnten die Regierung, daß sie ihnen das Newawasser verböte, aber kein anderes Wasser geben könne.

Ein Bauer, der im Jahre 1830 in Moskau von der Cholera ergriffen wurde, trank binnen drei Stunden 16 Maaß kaltes Wasser, geriet in einen starken Schweiß und ging nach zehn Stunden gesund nach Hause (BROWN,

Örtel). In mehreren Dörfern Galiziens flohen die Landleute, die im Jahre 1831 unter der ärztlichen Behandlung mit heißen Bädern und Getränken ihre meisten Cholerakranken sterben sahen, an abgelegene Orte, sobald sie sich von der Krankheit ergriffen fühlten, tranken dort nur kaltes Wasser und kehrten in der Mehrzahl nach zwei oder drei Tagen gesund wieder zurück (Cziegler bei Örtel). —

In den Fällen, wo das Erbrechen aufgehört hat, wo der Magen lahm und tot daliegt und zwar Wasser aufnimmt, aber nicht wieder abgibt, kommt zur Ausleerung des Choleragiftes die Anwendung der Magensonde dringend in Frage. Sie ist nach dem Wassertrinken das zweite wichtige Mittel, das, vorsichtig und sachkundig angewendet, nie schaden kann. Man sieht in jenen Fällen bei Einführung der Sonde nicht selten sofort zwei, drei Liter Flüssigkeit unter großer Erleichterung des Kranken ausströmen, überzeugt sich gelegentlich dabei, daß der Magen mit Nahrung, verdauter oder unverdauter, überfüllt ist und einer gründlichen Auswaschung dringend bedarf. Der Magenheber bringt beim Cholerakranken wie beim Ileuskranken nicht allein Mageninhalt sondern oft auch rückfließenden Darminhalt hervor. Wo die Magensonde nicht zur Hand ist, genügt jeder Schlauch. Wo auch dieser fehlt, muß man die Ausleerung des Magens durch vorsichtiges Reizen des Schlundes unter Nachtrinken von Wasser zu bewirken versuchen; aber leider bleibt dieser Versuch meistens erfolglos, da die Magenwände sich nicht mehr zusammenziehen und auch der Nachdruck des Zwerchfells und der Bauchpresse fehlt.

Gegen die Anwendung eines Brechmittels als äußerstes Hülfsmittel dürfte nichts einzuwenden zu sein, wenn alle anderen Mittel zur Magenausleerung vergeblich geblieben waren. Die Ipecacuanha ist zum genannten Zwecke das beliebteste und wol auch beste Mittel; aber ihren regelmäßigen Gebrauch zu Beginn des Anfalles, alle viertel Stunden 1 Gramm pulvis radicis ipecacuanhae bis zur Wirkung, glauben wir nicht empfehlen zu sollen. Sie soll kein typisches Hülfsmittel, nur ein seltenes Ausnahmemittel sein für den Fall wo es heißt: remedium anceps melius quam nullum.

§ 233. Zur Unschädlichmachung der Choleragifte reicht zweifellos in vielen Fällen eine gründliche Wasserflut zum Darm, wie sie der Organismus selbst spendet und durch Wassertrinken vermehrt, vollauf aus. In anderen Fällen entsteht die Indikation zur Neutralisirung des Choleragiftes. Die Bakteriologen, welche das Choleragift in Exotoxinen und Endotoxinen des Vibrio suchten, haben mit der Empfehlung von spezifischen Antikörpern jene Indikation als die wichtigste in der Cholerakrankheit bezeichnet. Daß sowol ihre Voraussetzung ein Irrtum als ihre Bemühung vergeblich war, haben wir in den §§ 107 und 108 gesehen und können die „spezifische" Serumtherapie der Cholera wie einen neckenden Traum zur Seite lassen.

Die eigentlichen Choleragifte bestehen in den Nitritsalzen und in freier salpetriger Säure. Beide werden durch eine genügende Wasserspülung unschädlich gemacht, woferne ihre Bildung nicht unausgesetzt andauert. Wo der Organismus seinen Wasservorrat erschöpft hat oder das ihm durch Trinken neuzugeführte Wasser durch seinen Salpetergehalt sogar zur neuen Giftquelle wird, versagt die Selbsthülfe. Für solche Fälle kommt Emmerichs Rat in Erwägung, Gegenmittel gegen die salpetrige Säure zu reichen, die das furchtbare Gift zu binden oder zu zersetzen vermögen. Er empfiehlt zu diesem Zweck in erster Linie den Harnstoff, der sich mit salpetriger Säure in Stickstoff, Kohlensäure und Wasser zersetzt; 2—3 Gramm alle Stunden. Das Mittel ist als ein dem Organismus vertrautes Stoffwechselprodukt wol auch in größeren Gaben unbedenklich, da es, an sich wenig giftig, überdies während des Choleraanfalles schlecht oder gar nicht resorbirt wird. — Auch die Amidosulfosäure und das amidosulfosaure Natrium, die sich mit Salpetrigsäure in Stickstoff und schwefelsaures Natron zersetzen, mögen in der von Emmerich empfohlenen Gabe, 1 Gramm alle Stunden in Wasser, ungefährlich sein. — Hingegen braucht das Metaphenylendiaminchlorhydrat, das mit Salpetrigsäure zusammen Vesuvin und Wasser bildet, wol kaum versucht zu werden, da es schon in Gaben von 0,5 Gramm sobald giftig werden kann, als salpetrige Säure zu seiner Verkuppelung fehlt, und dann statt der Choleravergiftung eine Arzneivergiftung beginnen würde.

Ein sehr einfaches und zur Tilgung der etwa schon im Magen gebildeten salpetrigen Säure dienliches Mittel ist die Magnesia carbonica. Sie wurde schon bald nach dem Jahre 1817 in Indien zur Neutralisirung der im Magendarmkanal des Cholerakranken gebildeten „Säure" versucht und von Corbyn (1820), Ainslie (1825), Purpurew (1830) dringend empfohlen. Man kann sie, wie die Engländer, theelöffelweise mit warmer Milch oder mit Wasser, durch Mund und After reichen. In Deutschland hatte diese einfache Medikation im Jahre 1831 heftige theoretisirende Gegner; sie betonten, daß es bei der Cholera keine Säure wegzuschaffen gäbe, und Marx (1831) meinte, nur Halbwisser in der Medizin könnten von einer Arznei, die für eine einzelne Indikation in einem gewissen Zeitraume wirksam sei, eine radikale Hülfe versprechen. So hätten wir uns denn wieder einmal im Kreise gedreht.

Wenn das Erbrechen Massen von hochsaurer ätzender Flüssigkeit, worin etwa die Prüfung mit Kongopapier die Anwesenheit scharfer Mineralsäure dargetan hat, nach außen bringt, so braucht man sich auch wol vor der Darreichung anderer Alkalien oder vor der Ausspülung des Magens mit alkalischem Wasser nicht zu scheuen (§ 230), falls man nur reichlich Wasser zur Verdünnung des Alkalis nachspült oder nachtrinken läßt. Immerhin sprechen die ärztlichen Erfahrungen in der Behandlung der Cholera infantum dafür, daß bei „falschen Säuren“ in den Verdauungswegen vor allen Alkalien die Magnesia den Vorzug verdient.

§ 234. In den Choleraanfällen, in denen der Kranke kein Wasser mehr schlucken konnte oder das Trinken zur Wiederauffüllung des gesunkenen Kreislaufes nicht ausreichte oder der Arzt dem Kranken das Wassertrinken verbot und dieser die ihm angebotenen heißen Getränke zurückgewiesen oder ohne Besserung seines Befindens angenommen hatte, sind zahlreiche Versuche gemacht worden, den Ersatz des Wasserverlustes auf anderen Wegen zu bewerkstelligen. Kaum ein Weg ist dabei unbeschritten geblieben. Man hat empfohlen: Mageninfusionen, Darminfusionen, aufsteigende Aftermundspülung, subkutane, intravenöse Infusionen, aber auch Wasserinhalationen durch die Lunge (Piorry in Wien 1853), Wasserinfusionen in die Harnblase (Piorry 1853, Mettenheimer 1892), Infusionen in die Pleurahöhle, in die Bauchhöhle (Rogers). Nach Liebermeister ist es auch schon vorgekommen, daß ein Chirurge den Bauch aufschnitt, den Darm eröffnete und dann durch Sonden, die er nach oben und unten einführte, desinfizirende Flüsigkeiten eingoß; das Endergebnis wurde als ein „negatives“ bezeichnet.

Die Versuche, von der Bauchhöhle, von der Pleurahöhle, von der Harnblase, von der Lunge aus den Wasserverlust im Choleraanfalle zu decken, können wir wol unbesprochen lassen.

Die Wasserinfusion in den Magen ist natürlich die einfachste Methode und kann mit der Ausspülung des Organs verbunden werden. Während man für gewöhnlich zu solchen Ausspülungen körperwarmes Wasser nimmt, sollte man im Choleraanfall das Wasser brunnenkalt nehmen, da alle Erfahrungen darauf hinweisen, daß das Wasser im geschwächten oder gelähmten Magen wirkungslos liegen bleibt, falls nicht die Magenwand einen kräftigen Anreiz erfährt. Ob man dem nachgegossenen Wasser Magnesia carbonica oder Bolus alba oder dergleichen zufügen will, hängt von den vorhin besprochenen Indikationen ab.

Die Darminfusion geschieht wie beim gewöhnlichen hohen Klysma mit kalter physiologischer Kochsalzlösung, die aus einem Irrigator langsam, also unter geringem Druck einfließen soll. — Cantani hat die gerbsaure Enteroklyse empfohlen, weil er erfahren hatte, daß die neapolitanischen Lohgerber in Neapel von allen Choleraepidemien wenig oder gar nicht gelitten haben, während die Handschuhledergerber, die kein Tannin anwenden, stets stark mitgenommen wurden. Dieser Grund ist sehr naiv; aber die Erfolge der Cantani'schen Kur sind nach den Urteilen der italiänischen, österreichischen, deutschen, amerikanischen Ärzte aus den Epidemien 1884, 1887, 1892 u. s. w. befriedigend. Die Anwendung geschieht so, daß 5—20 Gramm acidum tannicum auf 1500—2000 ccm Wasser gelöst werden und die Lösung fieberwarm, 39—40 ° C, unter hohem Druck mit Überwindung der Bauhinischen Klappe in den Dünndarm eingegossen wird. CANTANI UND DE SIMONE erwarten davon die Tötung der Vibrionen im Darm, die Bindung der von ihnen zubereiteten Gifte, die Gerbung der lädirten Schleimhaut, die Beseitigung des Durchfalls und den Ersatz des Blutwassers. RUMPF gesteht dem Eingriff die „Beruhigung des Darmes" zu.

Eine weit energischere Form der Enteroklyse hat unter dem Namen des Diaklysmos von GENERSICH empfohlen; er zeigte an Leichen, daß man vom Mastdarm aus nicht nur den Dickdarm sondern auch den ganzen Dünndarm und den Magen durchspülen kann und empfahl daraufhin, mittels des Irrigators vom After aus den ganzen Verdauungsschlauch unter Wasser zu setzen: Er gießt 5—15 Liter einer 0,1—0,2 prozentigen Tanninlösung bei 80—100 cm Wasserdruck und 38—40 ° C Wärme unter kräftigem Zusammenpressen des Afters in den Cholerakranken hinein. Die Kranken werden wärmer, der Schweiß bricht ihnen aus, sie erwachen aus dem Koma und fangen nach einiger Zeit an, die Tanninlösung zu erbrechen. Auch diese Kur soll hier und da Erfolg gehabt haben.

Die subkutane Infusion mit physiologischer Kochsalzlösung ist von MICHAEL (1883), SAMUEL, HAYEM u. A. erprobt und angeraten worden. Man hat zur Ausführung verschiedene Apparate und verschiedene Lösungen empfohlen; von den letzteren sei außer der Chlornatriumlösung von 0,7—0,8 % die Cantani'sche Lösung aus 0,4 Natrium chloratum, 0,3 Natrium carbonicum und 100 Aqua destillata erwähnt. Der einfachste Apparat zur Hypodermoklyse ist der gewöhnliche Irrigator oder ein großer Trichter mit einem meterlangen Gummischlauch und einer weiten Hohlnadel oder einem dünnen Troikart.

Alles wird gut gespült, ausgekocht und dann mit der Salzlösung gefüllt, die nach der Vorschrift der meisten Ärzte mindestens 41—42 ° C Wärme haben soll, so daß sie beim Einflößen unter die Haut noch 40 ° C hat; meiner Erfahrung nach tut eine stubenwarme Lösung genau dieselben wenn nicht bessere Dienste. Die Einflößung geschieht in den Bauchweichen, in der Ileokostalgegend oder in der Infraklavikulargegend. Die Verteilung der Flüssigkeit ist mehr dem Körper selbst, unter einer warmen Bedeckung, zu überlassen als durch Massage zu befördern. Bei niederem Druck, 100—200 cm, kann die Infusion ununterbrochen viele Minuten bis zu einer Stunde lang fortgesetzt werden und 2 bis 6 Liter einverleiben.

KEPPLER empfahl im Jahre 1886 in Venedig eine alkoholische Kochsalzlösung, 7 Gramm Natrium chloratum, 10 Gramm Alkohol absolutus auf 1000 Gramm Wasser, und riet, sie während der ganzen Dauer des Anfalles in ununterbrochenem Flusse anzuwenden, so lange bis die Urinsekretion wieder eintritt, was gewöhnlich innerhalb der Zeit von 18 bis 24 Stunden nach Beginn der Operation geschehen soll. Wenn sich eine Beule bilde, so solle die Kanüle für eine Weile geschlossen werden; wenn der Puls wiederkehre, so brauche der Zufluß nur alle halben Stunden zu geschehen. Keppler wählt das Unterhautgewebe in beiden Infraklavikulargraden und wendet Troikarts aus Silber oder Gold an, die, ohne zu reizen, liegen bleiben können. Die Infusion geschieht aus einem Trichter.

Veneninfusionen im Choleraanfalle sind am frühesten versucht worden. Sie wurden schon im Jahre 1831 von Edinburgischen Ärzten gemacht (§ 223) und zwar mit günstigem Erfolge; Thomas hat über 6, Mackintosh über 156 glückliche Versuche berichtet. Später sind sie wieder verworfen worden, von Dieffenbach (1831), Robertson, Polunin (1848), Briquet (1850), Hübbenet, Piorry (1853), Reuss u. A. Hayem (1884) hat ihre Technik verbessert und sie aufs Neue zur Ehre gebracht. Er empfiehlt eine Lösung aus 7 Gramm Natrium chloratum, 1 Gramm Natrium sulfuricum auf 1000 Gramm Wasser. Man läßt unter niedrigem Druck ein, zwei, sechs Liter und mehr ganz langsam einfließen, kühl oder bis 40 ° C erwärmt. Die augenblickliche Wirkung ist oft zauberhaft; der Puls steigt, die äußere Wärme, die Kraft der Stimme kehrt wieder. Aber der Erfolg hat keine Dauer; man muß die Infusion zweimal, dreimal wiederholen; dennoch sterben die meisten.

Um die geringe Wirksamkeit der bisherigen Infusionsmethoden zu vermehren, macht Rogers seit dem Jahre 1909 Versuche mit hypertonischen Salztransfusionen. Sobald der Blutdruck unter 70 mm Quecksilber gesunken ist, läßt er alle halben Stunden eine mindestens einprozentige Kochsalzlösung in den Mastdarm einflößen, und zwar bei einem Blutdruck von 70 mm Quecksilber und weniger, kontinuirlich, sonst alle zwei Stunden ein halbes Liter. Bei weiterem Absinken des Blutdruckes, beim Eintritt von Cyanose, Krämpfen, Ohnmachten gibt er die folgende Mischung intravenös: 120 Gramm Kochsalz, 3 Gramm Calciumchlorid auf $^1/_2$ Liter Wasser. Diese Lösung wird alle halben Stunden oder schneller eingeflößt, bis der Blutdruck 100 mm Hg und mehr erreicht hat; gewöhnlich sind 2—3 Liter erforderlich; vom dritten Liter ab kann die hypertonische Lösung durch die gewöhnliche physiologische Kochsalzlösung vertreten werden. Während Rogers früher 61 % Choleratodesfälle zählte, verlor er bei dieser Methode von 278 Kranken 33,8 %. Er sah alle sterben, bei denen der Blutdruck mehrere Tage lang unter 100 mm Hg blieb, und zwar unter den Symptomen der Uraemie. Von diesen Opfern hofft er noch durch Adrenalin per rectum und Digitalin oder Strophantin subcutan einige zu retten. Bei „Zeitmangel“ empfiehlt er, mittels eines Korkbohrers 1,5—2 Liter seiner Lösung in die Bauchhöhle einzugießen.

Man kann natürlich mehrere Infusionsweisen zugleich ausüben. NICHOLS UND ANDREWS wendeten auf Manila im Jahre 1908 die intravenöse Kochsalzinfusion mit 1—3 Litern und hohe Darmläufe mit 4—6 Litern fünfmal oder sechsmal am Tage an und erzielten dabei eine „Herabsetzung" der Mortalität auf 44 %.

Eine systematische Behandlung aller Cholerakranken mit Infusionen und eine bestimmte Bevorzugung der einen oder anderen Methode erscheint uns nicht gerechtfertigt; der Arzt soll die sämtlichen Methoden kennen, und im einzelnen Falle zusehen, welche am ehesten Aussicht auf Erfolg gibt. Er muß auch den Mut haben, überflüsige und aufsehenerregende Eingriffe zu unterlassen.

§ 235. Die bisher besprochenen Maaßnahmen, vom Wassertrinken bis zur intravenösen Injektion, erscheinen vielen Ärzten noch ungenügend zu einer wirksamen Behandlung des Choleraanfalles. Sie sprechen von der Indikation, das erlahmte Herz anzuregen, den stockenden Kreislauf durch Analeptica und Stimulantia wiederherzustellen. Sie empfehlen den Kampfer, den Liquor ammonii anisatus, heißen Grog, Punsch, Zimmttinktur, Adrenalin (MAC COMBIE 1906), Digitalin und Strophantin (ROGERS), oder sie machen Schenkelbäder mit Salpetersäure und Salzsäure (SCOT, JOHNSON), übergießen den Kranken mit Seifensiederlauge, mit Branntweingüssen, mit Senfmehlbrei und anderen „geschärften Bädern", sie brennen Arrak oder Kampfer oder Zigarren auf seinem Bauch ab oder wenden das Glüheisen nach verschiedenen Vorschriften (§ 223) an; sie stecken den Kranken in ein heißes Bad, legen heiße Sandsäcke auf Bauch und Herz, flößen ihm frisches Menschenblut (DIEFFENBACH 1831) ins Herz (§ 78) oder heiße Kochsalzlösung in die Vena basilica (ZIMMERMANN 1831) ein und wundern sich, daß der Kranke dennoch stirbt.

Wir überlassen die Anwendung der Stimulantien denen, die da meinen, wenn sie einem zum Tod vergifteten Pferde die Peitsche und die Sporen geben, so sei etwas damit gewonnen, und die nicht glauben, daß dem Pferde Ruhe und Schonung besser bekommen könne. Der menschliche Organismus kann im Choleraanfalle entweder auf die Erholung des Herzens und der Gefäße, die weit mehr darniederliegen als das Herz selbst, warten oder er kann es nicht. Im ersteren Falle wird er wieder aufleben; im anderen wird er sterben; keinesfalls aber wird er dadurch gerettet, daß wir seine Haut und seine Nerven und seine Kreislauforgane mit allen erdenklichen Torturen bestürmen und abquälen.

Wie mit der Indikation der Herzstärkung steht es mit der Indikation, die sinkende Wärme aufzuhalten, die mangelnde Wärme zu ersetzen. Der Organismus hat nur etwas von der Wärme, die er selbst bereitet; eine

Leiche wird nicht dadurch lebendig, daß man sie erwärmt. Damit soll nicht gesagt sein, daß man den Cholerakranken im Stadium algidum rücksichtslos der weiteren äußeren Abkühlung überlassen möge. Die gehörige Regelung der Außenwärme durch Heizung, Bedeckung und Lüftung ist bei ihm wie bei jedem anderen Kranken selbstverständlich. Aber man erwarte nichts von heißen Bädern, heißen Krügen, Senfteigen, Reibungen mit Pelzhandschuhen „die Haare auswärts gekehrt", heißen Getränken, nachdem so viele erfahrene Ärzte die schädliche Wirkung dieser Prozeduren im Choleraanfalle versichert haben. PRUNER, der in Aegypten drei Choleraepidemien mitmachte, warnt vor den warmen Bädern; ROMBERG, der in Berlin warme Bäder mit kalten Übergießungen machte, verlor 55 % seiner Kranken; BÄLZ, der in Japan die dort so vielfach angewendeten und von ihm selbst bei so vielen Krankheiten erprobten heißen Bäder auch bei den Cholerakranken versuchte, verwirft die Anwendung in dieser Krankheit unbedingt; RUMPF, der in Hamburg einige seiner Patienten das warme Bad loben hörte, sah andere darin sofort ohnmächtig werden.

Will man ein kreislaufanregendes und wärmeerzeugendes Mittel im Stadium asphycticum der Cholera unbedingt anwenden, so kommt wol kaum ein anderes in Frage als die Kälte, in Form von kurzen kalten Übergießungen oder Waschungen. Für ihre Wirksamkeit und Unschädlichkeit spricht die Erfahrung der Ärzte und des Volkes. Als die Cholera im Jahre 1821 durch Persien zog, ließen sich die Leute in Khorasan durch keine Vorstellung bewegen, von den englischen Ärzten den Rat der warmen Bäder und des Aderlasses anzunehmen; sobald jemand den Choleraanfall bekam, tauchten sie ihn in eisgekühltes Wasser, legten ihm Eis auf den Magen und gossen ihm Holzäpfelessig ein. An allen Straßenecken und Landwegen standen große Gefäße mit Wasser. Wurde einer auf der Straße vom Anfall überrascht, so entkleidete man ihn, übergoß ihn mit kaltem Wasser und rieb seine Glieder, bis sie warm wurden und die Muskelkrämpfe nachließen. FRASER, SEIDLITZ, TIMTSCHENKO, die diese Behandlung beobachteten, loben sie. Man braucht sie nicht in jedem Choleraanfalle nachzuahmen, aber man kann seine Nutzanwendung aus solchen Beobachtungen ziehen.

§ 236. Alle die genannten Reizmittel vom Kampfer bis zum Ammoniak, vom Frottieren mit Kampferspiritus bis zum Sinapismus, vom heißen Bad, nicht unter 30—35 ° R (REMER, GUMPERT 1831), bis zum russischen Dampfbad mit kalten Übergießungen, vom Übergießen der Haut mit Aether bis zum Frottiren mit Eisstücken oder mit Tüchern, die mit gestoßenem Eis und Salz gefüllt wurden, sie alle sind im Choleraanfalle auch zu dem Zwecke versucht worden, um die ausbleibende Reaktion hervorzurufen. Ein besonderer Erfolg wurde nicht gesehen

Die Mortalität blieb unverändert, ob man die Praxis der Rigaer Ärzte oder Caspers und Rombergs in Berlin oder Güntners und Seeburgers in Wien befolgte. Im Allgemeinen dürfte heute wol allgemein anerkannt werden, daß durch eine große Sparsamkeit im Gebrauch der wiederbelebenden Mittel viel eher genutzt wird als durch den reichlichen Gebrauch.

Über die Ernährung des Cholerakranken im Anfall wüßten wir nichts zu sagen, wiewol manche Bücher Seiten voll darüber beibringen.

Zur symptomatischen Therapie im Anfalle ein paar Bemerkungen. Man hat sie früher sehr weit getrieben. So legte von Reider in Wien im Jahre 1831 seinen Patienten Blasenpflaster um den Hals, um die Vox cholerica zu verbessern, und rühmt sich in dieser Beziehung guter Erfolge. Andere haben den Schwindel, die Angst, die Beklemmung des Kranken „bekämpft", ihm deßhalb Aderlässe gemacht oder Morphium endermal, subkutan, intravenös beigebracht. Andere haben die Urinsekretion in Gang bringen wollen und zu diesem Zweck Cremor tartari, Liquor kalii acetici, Oleum juniperi, Diuretin, Einreibungen mit Terpentin empfohlen. Alles das beglückt wol mehr den vielgeschäftigen Arzt und die Umgebung, die will, daß etwas für den Kranken geschehe, als diesen selbst, der gewöhnlich mit vollem Bewußtsein alles über sich ergehen läßt.

Die qualvollen Muskelkrämpfe bedürfen entschieden einer Behandlung. Das wirkungsloseste Mittel wider sie ist das Morphium und seine Verwandten; das beste eine kunstgerechte Massage, die mehr mit einem sanften Zusammendrücken der gehärteten Muskeln vorgeht, als mit Kneten und Reiben; ist auch das Drücken noch schmerzhaft, so soll man mit der eingeölten Hand zuerst die Teile abwechselnd von oben nach unten und von unten nach oben streichen und sie schließlich in die Hohlhand nehmen und einem steigenden Druck aussetzen. In ganz schlimmen Fällen kann man auch feste Flanellbinden um die gequälten Glieder legen.

Die Behandlung des Cholerakranken in der Reaktion darf sehr schlicht sein. Es genügt, den Kranken im Bett bei leichter Bedeckung seinem Schlafbedürfnis zu überlassen, seinen wiederkehrenden Durst mit kalten oder lauen oder warmen Getränken nach Wunsch zu stillen und ihn vom Essen, falls er es etwa verlangen sollte, noch abzuhalten.

Daß in der Rekonvalescenz eine höchst vorsichtige Ernährung mit Schleimsuppen, Milchsuppen, Breien, leichten Fleischspeisen, zartem Kompot mindestens ein paar Tage durchgeführt werden soll, ist wol selbstverständlich. Die Gefahr eines Rückfalles durch einen Diätfehler braucht nicht nochmals betont zu werden. Bei stockender Darmentleerung dürfte ein Klysma aus Wasser oder Öl oder ein Suppositorium aus Seife oder Kakaobutter wol für gewöhnlich genügen, Ricinusöl und Rheum nur ausnahmsweise zur Anwendung kommen.

Die Behandlung im Typhoidstadium beschränkt sich ebenfalls am besten auf eine vorsichtige Diätetik und sparsame symptomatische Therapie. Im Koma uraemicum eine Entgiftung des Organismus mit Infusionen anzustreben, kann im einzelnen Falle des Versuches wert sein; zum selben Zwecke Kalium aceticum, Diuretin, Digitalis oder dies alles zugleich anzuwenden, ist durch nichts gerechtfertigt. Für die Behandlung der Nachstadien wie für die Behandlung des Choleraanfalles selbst gilt, was Griesinger im Namen so vieler erfahrenen Ärzte betont hat, daß das überhaupt Erreichbare mit einfachen Mitteln erreicht werden kann und muß und daß arzneiliche Vielgeschäftigkeit hier wie überall schädlich ist; daß bei der Therapie der Cholerakrankheit der Fortschritt hauptsächlich in ihrer Vereinfachung besteht. —

Jüngst hat ein Doktor Heuser die Ausbildung staatlicher Spezialärzte für Cholerakranke angeregt. Schon im Jahre 1831 forderte sie ein Doktor Simon jun. in Hamburg mit folgenden Worten: „Es würde sehr zweckmäßig sein, wenn nur eine gewisse Zahl von Ärzten mit Behandlung der Cholerakranken und ebenso nur eine gewisse Anzahl von öffentlichen Beamten mit den dahin einschlagenden Angelegenheiten aller Art sich ausschließlich befaßten." — Wozu überhaupt noch praktische Ärzte, als dazu, daß sie aushelfen, wenn den Beamten die Arbeit zu viel wird?

Es wäre nur eine Konsequenz unseres Deutschen Reichsseuchengesetzes, wenn wir endlich dahin kämen, daß nicht bloß die Selbsthülfe und die Laienhülfe sondern auch die Hülfe durch den „gewöhnlichen" Arzt in der Cholerakrankheit gesetzlich verboten würde; daß es so würde wie im alten Aegypten: *μιης νοσου ἑκαστος ἰητρος ἐστι και οὐ πλεονων· παντα δ' ἰητρων ἐστι πλεα* (Herodot).

Nachweise.

A.

AASER, P., Über die Schutzimpfung des Menschen gegen Cholera asiatica. Berliner klinische Wochenschrift, 1910.

ABBOT UND BERGEY, Der Choleravibrio. Centralblatt für Bakteriologie, 23. Band. 1898.

ABEL UND CLAUSSEN, Untersuchungen über die Lebensdauer der Choleravibrionen in Fäkalien. Centralblatt für Bakteriologie, 17. Band. 1895.

— UND DRÄER, Das Hühnerei als Kulturmedium für Choleravibrionen. Zeitschrift für Hygiene, 19. Band. 1895.

ABRAHAM, Fischvergiftung. Münchener medizinische Wochenschrift, 1906.

ACHARD ET BENSAUDE, Infection paratyphique. Bulletin de la société médicale des hôpitaux de Paris, 1897.

ACKERMANN, Die Cholera des Jahres 1859 in Mecklenburg. Rostock 1860.

ACLAND, H. W., Memoir on the cholera at Oxford in the year 1854. London 1856.

ACOSTA, CHRISTOVAL, Tractado de las drogas y medicinas de las Indias orientales con suas plantas. Burgos 1578.

— Aromatum et medicamentorum in orientali India nascentium liber. Antwerpiae 1593.

ADAMS, JOHN, On Cholera morbus. London medical and physical journal, vol. 48, 1822.

— Cholera in Glasgow. Edinburgh medical and surgical journal, vol. 72, 1849.

AINSLIE, WHITELAW, Observations on the cholera morbus of India; a letter addressed to the honourable court of directors of the East-India company. London 1825.

AIRD, Die Cholera 1886 und die nach fünfundfünfzigjährigen Erfahrungen gegen dieselbe angewendeten Schutzmittel. Berlin 1887.

ALBANUS, CHAUNTINA, KREWER, ZEIDLER UND KERNIG, Über die Behandlung der Cholera mit dem antitoxischen Serum von Kraus. Wiener klinische Wochenschrift 1909.

Alexander von Tralles, Werke. Herausgegeben von Theodor Puschmann. Wien 1879.

Alexandre, Choléra à Hamel. Gazette médicale de Paris 1848.

Ali Cohen, Zur Frage der Bedeutung der sogenannten Cholerarotreaktion. Fortschritte der Medizin, 1887 und 1888.

Ali Khan, Choléra en Perse, prophylaxie et traitement. Thèse de Paris 1908.

Almquist, Ernst, Tatsächliches und Kritisches zur Ausbreitungsweise der Cholera. Göteborg 1886.

— Das Verhalten von Typhoidfieber, Diphtherie und Cholera im selben Hause während einer längeren Zeitperiode. Zeitschrift für Hygiene, 2. Band, 1887.

— Einfluß von Jahreszeit und Witterung auf Infektionskrankheiten. Ebenda, 5. Band, 1889.

Alt, Toxalbumine aus dem Erbrochenen von Cholerakranken. Deutsche medicinische Wochenschrift, 1892.

Altana, G., L'immunità e le vaccinazioni anticholeriche. Rivista d'igiene e di sanità publica, anno 19, 1908.

[Altenburger Immediatkommission] Vorsichtsmaaßregeln und guter Rat für den Fall des Ausbruches der Choleraseuche in hiesigen Landen zur Beherzigung und Benützung für Jedermann. Altenburg 1831.

[America] The cholera epidemic of 1873 in the United States. Washington 1875.

Amsterdamsky, Die Verbreitungsweise der Cholera im Kreise Petrowsk im Jahre 1892. Zeitschrift für Hygiene, 19. Band, 1895.

Anderson, William Stewart, An account of cholera morbus epidemic in India in 1817 and 1818. The Edinburgh medical and surgical journal, vol. 15, 1819.

Andral, G., Précis de l'anatomie pathologique. Paris 1829.

— Clinique medicale, 5 voll. Paris 1829—1833.

— Cours de pathologie interne publié par A. Latour, 3 voll. Paris 1848.

Andreae, August, Die Erkenntnis und Behandlung der asiatischen Cholera. Magdeburg. 1. Auflage August, 2 Auflage September 1831.

Andrews, Th., Chemical researches on the blood of cholera patients. Philosophical magazine 1832.

Annesley, Treatise on the epidemic cholera of India, 2. edition. London 1829.

— Sketches of the most prevalent diseases of India. London 1825. — 2. edition 1829.

— Researches into the causes, nature and treatment of the more prevalent diseases of India and of warm climates generally. London 1828. — 2. edition 1851.

Annesley, Über die ostindische Cholera. Aus dem Englischen von Himly.

[Anonymus] Neue specifische Heilmethode der epidemischen Cholera oder richtiger des Cholerafiebers mittels des fiebervertreibenden Prinzips der Chinarinde. Hannover 1831.

— Beiträge zur Poleoprophylaxis gegen die Gangetische Pest, gewöhnlich Cholera genannt. Braunschweig 1831 und 1832.

— Tabulae chronologicae hydrodromicam pestis gangeticae dissipationem explicantes. Brunswigae 1832.

— Allgemein faßliche Anweisung zur Erkennung, Verhütung und Heilung der asiatischen Cholera, nebst Andeutungen über die Gefahr derselben im Allgemeinen zur Belehrung und Beruhigung der Nichtärzte, herausgegeben von einem praktischen Arzte. Leipzig 1831.

— Die Cholera morbus nebst ihrer Heilart und den gegen sie schützenden Vorsichtsmaaßregeln für Gebildete aller Stände, dargestellt von einem praktischen Arzte. Leipzig 1831.

Aoti, Der Paratyphusbacillus B als Eitererreger. Centralblatt für Bakteriologie, 55. Band, 1910.

Aretaeus Cappadox, De causis et signis morborum acutorum lib. II, 4; de curatione acutorum lib. II, 6.

Armand, Lettre sur l'expédition de Chine et de Cochinchine. Paris 1864.

Arnold, Die Cholera in Brüssel. Mitteilungen von Radius, 5. Band, 1832.

Arnoldi, Friedrich August, Wie kann eine Seuche sich bloß kontagiös verbreiten, ohne daß am Krankenbette Ansteckung nachzuweisen ist? Köln 1836.

Arnould, Sur l'étiologie et la pathologie du choléra. Bulletin de l'Académie de médecine, tome 28, 1863.

— Les enseignements du choléra. Revue d'hygiène et de police sanitaire. Paris 1863.

Ascherson, F. M., Beschreibung tragbarer Dampfapparate. Im Auftrage der Königl. Immediatkommission zur Abwehrung der Cholera. Berlin 1831.

Aufrecht, Die Choleranephritis. Centralblatt für klinische Medizin, 13. Jahrgang, 1892.

B.

Babes, Untersuchungen über Koch's Kommabacillus. Virchow's Archiv, 99. Band. 1886.

Baerthlein, Über mutationsartige Wachstumserscheinungen bei Cholerastämmen. Berliner klinische Wochenschrift, 1911.

Baginsky, Über Cholera infantum. Berliner klinische Wochenschrift, 1889. — Archiv für Kinderheilkunde, 12. Band. 1891.

BAGINSKY, Zur Pathologie der Durchfallskrankheiten des Kindes. Ebenda, 22. Band. 1900.

BAIL, OSKAR, Untersuchungen über die Aggressivität der Cholera. Archiv für Hygiene, 58. Band. 1903.

— Untersuchungen über die Typhus- und Choleraimmunität. Ebenda.

— UND K. TSUDA, Das Verhalten der Choleraimmunkörper bei der Bakteriolyse. Centralblatt für Bakteriologie, 48. Band. 1908.

BALLARD, Diarrhoea. 17 th annual report of the Local government board upon the causation of summer diarrhoea 1887—1888; Supplement. London 1889.

BANKIER, Essays on the origin and progress of cholera. Madras 1835.

BARTH, Rapport sur les épidemies de choléra morbus qui ont régné en France pendant les années 1854 et 1865. Mémoire de l'Académie de médicine, tome 30. 1871.

[BASEL] Generalbericht des Choleraausschusses an den E. kleinen Rath. Basel 1856.

BASENAU, Über das Verhalten der Cholerabacillen in roher Milch. Archiv für Hygiene, 23. Band. 1895.

BASTLER, Die Cholera in Wien. Wien 1832.

BAUBERGER, Über die Cholera in Preßburg. In Kleinert's Cholera orientalis II. Band, 1831.

BAUER, JOSEPH, Cholera 1873 und 1874 im Krankenhause links der Isar in München. Berichte der Cholerakommission für das Deutsche Reich, 4. Heft. 1877.

BAUGSSEL, E., Der Schumacher Haarmann in Heubude und seine Wundertropfen wider die Cholera, 2. Auflage. Danzig 1831.

[BAYERN] Atlas zum amtlichen Hauptberichte über die Cholera-Epidemie in Bayern im Jahre 1854. München 1856.

— Hauptbericht über die Cholera-Epidemie des Jahres 1854 in Bayern. München 1857.

BECK, Über einen durch Streptokokken hervorgerufenen choleraverdächtigen Fall. Deutsche medizinische Wochenschrift 1892.

BEGBIE, JAMES, Contributions to practical medicine. London 1862.

BEHRING UND NIESSEN, Über bakterienfeindliche Eigenschaften verschiedener Blutserumarten. In von Behrings gesammelten Abhandlungen 1890.

BERCKHOLTZ, Untersuchungen über den Einfluß des Eintrocknens auf die Lebensfähigkeit der Cholerabacillen. Arbeiten aus dem Kaiserlichen Gesundheitsamte, 5. Band. Berlin 1888.

BERDNIKOFF, A., Sur le traitement du choléra asiatique par le serum Chouroupoff. Archives des sciences biologiques publiés par l'Institut Impérial de médecine expérimentale à St. Petersburg, tome 14, 1909.

Berg, Th., Sammandrag af officieller rapporter om Cholerasoten i Sverige år 1850. Prager Vierteljahrschrift 1853.

Berger, A., Über die diagnostische Sonderung echter Cholerafälle von choleraähnlichen Erkrankungen. Münchener medizinische Wochenschrift 1906.

Bergeron, Rapport sur les mesures à prendre contre le choléra. Paris 1884.

[Berlin] Verordnung über das Verfahren bei der Annäherung und dem Ausbruche der Cholera in Berlin. Berlin am 23. August 1831.

— Verhandlungen der zweiten Cholerakonferenz in Berlin. Berliner klinische Wochenschrift 1885.

Bertenson, Podwisotzki, Sirotinine et Yanowski, Rapport sur les sérums anticholériques présenté au conseil médical du ministère de l'intérieur de Russie. Office internationale d'hygiène publique, 1910.

Bertrand, Reflexion sur l'acide et sur l'alcali. Lyon 1683.

Besnier, Rapport sur les maladies régnantes 1866. Bulletins et mémoires de la société medicale des hôpitaux de Paris, tome 3. 1866.

— Rapports sur les maladies régnantes à Paris, 2 voll. Paris 1861 et 1880.

— Discussion sur le Choléra. Bulletin de l'Académie de médecine, tome 13. 1884.

Bier, Technik der Infusion bei der Cholerabehandlung. Zeitschrift für ärztliche Fortbildung, 2. Band. Jena 1905.

Biermann, Wie unterscheidet sich die gewöhnliche Herbstbrechruhr, europäische Cholera, von der indischen Cholera morbus? Braunschweig 1831.

Binz, Arzneiliche Vergiftung vom Mastdarm oder von der Scheide aus. Berliner klinische Wochenschrift 1895.

Bitter, Über die Fermentausscheidung des Koch'schen Vibrio der Cholera asiatica. Archiv für Hygiene, 5. Band. 1887.

— Rapport sur une inspection des campements quaranténaires de El Tor et de Ras Mallap. Alexandrie 1893.

[Blachstein, Arthur] Contributions to the science of medicine, dedicated by his pupils to W. H. Welch. Baltimore, Johns Hopkins Hospital 1901.

Blane, Gilbert, On the Cholera of the East Indies. Medical and surgical journal, vol. 24. Edinburgh 1825.

— Account of the epidemic spasmodic cholera. Medico-chirurgical transactions, vol. 11. London 1820.

Bleisch, Über einige Fehlerquellen bei Anstellung der Cholerarotreaktion. Zeitschrift für Hygiene, 14. Band, 1893.

Bliesener, Beitrag zur Lehre von der Sporenbildung bei Cholerabacillen. Zeitschrift für Hygiene, 36. Band, 1901.

Block, de, J. G., Le Choléra morbus, 3. édition. Gand 1849.

Block, Joseph, Vorschläge zur Bekämpfung schädlicher und giftiger Unkräuter. Bonn 1911.

Blumenthal, Philipp, Vergleichend epidemiologische Betrachtungen über die Cholera in Moskau und in Petersburg. Zeitschrift für Hygiene, 63. Band, 1910.

Boeckh, Die statistische Messung des Einflusses der Ernährungsweise der kleinen Kinder. Verhandlungen des internationalen Kongresses für Hygiene, 1887.

Boehm, Ludwig, Die kranke Darmschleimhaut in der asiatischen Cholera. Berlin 1838

Böhme, Einige Beobachtungen über die Cholera der Thiere. In den Mitteilungen von Radius, 4. Band, 1832.

Böhme, A., Zur Technik der bakteriologischen Cholerauntersuchung. Deutsche medizinische Wochenschrift 1905.

Bohata, Die Cholera des Jahres 1886 in Istrien und Görz-Gradisca. Triest 1888.

Bombay reports on the epidemic cholera which raged throughout Hindostan and the Peninsula of India since august 1817. Bombay 1819. — Deutsch bei Reuss.

Boncek, Die Cholera im Podebrader Bezirke. München 1894.

Bonhoff, Über zwei neue im Wasser gefundene Kommabacillenarten. Archiv für Hygiene, 19. Band, 1893.

— Untersuchungen über intraperitoneale Cholerainfektion. Ebenda 22. Band, 1894.

Bonnafont, Le choléra et le congrès sanitaire diplomatique international. Paris 1866.

— Le choléra devant l'Académie de médecine, la contagiosité et les quarantaines. Paris 1885.

Bontii Jacobi Rotterodamensis De medicina Indorum, methodus medendi indica. Lugduni Batavorum 1642.

Booker, William, A study of some of the bacteria found in the feces of infants affected with summer-diarrhoea. Transactions of the Americain pediatric society, 1889.

— A bacteriological and anatomical study of the summer-diarrhoes of infants. Baltimore 1896.

— The early history of summer diarrhoea of infants. Archiv of pediatrics, vol. 18, 1901.

Bordet, M., Études sur l'immunité. Annales de l'Institut Pasteur, 1895.

— Sur le mode d'action des sérums préventifs. Ibidem 1896.

BOREL, Choléra et peste dans le pèlerinage musulman. Paris 1904.

BORDONI-UFFREDUZZI ET ABBA, Über eine vom Menschen isolirte Varietät von Cholerabakterien. Hygienische Rundschau 1894. — Centralblatt für Bakteriologie, 16. Band, 1894. — Rivista d'igiene e di medicina pratica 1895.

BOTKIN, Recherches sur le choléra et les vibrions. Annales de l'Institut Pasteur, tome 7, 1893.

BOUBÉE, Sur les conditions géologiques du choléra. Revue médicale, Paris 1832. — Comptes rendus de l'Académie des sciences de Paris, 1854.

BOUCEK, BOHUMIL, Die Cholera im Podebrader Bezirke. München 1894.

BOUCHARD, Leçons sur les autointoxications dans les maladies. Paris 1887.

BOUCHARDAT, Les cinq épidémies de cholera à Paris. Extinction du foyer primitif du Delta du Gange. Revue scientifique. Paris 1883.

BOUCHUT, Choléra. Union médicale de Paris, 1854.

BOUDIER EMILE, Les champignons. Paris 1866.

BOUDIN, Essai de géographie médicale. Paris 1843.

— Considérations sur le mode de propagation du choléra. Gazette médicale de Paris, tome 4, 1849.

BOUILLAUD, Choléra. Bulletin de l'Académie de médicine. Paris 1870.

BOURGUET, Sur l'épidemie de Choléra. Bulletin de l'Académie de médicine. Paris 1884.

BOYLE, A treatise on the epidemic cholera of India. Calcutta 1821.

BRACHT, Zur pathologischen Anatomie des Paratyphus B. Deutsche medizinische Wochenschrift, 1908.

BRASSAVOLI, Antonii Musae. In libros de ratione victus in morbis acutis Hippocratis et Galeni commentaria et adnotationes. Basileae 1541.

BRAU, Note sur une épidémie cholérique localisée, d'origine manifestement hydrique. Annales de l'Institut Pasteur, 1905.

— ET DENIER, Recherches sur la toxine et l'antitoxine cholériques. Annales de l'Institut Pasteur, tome 20, 1906. — Comptes rendus de l'Académie des sciences, tome 142, 1906.

BRAUN, H., Über die Agglutination von Choleravibrionen durch normales Rinderserum. Archiv für Hygiene, 68. Band, 1908.

BRAUNGART, R., Handbuch der rationellen Wiesen- und Weidenkultur und Futterverwendung. München 1899.

BRAUSER, H., Die Choleraepidemie des Jahres 1852 in Preußen. Berlin 1854.

— Statistische Mittheilungen über den Verlauf der Choleraepidemien in Preußen. Berlin 1862.

BREFELD, FRANZ, Die endliche Austilgung der asiatischen Cholera. Breslau 1854.

Breitenstein, Einundzwanzig Jahre in Indien. Leipzig 1900.
Bricon, On the bibliography of cholera parasites. London medical record 1883. — Le progrès médical 1883.
Brieger, Zur Kenntniß der Stoffwechselprodukte der Cholerabazillen. Berliner klinische Wochenschrift, 1887.
— Cholerarot und Cholerablau. Ebenda.
— Über die Entstehung des Cholerarotes. Deutsche medizinische Wochenschrift, 1887.
— und Wassermann, Über künstliche Schutzimpfung von Tieren gegen Cholera asiatica. Deutsche medizinische Wochenschrift, 1892.
Brierre de Boismont, Rélation historique et médicale du Choléra-morbus de Pologne. Paris 1831.
Brinton, On intestinal obstruction. London 1867.
Briquet, Rapport sur les épidémies de choléra-morbus, qui ont regné de 1817 à 1850. Mémoire de l'Académie impériale de médecine, tome 28. Paris 1867.
— et Mignot, Traité du Choléra-morbus. Paris 1850.
Brittan, Report of a series of microscopical investigations on the pathology of cholera. London medical gazette, 1849.
Brockmüller, Carl, Ansichten über die herrschende Cholera; Vergleiche derselben mit dem Wechselfieber. Jülich 1832.
Brouardel, Sur le système sanitaire adopté par la conférence de Vénise pour empêcher le choléra de pénétrer en Europe par l'Isthme de Suez. Gazette médicale de Paris 1892.
Broussais, F. J. V., Le choléra-morbus épidémique observé et traité selon la méthode physiologique. Paris 1832.
Brown, Harold, Anticholeric inoculation during an outbreak of cholera in the Darbhanga jail. Indian medical gazette, vol. 31. 1896.
Bruberger, Studien über Choleraausscheidungen. In. - Dissertation. Berlin 1867.
Bruce, Bemerkung über die Virulenzsteigerung des Choleravibrio. Centralblatt für Bakteriologie, 9. Band, 1891.
Brülow, Zur Frage der Verbreitung von Cholerabacillen im Organismus. Russki Wratsch 1910. — St. Petersburger medizinische Zeitschrift, 36. Jahrgang, 1911.
Bryden, James, Report on the epidemic cholera of 1866—68 in the Bengal Presidency. Calcutta 1869.
Bryson, Alexander, On the infectious origin and propagation of cholera. London 1851.
Buchanan, Cholera diffusion and flies. Indian medical gazette. Calcutta 1897.

Buchanan, The hot weather diarrhoea of India. British medical journal 1900.

Buchheister und Noodt, Erfahrungen über die Cholera asiatica in Hamburg im Herbste 1831. Altona 1832.

Buchner, Hans, Über die Koch'schen und Finkler-Prior'schen Kommabazillen. Sitzungsberichte der Gesellschaft für Morphologie und Physiologie. München 1885.

— Beiträge zur Kenntniß des Neapeler Cholerabacillus. Archiv für Hygiene, 3. Band. München 1885.

— Über Choleratheorien und die Nothwendigkeit weiterer Choleraforschungen. Deutsche Vierteljahrschrift für öffentliche Gesundheitspflege, 25. Band, 1893.

— und Emmerich, Die Cholera in Palermo. Ärztliches Intelligenzblatt. München 1885.

Buchwald, Der erste Cholerafall in Breslau im Jahre 1886. Breslauer ärztliche Zeitschrift, 1886.

Budin, La mortalité infantile de 0 à 1 an. Annales de médecine et chirurgie infantile. Paris 1903.

Bürgers, Bakteriologische Ergebnisse der Choleraepidemie 1909 in Ostpreußen. Hygienische Rundschau, 20. Jahrgang, 1910.

Buhl, Epidemische Cholera. In Henles und Pfeufers Zeitschrift für rationelle Medicin, N. F., 6. Band, 1855.

Bujwid, Eine chemische Reaktion für die Cholerabakterien. Zeitschrift für Hygiene, 2. Band, 1887.

— Über die Entstehung und Verbreitung der Choleraepidemie in Russisch Polen. Ebenda, 14. Band, 1893.

Bundt, G., Der amtsärztliche Dienst bei einer Stromüberwachungsstelle. Zeitschrift für Medizinalbeamte. Berlin 1905.

Burdach, Thatsachen über die Cholerasperren nach amtlichen Berichten dargestellt. Königsberger Cholerazeitung, 1831.

— Historisch statistische Studien über die Choleraepidemie vom Jahre 1831 in der Provinz Preußen, besonders in Ostpreußen. Königsberg 1832.

Burggraeve, Le choléra indien, considéré au point de vue de la médecine dosimétrique, 2ième edition. Paris 1885.

Burguières, Études sur le choléra-morbus observé à Smyrne. Paris 1849.

Burkart, Eduard, Die Cholera in Paris. Konstanz 1835.

Buroff, Die biologischen Eigenheiten des Vibrio cholerae in der Choleraepidemie 1908—1910. Centralblatt für Bakteriologie, 52. Band, 1912.

Burq, Du cuivre contre le choléra et la fièvre typhoide, préservation et traitement. Paris 1867 et 1884.

BUTTERSACK, F., Die Elastizität eine Grundfunktion des Lebens. Stuttgart 1910.

BYRNE, Essay on cholera. New York 1855.

C.

CADET, SOCRATE, Nouvelles études sur le choléra asiatique. Le sulfure noir de mercure proposé pour préserver l'Italie de ce terrible fléau. Rome 1872.

CAJANDER, HENRIC, Afhandling om cholerans epidemisca natur. Helsingfors 1832.

CALDWELL, CHARLES, An oration on the cause of the difference in point of frequency and force between the endemic diseases of the United States of America and those of the countries of Europe. Philadelphia 1802.

CANESTRINI E MARPURGO, Resistenza del bacillus komma in culture vecchie al calore. Atti di Reale Istituto di scienze, tomo 5. Roma 1887.

CANON, LAZARUS UND PIELICKE, Bericht über die bakteriologischen Untersuchungen bei den diesjährigen Choleraerkrankungen. Berliner klinische Wochenschrift 1892.

CANTANI, ARNOLDO, Die Reaktion des Blutes der Cholerakranken. Centralblatt für die medizinischen Wissenschaften, 1884.

— Die Ergebnisse der Cholerabehandlung mittelst Hypodermoklyse und Enteroklyse. Leipzig 1886.

— Die Giftigkeit der Cholerabazillen. Deutsche medizinische Wochenschrift, 1886.

— Die Behandlung der Cholera. Ebenda 1886.

— ET F. DE SIMONE, L'acido tannico contro l'avvelenamento ptomainico del cholera. Giornale internazionale delle scienze mediche, 1888.

— Cholerabehandlung. Berliner klinische Wochenschrift, 1892.

CAPPELLO, AGOSTINO E ACHILLE LUPI, Storia medica del cholera indiano osservato a Parigi. Roma 1833.

CARILLON, Choléra-morbus. La sémaine médicale de Paris 1884.

CARP, Eine Epidemie von Cholera nostras. Deutsche medizinische Wochenschrift 1893.

CARRIÈRE UND TOMARKIN, Experimentelle Studien zur Frage der Serumtherapie der Cholera asiatica. Zeitschrift für Immunitätsforschung, 4. Band, 1909.

CARTWRIGHT, S. A., Pathology and treatment of cholera infantum. Medical recorder, vol. X. Philadelphia 1826.

CASPER, Berliner Cholerazeitung unter Benutzung amtlicher Nachrichten. Berlin 1831.

CASPER Die Behandlung der asiatischen Cholera durch Anwendung der Kälte; physiologisch begründet nach Erfahrungen am Krankenbette. Berlin 1832.

CAVAGNIS, L'ipodermoclisi nell' epidemia del cholera asiatico del 1886 a Venezia. Annali universali di medicina, vol. 277. Milano 1886.

CAZALAS, Relation de l'épidemie cholerique dont la Ie division de l'armée d'Orient a été frappée dans la Dobrutscha en juillet et août 1854. Récueil de mémoires de médecine, de chirurgie et de pharmacie militaires, 2e série. Paris 1855.

— Examen théorique et pratique de la question relative à la contagion et à la non-contagion du cholera. Paris 1866.

— Complément à l'examen etc. Paris 1868.

CELLI UND SANTORI, Über eine transitorische Varietät des Choleravibrio. Centralblatt für Bakteriologie, 15. Band, 1894.

CERUTTI, Auszug eines Briefes aus Wien vom 25. September 1831. Bei KLEINERT.

CHANTEMESSE ET NETTER, Choléra. La sémaine medicale. Paris 1894.

— ET BOREL, Mouches et Cholera. Paris 1906.

— Emigrations et santé publique. Bulletin de l'Académie de médecine, 1906.

— Projet d'un règlement de surveillance et de police sanitaire maritime. Paris 1907.

— Le choléra en Europe de 1904 à 1909. L'hygiène génerale et appliquée, tome 5. Paris 1910.

CHAUFFARD, MARIE DENIES ETIENNE, Oeuvres de médecine pratique, 3 voll. Paris 1848.

CHOKSY, N. H., Some indications for the treatment of cholera. The Lancet 1907.

CHOLERAARCHIV mit Benutzung amtlicher Quellen, herausgegeben von Albers, Barez, Bartels, Eck, Horn, Klug, Rust, Wagner, 3 Bände. Berlin 1832 und 1833.

CHOLERAZEITUNG, herausgegeben von den Ärzten Königsbergs. 1831.

CHRISTIAN, Die Überwinterung der Cholerabacillen. Archiv für Hygiene, 60. Band, 1908.

CLARK, A., Cholera. The medical record New York, 1866.

CLEMENS, A., Doctor Gosse über die Natur und Heilung der sporadischen und epidemischen Cholera. Nach dem Französischen. Frankfurt am Main 1831.

COLIN, LÉON, Traité des maladies épidémiques. Paris 1879.

— Le choléra nostras et l'épidemie de Toulon. Bulletin de l'Académie de médecine, tome 13. 1884.

COLLE, JOANNIS BELLONENSIS, Medicina practica. Pisauri 1617.

Condie, Fr., Observations on the pathology and treatment of cholera infantum. Chapman's Philadelphia journal of the medical and physical sciences, vol. I. 1825.

Conradi, von Drigalsky und Jürgens, Eine unter dem Bilde des Typhus verlaufende durch einen besonderen Erreger bedingte Epidemie. Zeitschrift für Hygiene, 42. Band, 1903.

Conwell, W. E. E., Mémoire sur le choléra-morbus ou Cholera spasmodica observé dans l'Inde. Archives générale de médecine, tome VI. 1824.

Corbyn, Frederick, Account of the epidemic spasmodic cholera, which has lately prevailed in India, Sauger 1819. Medico-chirurgical transactions, vol. XI. London 1820.

— A treatise on epidemic cholera as it has prevailed in India. Calcutta 1832.

Cornish, W. R., On the seasonal prevalence of Cholera in Madras. London medical times, 1868.

Correa, Gaspar, Lendas das Indias. Public. para R. J. de Lima Felner. Lisboa.

Creighton, Charles, A history of epidemics in Britain, 2 voll. Cambridge 1894.

Crendiropoulo, Quelques considérations à propos des épidémies cholériques de Camaran. Revue d'hygiène 1899.

— et Panayotatou, Sur deux vibrions agglutinants isolés des selles diarrhéiques. Conseil sanitaire, maritime et quaranténaire d'Egypte. Alexandrie 1911.

Cuningham, J. M., Cholera in India. Sixth annual report of the sanitary commissioner. Calcutta 1870.

— Cholera, what can the state do, to prevent it? Calcutta 1884. — Deutsch Braunschweig 1885.

Cunningham, Douglas, Über einige Arten in Kalkutta vorkommender Cholerakommabacillen. Archiv für Hygiene, 14. Band, 1892.

— Die Milch als Nährmedium für Cholerakommabacillen. Centralblatt für Bakteriologie, 9. Band, 1891. — 23. Band, 1898.

Curschmann, C. Th., Über zwei Massenvergiftungen durch Nahrungsmittel in Hessen im Jahre 1905. Zeitschrift für Hygiene, 55. Band, 1906.

Curtis, An account of the diseases of India, as they appeared in the english fleet and in the naval hospital at Madras in 1782, etc. Edinburgh 1807.

D.

Dahmen, Die Nährgelatine als Ursache des negativen Befundes bei Untersuchung der Faeces auf Cholerabazillen. Centralblatt für Bakteriologie, 12. Band, 1892.

DANN, EDUARD OTTO, Die Choleraepidemie in Danzig während des Sommers 1831. Danzig 1831.

DAREMBERG, Le choléra, ses causes, moyens de s'en préserver. Paris 1892.

DECAISNE, Le choléra asiatique. Annales d'hygiène publique. 1878.

DECHAMBRE, Choléra-morbus. Gazette hebdomadaire de médecine. Paris 1854 et 1855.

DE FEYFER UND KAISER, Eine Endemie von Paratyphus. Münchener medizinische Wochenschrift, 1902.

DE HAAN, J., Over sporadische Cholera. Weekblad, Amsterdam 1908.

DEICKE, Über einen neuen elektiven Nährboden für Cholerabazillen. Deutsche medizinische Wochenschrift, 1893.

DELBRÜCK, E., Bericht über die Choleraepidemie des Jahres 1855 in der Strafanstalt zu Halle, in Halle und im Saalkreise. Halle 1856.

DELLON, Relation d'un voyage des Indes orientales, 2 tomes. Paris 1685.

— Tractaat van de bysondere Ziekten in d' oosterische Landen. In't Nederduitsch gebracht door Willem Calebius. t'Utrecht 1687.

DENIER AND STRONG, Inoculation with choleraantitoxin. The Philippine journal of sciences. Manila 1907.

DE RENZY, The extinction of cholera epidemic in Fort William. The Lancet 1884.

D'ESPINE, Aurons nous le Choléra à Genève? Parallèle entre les deux invasions du choléra en Europe. Genève 1894.

DESTRÉE, Le choléra indien naturalisé. Journal de Bruxelles, tome 33, 1982.

[DEUTSCHLAND], Sammlung der von den Regierungen der Deutschen Bundesstaaten ergangenen Verordnungen und Instruktionen wegen der asiatischen Brechruhr. Frankfurt am Main 1831.

— Berichte der Cholerakommssion für das Deutsche Reich, 1.—6. Heft. Berlin 1875—1879.

— Ministerial-Erlasse betreffend Maaßregeln wider die Cholera. Deutsche Vierteljahrschrift für öffentliche Gesundheitspflege, Band 15, 16, 17, 18, 19.

DEYCKE, G., Über histologische und bazilläre Verhältnisse im Choleradarm. Deutsche medizinische Wochenschrift, 33. Jahrgang, 1892.

— Über Leichenbefunde bei der Cholera. Ebenda, 34. Jahrgang, 1893.

DIATROPTOFF, Zur Frage über die Bakteriologie der Cholera. Deutsche medizinische Wochenschrift, 35. Jahrgang, 1894.

DIEFFENBACH, Physiologisch-chirurgische Beobachtungen bei Cholerakranken. Choleraarchiv, Berlin 1832. — 2. Auflage Güstrow 1834.

— Versuche über die Transfusion des Blutes in der Cholera. Heckers literarische Annalen der gesammten Heilkunde, 1832.

DIERING, Mitteilungen von der Choleraüberwachungsstelle Brahemünde. Zeitschrift für Medizinalbeamte. Berlin 1905.

DIETEL, Die Cholera auf Seeschiffen. Bei EMMERICH, Max Pettenkofers Bodenlehre. 1910.

DIETERICH, LUDWIG, Die Genesis der indischen Brechruhr nebst Andeutungen zu ihrer Behandlung auf naturhistorischem Wege. In den Mittheilungen von RADIUS, 5. Band, 1832.

— Beobachtung und Behandlung des wandernden Brechdurchfalles in München. Nürnberg 1837.

DIETL, JOSEF, Klinische Vorträge über die Cholera. 2. Auflage. Krakau 1855.

DIEUDONNÉ, Zusammenfassende Übersicht über choleraähnliche Vibrionen. Centralblatt für Bakteriologie, 16. Band, 1894.

— Beiträge zur Nitritbildung der Bakterien. Arbeiten aus dem Kaiserlichen Gesundheitsamte, 11. Band, 1895.

— Massenerkrankungen durch Kartoffelsalat. Deutsche militärärztliche Zeitschrift, 1904.

— Die bakteriellen Nahrungsmittelvergiftungen. Würzburg 1908.

— Blutalkaliagar ein Elektivnährboden für Choleravibrionen. Centralblatt für Bakteriologie, 50. Band, 1909.

DITTEL, Die Choleraepidemie 1844. Zeitschrift der K. K. Gesellschaft der Ärzte zu Wien. 1850.

DODD, HERMANN, Ein kritischer Beitrag zur Choleradiagnose. Deutsche medizinische Wochenschrift, 1909.

— UND HARRIS, Fünf choleraverdächtige durch Phosphorwasserstoff verursachte Todesfälle, bei denen choleraähnliche Vibrionen gefunden wurden. Ebenda 1909.

DÖNITZ, W., Bemerkungen zur Cholerafrage. Zeitschrift für Hygiene, 1. Band, 1886.

DOMINIQUE, Documents sur l'épidémie de cholera. Toulon 1865.

DONOVAN, H. L., Can flies carry cholera? Indian medical journal, vol. 21. 1886.

DOTY, Cholera in modern standpoint. The Americain journal of the medical sciences 1911. — Berliner klinische Wochenschrift, 48. Band, 1911.

DOYÈRE, Choléra. Comptes rendus de l'Académie de médecine, tome 29, Paris 1849; tome 48, 1859.

DRASCHE, Die epidemische Cholera. Wien 1860.

— Über den gegenwärtigen Stand der bacillären Cholerafrage. Wiener medicinische Wochenschrift 1894.

[DRESDEN], Die Erkenntniß und die Behandlung der nach Deutschland verschleppten asiatischen Cholera. 2. vermehrte Auflage. Dresden 1831.

Duboué, Traitement prophylactique et curatif du choléra asiatique. Paris 1885.

Duchaussay, Choléra-morbus. L'union médicale. Paris 1854.

Dührssen, Vergleichung der epidemischen Cholera mit der europäischen Küstenepidemie der Jahre 1826—1829. Im Magazin der ausländischen Literatur der gesamten Heilkunde von Gerson und Julius. 1831.

Dujardin-Beaumetz, Sur l'épidemie cholérique qui a atteint la ville de Paris pendant le mois de novembre 1884. Bulletin de l'Académie de médecine, tome 13. Paris 1884.

Du Mesnil, Zur Diagnose der Cholera. Münchener medizinische Wochenschrift 1892.

Dunbar, Untersuchungen über choleraähnliche Wasserbakterien. Deutsche medizinische Wochenschrift 1893.

— Zum Stande der bakteriologischen Choleradiagnose. Arbeiten aus dem Kaiserlichen Gesundheitsamte, 9. Band, 1894.

— Zur Differentialdiagnose zwischen dem Choleravibrio und anderen nahestehenden Vibrionen. Zeitschrift für Hygiene, 21. Band, 1896.

— Zur bakteriologischen Choleradiagnose. Berliner klinische Wochenschrift, 1905.

Dunham, Zur chemischen Reaktion der Cholerabakterien. Zeitschrift für Hygiene, 2. Band, 1887.

Durham, On a special action of the serum of highly immunised animals. Journal of Pathology and Bacteriology, 1896.

Durr, Martin, Sur une complication du choléra. Progrés médicale 1893.

Dutrieux-Bey, Le choléra dans la Basse-Égypte en 1883. Paris 1884.

Dvorjak, Ch., Mémoire sur le développement, les causes et le traitement du choléra. Saint-Pétersbourg 1848.

Dyrsen, Kurzgefaßte Anweisung, die orientalische Cholera zu verhüten, zu erkennen und zu behandeln. Hamburg 1831.

— und Baerens, Beobachtungen und Erfahrungen über die epidemische Cholera in Protokollextrakten der Versammlung sämmtlicher Ärzte Rigas zur Zeit der daselbst herrschenden Choleraepidemie. Riga und Dorpat 1831.

E.

Ebermaier, Carl Heinrich, Erfahrungen und Ansichten über die Erkenntniß und Behandlung des asiatischen Brechdurchfalls. Düsseldorf 1832.

Eckersdorff, Kasuistische Beiträge zum Vorkommen von Bacillen der Paratyphusgruppe. Arbeiten aus dem Institut für experimentelle Therapie zu Frankfurt am Main, 1908.

Eckert, Paratyphus A infection beim Säuglinge. Berliner klinische Wochenschrift, 47. Band, 1910.

Eckford, James, Facts and observations regarding the disease called epidemic cholera. Edinburgh 1832.

Eckstein, Fr., Die epidemische Cholera beobachtet in Pesth. Nebst Anhang über die Nichtkontagiosität dieser Krankheit. Leipzig 1832.

Ehrenberg, Organisation, Systematik und geographische Verbreitung der Infusionsthierchen. Berlin 1830.

— Bemerkungen über das Absterben der Thiere an Orten, wo die Cholera orientalis herrschte. Berlin 1831.

— Ein Wort zur Zeit. Erfahrungen über die Pest im Orient und über verständige Vorkehrungen bei Pestansteckung zur Nutzanwendung bei der Cholera. Berlin 1831.

Eichhorst, Cholera. In Eulenburgs Realencyclopaedie der gesamten Heilkunde, 4. Auflage, 3. Band, 1908.

Eisenschitz, Bericht über die Choleraepidemie des Jahres 1866. Jahrbuch für Kinderkrankheiten, 8. Band, 1867.

Elsaesser, Die epidemische Cholera nach eigenen aus Auftrag der Würtembergischen Regierung angestellten Beobachtungen in Wien, Mähren besonders Brünn. Stuttgart 1832.

Emmerich, Rudolf, Untersuchungen über die Pilze der Cholera asiatica. Archiv für Hygiene, 3. Band. München 1885.

— Der Nachweis des Choleragiftes. Münchener medizinische Wochenschrift, 1909.

— Nitrit, salpetrige Säure und Stickoxyd als Choleragifte. Berliner klinische Wochenschrift, 46. Jahrgang, 1909.

— Max Pettenkofers Bodenlehre der Cholera indica. München 1910.

— und Tsuboi, Die Cholera asiatica, eine durch die Cholerabacillen verursachte Nitritvergiftung. Münchener medizinische Wochenschrift 1893.

— Ist die Nitritbildung der Cholerabacillen von wesentlicher Bedeutung für das Zustandekommen der Cholera? Ebenda, 1893.

— und Gemund, Beiträge zur experimentellen Begründung der Pettenkoferschen lokalistischen Cholera- und Typhuslehre. Ebenda, 1904.

[England], Report of the general board of health. London 1850.

— Reprints from reports of the medical department for the years 1865 — 1866 and 1873. London 1884.

Epstein, Über Wesen und Behandlung der Cholera infantum. Wien 1890.

Esch, Wider die Übertreibungen der Laboratoriumsmedizin. Ärztliche Rundschau, München 1912.

Escherich, Th., Die Darmbakterien des Neugeborenen und des Säuglings. Fortschritte der Medicin, 3. Band, 1885.

— Die Darmbakterien des Säuglings. Stuttgart 1886.

ESCHERICH, TH., Die Aetiologie der primären Magendarmerkrankungen der Säuglinge. Wiener klinische Wochenschrift, 1900.
ESMARCH, E. VON, Das Schicksal der pathogenen Mikroorganismen im toten Körper. Zeitschrift für Hygiene, 7. Band, 1889.
ETIENNE, J. P., Mémoire sur le choléramorbus. Metz 1835.

F.

FABRE, Die Cholera in Paris. Deutsch von Schuler. Mannheim 1832.
FAILLARD, Une complication rare du choléra. La sémaine médicale, 1892.
FALLOT, Über eine epidemische Ruhr, welche im Militärhospitale zu Namur im Winter 1831—32 herrschte. In den Mittheilungen von Radius, 5. Band, 1832.
FARR, W., Report on the mortality of cholera in England 1848—49. London 1852.
— Report on the cholera epidemic of 1866 in England. London 1868.
FAURE-VILLAR, Compte rendu des maladies observés au camp de Glomel. Recueil de mémoires de médecine militaire, 1830.
FAUVEL, SULPICE ANTOINE, Le choléra, étiologie et prophylaxie; exposé des travaux de la conférence sanitaire international de Constantinople. Paris 1868.
— Rapports sur l'organisation du service des quarantaines en Turquie. Paris 1873.
— Règlement général de police sanitaire maritime. Paris 1876.
— Sur l'épidémie de choléra qui règne en Egypte. Comptes rendus de l'académie des sciences. Paris 1883.
[FECHNER], DR. MISES, Schutzmittel für die Cholera. Leipzig 1832.
FERNET, Du choléra chez les enfants. L'union médicale. Paris 1866.
FERRÁN, D. JAIME, Theoría sobre la profilaxis del cólera morbo asiático. Progrès médical de Paris, 1884.
— Breves consideraciones sobre la etiología y profilaxis del cólera morbo asiático. Sevilla 1885.
— La inoculación preventiva contra el cólera morbo asiático. Valencia 1885.
— Revendication de la priorité de la découverte des vaccins du choléra asiatique, faite sous les auspices de la municipalité de Barcelone. Barcelone 1888.
— Sur une nouvelle fonction chimique du bacille virgule du choléra asiatique. Gazette médicale de Paris, 1892.
FERRUS, Choléra sporadique. Dictionnaire de médecine, tome 7. Paris 1834.
FIEDLER, Über die Behandlung der Cholera nostras Erwachsener mit Zufuhr großer Mengen Wasser. Therapeutische Monatshefte, 1891.
FIELITZ, Die Choleraepidemie in Nietleben. Deutsche medizinische Wochenschrift, 1893.

FINGER, Die Choleraepidemie nach Beobachtungen in Prag. Prag 1851.
FINKELNBURG, Zur Frage der Variabilität der Cholerabacillen. Centralblatt für Bakteriologie, 13. Band, 1893.
FINKLER UND PRIOR, Untersuchungen über Cholera nostras. Deutsche medizinische Wochenschrift, 1884.
— Forschungen über Cholerabakterien. Centralblatt für allgemeine Gesundheitspflege, I. Band, 1885.
FINLAYSON, JAMES, On the temperature of children. Glasgow medical journal, 1869 and 1870.
FISCHER, BERNHARD, Über einige bemerkenswerthe Befunde bei der Untersuchung choleraverdächtigen Materials. Deutsche medizinische Wochenschrift, 1893.
— Zur Epidemiologie des Paratyphus. Jena 1903.
FLÜGGE, CARL, Die Verbreitungsweise und Abwehr der Cholera. Leipzig 1893.
— Die Verbreitungsweise und Verhütung der Cholera. Zeitschrift für Hygiene, 14. Band, 1893.
FÖRSTER, Die Verbreitung der Cholera durch die Brunnen. Breslau 1873.
FORREST, J. R., Cholera carriers. Journal of tropical medicine and hygiene, vol. 11. London 1908.
FOURCAULT, Causes générales du choléra asiatique; première application de la géologie à la médecine. Union médicale de Paris, 1848.
— Conditions géologiques et hydrographiques qui favorisent le développement et la marche du choléra asiatique. Gazette médicale de Paris, 1849.
— Influence des conditions géologiques et hydrologiques sur la marche du choléra en France. Ibidem 1850.
FOURNIER ET OLIVIER, Incarcération herniaire. Gazette médicale de Paris, 1868.
FRAENKEL, CARL, Nachweis der Cholerabakterien im Flußwasser. Deutsche medizinische Wochenschrift, 1892.
FRAENKEL, EUGEN, Zur Biologie des Kommabacillus. Deutsche medizinische Wochenschrift, 1892.
— UND SIMMONDS, Zur Histologie der Choleraniere. Centralblatt für klinische Medicin, 13. Jahrgang, 1892.
— SIMMONDS UND DEYCKE, Choleraleichenbefunde. Jahrbuch der Hamburger Staatskrankenanstalten, 3. Band. Hamburg 1894.
FRANK, GEORG, Über cholera nostras. Zeitschrift für Hygiene, 4. Band, 1888.
FRANK, JOANNES PETRUS, De curandis hominum morbis epitome. Mannhemii et Viennae, 1792—1821.
FRANK, M., Die Choleraepidemie in München in den Jahren 1873—74. Nach amtlichen Quellen dargestellt. München 1875.

FRANKE, Die Anwendung der Akupunktur bei der Cholera orientalis. Bei KLEINERT, 2. Band, 1832.

[FRANKREICH], Documents sur l'épidémie de 1854 par le ministre de l'agriculture et du commerce. Paris 1862.

FRASER, J. B., Narrativ of a journey into Khorasan in the years 1821 and 1822. London 1825.

FREYMUTH, Gibt es ein praktisch bewährtes Schutzmittel gegen die Cholera? Berlin 1875.

FRIEDBERGER, Die bakteriziden Sera. Handbuch der pathogenen Mikroorganismen, 4. Band. Jena 1904.

FRIEDEL, Die Krankheiten in der Marine. Berlin 1866.

FRIEDHEIM, Die Cholera im Weichselstromgebiete und in Westpreußen im Jahre 1894. Jena 1895.

FRIEDRICH, A., Beiträge zum Verhalten der Cholerabakterien auf Nahrungs- und Genußmitteln. Arbeiten aus dem Kaiserlichen Gesundheitsamte, 8. Band, 1893.

FRIEDRICH, P., Vergleichende Untersuchungen über den Vibrio cholerae asiaticae. Arbeiten aus dem Kaiserlichen Gesundheitsamte, 8. Band, 1893.

FRIEDRICHS, Der Haemoglobinnährboden für Cholera nach Esch. Deutsche medizinische Wochenschrift, 37. Band, 1911.

FRIES, Bericht über die Choleraepidemie in der Provinzialirrenanstalt Nietleben bei Halle an der Saale im Jahre 1893. Halle 1893.

FRITSCH, Impfversuche mit dem Choleracontagium. In den Mitteilungen von Radius, 3. Band, 1832.

FRORIEP, ROBERT, Symptome der asiatischen Cholera im November und December 1831 zu Berlin abgebildet und beschrieben. Weimar 1832.

FÜRBRINGER UND STIETZEL, Über die Lebensdauer von Cholera- und Typhusbakterien in Spülgruben. Zeitschrift für Hygiene, 61. Band, 1908.

G.

[GAEFFSKY], Kurze Anweisung zur Heilung der unter dem Namen Cholera morbus bekannten Krankheit; verfaßt von dem Medicinalrathe in St. Petersburg den 24. August 1823. In Hufelands Journal, 59. Band, 1824.

GAFFKY, Bericht über die Thätigkeit der zur Erforschung der Cholera im Jahre 1883 nach Aegypten und Indien entsandten Kommission. Arbeiten aus dem Kaiserlichen Gesundheitsamte, 3. Band. Berlin 1887.

— Die Cholerafälle in Gonsenheim und Finthen im Jahre 1886. Ebenda, 2. Band, 1887.

— Die Cholera in Hamburg. Ebenda, 10. Band, 1896.

GAFFKY, Bericht über die Tätigkeit des Instituts für Infektionskrankheiten zu Berlin. Klinisches Jahrbuch, 16. Band. Jena 1905.

GALLIARD, B., L'ictère et les altérations des voies biliaires dans le choléra. La semaine médicale. Paris 1892.

GALLIARD, L., Choléra et grossesse. Gazette hebdomadaire. Paris 1892.

— Choléra et lactation. Ibidem 1892.

GAMALEIA, N., Vibrio Metchnikowi et ses rapports avec le microbe du choléra asiatique. Annales de l'Institut Pasteur, tome 2, 1888.

— Sur la vaccination préventive du choléra asiatique. Comptes-rendus de l'Académie des sciences de Paris, 1888.

— Recherches expérimentales sur les poisons du choléra. Archives de médecine expérimentale, tome 4. Paris 1892.

— Du choléra chez les chiens. La semaine médicale. Paris 1892.

— Über das Leben der Cholerabacillen im Wasser. Deutsche medizinische Wochenschrift, 1893.

— Die Cholera in Odessa im September 1908. Berliner klinische Wochenschrift 1908.

GANON, J., Cholera en vliegen. Tijdschrift voor Nederlandsch Indie, 1908.

GARCIA DE ORTA, Colloquios dos simples e drogas e cousas medicinaes da India. Goa 1563. — Lissabon 1872.

— GARCIA DA HORTA, Aromatum et simplicium aliquot medicamentorum apud Indos nascentium historia. Antverpiae 1567. — Editio quarta 1593.

GASKAIN, Cholera epidemic. British and foreign medical and chirurgical review, 1817.

GENDRIN, Monographie du choléra-morbus épidémique de Paris. Paris 1832.

— Mémoire monographique sur le choléra-morbus épidémique à Paris. Transactions médicales, 1832.

— Le Choléra-morbus. Gazette des hôpitaux. Paris 1853.

— Die Cholera und ihre rationelle Behandlung, 2. Auflage. Aus dem Französischen. Köln 1849.

GEOFFROY, Choléra. Dictionnaire des sciences médicales, tome IV.

GÉRAUDIN ET GAIMARD, Du choléra-morbus en Russie, en Prusse et en Autriche. Paris 1832.

GERY, Sur les décès cholériques du XI arrondissement pendant les deux années 1865 et 1866. Bulletin de l'Académie de médecine de Paris, 1868.

GIAXA, Le bacille du choléra dans le sol. Annales de microscopie. Paris 1890.

GIBERT, L'épidémie de choléra au Havre en 1892. Bulletin de l'Académie de médecine, tome 28, 1892.

GIBSON AND DOUGLAS, Microbic cyanosis. The Lancet 1906.
— Additional observations on microbic cyanosis. The quarterly journal of medicine. Oxford 1907.
GIETL, FRANZ XAVER VON, Cholera. Bei RÖSER UND URBAN.
— Beobachtungen über die epidemische und sporadische Cholera. München 1832.
— Geschichtliches zur Choleraepidemie in München im Jahre 1854. München 1855.
— Die Cholera nach Beobachtungen zu München im Jahre 1854. München 1855.
— Die Ergebnisse meiner Beobachtungen über die Cholera vom Jahre 1831 bis 1874 in aetiologischer und praktischer Beziehung. München 1874.
GIRDLESTONE, THOMAS, Essays on the hepatitis and spasmodic affections in India. London 1787.
GLAESER, J. A., Die Überhebung des Herrn Robert Koch und die Erfolglosigkeit seiner Maßregeln gegen Cholera. Hamburg 1894.
— Kritische Bemerkungen zu der Vorlesung des Herrn W. Doenitz über „Die Infection" in „Deutsche Klinik" 1901. Allgemeine medicinische Centralzeitung, 1901.
GLASER UND HACHLA, Ist der Dieudonnésche Nährboden nur für Choleravibrionen elektiv? Centralblatt für Bakteriologie, 57. Band, 1911.
GLÜCKSMANN, S. J., Fleischvergiftung verursacht durch Bacterium proteus vulgaris. Centralblatt für Bakteriologie, 25. Band, 1899.
GMELIN, J. G., Die ostindische Cholera, aus dem Englischen des John Mason Good. Tübingen 1831.
— Die Behandlung der ostindischen Cholera. Tübingen 1832.
GNUSCHKE, E., Die Cholera in Polen auf einer Reise beobachtet. Berlin 1831.
GÖPPERT, Physikalische Beobachtungen an Cholerakranken. In den Mitteilungen von RADIUS, 2. Band, 1831.
GÖRING, Die Cholera im Gefängniß zu Dieburg. Deutsche Klinik, 1855.
GOETZ, Zur Behandlung der Sommerdurchfälle der Kinder. Münchener medicinische Wochenschrift, 1908.
GOLDMANN, Über Vergiftungen mit Agaricus torminosus. Wiener klinische Wochenschrift, 1901.
GOLDSCHMIDT, J., Die Cholera auf Madeira. Münchener medicinische Wochenschrift, 1911.
GOMBAULT, Choléra sporadique. Nouveau dictionnaire de médecine et de chirurgie pratique, tome 7.
GOOD, JOHN MASON, The study of medicine, 5 volumes. London 1829.
— Die ostindische Cholera. Deutsch von GMELIN. Tübingen 1831.

GORDON, M. H., On the ability of Vibrio cholerae asiaticae to decompose starch. Centralblatt für Bakteriologie, 42. Band, 1906.
GOSIO, Zersetzungen zuckerhaltigen Nährmaterials durch den Vibrio cholerae. Archiv für Hygiene, 21. Band, 1894.
— I vermi come veicoli d'infezione colerica. Il policlinico, 1911.
GOTSCHLICH, FELIX, Choleraähnliche Vibrionen bei schweren einheimischen Brechdurchfällen. Zeitschrift für Infektionskrankheiten, 20. Band, 1895.
— Über Cholera- und choleraähnliche Vibrionen unter den aus Mekka zurückkehrenden Pilgern. Ebenda, 53. Band, 1906.
— UND WEIGANG, Über die Beziehungen zwischen Virulenz und Individuenzahl einer Cholerakultur. Ebenda, 20. Band, 1895.
— HETSCH, KOLLE, LENTZ, OTTO, Beiträge zur Choleradiagnose. Ebenda, 40. Band, 1903.
GRAFF, CARL, Der Moselwein gegenüber der pestilentiellen Cholera. Bonn 1848.
GRAINGER, Report, Appendix B to the London report 1850. London 1850.
GRANVILLE, Dislocation of the lower jaw by muscular cramp in cholera. British medical journal, 1903.
GREIFFENBERG, Die Cholera in Indien. Hygienische Tagesfragen, 6. Heft. München 1889.
GREINER, ADOLPH, De cholera morbo dissertatio. Berolini 1823.
GRIESINGER, WILHELM, Die Infektionskrankheiten. In Virchows Handbuch der speciellen Pathologie und Therapie. Erlangen 1857. — Zweite Auflage Erlangen 1864.
— MAX VON PETTENKOFER UND C. A. WUNDERLICH, Cholera - Regulativ. München 1866.
GRISOLLE, Traité élémentaire et pratique de pathologie interne, 2 volumes. Paris 1844. — 9. édition 1869.
GRUBER, MAX, Über die als Kommabacillen bezeichneten Vibrionen von Koch und Finkler-Prior. Wiener medicinische Wochenschrift, 1855.
— Die Cholera in Österreich in den Jahren 1885—86. Bericht des 6. internationalen Kongresses für Hygiene. Wien 1887.
— Bakteriologische Untersuchungen von choleraverdächtigen Fällen unter erschwerenden Umständen. Wiener klinische Wochenschrift 1887.
— Weitere Mittheilungen über vermeintliche und wirkliche Choleragifte. Ebenda, 1892.
— Neuere Forschungen über Cholera asiatica. Wiener medizinische Presse 1897.
— Über die bakteriologische Diagnostik der Cholera und des Choleravibrio. Archiv für Hygiene, 20. Band, 1894.

Gruber, Max, Über aktive und passive Immunität gegen Cholera und Typhus. Wiener klinische Wochenschrift 1896. — Verhandlungen des 14. Kongresses für innere Medicin. Wiesbaden 1896.
— und Wiener, Über die intraperitoneale Cholerainfektion der Meerschweine. Wiener medicinische Wochenschrift 1892.
— Cholerastudien. Archiv für Hygiene, 15. Band, 1892.
— und Durham, Eine neue Methode zur raschen Erkennung des Choleravibrio und des Typhusbacillus. Münchener medizinische Wochenschrift 1896.
Guastalla, Observations sur le choléra à Trieste. Trieste 1849.
Günther, Rudolf, Die indische Cholera in Sachsen im Jahre 1865. Dazu Atlas. Leipzig 1866.
— Die indische Cholera im Regierungsbezirk Zwickau im Jahre 1866. Leipzig 1869.
— Bericht über die Choleraepidemie in dem Königreiche Sachsen. Leipzig 1874.
— Die Choleraepidemie des Jahres 1873 in dem Königreiche Sachsen, nebst Atlas. Berlin 1876 und 1877.
Guenther, Weitere Studien über den Vibrio berolinensis. Archiv für Hygiene, 19. Band, 1893.
Guérin, Le choléra de 1884 (en Toulon et Marseille). Bulletin de l'Académie de Médecine, tome 13, 1884.
Güterbock, Die asiatische Cholera. Deutsche Klinik 1853.
Gujart, J., Les parasites inoculateurs de maladies. Thèse de Paris 1911.
Gumpert, von, Die Choleraepidemie in Posen. Berliner Cholerazeitung 1831.
Guttmann, Paul, Die diesjährigen Choleraerkrankungen in Berlin. Deutsche medizinische Wochenschrift, 1892.
Guyon, Influence de la dessication sur le bacille du choléra. Archives de médecine expérimentelle. Paris 1892.

H.

Haendel und Woithe, Vergleichende Untersuchungen frisch isolirter Cholerastämme mit älteren Cholera- und El Tor-Kulturen. Arbeiten aus dem Kaiserlichen Gesundheitsamte, 34. Band, 1910.
Haeser, Lehrbuch der Geschichte der Medizin. 3. Auflage. Jena 1879.
Haffkine, W. M., Sur le choléra asiatique chez le cobaye, chez le lapin et chez le pigeon. Inoculation des vaccins anticholériques à l'homme. Comptes rendus des séances de la Société de Biologie. Paris 1892.
— A lecture on anticholera inoculation. British medical journal, 1893.
— Injections against cholera. The Lancet, 1893.

HAFFKINE, W. M., Vaccination against asiatic cholera. Indian medical gazette, Calcutta 1893.
— Anticholera inoculation. Report to the government of India. Calcutta 1895.
— HANKIN AND OWEN, Technique of Haffkine's Anticholeraic inoculation. Indian medical gazette, 1894.
HAHN, JOHANN SIGMUND, Psychrolysia veterum renovata jam recocta oder wieder aufgewärmtes altkalt Baden und Trinken. Leyden 1738.
HAHN, MARTIN, Über einige Beobachtungen während der diesjährigen Choleraepidemie in Südrußland und russisch Mittelasien. Berliner klinische Wochenschrift, 1905.
— Über Cholera- und Typhusendotoxine. Münchener medizinische Wochenschrift 1906.
HAHNEMANN, SAMUEL, Sendschreiben über die Heilung der Cholera und die Sicherung vor Ansteckung am Krankenbette. Berlin 1831.
— Heilung der asiatischen Cholera und Schützung vor derselben. Nürnberg 1831.
[—] Sicherste Heilung und Ausrottung der asiatischen Cholera. 1. bis 4. Auflage. Leipzig 1831.
HAKE, VON, Choleraerkrankungen im Weichselstromgebiet im Jahre 1905. Klinisches Jahrbuch, 16. Band. Jena 1906.
HALLIER, Das Cholerakontagium. Leipzig 1867.
[HAMBURG], Die Gesundheitsverhältnisse Hamburgs im 19. Jahrhundert. Hamburg 1901.
HAMERNIJK, Die epidemische Cholera. Prag 1850.
HAMMERL, HANS, Studien über die Morphologie des Vibrio cholerae. Centralblatt für Bakteriologie, 41. Band, 1907.
HANKIN, E. H., On Haffkines method of vaccination against cholera. British medical journal, 1892.
— On the microbes of Indian rivers. Indian medical congress. Calcutta 1895.
— Observations on cholera in India. Indian medical gazette, 30 vol., 1895.
— Cholera in Indian cantonments. Pioneer Press. Allahabad 1895.
— Über sporadische Cholerafälle. Hygienische Rundschau, 1896.
— Directions for the use of permanganate of potassium in combating waterborne diseases. Indian medical gazette, 31. vol., 1896.
— L'action bactéricide des eaux de la Jumna et du Gange sur le microbe du choléra. Annales de l'Institut Pasteur, 1896.
HANSER, PH., Choléra en Europe depuis son origine jusqu'à nos jours. Madrid 1906.
HARLESS, CHR. FRIEDRICH, Die indische Cholera nach allen ihren Beziehungen. Braunschweig 1831.

Harless, Chr. Friedrich, Guter Rath für das zuträglichste Verhalten der Gesunden zur Zeit der herrschenden oder nahenden Cholera. Coblenz 1849.

Harris, Walter, Tractatus de morbis acutis infantum. London 1689.

Hartung, Die Choleraepidemie in Aachen, infolge höheren Auftrags beschrieben. Aachen 1833.

Hasper, Moritz, Die epidemische Cholera oder die Brechruhr. Leipziger naturforschende Gesellschaft, 14. December 1830. Leipzig 1831.

— Über die Natur und Behandlung der Krankheiten der Tropenländer, 2 Teile. Leipzig 1831.

Hassall, Report of the committee for scientific inquiries in relation to the cholera epidemic of 1854. London 1855.

Hayem, Georges, Traitement du choléra. Paris 1883.

— Leçons de thérapeutique, 5 voll. Paris 1887—1894.

Hegar, August, Praktische Resultate sowie einige Fragen die Cholera betreffend. Mittheilungen von Radius, 4. Band, 1832.

Heidenhain, Cholera asiatica. Deutsche Klinik 1854.

Heider, Vibrio danubicus. Centralblatt für Bakteriologie, 14. Band, 1893.

Heidler, Das kohlenstoffsaure Gas als Schutzmittel gegen die Cholera. Mittheilungen von Radius, 1831.

— Fragment des Artikels über die Zerstörung der Krankheitsursache der Cholera in der Luft. Ebenda.

Heim, L., Über das Verhalten der Krankheitserreger der Cholera, des Typhus und der Tuberkulose in Milch, Butter, Molken und Käse. Arbeiten aus dem Kaiserlichen Gesundheitsamte, 5. Band, 1889.

— Zum Nachweise der Choleravibrionen. Centralblatt für Bakteriologie, 30. Band, 1902.

Heimann, F., Die Choleraepidemie in Köln im Jahre 1849. Köln 1850.

Heine, J. G., Kopie von dem Briefe über die asiatische Cholera, welchen der Verfasser anfangs Juli 1832 unmittelbar nach dem Eindringen der Cholera in Holland in dem Fischerorte Scheveningen geschrieben hat. Bonn 1837.

Heineke, C. F., Kurze Anweisung für Nichtärzte, die asiatische Cholera zu erkennen, sich dagegen zu schützen und sie im ersten Anfange zu behandeln. Bernburg 1831.

Heller, Bakteriologische Befunde bei einer Fleischvergiftungsepidemie. Centralblatt für Bakteriologie, 43. Band, 1907.

Hellin, Das Verhalten des Cholerabacillus in aeroben und anaeroben Kulturen. Archiv für Hygiene, 21. Band, 1894.

Henderson, John, Observations on the diseases prevalent among the natives of Hindostan. Edinburgh medical and surgical journal, vol. 24, 1825.

Herbig, Mittheilungen über die ostindische Cholera, zunächst für die Ärzte und Wundärzte Kurhessens. Cassel 1831—32.

Hergt und Sommerschu, Berichte über die Cholera morbus. Karlsruhe 1833.

— Geschichte der beiden Choleraepidemien des südlichen Frankreichs in den Jahren 1834 und 1835. Coblenz 1838.

Hermann, R., Über Veränderungen, welche die Sekretionen des menschlichen Organismus durch die Cholera erleiden. Geigers und Liebigs Magazin für Pharmacie, 1831. — Poggendorfs Annalen der Physik, 22. Band, 1832.

— Analyses chimiques. In Marcus Rapport. Moscou 1832.

Herrmann, Ein Fall von Invagination. St. Petersburger medicinische Zeitung, 12. Band 1867.

Hesse, Über Nahrungsmittel als Nährböden für Typhus und Cholera. Zeitschrift für Hygiene, 5. Band, 1889.

— Über die Aetiologie der Cholera. Ebenda, 14. Band, 1893.

— Über gasförmige Stoffwechselprodukte beim Wachstum der Bakterien. Ebenda, 15. Band, 1893.

— Über die Beziehungen zwischen Kuhmilch und Cholerabacillen. Ebenda, 17. Band, 1894.

— Beobachtungen über die Cholera asiatica in den Jahren 1908 und 1909 in St. Petersburg. Berliner klinische Wochenschrift, 46. Jahrgang, 1909.

Hetsch, Choleraverdächtige Brechdurchfallerkrankungen und Todesfälle im Spreewalde im Jahre 1905. Klinisches Jahrbuch, 16. Band. Jena 1906.

— Beitrag zur Frage über die Leistungsfähigkeit des Peptonwasseranreicherungsverfahrens in der praktischen Choleradiagnostik. Zeitschrift für Hygiene, 45. Band, 1906.

Heusinger, Charles Frédéric, Recherches de pathologie comparée. Cassel 1847.

Heyfelder, Beobachtungen über die Cholera asiatica. Bonn 1832.

Hildenbrand, von, Über das gleichzeitige Erkranken der Tiere und Pflanzen zur Zeit herrschender Epidemien, besonders der epidemischen Cholera. Schmidt's Jahrbücher, 22. Band, 1839.

Hille, K. C., Beobachtungen über die asiatische Cholera, gesammelt auf einer nach Warschau unternommenen Reise. Leipzig 1831.

Hinze, A., die Cholera als Wechselfieber. Casper's kritisches Repertorium, 30. Band, 1831.

Hippius und Minder, Die Cholera in Woronesch. Schmidt's Jahrbücher, 58. Band, 1849.

HIRSCH, AUGUST, Rückblick auf die Erfahrungen und Leistungen im Gebiete der Cholera. Schmidt's Jahrbücher, 88. Band, 1855; 92. Band, 1856.
— Über Verhütung und Bekämpfung der Volkskrankheiten mit spezieller Rücksicht auf die Cholera. Berlin 1875.
— Das Auftreten und der Verlauf der Cholera in den preußischen Provinzen Posen und Preußen. 2. Auflage. Berlin 1876.
— Ein Wort zur Cholerafrage. Berliner klinische Wochenschrift, 1887.
— Handbuch der historisch-geographischen Pathologie. 2. Auflage. Stuttgart 1881.

HIRSCHBERG, Über Methylschnapsvergiftung. Berliner klinische Wochenschrift, 1912.

HIRSCHFELD Eine Bemerkung zur Anwendung innerer Mittel bei Cholera. Berliner klinische Wochenschrift, 1892.

HJALTELIN, JOHN JOHNSON, Cholera sporadica in Island. Edinburgh medical journal, 1862.

HOEBER, Über die Lebensdauer der Cholera- und Milzbrandbacillen im Aquarium. Centralblatt für Bakteriologie, 7. Band, 1895.

HÖNIGSBERG, Cholera indica. Zeitschrift der Wiener Ärzte, 10. Band, 1854.

HOFFMANN, S. E., Entwurf zur Einrichtung eines Cholerahospitals. Berlin 1831.

HOFFMANN, Medizinalstatistik für Würzburg 1871—1880. Würzburg 1881.

HOLLAND, Medical notes and reflections. 2. edition. London 1848.

HOPPE-SEYLER, Über die Veränderungen des Urins bei Cholerakranken. Berliner klinische Wochenschrift, 1892.

HORN, ERNST UND WILHELM WAGNER, Wie hat man sich vor der Cholera zu schützen? Berlin 1831.
— Cholera Archiv. Mit Benutzung amtlicher Quellen. 3 Bände. Berlin 1832.

HOROWITZ, Zur Frage über die Diagnose der Choleravibrionen. Centralblatt für Bakteriologie, 58. Band, 1911.
— Contribution à l'étude des propriétés biologiques des vibrions cholériques. Archives des sciences biologiques, tome 16. St. Pétersbourg 1911.

HOUSTON, Procedures preliminary to inoculation of soils with the cholera microbe and the bacillus of diphtheria. 27. Annual report of the Local Government Board. London 1897—98.

HÜBBENET, Bericht über die im Kiew'schen Militärhospital 1848 beobachtete Choleraepidemie. Riga 1850.

Hübener, Fleischvergiftungen und Paratyphusinfektionen. Jena 1910.
Hüllmann, Epikritische Rückblicke auf die Choleraepidemie in Nietleben. Münchener medizinische Wochenschrift, 1893.
Hueppe, Ferdinand, Über die Dauerformen der sogenannten Kommabacillen. Fortschritte der Medicin, 1885.
— Über Fortschritte in der Erkenntniß der Ursachen der Cholera asiatica. Berliner klinische Wochenschrift, 1887.
— Über die Giftigkeit der Cholerabakterien. Deutsche medizinische Wochenschrift, 1889.
— Zur Aetiologie der Cholera asiatica. Berliner klinische Wochenschrift, 1890.
— Über die Aetiologie und Toxicologie der Cholera asiatica. Deutsche medizinische Wochenschrift, 1891.
— und Else Hueppe, Die Choleraepidemie in Hamburg 1892. Berlin 1893.
— Der Nachweis des Choleragiftes beim Menschen. Berliner klinische Wochenschrift, 1894.
— und Fajans, Über Culturen im Hühnerei und über Anaërobiose der Cholerabakterien. Archiv für Hygiene, 20. Band, 1894.
Hufeland, Notizen in der Nähe gesammelt über die Natur und Behandlung der asiatischen Cholera. Hufeland's und Osann's Journal für die praktische Heilkunde, 1831.
Humboldt, Wilhelm von, Briefe an eine Freundin. Leipzig 1847.
Humpel, Commentatio de abdomine cantharidibus exulcerando in cholerae morbi curatione remedio. Wien 1830.
Hundögger, Bericht über die Behandlung Cholerakranker mit dem Serum von Professor Kraus. Wiener klinische Wochenschrift, 1909.
Huntemüller, Der Dieudonnésche Blutalkaliagar. Centralblatt für Bakteriologie, 50. Band, 1906.
Husemann, G., Die Kontagiosität der Cholera nachgewiesen aus mannigfachen nach den mitgeteilten Beobachtungen der Ärzte von Unterfranken und Aschaffenburg sowie aus eigener Anschauung geschöpften Tatsachen. Erlangen 1855.
Huss, Magnus, Über die endemischen Krankheiten Schwedens. Bremen 1845.
Hymans van den Bergh und Grutterink, Enterogene Cyanose. Berliner klinische Wochenschrift, 43. Jahrgang, 1906.
— Ist die Choleraerkrankung eine Nitritvergiftung? Ebenda, 46. Jahrgang, 1909.
— Choleragift und Nitritvergiftung. Ebenda, 47. Jahrgang, 1910.
— De cholera te Rotterdam. Nederlandsche Tijdschrift voor geneeskunde, 1910.

I.

ILLOWAY, Die Aetiologie, Pathologie und Therapie der Sommerdiarrhoe der Kinder. Berlin 1905.

INDEX CATALOGUE of the library of the surgeon-generals office, United States army. Second series vol. III. Washington 1898.

[INDIEN] Annual reports of the sanitary commissioner for Bengal. Calcutta 1879.

— Annual reports of the sanitary commissioner with the Government of India. Calcutta 1863 sqq.

— Annual report of the sanitary commissioner of the Central Provinces. Nagpur 1878.

— Report of the sanitary administration of the Punjab for the year 1885. Lahore 1886.

INNHAUSER, FR. UND E. NUSSER, Jahresbericht des Wiener Stadtphysikats über seine Amtsthätigkeit im Jahre 1873. Wien 1874.

[INTERNATIONALE SANITÄTSKONFERENZ, Konstantinopel] Über Ursprung und Verbreitungsart der Cholera. München 1867.

ISAMBERT, Note sur deux essais de traitement du choléra par les injections hypodermiques du curare. Gazette médicale de Paris, 39ième année, 1868.

ISSAËFF, Untersuchungen über die künstliche Immunität gegen Cholera. Zeitschrift für Hygiene, 16. Band, 1894.

IWANOFF, M., Über eine neue choleraähnliche Vibrionenart. Zeitschrift für Hygiene, 15. Band, 1893.

J.

JACQUOT, F., Le choléra de l'Est de la France, notamment dans les Vosges et la Haute-Marne. Gazette médicale de Paris, tome 25, 1854.

JACOBSON, L., Beobachtungen über die Choleraepidemie in Königsberg. In den Mittheilungen von RADIUS, 1832.

JADASSOHN, Zur Kenntniß des Cholerarothes. Dissertation Breslau 1888.

JAEHNICHEN ET MARCUS, Animadversiones pathologo-anatomicae de cholera. Mosquae 1830.

JAHN, GEORG WILHELM, Noth - Trost - Hülfsbüchlein gegen die Cholera morbus, morgenländische Brechruhr, nach den besten Quellen bearbeitet. 2. Auflage. Augsburg 1831.

JAHN, J. R. M., Die Cholera Morbus. Augsburg 1831.

JAKOWLEFF, ZABOLOTNY, ZLATOGOROFF UND KULESCHA, Untersuchungen über die gegenwärtige Choleraepidemie in St. Petersburg. Centralblatt für Bakteriologie, 44. Band, 1909. — Russki Wratsch 1910. — St. Petersburger medicinische Zeitschrift, 36. Jahrgang, 1911.

[JAMAICA] Copies or extracts of despatches and other documents relatif to the outbreak of the cholera in Jamaica. London 1851.

JAMESON, JAMES, Report on the epidemic cholera morbus as it visited the territories subject to the presidency of Bengala. Calcutta 1820.
— Bericht über die Cholera in Bengalen in den Jahren 1817, 1818 und 1819. Deutsch von Reuß. Stuttgart 1832.

JANSSEN, Die Cholera im Regierungsbezirke Gumbinnen im Jahre 1909. Klinisches Jahrbuch, 24. Band, 1910.

JAWEIN, G., Observations sur les cobayes immunisés par les vaccins anticholériques vivants. Annales de l'Institut Pasteur, tome 6, 1893.

JÖRG, Mittheilungen über Cholera. Leipzig 1849.
— Die gänzliche Unterdrückung der asiatischen Cholera durch europäische Staatsregierungen als ausführbar dargestellt. Leipzig 1855.

JOHNSON, JAMES, The influence of tropical climates on European constitutions. London 1813. — 3. edition 1821.

JORDANSKY, Das Überleben von Choleravibrionen bei niedrigen Temperaturen. Wratschelnaja Gazeta, 1908.

JOSEPH, Über das Choleraexanthem. Günsburg's Zeitschrift für klinische Medicin, 7. Band. Breslau 1856.

JUSTOW, Arsenikvergiftung von der Vagina aus. Österreich-ungarisches Centralblatt 1891.

K.

KALTENBRUNNER, Über die Verbreitung der Cholera. München 1832.

KAMEN, Choleravibrio. Centralblatt für Bakteriologie, 18. Band, 1895.

KANDIB UND NEDRIGAILOFF, Choleravibrio. Centralblatt für Bakteriologie, 46. Band, 1909.

KANDIBA, Zur Frage von der aetiologischen Bedeutung der choleraähnlichen Vibrionen. Zeitschrift für Hygiene, 69. Band, 1911.

KARAFFA-KORBUT, Über die Wirkung von Kochsalz auf die Mikroorganismen. Centralblatt für Bakteriologie, 49. Band, 1911.

KARLINSKI, Zur Kenntniß der Tenacität der Choleravibrionen. Centralblatt für Bakteriologie, 8. Band, 1910; 17. Band, 1895.
— Die Vibrioneninfektion per os bei jungen Tieren. Ebenda, 20. Band, 1896.

KARTULIS, Zur Aetiologie der Cholera nostras. Zeitschrift für Hygiene, 6. Band, 1889.

KARWACKI, Über die Schutzimpfung gegen Cholera. Zeitschrift für Hygiene, 54. Band, 1906.

KASANSKY, Über den Einfluß der Kälte auf Choleravibrionen. Centralblatt für Bakteriologie, 17. Band, 1895.

KAUFMANN, Über die indische Brechruhr in praktisch therapeutischer Beziehung. Hamm 1831.

Kaupe, Walther, Untersuchungen über die Lebensdauer der Cholerabacillen im menschlichen Kote. Zeitschrift für Hygiene, 9. Band, 1890.
— Sommerhitze und Säuglingssterblichkeit. Centralblatt für allgemeine Gesundheitspflege, 31. Jahrgang. Bonn 1912.
Kayser, Über den Paratyphus. Deutsche medizinische Wochenschrift, 1903.
— Zur Bacteriologie des Paratyphus. Centralblatt für Bakteriologie, 35. Band, 1904.
Keir, J., A treatise on Cholera in the city of Moscow in autumn 1830 and winter 1831. Edinburgh and London 1832.
Kelsch, A., Rapport général sur les épidémies qui ont régné en France en 1892 et 1893. Mémoires de l'Académie de médecine, tome 38, 1894.
— Le choléra, Examen critique de son épidémiologie et de sa pathogénie. Revue d'hygiène et de police sanitaire, tome 31. Paris 1909.
— Traité des maladies épidémiques, tome 3. Paris 1910.
Kennedy, Notes on the epidemic cholera. Calcutta 1827.
Keppler, Fr., Die Erfolge meiner Behandlung des asphyktischen Choleraanfalles mit continuirlichen subcutanen Infusionen alkoholischer Kochsalzlösung. München 1886.
Kéraudren, P. F., Mémoire sur le choléra morbus de l'Inde. Paris 1831.
— Du choléra-morbus de l'Inde ou Mordechi. Paris 1834.
Kerner, Justinus, Vergiftung durch verdorbene Würste. Tübinger Blätter, 3. Band, 1817.
— Neue Beobachtungen über die in Württemberg so häufig vorfallenden tödlichen Vergiftungen durch den Genuß geräucherter Würste. Tübingen 1821.
v. Kerschensteiner und Gaffky, Die Maaßregeln zur Bekämpfung der Cholera. Deutsche Vierteljahrschrift für öffentliche Gesundheitspflege, 27. Band. Braunschweig 1895.
Kiehl, Will. Fr. P., Aanwyzing om aan cholerazieken eene dadelyke an doelmatige hulp te verleenen. Haag 1831.
— Proeve eener aanwyzing om de cholera te beperken en zoo mogelyk uittervejen. Haag 1854.
— Über den Ursprung und die Verhütung der Seuchen. Erläutert durch das Beispiel der ansteckenden Cholera. Berlin 1865.
Kieser, Ditericus Georg, Oratio academica de cholera. Jenae 1831.
v. Kildjuscewski, Paul, Vorschläge wie man auf ganz einfache Weise Dampfbäder zum Gebrauche bei Cholerakranken bereiten kann. Danzig 1831.
Kinnis, John, Observations on cholera morbus and other diseases, which prevailed among the soldiers stationed at Port Louis, Mauritius, in the end of the year 1819 and beginning of 1820. Edinburgh medical and surgical journal, vol. 17, 1821.

KIRCHNER, MARTIN, Verhütung und Bekämpfung der Cholera. Zeitschrift für ärztliche Fortbildung, 1905.
— Über das Auftreten der Cholera in Deutschland im Jahre 1905. Klinisches Jahrbuch, 16. Band. Jena 1906.
— Was haben uns die Choleraerkrankungen des Jahres 1905 gelehrt? Bericht über die 23. Hauptversammlung des Preußischen Medizinalbeamtenvereins. Berlin 1906.
— Die gesetzlichen Grundlagen der Seuchenbekämpfung im Deutschen Reiche. Jena 1907.
— Die Verbreitung übertragbarer Krankheiten durch sogenannte Dauerausscheider und Bazillenträger. Klinisches Jahrbuch, 19. Band, Jena 1908.
KITASATO, Über das Verhalten der Typhus- und Cholerabacillen zu säure- und alkalihaltigen Nährböden. Zeitschrift für Hygiene, 3. Band, 1888.
— Die Widerstandsfähigkeit der Cholerabakterien gegen das Eintrocknen und gegen Hitze. Ebenda, 5. Band, 1889.
— Das Verhalten der Cholerabakterien im menschlichen Kote. Ebenda, 1889.
— Das Verhalten der Cholerabakterien in der Milch. Ebenda, 1889.
KLAUTSCH, Verlauf der Cholera in der Schwangerschaft. Münchener medizinische Wochenschrift, 1892.
— Über die infolge der Cholera auftretenden Veränderungen in den weiblichen Generationsorganen. Ebenda, 1894.
KLEEBERG, W., Pathologisch-anatomische Untersuchungen an Choleraleichen. Verhandlungen der physikalisch-medicinischen Gesellschaft zu Königsberg über die Cholera, 2. Heft. Königsberg 1831.
— Ergebnisse der Untersuchung von mehr als fünfzig Choleraleichen zu Königsberg. Mittheilungen von RADIUS, 4. Band, 1832.
KLEIN, Über Varietäten des Choleravibrio. Hygienische Rundschau, 1896.
— Further report on the bacillus enteritidis sporogenes. 28. report of the Local government board. London 1898—99.
KLEINERT, CARL FERDINAND, Cholera orientalis. Extrablatt zum allgemeinen Repertorium der gesammten deutschen medicinisch-chirurgischen Journalistik. Leipzig 1831—1833.
KLEMPERER, G., Untersuchungen über künstlichen Impfschutz gegen Choleraintoxication. Berliner klinische Wochenschrift, 1892.
— Untersuchungen über Schutzimpfungen des Menschen gegen asiatische Cholera. Ebenda, 1892.
— Ist die asiatische Cholera eine Nitritvergiftung? Ebenda, 1893.
— Untersuchungen über Infektion und Immunität bei der asiatischen Cholera. Zeitschrift für klinische Medicin, 25. Band, 1894.

KLOB, J. M., Pathologisch anatomische Studien über das Wesen des Choleraprozesses. Leipzig 1867.

KNOLZ, Über die Cholera in Wien. Medicinisch chirurgische Zeitung. Wien 1831.

— Wissenschaftliche Nachrichten die Cholera in Wien betreffend. Wien 1831.

KNOX, ROBERT, The cholera fly. The Lancet. London 1853.

KNÜPPEL, Die Erfahrungen der englischen ostindischen Ärzte betreffs der Choleraaetiologie, besonders seit dem Jahre 1883. Zeitschrift für Hygiene, 10. Band, 1891.

KOBERT, RUDOLF, Lehrbuch der Intoxicationen. Stuttgart 1893. — 2. Auflage 1902—06.

KOCH, C. F., Beschreibung eines einfachen und wohlfeilen Zeltes und Bettes für Dampfbäder in beliebigen Wärmegraden als das zur Zeit bewährteste Vorbauungs- und Heilmittel gegen die orientalische Cholera. Magdeburg 1831.

KOCH, ROBERT, Über die Cholerabakterien. Deutsche medizinische Wochenschrift, 10. Band, 1884.

— Weiteres über die Cholerabakterien. Wiener medicinische Blätter, 7. Band, 1884.

— Konferenz zur Erörterung der Cholerafrage 1884. Deutsche medizinische Wochenschrift, 1885.

— Wasserfiltration und Cholera. Zeitschrift für Hygiene, 14. Band, 1893.

— Über den augenblicklichen Stand der bakteriologischen Choleradiagnose. Ebenda, 14. Band, 1893.

— Die Cholera in Deutschland während des Winters 1892—93. Ebenda, 15. Band, 1893.

— UND GAFFKY, Bericht über die Tätigkeit der zur Erforschung der Cholera im Jahre 1883 nach Aegypten und Indien entsandten Commission. Arbeiten aus dem Kaiserlichen Gesundheitsamte, 3. Band, 1887.

— Das Auftreten der Cholera im Deutschen Reiche während der Jahre 1893 und 1894. Arbeiten aus dem Kaiserlichen Gesundheitsamte, 11. und 12. Band, 1895 und 1896.

— Die Bekämpfung des Typhus. Berlin 1903.

KÖNIG, JOHANNES GERHARDUS, Litera de dysenteria apoplectica. In praefatione libri A. J. Retzii, Observationes botanicae sex fasciculis comprehensae. Lipsiae 1791.

[KÖNIGSBERG], Verhandlungen der physikalisch-medicinischen Gesellschaft zu Königsberg über die Cholera, 2 Hefte. Königsberg 1831.

KÖRBER, Die Choleraepidemie in Dorpat im Herbst 1893. Zeitschrift für Hygiene, 19. Band, 1895.

Kohlbrugge, Vibrionenstudien. Die Ubiquität choleraähnlicher Wasservibrionen. Centralblatt für Bakteriologie, 28. Band, 1902.

Kolle, Über die Dauer des Vorkommens von Choleravibrionen in den Dejectionen der Cholerareconvalescenten. Zeitschrift für Hygiene, 18. Band, 1894.

— Die aktive Immunisirung des Menschen gegen Cholera. Centralblatt für Bakteriologie, 19. Band, 1896.

— Cholera asiatica. Handbuch der pathogenen Mikroorganismen, 3. Band, Jena 1903. — 2. Auflage 1912.

— Über den jetzigen Stand der Choleradiagnose. Klinisches Jahrbuch, 11. Band. Jena 1901.

— und Gotschlich, Untersuchungen über die bakteriologische Choleradiagnostik und die Specifität des Kochschen Choleravibrio. Deutsche medizinische Wochenschrift, 1903. — Zeitschrift für Hygiene, 44. Band, 1904.

— Aetiologie und bakteriologische Diagnose der Cholera. Zeitschrift für ärztliche Fortbildung, 1905.

— und Meinicke, Untersuchungen an den in El Tor isolirten Vibrionenkulturen. Klinisches Jahrbuch, 15. Band, 1905.

— Cholera im Weichselstromgebiet während des Herbstes 1905. Ebenda, 16. Band, 1906.

— Zur Frage der Serumtherapie der Cholera asiatica. Deutsche medizinische Wochenschrift, 1909.

— und Hetsch, Die experimentelle Bakteriologie, 3. Auflage. Wien und Berlin 1911.

Kopp, A. E., Über die Agglutinationsfähigkeit des Blutserums von Cholerakranken. Russky Wratsch 1909. — Hygienische Rundschau, 20. Jahrgang, 1910.

Kopp, Franz Xaver, Generalbericht über die Choleraepidemie in München im Jahre 1836—37. München 1837.

Kortüm, August, Von der Cholera. Rostock 1849.

Kossel, Übertragung der Cholera durch Lebensmittel. Deutsche medizinische Wochenschrift, 1892.

Kraus, R., Zur Differenzierung des Choleravibrio von artverwandten Vibrionen. Wiener klinische Wochenschrift, 1903.

— und Pribram, Zur Frage der Toxinbildung des Choleravibrio. Ebenda, 1905.

— und Prantschoff, Über Choleravibrionen und andere Vibrionen. Ebenda, 1906.

— Über Gifte des Choleravibrio und verwandter Vibrionen. Wiener medicinische Wochenschrift, 1906.

Kraus, R., und Russ, Über Toxine und Antitoxine des Choleravibrio. Centralblatt für Bakteriologie, 45. Band, 1908.
— Toxine des Choleravibrio und anderer Vibrionen. Handbuch der Technik und Methodik der Immunitätsforschung von Kraus und Levaditi, 2. Bände. Jena 1908 und 1909.
— Über den derzeitigen Stand der aetiologischen Diagnose und der antitoxischen Therapie der Cholera asiatica. Wiener klinische Wochenschrift, 1909.
Kreidemann, Ursache, Vorbeugung und Bekämpfung der Cholera. Hamburg 1893.
— Die Choleraprophylaxe in Deutschland während der Jahre 1892 und 1894. Deutsche Ärztezeitung, 1895.
Kruse, W., Über den Einfluß des städtischen Lebens auf die Volksgesundheit. Bonn 1898.
Küchenmeister, Friedrich, Handbuch der Lehre von der Verbreitung der Cholera und von den Schutzmaaßregeln gegen sie. Erlangen 1874.
Kuenen, W., A., De cholera in Deli van October 1906 tot begin 1908. Weekblad 1908.
Kulescha, G., Affektion der Gallenblase, der Gallengänge und der Leber und Veränderungen des Knochenmarks bei der Cholera. Klinisches Jahrbuch, 24. Band, 1910.
— Ein Fall von Cholera asiatica mit vorherrschender Affektion der Leber und der Gallengänge. Centralblatt für Bakteriologie, 50. Band, 1910.
Kuprianoff, Kommabacillus. Archiv für Hygiene, 19. Band, 1893.
[Kurhessen], Mitteilungen über die ostindische Cholera, zunächst für die Ärzte und Wundärzte Kurhessens. Herausgegeben von der obersten Sanitätscommission. Cassel 1831.
Kutscher, Ein Beitrag zur Kenntniß der den Choleravibrionen ähnlichen Wasserbakterien. Deutsche medizinische Wochenschrift, 1893.
— Die während des Herbstes 1894 in den Gewässern Gießens gefundenen Vibrionen. Zeitschrift für Hygiene, 19. Band, 1895.
— Die Vibrionen- und Spirillenflora der Düngerjauche, 20. Band, 1895.

L.

Lange, Bemaerkninger om Grönlands sygdoms forhold. Kjöbnhavn, 1864.
Larrey, Hippolyte, Mémoire sur le choléra-morbus. Paris 1831. — Ins Englische von Paterson.
Laser, Zur Choleradiagnose. Berliner klinische Wochenschrift, 1892.
Latour, Amédée, Influence de la séparation des cholériques dans les hôpitaux. Union médicale, tome 31, 1866.
Laveran, Histoire statistique du choléra. Metz 1849.
— Choléra. Dictionnaire encyclopédique des sciences médicales, I^me série, tome 16. Paris 1876.

LAWRIE, JAMES ADAIR, Essay on Cholera in India. Glasgow 1832.
LAWSON, Cholera. Army medical department, report for the year 1866. London 1868.
— Cholera in ships. Annual report of the sanitary commissioner with the government of India, 1881.
LAZARUS, Über antitoxische Wirksamkeit des Blutserums Choleraheilter. Berliner klinische Wochenschrift, 1892.
LEBEDEW, Die Behandlung der Cholera im russischen Dampfbade. Russki Wratsch, 1911.
LEBERT, H., Vorträge über die Cholera gehalten in Zürich. Erlangen 1854.
— Die Cholera in der Schweiz. Frankfurt am Main 1856.
— Cholera. In Ziemßen's Handbuch der speciellen Pathologie und Therapie, 2. Band, 2. Auflage, 1876.
LEENT, FREDERIC VAN DER, Cholera endemica in Borneo. Geneeskundige Tijdschrift voor de Zeemacht, 1867, 1868.
— Schets eener geneeskundige plaatsbeschryving van de Nederlandsche bezittingen en colonien. Ebenda, 1870.
LEHMANN, FRIEDRICH, Physikalische und chemische Studien über die Cholera. Dissertation. Zürich 1857.
LEHMANN UND NEUMANN, Atlas und Grundriß der Bacteriologie. 2. Auflage. München 1899.
LEICHTENSTERN, OTTO, Verengerungen, Verschließungen und Lageveränderungen des Darmes. In Ziemßen's Handbuch der speciellen Pathologie und Therapie, 7. Band. Leipzig 1887.
LENT, Bericht über die zweite Choleraepidemie des Jahres 1867 in Köln. Köln 1868.
— Die Choleraepidemien der Stadt Köln. Kölner Festschrift zur Naturforscherversammlung 1890 in Köln.
LENTZ, OTTO, Deutschland und die Choleragefahr. Frankfurter Zeitung, 2. September 1910.
LESAGE, Étude clinique sur le choléra infantile. Paris 1889.
— ET MACAIGNE, Étude bactériologique du choléra observé à l'hôpital Saint-Antoine en 1892. Annales de l'Institut Pasteur, tome 7, 1893.
LEUBUSCHER UND REINHARDT, Cholera. Virchows Archiv, 2. Band, 1849.
LEUDET, Note sur le choléra observé à l'Hôtel-Dieu de Rouen. Bulletin de l'Académie de médecine, tome 32, 1867.
LEVADITI, C., ET S. MUTERMILCH, Propriétés de l'antigène cholérique. Comptes rendus de la société biologique, tome 64, 1908.
— Vaccination des animaux par des extraits alcooliques de cultures cholériques. Ibidem.
— Pouvoir immunisant de l'antigène cholérique soluble dans l'alcool. Ibidem.

Levier, Eine Winterepidemie von Cholera nostras. Schweizer Zeitschrift für Heilkunde, 3. Band, 1864.

Levy, Fleischvergiftung. Archiv für experimentelle Pathologie und Pharmakologie, 34. Band, 1894.

Leyden, Über die Choleraniere. Deutsche medizinische Wochenschrift 1892. — Berliner klinische Wochenschrift 1893.

Liborius, Beiträge zur Kenntniß des Sauerstoffbedürfnisses der Bakterien. Zeitschrift für Hygiene, 1. Band, 1886.

Lichtenstädt, J. R., Rathschläge an das Publikum zur Verhütung und Heilung der herrschenden asiatischen Cholera. Berlin 1831.

— Die asiatische Cholera in Rußland in den Jahren 1829 und 1830. Berlin 1831.

— und Seidlitz, Mittheilungen über die Choleraepidemie in St. Petersburg im Sommer 1831. Petersburg und Berlin 1831.

Liebermann, Über die Choleraschutzimpfungen bei Zarizyn während der Epidemie von 1908. Centralblatt für Bakteriologie, 1909.

Liebermeister, C., Cholera asiatica und Cholera nostras. Wien 1896.

Liebetrau, Paratyphus und Rechtspflege. Zeitschrift für Medicinalbeamte 1910.

Liefmann, Die Bedeutung socialer Momente für die Säuglingssterblichkeit. Zeitschrift für Hygiene, 62. Band, 1908.

— und Lindemann, Der Einfluß der Hitze auf die Sterblichkeit der Säuglinge in Berlin und einigen anderen Großstädten. Braunschweig 1911.

Lind, James, Dysentery and Cholera morbus. In Hot climates part III. London 1768.

Lindgren, F. G., Der epidemische Brechdurchfall beobachtet zu Nishni Nowgorod. Dorpat 1831.

Litten, Beitrag zur Lehre von der Choleraniere. Deutsche medizinische Wochenschrift, 1893.

Littré, Du choléra oriental. Paris 1832.

Livingstone, Observations on the epidemic cholera as it appeared in China. Transactions of the medical society of Calcutta, vol. 1, 1825.

v. Loder, J. Chr., Über die Cholerakrankheit. Königsberg 1831.

— Zusätze zu seiner Schrift über die Cholerakrankheit. Königsberg 1831.

Loeschke, Beiträge zur Histologie und Pathogenese der Nitritvergiftungen. Zieglers Beiträge, 49. Band, 1910.

Löschner, Schlußbericht über die 1849—1851 in Prag beobachtete Choleraepidemie. Prag 1854.

Löwenhardt, Cholera in Prenzlau. Preußische Vereinszeitung, 1853.

Löwig, Arsenikvergiftung und Mumifikation. Breslau 1886.

Lombard, H. C., Quelques mots sur la contagion du choléra. Bibliothèque universelle. Genève 1832.

— Notes historiques sur le choléra-morbus. Genève 1832.

[London], Report on quarantine by the General board of health. London 1849.

— Report on the measures adopted for the execution of the nuisances removal and diseases prevention. London 1849.

— Report of the General board of health on the epidemic cholera of 1848—1849. London 1850.

— Report of the committee for scientific inquiries. London 1856.

Lorain, Paul Josèphe, Études cliniques sur le choléra. Paris 1868.

Lorimer, Robert, and John Burton, Observations on the history and treatment of choléra asphyxia. Edinburgh 1832.

Lorinser, Die asiatische Cholera. Berliner Jahrbücher für wissenschaftliche Kritik, 1831.

Lotze, Carl Richard, Die Choleraepidemie von 1866 in Stötteritz bei Leipzig. Leipzig 1867.

Lubarsch, Zur Lehre von den Geschwülsten und Infektionskrankheiten. 1899.

Lübstorf, Die Cholera in Lübeck im Jahre 1856. Deutsche Klinik, Monatsblatt, 1857.

Lumbroso et Gerini, Alcune osservazioni sulla recente epidemia colerica di Livorno. Rivista critica di clinica medica, anno 12, 1911.

Lustig, Studii sul cholera. Trieste 1887.

M.

Mac Carthey and Dove, Cholera. London Hospital reports, 1866. — Virchow-Hirsch, Jahresbericht, 1866.

Mac Combie, F. C., A note on the treatment of cholera by saline injections. The Lancet, 1906.

Mac Fadayen und Rowland, Über die intracellulären Toxine. Centralblatt für Bakteriologie, 35. Band, 1904.

— Upon an anticholeraserum. The Lancet, 1906.

Mac Gregor, On the principal diseases in the North west provinces of India. 1843.

Mac Kaig, A., Insects and cholera. Edinburgh medical journal, 1902.

Mackenzie, Cholera epidemic in India. London medical Gazette, 1849.

Mac Laughlin, Bacillus carrier in the spread of asiatic cholera. New York medical journal, 1911.

— Cholera. Public health reports, vol. 25. New York 1910.

— and Whitmore, Cholera and choleralike vibrios. Philippine journal of science, vol. 5, 1910.

Maclean, W. C., Report of the Royal commisson on the sanitary state of the army in India. London 1863.
Macloughin, Results of an inquiry into the variable existence of a premonitory diarrhoea in cholera. London 1854.
Macnamara, A history of asiatic cholera. London 1876.
— Asiatic cholera. London 1892.
Macpherson, Cholera in its home. London 1866. — Deutsch durch R. Velten. Tübingen 1867.
— On cholera as carried by ships. London medical times, 1867.
— Cholera in the east from the commencement of European connection with it. London 1869.
— Annals of cholera from the earliest periods to the year 1817. London 1872.
Macrac, R., Cholera diffusion by flies. Indian medical gazette, vol. 43. Calcutta 1908.
Maddox, R. L., Experiments on feeding some insects with the curved or comma bacillus. Journal of the royal microscopical society, vol. 5. London 1885.
Mader, Über die schweren Formen der Cholera nostras. Wiener medizinische Wochenschrift, 1869.
Magendie, P. F., Leçons sur le choléra-morbus faites au collège de France. Paris 1832.
Mahé, Mémoire sur la marche et l'extension du choléra asiatique des Indes-orientales vers l'occident depuis les dix dernières années (1875—1884). Gazette médicale d'Orient. Constantinople 1884.
— Coup d'oeil sur l'épidémie actuelle de choléra en Europe. Annales d'hygiène publique et de médecine légale, tome 16, 1886.
— Le choléra en Europe de 1884 à 1887. Revue médico-pharmaceutique. Constantinople 1888.
Mahlmann, Die asiatische Cholera. Deutsche Klinik, 1856.
Majer, Carl Friedrich, Generalbericht über die Choleraepidemien im Königreiche Bayern während der Jahre 1873 und 1874. München 1877.
Malgaigne, Leçons cliniques sur les hernies. Paris 1841.
— Études statistiques des étranglements herniaires. Paris 1842.
Mann, James, A dissertation upon the cholera infantum. Boston 1804.
Maragliano, Über Pathologie und Therapie der Cholera. Centralblatt für die medicinischen Wissenschaften, 1884.
Marcus, F. C. M., Rapport sur le choléra-morbus de Moscou. Moscou 1832.
Marpmann, Die Verbreitung von Spaltpilzen durch Fliegen. Archiv für Hygiene, 2. Band, 1884.

Marroin, Histoire médicale de la flotte française pendant la guerre de Crimée. Paris 1861.

Marshal, John, Observations on cholera as it appeared at Port-Glasgow during the months of july and august 1831. Edinburgh 1831.

Martin, Aloys, Hauptbericht über die Choleraepidemie des Jahres 1854 im Königreiche Bayern. München 1857.

Martin, L., Ärztliche Erfahrungen über die Malaria der Tropenländer. Berlin 1889.

Martinenq, Choléra de Toulon. Appréciation des causes qui le rendent si terrible et moyens d'en atténuer les effets funestes en cas de réapparition. Toulon 1848.

Martins, The influence of tropical climate. London 1861.

Marx, K. F. H., Die Erkenntniß, Verhütung und Heilung der ansteckenden Cholera. Carlsruhe in Baden 1831.

Massaglia, Resistenza naturale al colera. Società medico-chirurgica di Modena 1911. Centralblatt für Bakteriologie, 49. Band, 1911.

— e Tirelli, L'epidemie colerica di Cerignola nell' anno 1910. Reale Accademia di scienze e lettere, 1911.

Masthiolius, Die Choleraepidemie in Konstantinopel im Jahre 1893—94. Archiv für Hygiene, 23. Band, 1895.

Mayer, Carl, Über die Ansicht, daß die Cholera dem Wechselfieber ähnlich oder gleich sei. Mittheilungen von Radius, 2. Band, 1831.

Mayer, M., Weitere Versuche zur Darstellung specifischer Substanzen aus Bakterien. Deutsche medizinische Wochenschrift, 1904.

Mayet, Fünfundzwanzig Jahre Todesursachenstatistik. Vierteljahrshefte zur Statistik des Deutschen Reiches, 3. Band, 1903.

Meigs, C. D., The summer complaint. American medical recorders, vol. 3, 1820.

Meinert, Die klinischen Bilder der die Kindersterblichkeit des Hochsommers beherrschenden Krankheitsformen. Verhandlungen der Gesellschaft für Kinderheilkunde. Wiesbaden 1887.

— Über cholera infantum aestiva. Therapeutische Monatshefte, 1891.

— Säuglingssterblichkeit und Wohnungsfrage. Archiv für Kinderheilkunde, 44. Band, 1896.

Meinicke, Über den Wert der Haemolysinbildung der Vibrionen für die Choleradiagnose. Deutsche medizinische Wochenschrift, 1904.

— Über die Haemolyse der choleraähnlichen Vibrionen. Zeitschrift für Hygiene, 50. Band, 1905.

Meklenburg, Was vermag die Sanitätspolizei gegen die Cholera? Berlin 1854.

Ménard, Éléments de médecine pratique. Monpellier 1819.

MESSERSCHMIDT, Beweisführung, daß die Häusersperre als Abwehrungsmittel gegen die Verbreitung der asiatischen Cholera nicht allein nichts nützt sondern vielmehr schädlich und darum zu unterlassen ist. Naumburg 1831.

METCHNIKOFF, Recherches sur le choléra et les vibrions. Annales de l'Institut Pasteur, tome 7, 1893; tome 9, 1894.

— ROUX ET TAURELLI SALIMBENI, Toxine et antitoxine cholérique. Ibidem, tome 10, 1895.

METTENHEIMER, Über Einspritzungen in die Urinblase bei der Cholera. Deutsche medizinische Wochenschrift, 1892.

METZ, KARL AUGUST, Das sicherste Mittel zur Ausrottung der sogenannten Cholera asiatica. Darmstadt 1837.

MEYER, J., Impfversuche mit Cholera. Virchow's Archiv, 4. Band, 1852.

MEYER, L., Beitrag zur Pathologie des Choleratyphoids. Virchow's Archiv, 6. Band, 1854.

MÉZERAY, FRANÇOIS DE, Abrégé chronologique de l'histoire de France. Amsterdam 1723.

MICHAILOW, SERGIUS, Zur Frage über die Veränderungen des Nervensystems bei der asiatischen Cholera. Centralblatt für Bakteriologie, 50. Band, 1910.

— Die Degenerationen im Bereich des Nervensystems des Menschen bei Cholera asiatica. Ebenda, 62. Band, 1912.

MIGNOT, Du choléra sporadique. Gazette hebdomadaire, 1865.

MIREUR, Etude historique et pratique sur la prophylaxie et le traitement du choléra. Paris 1884.

MOIR, Practical observations on malignant cholera. Edinburgh and London 1832.

— Proofs of the contagion of malignant cholera. Edinburgh and London 1832.

MOLISON, THOMAS, Remarks on the epidemic disease called cholera as it occured in New Castle. Edinburgh 1832.

MONGÉRI, Etude sur l'épidémie de choléra à Constantinople en 1865. Paris 1865.

MONNERET, Traité élémentaire de pathologie interne, 3 voll. Paris 1864—66.

MONTEFUSCO, ALFONSO, L'itterizia nel cholera. Giornale internazionale delle scienze mediche, 1888.

— Azione delle basse temperature sulle virulenza degli spirilli del colera. Annali d'istituto d'igiene sperimentale di Roma, tomo 3, 1893.

— Sulla persistenza dei vibrioni colerigeni nelle dejezioni dei convalescenti. La riforma medica, 1911.

MONTEL, Notes sur le choléra en basse Indochine 1902—1903. Annales d'hygiène et de médecine coloniales, 1905.
MONTI, Thermometrie der Cholera epidemica. Jahrbuch für Kinderkrankheiten, 8. Band, 1867.
MOREAU DE JONNÈS, Rapport au conseil supérieur de santé sur le choléramorbus pestilentiel. Bruxelles 1831.
MOREHEAD, Research of diseases of India. London 1861.
— Clinical researches on diseases in India, 2. edition. London 1866.
Moss, A familiar medical survey of Liverpool. 1784.
MOST, GEORG FRIEDRICH, Encyklopaedie der gesammten medicinischen und chirurgischen Praxis. 2. Auflage. Leipzig 1836.
MOUAT, F. J., Administration report of the jails of the lower provinces. Calcutta 1870.
MOUCHET, Observations d'accidents gangrèneux chez des cholériques. Gazette médicale de Paris, 39ᵉ année, 1868.
MUCH, Immunität und Immunitätsreaktionen. Mittheilungen aus den Hamburger Staatskrankenanstalten, 9. Band, 1909.
MÜHLENS UND VON RAVEN, Zur Frage der Haemolysin- und Toxinbildung des Choleravibrio. Zeitschrift für Hygiene, 55. Band, 1906.
MÜHLIG, Le choléra à Constantinople. Gazette médicale d'Orient, 1865.
MÜLLER, C. J. G., Die Cholera in Riga im Jahre 1848. Riga 1849.
MURRAY, JOHN, Report on the treatment of epidemic cholera. Calcutta 1869.

N.

NÄGELI, Die niederen Pilze. München 1877.
NAGEL, C. F., Antiquitates cholericae. Altona 1833.
NAMIAS E TOMMASI-CRUDELI, Cosa si pùo fare in tempo di colera? Milano 1884.
NEALE, Researches on animate contagions. London 1831.
NEDWETZKY, Zur Mikrographie der Cholera. Dorpat 1879.
NETOLITZKY, Die Cholera in Rußland in den Jahren 1904—1910. Das österreichische Sanitätswesen, 23. Jahrgang, 1911.
NETTER, M., Recherches bactèriologiques sur les cas de choléra ou de diarrhée cholériforme observée dans la banlieue de Paris. Bulletins et memoires de la société médicale des hôpitaux de Paris, 1892.
— Un cas de choléra vrai à bacille virgule dans la banlieue parisienne en juillet 1893. Annales de l'Institut Pasteur, vol. 8, 1894.
NEUFVILLE, Cholerafälle in Frankfurt. Archiv für physikalische Heilkunde, 9. Band, 1850.
NEUMANN UND ORTH, Versuche zum Nachweis choleraähnlicher Vibrionen in Flußläufen. Zeitschrift für Hygiene, 21. Band, 1896.

Nicaise, Étude sur le choléra. Gazette médicale de Paris, 39e année, 1868.

Nicati et Rietsch, Sur l'inoculation du bacille virgule. La semaine médicale, 1884.

— Expériences sur la vitalité du bacille-virgule cholérigène. Revue de médecine, 1885.

— Recherches sur le choléra. Paris 1886.

Nicholas, G. E., The fly in its sanitary aspect. The Lancet, 1873.

Nichols and Andrews, The treatment of asiatic cholera during the recent epidemic. The Philippine journal of science. Manila 1909.

[Nichtarzt] Ansichten und Vorschläge über die Auffindung des die asiatische Cholera insbesondere und andere ansteckende Krankheiten überhaupt erzeugenden Urstoffes. Von einem Nichtarzte. Erdmann's Journal für technische Chemie, 22. Band. Leipzig 1832.

Niemeyer, Die asiatische Cholera in der Stadt Magdeburg 1831—1832. Magdeburg 1832.

Nieriker, Die Cholerafälle im Bezirk Baden im Jahre 1867. Aarau 1868.

Nothnagel, Die Erkrankungen des Darms und des Peritoneums. Wien 1895.

Nuttall, George, On the role of insects, arachnoids and myriopods as carriers in the spread of diseases. The John Hopkins hospital reports, vol. 8, 1899.

O.

Örtel, Kritik der bisherigen Cholerakuren nach den Berichten der Herren Dr. Dr. Radius und Kleinert. Als Ehrenrettung der angefeindeten Wasserheilkunde. Sulzbach 1832.

— Die indische Cholera einzig und allein durch kaltes Wasser vertilgbar. Nürnberg 1831.

— Victoria! Kaltwasser hat die Cholera besiegt. Ein thatsächlicher Bericht. Nürnberg 1831.

[Österreich] Die Choleraerkrankungen in Österreich im Jahre 1910. Das österreichische Sanitätswesen, 23. Jahrgang, 1911.

Österlen, Choleragift und Pettenkofer. Tübingen 1868.

— Handbuch der medicinischen Statistik. 2. Ausgabe. Tübingen 1874.

Orticoni, Vibrions cholériques et paracholériques. Comptes rendus de la Société de biologie, tome 71, 1911.

Orton, Reginald, Essay on the epidemic cholera of India, 2 voll. Madras 1820.

— The epidemic cholera of India. London 1831.

O'Shaughnessy, Blood in cholera. Dublin journal of medical and chemical science, 1832. — Medical and physical journal. London 1832.
— Chemical pathology of cholera. Philosophical magazine, 1832.
Otto, Cholera bei einem Hunde. Rusts Magazin, 36. Band, 1831.

P.

Pacini, Filippo, Osservazioni microscopiche e deduzioni patologiche sul colera asiatico. Firenze 1854.
— Sulla causa specifica del colera asiatico. Firenze 1865.
— Sull' ultimo stadio del colera asiatico e stadio di morte apparente dei colerosi. Firenze 1871.
— Del processo morboso del colera asiatico. Firenze 1886.
Padoa, Intorno all' azione protettiva del fegato verso la tossina colerica. Napoli 1906.
Pagenstecher, Die asiatische Cholera in Elberfeld vom Herbst 1849 bis zum Frühling 1850. Elberfeld 1851.
Panayotatou, Angélique, Choléra et microbisme latent. La Grèce médicale, 14me année. Syra 1912.
Panzani, Joseph, Beschreibung der Krankheiten, welche im Jahre 1786 in Istrien geherrscht haben. Aus dem Italiänischen von D. Fechner. Lübben 1801.
[Paris] Documens statistiques et administratifs concernant le choléra de 1854. Paris 1862.
Parkes, Edmund, Researches into the pathology and treatment of the asiatic or algid cholera. London 1847.
Pascal, J. J., Mémoire sur le choléra-morbus qui a régné épidémiquement à Metz et lieux circonvoisins pendant l'année 1832. Paris 1836.
Passek, Die Virulenzänderung des Vibrio cholerae im Darmtraktus der Fliege. Centralblatt für Bakteriologie, 49. Band, 1911. — Archiv für Schiffs- und Tropenhygiene, 15. Band, 1911.
Pasteur, De l'atténuation des virus et leur retour à la virulence. Comptes rendus de l'Académie des sciences, tome 92.
Paterson, Henry, A treatise upon cholera morbus. From the French of le Baron Larrey. Dublin 1831.
Pauli, Friedrich, Über die Cholera orientalis. In Kleinert's Cholera orientalis, 2. Band, 1832.
— Über die Cholera orientalis als Wechselfieber. Ebenda, 1832.
Paulsen, Der Brechdurchfall der Kinder und die Stubenfliegen. Die Krankenpflege, 1902.
Pauly, Climats et endémies. Esquisses de climatologie comparée. Paris 1874.

PECHLIN, JOANNES NICOLAUS, Observationum physico-medicarum, libri III. Hamburgi 1691.
— Opuscula selecta. Hamburgi 1709.
PÉRIER, Rapport sur le choléra de 1865 dans la province d'Alger. Bei CAZALAS, Complément etc., 1868.
PESTANA UND BETTENCOURT, Bakteriologische Untersuchungen über die Lissaboner Epidemie von 1894. Centralblatt für Bakteriologie, 16. Band, 1894; 17. Band, 1895.
PETERS, J., Notes on asiatic cholera. London 1867.
PETRI, Der Cholerakurs im Kaiserlichen Gesundheitsamte. Berlin 1893.
— Reduktion von Nitraten durch die Cholerabakterien. Centralblatt für Bakteriologie, 5. Band, 1889.
PETRUSCHKY, J., Die Aufgaben des praktischen Arztes bei der Cholerabekämpfung. Zeitschrift für ärztliche Fortbildung, 2. Band, 1905.
v. PETTENKOFER, Untersuchungen und Beobachtungen über die Verbreitungsart der Cholera. München 1855.
— Zur Frage über die Verbreitungsart der Cholera. Entgegnungen und Erläuterungen zu seiner Schrift „Über die Verbreitungsart der Cholera". München 1855.
— Cholera und Bodenbeschaffenheit. Bayrisches Intelligenzblatt. München 1861.
— Die Cholera und die Bodenbeschaffenheit in Krain. München 1864.
— Die sächsischen Choleraepidemien des Jahres 1865. Ebenda, 2. Band, 1866.
— Die Immunität von Lyon gegen Cholera und das Vorkommen der Cholera auf Seeschiffen. Zeitschrift für Biologie, 4. Band, 1868.
— Boden und Grundwasser in ihren Beziehungen zu Cholera und Typhus. Zeitschrift für Biologie, 5. Band. München 1869.
— Verbreitungsart der Cholera in Indien. Braunschweig 1871.
— Über den gegenwärtigen Stand der Cholerafrage. München 1873.
— Dr. Frank's künftige Prophylaxis gegen Cholera. München 1875.
— Die Choleraepidemie in der Königlich Bayerischen Gefangenenanstalt Laufen an der Salzach. Berlin 1875.
— Neun aetiologische und prophylaktische Sätze. Deutsche Vierteljahrschrift für öffentliche Gesundheitspflege, 9. Band. Braunschweig 1877.
— Auftreten und Verlauf der Cholera in dem Strafarbeitshause Rebdorf, dem Zuchthause Wasserburg und dem Zuchthause Lichtenau u. s. w. 1873—1874. Berlin 1877.
— Die Cholera. Deutsche Bücherei. Breslau 1884.
— Die Entdeckung des Cholerapilzes. Münchener Neueste Nachrichten. München 1884.

v. Pettenkofer, Zum gegenwärtigen Stand der Cholerafrage. München 1887.
— Der epidemiologische Teil des Berichtes über die Tätigkeit der zur Erforschung der Cholera im Jahre 1883 nach Aegypten und Indien entsandten Deutschen Kommission. München 1888.
— Hygienische Tagesfragen. Fayrer, Geschichte und Epidemiologie der Cholera; Erni-Greiffenberg, Die Cholera in Indien; Schuster, Quarantänen; Cramer, Studien über die Aetiologie der Cholera. München 1889.
— Über Cholera mit Berücksichtigung der jüngsten Choleraepidemie in Hamburg. Münchener medizinische Abhandlungen, 5. Reihe, 1893.
— Über die Cholera von 1892 in Hamburg und über Schutzmaaßregeln. Archiv für Hygiene, 18. Band, 1893.
— Was man gegen die Cholera thun kann. München 1893.
— Maaßregeln gegen die Cholera. Münchener medizinische Wochenschrift, 41. Jahrgang, 1894.
— Choleraexplosionen und Trinkwasser. Ebenda, 1894.
— Choleraexplosion und Wasserversorgung von Hamburg. Ebenda, 42. Jahrgang, 1895.
Pfaff, C. H., Die asiatische Choleraepidemie im Herzogthum Holstein in dem Jahre 1850. Kiel 1851.
Pfeiffer, L., Die Cholera in Thüringen und Sachsen während der dritten Cholerainvasion 1865—67. Jena 1871.
Pfiffer, Richard, Über den Vibrio Metschnikoff und sein Verhältniß zur Cholera asiatica. Zeitschrift für Hygiene, 7. Band, 1889.
— und Nocht, Über das Verhalten der Choleravibrionen im Taubenkörper. Ebenda, 1889.
— Untersuchungen über das Choleragift. Ebenda, 11. Band, 1891.
— und Wassermann, Untersuchungen über das Wesen der Choleraimmunität. Ebenda, 14. Band, 1893.
— Studien zur Choleraaetiologie. Ebenda, 16. Band, 1894.
— und Issaeff, Über die spezifische Bedeutung der Choleraimmunität. Ebenda, 17. Band, 1894.
— Die Differentialdiagnose der Vibrionen der Cholera asiatica mit Hülfe der Immunisirung. Ebenda, 19. Band, 1895.
— und Friedberger, Über Antikörper gegen die bakteriolytischen Immunkörper der Cholera. Berliner klinische Wochenschrift, 1902.
— Über das Wesen der Bakterienvirulenz nach Untersuchungen an Choleravibrionen. Ebenda, 1902.
— Die Verbreitung der Cholera durch sogenannte Dauerausscheider und Bazillenträger. Klinisches Jahrbuch, 19. Band. Jena 1908.

PFEUFER, K., Bericht über die Choleraepidemie in Mittenwald. München 1837.
— Zum Schutze wider die Cholera. Heidelberg 1849. — 3. Auflage 1854.
PFUHL, Beiträge zur Lehre von den Choleraepidemien auf Schiffen. Zeitschrift für Hygiene, 18. Band, 1894.
— Über eine Massenerkrankung durch solaninhaltige Kartoffeln. Deutsche medizinische Wochenschrift, 1899.
— Massenerkrankungen nach Wurstgenuß. Zeitschrift für Hygiene, 35. Band, 1900.
PHILIPPSON, Beiträge zu den Untersuchungen über die Cholera morbus, 2. Auflage. Magdeburg 1831.
PHOEBUS, PHILIPP, Choleraleicheneröffnungen. Choleraarchiv, Berlin 1832.
— Was für eine Gasart bildet sich bei der Cholera im Blute. Ebenda, 1832.
— Über den Leichenbefund bei der asiatischen Cholera. Berlin 1833.
PILON, Over de bacteriologiske choleradiagnostiek. Dissertation. Amsterdam 1911.
PIROGOFF, Anatomie pathologique de choléra. St. Petersbourg 1849.
PISO, GUILIELMUS, Historiae naturalis et medicae Indiae occidentalis libri V. Amstelodami 1658.
POLUNIN, Abhandlung über die Cholera auf Beobachtungen, zu Moskau 1847—48 gemacht, gegründet. Aus dem Russischen. Leipzig 1849.
PÓLYA, JOSEPHUS, ET J. CAROLUS GRÜNHUT, Summa observationum de cholera orientali a die 25. Juli usque diem 20. Septembris anni 1831 in liberae regiaeque civitatis Pest nosocomiis collecta. Pestini 1831.
POUCHET, Infusoires dans les déjections des cholériques. Comptes rendus de l'académie de Paris, 1849.
— Sur la présence des sels biliaires dans le sang des cholériques. Ibidem 1884.
— Sur les modifications qui se produisent dans la composition chimique de certaines humeurs sous l'influence du choléra épidémique. Ibidem 1885.
POUGENS, ALÉXANDRE, Choléra. Dictionnaire de médecine pratique et de chirurgie. Gand et Bruxelles, 1817.
PRAUSNITZ, Ursachen und Bekämpfung der hohen Säuglingssterblichkeit. Verhandlungen des Deutschen Vereins für öffentliche Gesundheitspflege, 33. Band, 1901.
— Zum gegenwärtigen Stande der Choleradiagnose. Zeitschrift für Hygiene, 43. Band, 1904.
PRCHÁL, I. M., Die Cholera beobachtet in Galizien im Jahre 1831. Prag 1831—32.

[PREUSSEN] Das Sanitätswesen des preußischen Staates während der Jahre 1889 ff., bearbeitet von der Medicinalabteilung des Ministeriums. Berlin 1897 ff.

— Die Cholera des Jahres 1905 in Preußen. Jena 1906.

— Anweisung zur Bekämpfung der Cholera. Berlin 1907.

PRINZ, Krankheitskonstitution unter den Hausthieren in Sachsen. In den Mittheilungen von Radius, 4. Band, 1832.

PROCHNIK, Choleravibrionen ohne Cholera. Wiener klinische Wochenschrift, 1905.

PROSKAUER, Über die hygienische und bautechnische Untersuchung des alten Charitékirchhofes. Zeitschrift für Hygiene, 11. Band, 1891.

— Die Cholera in Ostpreußen im Jahre 1894. Arbeiten aus dem Kaiserlichen Gesundheitsamte, 12. Band, Berlin 1894.

PROUST, Essai sur l'hygiène internationale. Paris 1873.

— Le choléra, étiologie et prophylaxie. Paris 1883.

— La défense de l'Europe contre le choléra. Paris 1892.

— Discussion sur le choléra. Bulletin de l'Académie de médecine, tome 28. Paris 1892.

PRUNER-BEY, Die Weltseuche Cholera oder die Polizei der Natur. Erlangen 1851.

PUNTONI, Osservazioni sulla epidemia colerica svoltasi nel basso Polesine nell' estate 1911. Bolletino delle scienze mediche di Bologna, 1912.

PURCHAS, SAMUEL, His pilgrimages or relations of the world and the religions in all ages and places discovered from the creation unto this present. London 1613. — 4th edition 1626.

Q.

v. QUARIN, Animadversiones practicae in diversos morbos. Viennae 1786. — Editio IV. 1808.

QUIN, F. F., Die homoeopathische Behandlung der Cholera. Dresden 1832.

R.

RADIUS, JUSTUS, Mittheilungen des Neuesten und Wissenswürdigsten über die asiatische Cholera; Allgemeine Cholerazeitung. 5 Bände. Leipzig 1831 ff.

RAFINESQUE, Etude sur les invaginations intestinales chroniques. Thèse de Paris, 1878.

RANG, Über die Cholera, die im letzten Herbste und Winter in und um Orenburg herrschte. Hufelands Journal, 1830.

RANKEN, JAMES, Observations on the epidemic cholera morbus of the East-Indies. Edinburgh medical and surgical journal, vol. 19, 1823.

RANSOM, Choleragift und Choleraantitoxin. Deutsche medizinische Wochenschrift, 1895.

Ravenna, Virulenza e tossicità dei vibrioni colerici di provenienza varia. Pathologia, vol. IV, 1911. — Centralblatt für Bakteriologie, 52. Band, 1911.

Rayer, L'air exspirée par les cholériques. Archives générales de médecine, tome 29, 1831. — Gazette médicale de Paris 1832.

Rebreyend, L'organisation sanitaire et la lutte anticholérique en Turquie. Revue d'hygiène, tome 34. Paris 1912.

Reich, O., Die Salpetersäure im Brunnenwasser und ihr Verhältniß zur Cholera. Berlin 1869.

v. Reider, Die Cholera zu Wien. Gräfes und von Walthers Journal für Chirurgie, 16. Band, 1831.

— Über Entwickelung der Cholera im Allgemeinen und in Wien insbesondere. Mittheilungen von Radius, 1831.

— Über die diesjährige Choleraepidemie zu Wien. Ebenda, 1832.

v. Rein, Briefliche Mittheilung über die orientalische Cholera an und durch Hofrat Kieser. Leipzig 1831.

Reincke, Die Cholera in Hamburg. Deutsche medizinische Wochenschrift, 1893.

— Ein Fall von tödlicher Laboratoriumscholera. Ebenda, 1894.

Remer, Julius Wilhelm Paul, Beobachtungen über die epidemische Cholera, gesammelt in Folge einer in amtlichem Auftrage gemachten Reise nach Warschau und mit höhern Orts eingeholter Genehmigung herausgegeben. Breslau 1831.

— und Neugebauer, Die asiatische Cholera und ihre Behandlung und die Mittel, sich gegen sie zu erwehren. Görlitz 1848.

Remlinger, P., et O. Nouri, Vibrions cholériques ou pseudocholériques dans les huîtres et les moules à Constantinople. Comptes rendus de la société biologique, tome 64, 1908.

Renon, Etude sur quatre cas de choléra. Annales de l'Institut Pasteur, tome 6, 1892.

Reuss, Fr., Sammlung der wichtigsten Abhandlungen über die jetzt herrschende Choleraseuche von der Medicinalbehörde in Bombay. Stuttgart und Tübingen 1831.

Richards and Howland, The toxicity of indol. Proceedings of the society for experimental biology and medicine, vol. III. New York 1905.

Richter, August Gottlieb, Die specielle Therapie, 4 Bände. Wien 1830.

— Die orientalische Cholera nach fremden und eigenen Erfahrungen und Ansichten monographisch dargestellt. Herausgegeben von H. Stannius. Berlin 1836.

Riecke, C. F., Die asiatische Cholera und die Gesundheitspflege. Nordhausen 1850.

Riecke, C. F., Die Choleraepidemie in Norddeutschland im Jahre 1850. Nordhausen 1851.

Riedel, Otto, Die Cholera; Entstehung, Wesen und Verhütung derselben. Berlin 1887.

Riegler, Die Cholera in Konstantinopel während der Jahre 1847 und 1848. Österreichische medicinische Wochenschrift, 1848. — Zeitschrift der Wiener Ärzte 1849.

Rietschel, Die Sommersterblichkeit der Säuglinge. Berlin 1911.

Ringeling, Bijdrage tot de kennis van het ruimwater von schepen. Dissertation. Amsterdam 1886.

Riverii, Lazari, Observationes medicae et curationes insignae. Hagae com. 1656—59.

— Opera medica universa. Francofurti 1669.

Robert, Ferdinand, Cholerabuch oder das Buch über die bengalische Brechruhrpest oder Hindupest. Gießen 1832.

Roche, Cholera. Dictionnaire de médecine et de chirurgie pratique, tome V. Paris 1830.

Rochow, Le choléra en Paris. Archives générales de médecine, tome 30, 1832.

Römer, Über den Übergang von Toxinen und Antikörpern in die Milch und ihre Übertragung auf den Säugling. In Sommerfelds Handbuch der Milchkunde. Wiesbaden 1909.

Röser, Bernard, und Aloys Urban, Berichte bayerischer Ärzte über die Cholera morbus. München 1831.

Rogers, Reports on asiatic cholera in the Madras army. London 1848.

Rogers, Leonard, Note on the diagnostic and prognostic value of the leucocyte variations in asiatic cholera. Lancet 1902.

— The treatment of cholera by injections of hypertonic saline solutions. The Philippine journal of science, 1909. — Therapeutic gazette 1909. — British medical journal, 1910.

— Cholera at Palermo. The British medical journal, 1911.

Rolly, Zur Kenntniß der durch das sogenannte Bacterium paratyphi hervorgerufenen Erkrankungen. Deutsches Archiv für klinische Medicin, 57. Band, 1907.

Rommeler, Über Befunde von Paratyphusbacillen in Fleischwaren. Centralblatt für Bakteriologie, 50. Band, 1909.

Rossbach, M. S., Cholera indica und Cholera nostras. Ziemßens Handbuch der speciellen Pathologie und Therapie, 3. Auflage. Leipzig 1886.

Roth, Johann Joseph, Die homoeopathische Heilkunst in ihrer Anwendung gegen die asiatische Brechruhr. Leipzig 1833.

Roth, Über die im Jahre 1910 im Regierungsbezirke Potsdam vorgekommenen Cholerafälle. Zeitschrift für Medicinalbeamte, 1911.

Ruata, La formation des granulations dans les cultures des vibrions. Annales de l'Institut Pasteur, tome 19, 1905.

Rufz de Lavison, Chronologie des maladies de la ville de Saint-Pierre de l'année 1837 à l'année 1856. Archives de médecine navale, tome 11, 1869.

Rumpel, Die bakteriologischen Befunde bei Cholera im Jahre 1892. Jahrbücher der Hamburger Staatskrankenanstalten, 3. Band, 1893.

— Die Hamburger Choleraerkrankungen im Sommer 1893. Berliner klinische Wochenschrift, 1894.

— Studien über den Choleravibrio. Ebenda, 1895.

Rumpf, Theodor, Die Cholera indica und nostras. Jena 1898.

— Klinische Diagnose und Behandlung der Cholera. Zeitschrift für ärztliche Fortbildung, 2. Band. Jena 1905.

Rush, Benjamin, Medical inquiries and observations. Philadelphia 1789.

— 5th edition. Philadelphia 1818.

Russel, W., Some practical results of the investigation of cholera in Germany. Edinburgh medical journal, 1892.

Rust, Einiges über die Cholera. Sendschreiben an Alexander von Humboldt. Berlin 1832.

S.

Sachoder, Über die Choleraschutzimpfungen im Kreise Kolomna. Sanitätsbulletin der Gouvernementslandschaft Moskau, 1809. — Hygienische Rundschau, 18. Jahrgang, 1908.

Sachs, A., Tagebuch über das Verhalten der bösartigen Cholera in Berlin. Berlin 1831.

Sachs-Müke, Paratyphus. Deutsche militärärztliche Zeitschrift, 1907.

[Sachsen], Belehrung über die asiatische Cholera für Nichtärzte, 1., 2. und 3. Auflage. Dresden 1831.

Sacquépée, Bellot et Combe, Syndromes cholériformes à bacilles paratyphiques B. Paris médical, 1911.

Salimbeni, A., Nouvelles recherches sur la toxine et l'antitoxine cholériques. Annales de l'Institut Pasteur, tome 22, 1908.

— Le choléra à Saint-Pétersbourg. Ibidem tome 68, 1910.

Salkowski, E., Über das Choleraroth und das Zustandekommen der Cholerareaktion. Virchows Archiv, 110. Band, 1888.

Samoje, Fabianus, De systematis nervosi in cholera asiatica statu dissertatio. Berolini 1831.

— Die Nervenerscheinungen und ihre Entwicklung in der asiatischen Cholera. Deutsche Klinik, 1850.

SAMTER, JOSEF, Zur Geschichte der Choleraepidemien in der Stadt Posen 1831—1873. Zeitschrift der Historischen Gesellschaft für die Provinz Posen, 2. Jahrgang. Posen 1886.

SAMUEL, S., Die subkutane Infusion als Behandlungsmethode der Cholera. Erlangen 1883.

SANARELLI, Les vibrions des eaux et l'étiologie du choléra. Annales de l'Institut Pasteur, tome 7, 1893.

SANDER, FRIEDRICH, Untersuchungen über die Cholera in ihren Beziehungen zu Boden und Grundwasser. Köln 1872.

SANDERSON, W., Suggestions in reference to the present cholera epidemic. London 1866.

SANTI SIRENA, Sulla resistenza del bacillo virgolo di Koch nelle acque. La riforma medica, 1890.

[SARATOW], Tagebuch eines Geistlichen während der Cholerapest zu Saratow an der Wolga vom 6. bis 31. August 1830. Berlin und Erlangen 1831.

SAWTSCHENKO, Die Beziehung der Fliegen zur Verbreitung der Cholera. Centralblatt für Bakteriologie, 12. Band, 1892.

— UND SABOLOTNY, Versuch einer Immunisation des Menschen gegen Cholera. Centralblatt für allgemeine Pathologie, 4. Band, 1893.

SCHARTLER, F. C., Neueste Diagnose und Therapie der Cholera-morbus. Brünn 1838.

— Enträthselung der Cholera. Olmütz 1849.

SCHEEL, P., Die Transfusion des Blutes und Einspritzung der Arzneien in die Adern, historisch bearbeitet. Kopenhagen 1802.

SCHIEFFERDECKER, W., Die Choleraepidemie vom Jahre 1871 in Königsberg. Königsberg 1873.

SCHILLER, Das Verhalten der Erreger der Cholera und des Unterleibstyphus in dem Inhalte der Abtrittsgruben und Abwässer. Arbeiten aus dem Kaiserlichen Gesundheitsamte, 6. Band, 1890.

SCHIRNOW, A. S., Die Agglutination bei Choleraschutzimpfungen und bei der Cholera. Russky Wratsch, 1908.

— Der Einfluß einiger Bedingungen auf die Lebensfähigkeit und Agglutinirbarkeit des Choleravibrio. Russky Wratsch, 1909.—Hygienische Rundschau, 20. Jahrgang, 1910.

SCHLOSSMANN, Studien zur Säuglingssterblichkeit. Zeitschrift für Hygiene, 24. Band, 1897.

— Statistik und Säuglingssterblichkeit. Münchener medizinische Wochenschrift, 1907.

SCHMIDT, C., Charakteristik der epidemischen Cholera gegenüber verwandten Transudationsanomalien. Leipzig 1850.

SCHMITZ, K., Untersuchungen über das nach der Lustigschen Methode bereitete Choleravaccin. Zeitschrift für Hygiene, 52. Band, 1906.

SCHNEIDER, FR., Verbreitung und Wanderung der Cholera. Tübingen 1877.

[SCHNEIDER UND LOCKSTÄDT], Delineation and description of the Berlin apparatus for steambaths invented and improved by Messrs Schn. and L., particularly important in the treatment of the asiatic cholera. Berlin 1832. — Berlin 1852.

SCHOFFER, Zur Kenntniß der Milchgerinnung durch Cholerabakterien. Arbeiten aus dem Kaiserlichen Gesundheitsamte, 11. Band. Berlin 1895.

— Versuche über die Empfänglichkeit junger Kaninchen für die Infektion mit Choleravibrionen. Ebenda, 1895.

SCHOLZ, Von Ärzten und Patienten, 3. Auflage. München 1910.

SCHOPPE, Der Brechdurchfall der Säuglinge und seine Behandlung. Bonn 1887.

SCHOTTELIUS, Zum mikroskopischen Nachweis von Cholerabacillen in Dejektionen. Deutsche medizinische Wochenschrift, 1885.

SCHOTTMÜLLER, Über eine das Bild des Typhus bietende Erkrankung. Münchener medizinische Wochenschrift 1901. — Zeitschrift für Hygiene, 36. Band, 1901.

SCHUBERT, JOHANN ADOLPH, Heilung und Verhütung der Cholera morbus. Leipzig 1830.

SCHUCHARDT, Über das Cholerarot. Virchows Archiv, 110. Band, 1888.

SCHÜTZ, A., Über den Einfluß der Cholera auf Menstruation, Schwangerschaft, Geburt und Wochenbett. Jahrbücher der Hamburger Staatskrankenanstalten, 3. Band, 1894.

SCHULTZ-SCHULTZENSTEIN, Zur Kenntniß der Einwirkung des menschlichen Magensekretes auf Choleravibrionen. Centralblatt für Bakteriologie, 30. Band, 1902.

SCHULZE, Ideen über die asiatische Cholera. Leipzig 1831.

SCHUMACHER, Die Differentialdiagnose von Cholera- und choleraähnlichen Vibrionen durch Blutagar. Zeitschrift für Hygiene, 54. Band, 1906.

SCHUMBURG, Wurstvergiftung. Zeitschrift für Hygiene, 35. Band, 1900; 41. Band, 1902.

SCHURUPOW, Über das Choleraendotoxin und Antiendotoxin. Russky Wratsch, 1909. — Centralblatt für Bakteriologie, 1909. — Hygienische Rundschau, 20. Band, 1910.

SCHWAB, JOSEPH, Die asiatische Brechruhr nach seinen Erfahrungen in Warschau. Speyer 1833.

[SCHWEIZ], Erlaß des schweizerischen Bundesrats vom 4. Juli 1884 betreffend Maaßnahmen gegen die Cholera. Vierteljahrschrift für öffentliche Gesundheitspflege, 16. Band, 1884.

Scot, W., Report on the epidemic cholera as it has appeared in the territories subject to the presidency of Fort St. Georges. Madras 1824. — Deutsch von Behrend. Berlin 1832.

Scoutetten, Raoul Henri Joseph, Relation historique et médicale de l'épidémie de choléra qui a regné à Berlin en 1831. Paris 1832.

— Relation chronologique, topographique et étymologique du choléra depuis la plus haute antiquité jusqu'à son invasion en France en 1832. Paris 1864; 1870.

Scrive, Gaspard-Léonard, Relation médico-chirurgicale de la campagne d'Orient du 31 mars 1854. Paris 1857.

Searle, Charles, Cholera pathologically and practically considered. Madras 1828.

— Cholera, its nature, causes, treatment and prevention. London 1830. — London 1831.

— Über die Natur, die Ursachen und die Behandlung der Cholera. Aus dem Englischen mit Vorrede von C. F. von Graefe. Berlin 1831.

Seibert, Cholera infantum and the weather. The medical record, tome 33. New York 1888.

Seidler, Fr., Gründe für die Wahrscheinlichkeit, daß die orientalische Cholera ein Wechselfieber sei und als solches geheilt werden müsse. Leipzig 1831.

— Ein Wort zur Prüfung für meine Kunstgenossen in Beziehung auf die orientalische Cholera. Mittheilungen von Radius, 1. Band, 1831.

Seidlitz, Medicinisch-praktische Beobachtungen. St. Petersburg 1831.

— Mittheilungen über die Choleraepidemie in St. Petersburg im Sommer 1831. Redigirt von Lichtenstädt und Seidlitz. Petersburg und Berlin 1831.

Seiffert, Studien zur Salmonellagruppe Paratyphus B. Zeitschrift für Hygiene, 48. Band, 1909.

Sellards, Andrew Watson, Tolerance for alkalies in asiatic cholera. The Philippine journal of science, vol. 5. Manila 1910.

Semmelink, Geschiedenis der Cholera in Oost-Indië vóór 1817. Utrecht 1885.

Serkowski, Prophylaktische Vaccination gegen die Cholera in Lodz. Centralblatt für Bakteriologie, 41. Band, 1906.

Sewastianoff, Zur Frage des Durchdringungsvermögens der Kochschen Choleravibrionen durch die Darmwand in die Gewebe und Organe. Zeitschrift für Hygiene, 65. Band, 1910.

Shibayama und Sumikawa, Über bakteriologische Untersuchung der in Japan im Jahre 1902 herrschenden Choleraepidemie. Deutsche medizinische Wochenschrift, 29. Jahrgang, 1903.

Siegmeier, J. G., Betrachtung über die Natur der Cholera. Berlin 1831.

Sievers, R., Wie Finland das Eindringen der Cholera aus Rußland verhindert hat. Deutsche medizinische Wochenschrift, 37. Jahrgang, 1911.

v. Sigmund, Die Cholera und die Quarantänefrage vor den internationalen Sanitätskonferenzen. Deutsche Vierteljahrschrift für öffentliche Gesundheitspflege, 8. Band.

Simmonds, Fliegen und Choleraübertragung. Deutsche medizinische Wochenschrift, 1892.

Simon, Alexander Friedrich, Öffentliche und persönliche Vorsichtsmaaßregeln gegen die ostindische Brechruhr oder Cholera morbus, ihre unwidersprechliche und alleinige Verbreitung durch Menschenverkehr sowol in Asien als in Europa, 2. Auflage. Hamburg 1831.

Simon, J., Report on the two last cholera epidemics. London 1856.

Simpson, J., Observation on asiatic cholera. London 1849.

Simpson, W. J., The introduction of anti-choleraic vaccination into Calcutta. Indian medical gazette. Calcutta 1894.

— Cholera in Calcutta in 1894 and anti-choleraic inoculation. Health officer's annual report on the health of Calcutta for 1894, 1895.

Sinogowitz, H. S., De Cholera epidemica 1831 Dantisci et Berolini observata tractatus pathologico-therapeuticus, 1831.

— Über die Einrichtung des Kgl. Militärcholeralazareths zu Danzig. Journal der Chirurgie und Augenheilkunde, 16. Band, 1832.

Smith, Cholera in America. Medical times, 1849.

Snow, J., On the mode of communication of cholera. London 1855. — Deutsch, Quedlinburg 1857.

Sobernheim, Experimentelle Untersuchungen über Choleragift und Choleraschutz. Zeitschrift für Hygiene, 14. Band, 1893.

Sonderegger, Zum Schutze gegen die Cholera. St. Gallen 1884.

Sonnenberger, Über eine bisher nicht genügend beachtete Ursache der großen Säuglingssterblichkeit. Bericht über die Versammlung Deutscher Naturforscher und Ärzte. München 1899.

— Beiträge zur Aetiologie und Pathogenese der akuten Verdauungsstörungen im Säuglingsalter, insbesondere der Cholera nostras. Therapeutische Monatshefte, 1901.

— Über Wiesen- und Feldunkräuter. Beilage der Allgemeinen Zeitung. München 1902.

Sonnerat, Voyage aux Indes orientales et à la Chine. Paris 1782.

— Sketches on the most prominent diseases in India. London 1825.

Sophionopoulo, Relation des épidémies de choléra-morbus observées en Hongrie, Moldavie, Galicie et à Vienne pendant les années 1831 à 1832. Paris 1832.

Sparmberg, Fritz, Untersuchungen über Vibrionen. Zeitschrift für Hygiene, 70. Band, 1912.

SPERLING, Gang der Cholera seit Ende 1894. Deutsche medizinische Wochenschrift, 1895.

SPRONK, Etudes sur les vibrions cholériques isolés des déjections et rencontrés dans les eaux en Hollande. Amterdam 1894.

STADELMANN UND MAGNUS-LEVY, Über die in der Weihnachtszeit 1911 in Berlin vorgekommenen Massenvergiftungen. Berliner klinische Wochenschrift, 1912.

STEIN, Ärztliche Notizen über die Cholera in München. München 1854.

STÉKOULIS, Le pèlerinage de la Mecque et le choléra au Hedjaz. Gazette médicale d'Orient. Constantinople 1883.

STEPANOW UND BINSTOCK, Zur Statistik der Choleraepidemie 1908—1909 in St. Petersburg. Russki Wratsch, 1910. — St. Petersburger medicinische Zeitschrift, 37. Jahrgang, 1912.

STERN, NICOLAI, Über das Verhalten der Choleravibrionen dem menschlichen Magensaft gegenüber. Centralblatt für Bakteriologie, 47. Band, 1911.

STERN, R., Über Desinfection des Darmkanales. Zeitschrift für Hygiene, 12. Band, 1892.

[STETTIN], Die epidemische Cholera in Stettin im Jahre 1831. Von einem Verein praktischer Ärzte. Stettin 1832.

STEYERTHAL, Zur Übertragung der Cholera asiatica durch Nahrungsmittel. Deutsche medizinische Wochenschrift, 1892.

STICKER, GEORG, Arzneiliche Vergiftung vom Mastdarm oder von der Scheide aus. Münchener medizinische Wochenschrift, 1895.

— Vergiftungen vom Mastdarm und von der Scheide aus. Archiv für Kriminalanthropologie, 1. Band, 1899.

— Die Pest. Gießen 1908 und 1910.

STIEGLITZ, JOHANN, Pathologische Untersuchungen, 1. Band. Hannover 1832.

STOKVIS, B. J., Cholera. Nederlandsch Tijdschrift voor Geneeskunde, 1867.

STOKVIS, E. S., Eenige proefnemingen met de alkalische bloed-agar von Dieudonné. Ibidem 1910.

v. STOSCH, AUGUST WILHELM, Die Frage über die Contagiosität oder Nichtcontagiosität der asiatischen Cholera. Berlin 1831.

STRAUSS, ROUX, THUILLIER ET NOCARD, Choléra en Egypte. Comptes rendus de la société de biologie, 1883.

STRICKER, Studien zur Cholerafrage. Wien 1893.

STRÖSSNER, EDMUND, Choleravibrionen im Donauwasser. Deutsche medizinische Wochenschrift, 1911.

STROMEYER, LOUIS, Skizzen und Bemerkungen von einer Reise nach Danzig und dessen Umgegend im September 1831. Hannover 1832.

v. Stühlern, Über die Bedeutung der Nitrite bei der Cholera indica. Medizinische Klinik, 1909.
— Die Behandlung Cholerakranker mit Schurupoff's Heilserum. Russky Wratsch, 1909.
— Die indische Cholera in St. Petersburg 1908 und 1909. Medizinische Klinik, 1909.
Stumpf, Julius, Heilverfahren bei der asiatischen Cholera sowie bei schweren infektiösen Brechdurchfällen und über die Bedeutung des Bolus bei der Behandlung gewisser Bakterienkrankheiten. Würzburg 1906.
— Über ein zuverlässiges Heilverfahren bei der asiatischen Cholera. Würzburg 1907.
[Stuttgart] Die sanitären Verhältnisse und Anstalten der Haupt- und Residenzstadt Stuttgart. Stuttgart 1879.
Stutzer und Buri, Untersuchungen über die Bakterien der Cholera asiatica. Zeitschrift für Hygiene, 14. Band, 1893.
— Über die Anwendung verdünnter Schwefelsäure zur Vernichtung von Cholerabakterien. Ebenda, 1893.
— Über die Dauer der Lebensfähigkeit und die Methoden des Nachweises von Cholerabakterien im Kanal-, Fluß- und Trinkwasser. Centralblatt für allgemeine Gesundheitspflege. Bonn 1893.
Sucksdorff, W., Das quantitative Vorkommen von Spaltpilzen im menschlichen Darmkanal. Archiv für Hygiene, 4. Band, 1886.
Sutherland, Report on Cholera. Appendix A to the London report. London 1850.
Swayne, An account of certain organic cell's peculiar to the evacuations of cholera. The Lancet, 1849.
Swenson, Agglutinine und Bakteriolysine im Blut von Cholerakranken. Zeitschrift für Hygiene, 64. Band, 1909.
Symmers, Note on a method of maintaining the virulence of a pathogenic micro-organism. Centralblatt für Bakteriologie, 37. Band, 1904.
v. Szapáry, Franz, Flugschrift eines Oeconomen über einige höchst bedeutende Ursachen der seit mehren Jahren unter unseren Augen so sichtbar zunehmenden Krankheiten, vorzüglich der Fieber und der so gefürchteten Cholera. Pesth 1831.

T.

Tamamcheff, Expériences sur les vaccins phéniques de Haffkine. Annales de l'Institut Pasteur, tome 6, 1893.
Tanda, Giovanni, Bakteriologische Beobachtungen bei der Choleraepidemie in Molfetta-Apulien. Hygienische Rundschau, 21. Jahrgang, 1911.

Tardieu, Choléra. Dictionnaire d'hygiène publique et de salubrité. Paris 1852—1854. — 2. édition, 1862.

— Quarantines. Ibidem, 1854, 1862.

Tenières, Note sur le choléra morbus. Recueil de mémoires de médecine, de chirurgie et de pharmacie militaires, tome 29, 1830.

v. Terray, Vas und Gora Stoffwechseluntersuchungen bei Cholerakranken. Berliner klinische Wochenschrift, 1893.

Teschemacher, Philipp Adolph, De cholera asiatica dissertatio. Berolini 1847.

Thevenot, Voyage aux Indes orientales, 3 tomes. Paris 1689.

Thibaut, Relation de l'épidémie de choléra à bord de la flotte de la mer baltique. Paris 1848.

Thiersch, Carl, Infektionsversuche an Thieren mit dem Inhalte des Choleradarmes. München 1856.

Thoinot, Histoire de l'épidémie cholérique de 1884. Paris 1884.

Tholozan, De l'antiquité du choléra dans l'Inde. Gazette médicale de Paris, 29e année, 1868.

— Du choléra dans l'Inde depuis le seizième jusqu'à la fin du huitième siècle. Ibidem, 1868.

— Prophylaxie du choléra en Orient. Paris 1870.

— Origine nouvelle du choléra asiatique ou début et développement en Europe d'une grande épidémie cholérique. Paris 1871.

— Durée du choléra asiatique en Europe et en Amérique. Paris 1872.

— Nouvelles preuves de l'origine européenne du choléra épidémique. Gazette hebdomadaire de médecine et de chirurgie, tome 10, 1873.

— Lieux d'origine et d'émergence de la pandémie cholérique de 1846—1849. Note à l'Académie des Sciences. Paris 1892.

Thomas, Verhandlungen der Cholerakonferenz in Weimar am 28. und 29. April 1867. München 1867.

Thomas, Über die Erzeugung der Cholera von der Blutbahn aus. Archiv für experimentelle Pathologie, 32. Band. Leipzig 1893.

Thomson, Dundas, Cholera. Medical and chirurgical transactions, tome 15. Edinburgh 1850.

Thomson, Thomas, Über das Blut Cholerakranker. Journal für Chemie und Physik von Schweigger-Seidel, 5. Band, 1832.

— Report of the general board of health on the epidemic cholera of 1843—1849. London 1850.

Tilesius von Tileman, Über die Cholera und die kräftigsten Mittel dagegen, nebst Vorschlag eines großen Ableitungsmittels, um die Krankheit in der Geburt zu ersticken. 2. Auflage. Nürnberg 1830.

Tissot, Victor, Voyage au pays des Tziganes. Paris 1880.

Tizzoni et Cattani, Untersuchungen über Cholera. Centralblatt für die medicinischen Wissenschaften. Berlin 1886.

— Recherches sur le choléra asiatique. Ziegler's Beiträge zur pathologischen Anatomie, 3. Band, 1888.

Tralles, Balthasar Ludov., Historia cholerae atrocissimae quam sustinuit ipse, persanavit aegerrime. Vratislaviae, 1753.

Trébuchat, Statistique des décès de la ville de Paris de 1809 à 1848. Annales d'hygiène publique et médecine légale, tomes 42, 43 et 44.

Trembur, Infektiöse Darmkrankheiten und Fliegen. Deutsche militärärztliche Zeitschrift, 37. Jahrgang. Berlin 1908.

Treves, On peritonitis. British medical journal, 1894.

— Darmobstruction, ihre Arten sowie ihre Pathologie, Diagnose und Therapie. Leipzig 1886.

Trousseau, Rapport sur les épidémies qui ont régné en France en 1857. Mémoires de l'Académie de médecine, tome 23, 1858.

Tschurilow, Zur Frage der Diagnostik der Choleraerkrankungen. Russky Wratsch, 1910. — St. Petersburger medicinische Zeitschrift, 1911.

Tytler, Robert, A concise narrative of facts connected with the disease which occured in the districts of Jessore. Calcutta 1817.

— Remarks upon Morbus oryzeus or disease occasioned by the employment of noxious rice as food. Calcutta 1820.

U.

Uffelmann, Die Dauer der Lebensfähigkeit von Typhus- und Cholerabacillen in Kotmassen. Centralblatt für Bakteriologie, 5. Band, 1888.

— Beiträge zur Biologie des Cholerabacillus. Berliner klinische Wochenschrift, 1892.

— Können lebende Cholerabacillen mit dem Boden- und Kehrichtstaube durch die Luft verschleppt werden? Ebenda, 1893.

— Über Bedingungen, unter denen die Lebensdauer der Cholerabacillen sich verlängert. Ebenda, 1893.

Uftjushaninow, Behandlung der Cholera mit Jod. Praktitscheskĭ Wratsch, 1911.

Ulrich, Über den Bakteriengehalt des Fischfleisches. Zeitschrift für Hygiene, 53. Band, 1906.

[Ungarn] Statistisches Jahrbuch für Ungarn. Budapest 1873 ff.

[United States America] Report on epidemic cholera in the army of the U. S. A. during the year 1866. War deputation, 1867.

— The cholera epidemic of 1873 in the U. S. Washington 1875.

V.

VALAT, Relation de l'épidémie de choléra asiatique à Château-Chinon, Nièvre, en juin 1849. Bulletin de l'Académie de médecine, tome 14, 1849.

VAN DER HEYDEN, HERMANN, Discours et advis sur le flus de ventre douloureux, soit qu'il y ait sang ou point, sur le trousse-galant dict choléra-morbus. Gand 1643.

VAN ERMENGEM, Recherches sur le microbe du choléra asiatique. Paris et Bruxelles 1885.

— Die Ferran'schen Impfungen. Deutsche medizinische Wochenschrift, 1885.

— Conférence sanitaire internationale. Souscommission du choléra. Revue d'hygiène, tome 34. Paris 1912.

VAN LOGHEM, Über den Unterschied zwischen El Tor- und Cholera-vibrionen. Centralblatt für Bakteriologie, 57. Band, 1911.

VARIOT, Observations sur les troubles circulatoires dans le choléra asiatique chez les enfants. Gazette médicale de Paris 1893.

VAUVRAY, Des accidents cholériformes vulgairement appelés N'Diann au Sénégal. Montpellier 1866.

[VENEDIG] Conférence sanitaire de Vienne. Archives générales de médecine, 1874.

VIDAL, Choléra. Traité de médecine. Paris 1899.

VIDUS VIDIUS, Ars medicinalis. Venetiis 1611.

VILLIERS, DE, Le choléra en 1884 sur le réseau des chemins de fer de Paris à Lyon et à la méditerranée. Bulletin de l'Académie de médecine, tome 13, 1884.

VINCENT ET COLLARDOT, Le choléra d'après les épidémies qui ont regné à Alger. Bei KELSCH.

VINCENZI, Über intraperitoneale Einspritzung von Koch'schen Kommabacillen bei Meerschweinchen. Deutsche medizinische Wochenschrift, 1887.

— Über Cholera. Ebenda, 1892.

VIRCHOW, RUDOLF, Choleraähnlicher Befund bei Arsenikvergiftung. Virchow's Archiv, 47. Band, 1869.

— Gesammelte Abhandlungen. Berlin 1879.

VOGEL, RUDOLF AUGUSTIN, Opuscula medica selecta. Göttingae 1768.

— De cognoscendis et curandis praecipuis corporis humani affectibus. Göttingae 1772. — Editio altera, Lausannae 1789. — Deutsch, Leipzig 1780.

VOGES, Über die intraperitoneale Cholerainfektion der Meerschweinchen. Zeitschrift für Hygiene, 17. Band, 1894.

Voges, Die Choleraimmunität. Centralblatt für Bakteriologie, 19. Band, 1895.

Vogl, Erfahrungen über Cholera. München 1874.

Volz, Robert, Die Cholera auf dem badischen Kriegsschauplatze. Karlsruhe 1867.

— Die Choleraepidemie des Jahres 1873 im Königreich Württemberg. Bericht der Cholerakommission für das Deutsche Reich. Berlin 1877.

Von dem Borne, Enkel opmerkingen omtrent het voorkomen van malaria te Mamelang. Geneeskundige Tijdschrift van Nederlandsch Indië, 43. Band, 1903.

W.

Wachsmuth, Adolph, Die Cholera in Gieboldehausen im Juli und August 1850. Dissertation. Göttingen 1851.

Wagner, Rudolph, Beiträge zur Naturgeschichte der Cholera morbus. Henke's Zeitschrift für Staatsarzneikunde, 14. Ergänzungsheft, 1831.

— Die Verbreitung der Cholera im preußischen Staate; ein Beweis ihrer Contagiosität. Berlin 1832.

Walker, Die Paratyphusepidemie in A. Dissertation. Zürich 1908.

Wall, Asiatic cholera. London 1893.

v. Walther, Philipp, Mittel gegen die indische Cholera. Journal für Chirurgie und Augenheilkunde, 16. Band, 1832.

Wankel, Beiträge zur Frage nach der Artbeständigkeit der Vibrionen. Zeitschrift für Hygiene, 71. Band, 1912.

Wasserfuhr, Welche sanitätspolizeilichen Maaßregeln an den Grenzen empfehlen sich gegen eine Verbreitung der Cholera aus dem Auslande nach Deutschland? Deutsche Vierteljahrschrift für öffentliche Gesundheitspflege, 17. Band.

Wassermann, Untersuchungen über Immunität gegen Cholera asiatica. Zeitschrift für Hygiene, 14. Band, 1893.

Watson, Principles and practice of physic. London 1842. 2. edition 1845.

Weese, Über Entstehung, Erkennung, Schutz- und Heilmittel der Cholera. Mittheilungen von Radius, 1831.

Weibel, Untersuchungen über die Infektiosität des Choleravibrio. Archiv für Hygiene, 21. Band, 1894.

Weigmann, Über das Verhalten von Cholerabakterien in Milch. Milchzeitung, 1894.

Weiss, Conrad, Über einige Eigenthümlichkeiten der asiatischen Cholera. Mittheilungen von Radius, 1832.

Weiss, Über das Verhalten der Choleraerreger bei niedrigen Temperaturen. Zeitschrift für Hygiene, 18. Band, 1894.

Weisser und Georg Frank, Mikroskopische Untersuchungen des Darminhaltes von an Cholera asiatica verstorbenen Indiern. Zeitschrift für Hygiene, 1. Band, 1886.

Weleminsky, Die Ursache des Leuchtens bei Choleravibrionen. Prager medizinische Wochenschrift, 1895.

Wendt, J., Über die asiatische Cholera bei ihrem Übertritt in Schlesiens südöstliche Gränzen. Berlin 1831.

Wernicke, Beitrag zur Kenntniß der im Flußwasser vorkommenden Vibrionenarten. Archiv für Hygiene, 21. Band, 1894.

— Über die Persistenz der Choleravibrionen im Wasser. Hygienische Rundschau, 1895.

Wesbrock, Vergleichende Untersuchungen über die Virulenz aerober und anaerober Cholerakulturen. Hygienische Rundschau, 1896.

Wesenberg, G., Beitrag zur Bakteriologie der Fleischvergiftung. Zeitschrift für Hygiene, 28. Band, 1898.

West and Clarke, Idiopathic cyanosis due to sulph-haemoglobinaemie. The Lancet, 1907.

Weyl, Können Cholera, Typhus und Milzbrand durch Bier übertragen werden? Deutsche medizinische Wochenschrift, 1892.

Wherry, Some observations on the biology of the cholera spirillum. Manila 1905.

[Wien] Kurzgefaßte Choleralehren und Choleraregeln. Wien 1892.

— Gemeinverständliche Belehrung über Cholera und Choleramaaßnahmen. Im Auftrage des k. k. Ministeriums des Inneren. Wien 1892.

— Anleitung zur Behandlung der Cholera von den Professoren Nothnagel und Kahler. Wien 1892.

— Anleitung zur Desinfektion während einer Choleraepidemie. Wien 1892.

Wiener, Zur Vibrioneninfektion per os bei jungen Kaninchen und bei jungen Katzen. Centralblatt für Bakteriologie, 19. Band, 1896.

Wierrer, Carl Matthias, Itinesarium der indischen Choleraepidemie in chronologischen Tabellen. Würzburg 1837.

Wiewiorowski, De cholerae asiaticae pathologia et therapia dissertatio. Regiomonti Pr. 1866.

Wild, Nutzen der subkutanen Wasserinjectionen bei Cholera infantum. Memorabilien. Stuttgart 1891.

Willim, Säuglingssterblichkeit und Sommertemperatur. Zeitschrift für Hygiene, 62. Band, 1909.

Winternitz, Wilhelm, Zur Pathologie und Hydrotherapie der Cholera. Leipzig und Wien 1887.

Wise, Commentary on the Hindoo system of medicine. Calcutta 1845.

WISTRAND, A. T., Ofversigt a helsooch sjukvarden i sverige. Stockholm 1863.

WITTSTOCK, Chemische Untersuchungen als Beiträge zur Physiologie der Cholera. Choleraarchiv. Berlin 1832.

WITTZACK, H., Zur Epidemiologie der asiatischen Cholera. Münchener medizinische Wochenschrift, 1892.

WNUKOW, Über die Wirkung der niederen Temperatur auf die Choleravibrionen. Centralblatt für Bakteriologie, 13. Band, 1893.

WÖLFEL, Über die Cholerarotreaktion. Zeitschrift für Hygiene, 70. Band, 1912.

WOILLEZ, EUGÈNE JOSEPH, Dictionnaire de diagnostic medical. Paris 1862. — 2. édition, 1870.

— Rapport sur les maladies épidémiques ayant régné en France en 1873. Mémoires de l'Académie de médecine, tome 31, 1874.

WOLFERT, Die Cholera, pathologische Veränderungen und deren Beseitigung. Berliner klinische Wochenschrift, 1905.

WOLFF, H. S., Erfahrungen und Bemerkungen über die Cholera in Petersburg, ihren Charakter und beste Behandlung. Hufeland's Journal für die praktische Heilkunde, 1831.

WOLFFHÜGEL, Zur experimentellen Bearbeitung der Cholerainfektionsfrage. Archiv für experimentelle Pathologie, 1. Band, 1886.

— UND RIEDEL, Die Vermehrung der Bakterien im Wasser. Arbeiten aus dem Kaiserlichen Gesundheitsamte, I. Band, 1886.

WOLTER, F., Rückblick auf Hamburgs frühere Choleraepidemien. Hamburg 1894.

— Kritische Bemerkungen zu dem Berichte des Herrn Professor Dr. Gaffky über Hamburgs Choleraepidemie im Jahre 1892. Münchener medizinische Wochenschrift, 42. Jahrgang, 1895.

— Das Auftreten der Cholera in Hamburg in dem Zeitraum von 1831 bis 1873. München 1898.

— Die Hauptgrundgesetze der epidemiologischen Typhus- und Choleraforschung. München 1910.

WOODWORTH, JOHN, The cholera epidemic of 1873 in the United States. Washington 1875.

WORMS, JULES, De la propagation du choléra. Paris 1865.

WRIGHT, A. E., AND BRUCE, On Haffkine's method of vaccination against asiatic-cholera. British medical journal, 1873.

WÜRZBURG, Die Säuglingssterblichkeit in Deutschland. Arbeiten aus dem Kaiserlichen Gesundheitsamte, 2. und 4. Band, 1893, 1895.

WUNDERLICH, C. A., Handbuch der Pathologie und Therapie, 2. Auflage. Stuttgart 1856.

Wylie, Officieller Bericht an S. Kais. Majestät über die in den Militärhospitälern gegen die in St. Petersburg epidemisch herrschende Choleramorbus angewandten Heilmethoden. St. Petersburg 1831.

Z.

Zabolotny, Schutzimpfung gegen Cholera. Bericht über den 14. internationalen Congreß für Hygiene zu Berlin 1907. Berlin 1908.

— L'épidémie du choléra de 1907 et de 1908 en Russie. Archives des sciences biologique, tome 14. St. Pétersbourg 1909.

Zacuti Lusitani Opera, Lugduni 1649.

Zehnder, C., Bericht über die Choleraepidemie des Jahres 1867 im Kanton Zürich. Zürich 1871.

Zenker, Friedr. Alb., De genetica affectionis renum in cholera connexu cum ceteris huius morbi partibus. Dissertatio. Dresdae 1851.

v. Ziemssen, Hugo, Die Cholera und ihre Behandlung. Leipzig 1887.

Zirolia, Beobachtungen über die Dauer des Vorkommens von Choleravibrionen in den Entleerungen von Cholerareconvalescenten. Hygienische Rundschau, 21. Jahrgang, 1911.

Zitterland, Cholerazeitung. Aachen und Leipzig 1832.

Zlatogoroff, Ein Fall von Laboratoriumsinfektion mit einem aus dem Wasser gewonnenen Choleravibrio. Berliner klinische Wochenschrift, 1909.

— Über die Aufenthaltsdauer der Choleravibrionen im Darmkanal und über die Veränderlichkeit ihrer biologischen Eigenschaften. Centralblatt für Bakteriologie, 58. Band, 1911.

Zombkoff, Observations faites sur le choléra-morbus dans le quartier de la Yakimanka à Moscou en 1830. Moscou 1831.

Inhaltsverzeichnis.

II. Band. — Die Cholera.

Zweiter Teil: Die Kindercholera.

Dritter Teil: Die indische Cholera.

Erste Abteilung: Die indische Cholera als Seuche.

Seite

Abhandlungen aus der Seuchengeschichte und Seuchenlehre

von

Prof. Dr. med. **Georg Sticker** in Bonn a. Rh.

I. Band: Die Pest

VIII, 478 S. 12 Karten. **I. Teil: Die Geschichte der Pest** 1908. 30 Mk.

VIII, 542 S. 5 Textbilder. **II. Teil: Die Pest als Seuche und als Plage** 1910 30 Mk.

In den zwei Teilen ist der I. Band: Die Pest abgeschlossen

Aus dem „Vorwort".

Ich beabsichtige, eine Folge von Abhandlungen aus der Seuchenlehre herauszugeben, und beginne mit der Darstellung der Pest.

Zwar ist die Zahl der Bücher über diese Seuche bereits so groß, daß ein Menschenleben nicht mehr dazu ausreicht, um sie alle zu lesen. Aber ich glaube, ein besonderes Recht zu haben, die Pest aufs neue darzustellen.

Nicht deshalb, weil ich, als Mitglied der vom Deutschen Reiche zur Erforschung der Pest nach Indien entsandten Kommission, sie vor elf Jahren an einem ihrer Hauptherde untersucht habe. Das haben außer mir manche Andere getan. Auch nicht deshalb, weil ich sie etwa sorgfältiger und eifriger als Andere untersucht hätte. Man kann ein gutes, ja ein berühmtes Buch über die Pest schreiben, ohne je einen einzigen Pestfall gesehen zu haben, wie das Beispiel GRIESINGERS beweist oder noch besser das Beispiel MURATORIS, der nicht einmal Arzt war. Auch nicht deshalb, weil ich mich der Geschichte der Pest mit soviel Hingebung und Ausdauer wie wenige Andere gewidmet habe. Denn man darf sein ganzes Leben Seuchengeschichte und besonders Pestgeschichte getrieben haben und dennoch in der Auffassung völlig irregehen, wie HECKER, der in der Pest nicht weniger als in den anderen Völkerseuchen eine notwendige Entwicklungsstufe der Menschheit sah, oder wie HAESER, der anfänglich die attische Seuche des Thucydides als eine zu ihrer vollen

Eigentümlichkeit noch nicht entwickelte, gewissermaßen embryonische Bubonenpest, den schwarzen Tod als die vollausgebildete Pest und die Ausbrüche in der ersten Hälfte des neunzehnten Jahrhunderts als die letzten Züge der absterbenden Pest auffaßte und sich bis zuletzt nicht von der Vorstellung hat befreien können, die Pest habe sich stets aus bösartigen Fiebern entwickelt, und auf der Höhe von Epidemien könnten auch andere Krankheiten den Pestcharakter annehmen.

Vielmehr möchte ich die Veröffentlichung des vorliegenden Buches damit rechtfertigen, daß ich gleich in Bombay die richtige Antwort auf die Grundfrage bei der Erforschung der Pest gefunden habe, auf die Frage nach den Mitteln und Wegen ihrer Verbreitung.

In der Praxis der staatlichen Pestabwehr und Pestbekämpfung handelt es sich einzig um die Ansteckungsgefahren in der Pest. Solange wir diese nicht bis ins Einzelne kennen, ist die Pest unüberwindlich. Die kleinen Mitteilungen, worin ich damals die Mittel und Wege der Pest dargestellt und im Gegensatz zu den Lehren des Kontagionismus und Epidemizismus entwickelt habe, fanden keineswegs Anklang. Vielmehr blieben die meisten Sachverständigen bei dem Bemühen, dem alten Kontagionismus in neuer Form den Sieg zu verschaffen, und zuckten die Achseln, wenn Einer auf die Unzulänglichkeit der Meinung, alle Pestgefahr gehe einzig und allein und unmittelbar vom kranken Menschen aus, mit epidemiologischen und historischen Gründen hinwies. Im besten Falle gestanden sie den Ratten eine Teilnahme an der Pestverbreitung zu.

Inzwischen haben die fortschreitenden Erfahrungen in Indien und überall da, wo die Pest in den letzten Jahren zu ihrer Abwehr aufgefordert hat, mehr und mehr meine Darstellung bekräftigt, wonach die Pest ursprünglich eine Seuche verschiedener Nagetiere ist, wonach als unentbehrliche Zwischenträger zwischen Tier und Mensch blutsaugende Schmarotzer wirken, der Mensch dem Menschen unmittelbar gefährlich nur durch Anhusten, weit öfter mittelbar durch Ungeziefer wird und die Verpestung von Gewand, Gerät, Wohnung und Ware wiederum die Anwesenheit solchen Ungeziefers voraussetzt. — — — — — — — — — — — —

Die Zukunft wird uns, wenn wir wirklich praktische Epidemiologie treiben wollen, zwingen, endlich das furchtbare Dogma selbstsüchtiger Gewaltherren des vierzehnten Jahrhunderts, der Mensch allein oder der Mensch hauptsächlich sei in Epidemien dem Menschen gefährlich, zu verlassen und endlich aufzuhören, unser Wissen auf die Beziehungen zwischen Seuchenkeim und Mensch und etwa noch auf die notwendigsten Überträger und Zwischenträger, die der Kontagionismus heute schon widerwillig gelten lassen muß, zu beschränken. Die Zukunft wird von uns, falls wir den Anspruch erheben, Seuchengesetze zu machen und Seuchenpolizei zu treiben, verlangen, daß wir zuerst Loimologen seien, die mit erweitertem Blick alle die natürlichen Vorgänge, auf deren Boden sich mehr oder weniger zufällig und notwendig eine Epidemie entwickelt, zu überschauen vermögen. — — — — — — — — — — —

I. Band. — Die Pest.

Erster Teil: Die Geschichte der Pest.

Zweiter Teil: Die Pest als Seuche und als Plage.

Erste Abteilung: Die Pest als Seuche.

Verzeichnis der Karten, die dem ersten Teile beigegeben sind.

Aus Besprechungen des ersten und zweiten Teils:

am Ende Gelegenheit giebt. Der Historiker hätte es vielleicht gern bequemer gehabt mit der Quellenkontrole und -benutzung, auch er wird sich gern den großen Zwecken beugen, zumal ihm das Buch von Sticker *ein auch quellenforschend, trefflich fundiertes Material ausgezeichnet bearbeitet bringt und so viel Licht in die Geschichte der Pest gebracht hat,* wie es auch die besten Gesamtdarstellungen der Vergangenheit oft sehr vermis-en lassen. Sudhoff (Leipzig) in Schmidts Jahrbüchern der Medizin.

Der Verfasser ordnet den Stoff zu übersichtlichen „Jahrbüchern der Pest", die so gründlich durchdrungen und verarbeitet sind, *daß die naturgemäß immer ähnlichen Schilderungen nie ermüden, sondern oft genug einen lebhaften kulturgeschichtlichen und rein menschlichen Reiz ausüben.* Deutsche Medizinische Wochenschrift.

Aber auch in Europa dürfen wir uns nicht in Sorglosigkeit wiegen; ausgezeichnet sind zwei Bilder, die der Verfasser davon entwirft, wie sich auch hier die Pest verbreiten könnte. Kißkalt (Berlin)
in der Deutschen Vierteljahrsschrift für öffentliche Gesundheitspflege.

Aus der Betrachtung der Pestgefahr für den Menschen, der Entwicklung und dem Verlauf der Epidemien, ihren Äußerungen und Folgen sowie aus der Geschichte der Pestabwehr *ergeben sich die von dem modernen staatlichen Programm vielfach abweichenden Grundzüge der Pestbekämpfung; die Aufgaben des Staates, die Mittel und Wege der zukünftigen Abwehr werden klar gezeichnet.*
F. Reiche (Hamburg) im Zentralblatt für innere Medizin.

So haben wir denn dank Stickers unheimlichem Wissen und seiner grandiosen Erfahrung ein zweibändiges Pestwerk vor uns, das auf der Höhe der Gegenwart stehend, eine universale Bedeutung besitzt und *ein dauerndes Monument in der deutschmedizinischen Literaturgeschichte* bleiben wird. Pagel (Berlin) i. d. Medizinischen Presse.

Wie *dem Forscher* auf dem Gebiete der Seuchengeschichte das Werk Stickers *unentbehrlich* sein wird, ebenso kann dasselbe *dem beamteten Arzte, dem Kliniker, Pathologen und Hygieniker wie dem praktischen Arzte dringend zum Studium angeraten* werden, wenn er das Wesen und die Epidemiologie der Pest so erfassen will, wie sie vom wissenschaftlichen Standpunkte aus aufgefaßt werden muß.
Schöppler (Regensburg) in der Wiener Med. Wochenschrift.

... Manch einer wird denken, diese Dinge seien genugsam bekannt. Allein das Wesentliche ist der Standpunkt, von welchem aus man die Dinge betrachtet; und *da noch keiner einen solch universellen Standpunkt eingenommen hat, so resultieren daraus naturgemäß ganz neue Bilder und Anschauungen.* Freilich, wer einem Manne wie Sticker in die Vorzeit und in ferne Gegenden folgen will, muß schon etwas mehr besitzen als die üblichen Kenntnisse von heute, zum wenigsten einen bildsamen, aufnahmefähigen Geist ... Indessen, wenn auch die Gegenwart diesen Gelehrten nicht in seinem ganzen Wert erkennt, so können wir Deutsche doch stolz sein, ihn zu besitzen. Keine andere Nation kann uns solche Männer nachmachen mit einem derartigen tiefgründigen Wissen und einem erhabenen Idealismus, der ihn unbekümmert um Beifall oder Tadel der Menge dahinschreiten läßt „froh seines Weges, froh seines Zieles". Buttersack (Berlin) in den Fortschritten der Medizin.

Die Bewunderung des Historikers der Seuchen wächst von Seite zu Seite beim Lesen dieses überaus fleißigen, gründlichen und tiefdurchdachten Buches, das die Schärfe klinischer Beobachtung von heute und volle Beherrschung der bakteriologischen Ergebnisse, der gesamten modern-biologischen Mikroorganismenkunde und aller jüngsten ätiologischen Errungenschaften mit dem sorgsamsten Studium der in den Archiven der Seuchen historisch bewahrten dokumentalen Quellen aufs glücklichste vereinigt.
Sudhoff (Leipzig) i. d. Mitteilungen zur Geschichte d. Medizin u. d. Naturwissenschaften.

The book shows evidence of great industry on the part of the author in collecting together historical and modern information on plague. *As a work of reference the book will surely prove invaluable.* The Journal of Hygiene.

Mit Recht hat St. bei seinem Riesenunternehmen zunächst an die Geschichte gedacht. Sie ist das A und O auch der praktischen Arbeit nach dem bekannten Ausspruch, daß die Geschichte einer Wissenschaft die Wissenschaft selbst ist. Daß St. *in beiden Gebieten, dem praktisch- wie dem historisch-medizinischen gleich berufener und bewährter Meister* ist, das haben seine bisherigen klinischen und hygienischen, populären wie populär-wissenschaftlichen Arbeiten bewiesen. Das beweist auch seine Universal-Pestgeschichte, von der wir wünschen, daß ihre Schwestern nicht zu lange auf sich warten lassen mögen. Pagel (Berlin) in der Deutschen Literaturzeitung.

C. G. Röder G. m. b. H, Leipzig.

Buchdruckerei des Waisenhauses in Halle a. d. Saale.

FSC
www.fsc.org
MIX
Papier | Fördert gute Waldnutzung
FSC® C083411

Kolibri 360 GmbH
Ferdinand-Jühlke-Straße 7
99095 Erfurt, Deutschland
produktsicherheit@kolibri360.de